Gewissen

Gewissen

Dimensionen eines Grundbegriffs medizinischer Ethik

Herausgegeben von
Franz-Josef Bormann und Verena Wetzstein

DE GRUYTER

ISBN 978-3-11-031770-1
e-ISBN 978-3-11-031779-4

Library of Congress Cataloging-in-Publication Data
A CIP catalog record for this book has been applied for at the Library of Congress.

Bibliografische Information der Deutschen Nationalbibliothek
Die Deutsche Nationalbibliothek verzeichnet diese Publikation in der Deutschen Nationalbibliografie; detaillierte bibliografische Daten sind im Internet über http://dnb.dnb.de abrufbar.

Druck und Bindung: Hubert & Co. GmbH & Co. KG, Göttingen
∞ Gedruckt auf säurefreiem Papier
Printed in Germany

www.degruyter.com

Eberhard Schockenhoff zum 60. Geburtstag

Vorwort

Der Begriff des *Gewissens* spielte innerhalb der traditionellen Medizinethik allein schon deswegen eine äußerst wichtige Rolle, weil diese ganz überwiegend auf den einzelnen Arzt und seine unvertretbare moralische Verantwortung in oftmals komplexen Entscheidungssituationen zentriert war. Inzwischen hat jedoch der durch verschiedene – naturwissenschaftliche, ökonomische, rechtliche und kulturelle – Faktoren vorangetriebene tiefgreifende Strukturwandel im Gesundheitswesen dazu geführt, dass die Gewissensthematik im Bewusstsein vieler Medizinethiker erheblich an Bedeutung verloren hat. Erst in jüngster Zeit bahnt sich im Zuge der Pluralisierung des Wertempfindens innerhalb moderner demokratischer Gesellschaften und des damit einhergehenden Erstarkens religiös-weltanschaulicher Positionen – vor allem im anglo-amerikanischen Kontext – eine erneute medizinethische Auseinandersetzung mit der Gewissensthematik an, die freilich nicht nur das spezielle Phänomen des sogenannten Gewissensvorbehaltes betrifft, sondern weit grundsätzlicher danach fragt, ob und inwiefern die Kategorie des Gewissens auch zukünftig als Grundbegriff medizinischer Ethik zu begreifen ist.

Die hier versammelten Beiträge unternehmen den Versuch, verschiedene Aspekte dieser weit verzweigten Problemlandschaft aus einer interdisziplinären Perspektive auszuleuchten. Während im ersten Hauptteil einige aktuelle Herausforderungen für einen zeitgenössischen Rückgriff auf die Kategorie des Gewissens bedacht werden, geht es in den Abhandlungen des zweiten Hauptteiles darum, die philosophischen und theologischen Grundlagen des Gewissensbegriffs zu rekonstruieren.

In den Untersuchungen des dritten Hauptteiles wird danach gefragt, welche Bedeutung dem Gewissen für die Bewältigung von Entscheidungsproblemen auf einigen besonders sensiblen Handlungsfeldern zukommen könnte.

Die Beiträge des vierten Teiles bedenken die Gewissensthematik schließlich aus der Perspektive der verschiedenen Akteursgruppen und Verantwortungsebenen. Neben der differenzierten Wahrnehmung der jeweiligen Erfahrungen, Chancen und Belastungen der verschiedenen Betroffenengruppen auf der Mikro-Ebene des Gesundheitssystems geht es dabei u.a. auch um die Frage, was (kirchliche) Träger von Gesundheitseinrichtungen dazu beitragen können, um die Gewissensfreiheit ihrer Mitarbeiterinnen und Mitarbeiter wirksam zu schützen. Tatsächlich zeigt sich nämlich, dass Vertreter der unterschiedlichen im Gesundheitswesen tätigen Professionen auch heute trotz scheinbar klar definierter rechtlicher Handlungsspielräume und einer gestärkten Patientenautonomie immer wieder schwerwiegende moralische Entscheidungen zu treffen haben, die sie auch persönlich vor ihrem Gewissen zu verantworten haben.

Auch wenn die Beiträge dieses Bandes die Komplexität des Themenfeldes keineswegs umfassend auszuschöpfen vermögen, leisten sie vielleicht einen kleinen Beitrag dazu, die Einsicht zu befördern, dass es sich bei der Kategorie des Gewissens um eine semantische Ressource handelt, auf die wir im Rahmen der Medizinethik auch in Zukunft nicht verzichten können.

Der Dank der Herausgeber gilt zunächst allen Kolleginnen und Kollegen, die sich auf dieses interdisziplinäre Projekt eingelassen und mit ihrer jeweiligen fachlichen Expertise unterstützt haben. Für die redaktionelle Bearbeitung des Bandes sei neben Maria Haines vor allem Christina Weick, Markus Held und Johannes Reich sehr herzlich gedankt. Ein ausdrücklicher Dank gilt auch der Deutschen Bischofskonferenz und dem Erzbistum Freiburg für die großzügige Unterstützung dieses Projektes sowie dem Verlag Walter de Gruyter für die bewährte Zusammenarbeit.

Tübingen/Freiburg i. Br. im Dezember 2013

Franz-Josef Bormann — Verena Wetzstein

Inhalt

II. Teil: **Philosophische und theologische Grundlagen**

III. Teil: **Sensible Handlungsfelder**

IV. Teil: **Akteursspezifische Perspektiven**

I. Teil: **Aktuelle Herausforderungen**

Walter Schaupp

Zwischen *personal beliefs* und *professional duties:* Weltanschaulich-religiöser Pluralismus als neue Herausforderung für das ärztliche Gewissen

1 Einleitung

In den vergangenen zwanzig Jahren haben in den USA, aber auch in Kanada und Großbritannien, Ärzte und Angehörige anderer Gesundheitsberufe in zunehmendem Maß Gesundheitsdienstleistungen wie Abtreibung, Sterilisation, reproduktionsmedizinische Maßnahmen und Abgabe der „Pille danach" verweigert und sich dabei auf ihren Glauben und ihr Gewissen berufen (*conscientious objections*). In vielen Fällen kam es, wenn Arbeitgeber auf dem Erbringen der Leistung bestanden und mit Entlassung reagierten, zu Gerichtsprozessen. Dies wiederum führte zur Verabschiedung einer Reihe von sogenannten *Protection of Conscience Laws* auf einzelstaatlicher und bundesstaatlicher Ebene[1], um Klarheit für die Zukunft zu schaffen. Begleitet war diese Entwicklung von einer intensiven öffentlichen und fachwissenschaftlichen Auseinandersetzung über Existenz und Reichweite des Rechts auf Gewissensvorbehalte im Gesundheitswesen angesichts der zunehmenden Säkularisierung der Gesellschaft. Das Thema Gewissen, das im klassischen ärztlichen Ethos eine große Rolle gespielt hatte, in der Zwischenzeit aus der modernen medizinischen Ethik aber fast vollständig verschwunden war,[2] rückte plötzlich wieder ins Zentrum der Aufmerksamkeit. Eine der Möglichkeiten, den hier auftretenden Konflikt zu beschreiben, war die Gegenüberstellung von *personal beliefs* und *professional duties* des Arztes bzw. anderer Angehöriger des Gesundheitswesens. Während es in Großbritannien analoge Entwicklungen gibt,[3]

---

1 Texte unter: http://www.consciencelaws.org/law/laws/usa-mississippi.aspx (Zugriff am 18.10. 2013).

2 Ausführlicher W. Schaupp, *Gewissen – ein verzichtbarer Begriff der medizinischen Ethik?*, in: W. Kröll/W. Schaupp (Hg.), *System – Verantwortung – Gewissen in der Medizin*, Schriftenreihe Recht der Medizin 36, Wien 2012, 1–16.

3 Der General Medical Council veröffentlichte 2013 nach mehrjähriger Diskussion die Richtlinien *Personal Beliefs and Medical Practice* (online: http://www.gmc-uk.org/static/documents/content/Personal_beliefs_and_medical_practice.pdf_51462245.pdf; Zugriff am 18.10.2013); vgl. auch die Beiträge von Z. Deans, *Conscientious Objections in Pharmacy Practice in Great Britain*,

sind im kontinentalen Europa kaum vergleichbare Phänomene zu beobachten. Auch der „Fall Köln", wo in einem Krankenhaus in katholischer Trägerschaft die Behandlung einer Frau verweigert wurde, bei der nach einer vermuteten Vergewaltigung medizinisch die Gabe der „Pille danach" indiziert gewesen wäre, hat bislang zu keiner nachhaltigen Auseinandersetzung über diese Problematik geführt.

Die folgenden Ausführungen beschäftigen sich daher mit den Entwicklungen in den USA und wollen die Problemstellungen sowie die Struktur der ethischen Debatte einer Analyse und einer ersten Bewertung unterziehen. Am Ende wird versucht, in einigen Punkten die Herausforderungen, die sich darin, gerade auch aus einer europäischen Perspektive, erkennen lassen, herauszustellen. Einschränkend muss gesagt werden, dass einige Themen, wie zum Beispiel die Bedeutung des klassischen moraltheologischen Lehrstücks von der *cooperatio,* das auf katholischer Seite in diesem Kontext ausführlich diskutiert wurde, oder die Frage, wie weit man überhaupt von einem *korporativen Gewissen* sprechen könne, im Rahmen dieses Beitrags nicht behandelt werden können.

2 Konträre Wahrnehmungen[4]

Deutlich sind die jeweiligen Argumente der Befürworter und Gegner einer Ausweitung von Gewissensvorbehalten in eine umfassendere Gesellschaftsdiagnose eingebettet, die, oft dramatisierend, die Entwicklung des Verhältnisses von Religion und säkularer Gesellschaft zum Inhalt hat. Jene, die für einen kompromisslosen Schutz von Gewissensvorbehalten kämpfen, beklagen eine zunehmend anti-religiöse und kirchenfeindliche Stimmung in der Gesellschaft, die es für Christinnen und Christen immer schwieriger mache, ihre Berufe als Ärzte, Pflegende oder Apotheker ohne Gewissensnot auszuüben. „There is an open hostility to Christianity, which is at the root of the growing challenges to practicing medicine as a traditional Christian", formuliert etwa M. Cherry.[5] Ohne einen kom-

---

in: *Bioethics* 27 (2013), 48–57, und J. Savulescu, *Conscientious objection in medicine*, in: *BMJ* 332 (2006), 294–297, sowie ders., *When Conscientious Objection becomes Moral Imperialism*, Blog v. 12. März 2010 (http://juliansavulescu.typepad.com/blog/2010/03/conscientious-objection.html; Zugriff am 18.10.2013).

4 Zum Folgenden u.a. A. Charo, *The Celestial Fire of Conscience – Refusing to Deliver Medical Care*, in: *N Engl J Med* 352 (2005), 2471–2473.

5 M. Cherry, *Conscience Clauses, the Refusal to Treat, and Civil Disobedience – Practicing Medicine as a Christian in a Hostile Secular Moral Space*, in: *Christ Bioeth* 18,1 (2012), 7; ähnlich C. Tollefsen, *Mind the Gap. Charting the Distance between Christian and Secular Bioethics*, in: *Christ Bioeth* 17 (2011), 47–53.

promisslosen Schutz von Gewissensvorbehalten würden gläubige Individuen nach und nach aus diesen Berufsfeldern hinausgedrängt. Dies hätte nicht nur empfindliche Konsequenzen für das Gesundheitssystem, es käme vor allem einer offenen Diskriminierung von Angehörigen der Gesundheitsberufe aufgrund ihrer religiösen Orientierung gleich.

Die andere Seite dagegen warnt, dass zu große Toleranz gegenüber Gewissensvorbehalten zu einer bedenklichen Einschränkung des Zugangs zu Gesundheitsleistungen in den USA führen würde, wodurch die Rechte von Patientinnen und Patienten verletzt würden. Religiös gebundene Individuen und Gruppen hätten in den letzten Jahren im US-amerikanischen Gesundheitssystem eine beachtliche *gate-keeper* Funktion gewonnen. Eine weitere Zunahme der Gewissensvorbehalte könnte daher bewirken, dass demokratisch beschlossene Liberalisierungsschritte auf einer praktischen Ebene unterlaufen würden. Bürgerinnen und Bürger hätten dann ein theoretisches Recht auf bestimmte Leistungen, nicht aber die Möglichkeit, sie im Fall des Falles auch zu bekommen. Im Hinblick auf Schwangerschaftsabbruch formuliert etwa M. Mollmann: „Much anti-choice activism is directed at making abortion impossible rather than illegal.“[6] Gewissensvorbehalte seien meist, so wiederum A. Charo, „not in fact a personal act of conscience but, rather, an attempt at cultural conquest“[7]; seien also nicht Ausdruck echter Gewissensnot, sondern Manifestation einer bewussten Strategie, der Gesellschaft bestimmte moralische Werte aufzuzwingen.

3 Faktische Entwicklungen

3.1 Ausweitung von Gewissensvorbehalten

Diese konträren Wahrnehmungen legen es nahe, in einem ersten Schritt unvoreingenommen die Fakten in den Blick zu nehmen. Hier zeigt sich, dass es in den USA in den vergangenen Jahrzehnten tatsächlich zu einer beträchtlichen Ausweitung von Gewissensvorbehalten gekommen ist, die sich, einer Schematisierung von A. Sonfield folgend, auf verschiedenen Ebenen vollzogen hat.[8] Erstens

---

6 M. Mollmann, *When Health-Care Providers Refuse Care. Whose Rights are at stake?*, in: *RH Reality Check*, 6. Mai 2013 (http://rhrealitycheck.org/article/2013/05/06/there-is-no-human-right-to-refuse-health-care-services; Zugriff am 18.10.2013); vgl. auch J. Tanne, *American Medical Association fights pharmacists who won't dispense contraceptives*, in: *BMJ* 331 (2005), 11.3.

7 A. Charo, *The Celestial Fire of Conscience*, 2473.

8 Die Systematisierung verdankt sich A. Sonfield, *New Refusal Clauses Shatter Balance Between Provider 'Conscience,' Patient Needs*, in: *Guttmacher Rep Public Policy* 7,3 (2004), 1–3.

machten Angehörige von immer *mehr Berufsgruppen* Gewissensvorbehalte geltend. Ging es anfangs um Ärzte, so folgten im Lauf der Jahre Apotheker und Apothekerinnen,[9] Angehörige der Pflegeberufe, Hilfskräfte in den Spitälern, Personen, die in der psychologischen Beratung tätig waren, Krankenwagenfahrer und schließlich auch Studierende der Medizin. – Zweitens kam es zu einer *Ausweitung der beeinspruchten Leistungen*. Während im Rahmen der Freigabe der Abtreibung im Jahr 1973 lediglich für Abtreibung und Sterilisation ein Gewissensvorbehalt gesetzlich verankert wurde, ist die Liste der beeinspruchten Tätigkeiten im Verlauf der Jahre fast unüberschaubar geworden. Sie umfasst darüber hinaus nun: Abschalten lebensverlängernder Maßnahmen; terminale Sedierung; Einstellung künstlicher Ernährung; Aushändigung von psychotropen Substanzen und Schmerzmitteln[10]; Abgabe der „Pille danach" (*emergency contraception*) in Apotheken; Mitarbeit in Familienberatungszentren[11]; künstliche Empfängnisverhütung für unverheiratete Frauen; künstliche Reproduktionstechniken für lesbische Paare; Beratung und Sexualtherapie für homosexuelle Paare[12]; Aufklärung über genetische Tests[13]. – Ein drittes Phänomen besteht darin, dass *zunehmend indirekte Formen von Mitwirkung* zum Anlass für einen Gewissensvorbehalt wurden.[14] Ging es ursprünglich nur um die Durchführung der umstrittenen Eingriffe, werden nach und nach auch das Reinigen von OP-Räumen und die Vor- und Nachsorge von Patientinnen im Zusammenhang mit Abtreibung zum Problem. Im Mai 2004 verweigerte eine Krankenwagenfahrerin ihren Dienst, um sich nicht der Mitwirkung an einer Abtreibung schuldig zu machen.[15] – Eine vierte Form der

---

9 Dies war ein wichtiger Schrittmacher in der gesamten Entwicklung; vgl. A. Lustig, *Conscience, Professionalism, and Pluralism*, in: *Christ Bioeth* 18,1 (2012), 74.

10 Vgl. J. Tanne, *Emergency Contraception is under attack by US pharmacists*, in: *BMJ* 330 (2005), 983.2.

11 Vgl. den von K. Gray erwähnten Fall J. Polfus in: dies., *Treatment can't be withheld based on the patient, but can be refused based on the service*, am 22. März 2013 online erschienen unter: http://www.usatoday.com/story/news/nation/2013/03/22/michigan-bill-health-care-providers-deny-services-moral-objections/2009539 (Zugriff am 18.10.2013).

12 2008 wurde in Großbritannien ein Beziehungsberater entlassen, weil er sich unter Berufung auf seinen christlichen Glauben weigerte, einem schwulen Paar sexualtherapeutische Hilfe zu geben; vgl. *Christian Sex Therapist Gary McFarlane loses appeal bid*, BBC-News vom 29. April 2010 (http://news.bbc.co.uk/2/hi/uk_news/england/bristol/somerset/8651417.stm; Zugriff am 18.10.2013).

13 Zu dieser Thematik vgl. M. R. Panicola/R. P. Hamel, *Conscience, Cooperation, and Full Disclosure. Can Catholic health care providers disclose „prohibited options" to patients following genetic testing?*, in: *Health Prog* 87 (2006), 52–59.

14 An „expanded notion of complicity" (A. Charo, *The Celestial Fire of Conscience*, 2471).

15 Zu dem Fall vgl. A. Sonfield, *New Refusal Clauses Shatter Balance Between Provider 'Conscience,' Patient Needs*, 1.

Ausweitung betraf die Verlagerung von Einsprüchen von der individuellen auf die institutionelle Ebene. Nach und nach meldeten immer mehr private Spitäler und Kliniken, Versicherer (*health care payers*) und integrierte Gesundheitsdienstleister (*managed care companies*) sowie universitäre medizinische Ausbildungsstätten Gewissensvorbehalte an und wollten bestimmte Leistungen aus ihrem Angebot, aus der Bezahlung oder aus dem Ausbildungskatalog streichen.

3.2 Gesetzliche Maßnahmen[16]

Auf gesetzlicher Ebene hat das im Jahr 1973, unmittelbar nach der Legalisierung der Abtreibung, in Kraft gesetzte *Church Amendment*[17], das Gewissensvorbehalte von Ärzten und Institutionen bei Abtreibung und Sterilisation schützt, als Ausgangspunkt der weiteren Entwicklungen zu gelten. Innerhalb weniger Jahre wurde die Klausel in fast allen Bundesstaaten auch auf einzelstaatlicher Ebene gesetzlich verankert. 1976 wurde im Gefolge des Falls *K. A. Quinlan* die gesetzliche Freigabe von Behandlungsabbrüchen mit einer entsprechenden Gewissensklausel versehen. 2008 geschah dasselbe im Rahmen der Legalisierung des assistierten Suizids im Bundesstaat Oregon (*Oregon Death with Dignity Act*[18]).

Seit Beginn der neunziger Jahre kommt es jedoch zur Verabschiedung von Gesetzen, die Gewissensvorbehalte im Gesundheitssystem viel umfassender schützen, nämlich unabhängig von ihrem Inhalt, für alle Arten von Individuen und Institutionen, und schließlich in dem Sinn, dass bei Einsprüchen von Angestellten die Unternehmen verpflichtet werden, innerbetriebliche Lösungen zu finden – zum Beispiel indem Dienstpläne anders organisiert oder die entsprechenden Angestellten anderen Arbeitsfeldern zugeteilt werden. Ausnahmen werden nur noch für extreme Situationen wie Lebensgefahr oder Notfälle vorgesehen.[19] Schritte auf diesem Weg waren der *Balanced Budget Act* von 1997, wo zum

16 Zum Folgenden vgl. M. Wicclair, *Conscientious Objection in Health Care. An Ethical Analysis*, New York 2011, 13–25.

17 Text: http://www.hhs.gov/ocr/civilrights/faq/providerconsciencefaq.html (Zugriff am 18.10.2013).

18 Text: http://www.oregon.gov/DHS/ph/pas/ors.shtml (Zugriff am 18.10.2013).

19 Beispiele sind der *Mississippi Health Care Rights of Conscience Act* 2004 (Text: http://www.consciencelaws.org/law/laws/usa-mississippi.aspx; Zugriff am 18.10.2013), sowie ein aktueller Gesetzesentwurf in Michigan (*Michigan Religious Liberty and Conscience Protection Act* 2013 [Text: http://www.legislature.mi.gov/documents/2011–2012/billintroduced/Senate/pdf/2012-SIB-0975.pdf; Zugriff am 18.10.2013]); zur Problematik vgl. R. Marty, *Michigan's conscience Clause Bill Goes Beyond Opt Outs*, in: *RH Reality Check*, 6. Mai 2013 (http://rhrealitycheck.org/article/2013/05/06/michigan-conscience-clause-bill-goes-beyond-opt-outs; Zugriff am 18.10.2013).

ersten Mal auch privaten Gesundheitsdienstleistern, die im Rahmen von öffentlichen Programmen (*medicaid*) mit dem Staat kooperierten und so öffentliche Gelder erhielten, das Recht zugesprochen wurde, bestimmte Leistungen zu verweigern,[20] oder das *Weldon Amendment* aus dem Jahr 2004, das Gewissensvorbehalte von Individuen und Institutionen im Gesundheitssystem dadurch schützt, dass all jene Staaten und öffentlichen Einrichtungen, die diese nicht akzeptieren, vom Empfang föderaler Gelder ausgeschlossen werden.[21] Im letzten Monat ihrer Amtszeit verabschiedete die Bush-Administration auf föderaler Ebene nochmals eine umfassende Regulierung zum Schutz von Gewissensvorbehalten (*Provider Conscience Rule* 2008), die jedoch zweieinhalb Jahre später, im Februar 2011, von Präsident Obama teilweise wieder außer Kraft gesetzt wurde.[22]

3.3 Die Bedeutung systemischer Faktoren

Die wachsende Kritik an dieser Entwicklung lässt sich nur verstehen, wenn man bestimmte Eigenheiten des US-amerikanischen Gesundheitssystems in Betracht zieht.[23] Dieses stützt sich zum Ersten ungleich stärker als das europäische System auf private Dienstleister, die wiederum vielfach in konfessioneller Hand sind.[24] Ein zweiter wichtiger Faktor besteht in vielfältigen, wachsenden Verflechtungen im US-amerikanischen Gesundheitssystem, die einerseits bewirken, dass Gewissensvorbehalte weitreichendere Auswirkungen als früher haben, und andererseits, dass ständig neue Formen von Interessenskonflikten auftauchen.

So liegen zum Beispiel im Rahmen sogenannter *managed care plans* oder *health organizations* sehr oft Versicherungs- und Versorgungssystem in einer Hand, was dazu führt, dass es für Versicherte schwierig wird, erwünschte Leis-

20 Vgl. A. Sonfield, *Delineating the Obligations That Come with Conscientious Refusal: A Question of Balance*, in: *The Guttmacher Policy Review* 12,3 (2009), 6.

21 Text: http://www.hhs.gov/ocr/civilrights/faq/providerconsciencefaq.html (Zugriff am 18.10.2013).

22 Vgl. R. Stein, *Obama administration replaces controversial 'conscience' regulation for health-care workers*, in: http://www.washingtonpost.com/wp-dyn/content/article/2011/02/18/AR2011021803251.html (Zugriff am 18.10.2013).

23 Zum Folgenden vgl. R. Gold, *Conscience makes a comeback in the Age of managed care*, in: *Guttmacher Rep Public Policy* 1,1 (1998), 1–2; R. Gold, *Future Uncertain for Catholic Plans' Creative Approaches to Providing Contraceptive Access*, in: *Guttmacher Rep Public Policy* 3,6 (2000), 1–2 u. 14.

24 Im Jahr 2000 waren die Hälfte der zwanzig größten US-Gesundheitsunternehmen in katholischer Hand; vgl. D. Bellandi/B. Kirchheimer/A. Saphir, *Profitability a Matter of Ownership Status*, in: *Mod Healthc* 30 (2000), 24–35.

tungen woanders zu erhalten. Angestellte von Spitälern und Kliniken müssen sich häufig nicht nur durch ihren eigenen Arbeitgeber versichern lassen, sondern auch die Gesundheitsleistungen in der eigenen Institution oder in affiliierten Einrichtungen in Anspruch nehmen. Während es noch leichter machbar ist, zum Beispiel für eine Sterilisation in ein alternatives Krankenhaus auszuweichen, wird das Problem schwieriger, wenn die eigene Versicherung solche Leistungen grundsätzlich nicht abdeckt. Eine weitere Form der Verflechtung stellen ökonomisch motivierte Unternehmensfusionierungen zwischen katholischen und säkularen Anbietern dar. Oft wurde im Anschluss von katholischer Seite für den gesamten neuen Verband ein Gewissensvorbehalt geltend gemacht. Beträchtliche Schwierigkeiten entstanden schließlich auch im Zusammenhang mit öffentlichen Gesundheitsfürsorgesystemen wie *medicaid,* die als föderale Programme mit föderaler Finanzierung zur Erbringung aller Leistungen verpflichtet sind, die auf der anderen Seite aber sehr oft private Anbieter unter Vertrag nahmen, die sich weigerten, bestimmte Leistungen zu erbringen.

Schließlich fällt eine gewisse Asymmetrie zwischen privat-religiösen und staatlich-säkularen Anbietern auf, was den rechtlichen Spielraum im Umgang mit Gewissensvorbehalten von Angestellten betrifft. Bei öffentlichen Anbietern führt der Ausbau des Gewissensschutzes zu einer Einschränkung der Rechte des Unternehmers gegenüber seinen Angestellten. Neue Mitarbeiter dürfen nicht schon bei ihrer Einstellung nach generell bestehenden Gewissensvorbehalten befragt werden, um Diskriminierung zu verhindern, und sie dürfen nicht entlassen werden, wenn sie später die Mitarbeit in bestimmen Bereichen verweigern.[25] Umgekehrt wird konfessionellen Anbietern im Namen der Religionsfreiheit selbstverständlich das Recht zugesprochen, von Mitarbeitern bei der Einstellung zu verlangen, sich mit den moralischen Vorstellungen des Unternehmens zu identifizieren, sowie das Recht, diese später bei Zuwiderhandlung zu entlassen.

4 Ethik der Gewissensvorbehalte

4.1 Der Kernkonflikt

Vor dem Hintergrund der skizzierten Entwicklungen soll nun die ethische Diskussion um die Legitimität von *conscientious objections* im Gesundheitsbereich

25 Der Michigan Gesetzesentwurf (*Michigan Religious Liberty and Conscience Protection Act*) verbietet Gesundheitsunternehmern, bei der Einstellung von Mitarbeitern nach Gewissensvorbehalten zu fragen, außer die in Frage stehende Tätigkeit ist *regelmäßiger* und *substantieller* Bestandteil ihrer beruflichen Pflichten (vgl. sec. 9 [4]).

untersucht werden. Der Kernkonflikt, auf den man hier stößt, kann als Konflikt zwischen allgemein menschlichen oder verfassungsmäßig garantierten Rechten, oder aber aus einer standesethischen Perspektive als Konflikt zwischen persönlichen Werthaltungen (*personal beliefs*) und professionellen Pflichten (*professional duties*) formuliert werden.

Im ersten Fall tritt bei Gewissensvorbehalten das Recht auf Gewissens- und Religionsfreiheit mit dem Recht auf einen freien und ungehinderten Zugang zu Gesundheitsleistungen in Konflikt. Unstrittig ist bei letzterem, dass die fraglichen Gesundheitsleistungen gesetzlich erlaubt und in der konkreten Situation auch ärztlich indiziert sein müssen. Hinzuzufügen ist, dass bei dem Recht auf einen freien Zugang zu Gesundheitsleistungen, je nach Situation, auch sehr ernst zu nehmende Fragen des Überlebens, der Gesundheit, sowie der weiteren Lebensplanung ins Spiel kommen können.

Der Konflikt zwischen den persönlichen Glaubens- und Gewissensüberzeugungen des Arztes und seinen professionellen Pflichten wiederum wird nur verständlich, wenn man sieht, dass jeder Arzt mit dem Ergreifen dieses Berufs auf der einen Seite persönliche Werte und Zielvorstellungen verwirklicht, zugleich aber auch eine gesellschaftlich definierte Rolle mit bestimmten Rechten und Pflichten übernimmt. Er ist in der Ausübung seines Berufs an fachliche und ethische Standards gebunden, die er nicht selbst bestimmen kann. Sie werden vielmehr innerhalb der Profession und im weiteren Sinn zwischen Profession und Gesellschaft ausgehandelt, bevor sie sich auf der Ebene professioneller und rechtlicher Normierungen niederschlagen.[26] Dem steht nicht entgegen, dass jeder Arzt wie erwähnt seine besondere Motivation für diesen Beruf mitbringt und es zweitens immer einen legitimen Spielraum in der individuellen Ausgestaltung der Rolle geben wird. Schließlich ist jeder Arzt als Mitglied seiner Profession auch berechtigt, die Normen der Profession, der er angehört, über dafür vorgesehene Verfahren mitzugestalten. Der Streit um Gewissensvorbehalte bezieht sich in diesem Zusammenhang auf die Frage, wie weit der Arzt sich, unter Berufung auf persönliche Wertvorstellungen, diesen über legitimierte Verfahren ausgehandelten Standards und Normen entziehen darf.

---

26 Ausführlich dazu D. Brock, *Conscientious refusal by physicians and pharmacists. Who is obligated to do what – and why?*, in: *Theor Med Bioeth* 29 (2008), 192.

4.2 „*Incompatibility theses*“ und „*conscience absolutism*“

Im Hinblick darauf sind in der Diskussion zwei Extrempositionen auszumachen, die beide bei näherer Betrachtung als fragwürdig zurückzuweisen sind.[27] Die erste, die prominent von *J. Savulescu,* einem englischen Bioethiker vertreten wurde, hält das Beharren auf Gewissensvorbehalten mit der Ausübung des Arztberufs für grundsätzlich unvereinbar (*incompatibility theses* oder *professionalism*).[28] Savulescu argumentiert, dass niemand dazu gezwungen werde, diesen Beruf zu ergreifen, sodass man mögliche Gewissenskonflikte im Voraus ernst nehmen und die Konsequenzen daraus ziehen müsse. Wer im Nachhinein in Gewissensnöte komme, müsse den Beruf aufgeben. Provokativ fragt Savulescu, ob man denn jemandem, der in einem Schlachthaus angestellt sei, gestatten könne, aus Gewissensgründen einen Vorbehalt gegen die Tötung von Tieren anzumelden, weil er Vegetarier sei.[29] Das Bestehen auf Gewissensvorbehalten, wo Ärzte ihren Patienten die eigenen Wertvorstellungen aufzwingen, stelle ein Relikt des klassischen ärztlichen Paternalismus dar, das in modernen Gesellschaften nicht mehr tolerierbar sei. Ärzte müssten bereit sein, alle Leistungen zu erbringen, die von der Gesellschaft und von Patienten als wohltätig (*beneficial*) und erwünscht beurteilt werden. Religiöse und professionelle Identität müssten klar getrennt werden:

> To be a doctor is to be willing and able to offer appropriate medical interventions that are legal, beneficial, desired by the patient, and a part of a just healthcare system. If we do not allow moral values or self interest to corrupt the livery of the just and legal delivery of health services, we should not let other values, such as religious values, corrupt them either.[30]

Diese radikale Betonung professioneller Pflichten auf Kosten persönlicher Werte konnte sich aus verschiedenen Gründen weder standespolitisch noch gesetzlich durchsetzen. Die konsequente Trennung von persönlichem Gewissen und professionellem Handeln hätte tatsächlich zur Folge, Ärzten jede berufliche Eigenverantwortung abzusprechen und sie zu ausführenden Organen eines staatlichen Gesundheitsapparats zu machen. Im Hinblick auf die Forderung, von vornherein nur jene für die entsprechenden Berufe zuzulassen, die keine Vorbehalte haben,

---

27 Zur Diagnose von zwei Extrempositionen mit einem weiten Spektrum in der Mitte vgl. M. Wicclair, *Conscienctious Objection in Health Care*, 32–34.

28 Vgl. J. Savulescu, *Conscientious objection in medicine*, 294–297; ähnlich J. Cantor, *Conscientious Objection Gone Awry – Restoring Selfless Professionalism in Medicine*, in: *N Engl J Med* 360 (2009), 1484–1485.

29 Vgl. J. Savulescu, *When Conscientious Objection becomes Moral Imperialism.*

30 J. Savulescu, *Conscientious objection in medicine*, 295.

lässt sich antworten, dass es unfair erscheint, das Problem gesellschaftlich divergierender moralischer Anschauungen so zu lösen, dass ein beträchtlicher Teil dieser Gesellschaft einen bestimmten Beruf nicht ergreifen kann. Warum sollte ein weltanschaulich-moralischer Pluralismus, der die Gesellschaft insgesamt prägt, sich nicht auch in einer Berufsgruppe spiegeln, solange es Möglichkeiten gibt, dies mit einer funktionierenden Gesundheitsversorgung in Einklang zu bringen.

Im Gegenzug wurde von anderen Autoren, meist in einem fundamentalistisch-religiösen Kontext, ein absolutes Recht auf Gewissensvorbehalte (*conscience absolutism*) vertreten.[31] Ärzte seien letztlich freie Unternehmer, die auch im Anbieten ihrer Leistungen frei sein müssten. Im Übrigen könnten Patienten Ärzte genausowenig zwingen, Behandlungen durchzuführen, die gegen ihr Gewissen sind, wie Ärzte ihren Patienten eine Behandlung gegen deren Willen aufzwingen könnten:

> Consequently, it is no more licit for patients to force physicians to act in ways to which they have not provided explicit actual consent, than for physicians to treat patients against the patient's explicitly and competently expressed wishes.[32]

Patientinnen könnten sich unter den gegenwärtigen Bedingungen einer mobilen Gesellschaft die erwünschten Behandlungen leicht woanders besorgen.

In anderen Beiträgen wird darüber hinaus ein Recht auf die umstrittenen Leistungen mit moralischen und religiösen Argumenten grundsätzlich in Frage gestellt. Wie C. Kazcor formuliert, könne es niemals ein Recht auf etwas geben, was moralisch ein Unrecht darstelle: „We cannot have a moral right to do what we have a moral duty not to do“[33]. In einer religiösen Sprache lautet dieselbe Überlegung, dass die „Sünde“ niemals ein Recht haben könne. Konsequent ergibt sich daraus für M. Cherry, dass es für den christlichen Arzt nicht nur ein Recht auf Nicht-Behandlung gebe, sondern auch die Pflicht, bei moralisch fragwürdigen medizinischen Interventionen auch Aufklärung und Überweisung zu unterlassen: „Christian individuals and institutions have central obligations to refuse to provide or to refer for medical treatment and health care that Christians know to be deeply sinful.“[34]

---

31 Am radikalsten wohl H. T. Engelhardt, *Christian Bioethics in a Post-Christian World. Facing the Challenges*, in: *Christ Bioeth* 18,1 (2012), 93 – 114; ähnlich die meisten der anderen Beiträge in dieser Nummer.

32 M. Cherry, *Conscience Clauses, the Refusal to Treat, and Civil Disobedience*, 4.

33 C. Kaczor, *Conscientious Objection and Health Care. A Reply to Bernard Dickens*, in: *Christ Bioeth* 18,1 (2012), 62.

34 M. Cherry, *Conscience Clauses, the Refusal to Treat, and Civil Disobedience*, 9.

Gemäßigte Vertreter wie E. Pellegrino fordern zwar eine gesetzlich garantierte Möglichkeit, jede beliebige Intervention zu verweigern, betonen aber gleichzeitig die Pflicht des Arztes, die dadurch entstehenden Belastungen für Patienten durch eine offensive und vorausschauende Informationspolitik (Kenntlichmachung an der Ordinationstür; Information von überweisenden Stellen usw.) möglichst gering zu halten.[35]

4.3 Das prinzipielle Recht auf Gewissensfreiheit

Wie lässt sich nun auf dem Hintergrund dieser extremen Positionen eine tragfähige Ethik von Gewissensvorbehalten entwerfen? Eine solche darf sich nicht nur, wie viele Wortmeldungen von christlicher Seite es tun, zum alleinigen Anwalt der Gewissensfreiheit machen, sondern muss das *Ganze* der Gesellschaft im Auge haben und die Interessen *aller* beteiligten Akteure zu einem gerechten Ausgleich bringen. Die meisten Bioethiker, wie auch befragte Ärztinnen und Ärzte[36], bejahen im Prinzip, gegen Savulescu, ein Recht auf Gewissensvorbehalt im Gesundheitswesen, betonen aber, dass dieses Grenzen unterliege. Unter den genannten Gründen für ein prinzipielles Recht auf Gewissensvorbehalte erscheinen vor allem zwei wichtig, nämlich der hohe *Wert der moralischen Integrität* der Person und dann, auf einer gesellschaftlichen Ebene, das Interesse moderner, demokratischer Gesellschaften, *kulturelle und religiöse Diversität zu schützen* und nicht zu unterdrücken.[37] Beide Werte, individuelle Integrität und gesellschaftliche Vielfalt, sind im Übrigen, wie unschwer zu erkennen ist, konstitutiv für die Identität demokratischer Gesellschaften, deren Verfahren ja allesamt darauf abzielen, den Bürgerinnen und Bürgern ein möglichst selbstbestimmtes Leben nach eigenen Wertanschauungen zu ermöglichen und die daraus sich ergebende Vielfalt nicht zu unterdrücken, sondern zu schützen. Auch wenn daher das Recht auf Gewissensvorbehalte nie absolut sein kann, sollte es doch maximal geschützt werden.

---

35 Vgl. E. D. Pellegrino, *The Physician's Conscience, Conscience Clauses, and Religious Belief: A Catholic Perspective*, in: *Fordham Urban Law J* 30 (2002), 221–244.

36 Vgl. F. Curlin/R. Lawrence/M. Chin/J. Lantos, *Religion, Conscience, and Controversial clinical Practices*, in: *N Engl J Med* 356 (2007), 593–600.

37 M. Wicclair unterscheidet den Schutz moralischer Integrität als *primäre* Begründung (moralische Integrität) von mehreren „additional reasons" (Respekt vor Autonomie, Wert kultureller Diversität, grundsätzliche Unsicherheit unseres jeweiligen Erkenntnisstands, Ausschluss vieler begabter Berufsanwärter u. a.); vgl. ders., *Conscientious Objection in Health Care*, 25–31; vgl. auch D. Brock, *Conscientious refusal by physicians and pharmacists*, 188–189; Z. Deans, *Conscientious Objections in Pharmacy Practice in Great Britain*, 49–52.

4.4 Grenzen von Gewissensvorbehalten

Die Notwendigkeit, das Recht auf Gewissensvorbehalte zu begrenzen, ergibt sich zunächst aus prinzipiellen Überlegungen heraus. Erstens handeln auch Patienten und Klienten aus reflektierten Überzeugungen heraus, die aus Gründen der Reziprozität genauso als Ausdruck ihres Gewissens zu respektieren sind, wie die Gewissensvorbehalte von Ärzten. Es darf bei Konflikten nicht einseitig jenen ein „moralisches" und damit respektwürdiges Motiv unterstellt werden, die widersprechen.[38] Darin liegt ein entscheidender Unterschied zu der oben genannten extremen Form eines *conscience absolutism*, der sich selbst im Besitz einer absoluten Wahrheit sieht und so die Logik wechselweisen Respekts ablehnt. Dazu kommt, dass, wie in analogen medizinethischen Konflikten deutlich wird, das Recht, nach dem eigenen Gewissen zu handeln, dort seine Grenze hat, wo fundamentale Rechtsgüter anderer Menschen berührt werden. So dürfen zum Beispiel Zeugen Jehovas für sich selbst eine lebensrettende Bluttransfusion verweigern, nicht jedoch für ihre unmündigen Kinder. Aus all dem folgt, dass die eigentliche Herausforderung darin besteht, auf dem Boden eines grundsätzlich zu schützenden Rechts auf Gewissensvorbehalt dessen Grenzen möglichst genau zu bestimmen.

Für die Bestimmung dieser Grenze ist zunächst eine Vorüberlegung wichtig, die einen größeren Spielraum für Gewissensvorbehalte eröffnet. Die Verantwortung dafür, gesetzlich erlaubte und medizinisch indizierte Maßnahmen zur Verfügung zu stellen, liegt nach allgemeiner Auffassung nicht beim einzelnen Arzt, sondern beim Gesundheitssystem als Ganzem und dann auf einer zweiten Ebene bei den einzelnen Professionen.[39] Diese werden dem Anliegen einer umfassenden Gesundheitssorge derzeit ohnehin auf dem Weg einer zunehmenden Spezialisierung gerecht, im Rahmen derer die Integration einer Vielfalt von Teilleistungen notwendig ist. Auf dieser Ebene lassen sich viele der Auswirkungen von individuellen Gewissensvorbehalten auffangen, wenn nur von Seiten derer, die Einsprüche erheben, die Bereitschaft besteht, Patienten zu informieren und an andere Personen oder Institutionen zu überweisen.

---

38 Zum Beispiel formuliert A. Sonfield: „to balance providers' conscience rights with the ability of patients to exercise their own conscience and get access to health care services that they want and need" (A. Sonfield, *New Refusal Clauses Shatter Balance Between Provider 'Conscience,' Patient Needs*, 1); ähnlich A. Charo, *The Celestial Fire of Conscience*, 2473.

39 Ausführlich dazu D. Brock, *Conscientious refusal by physicians and pharmacists*, 194–195.

4.4.1 „*objection*" und „*obstruction*"

Ein erster Gedanke geht davon aus, dass Ärzte oder andere Angehörige der Gesundheitsberufe zwar ein Recht haben, sich einer Leistung aus Gewissensgründen zu enthalten (*objection*), nicht aber das Recht, darüber hinaus in irgendeiner Weise Patienten an der Verfolgung ihrer Absichten und Pläne aktiv zu hindern (*obstruction*). Bei A. Lustig etwa lautet das Anliegen:

> A health care system in a pluralistic society must find a cogent way to walk that line [i. e. between objection and obstruction; Anm. W. S.] respectfully, even if neither side in the debate is likely to be fully satisfied.[40]

Und M. Wicclair formuliert: „In addition, health care professionals may not cross the line that separates refusal from obstruction."[41]

Während es im ersten Fall idealtypisch um Ausübung von Autonomie für das *eigene* Leben geht, wird im zweiten Fall in die Lebenswelt *anderer* manipulierend eingegriffen. Diese unmittelbar nachvollziehbare Unterscheidung kann in vielen Fällen zu einer Klärung führen. So wären die Nichtabgabe einer „Pille danach" durch einen Apotheker oder die Weigerung, eine bestimmte Operation durchzuführen, dem ersten Typ zuzurechnen, das darüber hinausgehende Behalten eines nicht eingelösten Rezepts bis zu einem Zeitpunkt, wo die „Pille danach" nicht mehr wirkt, dagegen eindeutig als *obstruction* zu werten. Auch der Versuch, über strategisch geplante Gewissensvorbehalte mehrerer Personen die Verfügbarkeit von Leistungen bewusst zu verknappen und so die Zahl an Abtreibungen zu senken, wären als *obstruction* zu qualifizieren.

Ein Problem der Unterscheidung besteht allerdings darin, dass die Weigerung des Arztes, eine bestimmte Intervention zu vollziehen, immer, zumindest in minimaler Weise, in das Leben des Patienten eingreift und ihn in der Verfolgung seiner Wünsche und Ziele behindert. Die Frage, wie weit dies tatsächlich der Fall ist, hängt vom Zeitdruck ab und davon, wie weit alternative Anbieter zur Verfügung stehen. Die Frage, ab wann eine Weigerung zu einer moralisch nicht zulässigen *obstruction* wird, kann also nicht nur vom Typ der jeweiligen Handlung her bestimmt werden (Weigerung, eine Operation durchzuführen oder Verschwindenlassen eines Rezepts), sondern ist auch situationsabhängig und impliziert einen Abwägungsvorgang.

Eine weitere Schwierigkeit besteht darin, ob die viel diskutierte Verweigerung einer medizinischen Aufklärung (*information*) und die Überweisung an andere

40 A. Lustig, *Conscience, Professionalism, and Pluralism*, 81.
41 M. Wicclair, *Conscientious Objection in Health Care*, 133.

Personen und Institutionen (*referral*) als legitime *objection* oder illegitime *obstruction* zu werten sind. Man könnte zunächst in beiden Handlungen eine Form aktiver Mittäterschaft durch den Arzt erkennen und daher das Recht auf Gewissensvorbehalte auch darauf ausweiten. Dagegen aber ist einzuwenden, dass es sich in beiden Fällen um keine unmittelbare und direkte, sondern, wenn überhaupt, um eine entferntere, indirekte Form der Mitwirkung handelt, was einen moralischen Unterschied ausmacht. Zweitens steigen dadurch die negativen Konsequenzen des ärztlichen Gewissensvorbehalts für den Patienten, sodass das Moment der Behinderung durch ein Eingreifen in das Leben des Anderen zu überwiegen beginnt. Drittens aber lässt sich in einer Weigerung, Patienten die für sie nötige Information mitzuteilen, eine Missachtung von deren Recht auf Selbstbestimmung und auf Gewissensfreiheit erkennen. Die bei einer Aufklärung übermittelte Information ist ja nicht nur notwendiges Hilfsmittel, damit ein Patient festgesetzte Ziele erreicht, sondern muss im Rahmen einer patientenzentrierten Medizin zuallererst als Grundlage für eine selbstbestimmte Entscheidung angesehen werden, für die der Patient die moralische Verantwortung übernehmen muss, nicht der Arzt.[42] – Im faktischen Verlauf der Diskussion ist auf alle Fälle ein zunehmender Konsens festzustellen, dass Aufklärung über medizinisch verfügbare Möglichkeiten und Überweisung an Kolleginnen und Kollegen nicht verweigert werden dürfen.

4.4.2 Wer trägt die Lasten?

Ein weiterer Zugang besteht in einer grundsätzlichen Bejahung von Gewissensvorbehalten, jedoch verbunden mit der Forderung, dass Patienten und Klienten dabei keine unzumutbaren Lasten (*unreasonable burdens*) aufgebürdet werden dürfen.[43] Fragt man, worin solche Lasten bestehen können, so eröffnet sich eine große Bandbreite von kleinen Unannehmlichkeiten bis hin zu ernsten Belastungen, gesundheitlichen Gefährdungen und schließlich Bedrohungen des Lebens. Es kann lediglich um erhöhten Zeitaufwand oder höhere Fahrtkosten gehen, es können aber auch psychischer Stress oder existentielle Verunsicherung die Folge sein. Im Feld der Familienplanung kann eine unterlassene Behandlung oder Beratung zu einer nicht gewollten Schwangerschaft führen, die das Leben der betroffenen Frau tiefgreifend und bleibend verändert.

---

42 So deutlich aus katholischer Sicht M. R. Panicola/R. P. Hamel, *Conscience, Cooperation, and Full Disclosure*, 55.

43 So argumentieren v. a. M. Wicclair und D. Brock; Wicclair plädiert auch dafür, dass Unternehmern keine unzumutbaren Lasten durch Gewissensvorbehalte ihrer Angestellten entstehen.

Ab wann genau solche Lasten als nicht mehr vertretbar gelten, ist natürlich Gegenstand konkreter Abwägungsvorgänge und wird nur von Fall zu Fall, unter Einbeziehung der besonderen Umstände zu klären sein. Unstrittig ist, dass in Notfällen und bei Lebensgefahr eine Interventionspflicht besteht, was für D. Brock auch begründet, dass bei Zeugen Jehovas, die in Notfallambulanzen arbeiten wollen, die Weigerung, Blut zu transfundieren, nicht akzeptiert werden könnte.[44]

Die mit Gewissensvorbehalten im weitesten Sinn verbundenen Probleme, Belastungen und Risiken müssen aber auch von jenen mitgetragen werden, die diese anmelden. Grund dafür ist, dass weltanschauliche Diversität in einer Gesellschaft ein Problem *aller* daran beteiligter Gruppierungen darstellt, weshalb auch alle die damit verbundenen Lasten tragen sollten. Für Patienten kann dies bedeuten, dass ihnen sehr wohl bestimmte Unannehmlichkeiten zumutbar sind. Von Ärzten und Apothekern wiederum kann verlangt werden, dass sie sich nicht nur zurückziehen, sondern aktiv versuchen, die Auswirkungen ihres Verhaltens zu begrenzen, zum Beispiel durch eine offensive und vorausschauende Informationspolitik gegenüber Patienten, Kollegen, Dienstgebern und Öffentlichkeit; oder durch Flexibilität bezüglich ihres Einsatzes in einem Betrieb. Sie müssen ebenso bereit sein, einen möglichen Verdienstausfall als Folge einer offensiven Informationspolitik zu akzeptieren.[45] Schließlich lässt sich auch in der Bereitschaft, indirektere und entferntere Formen von Mitwirkung zu tolerieren, eine solche zumutbare Last erkennen, die Einzelnen im Rahmen einer wertpluralen Gesellschaft aufgebürdet werden darf.

4.4.3 Nicht-Diskriminierung

Übereinstimmung besteht in der Diskussion darüber, dass ein Unterschied besteht, ob im Rahmen eines Gewissensvorbehalts ein Verfahren als solches als unmoralisch abgelehnt wird, oder aber der Grund für die Weigerung darin liegt, dass Patienten einer bestimmten Klasse oder Gruppe angehören.[46] Im zweiten Fall, zum Beispiel wenn jemand sich aus Gewissensgründen weigern würde, Schwarze zu behandeln, sieht man darin zu Recht eine moralisch und rechtlich nicht zulässige Diskriminierung. Diese wird gewöhnlich mit Merkmalen wie Rasse, Ethnizität, Religion, Geschlecht und sexueller Orientierung in Zusammenhang gebracht. Im medizinischen Kontext aber ist es oft schwierig zu unterscheiden, ob

---

44 Vgl. D. Brock, *Conscientious refusal by physicians and pharmacists*, 190.

45 Auf diese Art von „Lasten“ weist hin: A. Lustig, *Conscience, Professionalism, and Pluralism*, 88.

46 Zum Folgenden u. a. M. Wicclair, *Conscientious Objection in Health Care*, 92–99.

eine Diskriminierung im strengen Sinn vorliegt, denn dazu gehört, dass es für die unterschiedliche Behandlung von Personen keinen vernünftigen Grund gibt. Gerade darüber aber wird zum Beispiel zwischen jenen, die gleichgeschlechtliches Verhalten akzeptieren, und jenen, die es ablehnen und die deshalb etwa gleichgeschlechtliche Paare nicht beraten wollen, gestritten. Nachzuweisen wäre, dass auch unter Voraussetzung anderer weltanschaulicher und anthropologischer Prämissen eine illegitime Diskriminierung vorliegt.

4.4.4 Konsistenz mit dem Kernverständnis der Profession

Im Gegensatz zu den bisherigen Überlegungen plädieren einige Autoren, die Legitimität von Gewissensvorbehalten von der Art und Weise ihrer Begründung abhängig zu machen. So unterscheiden M. Wicclair und im Gefolge Z. Deans zulässige *interne* von nicht zulässigen *externen* Gründen für Vorbehalte.[47] Interne Gründe liegen vor, wenn die *core values* einer Profession akzeptiert werden und die Weigerung aus einer strittigen Interpretation dieser Grundnormen erfolgt: „when the non-compliance is the result of honest disagreement of how the profession's values should be applied“[48]. Vorbehalte dieser Art müssten respektiert werden, während *professionsexterne Gründe* nicht anerkannt werden sollten. Als Beispiel für letztere werden ein buddhistischer Arzt genannt, der sich aufgrund seines Glaubens an die Karma-Lehre weigert, einem Patienten Schmerzmittel zu geben, oder eine christliche Krankenschwester, die keine Schmerzmittel verabreicht, weil sie im Schmerz eine gottgewollte Strafe sieht.

Bei näherer Betrachtung erscheint dieser Ansatz, der für all jene, die einen bestimmten Beruf ausüben wollen, eine Grundidentifikation mit dessen zentralen Werten verlangt und damit ein Kriterium an die Hand geben will, Personen in bestimmten Fällen von einem Beruf auszuschließen, das heißt Gewissensvorbehalte nicht zu akzeptieren, wenig weiterführend. Es ist erstens fraglich, ob sich adäquat zwischen internen und externen Gründen unterscheiden lässt, und zweitens, warum externe Gründe grundsätzlich nicht möglich sind. Gerade wenn man von der Idee der Anwendung oder Interpretation medizinethischer Prinzipien ausgeht, zeigt sich, dass deren Anwendung immer anthropologische und weltanschauliche Rahmenvorstellungen impliziert, die nicht der Medizin selbst,

47 Vgl. M. Wicclair, *Conscientious Objection in Medicine*, in: *Bioethics* 4 (2000), 205–227; ders., *Pharmacies, Pharmacists, and Conscientious Objection*, in: *Kennedy Inst Ethics J* 16 (2006), 244–245; ausgearbeitet bei Z. Deans, *Conscientious Objections in Pharmacy Practice in Great Britain*, 48–57.

48 Z. Deans, *Conscientious Objections in Pharmacy Practice in Great Britain*, 55.

sondern dem jeweiligen kulturellen Kontext entstammen. So könnte der Buddhist, der sich weigert, Schmerzmittel zu geben, dies mit Hinweis auf das medizinethische Prinzip des *Nicht-Schadens* tun, das ihm im Rahmen eines ganzheitlichen Denkens verbietet, die Linderung physischer Schmerzen um den Preis eines größeren Übels auf einer anderen Ebene zu erkaufen. In der Folge hat sich daher auch eher ein Ansatz nicht bei Kernwerten der Profession, sondern schlichter bei *zentralen und routinemäßig auszuführenden Tätigkeiten* eines Berufs bewährt, die man nicht aus Gewissensgründen verweigern kann, wenn man diesen Beruf ergreifen will.[49]

4.4.5 Konsistenz mit dem partikulären Referenzrahmen

Interessant erscheint dagegen der Vorschlag von A. Lustig, Gewissensvorbehalte im Hinblick auf ihre Konsistenz mit dem jeweils im Hintergrund stehenden Glaubenssystem („*recognizable religious or normative traditions*“[50]) zu prüfen. Solche Referenzrahmen ließen sich sehr wohl einigermaßen objektivieren. Je konsistenter sich erstens ein Gewissensvorbehalt vor dem dahinterstehenden Referenzsystem („*within a broader substantive framework of interpretation*“[51]) begründen lässt und je größer zweitens eine diesbezügliche Übereinstimmung innerhalb der Glaubensgemeinschaft besteht, desto größeres Gewicht müsste entsprechenden Vorbehalten beigemessen werden.

Die Idee, die Berechtigung von Gewissensvorbehalten an ihre Plausibilität und Akzeptanz innerhalb des jeweiligen partikularen Referenzrahmens zu binden, ist interessant und überlegenswert. Philosophisch stünde dahinter die Idee, die Respektwürdigkeit von Vorbehalten an eine kontextbezogene Form von Rationalität zu binden. Tatsächlich entspringen Gewissensvorbehalte gewöhnlich nicht völlig willkürlichen Anschauungen, wie von Gegnern oft befürchtet wird, sondern sie stellen bestimmte, eben mehr oder weniger umstrittene, Interpretationen von in der jeweiligen Gruppe allgemein geteilten Überzeugungen dar. Gewissensvorbehalte ließen sich anhand dieser Kriterien tatsächlich einigermaßen objektiv beurteilen. Der Vorschlag, sie daher auf einer solchen Basis zu selek-

---

49 Der Michigan-Entwurf (*Michigan Religious Liberty and Conscience Protection Act*) formuliert als Kriterium für eine Tätigkeit, die *nicht* beeinsprucht werden kann: „participation in that health care service is a regular or substantial portion of the normal course of duties for the position“ (Sec. 9 [6]).

50 A. Lustig, *Conscience, Professionalism, and Pluralism*, 85.

51 Ebd.; Gewissensvorbehalte seien immer schon auch an objektiven Standards gemessen worden.

tieren, wie Lustig dies vorschlägt, käme schließlich auch jenen Kritikern entgegen, die vor einer Flut vollkommen irrationaler und nicht mehr beherrschbarer Gewissensvorbehalte warnen.

Trotzdem ist fraglich, ob eine solche Politik nicht am Anliegen des Rechts auf Gewissensfreiheit vorbeigeht, das ja primär als individuelles Recht zu verstehen ist und den Einzelnen gegen die Übermacht der Gesellschaft oder Gemeinschaft schützen will. Der Vorschlag von Lustig bindet aber nun Gewissensvorbehalte neuerlich an eine bestimmte Form von sozialer Akzeptanz und droht so, dieses Grundanliegen zu unterlaufen. Aus diesem Grund muss das Modell von Lustig auch angesichts von innerkonfessionellen Konflikten versagen.

Was bei Lustig in Wirklichkeit analysiert wird, ist vielmehr, wie weit ein Einzelner bei einem Gewissensvorbehalt beanspruchen kann, im Namen einer bestimmten religiösen Tradition zu handeln, wie weit er sich auf die Autorität einer umfassenderen Gemeinschaft berufen kann. Wie Religionen aber *als solche* über bestimmte medizinethische Fragen denken, ist für die Bewältigung von Konflikten und für biopolitische Weichenstellungen natürlich höchst wichtig, muss aber von der eigentlichen Gewissensproblematik unterschieden werden.

Ein entsprechendes Kriterium fehlt daher zum Beispiel auch in dem bekannten und mehrfach rezipierten *conventional model* von D. Brock, einem bekannten Bioethiker der Harvard Medical School. Dieses verzichtet auf jegliche inhaltliche Beurteilung und nennt drei formale Bedingungen, unter denen ein ärztlicher Gewissensvorbehalt nicht in Widerspruch zu dessen professionellen Pflichten steht, nämlich *Bereitschaft zu voller Aufklärung*, *Bereitschaft zur Überweisung an Kollegen* sowie *keine unzumutbaren Belastungen für Patienten und Klienten.*[52]

5 Diskussion

(1) Natürlich steht im Hintergrund der neuen Gewissensprobleme der zunehmende weltanschaulich-religiöse Pluralismus moderner Gesellschaften, der in den letzten Jahrzehnten gerade auch im Bereich der Biomedizin und der Biowissenschaften zu erheblichen moralischen Auseinandersetzungen geführt hat. Ein genaueres Studium der Phänomene zeigt jedoch, dass es dabei weniger um strikt individuelle Einsprüche geht, als vielmehr um ein Phänomen kollektiver moralischer oder religiöser Identität. Hinter den individuellen Einsprüchen stehen religiöse Traditionen und religiöse Gruppierungen, die versuchen, sich in einer

52 Vgl. D. Brock, *Conscientious refusal by physicians and pharmacists*, 194.

zunehmend säkularisierten Gesellschaft zu behaupten, und die hier um Einfluss ringen. Dies zeigt sich auch daran, dass ein Großteil der Auseinandersetzung um die Rechte von konfessionell gebundenen Institutionen gegenüber dem säkularen Staat geht. Eine Lösung der Probleme wird deshalb nicht nur auf der Ebene individueller Glaubens- und Gewissensfreiheit gelingen, sondern über eine Auseinandersetzung mit den Herausforderungen von Säkularität und Multikulturalität/Multireligiosität moderner Gesellschaften.

(2) Der doch sehr eindrückliche und über mehrere Jahrzehnte hinweg verlaufende Konflikt könnte in diesem Zusammenhang Anlass zur Frage sein, ob man hier nicht an eine bislang zu wenig beachtete Grenze des Liberalisierungsparadigmas stößt. Die Strategie, in Konflikt stehende Werteauffassungen zu lösen, indem der Staat sich zurückzieht und die strittigen Fragen in die Verantwortung der Individuen legt, also privatisiert, und so die Freiräume erweitert, führt offensichtlich nicht nachhaltig zu einer Befriedung der Konflikte. Die Gewissenskonflikte zeigen erstens, dass sich die damit verbundene Notwendigkeit, private Identität und professionelle Rolle des Arztes strikt zu trennen, in der Lebensrealität nicht umsetzen lässt. Ein extremer Professionalismus konnte sich bislang nicht durchsetzen. Sie zeigen zweitens, dass die Freiheitsgewinne auf der individuellen Ebene plötzlich dort an ein Ende kommen, wo dasselbe Individuum gezwungen ist, in die Rolle eines wertneutralen Gesundheitsdienstleisters zu schlüpfen. Es werden hier also neben den positiven Effekten von Liberalisierung und Säkularisierung einige der Zumutungen sichtbar, die mit einer solchen Politik verbunden sind. Wie der extreme *professionalism* zeigt, würden im Ernstfall große Teile der Gesellschaft aus bestimmten Berufen exkludiert, was dem Grundanliegen einer demokratisch-liberalen Gesellschaft widerspricht. Wie schon angedeutet, wird hier dafür plädiert, dass eine Profession als Teilsystem der Gesellschaft die in der Gesellschaft im Großen präsenten Divergenzen und Spannungen auch in ihrem Inneren produktiv bewältigen muss. All dies spricht dafür, Gewissensvorbehalte ernst zu nehmen und zu versuchen, ihnen nicht möglichst enge, sondern eher weite Grenzen zu setzen.

(3) Es wurde umgekehrt auf die notwendigen Grenzen für Gewissenvorbehalte hingewiesen. Das stärkste Argument ist hier, dass es Wechselseitigkeit des Respekts vor unterschiedlichen Auffassungen geben muss. Jede Einforderung des Rechts auf Gewissensvorbehalte muss mit der Bereitschaft, selbst abweichende Auffassungen zu respektieren einhergehen. Darin liegt die Bedeutung der Idee, die Linie von *objection* zu *obstruction* nicht zu überschreiten – bei aller Schwierigkeit, diese im Einzelfall genau zu bestimmen. Als zweites wichtiges regulatives Prinzip erscheint die Forderung, dass die Probleme und Lasten, die sich aus Wertungsdifferenzen im medizinischen Bereich ergeben, von allen Beteiligten getragen

werden müssen. Niemand kann erwarten, dass das System ganz auf seine eigenen Bedürfnisse zugeschnitten ist.

(4) Während sich in der Diskussion um individuelle Gewissensvorbehalte in vieler Hinsicht Lösungsmöglichkeiten und Konsense abzeichnen, scheinen die Probleme auf der institutionellen Ebene, das heißt im Hinblick auf die Frage, wie viele Rechte bzw. Pflichten privat-konfessionelle Institutionen innerhalb eines staatlich organisierten Gesundheitssystems haben, noch wenig befriedigend gelöst. Zum Teil hängt dies daran, dass die Reichweite von Vorbehalten auf dieser Ebene ungleich größer ist. Die Diskussion krankt unter anderem daran, dass in undifferenzierter Weise einfach von einem „institutionellen" oder „korporativen" Gewissen die Rede ist.[53] Die beiden Ebenen müssten stärker unterschieden und getrennt diskutiert werden. Ansonsten verschwindet, wie schon angedeutet, aus dem Blick, dass es auch innerhalb von konfessionellen Institutionen dringende Probleme, die Gewissensfreiheit betreffend, geben kann.

(5) An die Kirchen und Konfessionen, die sich in der US-amerikanischen Debatte immer wieder zu Wort gemeldet und entschieden für ein unbeschränktes Recht auf individuelle und korporative Gewissensfreiheit gekämpft haben, ist die Anfrage zu richten, ob im Rahmen der Auseinandersetzungen nicht wichtige Differenzierungen verloren gegangen sind, was die moralische Bewertung der einzelnen beeinspruchten Handlungen angeht und was diesbezügliche innerkirchliche Auffassungsunterschiede betrifft. Dies kann insofern zu einem Glaubwürdigkeitsverlust nach außen führen, als der Eindruck entsteht, man würde zum Beispiel zwischen Abtreibung und Kontrazeption oder zwischen normaler Reproduktionsmedizin und Ei- oder Samenfremdspende keinerlei Unterschied machen.[54] Deutlich korreliert der Kampf um Schutz von Gewissensvorbehalten auch einer Sichtweise des Verhältnisses von Kirche und Gesellschaft, das hier einseitig unüberbrückbare Differenzen betont, Gemeinsamkeiten und Möglichkeiten des Gesprächs jedoch ausblendet.

(6) Schließlich stellt sich die Frage, warum es in Europa bislang nicht zu entsprechenden Entwicklungen und Auseinandersetzungen gekommen ist. Existieren bei uns die Probleme nicht, oder werden sie nur nicht wahrgenommen?

---

53 So spricht der *Mississippi Health Care Rights of Conscience Act* unbefangen von „*rights of conscience of health care institutions*"; K. Wildes mahnt 1997 eine stärkere Auseinandersetzung mit dem „institutional conscience" ein; vgl. K. Wildes, *Institutional Identity, Integrity, and Conscience*, in: *Kennedy Inst Ethics J* 7 (1997), 413–419.

54 Lediglich R. Orr thematisiert diesen Aspekt ausführlicher, zieht daraus aber nicht die notwendigen Schlüsse; vgl. R. Orr, *The Physician's Right of Refusal. What are the Limits?*, in: *Christ Bioeth* 18,1 (2012), 38–39.

Oder werden sie gar bewusst marginalisiert? Werden entsprechende Auseinandersetzungen bei uns in Zukunft stärker auftreten oder nicht?

Auf der einen Seite unterscheidet sich die Situation in Europa natürlich in einigen wichtigen Punkten von jener in den USA. Es gibt hier eine andere Struktur des Gesundheitssystems, eine stärkere Säkularität verbunden mit einer weniger starken öffentlichen Präsenz der Religion. In den USA sind Fundamentalismen stärker ausgeprägt und die Bush-Administration kam den Anliegen der *religious right* gerade auch in der Frage der Gewissensvorbehalte stark entgegen. Auf der anderen Seite gibt zu denken, dass alle der in den USA teils heftig beeinspruchten Tätigkeiten auch bei uns von Personen ausgeführt werden, von denen mit Sicherheit ein gewisser Teil einen religiösen Hintergrund hat. Ist die Tatsache, dass dies ohne größere Proteste und Konflikte möglich ist, Ausdruck einer gesunden und bewussten Toleranz und einer reiferen religiösen und staatsbürgerlichen Haltung; oder aber ist das Schweigen auch Ausdruck mangelnder Wahrnehmung und mangelnder Reaktion auf die vielen moralischen Konflikte, in die Menschen gerade im Gesundheitsbereich heute kommen können; Ausdruck eines mangelnden Muts, ein persönliches Unbehagen an vielen modernen medizinischen Techniken und Interventionen auch öffentlich zu thematisieren?

Günter Rager

Das ärztliche Gewissen in der Medizinethik: Seine Herausforderungen heute

Die Herausforderungen an das ärztliche Gewissen und an die Medizinethik haben in den letzten Jahren rapide zugenommen. Die Probleme sind so vielgestaltig, die Stellungnahmen der Ethiker so unterschiedlich, dass es für den Arzt oft schwer wird, die richtige Entscheidung zu treffen. Letztlich muss sich der Arzt an den Prinzipien einer medizinischen Ethik orientieren. Was verstehen wir unter Gewissen und Medizinethik? Welche Herausforderungen in der Medizin sind heute besonders dringlich und wie soll man mit diesen Herausforderungen umgehen?

1 Gewissen

Das Gewissen gehört zum Urbestand des menschlichen Bewusstseins. In der griechischen Antike heißt Gewissen *syneídesis*, im Lateinischen *conscientia*. Beide Begriffe bedeuten Mitwissen. Mitwissen meint die Fähigkeit, „Handlungen und Handlungsziele nach ethischen Maßstäben zu beurteilen"[1].

1.1 Thomas von Aquin

Woher weiß mein Gewissen, was ethisch richtig ist und wie ich handeln soll? Wir suchen die Antwort auf diese Frage zuerst mit einem Blick auf die Geschichte des Gewissensverständnisses[2]. Wir überspringen dabei die philosophischen Antworten bei *Cicero* und *Seneca* und skizzieren nur kurz die grundlegende Analyse von *Augustinus*, der das Gewissen als Stimme Gottes in uns erkennt. Die Deutung des Gewissens als Stimme Gottes mag in vielen Fällen zutreffen, „sie deckt aber nicht den ganzen Bereich der Gewissenserfahrung ab"[3]. Es gibt auch Situationen, in denen ich den Willen Gottes nicht zweifelsfrei erkennen kann und deshalb nicht

---

1 B. Grom, Art. *Gewissen*, in: W. Brugger/H. Schöndorf (Hg.), *Philosophisches Wörterbuch*, Freiburg i. Br. 2010, 169. Über diesen gemeinsamen Nenner hinaus aber ist der Begriff „Gewissen" sehr umstritten geblieben.

2 Mit diesem geschichtlichen Rückblick folge ich weitgehend der Darstellung von E. Schockenhoff in seinem Buch *Wie gewiss ist das Gewissen? Eine ethische Orientierung*, Freiburg i. Br. 2003.

3 E. Schockenhoff, *Wie gewiss ist das Gewissen?*, 102.

sicher bin, was zu tun ist. Überlegung und Prüfung meiner Handlungsoptionen sind dann erforderlich. Die Notwendigkeit, selbst ein Urteil über gut und böse meiner Handlungen fällen zu können, setzt voraus, dass das Gewissen mit meiner natürlichen Vernunft gegeben ist. Aus diesem Grund ergänzt *Thomas von Aquin* die augustinische Lehre vom Gewissen als der Stimme Gottes. „Er versteht das Gewissen als eine natürliche Anlage im Menschen, die auf seinem ursprünglichen Wissen um gut und böse aufruht und sein konkretes Verhalten im Licht der sittlichen Urprinzipien beurteilt."[4] Thomas nimmt den aus der Väterliteratur überlieferten Begriff der *synderesis*[5] auf, der das „*Urgewissen*" meint. Darunter wird ein „Grundstock an prinzipieller sittlicher Einsicht" verstanden, „über den jeder Mensch von Natur aus verfügt". Er enthält „die obersten Prinzipien des moralischen Urteilens". Der Begriff *conscientia* hingegen bedeutet das konkrete Gewissensurteil oder das *Situationsgewissen*, das die obersten Handlungsprinzipien auf ein konkretes Tun anwendet. Das konkrete Gewissensurteil unterliegt der Möglichkeit von Fehler und Irrtum. Die obersten sittlichen Prinzipien aber sind notwendig wahr und „in jedem praktischen Wissen vorausgesetzt"[6].

Im Unterschied zu Augustinus versteht Thomas „das Gewissen nicht mehr als ein unmittelbares Erkenntnisorgan für den Willen Gottes", sondern beschränkt „das intuitive Erfassen sittlicher Wahrheit auf ihre ersten Prinzipien", nämlich dass das Gute zu tun und das Böse zu unterlassen ist. Das Gewissensurteil hingegen hat zu prüfen, ob eine Handlung „im Einklang mit der Grundregel vernünftiger Sittlichkeit"[7] steht. Entsprechend der Unterscheidung zwischen Urgewissen und konkretem Gewissensurteil kann nach Thomas das Gewissen nicht in seiner „Ausrichtung an der Grunddifferenz von gut und böse"[8] irren, sondern nur in seinem Urteil, das sich auf konkrete Handlungen bezieht.

Für Thomas ist das Gewissen verpflichtend. „Das Gewissen bindet den Einzelnen immer und unbedingt". „Wer ihm bewusst zuwider handelt", untergräbt „nicht nur die eigene sittliche Existenz und seinen Willen zum Guten", sondern kündigt „darin auch Gott den Gehorsam"[9].

Obwohl das Gewissen eine natürliche Anlage ist, ist das *Gewissensurteil* kein abgeschlossener, sondern ein dynamischer Prozess. Es bedarf der ständigen Weiterbildung. Dies ist besonders wichtig im Fall des irrenden Gewissens.[10]

4 E. Schockenhoff, *Wie gewiss ist das Gewissen?*, 103.
5 Wörtliche Bedeutung: Bewahren.
6 E. Schockenhoff, *Wie gewiss ist das Gewissen?*, 104.
7 E. Schockenhoff, *Wie gewiss ist das Gewissen?*, 106.
8 E. Schockenhoff, *Wie gewiss ist das Gewissen?*, 108.
9 E. Schockenhoff, *Wie gewiss ist das Gewissen?*, 111.
10 Vgl. E. Schockenhoff, *Wie gewiss ist das Gewissen?*, 117 f.

Das Gewissen wäre missverstanden, wenn man meinte, dass in ihm der Wille Gottes oder das Sittengesetz direkt vernehmbar sei. Das Sittengesetz wird nur nach der Weise des Erkennenden (*secundum modum cognoscentis*) erkannt und ist auch nur in dieser Weise verpflichtend. Damit kommt „unausweichlich ein Moment der Subjektivität ins Spiel“[11]. Deshalb ist auch der Einzelne als Einzelner zu beurteilen. Er kann nicht einfach unter ein allgemeines Gesetz subsumiert werden. Die Lebenswahrheit jedes Einzelnen (*veritas vitae*) ist unvertretbar. Damit kommt Thomas dem heute vertretenen „Gedanken personaler Wahrheit“[12] schon sehr nahe.

1.2 Heutiges Verständnis vom Gewissen

Nach heutigem Verständnis ist das Gewissen in hohem Maße beeinflusst von Erziehung und gesellschaftlichen Überzeugungen. Für das Gewissensurteil spielen nicht nur rationale Überlegungen eine wichtige Rolle, sondern auch emotionale und affektive Einflüsse. Deshalb wird heute Gewissen vielfach in personaler Weise gedeutet. Die Gewissensfunktion wird verstanden als „Vorgang der Identitätsgewinnung und personalen Sinnverwirklichung“[13]. Im Gewissen erhält die sittliche Wahrheit personalen Charakter, während die allgemeinen Vernunftbestimmungen moralischer Gesetze auf einer höheren Abstraktionsebene verbleiben. Deshalb ist Gewissen nicht einfach gleichzusetzen mit praktischer Vernunft. Das Gewissen befähigt den Menschen, „die einzelnen Entscheidungen im Lichte seines Lebensentwurfs“[14] zu beurteilen. Die Grundeinsicht in den eigenen Lebensentwurf und der Aufbau eines moralischen Gefühls für das Gute im Leben lässt sich dem Urgewissen (*synderesis*) bei Thomas von Aquin zuordnen, „während das moralische Urteilsvermögen dem Situationsgewissen, der *conscientia* entspricht“[15].

Wie schon erwähnt, kann das Urteil des Gewissens irrig oder fehlerhaft sein. Dies liegt aber nicht an der Gewissensfunktion als solcher, sondern an einer falschen Beurteilung der sittlichen Wahrheit oder der Situation, in der gehandelt werden muss. Deshalb sind wir Menschen verpflichtet, unser Gewissen zu bilden und nicht nur unsere eigene personale Wahrheit zu bedenken, sondern auch die interpersonale Wahrheit zu erfassen, die in moralischen Normen zum Ausdruck

---

11 E. Schockenhoff, *Wie gewiss ist das Gewissen?*, 112.
12 E. Schockenhoff, *Wie gewiss ist das Gewissen?*, 199.
13 E. Schockenhoff, *Wie gewiss ist das Gewissen?*, 196.
14 E. Schockenhoff, *Wie gewiss ist das Gewissen?*, 200.
15 E. Schockenhoff, *Wie gewiss ist das Gewissen?*, 201.

kommt[16]. Mit anderen Worten: Das Gewissen muss sich bilden und an ethischen Überlegungen orientieren.

2 Medizinethik

Die Aufgabe der *Ethik* ist es, Normen für unser Handeln zu erarbeiten und diese Normen zu begründen (*normative Ethik*). Die Ethik soll uns erklären, welche Handlungen sittlich gut sind und warum wir entsprechend der Einsicht in das Gute handeln sollen.[17]

Die Prinzipien der Ethik werden angewandt in der *Medizinethik*. Die Medizinethik umfasst alle Regeln und Normen, „die das Ziel haben, das Handeln im medizinischen Bereich an ethischen Maßstäben auszurichten“[18]. Die erste große und bedeutende Formulierung solcher Regeln finden wir in dem von einem unbekannten Autor verfassten *„Eid des Hippokrates“* (um 400 v. Chr.). Diese Schrift enthält grundlegende Regeln, die für uns Ärzte auch heute noch von zentraler Bedeutung sind. Ich greife vier wichtige Punkte heraus:

1. Der Arzt darf auf keinen Fall dem Kranken schaden (*primum nil nocere*).
2. Nicht töten und „keiner Frau ein Abtreibungsmittel geben“.
3. Absage an „jeden geschlechtlichen Missbrauch an Frauen und Männern, Freien und Sklaven“.
4. Wahrung des Arztgeheimnisses.

In unserer Zeit hat vor allem das *Vier-Prinzipien-Modell* (*four-principles-way*) von *Beauchamp* und *Childress* Verbreitung und Anerkennung gefunden. Es ist in dem 1977 erschienen Buch „Principles of Biomedical Ethics“ dargelegt. Die Prinzipien lauten:

1. Das Autonomieprinzip (es verlangt Respekt vor der Autonomie des Patienten).

---

16 Hierher gehören auch die Überlegungen zum kategorischen Imperativ von Kant und zum historischen Imperativ von M. Müller (M. Müller, *Existenzphilosophie. Von der Metaphysik zur Metahistorik*, Freiburg i. Br. ^{4}1986).

17 Das von der Ethik erkannte Sittengesetz findet seine allgemeinste Form im Kategorischen Imperativ: Die Selbstzweckformel des Kategorischen Imperativs lautet: „Handle so, dass du die Menschheit sowohl in deiner Person, als in der Person eines jeden anderen jederzeit zugleich als Zweck, niemals bloß als Mittel brauchst.“ I. Kant, *Grundlegung zur Metaphysik der Sitten*, AA IV, 429. Eine der Universalisierungsformeln lautet so: „Handle so, dass die Maxime deines Willens jederzeit zugleich als Prinzip einer allgemeinen Gesetzgebung gelten könne.“ I. Kant, *Kritik der praktischen Vernunft*, A54.

18 L. Honnefelder/M. Fuchs, Art. *Medizinische Ethik*, in: W. Korff/L. Beck/P. Mikat (Hg.), *Lexikon der Bioethik*, Bd. 2, Gütersloh 1998, 652b.

2. Das Prinzip der Schadensvermeidung.
3. Das Prinzip der Fürsorge.
4. Das Prinzip der Gerechtigkeit.

Diese vier Prinzipien sind weithin anerkannt. Sie müssten aber ergänzt werden durch Prinzipien und Kriterien, die sich aus dem Menschenrechtsgedanken ergeben. Dieser Gedanke besagt, „dass im Menschen die Anlage zum sittlichen Subjektsein unlösbar mit einer leib-seelischen Natur verbunden ist. Deshalb muss sich der Anspruch auf Achtung und *Würde*, die aus dem Subjektsein resultiert, auch auf [...] diese *Natur* beziehen und in entsprechenden *Grundrechten* niederschlagen“[19]. Dazu gehören zum Beispiel die Integrität von Leib und Leben und das Verbot der Kommerzialisierung des menschlichen Körpers, der genetischen Diskriminierung und der Intervention in die Keimbahn.

3 Herausforderungen in der Medizin

Wenn wir uns jetzt einige Herausforderungen an Gewissen und Ethik in der modernen Medizin anschauen, dann möchte ich mich vor allem auf das Recht des Menschen auf den Schutz seines Lebens konzentrieren. Dieses Recht und die daraus sich ergebenden Pflichten des Arztes werden vom Eid des Hippokrates bis zu den medizinethischen Entwürfen von heute nicht nur anerkannt, sondern auch ins Zentrum der Pflichten gestellt. Aus der Würde des sittlichen Subjekts folgt darüber hinaus, dass der Schutz des menschlichen Lebens nicht gegen andere Güter verrechnet werden darf, außer wenn Leben gegen Leben steht.

3.1 Der Lebensanfang

Dass das Leben des Menschen zu schützen sei, wird von den Ethikern anerkannt. Die Differenzen treten erst dann auf, wenn es um die Frage geht, ob dieser konkrete Mensch eine schützenswerte Person sei. Am Beginn des menschlichen Lebens spitzt sich das auf die Frage zu, ab welchem Moment des Lebens wir von einem Menschen, genauer von einer Person sprechen können. Es geht um die Frage nach dem *moralischen Status des Embryos*. Hierzu gibt es drei verschiedene Antworten: 1. Das „normative“ Verfahren, 2. der Gradualismus und 3. das Personmodell.

19 L. Honnefelder/M. Fuchs, *Medizinische Ethik*, 658a.

3.1.1 Das „normative" Verfahren

Das „normative" Verfahren setzt fest, dass der Embryo nicht schon auf Grund seiner bloßen Existenz ein menschliches Wesen ist, sondern erst dann, wenn er von anderen Menschen als solches anerkannt wird[20]. Es definiert aus eigener Kompetenz, wann der Embryo als ein menschliches Individuum mit dem vollen Recht auf Leben zu gelten hat. Es kann aber nicht vermeiden, sich bis zu einem gewissen Grad auf entwicklungsbiologische Phänomene zu beziehen. Da die Gründe für eine normative Setzung variieren, variiert entsprechend auch der Zeitpunkt, zu dem der Embryo als ein menschliches Wesen betrachtet wird.

Als frühester Zeitpunkt nach der Fertilisation wird das Vier- bis Acht-Zell-Stadium genannt, weil dann erst die dem Embryo eigene genetische Information durch Transkription abgelesen wird[21]. Manche Leute behaupten, dass der Embryo erst von diesem Moment an seine eigene Entwicklung kontrolliert. Gegen diese Behauptung spricht die Tatsache, dass die mütterliche Information, die sich in Form von RNA-Molekülen im Zytoplasma befindet, auch dem Embryo gehört. Diese Information scheint für die Proteinsynthese zu genügen, bevor die Transkription beginnt. Es ist anzunehmen, dass die Transkription durch epigenetische Prozesse im Embryo dann veranlasst wird, wenn sie nötig ist[22].

Für andere Autoren beginnt das Personsein des Embryos erst mit der Einnistung. *Vossenkuhl* will die befruchtete Eizelle deshalb nicht als „künftigen Menschen" oder als „potentielle Person" bezeichnen, weil „höchstens zehn Prozent aller befruchteten Eizellen sich in die Gebärmutter einnisten"[23]. Er verfällt damit einem naturalistischen Fehlschluss. Dieses Argument ist von derselben Art wie die Aussage: Weil der Vesuv mit seinem Ausbruch im Jahre 79 n.Chr. Pompeji und seine Bewohner vernichtet hat oder weil durch den Tsunami vom 26.12.2004 etwa 230 000 Menschen umgekommen sind, ist der Wert des Lebens der durch diese Katastrophen betroffenen Menschen gering zu achten.

Kummer und *Nüsslein-Volhard* vertraten die Meinung, das volle Menschsein beginne erst mit der Einnistung in den Uterus, weil der Uterus notwendig sei für die

---

20 Vgl. J. Fischer, *Wenn ‚etwas' zu ‚jemandem' wird. Zum Status „überzähliger" Embryos*, in: *NZZ* vom 10./11. August 2002, Nr. 183, 69.

21 Vgl. P. Braude/V. Bolton/S. Moore, *Human gene expression first occurs between the four- and eight-cell stages of preimplantation development*, in: *Nature* 331 (1988), 459–461.

22 Vgl. G. Rager, *Die biologische Entwicklung des Menschen*, in: G. Rager (Hg.), *Beginn, Personalität und Würde des Menschen*, Freiburg i.Br. ^{3}2009, 67–122.

23 W. Vossenkuhl, *Der ethische Status von Embryonen*, in: *NZZ* vom 17. September 2001, Nr. 215, 27. Das gleiche Argument findet man in dem *Erläuternden Bericht zum Entwurf zu einem Bundesgesetz über die Forschung an überzähligen Embryonen und embryonalen Stammzellen der Schweiz (Embryonenforschungsgesetz EFG)*, Bern 2002, 59.

Ausbildung der Körperachsen[24] bzw. zur Vervollständigung des Entwicklungsprogramms[25]. Konfrontiert mit den embryologischen Daten musste Kummer einräumen, dass die Achsen schon vor der Einnistung angelegt sind und dem Embryo von der Fertilisation an „der ontologische Status einer vollständigen Organisationsform" zukommt[26]. Dass der Uterus für die Vervollständigung des Entwicklungsprogramms notwendig sei, wie es Nüsslein-Volhard postulierte, dafür gibt es keine Evidenz. Wohl aber ist der Uterus notwendig für die Ernährung und die Behausung und damit für die weitere Entwicklung des Embryos.

Früher war häufiger die Entstehung des Primitivstreifens als Zeitpunkt der Menschwerdung genannt worden, weil nach der Entstehung des Primitivstreifens keine Zwillingsbildung mehr vorkomme[27]. Heute hat das Argument der Zwillingsbildung an Bedeutung verloren, weil für die Stammzellgewinnung die Präimplantationsphase genügt. Infolge dieser neuen Interessenlage hat auch die Nationale Ethikkommission der Schweiz (NEK) den Zeitpunkt, ab welchem der Embryo geschützt sein soll, vom Tag 14 auf das Ende des Blastozystenstadiums, also Tag 7, vorverlegt[28]. Als weiterer Termin für die Entstehung der Person wurde die Entwicklung des Nervensystems vorgeschlagen[29].

Schon die Vielzahl der verschiedenen Vorschläge zeigt, dass keiner derselben überzeugen kann. Zu jedem dieser Vorschläge gibt es gewichtige Gründe, um ihn als unzutreffend abzulehnen.

---

24 Vgl. C. Kummer, *Biomedizinkonvention und Embryonenforschung. Wieviel Schutz des menschlichen Lebensbeginns ist biologisch „angemessen"?*, in: A. Eser (Hg.), *Biomedizin und Menschenrechte. Die Menschenrechtskonvention des Europarats zur Biomedizin – Dokumentation und Kommentare*, Frankfurt a. M. 1999, 59–78.

25 Vgl. C. Nüsslein-Volhard, *Wann ist ein Tier ein Tier, ein Mensch kein Mensch?*, in: *FAZ* vom 02. Oktober 2001, Nr. 229, 55.

26 C. Kummer, *Stammzellkulturen – ein brisantes Entwicklungspotential*, in: *StZ* 218 (2000), 547–554.

27 Vgl. N. M. Ford, *When did I begin? Conception of the human individual in history, philosophy and science*, Cambridge 1988; K. V. Hinrichsen (Hg.), *Humanembryologie*, Berlin 1990; Schweizerischer Bundesrat, *Botschaft zum Bundesgesetz über die Forschung an überzähligen Embryonen und embryonalen Stammzellen (Embryonenforschungsgesetz, EFG)*, *BBl* 2003, 1163 (2002).

28 Vgl. Nationale Ethikkommission im Bereich Humanmedizin NEK-CNE (Hg.), *Zur Forschung an embryonalen Stammzellen*, Bern 2002.

29 Dieser Vorschlag wird diskutiert in G. Rager, *Die biologische Entwicklung des Menschen*, 67–122.

3.1.2 Der Gradualismus

Der Gradualismus, der vor allem im Respektmodell repräsentiert ist, anerkennt das Menschsein des Embryos von Anfang an, gewährt ihm aber nicht zugleich die volle Würde und den vollen Anspruch auf den Schutz seines Lebens. Der moralische Status wird an das Entwicklungsstadium des Embryos gekoppelt. Je weiter der Embryo entwickelt ist, desto mehr Schutz kann er beanspruchen[30]. Uneinigkeit besteht jedoch hinsichtlich der Frage, ab wann ein Embryo oder Fetus den *vollen* moralischen Status, die volle Schutzwürdigkeit genießt[31].

Die gradualistische Position steht vor denselben Schwierigkeiten der Grenzziehung, wie wir sie beim „normativen" Verfahren kennengelernt haben. Erschwerend kommt hinzu, dass der Gradualismus nicht erklärt, was eine zunehmende Würde und ein entsprechend progressiver Lebensschutz überhaupt sein soll und wie diese bestimmt werden können. Gesetzt den Fall, man könnte Würde und Lebensrecht graduell angeben, wie viel Würde hätte dann der Embryo in den einzelnen Stadien seiner Entwicklung (Carnegie Stadien 1 bis 23 in der Embryonalzeit oder Wochen in der Fetalzeit)? Welche Kriterien sollen für diese Bestimmung gelten? Was folgt daraus für den Lebensschutz? Wie kann Willkür ausgeschlossen werden? Weitere wichtige Unterscheidungen sind hier nötig. Einem Embryo alle Rechte, die von den Vereinten Nationen definiert sind, wie etwa das Recht auf freie Meinungsäußerung oder auf Bildung zuzusprechen, ist wenig sinnvoll, solange der Embryo nicht die entsprechenden Fähigkeiten hervorgebracht hat, um diese Rechte auch in Anspruch zu nehmen. Das Recht auf Leben ist aber auch für den Embryo grundlegend, unteilbar und nicht verhandelbar, weil das Leben die *conditio sine qua non* seiner weiteren Entwicklung ist[32].

---

30 Vgl. Nationale Ethikkommission im Bereich Humanmedizin NEK-CNE (Hg.), *Forschung an menschlichen Embryonen und Föten*, Report Nr. 11, Bern 2006.

31 Vgl. R. Kollek, *Präimplantationsdiagnostik. Embryonenselektion, weibliche Autonomie und Recht*, Tübingen 2000.

32 A. Holderegger, *Ethische Probleme in der Stammzellenforschung*, in: A. Holderegger/D. Müller/B. Sitter-Liver/M. Zimmermann-Acklin (Hg.), *Theologie und biomedizinische Ethik. Grundlagen und Konkretionen*, Freiburg i.Ue. 2002, 250–267.

3.1.3 Das Personmodell

Nachdem weder das „normative" Verfahren noch der Gradualismus der Situation des Embryos gerecht werden, bleibt nur noch das Personmodell[33]. Es versteht den Embryo von der Fertilisation an als Person, obwohl jene Eigenschaften noch nicht entwickelt sind, die wir üblicherweise mit dem Personsein verbinden. Der Embryo wird aber diese Eigenschaften unweigerlich hervorbringen, sofern man ihn nicht in seiner Entwicklung stört. Er verwirklicht die in ihm vorhandenen Möglichkeiten auf seine Endgestalt hin.

Thomas von Aquin hat dieses generelle Problem von lebenden Wesen in Begriffe gefasst und zwischen einem *actus primus* und einem *actus secundus* unterschieden. Angewendet auf den Embryo bedeutet das, dass der sich entwickelnde Embryo ein „*Subjekt im Vollzug*" (*actus secundus*) ist. Das „Subjekt im Vollzug" setzt aber das „*Subjekt an sich*" (*actus primus*) – das Personsein – voraus, „d. h. der Vollzug geht über das Sein als Erstsetzung (*actus primus*) des Seienden hinaus und verleiht dem Seienden in einer Zweitsetzung (*actus secundus*) eine neue, die erste übersteigende und erfüllende Seinswirklichkeit. [...] Erst im aktuellen Vollzug des Wirkens wird die Seinsmöglichkeit eines Seienden volle Wirklichkeit, eine Wirklichkeit jedoch, welche an die im Wesen des Seienden vorgezeichnete Möglichkeit zurückgebunden ist."[34]

Wenn der Embryo von der Fertilisation an Person ist, dann verlangt er den Schutz seines Lebens, der nicht mit anderen Gütern verrechenbar ist. Eine Güterabwägung ist nur dann statthaft, wenn Leben gegen Leben steht.

Aus der Perspektive des Personmodells ergeben sich Antworten auf Fragen, die uns heute in bedrängender Weise beschäftigen. Es sei nur an den Status des extrakorporalen Embryos, die Präimplantationsdiagnostik und die Stammzellforschung erinnert. Den Gegnern der Forschung mit embryonalen Stammzellen wurde immer wieder vorgeworfen, sie seien forschungsfeindlich und behinderten die Entwicklung im Kampf gegen sonst unheilbare Krankheiten. Das Gegenteil ist der Fall. Bereits um die Jahrtausendwende haben einige Wissenschaftler darauf hingewiesen, dass man die embryonalen, durch Tötung von Embryonen gewonnenen Stammzellen nicht unbedingt braucht. Man könne mit anderen Methoden

---

33 Zum Personmodell siehe G. Rager, *Is preimplantation genetic diagnosis ethically acceptable?*, in: *Bioethica Forum* 1 (2008), 81–88; G. Rager (Hg.), *Beginn, Personalität und Würde des Menschen*, Freiburg i. Br. ^{3}2009; G. Rager/M. von Brück, *Grundzüge einer modernen Anthropologie*, Göttingen 2012; G. Damschen/D. Schönecker (Hg.), *Der moralische Status menschlicher Embryonen. Argumente pro und contra Spezies-, Kontinuums-, Identitäts- und Potentialitätsargument*, Berlin 2003.

34 E. Coreth, *Metaphysik. Eine methodisch-systematische Grundlegung*, Innsbruck 1980, 216 f.

die gleichen Ziele erreichen, ohne gegen die ethischen Prinzipien zu verstoßen. Diese Wissenschaftler schlugen vor, adulte Stammzellen, d. h. Stammzellen von erwachsenen Menschen, durch molekularbiologische Maßnahmen in Stammzellen umzuformen, welche in ihren Eigenschaften den embryonalen Stammzellen ähnlich sind. Man nennt diese Zellen pluripotente Stammzellen. Den Vorgang des Umformens nennt man Reprogrammieren. Heute ist es endlich so weit. In mehreren Laboratorien wurden Verfahren entwickelt, mit welchen adulte Zellen zu pluripotenten Stammzellen umprogrammiert werden. Man nennt diese Zellen jetzt *induzierte pluripotente Stammzellen* (*iPS*). Diese Entdeckung bedeutet einen entscheidenden Fortschritt. Mit der Reprogrammierung ist Stammzellforschung möglich geworden, ohne Embryonen zu töten. Solche Entwicklungen zeigen, dass das Einhalten ethischer Verpflichtungen, wie sie sich aus dem Personmodell ergeben, zu nachhaltigen Fortschritten in der Forschung führen kann.

3.2 Präimplantationsdiagnostik

Wegen der laufenden Gesetzgebungsverfahren tritt heute die Präimplantationsdiagnostik in den Vordergrund. In der Schweiz hat soeben (Juni 2013) der Bundesrat einen Gesetzesentwurf vorgestellt. Dieser erlaubt erblich vorbelasteten Paaren, Embryonen im Reagenzglas genetisch testen zu lassen. Dafür sollen bis zu acht Embryonen gleichzeitig entwickelt und auf genetische Schäden getestet werden dürfen. Drei genetisch unauffällige Embryonen sollen in die Gebärmutter eingepflanzt werden. Die anderen Embryonen werden verworfen, tief gefroren oder für die Forschung verbraucht. Mit diesem Gesetz wird zuerst einmal eine Tür geöffnet, die mit Sicherheit in den kommenden Jahren weiter aufgestoßen wird, wie wir das bereits im Zusammenhang mit der Stammzellforschung erlebt haben. Schon jetzt kritisieren einige Reproduktionsmediziner, dass die Indikationsstellung viel zu eng sei[35]. Sie haben bereits andere erbliche Krankheiten wie etwa die Trisomie 21 oder das Gen für Brustkrebs BRCA1 und BRCA2 im Visier.

Embryonen sind also nicht mehr Selbstzweck, wie es die Würde des Menschen verlangt, sondern sie werden lediglich als Mittel für andere Zwecke gebraucht, wie wir das schon vom therapeutischen Klonen her kennen[36]. Es kommt noch eine weitere Gefahr hinzu. Im Gegensatz zur Schweizer Gesetzesvorlage, in welcher die Untersuchung auf Trisomie 21 verboten bleibt, erlaubt das deutsche Gesetz die

35 Bericht darüber in der *NZZ vom* 8. Juni 2013, Nr. 130, 15.

36 Eine ausführliche Argumentation zur Präimplantationsdiagnostik in: G. Rager, *Is preimplantation genetic diagnosis ethically acceptable?*, 81–88.

Untersuchung auf Aneuploidie. Damit besteht schon vor der Anwendung der Pränataldiagnostik die Möglichkeit, Trisomie 21 zu erkennen. Wird erst einmal die Aussonderung von Trisomie 21 Embryonen und anderen Erbkrankheiten erlaubt, dann ist vorauszusehen, dass von verschiedenen Interessengruppen Druck ausgeübt wird auf diejenigen Mütter, die solche Kinder austragen. Das sei doch weder dem Kind noch der Gesellschaft noch den Kostenträgern zuzumuten.

3.3 Der PraenaTest

Seit 2012 ist der sogenannte PraenaTest erhältlich. Mit diesem Test kann im mütterlichen Blut festgestellt werden, ob der Anteil an im Plasma zirkulierender DNA des Chromosoms 21 als Folge einer Trisomie 21 des Fetus erhöht ist. Der Test ist insofern ein Fortschritt, als damit nicht direkt die Tötung von Embryonen verbunden ist. Es ist aber zu erwarten, dass bei Diagnose von Trisomie 21 in vielen Fällen ein Schwangerschaftsabbruch durchgeführt werden wird. Bereits jetzt werden nach der jetzt üblichen Pränataldiagnostik 90 Prozent der diagnostizierten Trisomie-Kinder abgetrieben. Mit der Anwendung des PraenaTests ist zu befürchten, dass die Abtreibungsrate auf Grund von Trisomie 21 auf annähernd 100 Prozent steigen wird. Diese Tendenz würde noch gefördert, wenn der PraenaTest in den Leistungskatalog von gesetzlichen oder privaten Krankenkassen aufgenommen würde, wovor das Sondervotum 1 einer Minderheit des Deutschen Ethikrats warnt[37].

Erschwerend kommt hinzu, dass der Test in 0,3 Prozent der untersuchten Fälle falsch-positive Werte liefert. Nach der Berechnung des Deutschen Ethikrats würden von 30 000 schwangeren Frauen mit diesem Risiko 89 Fälle falsch positiv getestet. „Von insgesamt 389 Testergebnissen, die auf Trisomie 21 hindeuten, wären in diesem Beispiel fast ein Viertel falsch positiv.“[38] Es ist ferner zu erwarten, dass in Zukunft „auch umfassendere nichtinvasive chromosomale und molekulargenetische Analysemöglichkeiten“ entwickelt werden. „Hinzu kommt mit den zunehmenden Möglichkeiten der Genomanalyse die Perspektive, dass das fetale Genom künftig unabhängig von der DNA-Gewinnungsmethode breiter und unspezifischer als bisher auf alle genetischen Merkmale untersucht werden kann.“[39]

---

37 Vgl. Deutscher Ethikrat, *Die Zukunft der genetischen Diagnostik – von der Forschung in die klinische Anwendung*, Berlin 2013, 182.

38 Deutscher Ethikrat, *Die Zukunft der genetischen Diagnostik – von der Forschung in die klinische Anwendung*, 65.

39 Deutscher Ethikrat, *Die Zukunft der genetischen Diagnostik – von der Forschung in die klinische Anwendung*, 64.

Man kann sich leicht vorstellen, welche Auswirkungen diese Möglichkeiten auf den Umgang mit dem ungeborenen Menschen haben werden.

3.4 Herausforderungen am Lebensende

In den letzten Jahren wurde viel darüber diskutiert, ob der Arzt beim Suizid unterstützen darf oder gar soll. Wenn wir uns wieder an den medizinethischen Grundsätzen orientieren, wie sie im Eid des Hippokrates und auch in den modernen Ethiken formuliert sind, dann widerspricht der assistierte Suizid diesen Grundsätzen. Der Arzt ist verpflichtet, das Leben zu schützen. Er darf es nicht zerstören. Das gilt auch am Lebensende. Die heutige Praxis, wie sie von den verschiedenen Institutionen, insbesondere in der Schweiz, ausgeübt wird, verstößt nicht nur gegen dieses Prinzip, sondern hat auch noch einen weiteren negativen Effekt. Die alten Menschen, die an schweren Krankheiten leiden, fühlen sich gedrängt, vorzeitig ihrem Leben ein Ende zu setzen, damit sie ihren Angehörigen nicht länger zur Last fallen, und zwar im finanziellen wie auch im pflegerischen Sinn. Von einem menschenwürdigen Sterben, das diese Institutionen verheißen, kann keine Rede sein. Für ein menschenwürdiges Sterben müssten ganz andere Maßnahmen getroffen werden.

3.5 Herausforderungen in der Mitte des Lebens

Der soziale und wirtschaftliche Druck auf jeden Einzelnen von uns nimmt auch während unserer Lebenszeit stark zu. Wir sollen uneingeschränkt erreichbar und mobil sein. Jederzeit sollen Höchstleistungen abgerufen werden können. Dabei sollten die Menschen den Anschein wahren, dass dies mühelos geschieht[40]. Das beginnt schon in der Schule mit dem weitverbreiteten Gebrauch von Ritalin. Ritalin soll Wachheit, Konzentration und Aufmerksamkeit fördern und Hyperaktivität und Impulsivität vermindern. Andere Neuro-Enhancer sind Amphetamine und das damit verwandte „Ecstasy“[41]. Gravierende Nebenwirkungen und Spätwirkungen sind auch hier bekannt[42]. Diese Nebenwirkungen werden zugunsten

---

40 Vgl. Akademien der Wissenschaften Schweiz, *Medizin für Gesunde? Analysen und Empfehlungen zum Umgang mit Human Enhancement*, Bern 2012, 57.

41 Vgl. Akademien der Wissenschaften Schweiz, *Medizin für Gesunde?*, 45.

42 Dazu gehören Tachykardie (Herzjagen), Hypertonie (Bluthochdruck), innere Unruhe, Konzentrationsstörungen, Kopfschmerzen, Schwindel, gastrointestinale Beschwerden und viele weitere (Akademien der Wissenschaften Schweiz, *Medizin für Gesunde?*, 46).

der aktuellen Verbesserung der Leistungsbereitschaft vernachlässigt. Unterstützt wird dieses Enhancement unserer Leistungsfähigkeit durch das große kommerzielle Interesse von Pharmafirmen. So geht z.B. der Umsatz des Psychopharmakons Modafinil in die Milliarden[43].

Mit der starken Reduktion der Kosten für eine Analyse unseres Genoms wird die Gefahr immer größer, dass von uns verlangt wird, unsere genetische Information offen zu legen. Die Folgen wären unabsehbar. Die Krankenkassen würden davon profitieren. Für die Betroffenen aber bestünde die Gefahr, dass sie für bestimmte Berufe nicht mehr in Frage kämen und sozial diskriminiert würden.

4 Ethikkommissionen und Gewissen

Man versucht nun, durch die Einrichtung von Ethikkommissionen diese Probleme in den Griff zu bekommen. Diese Kommissionen sollten auch dem praktisch tätigen Arzt als Orientierungshilfe dienen. In der Tat haben wir in den letzten Jahren eine Inflation von Ethikkommissionen erlebt. Leider werden die in einer Kommission erarbeiteten Schlussfolgerungen oft nur von einem Teil der Mitglieder unterstützt. Die abweichenden Meinungen anderer Mitglieder werden dann in separaten Voten mitgeteilt. Das gilt sogar für den Deutschen Ethikrat. In seiner Stellungnahme zur „Zukunft der genetischen Diagnostik“, die im April 2013 veröffentlicht wurde, finden wir neben dem Mehrheitsvotum auch zwei Minderheitenvoten. Ähnlich sieht es bei den Stellungnahmen der Nationalen Ethikkommission der Schweiz (NEK) aus. Woran aber soll sich der praktisch tätige Arzt orientieren, wenn selbst die obersten medizinethischen Gremien uneins sind?

Der Arzt steht unter dem Druck gesellschaftlicher, politischer und wirtschaftlicher Interessen. Er ist eingeschränkt in seinem Handlungsspielraum durch Gesetze, die oft nicht die ethischen Prinzipien, sondern die Meinung der Mehrheit der Bevölkerung repräsentieren. So bleibt ihm nichts anderes übrig, als sich selbst auf dem Feld der Ethik weiterzubilden und seinem Gewissen zu folgen. Von der Gesellschaft aber wäre zu erwarten, dass sie begründete Gewissensentscheide des Arztes respektiert.

43 Vgl. Akademien der Wissenschaften Schweiz, *Medizin für Gesunde?*, 47.

Urban Wiesing / Franz-Josef Bormann

Urteilskraft und Gewissen: die ärztliche Entscheidung im Zeitalter der *evidence-based medicine*

1 Einleitung

„Das Leben ist kurz, die Kunst weit, der günstige Augenblick flüchtig, der Versuch trügerisch, die Entscheidung schwierig."[1] Der erste Hippokratische Aphorismus benennt trotz seines Alters von über 2000 Jahren treffend wie kaum ein anderes Dokument die grundsätzlichen Schwierigkeiten ärztlichen Handelns. Seine Aussagen sind „das Allgemeinste, das man über Medizin sagen kann", und zwar „etwas Negatives"[2]. Er beschreibt unliebsame Grenzen einer für Menschen zuweilen äußerst bedeutsamen Tätigkeit – und damit zugleich Herausforderungen. Die genannten Bedingungen des ärztlichen Handelns sind nicht wünschenswert. Im Gegenteil, es wäre *prima vista* besser, wenn das Leben länger wäre, die Kunst hingegen kürzer, der günstige Augenblick dauerhafter, der Versuch gewisser und die Entscheidung leichter. Dann ließe sich unsere leibliche Existenz zuverlässiger und erfolgreicher beeinflussen.

Insofern nimmt es nicht Wunder, dass die Medizin umfangreiche Anstrengungen unternommen hat, diese Grenzen zu verschieben und die negativen Eigenschaften der ärztlichen Handlungen in wünschenswerter Weise zu ändern. Die Erfolge der neuzeitlichen Naturwissenschaften und die von der Medizin gesuchte Nutzung der Naturwissenschaften nährten einmal mehr Hoffnungen, die beschriebenen Eigenheiten ärztlichen Handelns ließen sich verändern.[3] Denn die Medizin neigte – und neigt – zu der Annahme, dass die Nutzung der Naturwissenschaften der ärztlichen Handlung genau deren Eigenschaften geben und damit die Charakteristika, wie sie der erste Hippokratische Aphorismus beschreibt, verändern würde. Die technischen Produkte naturwissenschaftlichen Fortschritts

---

1 „Ὁ βίος βραχύς, ἡ δὲ τέχνη μακρή, ὁ δὲ καιρὸς ὀξύς, ἡ δὲ πεῖρα σφαλερή, ἡ δὲ κρίσις χαλεπή", W. Müri, *Der Arzt im Altertum. Griechische und lateinische Quellenstücke von Hippokrates bis Galen mit der Übertragung ins Deutsche*, Darmstadt [5]1986, 11.

2 R. Koch, *Auslegung des ersten hippokratischen Aphorismus*, in: K. Sudhoff (Hg.), *Historische Studien und Skizzen zu Natur- und Heilwissenschaft* (Festgabe für G. Sticker), Berlin 1930, 9.

3 Siehe auch R. Toellner *„Die wissenschaftliche Ausbildung des Arztes ist eine Culturfrage..." Über das Verhältnis von Wissenschaftsanspruch, Bildungsprogramm und Praxis der Medizin*, in: *Berichte zur Wissenschaftsgeschichte* 11 (1988), 193–205.

lassen sich in der Regel reproduzierbar und mit solcher Sicherheit und Zuverlässigkeit realisieren, dass beispielsweise ein Ingenieur mit Regress rechnen muss, wenn sein Produkt nicht funktioniert. Genau diese Präzision und Zuverlässigkeit ist der Medizin nicht gegeben. Sie wären freilich höchst wünschenswert, und die Medizin hoffte, sie insbesondere durch die Nutzung naturwissenschaftlicher Methoden zu realisieren. Dabei hat die Medizin zwei unterschiedliche Herangehensweisen verfolgt: die rationalistische und die empirische.

2 Die rationalistische Vorgehensweise

In der rationalistischen Vorgehensweise auf der einen Seite hat die Medizin lange Zeit versucht (und verfährt auch heute noch so), Argumente zum Wirkmechanismus zu sammeln, um eine Intervention als ‚wissenschaftlich' gesichert einzustufen und wissenschaftliche Präzision erwarten zu dürfen. Wenn z. B. die Krankheit A einen Mangel an Substanz B aufweist, der sich naturwissenschaftlich präzise bestimmen lässt, dann galt die Substitution von B als ‚wissenschaftlich' gesicherte Therapie. Doch die Begründungen dieser Art haben sich als ‚windelweich' (Raspe) erwiesen, denn es zeigte sich, dass Schlussfolgerungen von der Pathophysiologie auf die Wirksamkeit einer Therapie auch bei wissenschaftlich genauesten Kenntnissen keineswegs immer gerechtfertigt sind. Und selbst für den Fall, dass eine biochemische oder sonstige Abweichung diagnostiziert und erfolgreich korrigiert werden konnte, stellte sich heraus, dass der Gesundheit eines Patienten damit nicht unbedingt gedient sein musste. Die aus der rationalistischen Vorgehensweise abgeleiteten Therapien erwiesen sich keineswegs als so gewiss und berechenbar, wie man es sich erhofft hatte. Selbst eine präzise Substitution einer mangelnden Substanz führt nicht mit der gleichen Präzision zur Heilung. Ärztliche Interventionen waren und sind in der Regel viel komplexer, als dass sie sich in einer Korrektur eine Abweichung – auch auf molekularer Ebene – erschöpfen würden.

3 Die empirische Vorgehensweise

Auf der anderen Seite musste man einsehen, dass die ungeregelte ärztliche Erfahrung ‚am Krankenbett' gleichermaßen trügerisch war. Die einfache Beobachtung, eine Therapie habe beim Patienten gewirkt, erwies sich als ungewiss. ‚Bewährte' Heilverfahren, die über Jahrhunderte nach ärztlicher Erfahrung als ‚wirksam' galten und in der akademischen Medizin gelehrt wurden, hielten einer kritischen Überprüfung nicht stand. Diese Einsicht in Verbindung mit dem

Scheitern des rationalistischen Ansatzes brachte die Medizin in erhebliche Schwierigkeiten. „In der Tat löste jene zweifache Infragestellung einmal des rationalistischen Ansatzes in der Therapie und gleichzeitig der ebenso traditionellen ungeregelten Erfahrung ein ziemliches Chaos in der wissenschaftlichen Begründung therapeutischer Entscheide aus.“[4] Die Einsicht ließ sich nicht abweisen, dass sich Wirkung und Wirksamkeit einer Intervention rationalistisch keineswegs präzise vorhersagen und empirisch nicht durch ärztliche Erfahrung, sondern nur durch methodisch aufwendige, klinische Studien am Menschen ermitteln lassen. Die Antwort auf diese Einsicht ist die sogenannte *evidence-based medicine*[5], die versucht, gesicherte Erfahrung aus kontrollierten klinischen Versuchen in den ärztlichen Entscheidungsprozess des Einzelfalls einzubinden. Dabei liegt der Erkenntnisschwerpunkt der klinischen Versuche weniger auf den Vorgängen im Körper, sondern auf den praktischen Resultaten einer Intervention. Die Studien verfahren vornehmlich nach einem *black box*-Prinzip. Dieser Ansatz konnte sich freilich erst im 20. Jahrhundert durchsetzen.

Man muss sich bei den Versuchen, die Naturwissenschaft in der Medizin vorteilhaft zu nutzen, darüber im Klaren sein, dass sie die Unwägbarkeiten des Einzelfalls und der konkreten ärztlichen Handlung reduzieren, wenn nicht eliminieren wollen. Es handelt sich nicht um Bestrebungen, auf gegebene Strukturen angemessen zu reagieren, weil sie als unveränderlich gelten, sondern um Bestrebungen, diese Strukturen zu ändern. Es geht nicht um Kontingenzbewältigung, sondern um Kontingenzreduktion, am besten Kontingenzelimination. Gepaart mit einem Fortschrittsoptimismus erhoffte man sich, dass bestimmte nichtnaturwissenschaftliche Elemente der ärztlichen Tätigkeit den Status temporärer, allenfalls zu duldender, letztlich aber zu überwindender Elemente besäßen, die in Zukunft sicher verschwinden würden. Fortschritt konnte nur bedeuten, diese unwägbaren Elemente überflüssig werden zu lassen, so die nicht weiter erläuterte ärztliche Kunst. Praktische Probleme am Krankenbett wurden zu temporären Ärgernissen degradiert, die sich in nicht allzu ferner Zukunft erübrigen würden,

---

4 U. Tröhler, *Die wissenschaftliche Begründung therapeutischer Entscheide – oder „Evidence-Based Medicine“ – im Lauf der Geschichte*, in: W. Eich/J. Windeler/A. W. Bauer et al. (Hg.), *Wissenschaftlichkeit in der Medizin. Teil III: Von der klinischen Erfahrung zur Evidence-Based Medicine*, Frankfurt a.M. 1999, 116.

5 Die deutsche Übersetzung mit „Evidenzbasierter Medizin“ meint genau genommen das Gegenteil des eigentlich Intendierten. Der englische Begriff ‚*evidence*‘ bedeutet Nachweis oder Beleg, der deutsche Begriff ‚Evidenz‘ dagegen das Offenkundige, und dieser Unterschied verweist geradewegs auf ein prägendes Merkmal der EbM. Sie will eben *nicht* nutzen, was der deutsche Wortstamm nahe legt – das Offenkundige, das Augenscheinliche, das Selbstverständliche –, sondern sie will das vermeintlich Offenkundige kritisch prüfen und nutzen, was der englische Wortstamm nahe legt: das Gesicherte, das Bewiesene.

sofern es nur zügig mit der Nutzung der Naturwissenschaften in der Medizin voranginge. Wie gesagt: Der rationalistische Ansatz und der Bezug auf die ärztlich ungeregelte „Erfahrung" haben diese Hoffnungen nicht erfüllt; die praktische ärztliche Tätigkeit hat nicht die Eigenschaften naturwissenschaftlichen Wissens angenommen.[6] Es verbleibt dann die Frage, ob die Hoffnungen auf Kontingenzreduktion oder gar -elimination bei der *evidence-based medicine* begründet sind oder ob weitere Elemente in der ärztlichen Entscheidungsfindung unverzichtbar bleiben.

4 *Evidence-based medicine*

Was genau versteht man unter der *evidence-based medicine?* Die ‚klassische' Definition lieferten D. Sackett und seine Kollegen: „The practice of evidence based medicine means integrating individual clinical expertise with the best available external *evidence* from systematic research."[7] Damit sind die zentralen Begriffe genannt: *the best available external evidence from systematic research, individual clinical expertise* und deren *integration.*

Unter *external evidence* versteht man das wissenschaftlich aufgearbeitete Wissen zu vergleichbaren Fällen. Diese Evidenz lässt sich nur durch systematische Forschung gewinnen, also an Gruppen durch kontrollierte klinische Studien und durch deren weitere Aufarbeitung durch sogenannte Metaanalysen. Um in der praktischen Medizin fruchtbar zu werden, muss die externe *evidence* in handlungsorientierendem Wissen bestehen. Und die Definition verweist darauf, dass in der *evidence-based medicine* das derzeit beste verfügbare Wissen genutzt werden sollte.

Als Gegenstück zur *external evidence* benennen Sackett und Kollegen die *individual clinical expertise,* eine Fähigkeit des einzelnen Arztes: das Wissen aus der jeweiligen Arzt-Patient-Beziehung ermittelt durch Untersuchungen und Kommunikation, auch anhand der Erfahrung eines Arztes. Hierzu gehören der individuelle medizinische Zustand des Patienten, dessen Kenntnis auch durch technische Apparaturen erworben werden kann, seine persönliche Situation und seine individuellen Präferenzen. Es dürfte nicht weiter verwundern, dass der

---

6 Siehe U. Wiesing, *Wer heilt, hat Recht? Über Pragmatik und Pluralität in der Medizin,* Stuttgart 2004.

7 D. L. Sackett/W. M. C. Rosenberg/J. A. Muir Gray et al., *Evidence-based medicine: What it is and what it isn't,* in: *BMJ* 312 (1996), 71; siehe auch H. Raspe, *Grundlagen und Theorie der evidenzbasierten Medizin (EbM),* in: R. Kunz/G. Ollenschläger/H. Raspe et al. (Hg.), *Lehrbuch Evidenzbasierte Medizin in Klinik und Praxis,* Köln 2000, 39 ff.

einzelne Arzt die Befähigung zur *clinical expertise* nur durch klinische Erfahrung gewinnt.

Mit der *integration* soll beides auf eine für den Patienten optimale Weise verbunden werden. Die externe *evidence*, und zwar die derzeit beste verfügbare, muss importiert und im Entscheidungsprozess genutzt werden. Die zentrale Aufgabe ärztlichen Handelns nach dem Standard der *evidence-based medicine* ist demnach die Integration der *individual clinical expertise* mit der besten verfügbaren externen *evidence:* „Die erste ist immer schon gegeben, die zweite kann nur hinzutreten, muss bewusst gesucht und importiert werden."[8]

Um die *evidence-based medicine* einschätzen zu können, muss man auf zahlreiche Begrenzungen verweisen. Denn sie hat methodische Vorlieben. Sie misst vorzugsweise die Faktoren, die sich gut messen lassen. Klinische Versuche ermitteln in der Regel *hard data*, also beispielsweise chemisch-physikalische Größen, weniger *soft data*, also beispielsweise Befindlichkeiten des Patienten. Bestimmte Verfahren – wie z. B. diejenigen der Psychotherapie – können nicht mit den Methoden untersucht werden, die als Goldstandard gelten, also dem doppelblinden, prospektiv randomisierten Versuch. Zudem muss die Ermittlung externer *evidence* finanziert werden, und deshalb liegt der Schwerpunkt der forscherischen Aktivitäten auf patentierbaren Verfahren, also Produktinnovationen, und weniger auf Handlungsinnovationen. Von daher unterliegt die externe *evidence* bestimmten Verzerrungen. Und nicht vorhandene externe *evidence* bedeutet gerade nicht, dass ein Therapieverfahren deshalb nachweislich unwirksam wäre. Man weiß nur nicht mit wissenschaftlicher Genauigkeit, ob es wirksam ist. Nicht zuletzt sei darauf verwiesen, dass die *evidence-based medicine* vor allem ein wissenschaftstheoretisches Programm darstellt. Ein großer Teil der praktizierten Medizin ist gegenwärtig nicht *evidence-based.*

5 Die ärztliche Entscheidung in der *evidence-based medicine*

Mit dem Programm der *evidence-based medicine* stellt sich eine Frage, die der erste Hippokratische Aphorismus bereits nahelegt: Wie steht es um die Eigenschaften der ärztlichen Entscheidung im Einzelfall? Zunächst ist festzuhalten, dass bestimmte moralische Anforderungen ohnehin nicht verschwinden werden, egal ob man das Programm der *evidence-based medicine* verfolgt oder nicht: Die Entscheidung für eine Therapie im Einzelfall *soll* eine Entscheidung des Einzelfalls

---

8 H. Raspe, *Grundlagen und Theorie der evidenzbasierten Medizin (EbM)*, 41.

und keine Gruppenentscheidung sein in dem Sinne, dass sie die individuellen Besonderheiten berücksichtigen soll. Zudem *soll* der Arzt die Entscheidung persönlich vornehmen und verantworten und dabei den Nutzen für den jeweiligen Patienten optimieren.

Doch unbesehen dieser moralischen Vorgaben wäre zu klären, wie es um die Probleme der Umsetzung des wissenschaftlichen Wissens auf den Einzelfall steht. Was geschieht bei der *integration* von *external evidence* und *individual clinical expertise?* Allein grundsätzliche Überlegungen zu den Eigenschaften des wissenschaftlichen Wissens, der externen *evidence*, und den Eigenschaften des ärztlichen Handelns legen nahe, dass die Schwierigkeiten des einzelnen Falles auch bei wissenschaftlich fundierten Regeln bestehen bleiben.

Denn die Strukturen der ärztlichen Handlung sind andere als die des wissenschaftlichen Wissens. Man muss nur die charakteristischen Merkmale von *Wissen* und *Handeln* auflisten, und man sieht sehr schnell, dass zuverlässiges Wissen nicht automatisch zuverlässiges Handeln bedeutet. Denn – so ausführlich bei W. Wieland[9]– beide verfügen über ganz unterschiedliche Eigenschaften, und an Wissen und Handeln sind ganz unterschiedliche Anforderungen zu stellen: Handeln muss legitimiert, Wissensbehauptungen hingegen müssen verifiziert werden. Handeln ist verbindlich zu normieren, eine Forderung, die man an Wissen gar nicht sinnvollerweise herantragen kann. Während eine Handlung stets für eine Person verbindlich ist, kann Wissen als solches wahr oder falsch sein. Handeln ist entweder erlaubt, geboten oder verboten, Wissen, vor allem in den Wissenschaften vom Lebendigen, ist meist statistischer Natur. Handeln ist prinzipiell irreversibel (lediglich die Folgen können reversibel sein), das genaue Gegenteil gilt für das Wissen. Während Handeln meist nicht exakt zu vollziehen ist, unterliegt das Wissen der Anforderung auf Exaktheit. Und Handeln ist nicht zu einem bestimmten Teil zu vollziehen: „Man kann Handlungen nicht lediglich mit einer gewissen Wahrscheinlichkeit realisieren."[10] Eine These hingegen, selbst wenn sie eine statistische Aussage enthält, kann man mit einer bestimmten Wahrscheinlichkeit vertreten. So liefert die Betrachtung der unterschiedlichen Produkte von Naturwissenschaft und Medizin überzeugende Argumente, dass ärztliches Handeln wohl nicht die Eigenschaften naturwissenschaftlichen Wissens annehmen wird.

Diese Einsichten entlarven es als eine Illusion, dass durch die *external evidence* die Entscheidung im Einzelfall trivial zu deduzieren wäre. Auch das Wissen,

---

9 Vgl. W. Wieland, *Verbindlichkeit als wissenschaftstheoretisches Problem?*, in: E. Deutsch/H. Kleinsorge/F. Scheler (Hg.), *Verbindlichkeit der medizinisch-diagnostischen und therapeutischen Aussage*, Stuttgart 1983, 35–42.

10 W. Wieland, *Verbindlichkeit als wissenschaftstheoretisches Problem?*, 39.

das kontrollierte klinische Studien zu liefern im Stande sind, wird nicht zu ärztlichen Entscheidungen führen, die mit quasi mathematischer Genauigkeit ableitbar wären. Das ärztliche Handeln wird – dafür sprechen strukturelle Gründe – auf einen Akt der *praktischen Vernunft angewiesen* bleiben, es wird als Praxis allenfalls eine durch nützliche Vorgaben geprägte und beeinflusste Praxis sein. Die Unwägbarkeiten ärztlichen Handelns und die Uneinholbarkeit aller Kontingenzen des Einzelfalls werden sich auch in der *evidence-based medicine* nicht eliminieren lassen. Insofern sollte man der Nutzung externer *evidence* mit realistischen Hoffnungen begegnen – und nach geeigneten Antworten auf die verbleibenden Schwierigkeiten suchen.

Wenn die ärztliche Handlung auch im Rahmen der *evidence-based medicine* in dem Sinne praktisch bleibt, dass sie sich nicht wie die Konstruktion eines technischen Artefaktes realisieren lässt, dann stellt sich die Frage, wie ein Arzt darauf angemessen reagiert. Wenn die Kontingenz*reduktion* an Grenzen stößt, bleibt die Frage der Kontingenz*bewältigung*. Denn schließlich geht es bei ärztlichen Entscheidungen um Wichtiges, zuweilen im Wortsinne um Leben und Tod. Die angemessenen Antworten auf das verbleibende Problem beim Übergang von der Regel zum Einzelfall sind vielschichtig.

6 Gewissen und Urteilskraft in der *evidence-based medicine?*

Die traditionelle Ethik versucht, den komplexen Herausforderungen der hier erforderlichen Integrationsleistung von allgemeinem Regelwissen und singulärer Handlungsbewältigung vor allem vermittels zweier Begriffe gerecht zu werden: dem Begriff der ‚Urteilskraft' und dem Begriff des ‚Gewissens'. Beide Kategorien sind zwar inhaltlich eng miteinander verbunden, müssen aber insofern deutlich voneinander abgegrenzt werden, als sie auf unterschiedlichen Ebenen liegen und der Bewältigung verschiedener Probleme dienen.

Die Frage des angemessenen Umgangs mit generalisierten Handlungsregeln markiert ein Grundproblem der Ethik, das weit über den Bereich des spezifisch ärztlichen Handelns hinausreicht. Letztlich steht jedes Individuum vor der Frage, wie die für grundsätzlich plausibel oder bindend erachteten allgemeinen Regeln auf die jeweilige singuläre Handlungssituation anzuwenden sind. Da keine Regel ihre eigene Anwendung regelt und weder ein einfacher Algorithmus noch ein simples Deduktionsschema existiert, auf dessen Grundlage die richtige Entscheidung für den Einzelfall mit mathematischer Sicherheit abgeleitet werden könnte, ist von vorneherein davon auszugehen, dass es eines eigenständigen

Urteils der praktischen Vernunft bedarf, um die hier notwendigen – keineswegs trivialen – gedanklichen Operationen zu vollziehen. Dabei geht es nicht nur um die einfache *Subsumtion* eines konkreten Einzelfalls unter eine allgemeine Regel. Tatsächlich steht das handelnde Subjekt nämlich unter dem Anspruch ganz verschiedener Regelkreise, deren jeweilige Forderungen miteinander zu vermitteln sind. Neben der externen *evidence* in Gestalt empirischer klinischer Forschungsergebnisse zu vergleichbaren Fallgruppen und den keineswegs nur somatischen Eigentümlichkeiten des konkreten individuellen Patienten unterliegt der handelnde Arzt auch verschiedenen normativen Ansprüchen allgemein moralischer sowie professionsspezifischer Art, deren Verhältnis zueinander stets aufs Neue der kritischen Reflexion bedarf. Das häufig bemühte Bild von der bloßen ‚Unterordnung eines konkreten Falles unter eine Regel' wird der tatsächlichen Komplexität der hier erforderlichen rationalen Integrationsleistungen nicht gerecht. Gleichgültig ob man dabei in aristotelischer Tradition von einem *Klugheits*-Urteil spricht oder in kantischer Diktion auf eine originäre Leistung der *Urteilskraft* verweist, stets handelt es sich dabei um eine komplexe Operation der praktischen Vernunft i. S. einer kritischen Zusammenschau einer Vielzahl berücksichtigungsrelevanter Faktoren, zwischen deren teilweise konfligierenden Ansprüchen eine begründete Ordnung zu erstellen ist. Allein deswegen sollte man der Nutzung externer *evidence* im Rahmen der *evidence-based medicine* mit realistischen Hoffnungen begegnen. Der Umstand, dass insbesondere sehr erfahrene Akteure solche praktischen Urteile oft *intuitiv* fällen, darf uns nicht übersehen lassen, dass sich angesichts der grundsätzlichen Fehlbarkeit unserer Intuitionen hier eine Reihe moralepistemologischer Fragen stellen, die die argumentative Rechtfertigung und die kohärenztheoretische Einbindung solcher intuitiven Urteile betreffen und auch für die interprofessionelle Kommunikation zwischen Ärzten, Pflegekräften, Patienten und deren Angehörigen von großer alltagspraktischer Bedeutung sind.[11]

Die Komplexität des Phänomens einer klinischen Einzelfallentscheidung unter den Bedingungen der *evidence-based medicine* wäre freilich auch dann noch unterschätzt, wollte man sie nur auf die *punktuelle* Entscheidungssituation der ärztlichen Urteilsbildung selbst eingrenzen. Der tugendethische Begriff der ‚Klugheit' weist bereits darauf hin, dass hier auch grundlegende *Haltungen* des jeweiligen Handlungssubjekts zum Tragen kommen, die das Ergebnis seiner früheren Einstellungen, Entscheidungen und Praktiken darstellen und einen

---

11 Vgl. F.-J. Bormann, *Gewissensentscheidung und moralische Intuition. Plädoyer für einen kohärenztheoretischen Ansatz in der Gewissenslehre*, in: *ThPh* 82 (2007), 368–381 sowie A. Burkard, *Intuitionen in der Ethik*, Münster 2012, bes. 171–183 und 242–283.

nachhaltigen Einfluss auf seine künftigen Entscheidungen ausüben. Obwohl sich der Arzt immer wieder von neuem auf jede einzelne Behandlungssituation einstellen muss, bleibt sein Entscheidungsverhalten zwangsläufig immer auch von habituellen Faktoren (wie z. B. einer internalisierten Reaktionsbereitschaft) abhängig, die ihn zu einem bestimmten Verhalten prädisponieren und daher der beständigen kritischen Selbstreflexion bedürfen.

Und genau hier kommt eine zweite *reflexive* Ebene in den Blick, auf der die Kategorie des ‚Gewissens' situiert ist. Der Arzt hat nämlich nicht nur situative Einzelfallentscheidungen mittels seiner an klinischen Wissensbeständen (*external evidence*) und persönlicher Erfahrung (*individual clinical expertise*) geschulten Urteilskraft zu fällen, sondern aufgrund der besonderen Tragweite seiner Entscheidungen für das Schicksal seiner Patienten auch in ein kritisches Verhältnis der Selbstreflexion zu treten und vor seinem Gewissen Rechenschaft darüber abzulegen, ob und inwiefern er der besonderen Verantwortung für den Patienten in seinem konkreten Entscheidungsverhalten auch vollumfänglich gerecht geworden ist. Im ärztlichen Gewissen werden die eigene Urteilskraft und ihre faktische Ausübung selbst zum Objekt der kritischen Überprüfung und Selbstvergewisserung.

Nicht ohne Grund bezeichnet I. Kant das Gewissen daher als „die sich selbst richtende moralische Urteilskraft"[12], um deutlich zu machen, dass sie keinesfalls mit der situativen Urteilskraft einfach identisch ist, sondern als ‚Urteilskraft zweiter Stufe' eine eigenständige kritische Funktion ausübt. Kants Hinweis, im Gewissen richte sich die Vernunft selbst, „ob sie auch wirklich jene Beurteilung der Handlungen mit aller Behutsamkeit (ob sie recht oder unrecht sind) übernommen habe"[13], muss keineswegs auf das besondere Phänomen der *nachträglichen* Gewissensprüfung einer bereits getroffenen Entscheidung beschränkt werden. Neben der rückblickenden *conscientia consequens* ließe sie sich auch im Vorfeld einer erst noch zu treffenden Entscheidung i. S. der *conscientia antecedens* als Aufforderung verstehen, die vorzunehmenden Abwägungsprozesse in der dem Sachverhalt angemessenen Sorgfalt durchzuführen. Angesichts der Fehlbarkeit mancher situativer Entscheidungen, die sich selbst dann, wenn sie tatsächlich nach bestem Wissen und Gewissen des Akteurs getroffen worden sind, im Nachhinein als irrig herausstellen können, mahnt das Gewissen zudem nicht nur zur generellen Skepsis gegenüber überzogenen Wissensansprüchen, sondern

---

12 I. Kant, *Religionsschrift*, § 4 (186,9). Vgl. dazu die instruktiven Ausführungen von E. E. Schmidt/D. Schönecker, *Vernunft, Herz und Gewissen. Kants Theorie der Urteilskraft zweiter Stufe als Modell für die medizinische Ethik*, in diesem Band, 229 – 250.

13 I. Kant, *Religionsschrift*, 186,12.

auch zu einer grundsätzlichen Offenheit und Lernbereitschaft für neue Handlungsoptionen zum Wohle des Patienten.

Auch die bewusste *Abweichung von der Regel* aufgrund individueller Kontingenzen kann man als eine Gewissensentscheidung auffassen. Die ungewöhnliche, aber in der Sache wohl begründete Entscheidung, eine etablierte Regel im Einzelfall nicht anzuwenden, bedarf nämlich einer Instanz, vor der sie verantwortet werden kann. Dies gilt umso mehr als die Gründe für einen tatsächlichen oder auch nur vermeintlichen Regelverstoß mannigfaltig sein können: Sie können – ganz im Sinne der Epikie – im Ergebnis gerade dazu führen, dass der eigentliche Sinngehalt der übertretenen Regel genau erfasst und beachtet wird, auch wenn man gegen deren Buchstaben verstößt. Sie können jedoch auch Ausdruck eines tieferen Verständnisses des der bisherigen Regel zugrundeliegenden Sachverhaltes sein, das zu Recht auf eine konstruktive Fort- und Weiterentwicklung des tradierten Regelwerkes drängt. Daher kann sich das Gewissen grundsätzlich auch darin bewähren, einen einmal erreichten Erkenntnis- und Regelungsbestand mit guten, d.h. prinzipiell auch Dritten vermittelbaren Gründen zu überschreiten. Allerdings dürfte dieser Fall allein schon deswegen immer auch eine ernste Gewissensprüfung erfordern, weil etablierte Regeln zumeist die Präsumtion der bisherigen Lebens- und Behandlungserfahrung für sich haben.

Diese wenigen exemplarischen Schlaglichter zeigen, dass sich hinter den Begriffen der ‚Urteilskraft' und des ‚Gewissens' Grunderfahrungen eines verantworteten Selbstvollzuges verbergen, die auch im Zeitalter der *evidence-based medicine* insofern nichts von ihrer Bedeutung verloren haben, als sie auf die irreduzible Komplexität der ärztlichen Praxis als einer kritisch-selbstreflexiven Handlungsform verweisen.

7 Besser ohne externe *evidence*?

Die hier aufgezeigten Schwierigkeiten, die externe *evidence* im Einzelfall zu nutzen, sollten nicht zu dem Trugschluss verleiten, ohne externe *evidence* sei ärztlich erfolgreicher zu handeln. Auch wenn sich der Einzelfall nicht ohne weitere Anstrengungen unter allgemeine Regeln subsumieren lässt, so kann ein Arzt doch im Einzelfall viel überzeugender handeln, wenn er zumindest gesicherte Erkenntnisse aus einem Kollektiv besitzt. Je mehr Erkenntnisse über Kollektive vorliegen, umso besser kann man unter gewissenhafter und individueller Nutzung dieser Erkenntnisse dem Einzelfall gerecht werden. Im Einzelfall ganz ohne allgemeine Erkenntnisse effektiv zu helfen, ist unzweifelhaft schwieriger. Oder, bildlich gesprochen: Man stelle sich vor, man müsse sich in einem dunklen Keller orientieren. Wie lässt sich das auf bessere Weise bewerkstelligen? Ohne eine Taschenlampe oder mit einer Taschenlampe von der man weiß, dass sie nicht den ganzen Raum ausleuchtet, dass sie bestimmte Frequenzen in ihrem Licht nicht aufweist, zuweilen nicht funktioniert und zudem auch noch von jemandem bereitgestellt wurde, der bestimmte Interessen verfolgt. Trotz all dieser Nachteile: Man kann sich mit einer solchen Lampe immer noch besser orientieren als ohne sie. So steht es auch um die externe *evidence*.

Die Unvermeidbarkeit der Urteilskraft sowie einer kritischen Gewissensbildung ist kein Argument gegen Studien an Gruppen von Patienten, sondern eher eines *für* gezieltes Suchen nach weiteren Erkenntnissen über Gruppen und Untergruppen sowie für ihre angemessene Nutzung. Aus dem berechtigten Hinweis auf strukturelle Unterschiede zwischen Einzelfallbehandlung und Erkenntnissen aus Kollektiven lässt sich eben nicht schlussfolgern, man könne auf Überprüfung an Kollektiven verzichten; es lässt sich auch kein grundsätzliches Argument gegen die *evidence-based medicine* daraus ableiten, sondern allenfalls eines für vermehrte Anstrengungen und differenzierte Nutzung von Urteilskraft und Gewissen.

Giovanni Maio

Helfen nach Betriebsvorschriften und Algorithmen? Von der Abwertung ärztlicher Ermessensspielräume in einer ökonomisierten Medizin

„Eine Gesellschaft hat kein Gewissen, sie einigt sich auf Regeln und Werte, die sie per Gesetz mit Sanktionen absichert", schreibt E. Schockenhoff in seinem gemeinsam mit C. Florin publizierten Buch „Gewissen – eine Gebrauchsanweisung"[1]. Damit hat er schon genau das beschrieben, was heute für das Gesundheitssystem und für die Erwartungen, die das System an den modernen Arzt stellt, zutrifft. So soll in unserer Zeit der Arzt genauso wenig eine Gewissensentscheidung treffen. Er wird vom System angehalten, sich einfach regelkonform zu verhalten und keine persönlichen Ermessensspielräume ins Spiel zu bringen. Das starr an Regeln und Standardisierungen orientierte moderne Gesundheitssystem verhängt den Ärzten eine so starke strukturelle Bevormundung, dass ihnen jeglicher Raum für persönliche Entscheidungen genommen wird. Diese strukturelle Bevormundung ergibt sich aus der politisch verordneten Arbeitsverdichtung und Beschleunigung der Arbeitsprozesse durch die verhängte Effizienzorientierung. Durchrationalisierung und Auspressen auch der letzten freien Zeitressourcen führen dazu, dass der Arzt, aber auch die Pflege, die Physiotherapeuten, alle Heilberufe gar keine Möglichkeiten mehr haben, aus der Gegebenheit heraus zu entscheiden, was jetzt wichtig und angesagt ist. Sie sind eingezwängt in Raster und können den Arbeitsalltag nicht selbst gestalten. In einer Zeit der ökonomisch motivierten Managerialisierung der gesamten Medizin soll der Arzt nicht nur keine Gewissensentscheidung treffen, sondern es soll überhaupt so wenig wie möglich seiner ärztlich-professionellen Beurteilung überlassen werden. Dem Arzt soll heute etwas weggenommen werden, was in einem durchökonomisierten System als dysfunktional angesehen wird, und das ist der persönliche Ermessensspielraum.

Das hängt damit zusammen, dass ab dem Moment, da ein soziales System zu einem Wirtschaftsunternehmen wird, der Unternehmer selbst es sich nicht leisten kann, die Abläufe einem nicht berechenbaren persönlichen Abwägungsprozess zu überlassen, sondern der Unternehmer versucht dann selbstverständlich, die Unternehmensziele durch einheitliche, vorhersagbare, kalkulierbare und steuer-

1 E. Schockenhoff/C. Florin, *Gewissen – eine Gebrauchsanweisung*, Freiburg i. Br. 2009, 15.

bare Prozeduren durchzusetzen, ohne dabei Rücksicht auf die innere Logik der Beziehung zwischen Arzt und Patient zu nehmen. Der Behandlungsstil, alle Entscheidungswege werden sozusagen durch das Unternehmen so vorgegeben und kontrolliert, dass kein Raum mehr bleibt für die persönliche Gewissensentscheidung und kein Raum für die professionsinterne genuin ärztliche Logik, die auf diese Weise für verzichtbar erklärt wird. Wie dieser Raub der persönlichen Ermessensspielräume zu erklären ist und wie er sich konkret auswirkt, soll im Folgenden in acht Punkten herausgearbeitet werden.

1 Delegitimierung der anthropophilen Motivation

An die Stelle der moralischen Einstellung tritt heute die methodische Schulung. Mit dem *homo oeconomicus* gewinnt heute daher die Überzeugung zunehmend an Boden, dass die Hilfe für Hilfsbedürftige heute weniger eine Sache der persönlichen Gewissensentscheidung ist als vielmehr eine Sache der richtigen Methode. Während die Motivation zu helfen, das persönliche Anliegen des Daseinwollens für den anderen als hochstehend galt und als unabdingbar, wird diese Grundeinstellung zum anderen Menschen immer mehr zum verzichtbaren Luxus erklärt, den man sich fakultativ noch leisten kann, auf den es aber im Kern gar nicht ankommt, wenn man helfen möchte. Mehr noch: Das authentische Helfenwollen wird zunehmend zu einem möglichen Hindernis umdefiniert, zu einem Störfaktor geradezu, weil das spontan-unmittelbare Helfenwollen sozusagen den ganzen Fluss des standardisierten Hilfeverfahrens unterbrechen und die Funktion des Hilfeapparats außer Kraft setzen kann. Helfenwollen wird also umgedeutet von der hochgeschätzten Notwendigkeit zur potentiellen Dysfunktionalität in einem organisierten Hilfesystem[2]. Hilfe als Einlassen auf die Einzigartigkeit des Patienten erscheint heute immer weniger als hochgeschätzt, sondern immer mehr als Bedrohung der Bilanzen, weil dieser individualisierte Zugang auf den Patienten sich nicht so gut einreiht in das standardisierte Hilfsangebot eines Unternehmens und auf diese Weise sozusagen den ganzen Betrieb aufhalten kann.

Selbstverständlich wird es auch heute noch geschätzt, wenn man anderen hilft, aber dieses Helfenwollen, dieses Daseinwollen für andere wird nicht mehr als unabdingbar angesehen; man kann sie haben, diese Einstellung oder auch nicht; darauf kommt es gar nicht mehr zentral an; die Hauptsache ist doch vielmehr, dass man beim Helfen in jedem Fall die richtigen Verfahren anwendet. Diese

2 Vgl. S. Klinke, *Ordnungspolitischer Wandel im stationären Sektor. 30 Jahre Gesundheitsreform, DRG-Fallpauschalensystem und ärztliches Handeln im Krankenhaus*, Berlin 2008.

Marginalisierung der Grundmotivation zur Hilfe, die Marginalisierung der Grundhaltung des Helfens ist also das Charakteristikum einer durchökonomisierten und dadurch managerialisierten Medizin. N. Luhmann hat das treffend auf den Punkt gebracht, als er bemerkte: „Mit dem Pathos des Helfens ist es vorbei“[3]. Das Helfenwollen ist also sekundär geworden, gerade weil heute Hilfe als eine formale Dienstleistung und als Managementaufgabe verstanden wird.

Vor diesem Hintergrund erleben wir in der modernen Medizin eine Totalisierung der Prozessorientierung und der Managerialisierung in der Therapie. In dieser totalisierenden Tendenz zur Überbewertung des Verfahrens unter Ausblendung des Inhalts sollen die sozialen und lebensweltlichen Dimensionen der therapeutischen Praxis ersetzt werden durch vereinfachte Programme. Die Probleme des Patienten werden in vorgegebene Strukturen gepresst, wodurch die professionstypische Situationslogik, die das therapeutische Handeln durchzogen hat, auf diese Weise Zug um Zug ersetzt wird durch eine Manuallogik. Die Therapie wird sozusagen zur Anleitung, die präzise vorgegeben ist. Sie soll also gar nicht mehr kreativ und hermeneutisch erarbeitet, geschaffen werden, sondern sie soll schlicht zum logischen Resultat eines verobjektivierten Befundes werden. Es geht darum, dass sich die Therapie selbstredend aus der Objektivität des Erhobenen zu ergeben hat. Erzeugt wird auf diese Weise die Vorstellung einer Therapieentscheidung als Algorithmus. Die Therapie soll als logisches Resultat eines Symptoms Anwendung finden, ohne dass der Therapeut selbst einer situationsangemessenen Abwägung bedürfte und ohne dass er überhaupt etwas zu entscheiden hätte. Das Funktionieren des Arztes wäre hier angesagt, nicht seine erfahrungsgesättigte und persönlich zu treffende singuläre Entscheidung.

2 Auratisierung des Messbaren

Diese totalisierende Managerialisierung paart sich mit einer Hochschätzung der Messbarkeit und der Zelebrierung der Zahl in ihrer übertölpelnden Kraft. Die Zahlen stellen eine suggestive Form der Vereinfachung von Realität dar. Sie wirken deswegen so übertölpelnd, weil sie scheinbar Orientierung bieten ohne dass man sich auf Qualitäten einlassen muss. Die Zahl verheißt Handhabbarkeit, sie verspricht die Operationalisierbarkeit eines komplexen Problems, ohne dass deutlich würde, dass diese Handhabbarmachung erkauft wird durch eine Simplifizierung und Engführung. Das Diktat des Managements ist letzten Endes ein impliziter

---

3 N. Luhmann, *Formen des Helfens im Wandel gesellschaftlicher Bedingungen*, in: H.-U. Otto/S. Schneider (Hg.), *Gesellschaftliche Perspektiven der Sozialarbeit*, Bd. 1, Neuwied 1973, 37.

Aufruf zur Komplexitätsreduktion, allerdings einer Reduktion, die eben nicht sofort als solche erkennbar wird. Sie wird nicht erkennbar, weil die Quantifizierung eine so starke Ausstrahlungskraft hat und so totalisierend wirkt, dass alles andere kaum mehr in den Blick gerät. Die Zahl dient also der Inszenierung von Wissen, und es ist die suggerierte Objektivität und Faktizität, die der Zahl ihre Strahlkraft verleiht. Auf diese Weise wird der Zahl sozusagen eine Aura verliehen, letzten Endes mit dem Ziel, die Aura des Therapeuten durch die Aura der Zahl zu ersetzen und die Persönlichkeit des Therapeuten schlussendlich für komplett verzichtbar zu erklären.

3 Algorithmus statt singulärer Entscheidungen

Mit der Orientierung an Zahlen und Manualen geht eine Normierung der Behandlung einher. Sie wird nach vorgegebenem Raster vorgeschrieben, und auf diese Weise wird der Ermessensspielraum des Therapeuten auf ein Minimum herabgesenkt. Die Therapie wird auf diese Weise algorithmisch vorgegeben. Im Grunde geht es darum, dass so wenig wie möglich der individuellen Therapeutenentscheidung überlassen werden soll, weil das Ermessen des Arztes etwas Unwägbares ist und sich daher dem Management entzöge. Daher soll diese Unwägbarkeit so minimiert werden, dass dem Arzt letzten Endes das weggenommen wird, wofür er einen helfenden Beruf ausgewählt hat: das Gefühl, sich für den Patienten engagieren zu können und das Gefühl, Vertreter einer Profession zu sein, die als Profession eigene Regeln hat, eigene Freiheiten, eigene Selbstverständlichkeiten. Das Professionelle soll aber so weit wie möglich getilgt werden. So wenig wie möglich soll der professionellen Selbststeuerung überlassen werden. Die professionelle Selbststeuerung, die eine einzelfallbezogene Entscheidungskompetenz zum Angelpunkt hat, soll ersetzt werden durch ein normierendes Management, das nicht in der konkreten Situation eine professionelle Entscheidung abverlangt, sondern das schon im Vorhinein den Ablauf so vorstrukturiert hat, dass überhaupt keine menschliche Entscheidung mehr getroffen werden braucht. Der Arzt wird auf diese Weise immer mehr zu einer Art technokratischem Experten, um nicht zu sagen, zu einem Facharbeiter, der nicht nach einem professionsinternen Selbstverständnis zu handeln hat, sondern der die Gebrauchsanweisungen zu befolgen und einfach nur für einen ordnungsgemäßen und reibungslosen Ablauf zu sorgen hat. Der Arzt ist hier nicht weniger als der Patient Opfer einer extremen Form der Prozeduralisierung der Therapie, die dann keine Therapie im echten Sinne mehr ist.

4 Der Patient als Schema

Dieser Kunstgriff, die Bedürftigkeit eines leidenden Menschen in ein strategisches Planungsraster vorgefertigter Prozessanordnungen zu überführen, ist natürlich nur dadurch möglich, dass die individuellen Bedürfnisse des Patienten im Vorhinein so typisiert und vereinheitlicht werden, dass sie auch in die vorhandenen Schubladen passen. Das heißt also, dass die Orientierung am strategischen Management letzten Endes nur dadurch funktioniert, dass der Patient selbst schematisiert wird und seine eigene Erlebniswelt einer Standardisierung unterzogen wird. Eine Standardisierung der Problemlagen des Patienten, die nichts anderes bedeutet, als dass diese Erlebniswelt so sehr auf abstrakte Größen reduziert wird, dass sie auf diese Weise dann vergleichbar gemacht werden kann mit anderen Lebenswelten.

Das heißt nicht weniger, als dass man im Zeitalter der ökonomisierten Medizin nicht mehr nach einer singulären Antwort auf eine unverwechselbare Problemlage des unverwechselbaren Patienten sucht, sondern dass man den Patienten und sein Leiden so zuschneidet, dass er passend gemacht wird für die vorgegebenen Schubladen, die man in prozessoptimierter Form bereithält. Um effizient sein zu können, geht man dazu über, nicht etwa Therapien an den Patienten anzupassen, sondern umgekehrt Patienten passend zu machen für die Therapieschemata, die man vorhält. Die Not des Einzelnen, die Unverwechselbarkeit des persönlichen Problems eines Patienten wird typisiert und dadurch zum Verschwinden gebracht, dass sie in eine Nummer überführt werden kann, durch die ein vorgegebener Prozess in Gang gesetzt wird.

5 Hilfe als *Output*-Effektivität

Diese beschriebene Entwicklung hängt damit zusammen, dass im Zuge der Ökonomisierung eine so starke Fokussierung auf die Effizienz vorgenommen wird, dass dabei die große Zielrichtung therapeutischen Handelns aus dem Blick gerät. Im Management beschäftigt man sich eben mehr mit der Frage der Operationalisierbarkeit und der damit verbundenen Steigerung der Effizienz und gerade nicht mit der grundlegenden Frage nach dem eigentlichen Sinn der Therapie, nach dem sozialen Gehalt der Profession. Man könnte es auch so sagen: Je mehr die Ökonomie überhandnimmt, desto mehr konzentriert man sich nur noch auf das, was man auch überprüfen kann, was man in ein Management packen kann. Alles andere, was nicht in Zahlen gegossen werden kann, und das ist schlichtweg alles Qualitative und alles Grundlegende, wird nicht nur nicht mit reflektiert, es wird sogar, mehr als das, als etwas Lästiges angesehen. Ein Therapeut berichtete mir das so: Er hatte das Gespräch mit der Geschäftsführerin einer Rehaklinik gesucht, um sie auf die problematischen Auswirkungen der Ökonomisierung hinzuweisen. Als er über das grundlegende Problem des Verlustes des sozialen Charakters der Therapie sprach, wurde er von der Geschäftsführerin unterbrochen mit dem Einwand, sie hätte gedacht, er wolle sich mit ihr über ein echtes Problem unterhalten. In einer Ära der Ökonomisierung aller Lebensbereiche werden Probleme nur dann als solche anerkannt, wenn sie einem Verfahren zugeleitet werden können.

Was wir also verzeichnen können, ist eine einseitige Fokussierung auf die *Output*-Effektivität, eine Fokussierung darauf, was die Therapie als – messbaren – Effekt herausbringt. Das ist die einzige Perspektive, die Legitimität beanspruchen kann. Letzten Endes geht es um die Überführung einer therapeutischen Praxis in ein zweckrationales Handeln, das gute Zahlen zu generieren hat. Die Therapie wird also zur bloßen Strategie zur Generierung eines messbaren *Outputs*. Das Problematische dabei ist das nur sehr einseitige Verständnis des Therapieziels. Unter diesem Diktat des strategischen Managements macht nur jene Therapie Sinn, die gute Zahlen, gute Kennziffern produziert. Das ist nichts anderes als der Ersatz des qualitativen Bewertens durch die Kommunikation von Zahlen. Den Ärzten soll also implizit beigebracht werden, zukünftig sozusagen in Zahlen sprechen zu lernen.

6 Abwertung des hermeneutischen Zugangs auf den Patienten

Kaum merklich vollzieht sich auf diese Weise eine radikale Veränderung des Selbstverständnisses des Arztes. Er wird schlichtweg nicht mehr als Vertreter einer Profession gefragt, sondern er wird sukzessive und stillschweigend zu einem Manager umdefiniert. Der Arzt ist nicht mehr derjenige, der hermeneutisch versucht, die Patientengeschichte zu verstehen, sondern er ist der Macher, der die Aufgabe hat, ein bestimmtes Problem in effektive Prozeduren zu gießen, es eben zu managen. Und managen heißt, Strategien zur Optimierung zu entwickeln. Dadurch aber, dass dieses Optimieren sich an Zahlen festmachen muss, wird das Augenmerk des Arztes unweigerlich auf das sichtbare Verhalten gelenkt, auf das, was eben einer Prozeduralisierung unterzogen werden kann, auf das, was am Ende durch entsprechende Anordnungen als guter *Outcome* gemessen werden kann. Diese Orientierung am *Outcome* bedeutet nicht weniger, als dass eine Verlagerung der Aufmerksamkeit vorgenommen wird. Es sind eben nicht mehr die sozialen Umstände, die Lebensverhältnisse, die hier ins Gewicht fallen, es ist nicht mehr das Entfalten der Zusammenhänge, es ist nicht das Erklärenwollen einer Lebensgeschichte, sondern es ist die Fokussierung auf das zu Machende, was hier zählt. Man konzentriert sich auf sichtbare Phänomene und bleibt auf diese Weise zwangsläufig auf der sichtbaren Oberfläche, man bleibt schlichtweg oberflächlich. Alle therapeutischen Erwägungen erfolgen dann primär in Bezug auf das zu ändernde Verhalten, weniger in Bezug auf die Grundhaltungen oder in Bezug auf die komplexen Kontexte, die das Problem erst hervorgebracht haben. So werden alle Probleme des Patienten geradezu ausschließlich als Herausforderungen im Hinblick auf das zu Tuende verstanden, auf das zu Strukturierende, auf das zu Managende.

Diese Orientierung am Performativen ist aber gerade für die Medizin von einer problematischen Einseitigkeit gezeichnet, weil auf diese Weise die Probleme des Patienten nicht in ihrer strukturellen Kontextualität gesehen werden und auch nicht primär als Sinnprobleme, sondern als Probleme, die eben ein entsprechendes Interventionsprogramm erfordern. Und nicht zuletzt werden die Probleme des Patienten als Probleme des Individuums Patient gesehen und eben nicht als Folgeproblem einer bestimmten Gesellschaftsstruktur. Die Ökonomisierung der Gesellschaft führt also zu einer Individualisierung der Probleme und zu einer Vernachlässigung der sozialen Kontexte, zu einem Ausblenden soziokultureller Determinanten von psychischen und physischen Problemen des einzelnen Patienten.

Allgemeiner formuliert bedeutet die Ökonomisierung der Medizin nicht weniger als eine Geringschätzung des analytischen Vorgehens, die Geringschätzung der Problemanalyse und die Glorifizierung des strategischen Handelns. Das, was nicht unmittelbar in ein strategisches Handeln übersetzt werden kann, erhält im Zeitalter der Ökonomie schlichtweg keine Bedeutung. Das Analysieren eines Problems, das Verstehenwollen einer Lebensgeschichte in ihrem biographischen und soziokulturellen Kontext wird dann zum überflüssigen Luxus, wenn aus dem Verstehenkönnen keine konkrete Handlungsanweisung resultiert. Im Grunde geht die Ökonomisierung somit mit einer Veroberflächlichung der Therapie einher.

7 Abwertung der Beziehungsqualität

Je mehr die Therapie einem technologisch-rationalen Planbarkeitsimperativ unterworfen wird, desto mehr entsteht ein Kult der Effizienz, der sich am Ende gegen die Beziehung selbst wendet. Sie wendet sich gegen die Beziehung, weil sie sich dem Diktat der formalistischen Unpersönlichkeit beugt[4]. Die neue Ausrichtung kennt kein ergebnisoffenes Sich-Einlassen als Wert, sondern verlangt Vorhersagbarkeit, Berechenbarkeit, Steuerbarkeit. Hier wird nochmals deutlich, wie radikal die Ökonomisierung die Sorge durch das Management ersetzt. Die Ökonomisierung etabliert Formalisierung, Prozeduralisierung, Standardisierung und damit nicht zuletzt Entpersonalisierung. Es geht eben nicht um Mitgefühl, nicht um eine empathische Sorgebeziehung, nicht um persönliches Engagement, es geht um das Einhalten unpersönlicher und damit bürokratischer Vorgaben. Der Dienst am Menschen wird ersetzt durch Funktionserfordernisse. Unverkennbar ist hier eine Affinität zum mechanistischen Verständnis des Menschen, eine Affinität zum technischen Paradigma. Gerade in der Medizin ist das ja augenscheinlich, dass sie sich seit dem 19. Jahrhundert vornehmlich als angewandte Naturwissenschaft versteht, der es ja dadurch schon um das Messen ging, um das Verdinglichen, um den Ersatz des Mitfühlens durch den Messwert. Erst dieses verinnerlichte naturwissenschaftliche Paradigma hat gerade die Medizin anfällig werden lassen, sich der nächsten Ideologie, nämlich der der Ökonomie ganz zu übergeben. Die Methoden sind so miteinander kompatibel, bedienen ähnliche Evidenzurteile, ähnliche Bewertungsgewohnheiten.

Durch die Ökonomisierung wird erkauft, dass im Zuge der Managerialisierung und Prozeduralisierung der Therapie letzten Endes das wegrationalisiert wird, worauf es aber gerade in der Arzt-Patient-Interaktion am zentralsten ankommt, nämlich die vertrauensvolle Mitmensch-Beziehung. Man möchte das soziale System wie eine Industrie strukturieren und doch wird nicht mitreflektiert, dass das „Herstellen" einer vertrauensvollen Beziehung zu einem anderen Menschen nach anderen „Gesetzlichkeiten" sich vollziehen muss als das Herstellen von Gegenständen[5]. Viel grundlegender muss man doch sagen, dass sich Beziehungen überhaupt gar nicht „herstellen" lassen. Sie können sich nur entfalten, sie können schlichtweg gedeihen, von sich aus sich entwickeln, wenn der Boden dafür bereitet wird. Beziehungen muss man eben gedeihen lassen, man kann sie nicht einfach machen, herstellen. Sie brauchen daher keine Anordnungen, sondern sie brauchen Atmosphären, sie brauchen eine Aura, sie brauchen schlichtweg einen offenen Raum. Die Beziehung kann lediglich wachsen, sie kann aber nicht gemacht werden.

Das ist der größte Denkfehler einer industrialisierten Medizin, dass sie letzten Endes Beziehungen wie Gegenstände betrachtet und behandelt und dabei vergisst, dass Beziehungen nicht tote Gegenstände sind, sondern eben Lebendiges.

---

4 Vgl. S. Klinke, *Ordnungspolitischer Wandel im stationären Sektor.*

5 Vgl. G. Maio, *Mittelpunkt Mensch: Ethik in der Medizin*, Stuttgart 2012, 373 ff.

Das Lebendige ist charakterisiert durch absolute Offenheit, durch Eigensinn, durch Überraschung. Solange man es mit Beziehungen zu tun hat, ist das Konzept der Managerialisierung und Prozeduralisierung der Tod dieser Überraschung, der Tod der Offenheit, das Ende der Lebendigkeit. Damit eine Beziehung entstehen kann, muss man sich freimachen vom strategischen Denken und sich öffnen können für ein eher hermeneutisches Denken. Man muss sich freimachen von vorgegebenen Prozessen und sich überraschen lassen können. Man muss sich freimachen vom Effizienzdiktat und muss schlichtweg etwas verschenken, nämlich Zeit. Zeit zum unstrategischen Zuhören, Zeit zum Verstehenwollen, Zeit zum Ausredenlassen, Zeit für einen Gedanken- und Erzählumweg, der vielleicht wichtig ist, um wirklich begreifen zu können. Je mehr aber Kontrollverfahren eingebaut werden, um die Effizienz des Gemachten auch zu belegen, desto mehr geraten die Therapeuten in Zugzwang, in Rechtfertigungsnot, in Rechenschaftspflicht und verlieren durch dieses Diktat der Rechenschaftsablegung das Bewusstsein dafür, dass das meiste der therapeutischen Arbeit gerade deswegen so sinnvoll ist, weil es keinen direkten Zweck verfolgt. Das zweckfreie Zuhören, um verstehen zu können, ist die Grundlage für das Gehen eines längeren gemeinsamen Therapieweges. Je mehr man sich nur auf das Zweckmäßige beschränkt, desto mehr engt man den Reichtum der Beziehung ein und reduziert sie auf ein Dienstleistungsmodell, in dem zwar ein bestelltes Produkt geliefert wird, bei dem aber beim Patienten am Ende nichts übrigbleibt, keine innere Motivation, keine tiefe Empfindung, keine tiefe Erkenntnis. Erst das zweckfreie Sprechen, das zweckfreie Hinhören, das zweckfreie Sich-Einlassen auf den anderen wird diese Tiefenschichten überhaupt erst ermöglichen. Zweckfrei und gerade deswegen sinnvoll.

8 Management statt Sorge

Das Grundproblem der Ökonomisierung liegt also darin, dass so vorgegangen werden soll, wie wenn die Lebenskrise eines Menschen eine Art Büroaufgabe wäre, für die man nichts anders braucht als eine optimale Planung und Organisation. Man vermengt hier einfach zwei Welten. Es gibt eben eine Welt der Gegenstände und Sachlichkeit im Büro mit der Notwendigkeit der bürokratischen Rationalität und es gibt eine Welt des Menschen, dem man nur helfen kann, indem man ihn nicht als Planungsproblem begreift, sondern sich mit einer hermeneutischen und kontextuellen Expertise an ihn heranwagt und ihm nicht durch formelle Vorgaben zu helfen versucht, sondern durch Sinnverstehen.

Der ökonomisch motivierte Trend zur Prozeduralisierung der Arzt-Patienten-Interaktion stellt letzten Endes eine implizite Geringschätzung der sozial-relationalen Dimension der Nöte des Patienten dar. Und sie stellt eine Geringschätzung der sozial-relationalen Implikationen des therapeutischen Handelns dar. Innerhalb dieses Trends wird schlichtweg verkannt, dass es letzten Endes die Beziehungen sind, aus denen heraus sich eine neue Sicht auf die Welt, auf sich selbst entwickeln kann; es wird nicht weniger verkannt als der Reichtum, den die Beziehung für den Patienten bedeuten kann. Es wird grundlegend verkannt, dass das therapeutische Handeln schlichtweg eine soziale Dimension hat, weil die Therapie es eben mit „zerbrechlichen Lebensformen"[6] zu tun hat. Der Arzt hat es mit existentiellen Erfahrungen zu tun, mit Erfahrungen wie Verlust, Trauer, Krankheit, Tod. Dieser existentielle Zusammenhang bringt den Patienten in eine Beziehung der Angewiesenheit. Der sich in Not befindende Patient ist ein angewiesener Mensch, dem nicht einfach durch die Erfüllung einer unpersönlichen und formalen Norm geholfen werden kann, sondern dem doch erst dann geholfen werden kann, wenn dem angewiesenen Menschen eine Grundlage für die Ausbildung einer Vertrauensbeziehung gegeben wird. Der angewiesene Mensch muss, um sich aufgehoben zu fühlen, vertrauen können. Er muss das Gefühl haben, sich in einer zwischenmenschlichen Beziehung zu bewegen, die eben nicht als eine formale Geschäftsbeziehung betrachtet werden kann.

Heute wird der Arzt gezwungen, nicht mehr als Vertreter einer freien Profession mit einer eigenen Professionslogik in Erscheinung zu treten, sondern als Auftragnehmer von Seiten der Kassen. Die Kassen sind es, die den Therapeuten sozusagen eingekauft haben und seine Rolle bereits von sich aus fest definiert haben. Damit wird der Arzt zu einem weisungsgebundenen Planerfüller, der seine eigene Identität nicht mehr zur Geltung bringen kann. Seine eigene Identität, die eben nicht primär mit Betriebswirtschaft zu tun hat, sondern mit einer sozialethischen Zielsetzung, mit einer advokatorischen Grundeinstellung, mit dem Ideal, sich für andere Menschen einzusetzen und sich eben damit nicht primär einem wirtschaftlichen Ziel, sondern einem zivilgesellschaftlichen Ziel, einem sozialen Ziel zu verschreiben. Partei zu ergreifen für den hilfsbedürftigen Menschen und nicht primär der Logik der Erlösorientiertheit zu folgen, das ist die professionseigene Identität des Arztes als Helfer. Aber wenn der Helfer gar nicht mehr Helfer heißen darf, sondern Leistungserbringer sein soll, dann wird sein Helferberuf profanisiert und ihm werden die Ziele vordiktiert. Der Arzt soll nicht eine soziale Aufgabe verfolgen, er soll seinen Beruf gar nicht als Dienst begreifen, als Dienst an einer guten Sache, als Dienst für eine sozialen Aufgabe, sondern er soll diesen Dienst am Menschen als einen Kundendienst zu begreifen lernen, bei dem die Dienstanforderungen nicht aus der sozialen Zwecksetzung resultieren,

6 Vgl. B. Liebsch, *Zerbrechliche Lebensformen. Widerstreit – Differenz – Gewalt*, Berlin 2001.

sondern eben aus dem Katalog von Dienstanforderungen, die jede therapeutische Entscheidung vorgeben. Zweck dieses zur Dienstleistung herabgestuften Dienstes ist somit nicht mehr die große soziale Frage, sondern letzten Endes die Frage nach der Rentabilität. Und damit löst die Ökonomisierung eine zunehmende Entfremdung der helfenden Berufe von ihrer eigenen Identität aus und stürzt sie damit nicht weniger als in eine Sinnkrise ihres Tuns.

9 Schlussfolgerung: Medizin als Kunstfertigkeit

Spielt also heute das Gewissen des Arztes keine Rolle mehr? Das Verhängnisvolle an der geschilderten Entwicklung besteht darin, dass das Management keinen Raum für das persönliche Gewissen lässt, dass es aber dennoch Gewissensentscheidungen und auch Gewissensbisse gibt. Die Gewissensentscheidungen werden aber, um Regresse oder Anfragen des Medizinischen Dienstes der Krankenkassen (MDK) zu vermeiden, als algorithmische Entscheidungen ausgegeben. Es erscheint den Krankenkassen nicht als legitimer Rechtfertigungsgrund einer Therapie, wenn der Arzt sich auf sein Gewissen beruft. Der Arzt muss statt des Gewissens Zahlen als Entscheidungsgrund benennen, auch wenn es keine Zahlen dafür gibt[7]. Dadurch aber, dass der Arzt, wenn er Gewissensentscheidungen fällt, für die es keine Zahlen gibt, mit einer Anfrage des MDKs rechnen muss, die er schriftlich beantworten muss und bei der die Klinik Gefahr läuft, die Behandlung am Ende nicht bezahlt zu bekommen, wird der Arzt immer mehr subtil dazu erzogen, sich nur auf das formal Belegbare zu beschränken. Ein Entscheiden und Behandeln über Leitlinien hinaus oder in der Abweichung der Leitlinie ist immer ein finanzielles Risiko. Aber diese Situationen, und das belegen viele Studien, bereiten den Ärzten Gewissensbisse. Sie haben oft das Gefühl, ihrem eigentlichen Auftrag nicht gerecht geworden zu sein, aber sie reden nicht darüber. So kann man sagen, dass es heute ein Wagnis ist, in der Medizin von Gewissensentscheidungen zu sprechen.

Vor dem Hintergrund dieser Überlegungen muss daher neu ins Bewusstsein gebracht werden, dass ärztliches Handeln nicht als bloß instrumentelles, planbares und kontrollierbares Handeln verstanden werden kann, weil ärztliches Handeln letzten Endes eine Kunstfertigkeit ist und daher kein Produktionsverständnis erfordert, sondern ein Praxisverständnis. Und dieses Praxisverständnis macht eine reflektierende Urteilskraft notwendig, die eben nicht aufgehen kann in eine reine Regelbefolgung. Zwar ist die Medizin angewiesen auf die Einhaltung

---

7 siehe Abschnitt 2.

von Regeln; sie ist in einem wesentlichen Teil regelgeleitet, weil sie ohne die eigene Bindung an Regeln keine verlässliche soziale Praxis sein könnte und zugleich ihren wissenschaftlichen Boden verlöre. Zugleich aber, und nicht als Ersatz der Regel, sondern als Ergänzung zur Regel, erfordert das genuin soziale Handeln im Umgang mit kranken Menschen jederzeit ein situationsangemessenes Verhalten, ein Verhalten, das letzten Endes eine singuläre Antwort auf die Problemlage des Patienten erfordert. Wenn wir den Patienten als ganzen Menschen ernst nehmen wollen, müssen wir den Menschen zunächst als einen nicht im Vorhinein restlos bestimmbaren Menschen anerkennen. Genau diese grundsätzliche Unbestimmbarkeit macht die Essenz der ärztlichen Behandlung aus, die eben deswegen nicht als Produktion angesehen werden kann, sondern als Kunstfertigkeit. Medizin bleibt eine Kunstfertigkeit, weil die sozialen Tätigkeiten nicht restlos standardisierbar und auch nicht in ihrer Essenz kontrollierbar sind. Sie erfordern vielmehr ein Situationsverstehen und machen daher stets ein hermeneutisches Vorgehen notwendig. Sie müssen daher Wissensformen berücksichtigen, die über das Sachwissen hinausgehen. So rekurriert ärztliches Handeln unweigerlich auf implizite Wissensformen, wie zum Beispiel auf Formen des Beziehungswissens oder des Situationswissens. Um dieses Wissen zur Geltung zu bringen, kann sich der Arzt nicht auf theoretisches Sachwissen und auf vorgegebene konturierte Normen rückbeziehen, sondern er ist gefordert, in jeder Situation, in jeder Begegnung zugleich auf Erfahrungswissen und auf Intuition zu rekurrieren, um das dem Menschen und der Situation Gemäße zu erspüren.

10 Abschließend

In der ärztlichen Behandlung geht es nicht primär um die Abgleichung von Ist-Zustand und Norm, sondern es geht um einen grundlegend kreativen Prozess, in dem etwas Neues hervorgebracht wird. Dieses Neue ist nicht nur Anwendung, sondern es ist auch eine Neuschöpfung, ein schöpferisches, kreatives Vorgehen. Denn nur so kann man dem anderen als unverwechselbarer Person gerecht werden. Dieses aus der Kreativität sich ergebende Vorgehen hat auch immer einen Aspekt von Improvisation, denn wenn gar nichts improvisiert werden würde, könnte die Einzigartigkeit der Person, um die es geht, gar nicht zur Geltung kommen. Ärztliches Handeln bedeutet immer eine Bearbeitung von Komplexität; ärztliches Handeln ist nicht einfach linear, ist nicht einfach ein Befolgen einer Gebrauchsanweisung. Ärztliches Handeln hat mehr mit Hermeneutik als mit Ingenieurswissenschaften zu tun. Im Zuge der Ökonomisierung der modernen Medizin soll der Arzt umfunktioniert werden zu einem Ingenieur für den Menschen. Dabei wird aber vergessen, dass Medizin nicht weniger ist als eine Problemlöserin.

Sie muss jeden Tag menschliche Probleme lösen und bei der Lösung dieser menschlichen Probleme geht es eben nicht nur um eine linear zweckrationale Durchführung handwerklich-technischer Verfahren, sondern letzten Endes immer um einen dialogischen Beziehungsprozess.

Zwar ist es für die Medizin essentiell, dass sie Regeln hat, Regeln der ärztlichen Kunst, Regeln der Behandlungsstandards, Regeln, die in Leitlinien festgeschrieben werden. Auf diese Regeln zu verzichten, würde die Medizin in die Nähe des Schamanentums rücken, was sicher nicht im Interesse des Patienten liegt. Medizin aber allein auf Regeln fußen zu lassen, würde dem Patienten erst recht nicht gerecht werden, weil der einzelne Mensch und sein ganz individuelles Leid dadurch sein Gesicht verlöre. Daher ist es wichtig, dass gerade in Zeiten der Ökonomisierung in der Medizin nicht nur ein Können, ein instrumentelles Handeln geschult wird, sondern dass zugleich etwas ganz anderes vermittelt werden muss, nämlich ein entsprechender Habitus, eine Grundeinstellung, eine Grundhaltung. Nämlich die Grundhaltung, für den anderen Verantwortung übernehmen zu wollen. Gerade weil alles Handeln mit vulnerablen Patienten immer im Kontext der bleibenden Unbestimmbarkeit erfolgt, kann eine gute Behandlung ohne persönliche Verantwortungsübernahme, ohne die Mitimplementierung einer persönlichen Gewissensentscheidung nicht erfolgen.

Daher ist es wichtig zu realisieren, dass sich das soziale Handeln in einem dialektischen Spannungsfeld zwischen Strukturen und Verstehen vollzieht: das Spannungsfeld zwischen einem strukturfunktionalistischen und einem hermeneutisch-phänomenologischen Zugang auf den Patienten. Das eine geht nicht ohne das andere. Nur auf Hermeneutik zu setzen ohne Strukturen und Regeln würde das Soziale und das soziale Handelnkönnen genauso gefährden wie die alleinige Konzentrierung auf Regelwerke ohne das Situationsverstehen. Daher gilt es, ein ausgewogenes Verhältnis dieser beiden Zugänge zu ermöglichen. So ein ausgewogenes Verhältnis, das eben keine Beliebigkeit zulässt und doch etwas ermöglicht, was heute extrem erschwert ist, nämlich eine echte Begegnung zwischen Arzt und Patient. Denn letztlich wird eine Therapie nur dann wirklich glücken können, wenn der Begegnungscharakter der Therapie nicht wegrationalisiert wird, sondern wenn neu ins Bewusstsein gelangt, dass der kranke Mensch das Gefühl braucht, als unverwechselbares Wesen anerkannt zu werden, auf das man unter Einhaltung aller Regeln der ärztlichen Kunst am Ende nur in einer unverwechselbaren und persönlich zu verantwortbaren Weise reagieren kann.

Stephan Rixen

Die Gewissensfreiheit der Gesundheitsberufe aus verfassungsrechtlicher Sicht

1 Bestandsaufnahme und aktuelle Probleme

Die Gewissensfreiheit der Gesundheitsberufe ist lange Zeit kein wirkliches Thema der Verfassungsrechtswissenschaft in Deutschland gewesen.[1] Auch vor den Gerichten in Deutschland spielt die Gewissensfreiheit der Gesundheitsberufe kaum eine Rolle.[2] Immer wieder einmal hat es Ärzte gegeben, die sich vor Gericht gegen

---

1 Auch in der spezifisch verfassungsrechtlichen Literatur sind Äußerungen zum Thema selten, siehe etwa den auf das Gesundheitswesen bezogenen Beitrag von W. Kluth, Der *Preis der Gewissensfreiheit im weltanschaulich pluralen Leistungsstaat. Eine exemplarische Untersuchung im Bereich des Gesundheitswesens*, in: S. Muckel (Hg.), *Kirche und Religion im sozialen Rechtsstaat* (Festschrift für W. Rüfner), Berlin 2003, 433–454; auch die neuere monographische Literatur geht meist nur knapp auf Art. 4 Abs. 1 GG ein (D. Wietfeld, *Selbstbestimmung und Selbstverantwortung. Die gesetzliche Regelung der Patientenverfügung – Eine Untersuchung unter besonderer Berücksichtigung des Verfassungsrechts*, Baden-Baden 2012, 119 ff.) oder wählt keine genuin verfassungsrechtliche Perspektive (siehe etwa L.-M. Bleiler, *Strafbarkeitsrisiken des Arztes bei religiös motiviertem Behandlungsveto*, Berlin 2010, 16, 183 ff., 222). Wie wenig die Gewissensfreiheit der Gesundheitsberufe als diskussionswürdiges Thema wahrgenommen wird, belegt auch die Tatsache, dass in den Kommentierungen von Vorschriften des Grundgesetzes in einem führenden Kommentar zum Medizinrecht eine Kommentierung zu Art. 4 Abs. 1 GG fehlt, vgl. A. Spickhoff (Hg.), *Medizinrecht*, München 2011, 677 f.

2 Anders ist das etwa im Arbeitsrecht (dazu noch unten 2.4.5) oder im Sozialrecht, siehe dazu S. Rixen, in: W. Eicher (Hg.), *Sozialgesetzbuch II, Grundsicherung für Arbeitsuchende. Kommentar*, München ^{3}2013, § 10 Rn. 100 f. mit Nachweisen zur sozialgerichtlichen Rechtsprechung. Das BVerfG ist in den letzten Jahren mit weitgehend substanzlosen Verfassungsbeschwerden zu Art. 4 Abs. 1 GG (Gewissensfreiheit) befasst, siehe etwa zum Problemfeld „Steuerverweigerung" BVerfGK (Kammerentscheidungen des Bundesverfassungsgerichts) Bd. 11, 128 = *NVwZ-RR* 2007, 505, wo die Frage – entgegen der bisherigen Rechtsprechung des BVerfG – offen bleibt, ob die Pflicht zur Steuerzahlung in die Gewissensfreiheit eingreifen kann, eindeutig verneint noch in BVerfG, *NJW* 2003, 2600: „Schutzbereich des Grundrechts der Gewissensfreiheit (Art. 4 Abs. 1 GG) unberührt." Siehe dazu auch BVerfG, Beschl. v. 6.6.2012, 1 BvR 503/09 –, juris, Rn. 5; siehe ferner (zu Pflichten im Jagdrecht, die angeblich die Gewissensfreiheit verletzen) BVerfGK 10, 66 = *NVwZ* 2007, 808 ff. und BVerfGK 10, 234 ff. Auch Taubenfütterungsverbote sind als vermeintliche Probleme der Gewissensfreiheit sehr beliebt (siehe etwa VGH Mannheim, *NVwZ*-RR 2006, 398, juris, Rn. 31 f.; OLG Hamm, *NuR* 2007, 633, juris, Rn. 16; OLG Koblenz, Beschl. v. 2.11.2012 – 1 SsBs 105/12 –, juris, Rn. 18). Gleiches gilt für gesetzliche Rauchverbote (BayVerfGH, Entscheidung v.

die Teilnahme am ärztlichen Notdienst[3] oder dessen angeblich zu geringe Vergütung[4] unter Verweis auf ihre Gewissensfreiheit gewehrt haben. Aber hierbei ging es bei Lichte besehen um Aspekte der Berufsfreiheit (Art. 12 Abs. 1 GG).[5] Das blieb unerkannt, weil die Konturen der grundgesetzlichen Garantie der Gewissensfreiheit (Art. 4 Abs. 1 GG) noch unklar waren. Insbesondere das Thema der Abtreibung trug ab Mitte der 1970er Jahre dazu bei, sich des Gewährleistungsgehalts der Gewissensfreiheit mit Blick auf die Gesundheitsberufe zu vergewissern. Das belegt das seinerzeit geschaffene Recht, die Mitwirkung an Abtreibungen zu verweigern.[6] Das heute in § 12 des Schwangerschaftskonfliktgesetzes,[7] also unterhalb der Verfassung geregelte Weigerungsrecht setzt zwar nicht voraus, dass jemand Gewissensgründe geltend macht oder überhaupt einen Grund für seine Weigerung nennt.[8] Das entscheidende Motiv des Gesetzgebers für die Regelung war aber, eine möglichst niedrigschwellige Ausübung der Gewissensfreiheit zu ermöglichen.[9] Ein Weigerungsrecht besteht auch für den Bereich der Fortpflan-

---

25.6.2010 – Vf. 1-VII-08 –, juris, Rn. 60; BayVerfGH, *BayVBl.* 2012, 13, juris, Rn. 104). Mit „juris" ist die Rechtsdatenbank gleichen Namens gemeint (www.juris.de).

3 BVerwGE Bd. 27, 303 = *NJW* 1968, 218; kritisch H.-H. Martens, *Zum ärztlichen Notfalldienst*, in: *NJW* 23 (1970), 498 f.; siehe auch W. Berg, *Grundrechtskonkurrenzen – Zum Verhältnis der Art. 2 Abs. 1, 4 Abs. 1 und 12 Abs. 1 GG – BVerwGE 27, 303*, in: *JuS* 9 (1969), 16 ff.; vgl. ferner BVerwG, DVBl. 1973, 190; differenzierter schon BVerwGE 41, 261 = *NJW* 1973, 576 (578). Dass die dogmatischen Konturen der Gewissensfreiheit erst nach und nach profiliert werden mussten, belegt z. B. auch BayVerfGH, *BayVBl.* 1980, 46 (48) zur fehlenden Verletzung der Gewissensfreiheit durch das berufsrechtliche Verbot, sich herabsetzend über Kollegen zu äußern.

4 BVerwG, Buchholz (Sammel- und Nachschlagewerk der Rechtsprechung des Bundesverwaltungsgerichts) 418.00 Ärzte Nr. 63, juris, Rn. 3 a. E., wonach „offensichtlich" die Gewissensfreiheit nicht verletzt sei.

5 Zur Berufsfreiheit, die auch das Recht auf eine angemessene Vergütung garantiert, siehe S. Rixen, *Sozialrecht als öffentliches Wirtschaftsrecht*, Tübingen 2005, 230 ff., 253 ff.

6 Art. 2 Fünftes Gesetz zur Reform des Strafrechts (5. StrRG) v. 18.6.1974 (BGBl. I, 1297), zu dieser Vorschrift BVerwGE 89, 260 = *NJW* 1992, 773 (773 f.); BayVGH, *DVBl* 1990, 880, zusammenfassend aus arbeitsrechtlicher Sicht R. Richardi, *Arbeitsverhältnis der Krankenhausärzte*, in: R. Richardi/ H. Wißmann/O. Wlotzke/H. Oetker (Hg.), *Münchener Handbuch zum Arbeitsrecht*, München [3]2009, § 339 Rn. 22 ff.

7 § 12 Schwangerschaftskonfliktgesetz (SchKG) v. 21.8.1995 (BGBl. I, 1050); die Vorschrift entspricht Art. 2 5. StrRG, vgl. BT-Drucks. 13/1850, 21; zur Vorschrift D. Ellwanger, *Schwangerschaftskonfliktgesetz*, 1997, § 12 Rn. 2 ff.; siehe ferner BVerfGE Bd. 98, 265 = *NJW* 1999, 841 (850) sowie den Hinweis auf die „Gewissensfreiheit der Ärzte" in BVerwGE 118, 289 = *NJW* 2003, 3721 (3722).

8 Vgl. B. Maier, *Mitwirkungsverweigerung beim Schwangerschaftsabbruch*, in: *NJW* 27 (1974), 1407; H. Harrer, *Das Mitwirkungsverweigerungsrecht des Art. 2 I 5. StrRG*, in: *DRiZ* 68 (1990), 138.

9 Vgl. B. Maier, *Mitwirkungsverweigerung beim Schwangerschaftsabbruch*, 1405; siehe aus den Materialien BT-Drucks. 7/1981 (neu), 18 f., wo die Bedeutung der grundgesetzlichen Gewissenszungsmedizin (§ 10 des Embryonenschutzgesetzes).[10] Auch bei Erlass des Transplantationsgesetzes wurde über ein Weigerungsrecht diskutiert.[11] Der Regelungsvorschlag ist nicht Gesetz geworden, aber der Erinnerung wert, weil er in erster Linie nichtärztliche Gesundheitsberufe im Blick hatte. Der Vorschlag trug den Bedenken Rechnung, die aus den Reihen der Pflegekräfte gegenüber der Gleichsetzung von Tod und Hirntod geäußert worden waren.[12] Hier, an der Grenze von Leben und Tod, liegt auch die Brücke in die Gegenwart:

Auslöser für ein neuerliches Nachdenken über die Gewissensfreiheit der Gesundheitsberufe sind vor allem die Belastungen gewesen, denen das Pflegepersonal ausgesetzt ist, wenn Patientenverfügungen umgesetzt werden.[13] Das geltende Patientenverfügungsrecht[14] schließt nicht aus, dass jemand z. B. für den Fall des sogenannten Wachkomas vorausverfügt, eine lebenserhaltende Behandlung, etwa eine sogenannte künstliche Ernährung, solle abgebrochen oder

---

freiheit hervorgehoben wird. Dazu passt es nicht ganz, wenn das BVerfGE 88, 203 (294) = *NJW* 1993, 1751 (1763) ausführt: „Auch fällt das Recht, die Mitwirkung an Schwangerschaftsabbrüchen – mit Ausnahme medizinisch indizierter – zu verweigern, in den Schutzbereich seines durch das ärztliche Berufsbild geprägten Persönlichkeitsrechts (Art. 2 Abs. 1 i. V. mit Art. 12 Abs. 1 GG). Dem hat der Gesetzgeber mit Art. 2 des 5. StrRG Rechnung getragen." Für Ärzte, die einen Gewissenszwang mithilfe des einfachgesetzlichen Weigerungsrechts abwenden, ist als speziellere Garantie Art. 4 Abs. 1 (Gewissensfreiheit) GG, ggf. i.V.m. Art. 12 Abs. 1 GG, einschlägig.

10 § 10 Embryonenschutzgesetz (ESchG) v. 13.12.1990 (BGBl. I, 2746); dazu H.-L. Günther/J. Taupitz/P. Kaiser, *Embryonenschutzgesetz. Kommentar*, Stuttgart 2008, § 10 Rn. 1; die Gesetzesbegründung (BT-Drucks. 11/8057, 17) verweist ausdrücklich auf die Gewissensfreiheit (Art. 4 Abs. 1 GG), die sie in erster Linie auf die Ärzte bezieht, allerdings gelte die Regelung „auch für das unmittelbar mitwirkende Hilfspersonal"; dazu, was „unmittelbar" bedeutet, mit Blick auf Art. 2 5. StrRG (heute § 12 SchKG) B. Maier, *Mitwirkungsverweigerung beim Schwangerschaftsabbruch*, 1406 f.

11 Vgl. § 12 des Transplantationsgesetz-Entwurfs der Partei Bündnis 90/Die Grünen, BT-Drucks. 13/2926, 4; aus der Begründung (BT-Drucks. 13/2926, 16) ergibt sich, dass insbesondere an Pflegekräfte gedacht wurde; dazu S. Rixen, *Transplantation und Hirntod: Aktuelle Rechtsfragen aus Sicht der Krankenpflege*, in: DRK-Schwesternschaft Lübeck e.V. (Hg.), *Hirntod – Transplantation. Aspekte, Fragen und Probleme aus pflegerischer Sicht*, Lübeck 1996, 45 ff., insb. 61, 72 (dortige Fn. 72).

12 Hierzu S. Rixen, *Transplantation und Hirntod*, 46.

13 Siehe hierzu insbesondere die Beiträge in G. Kern (Hg.), *Arzt und Gewissen. Handlungspflicht versus Ablehnungsfreiheit*, Wien 2010. – Angestoßen wurde die Debatte in Deutschland durch die Entscheidungen des LG Traunstein, *NJW-RR* 2003, 221 ff. und des OLG München, *NJW* 2003, 1743 ff., die durch BGHZ Bd. 163, 195 = *NJW* 2005, 2385 (2386) korrigiert wurden.

14 §§ 1901a ff. BGB i.d.F. des Dritten Gesetzes zur Änderung des Betreuungsrechts v. 29.7.2009 (BGBl. I, 2286), in Kraft getreten am 1.9.2009.

gar nicht erst eingeleitet werden.[15] Die vom Bundesgerichtshof (BGH) entwickelte Definition des Behandlungsabbruchs[16] umfasst auch den Abbruch einer sogenannten künstlichen Ernährung.[17] Das geltende Recht kennt keine sogenannte „Reichweitenbegrenzung" (vgl. § 1901a Abs. 3 Bürgerliches Gesetzbuch [BGB])[18], verbietet also nicht, dass sehr „weit reichende", als moralisch brisant geltende Situationen durch Patientenverfügung geregelt werden.[19] Da ein Behandlungsabbruch gegebenenfalls mit einem tagelang andauernden Sterbeprozess einhergeht,[20] stellt er nicht zuletzt für Pflegekräfte, die die betreffende Person zum Teil über Jahre begleitet haben, eine enorme psychologische und moralische Zumutung dar.

Es liegt nahe, diese Belastungen in ein Problem der Gewissensfreiheit umzudeuten in der Annahme, das Grundgesetz sei eine Art verfassungsrechtlicher Nothelfer, um psychologisch und moralisch kaum Erträgliches abzuwenden. So heißt es in einer Stellungnahme des Ethikrates im Paderborner Diözesan-Caritasverband, es stelle sich die Frage, „wie Ärzte und Pflegekräfte künftig wirksam davor geschützt werden können, zu Erfüllungsgehilfen moralisch fragwürdiger Patientenwünsche gemacht zu werden. Niemand darf dazu verpflichtet werden, Bestimmungen Dritter auszuführen, die dem eigenen Gewissensurteil widersprechen. Zwar beinhaltet das Grundrecht auf Gewissensfreiheit (Art. 4 Abs. 1 GG) keine Legitimation, sich über die Willensbestimmung des Patienten hinwegzusetzen und i. S. einer Zwangsbehandlung in seine körperliche Integrität einzugreifen, doch bedeutet dies keinesfalls den umgekehrten Automatismus, dass Ärzte und Pflegende unter Umgehung ihrer [...] Gewissensfreiheit dazu verpflichtet

15 Der Gesetzentwurf, der im Bundestag die Mehrheit gefunden hat, schließt eine sogenannte Reichweitenbegrenzung aus, vgl. BT-Drucks. 16/8442, 17 f. (insbesondere zu den Folgen einer Reichweitenbegrenzung für demente oder komatöse Patienten); Überblick über das Gesetz bei W. Höfling, *Das neue Patientenverfügungsgesetz*, in: *NJW* 62 (2009), 2849 ff.; J. Taupitz, *Das Patientenverfügungsgesetz: Mehr Rechtssicherheit?*, in: *JWE* 15 (2010), 155 ff.; J. in der Schmitten/S. Rixen/G. Marckmann, *Patientenverfügungen im Rettungsdienst (Teil 1)*, in: *Notfall Rettungsmed* 14,6 (2011), 448 ff.

16 BGHSt Bd. 55, 191 = *NJW* 2010, 2963 (2967): „Der Begriff der Sterbehilfe durch Behandlungsunterlassung, -begrenzung oder -abbruch setzt voraus, dass die betroffene Person lebensbedrohlich erkrankt ist und die betreffende Maßnahme medizinisch zur Erhaltung oder Verlängerung des Lebens geeignet ist." Eine lebensbedrohliche Erkrankung ist z. B. jede Situation, die durch eine sogenannte künstliche Ernährung (zeitweilig) abgewendet werden kann.

17 Darum ging es in der Leitentscheidung BGHSt 55, 191 = *NJW* 2010, 2963.

18 § 1901a Abs. 3 BGB lautet: „Die Absätze 1 und 2 gelten unabhängig von Art und Stadium einer Erkrankung des Betreuten."

19 Der Gesetzentwurf, der eine „Reichweitenbegrenzung" vorsah (vgl. BT-Drucks. 16/11360, 14 f.), hat im Bundestag keine Mehrheit gefunden.

20 Vgl. den Sachverhalt in LG Traunstein, *NJW-RR* 2003, 221 und OLG München, *NJW* 2003, 1743.

wären, beliebigen Anweisungen Dritter Folge zu leisten."[21] Ich will im Folgenden der Frage nachgehen, ob dieses Verständnis der Gewissensfreiheit wirklich dem entspricht, was das Grundgesetz uns zur Problematik zu sagen hat.

2 „Gewissen" im Sinne des Grundgesetzes

2.1 Gewissensnot als ethisch-existenzielle Identitätskrise

Die Gewissensfreiheit, die Art. 4 Abs. 1 des Grundgesetzes garantiert, ist nicht nur auf das *religiöse* Gewissen beschränkt, auf das sich die Garantie der Gewissensfreiheit ursprünglich nur bezog; das geschützte Gewissen kann, aber muss nicht religiös fundiert sein, „Gewissen" ist spätestens „in der säkularisierten Gesellschafts- und Staatsordnung"[22] des Grundgesetzes kein zwingend religiös zu verstehender Begriff mehr.[23] Gewissensfreiheit können nur natürliche Personen, also Menschen beanspruchen, nicht – wie bei der Religionsfreiheit – auch Personenvereinigungen.[24] Grund dafür ist die Idee, dass es bei der Gewissensfreiheit um die Vermeidung einer „existenzielle[n] Identitätskrise"[25] geht, die dadurch entsteht, dass der Staat eine Gewissensnot bewirkt oder in einer ihm zurechenbaren Weise zulässt;[26] das passt nur zu natürlichen Personen, also Menschen. Es geht nicht nur um diffuse „Krisenfälle"[27] oder „Grenzsituationen"[28], sondern um Be-

---

21 Diözesaner Ethikrat im Caritasverband für das Erzbistum Paderborn, *Umgang mit Patientenverfügungen. Empfehlung*, Paderborn 2012, 14 (ohne die kursiven Hervorhebungen im Original). – Die Diktion erinnert an Formulierungen in OLG München, *NJW-RR* 2002, 811 (812), wonach ein Arzt durch eine Patientenverfügung nicht zum „willenlosen Spielball [...] bar jeden ärztlichen Gewissens" werde.

22 BVerfGE 111, 10 (51) = *NJW* 2004, 2363 (2370).

23 Vgl. E.-W. Böckenförde, *Das Grundrecht der Gewissensfreiheit (1970)*, in: E.-W. Böckenförde, *Staat, Verfassung, Demokratie*, Frankfurt a. M. 1991, 204 ff., 209; zu den geistesgeschichtlichen Grundlagen siehe auch S. Mückl, *Geistesgeschichtliche Grundlagen der Gewissensfreiheit*, in: S. Detterbeck/J. Rozek/C. von Coelln (Hg.), *Recht als Medium der Staatlichkeit* (Festschrift für H. Bethge), Berlin 2009, 209 ff.

24 BVerfG, *NJW* 1990, 241; BAG, *NJW* 1989, 2347 (2349); B. Kraushaar, *Die Glaubens- und Gewissensfreiheit der Arbeitnehmer nach Art. 4 GG*, in: *ZTR* 15 (2001), 212.

25 H. Bethge, *Gewissensfreiheit*, in: J. Isensee/P. Kirchhof (Hg.), *Handbuch des Staatsrechts*, Bd. 7, Heidelberg [3]2009, § 158 Rn. 63.

26 Vgl. BVerfG, *NJW* 1999, 3399 (3403); BVerfGE 78, 391 (395) = *NJW* 1989, 1211.

27 N. Luhmann, *Die Gewissensfreiheit und das Gewissen*, in: *AöR* 90 (1965), 279.

28 P. Badura, *Staatsrecht*, München [5]2012, Abschnitt C, Rn. 60.

lastungen, die auf die „moralische Identität“[29] des Individuums, den „Kern seiner Persönlichkeit“[30], durchschlagen. Bildhaft gesprochen: Die Person droht zu „zerbrechen“, ohne dass damit ein psychiatrisch relevanter Leidensdruck verbunden sein müsste.[31]

In der Rechtsprechung wird meist eine inzwischen „kanonisch“ gewordene Formulierung des Bundesverfassungsgerichts zitiert, wonach unter „Gewissen“ ein real erfahrbares seelisches Phänomen zu verstehen sei, dessen Forderungen, Mahnungen und Warnungen von Menschen als unmittelbar evidente Gebote unbedingten Sollens erfahren würden; eine Gewissensentscheidung sei demnach jede ernste sittliche, d.h., an den Kategorien von „Gut“ und „Böse“ orientierte Entscheidung, die der Einzelne in einer bestimmten Lage als für sich bindend und unbedingt innerlich verpflichtend erfahre, so dass er gegen sie nicht ohne ernste Gewissensnot handeln könne.[32] Die Gewissensnot zeichnet sich also dadurch aus, dass ein Mensch seinem für das personale Selbstbild konstitutiven ethischen Selbstverständnis zuwiderhandeln muss.[33] Diese Situation erfährt der Einzelne subjektiv als Zwang (deshalb spricht man auch vom subjektiven Gewissensbegriff)[34], und zwar als Zwang, sich selbst fremd zu werden. Die Freiheit vom staatlich verantworteten Zwang zur sittlichen Selbstentfremdung – und damit die Freiheit vom Zwang zur „Dekonstituierung der Person“[35] – soll mit dem Grundrecht der Gewissensfreiheit gesichert werden.[36]

Geschützt wird vor diesem Hintergrund das sogenannte *forum internum* – die Entwicklung und Bildung des Gewissens –, aber auch das sogenannte *forum externum*, die Befugnis, entsprechend den eigenen Gewissensgeboten zu handeln.[37]

---

29 U. Mager, in: I. von Münch/P. Kunig (Hg.), *Grundgesetz-Kommentar*, Bd. 1, München ^{6}2012, Art. 4 Rn. 51.

30 E.-W. Böckenförde, *Das Grundrecht der Gewissensfreiheit*, 219.

31 Die Redeweise, dass die Person zu „zerbrechen“ drohe, wird wegen einer (vermeintlich) assoziativen Nähe zu psychischen Erkrankungen kritisch betrachtet, vgl. M. Morlok, in: H. Dreier (Hg.), *Grundgesetz-Kommentar*, Bd. 1, Tübingen ^{2}2004, Art. 4 Rn. 90; U. Mager, in: I. von Münch/P. Kunig (Hg.), Art. 4 Rn. 51.

32 BVerfGE 12, 45 (55); BVerfGE 23, 191 (105) = *NJW* 1968, 982 (984); zusammenfassend BVerwGE 127, 302 = *NJW* 2006, 77 (85ff., insb. 87).

33 Zur Bedeutung des Selbstverständnisses M. Borowski, *Die Glaubens- und Gewissensfreiheit des Grundgesetzes*, Tübingen 2006, 554f.; H. Bethge, *Gewissensfreiheit*, § 158 Rn. 17.

34 Siehe nur BAGE Bd. 137, 164 = *NJW* 2011, 3319 (3322 [Rn. 37]).

35 R. Bäumlin, *Das Grundrecht der Gewissensfreiheit*, in: *VVDStRL* 28 (1970), 18.

36 Hier wird deutlich, wie sehr insbesondere der Schutzbereich der Gewissensfreiheit und der Eingriff miteinander verknüpft sind, hierzu U. Mager, in: I. von Münch/P. Kunig (Hg.), Art. 4 Rn. 54.

37 Statt aller J. Kokott, in: M. Sachs (Hg.), *Grundgesetz. Kommentar*, Bd. 1, München ^{6}2011, Art. 4 Rn. 91f.

Das darf allerdings nicht missverstanden werden: Geschützt ist nur ein Tun oder Unterlassen,[38] mit dem der Grundrechtsinhaber einen gerade *ihn* treffenden Gewissenszwang abwehrt, weil *ihm* das positive Recht ein Verhalten abverlangt. Eine Befugnis zu eigenmächtigen oder gar gewalttätigen Übergriffen in die Rechtssphäre Dritter ist von der Gewissensfreiheit von vornherein *nicht* umfasst.[39] Art. 4 Abs. 1 Grundgesetz gewährt „kein Recht zur eigenmächtigen Korrektur staatlicher Entscheidungen“[40], die sich nicht gerade spezifisch an denjenigen richten, der sein Gewissen berührt sieht.

2.2 Zwischen Pluralitätssicherung und Ordnungserhaltung: das Paradox der Gewissensfreiheit

Vor diesem Hintergrund steht fest: Bloße moralische Bedenken oder Zweifel, Unbehagen, Skepsis, Empörung, die Verärgerung darüber, einer Zumutung ausgesetzt zu sein, oder auch die vehemente politische Ablehnung gesetzlicher, namentlich gesundheitsrechtlicher Bestimmungen, reichen nicht aus, um sich auf die Gewissensfreiheit des Grundgesetzes berufen zu können.[41] Es geht auch nicht um einen bloßen Widerspruch gegen „ethische Grundüberzeugungen“[42], sondern

---

38 Richtigerweise ist das gesamte Gewissenszwang abwehrende Verhalten, nicht nur das Unterlassen erfasst, M. Borowski, *Die Glaubens- und Gewissensfreiheit des Grundgesetzes*, 566 f.; M. Morlok, in: H. Dreier (Hg.), Art. 4 Rn. 88; C. Starck, in: H. von Mangoldt/F. Klein/C. Starck (Hg.), *Kommentar zum Grundgesetz*, Bd. 1, München [6]2010, Art. 4 Rn. 69.

39 Art. 4 GG ist „kein Freibrief für jedwede Aktivität“, so A. Arndt, *Das Tonband als Aktenbestandteil (§ 147 StPO)*, in: *NJW* 19 (1966), 2205; hierzu H. Bethge, *Gewissensfreiheit*, § 158 Rn. 27, 62; S. Mückl, in: R. Dolzer/W. Kahl/C. Waldhoff (Hg.), *Bonner Kommentar zum Grundgesetz*, Stand: 03/2013, Art. 4 Rn. 113.

40 OLG Hamm, Beschl. v. 1.6.2010 – 3 RVs 310/09 –, juris, Rn. 31 unter Verweis auf S. Muckel, *Die Grenzen der Gewissensfreiheit*, in: *NJW* 53 (2000), 689.

41 Vgl. H. Bethge, *Gewissensfreiheit*, § 158 Rn. 23.

42 So aber I. Schmidt, in: R. Müller-Glöge/U. Preis/I. Schmidt (Hg.), *Erfurter Kommentar zum Arbeitsrecht*, München [13]2013, Art. 4 Rn. 67. In dieser Richtung könnte auch M. Borowski, *Die Glaubens- und Gewissensfreiheit des Grundgesetzes*, 563, missverstanden werden, wenn er sagt, die Gewissensfreiheit „transformiere ein Stück weit Moral in Recht“, denn es geht nicht um Moral als solche, sondern die moralische Identität der Person, die als Ganzes bedroht ist. Missverständlich ist auch die Redeweise, niemand könne aus der Gewissensfreiheit das Recht herleiten, dass seine moralischen Überzeugungen zum Maßstab der Gültigkeit genereller Rechtsnormen gemacht würden (siehe etwa BVerfG, *NVwZ* 2007, 808 [810]; BGHZ 161, 266 = *NJW* 2005, 592 [593]; BVerwG, Beschl. v. 23.6.2010 – 3 B 89/09 –, juris, Rn. 9 unter Verweis auf BVerfGE 67, 26 [37]), denn das entscheidende Moment – der aus einer ethisch-existenziellen Identitätskrise resultierende Gewissenszwang – wird hierbei ausgeblendet.

um die „Abwehr von Gewissenszwängen“[43], die aus einer ethisch-existenziellen Identitätskrise in einer „bestimmten Lage“ (wie das Bundesverfassungsgericht formuliert) resultieren. Gewissensnot kann danach aus rechtlicher Sicht nur ein seltener Ausnahme- und kein Dauerzustand sein. Das hängt mit einem für das Verständnis der Gewissensfreiheit konstitutiven Paradox[44] zusammen:

Die Ausübung der Gewissensfreiheit bleibt in eine soziale Ordnung von Verantwortungsbeziehungen eingebettet. Deren Funktionsfähigkeit muss die auf Menschenrechten beruhende staatliche Rechtsordnung immer auch im Blick haben. Es ist das Paradox der positiv-rechtlichen Gewissensfreiheit, dass sie rückgebunden bleibt an den Staat, der ihren Schutz garantieren soll.[45] Das kann aber nur gelingen, wenn die Gewissensfreiheit nicht zum Hebel wird, der die staatliche Garantie der Rechtsgeltung aus den Angeln hebt. Das geschähe, wenn die grundgesetzliche Gewissensfreiheit die Befugnis gewährte, moralische Vorstellungen ohne Weiteres gleichsam „eins zu eins“ auf die Ebene des Rechts durchzustellen.[46] Der juristisch administrierten Gewissensfreiheit muss also der Spagat zwischen Pluralitätssicherung und Ordnungsstabilisierung gelingen, denn das „pluralistische [...] Gemeinwesen“[47], die „pluralistische Gesellschaft“[48], die „pluralistische Demokratie“[49] des Grundgesetzes hängen entscheidend von der Garantie der Gewissensfreiheit ab,[50] aber ohne dieses „pluralistisch strukturierte [...] Staatsgefüge“[51] gäbe es auch keine effektiv geschützte Gewissensfreiheit. Im Rahmen einer Rechtsordnung, die Pluralität sichern, die Rechte anderer respektieren und zugleich ein funktionsfähiges Gemeinweisen organisieren muss, kann daher die Anerkennung von Gewissensentscheidungen nur die Ausnahme, nicht der Regelfall sein. Ansonsten wäre in Anlehnung an eine bekannte Redewendung derjenige, der sich auf sein Gewissen beruft, der wahre Souverän, weil er über den

---

43 U. Mager, in: I. von Münch/P. Kunig (Hg.), Art. 4 Rn. 53; ähnlich S. Muckel, *Die Grenzen der Gewissensfreiheit*, 690.
44 H. Bethge, *Gewissensfreiheit*, § 158 Rn. 4, spricht vom „Paradoxon des Gewissens“.
45 Ähnlich H. Bethge, *Gewissensfreiheit*, § 158 Rn. 4; weniger besorgt M. Borowski, *Die Glaubens- und Gewissensfreiheit des Grundgesetzes*, 563 i.V.m. 554f.
46 Siehe dazu bereits Fn. 42.
47 BVerfGE 39, 1 (94) = *NJW* 1975, 573 (587).
48 So bspw. BVerfGE 24, 236 (248) = *NJW* 1969, 31 (32); BVerfGE 41, 88 (107); BVerfGE 42, 312 (330) = *NJW* 1976, 2123 (2125); BVerfGE 44, 125 (143) = *NJW* 1977, 751 (752); BVerfGK 8, 151 (155f.) = *FamRZ* 2006, 1094 (1095); BVerfGK 10, 423 (430) = *NVwZ* 2008, 72 (73).
49 BVerfGE 111, 147 (155) = *NJW* 2004, 2814 (2815); BVerfGK 13, 82 (91) = *NVwZ* 2008, 671 (673).
50 So (unabhängig vom GG) der EGMR, *NVwZ* 2011, 863 (865), der meint, dass der für eine demokratische Gesellschaft konstitutive Pluralismus (neben der Gedanken- und Religionsfreiheit) von der Gewissensfreiheit abhänge.
51 BVerfGE 33, 1 (14) = *NJW* 1972, 811 (813).

Ausnahmezustand entscheidet, der jede regelhafte Ordnung – auch die regelhafte Ordnung von Verantwortungsbeziehungen zwischen Menschen – in Frage stellt.[52]

2.3 Die Ernsthaftigkeit der Gewissensnot: Plausibilisierung

Wie aber lässt sich erkennen, ob wirklich eine ernste, also relevante Gewissensnot vorliegt? Positives Recht zeichnet sich dadurch aus, „ein erweisbares“[53] zu sein. Das heißt, der Begriff der Gewissensfreiheit als Teil des positiven Rechts muss so ausgelegt werden, dass das Vorhandensein von ernster Gewissensnot sich einem neutralen Dritten – letztlich einem Gericht – als plausibel darstellt. Die bloße Behauptung, sich in Gewissensnot zu befinden, reicht also nicht aus. Derjenige, der sich auf die Gewissensfreiheit beruft, muss in der Lage sein, die Ernsthaftigkeit seiner Gewissensnot nachvollziehbar darzustellen,[54] ohne selbstverständlich den Staat von den Maßstäben seines Gewissens überzeugen zu müssen.[55] Bei der Plausibilisierung dürfen daher nur Anhaltspunkte herangezogen werden, die nicht auf die Güte der sittlichen Begründung abstellen (etwa ihre Verwurzelung in einer anerkannten bzw. weit verbreiteten religiösen Tradition), sondern die Offenheit der Gewissensfreiheit für Menschen mit ganz unterschiedlichen sittlichen Konzepten garantieren.[56]

Als Kriterien (Indiztatsachen)[57] kommen z. B. der bisherige Lebensweg, die religiöse oder weltanschauliche Prägung und Erziehung, Einflüsse anderer Menschen, die Zugehörigkeit zu religiösen oder weltanschaulichen Organisationen, aber auch das Alter, der Bildungsgrad, die allgemeine Lebensführung und Glaubwürdigkeit und vor allem die Bereitschaft zu konsequentem Verhalten (sogenannte gewissensbezogene Opferbereitschaft) in Betracht.[58] Auch sollte das

---

52 Vgl. hierzu auch E.-W. Böckenförde, *Das Grundrecht der Gewissensfreiheit*, 243: „Das Gewissen regiert den Konfliktsfall, nicht den Normalfall.“

53 G. W. F. Hegel, *Grundlinien der Philosophie des Rechts*, § 222; siehe hierzu auch H. Wißmann, *Pädagogische Freiheit als Rechtsbegriff. Personales Handeln in der öffentlichen Verwaltung*, Berlin 2002, 149: „Jedes Recht bedarf der Geltungsverschaffung, der Visibilisierung.“

54 M. Borowski, *Die Glaubens- und Gewissensfreiheit des Grundgesetzes*, 558, spricht von einer „Darlegungslast“; siehe hierzu auch R. Herzog, in: R. Herzog/R. Scholz/M. Herdegen/H. H. Klein (Hg.), *Maunz–Dürig. Kommentar zum Grundgesetz*, Stand: 11/2012, Art. 4 Rn. 159 ff.

55 Statt aller M. Borowski, *Die Glaubens- und Gewissensfreiheit des Grundgesetzes*, 558 f.

56 Vgl. BVerwGE 127, 302 = *NJW* 2006, 77 (89).

57 I. Schmidt, in: R. Müller-Glöge/U. Preis/I. Schmidt (Hg.), Art. 4 Rn. 63, 72.

58 Kriterien weitgehend in Anlehnung an K.-H. Kästner, *Individuelle Gewissensbindung und normative Ordnung*, in: *ZevKR* 37 (1992), 142 f.; siehe auch M. Borowski, *Die Glaubens- und Gewissensfreiheit des Grundgesetzes*, 559; R. Herzog, *Die Freiheit des Gewissens und der Gewismoralische Gebot, an das der Einzelne sich alternativlos gebunden glaubt, dargelegt werden können.[59] Die Anforderungen an die rationale Folgerichtigkeit[60] und die sprachliche Ausdrucksfähigkeit[61] dürfen nicht zu anspruchsvoll ausfallen, sondern müssen sich an den erkennbaren Fähigkeiten desjenigen ausrichten, der sich auf die Gewissensfreiheit beruft. Wie diese Kriterien zu gewichten sind, gibt das Grundgesetz nicht vor. Die Kernüberlegung ist die, dass sich anhand der prägenden Elemente der Persönlichkeit einschließlich der Biographie eine interne Schlüssigkeit belegen lässt. Im Hintergrund wirkt die schon erwähnte – für die juristische Konstruktion der Gewissensfreiheit zentrale – Annahme, dass Gewissensnot ein seltener Ausnahmefall ist. Je alltäglicher der Anlass – gemessen an dem in der gegebenen Gesellschaft verbreiteten Normalitätsannahmen – erscheint, desto aufwändiger wird die Plausibilisierung ausfallen müssen.

Man kommt nicht umhin festzustellen – in der rechtswissenschaftlichen Literatur wird das kaum thematisiert –, dass wir es hier mit einem problematischen Arkanum der Gerichte zu tun haben. Weder hinsichtlich der Kriterien der Plausibilisierung noch hinsichtlich ihrer Gewichtung noch hinsichtlich des genauen Zielpunkts der Plausibilisierung herrscht fraglose Klarheit. Allerdings liegt in dieser Unschärfe auch ein Vorteil, weil sie den Gerichten die Möglichkeit gibt, in problematischen Konstellationen einen Gewissenskonflikt zwar nicht *per se* in Abrede zu stellen, ihn aber dann doch – allerdings „nur" mangels Nachvollziehbarkeit – im Einzelfall abzulehnen.[62] Ungeachtet all dieser Probleme ist immerhin dies klar: Das juristisch operable Gewissen ist nicht „eine Art Eruption der Eigentlichkeit des Selbst"[63], nicht pures, formloses Behauptungspathos. Das juristisch administrierte Gewissen bleibt eingebunden in das auf Erweisbarkeit ausgerichtete Regelsystem des positiven Rechts und unterliegt dessen formaler Rationalität.

---

sensverwirklichung, in: *DVBl.* 84 (1969), 720, weist u.a. darauf hin, dass es nicht auf den Gesichtsausdruck ankommen dürfe, den jemand mache.

59 Vgl. U. Mager, in: I. von Münch/P. Kunig (Hg.), Art. 4 Rn. 58.

60 H. H. Rupp, *Verfassungsprobleme der Gewissensfreiheit*, in: *NVwZ* 10 (1991), 1035.

61 M. Borowski, *Die Glaubens- und Gewissensfreiheit des Grundgesetzes*, 561.

62 Beispiel (zur insoweit gleichgelagerten Glaubensfreiheit): LAG Hamm, *NZA-RR* 2011, 640 (642f.) – es ging um die Weisung, bei der Verabschiedung von Telefonkunden auf den Zusatz „Jesus hat Sie lieb" zu verzichten.

63 N. Luhmann, *Die Gewissensfreiheit und das Gewissen*, 260f.

2.4 Staatlicher Auftrag zur gewissensschonenden Gestaltung der Rechtsordnung

2.4.1 Präventive Vermeidung von Gewissensnot

Was muss der Staat tun, um die Gewissensfreiheit zu schützen? Zum einen muss er Normen und Einzelmaßnahmen, die sich z.B. an einen Arzt richten, so ausgestalten, dass eine (ernste) Gewissensnot möglichst nicht entstehen kann.[64] Den Gesetzgeber trifft die Pflicht, „den Raum für eine aktive Betätigung des Gewissens zu sichern und geeignete und erforderliche Maßnahmen zur Ermöglichung gewissenskonformen Verhaltens zu treffen“[65]. Nicht nur die akute Gewissensnot, sondern schon die Situation, die naheliegender Weise in eine Gewissensnot umschlagen kann, also die Gefahr einer Gewissensnot, ist zu vermeiden. Den Gesetzgeber trifft insofern eine (präventive) Beobachtungs- und gegebenenfalls Nachbesserungspflicht dahingehend, einen Lebensbereich, den er ordnen will, auf naheliegende Gewissenskonflikte hin zu sichten, und zwar auch, nachdem er ein Gesetz erlassen hat. Identifiziert der Gesetzgeber praktisch naheliegende Konstellationen der drohenden Gewissensnot, muss er die Rechtsnormen möglichst so „weich“ fassen, dass von vornherein gewissensschonende Handlungsalternativen vorgesehen oder aber zumindest im Wege der Interpretation entwickelt werden können.[66]

2.4.2 Gewissensfreiheit und „praktische Konkordanz“

Allerdings müssen gewissensschonende Handlungsalternativen[67] insbesondere mit anderen Grundrechten, die den Konflikt beeinflussen, zum Ausgleich gebracht werden.[68] Im Verfassungstext fehlen zwar ausdrücklich benannte Schranken der

---

64 Vgl. unter dem Aspekt der grundrechtlichen Schutzpflicht sowie des Grundrechtsschutzes durch Organisation und Verfahren M. Borowski, *Die Glaubens- und Gewissensfreiheit des Grundgesetzes*, 623ff., 652ff.; ferner S. Mückl, in: R. Dolzer/W. Kahl/C. Waldhoff (Hg.), Art. 4 Rn. 131ff.

65 BVerwGE 105, 73 (78) = *NVwZ* 1998, 853 (854).

66 Geboten ist also eine „verfassungskonforme bzw. verfassungsorientierte Auslegung einfachen Rechts“ im Lichte von Art. 4 Abs. 1 GG, so etwa SächsLSG (Sächsisches Landessozialgericht), Urt. v. 12.7.2006 – L 1 KR 57/03 –, juris, Rn. 73.

67 U. Mager, in: I. von Münch/P. Kunig (Hg.), Art. 4 Rn. 54, weist zu Recht darauf hin, dass insoweit eine grundrechtssystematisch klare Abgrenzung zwischen Eingriff und Rechtfertigung schwer möglich ist.

68 Vgl. BVerfG, *NJW* 1999, 3399 (3403); siehe ferner BVerwGE 113, 361 = *NJW* 2000, 88.

Gewissensfreiheit, zu beachten sind aber sogenannte verfassungsimmanente Schranken, die sich insbesondere aus Grundrechten Dritter ergeben können.[69] Folgerichtig gewährt das im Schwangerschaftskonfliktgesetz geregelte Weigerungsrecht kein absolutes Weigerungsrecht, sondern es besteht nur, wenn nicht „die Mitwirkung notwendig ist, um von der Frau eine anders nicht abwendbare Gefahr des Todes oder einer schweren Gesundheitsschädigung abzuwenden" (§ 12 Abs. 2 Schwangerschaftskonfliktgesetz). Das Grundrecht auf Leben und körperliche Unversehrtheit der Schwangeren (Art. 2 Abs. 2 Satz 1 Grundgesetz) wird im Wege der sogenannten praktischen Konkordanz[70] mit der Gewissensfreiheit zum Ausgleich gebracht, die im Hintergrund des gesetzlichen Weigerungsrechts steht.[71]

Ein solcher Ausgleich ist im Hinblick auf die Gewissensfreiheit auch verhältnismäßig, denn diese Regelung mutet jedem Arzt und jeder Ärztin, der bzw. die ausnahmslos jeden Schwangerschaftsabbruch ablehnt, zu, sich zu informieren, ob z. B. ein Krankenhausträger Abtreibungen vornimmt, und sich möglichst einen Arbeitsplatz zu suchen, auf dem das Gewissen nicht in Not gerät. Das verletzt die Gewissensfreiheit nicht, sondern erinnert denjenigen, der sich auf sie beruft, daran, dass die Gewissensfreiheit im juristischen Sinne nicht die Willkür egozentrischer Spontaneität schützt, sondern eingebunden bleibt in eine soziale Minimalverantwortung gegenüber anderen. Der Umgang mit dem eigenen Gewissen wird also gleichsam „in die Zeit hinein" prozeduralisiert und für andere erträglich gemacht, ohne dass demjenigen, der sich auf die Gewissensfreiheit beruft, Unzumutbares abverlangt würde, wenn er präventiv sein Leben auf mögliche Gewissenskonflikte einstellt.

2.4.3 Zumutbare gewissensschonende Verhaltensalternativen

Allerdings ist es nicht immer einfach zu bestimmen, was eine zumutbare gewissensschonende Verhaltensalternative ist. So können beispielsweise Regelungen über die Facharztausbildung problematisch sein, wenn sie zwingend vorsehen, dass jemand sich in einer Weise weiterbilden muss, die er oder sie vor seinem, vor

---

69 Siehe dazu nur BVerwGE 105, 73 = *NVwZ* 1998, 853 (854); H. Bethge, *Gewissensfreiheit*, § 158 Rn. 42; M. Morlok, in: H. Dreier (Hg.), Art. 4 Rn. 115; J. Kokott, in: M. Sachs (Hg.), Art. 4 Rn. 127 ff., 134 ff.

70 Hierzu mit Blick auf die Gewissensfreiheit K.-H. Kästner, *Individuelle Gewissensbindung und normative Ordnung*, 147, zur praktischen Konkordanz mit Blick auf die Glaubensfreiheit BVerfGE 93, 1 (21) = *NJW* 1995, 2477 (2479).

71 Dazu oben sub 1.

ihrem Gewissen ablehnt. So sieht das ärztliche Weiterbildungsrecht etwa vor,[72] dass jemand nur dann Neurologe werden kann, wenn er Hirntod-Diagnosen durchgeführt hat. Für den Fall, dass jemand Hirntod-Diagnosen aus Gewissensgründen ablehnt, weil er den Hirntod nicht für den Tod des Menschen hält,[73] müssten in den Weiterbildungsordnungen der Ärztekammern gewissensschonende Alternativen vorgesehen werden, etwa die Vertiefung anderer praxisrelevanter Felder.[74]

Aber könnte eine gewissensschonende Alternative nicht die sein, dass der betroffene Arzt eine andere Facharzt-Weiterbildung wählen muss? Mir scheint die Belastung, wegen einer gewissensbedingten Ablehnung eines Teiles des Weiterbildungsprofils auf die gesamte Weiterbildung verzichten zu müssen, zu intensiv, zumal die Eröffnung von Weiterbildungs-Optionen in der Neurologie unter Verzicht auf die Hirntod-Diagnose im Einzelfall die transplantationsmedizinische Versorgung – und damit Leib und Leben von Patienten mit transplantationsmedizinischem Behandlungsbedarf (Stichwort „praktische Konkordanz") – wohl nicht gefährden wird. Es fehlt meines Erachtens an einem verfassungsrechtlich geschützten Gut, das unvermeidlich für ein striktes Entweder-Oder spricht, also dagegen, dass Neurologe nur der sein darf, der auch Hirntod-Diagnosen durchführen kann.

Dass solche Regelungen nicht von vornherein unpraktikabel sind, zeigt der Rechtsvergleich. So gibt es zwei Bundesstaaten in den USA (New Jersey[75] und New York[76]),[77] die aus Respekt vor dem (religiösen) Gewissen dem Einzelnen bzw.

---

72 Vgl. Abschnitt B, Nr. 20 der Muster-Weiterbildungsordnung der Bundesärztekammer (www.baek.de) und die entsprechenden Bestimmungen der Weiterbildungsordnungen der Ärztekammern.

73 Dazu W. Höfling/S. Rixen, in: W. Höfling (Hg.), *Transplantationsgesetz. Kommentar*, Berlin [2]2013, § 3 Rn. 7 ff., 13 ff.

74 Solange das nicht geschehen ist, sollte man den Mut zu einer im Lichte von Art. 4 Abs. 1 GG erfolgenden „korrigierenden" Auslegung der Weiterbildungsordnungen haben.

75 New Jersey Death Declaration Law, New Jersey Statutes 26:6 A-5, abrufbar unter http://www.njleg.state.nj.us/ (Zugriff am 11.01.2014), hierzu State of New Jersey/New Jersey Law Revision Commission, Final Report relating to New Jersey Declaration of Death Act, 18.1.2013, abrufbar unter http://www.lawrev.state.nj.us/UDDA/njddaFR011813.pdf (Zugriff am 11.01.2014).

76 10 NYCRR § 400.16(e), abrufbar unter http://www.health.ny.gov/regulations/nycrr/title_10/ (Zugriff am 11.01.2014); zum Hintergrund der Regelung: C. D. Zwiebel, *Accommodating Religious Objections to Brain Death: Legal Considerations*, in: *J Halacha Contemporary Society* 17,1 (1989), 49 ff.; R. S. Olick/E. A. Braun/J. Potash, *Accommodating Religious and Moral Objections to Neurological Death*, in: *J Clin Ethics* 20,2 (2009), 183 ff.; K. Zeiler, *Deadly Pluralism? Why Death-Concept, Death-Definition, Death-Criterion and Death-Test Pluralism Should Be Allowed, Even Though It Creates Some Problems*, in: *Bioethics* 23,8 (2009), 453.

seinen Angehörigen gestatten, das maßgebliche Todeskonzept – Hirntod oder irreversibler Herzkreislaufstillstand – zu wählen.[78] Wenn es schon, wie die Praxis in den USA belegt, problemlos möglich ist, den Todesbegriff optional zu bestimmen,[79] dann dürfte es erst recht praktikabel sein, entsprechende Wahloptionen im ärztlichen Weiterbildungsrecht vorzusehen. Man kann an diesem Beispiel gut nachvollziehen, was es bedeutet, dass die Gewissensfreiheit der Pluralitätssicherung dient, ohne die Funktionsfähigkeit der Rechtsordnung in Frage zu stellen. Dass die Gewissensfreiheit zu „elementarer Sozialunverträglichkeit"[80] führt, darf also nicht vorschnell behauptet werden.

2.4.4 Zulässigkeit „lästiger" Handlungsalternativen?

In der Literatur wird (nicht bezogen auf das vorgenannte Beispiel, sondern generell) der Gedanke der „lästigen Alternative" im Sinne einer „Bereitschaft zur Konsequenz"[81], d. h. zur Übernahme eines zumutbaren Opfers, ins Spiel gebracht.[82] Er spielt eine besondere Rolle in der Debatte über die Kriegsdienstverweigerung, wo die Bereitschaft, den Nachteil eines längeren Zivildienstes in Kauf zu nehmen, zum Indiz für die Ernsthaftigkeit der Gewissensnot wurde.[83] Das

---

77 Zur Forderung, diese Regelung auf alle Bundesstaaten zu erstrecken, R. Delaney, *Defining Death: Why All Fifty States Should Adopt the Uniform Definition of Death Act with a Religious Exception*, in: *Marquette University Law School Legal Studies Research Paper Series*, No. 10 – 24 (2010), abrufbar unter http://ssrn.com/abstract=1598969 (Zugriff am 11.01.2014).

78 Ähnlich ist die Situation in Japan, wo ungeachtet der Änderungen durch das Reformgesetz von 2009 die Angehörigen weiterhin die Anwendung der Hirntod-Definition im Ergebnis verhindern können, M. Ishii/M. Hamamoto, *Bioethics and Organ Transplantation in Japan*, in: *JMAJ* 52,5 (2009), 289 ff.; A. Asai/Y. Kadooka/K. Aizawa, *Arguments against promoting organ transplants from brain-dead donors, and views of contemporary Japanese on life and death*, in: *Bioethics* 26,4 (2012), 216.

79 Zur medizinethischen Diskussion A. Bagheri, *Individual choice in the definition of death*, in: *J Med Ethics* 33,3 (2007), 146 ff.; A. Molina/D. Rodríguez-Arias/S. J. Youngner, *Should individuals choose their definition of death?*, in: *J Med Ethics* 34,9 (2008), 688 f.; K. Zeiler, *Deadly Pluralism?*, 450 ff.

80 In Anlehnung an die Formulierung „elementare Sozialverträglichkeit" bei E.-W. Böckenförde, *Das Grundrecht der Gewissensfreiheit*, 232.

81 E.-W. Böckenförde, *Das Grundrecht der Gewissensfreiheit*, 245.

82 Prägnante Problematisierung bei M. Borowski, *Die Glaubens- und Gewissensfreiheit des Grundgesetzes*, 559 f.

83 Vgl. BVerfGE 69, 1 (36) = *NJW* 1985, 1519 (1523), wonach eine „‚lästige' Alternative" die Funktion eines „Beweisersatz[es] für das Vorliegen einer Gewissensentscheidung" (im Verfahren der Kriegsdienstverweigerung) habe.

Argument der „lästigen Alternative" vermengt zwei Aspekte, die zu unterscheiden sind:

Das eine ist die Frage, ob jemand im Fall des Falles *bereit* ist, Nachteile in Kauf zu nehmen, die das gewissensgeprägte Verhalten zur Folge haben wird bzw. zur Folge haben könnte; dies betrifft, wie gesehen, nur die Plausibilisierung der Gewissensnot. Eine andere Frage ist hingegen, ob das Ausüben der Gewissensfreiheit mit einer belastenden Rechtsfolge verbunden werden darf. Wird nicht nur die plausibilisierte *Bereitschaft*, belastende Konsequenzen der Gewissensentscheidung zu tragen, zum Indiz einer ernsthaften Gewissensentscheidung, sondern das effektive Tragen einer rechtlichen Belastung selbst zum Indiz, dann droht die Gewissensfreiheit ins Leere zu laufen, denn die Vermeidung des Gewissenszwangs wird durch einen Rechtsnachteil, den der Grundrechtsinhaber hinnehmen muss, „erkauft". Das wäre so, als würde einem Patienten, der mit aus seiner Sicht guten Gründen sagt, er wolle eine bestimmte Behandlung nicht, weil sie ihm zu belastend erscheint, diese Behandlung doch zugemutet, um ihm dann, wenn er sie nicht verträgt, zu bestätigen, dass er mit seiner Einschätzung Recht hatte.

Rechtsnachteile, die gezielt an die plausibel gemachte Gewissensnot geknüpft werden, sind meines Erachtens verfassungswidrig,[84] allerdings ist nicht jeder subjektiv empfundene Nachteil ein solcher gezielter Rechtsnachteil. Um das vorgenannte Beispiel aufzugreifen: Dass der angehende Neurologe „gezwungen" würde, anstelle der Hirntoddiagnostik eine andere Kompetenz zu erwerben, erweist sich als Äquivalent, das sicherstellt, dass er bezüglich des Weiterbildungsaufwands im Ergebnis nicht besser gestellt wird als andere angehende Neurologen. Würde ihm hingegen eine den anderen angehenden Neurologen nicht abverlangte Wartezeit auferlegt, bevor er den Facharzt erwerben dürfte, dann handelte es sich um eine unzulässige „lästige" Verhaltensalternative – also eine Sanktion –, die die Gewissensfreiheit unverhältnismäßig beeinträchtigen, d. h. verletzen würde.

2.4.5 Prozeduralisierung der Gewissensfreiheit – Beispiel: Arbeitsverhältnisse

Der Gedanke der Prozeduralisierung der Gewissensfreiheit spielt insbesondere in allen Vertragsverhältnissen, etwa in Arbeitsverhältnissen, eine Rolle.[85] Die Be-

84 So im Ergebnis auch M. Borowski, *Das Grundrecht der Gewissensfreiheit*, 560.

85 Im Überblick I. Schmidt, in: R. Müller-Glöge/U. Preis/I. Schmidt (Hg.), Art. 4 GG Rn. 68, 71 ff.; U. Preis, in: R. Müller-Glöge/U. Preis/I. Schmidt (Hg.), *Erfurter Kommentar zum Arbeitsrecht*, § 611 BGB Rn. 387 m. weit. Nachw.; Übersicht über relevante Fallkonstellationen bei S. Greiner,

rufung auf Gewissensgründe ist hier unter direktem Rückgriff auf Art. 4 Abs. 1 GG möglich. Die gerade für das Arbeitsleben relevanten[86] Weigerungsrechte im Schwangerschaftskonflikt- und im Embryonenschutzgesetz sind also nicht abschließend gemeint und sperren den Rückgriff auf das Grundgesetz nicht. Art. 4 Abs. 1 GG wird im Wege der Auslegung in allgemeine zivilrechtliche Vorschriften „hineingelesen", z. B. in die vom Gesetzgeber zur Verfügung gestellten individualarbeitsrechtlichen Vorschriften zum Weisungsrecht des Arbeitgebers.[87] Die Gewissensfreiheit wird in dem Sinne prozeduralisiert, dass der Arbeitnehmer darlegen muss, ihm sei es wegen einer aus der spezifischen Sachlage folgenden Gewissensnot nicht zuzumuten, die an sich vertraglich geschuldete Leistung zu erbringen.[88] Gelingt die Plausibilisierung,[89] führt dies zu einem gestuften Vorgehen, an deren Ende vielleicht eine Kündigung steht; sie ist *ultima ratio.*

Auch eine sich nach Beginn des Arbeitsverhältnisses einstellende Gewissensnot kann relevant sein. Lässt sich nachweisen, dass die Gewissensnot schon bei Beginn des Arbeitsverhältnisses für den Arbeitnehmer absehbar war (Vorhersehbarkeit), führt das aber gegebenenfalls zu Zweifeln an der Ernsthaftigkeit der Gewissensnot[90] und zieht im Ergebnis tendenziell erhöhte Plausibilisierungslasten nach sich.[91] Bevor der Arbeitgeber, der an das Kündigungsschutzgesetz gebunden ist (§ 23 Kündigungsschutzgesetz [KSchG]),[92] eine personenbe-

Ideelle Unzumutbarkeit, Berlin 2004, 66 ff. – Bei Beamtenverhältnissen verläuft die Problemlösung weitgehend ähnlich, vgl. BVerwGE 113, 361 = *NJW* 2000, 88.

86 Vgl. BVerwGE 89, 260 = *NJW* 1992, 773 (775); BayVGH, *DVBl.* 1990, 880 (881); B. Maier, *Mitwirkungsverweigerung beim Schwangerschaftsabbruch*, 1405; H. Harrer, *Das Mitwirkungsverweigerungsrecht des Art. 2 I 5. StrRG*, 138 ff.

87 In der neueren Rechtsprechung § 106 Gewerbeordnung (GewO), in der älteren Rechtsprechung § 315 BGB, zusammenfassend (zur insoweit vergleichbaren Glaubensfreiheit) BAGE 137, 164 = *NJW* 2011, 3319 (3320 – 3322 [Rn. 22 ff.]; zur älteren Rechtsprechung BAG, *NJW* 1986, 85 (86); W. Berkowsky, *Die verhaltensbedingte Kündigung (Teil 1)*, in: *NZA-RR* 6 (2001), 6 f.; W. Hunold, *Die Rechtsprechung zum Direktionsrecht des Arbeitgebers*, in: *NZA-RR* 6 (2001), 346.

88 BAG, AP Nr. 18 zu § 1 KSchG 1969 Wartezeit, juris, Rn. 39.

89 BAG, *NJW* 1990, 203 (204 f.); LAG Hamm, *NZA-RR* 2011, 640 (642).

90 Vgl. BAGE 137, 164 = *NJW* 2011, 3319 (3321 [Rn. 29]). – Beispiel: ArbG Freiburg, Urt. v. 14.1. 2010 – 13 Ca 331/09 –, juris, Rn. 63.

91 Vgl. BAGE 137, 164 = *NJW* 2011, 3319 (3321 [Rn. 27 – 29, 32]).

92 Der Schutz gegen Kündigung in sogenannten Kleinbetrieben beschränkt sich im Wesentlichen darauf, dass die Kündigung nicht gegen Treu und Glauben (§ 242) verstoßen darf (BAG, AP Nr. 17 zu § 242 BGB Kündigung, juris, Rn. 15 ff.). Die Kündigung kann zugleich eine Benachteiligung nach dem Allgemeinen Gleichbehandlungsgesetz (AGG) darstellen (vgl. allg. BAG, *ZTR* 2013, 261, juris, Rn. 34), das Benachteiligungen wegen der Religion oder Weltanschauung, nicht aber wegen des Gewissens ausschließt (zu Rechtfertigungsmöglichkeiten siehe insbesondere § 8 AGG). Zwar wird die Kündigung selber nicht nach dem AGG bewertet (vgl. § 2 Abs. 4

dingte Kündigung ausspricht,[93] muss er in aller Regel prüfen, ob eine gewissensschonende Beschäftigungsalternative besteht, die ihm allerdings nichts Unzumutbares abverlangen darf.[94] Hierbei spielt der Gedanke eine Rolle, dass die Ausübung der Gewissensfreiheit nicht direkt und gezielt – nämlich durch eine Kündigung – sanktioniert werden darf, diese vielmehr nur in Frage kommt, wenn keine andere gewissensschonende Option im Arbeitsverhältnis realisierbar ist. Nur dann wird dem Arbeitnehmer zugemutet, sich auf dem Arbeitsmarkt neu orientieren zu müssen. Diese Rechtsprechung zeigt, dass die hinreichend verlässlich plausibilisierte Gewissensfreiheit auch im Verhältnis zu Privaten möglichst optimal zur Geltung gebracht werden muss und die Gewissensfreiheit auch von Gesundheitsberufen in Arbeitsverhältnissen „weitreichend geschützt“[95] wird.

2.4.6 Gewissensfreiheit in medizinischen Behandlungs- oder Pflegeverhältnissen

Auf einer grundrechtsorientierten Auslegung allgemeiner, vom Gesetzgeber geschaffener Bestimmungen des Straf- und Betreuungsrechts[96] beruht auch das regelmäßig bestehende *Verbot*, sich einem Behandlungsabbruch[97] unter Verweis auf die Gewissensfreiheit zu widersetzen.[98] Anders als in zehn US-Bundesstaaten gibt es insoweit in Deutschland kein gesetzliches Weigerungsrecht.[99] Die Gewissensfreiheit des Grundgesetzes führt typischerweise nicht zu einem sogenannten Ethikvorbehalt, dem der Patientenwille unterzuordnen wäre.[100] Im Gegenteil: Der

AGG), Verstöße gegen das AGG dürften aber die Treuwidrigkeit im Sinne des § 242 BGB indizieren.

93 Vgl. BAGE 137, 164 = *NJW* 2011, 3319 (3322 f. [Rn. 40 ff., 44 ff.]); siehe insoweit auch – speziell zur Gewissensnot von Pflegekräften – H. Sträßner, *Pflege und Gewissensfreiheit*, in: *PKR* 6 (2003), 60.

94 Vgl. BAGE 137, 164 = *NJW* 2011, 3319 (3322 f. [Rn. 42, 48]).

95 So das Resümee von U. Preis, *Religionsfreiheit im Arbeitsverhältnis zwischen säkularem Staat, Freiheitsrechten und Diskriminierungsverboten*, in: *KuR* 17 (2011), 53.

96 Siehe insbesondere §§ 211 ff., 223 ff. StGB, §§ 1901a ff. BGB; zur Einwirkung des Betreuungsrechts auf das Strafrecht BGHSt 55, 191= *NJW* 2010, 2963 (2966).

97 Zum weiten Verständnis von „Behandlungsabbruch“ grundlegend BGHSt 55, 191= *NJW* 2010, 2963 (2967 [Rn. 33]).

98 BGHZ 163, 195 = *NJW* 2005, 2385 (2386).

99 Vgl. T. M. Pope, *Legal Briefing: Conscience Clauses and Conscientious Refusal*, in: *J Clin Ethics* 21,2 (2010), 169.

100 Gesetzesbegründung zum geltenden § 1901a Abs. 3 BGB, BT-Drucks. 16/8442, 18; F. Hufen, *In dubio pro dignitate – Selbstbestimmung und Grundrechtsschutz am Ende des Lebens*, in: *NJW* 54 (2001), 853; F. Hufen, *Verfassungsrechtliche Grenzen des Richterrechts. Zum neuen Sterbehilfe-*

Bundesgerichtshof legt das Arzt-Patienten-Verhältnis,[101] aber auch das Pflegeverhältnis[102] konsequent vom Patientenwillen[103] her aus. Wünscht der Patient den Abbruch der Behandlung – es geht wohlgemerkt *nicht* um die strafbare Tötung auf Verlangen (§ 216 StGB) –, dann muss der Behandlungsabbruch in der Regel erfolgen. Weder die Heimleitung noch das Pflegepersonal kann dies unter Berufung auf die Gewissensfreiheit verhindern.[104]

A. Eser, der große Freiburger Strafrechtslehrer, hat schon vor dreißig Jahren zu Recht darauf aufmerksam gemacht, dass die Berufung auf das Gewissen häufig nur ein Indikator dafür ist, dass der Patientenwille als Basis des Behandlungsverhältnisses nicht akzeptiert wird.[105] So gesehen wäre die Berufung auf das

---

Beschluss des BGH, in: *ZRP* 36 (2003), 252; W. Uhlenbruck, *Bedenkliche Aushöhlung der Patientenrechte durch die Gerichte*, in: *NJW* 56 (2003), 1711; H.-H. Dirksen, *Patientenwille und ärztliches Gewissen – das Selbstbestimmungsrecht in Gefahr?*, in: *GesR* 3,4 (2004), 127 f.; D. Sternberg-Lieben, *Begrenzung lebensverlängernder Maßnahmen aus strafrechtlicher Sicht – juristischer statt ärztlicher Paternalismus?*, in: J. Arnold et al. (Hg.), *Menschengerechtes Strafrecht* (Festschrift für A. Eser), München 2005, 1203; W. Putz/B. Steldinger, *Die Grundsatzentscheidung des Bundesgerichtshofs im Fall des Komapatienten Peter K. (Traunsteiner Fall) bringt Rechtssicherheit*, in: *PKR* 3 (2005), 61 f.; W. Höfling, *Anmerkung zum Beschluss des BGH vom 8.6.2005 (Az.: XII ZR 177/03)*, in: *JZ* 61 (2006), 146; R. Ingelfinger, *Patientenautonomie und Strafrecht bei der Sterbebegleitung*, in: *JZ* 61 (2006), 829; T. Hillenkamp, *Zur Strafbarkeit des Arztes bei verweigerter Bluttransfusion*, in: M. Hettinger et al. (Hg.), *Festschrift für Wilfried Küper zum 70. Geburtstag*, Heidelberg 2007, 143; V. Lipp, in: A. Laufs/C. Katzenmeier/V. Lipp, *Arztrecht*, München [6]2009, Rn. 109; P. Baltz, *Lebenserhaltung als Haftungsgrund*, Berlin 2010, 148; a. A. OLG München, *NJW* 2003, 1743 (1745): „Ethikvorbehalt" aufgrund des „anerkannte[n] Recht[s] der Pflegekräfte [...] auf Berücksichtigung ihrer Gewissensentscheidung nach Art. 1, 2, 4 GG".

101 BGHSt 55, 191= *NJW* 2010, 2963 (2967 [Rn. 35]).

102 BGHZ 163, 195 = BGH, *NJW* 2005, 2385 (2386).

103 Im ausländischen Recht gibt es Versuche, die Patientenautonomie zu stärken, indem man diese als Aspekt der Gewissensfreiheit – als „Patientengewissen" – schützt, zur Diskussion in Italien: J. Luther, *Fiat iustitia, pereat vita? – Grundrechtskonflikte als Gewissenskonflikte*, in: *EuGRZ* 36 (2009), 201; in diese Richtung für das Grundgesetz auch M. Anderheiden, *Zwischen personaler Identität und Risikovorsorge: Patientenverfügung und Vorsorgevollmacht*, in: W. U. Eckart/M. Anderheiden (Hg.), *Handbuch Sterben und Menschenwürde*, Bd. 1, Berlin 2012, 738 Fn. 45; zur Diskussion in den USA vgl. die Hinweise bei T. M. Pope, *Legal Briefing*, 172 Fn. 4.

104 BGHSt 55, 191 = *NJW* 2010, 2963 (2965). – Außer für die vom BGH ausdrücklich genannte Heimleitung gilt dies in konzernartig strukturierten Unternehmen auch für die Gesamtunternehmensleitung, soweit sie auf Behandlungsabbrüche Einfluss nimmt. In dem vom BGH entschiedenen Fall hatte die Geschäftsleitung des Gesamtunternehmens die Heimleitung angewiesen, die künstliche Ernährung wieder aufzunehmen, BGHSt 55, 191 = *NJW* 2010, 2963 (2964).

105 Vgl. A. Eser, *Der Arzt im Spannungsfeld von Recht und Ethik*, in: Förderkreis Bad Nauheimer Gespräche, Frankfurt a. M. (Hg.), *Unmenschliche Medizin: Geschichtliche Erfahrungen, gegenwärtige Probleme und Ausblick auf die zukünftige Entwicklung*, Bad Nauheimer Gespräche der

Gewissen nur eine Art „Ersatzhandlung“, die reflektiert, dass Ärzte und andere Gesundheitsberufe sich in Behandlungsverhältnissen vielfach schwer tun, die Patientenautonomie mit allen praktischen Schwierigkeiten, die das impliziert, anzuerkennen. Das Problem ist sehr ernst zu nehmen, aber mit Gewissensnot im juristischen Sinne hat es nichts zu tun.

Nun war bisher nicht ohne Grund davon die Rede, dass „in der Regel“ die Behandlung abgebrochen werden müsse. Es gibt also einen Ausweg, der zum Gedanken der „Prozeduralisierung der Gewissensfreiheit“ gehört. Einrichtungen, die das geltende Patientenverfügungsrecht ganz oder teilweise ablehnen, sollten ihre Verträge so gestalten, dass jeder Interessent von Anfang an weiß, was im Fall des Falles auf ihn zukommt. Wenn man allerdings die Behandlungs- bzw. Heimverträge so auslegen muss (§§ 133, 157 BGB), dass die gesetzlichen Regelungen über die Patientenverfügung (§§ 1901a ff. BGB) nicht (teilweise) abbedungen, also ausgeschlossen werden[106] – und das dürfte *derzeit* in der Praxis die Regel sein –, dann käme die Weigerung, den Behandlungsabbruch ins Werk zu setzen bzw. bei ihm zu assistieren, nicht nur überraschend, sie wäre ein Vertragsbruch. Die Ärzte und Pflegekräfte, aber auch diejenigen, die durch mangelhafte Organisation und Aufsicht Unklarheiten über das rechtlich Zulässige bei den direkt Handelnden haben entstehen lassen, machen sich gegebenenfalls wegen (fahrlässiger) Körperverletzung strafbar, denn die Gewissensfreiheit gibt ihnen kein Recht, das Recht des Patienten zu ignorieren und invasive Maßnahmen (z. B. eine Versorgung mit einer PEG-Sonde) weiterzuführen.[107]

Prozeduralisierung der Gewissensfreiheit bedeutet in diesem Zusammenhang auch, dass Ärzte oder Pflegekräfte den Arbeitgeber rechtzeitig über die drohende Gewissensnot informieren müssen, damit er die Möglichkeit hat, seiner Vertragspflicht gegenüber dem Patienten bzw. dem Heimbewohner[108] nachzukommen, indem er z. B. einen Behandlungsabbruch durch Verlegung in eine andere

---

Landesärztekammer Hessen 4, Kirchheim 1983, 64 f., abrufbar unter http://www.freidok.uni-freiburg.de/volltexte/4024/ (Zugriff am 11.01.2014).

106 Über die Grenzen eines solchen „Verzichts“ auf die gesetzlich eingeräumten Optionen der §§ 1901a ff. BGB – und damit die Wirksamkeit des Vertrages – müsste bei Formularverträgen zunächst im Rahmen einer AGB-rechtlichen Kontrolle entschieden werden (§§ 305 ff. BGB ergänzen das Wohn- und Betreuungsvertragsgesetz [WBVG], dazu LG Berlin, Sozialrecht aktuell 2013, 78 ff.), außerdem wären solche Vereinbarungen gegebenenfalls (auch) an §§ 134, 138 BGB zu messen (vgl. allg. BAG, *NJW* 2013, 1388 ff.).

107 Vgl. T. Wagenitz, *Finale Selbstbestimmung? Zu den Möglichkeiten und Grenzen der Patientenverfügung im geltenden und künftigen Recht*, in: *FamRZ* 52 (2005), 670.

108 Die neueren Landesgesetze, die das frühere (Bundes-)Heimgesetz ersetzt haben, verzichten z. T. bewusst auf den Begriff des Heims, der allerdings z. B. vom Landesheimgesetz (LHeimG) Baden-Württemberg weiterhin verwandt wird.

Einrichtung ermöglicht.[109] In den US-amerikanischen Regelungen zum Schutz des Gewissens im Gesundheitswesen („conscience clauses“) spielt die Pflicht, rechtzeitig für eine Überweisung in eine andere Gesundheitseinrichtung zu sorgen, eine große Rolle.[110] Auch die Parlamentarische Versammlung des Europarats hat im Jahre 2010 in einer Resolution unterstrichen, dass die Berufung auf die Gewissensfreiheit nicht auf Kosten des effektiven Zugangs der betroffenen Patienten zur medizinischen Versorgung gehen darf.[111] All dies belegt einmal mehr, dass die Ausübung von Gewissensfreiheit von der Verantwortung für die Folgen des eigenen gewissensbedingten Handelns nicht gänzlich dispensiert.

2.4.7 Gewissensfreiheit und ärztliche Suizidbeihilfe

Wie sehr beim Argumentieren mit der Gewissensfreiheit differenziert werden muss, zeigt ein Fall, zu dem sich das Verwaltungsgericht Berlin geäußert hat.[112] Es ging um die Frage, ob die ärztliche Assistenz beim Suizid eines Patienten mit den Mitteln des ärztlichen Berufsrechts („Standesrecht“) verboten werden darf. Im Kern geht es hierbei um die Grenzen der ärztlichen Berufsfreiheit (Art. 12 Abs. 1 GG).[113] Trotzdem meint das Verwaltungsgericht (VG) Berlin gewissermaßen bei Gelegenheit, ein Arzt, der einem palliativmedizinisch nicht mehr effektiv behandelbaren Patienten Beihilfe zum Suizid leiste, könne sich in dieser existenziellen Grenzsituation auf seine Gewissensfreiheit berufen.[114]

---

109 Denkbar wäre auch, dass sie den Zutritt anderer Ärzte bzw. Pflegekräfte gestatten, die den Behandlungsabbruch durchführen bzw. bei ihm assistieren, insoweit ablehnend OLG München, *NJW* 2003, 1743 (1745), allerdings unter Verkennung der zutreffenden verfassungsrechtlichen Bewertung, BGH, *NJW* 2005, 2385 (2386).

110 Vgl. T. M. Pope, *Legal Briefing*, 171; zur Übergabe der (ärztlichen) Verantwortung an einen anderen Arzt vgl. auch F. Hufen, *In dubio pro dignitate*, 853; C. Schroth, *Die Entscheidung des BGH im „Traunsteiner Fall“ bringt keine Rechtssicherheit*, in: *PKR* 8,3 (2005), 70; H.-H. Dirksen, *Arzt, Patient und Gewissen – Handlungspflicht oder Ablehnungsfreiheit*, in: G. Kern (Hg.), *Arzt und Gewissen*, 62.

111 Resolution 1763 (2010): „The right to conscientious objection in lawful medical care“, abrufbar unter http://assembly.coe.int/main.asp?Link=/documents/adoptedtext/ta10/eres1763.htm (Zugriff am 11.01.2014).

112 VG Berlin, *MedR* 2013, 58ff., insb. 64. – Zu den Gründen, die die Berliner Ärztekammer bewegt haben, keine Berufung einzulegen, M. Hübner, *Anmerkung zum Urteil des VG Berlin 30.03.2012 (9 K 63.09, MedR 59) – Zur Frage des Vorliegens eines uneingeschränkten Verbots der Überlassung todbringender Medikamente an Sterbewillige*, in: *MedR* 31 (2013), 65f.

113 Vgl. die insoweit zutreffenden Ausführungen des VG Berlin, *MedR* 2013, 58 (62f.).

114 VG Berlin, *MedR* 2013, 58 (64).

Diese Ausführungen, die letztlich nicht entscheidungserheblich waren, verkennen den heutigen Stand der juristischen Dogmatik zur Gewissensfreiheit. Das kommt auch darin zum Ausdruck, dass das Gericht sich auf überholte höchstrichterliche Rechtsprechung sowohl zur Gewissensfreiheit als auch zum Recht des Behandlungsabbruchs stützt.[115] Es geht, wie dargelegt, bei der juristischen Gewissensfreiheit nicht generell um menschlich schwer erträgliche Grenzsituationen, sondern um ethisch-existenzielle Identitätskrisen, die plausibel gemacht werden müssen. Davon ist in der Entscheidung des VG Berlin nichts zu lesen, obgleich es sich wahrlich nicht von selbst versteht, dass ein Arzt durch das Verbot der Suizidbeihilfe in eine ethisch-existenzielle Identitätskrise hineingerät, die ihn zu „zerbrechen“[116] droht. Das Verbot der ärztlichen Suizidbeihilfe, das inzwischen die meisten Ärztekammern erlassen haben,[117] beeinträchtigt meines Erachtens nicht die Gewissensfreiheit, sondern nur die Berufsfreiheit des Arztes. Ob die Gründe, die für ein solches Verbot angeführt werden, den Eingriff in die Berufsfreiheit rechtfertigen, ist allerdings umstritten.[118]

3 Zusammenfassung – und einige Fragen

3.1 Zusammenfassung der wesentlichen Ergebnisse

Art. 4 Abs. 1 des Grundgesetzes schützt die Gewissensfreiheit als Freiheit von jedem (drohenden) Zwang, der eine ethisch-existenzielle Identitätskrise bewirkt. In diesem Sinne ist auch der Verweis auf das ärztliche Gewissen zu Beginn der Be-

---

115 Das VG Berlin, *MedR* 2013, 58 (64) nennt zum einen BGHSt 32, 367 = *NJW* 1984, 2639 (2642), ohne die Neuausrichtung durch BGHSt 55, 191 = *NJW* 2010, 2963 zu erwähnen, zum anderen zitiert das VG Berlin aus BVerwGE 27, 303 = *NJW* 1968, 218 (219), wonach sich der Arzt in „den entscheidenden Augenblicken seiner Tätigkeit [...] in einer unvertretbaren Einsamkeit“ befinde, „in der er – gestützt auf sein fachliches Können – allein auf sein Gewissen gestellt“ sei. Der dramatisch-existenzielle Zungenschlag überrascht nicht, denn das VG Berlin verweist auf BGHZ 29, 46 = *NJW* 1959, 811 (813), wo u. a. K. Jaspers, also ein Existenzphilosoph (und Arzt), zustimmend zitiert wird.

116 Dazu oben 2.1.

117 Vgl. jeweils § 16 Satz 3 der ärztlichen Berufsordnungen in Brandenburg, Bremen, Hamburg, Mecklenburg-Vorpommern, Niedersachsen, Nordrhein, Saarland, Sachsen, Thüringen; in Westfalen-Lippe heißt es: „Sie“ – die Ärztinnen und Ärzte – „sollen keine Hilfe zur Selbsttötung leisten.“ Bislang fehlt, soweit ersichtlich, eine Verbotsregelung in Baden-Württemberg, Bayern, Berlin, Hessen, Rheinland-Pfalz, Sachsen-Anhalt und Schleswig-Holstein.

118 Ablehnend zum Verbot unter dem Aspekt der Pluralität U. Wiesing (Hg.), *Ethik in der Medizin. Ein Studienbuch*, Stuttgart [4]2012, 67 ff.

rufsordnungen zu verstehen.[119] Das ärztliche Berufsrecht gewährt nicht mehr, als das Verfassungsrecht zulässt.[120] Die grundgesetzlich gewährleistete Gewissensfreiheit ist kein Vehikel für die unbedingte Durchsetzung bestimmter moralischer Positionen, die den Intensitätsgrad einer Identitätskrise nicht erreichen. Das Verfassungsrecht muss auf das Faktum der Pluralität reagieren und die Ausübung der Gewissensfreiheit sozialverträglich regulieren. Dazu tragen spezifische Darlegungs- bzw. Plausibilisierungslasten bei, die denjenigen treffen, der eine Gewissensnot geltend macht. Dazu tragen ferner prozedurale Vorkehrungen bei, die einen Ausgleich gegenläufiger grundrechtlicher Interessen ermöglichen. Dazu trägt schließlich bei, dass der Gesetzgeber Normen schafft, die Gewissensnot entweder vermeiden oder ein gewissensschonendes Verhalten ermöglichen. Insbesondere das Arbeitsrecht illustriert, dass hier anhand allgemein gefasster gesetzlicher Regeln im Einzelfall angemessene Lösungen gefunden werden können. Sie belegen exemplarisch, dass die Gewissensfreiheit in der traditionellen Abwehrfunktion nicht nur gegenüber dem Staat, sondern unter dem Aspekt der grundrechtlichen Schutzpflicht auch unter Privaten zu beachten ist. Die Gewissensfreiheit gestattet es nicht, die Patientenautonomie zu missachten. Die Gewissensfreiheit dürfte es nicht ausschließen, dass Krankenhäuser und Pflegeeinrichtungen von vornherein – vor Abschluss eines Behandlungs- bzw. Heimvertrages – klarstellen, dass sie z. B. bestimmte Inhalte einer Patientenverfügung ablehnen. Das darf nicht zur Unzeit geschehen und dispensiert nicht von der Pflicht, rechtzeitig eine dem Patientenwillen entsprechende Versorgung zu organisieren.

3.2 Einige Fragen

Generell ist beim Umgang mit dem Argument des Gewissens (auch) im Gesundheitsbereich Vorsicht und Differenzierung geboten. Geht es um zwingend in die Gewissensnot führende Probleme *oder* um menschlich nachvollziehbare Verunsicherungen, Sorgen und Ängste insbesondere von Ärzten und Pflegenden[121] in

---

119 Vgl. § 2 Abs. 1 Satz 1 der Musterberufsordnung der Ärzte (MBO-Ä), den alle Ärztekammern in ihre Berufsordnungen übernommen haben.

120 Die Ausführungen hierzu in einem bekannten juristischen Kommentar zur MBO-Ä bleiben vage und gehen auf die verfassungsrechtliche Fundierung der Vorschrift nicht ein, vgl. H.-D. Lippert, in: R. Ratzel/H.-D. Lippert, *Kommentar zur Musterberufsordnung der deutschen Ärzte (MBO)*, Heidelberg [5]2010, § 2 Rn. 17 f.

121 In den USA sind es vor allem Apotheker, die sich u. a. dann auf ihr Gewissen berufen, wenn sie die Abgabe von Kontrazeptiva und insbesondere von Medikamenten verweigern, die (aneinem Gesundheitssystem, das als überreguliert wahrgenommen wird?[122] Ist das, was als Gewissenproblem artikuliert wird, vielleicht eher ein *professionspolitischer* Appell, der auf ernstzunehmende *Nöte* verweist, die aber möglicherweise keine *Gewissens*nöte sind?[123] Hilft die Mobilisierung unbedingter Moral („Gewissensnot") weiter oder doch eher kluge Unternehmens- und Personalführung, die moralische Bedenken ernst nimmt, aber sie nicht zu schnell auf das Niveau des Unbedingten und Alternativlosen hebt? Nicht nur mit Blick auf das konkrete Problem der Patientenverfügungen stellt sich schließlich die grundsätzliche Frage, ob das geltende Recht moralische Bedenken wirklich verdient hat. Sie lassen womöglich übersehen, dass es vielfach erprobte Ansätze gibt, das geltende Patientenverfügungsrecht moralisch sensibel mit Leben zu erfüllen. Ich erinnere an das Konzept des „Advance Care Planning", das in sehr kleinteiliger Weise versucht, „Selbstbestimmung" und „Lebensschutz" aufeinander zu beziehen.[124] Ich habe den Eindruck, manches vermeintliche Gewissensproblem ließe sich lösen, wenn weniger über die moralischen Prinzipien als solche nachgedacht würde und mehr über die Instrumente, Methoden und Verfahren, die moralische Prinzipien operabel machen, also in alltagstauglicher Weise konkretisieren.

Das alles geht weit über das Verfassungsrecht hinaus. Die Aufgabe des Verfassungsrechts ist es, in einem Geflecht aus handfesten Interessen, subtilen Stimmungen, politischen Absichten und moralischer Subjektivität das juristisch relevante vom juristisch irrelevanten Gewissen unterscheidbar zu machen. Jenseits des Verfassungsrechts mögen die Unterscheidungen anders ausfallen, sie können das positive Recht in einem produktiv-kritischen Sinne irritieren, nicht aber präjudizieren. Wer auf das Verfassungsrecht hofft, muss um die Grenzen des

---

geblich) eine abortive Wirkung haben, vgl. T. M. Pope, *Legal Briefing*, 166 ff.; M. M. Harrington, *The ever-expanding health care conscience clause: The quest for immunity in the struggle between professional duties and moral beliefs*, in: *Fla State Univ Law Rev* 34 (2007), 780 f., 804 ff.

122 Hierzu der Vizepräsident des BVerfG F. Kirchhof, *Das Berufsbild des Arztes zwischen Ethos, Spardiktat und Schönheitsideal*, in: Rheinisches Ärzteblatt 64,7 (2010), 13.

123 Instruktiv S. Graefe, *Autonomie am Lebensende? Biopolitik, Ökonomisierung und die Debatte um Sterbehilfe*, Frankfurt a. M. 2007, 278 f. mit Ausführungen zur „Umkämpftheit des Feldes ‚sterben lassen'" (278).

124 Vgl. J. in der Schmitten/S. Rothärmel/S. Rixen/A. Mortsiefer/G. Marckmann, *Patientenverfügungen im Rettungsdienst (Teil 2)*, in: *Notfall Rettungsmed* 14,6 (2011), 465 ff.; J. in der Schmitten/S. Rothärmel/S. Rixen/G. Marckmann, *beizeiten begleiten® – Modellprojekt in den Senioreneinrichtungen einer Region zur Entwicklung aussagekräftiger, valider und wirksamer Patientenverfügungen*, in: W. Höfling (Hg.), *Das neue Patientenverfügungsgesetz in der Praxis – eine erste kritische Zwischenbilanz*, Baden-Baden 2011, 81 ff.; J. in der Schmitten/S. Rothärmel/C. Mellert/S. Rixen/B. J. Hammes/L. Briggs/K. Wegscheider/G. Marckmann, *A complex regional intervention to implement advance care planning in one town's nursing homes: Protocol of a controlled inter-regional study*, in: *BMC Health Services Research* 11 (2011), 14 ff.

Verfassungsrechts wissen und wird nicht vergessen, dass sich die wenigsten Probleme des heutigen Gesundheitswesens unter Verweis auf die Gewissensfreiheit des Art. 4 Abs. 1 GG adäquat lösen lassen.

Wolfram Höfling

Gewissens- und religionsfreiheitlich fundierte Profilierung kirchlicher Gesundheitseinrichtungen?

1 Problemaufriss

Vor zehn Jahren erregte ein Berufungsurteil des Oberlandesgerichts München ein erhebliches Aufsehen und führte zu intensiven medizinrechtlichen wie medizinethischen Debatten: Die vertraglichen Beziehungen zu einem Pflegeheim vermittelten keine Ansprüche auf Mitwirkung an der Herbeiführung des Todes durch Einstellung der künstlichen Ernährung. Und: Pflegekräfte könnten sich unter Berufung auf ihre Gewissensentscheidung weigern, an einer gewünschten Sterbehilfe mitzuwirken. Die Begründung des Gerichts für einen solchen „Ethikvorbehalt“ fiel gleichermaßen apodiktisch wie rechtsdogmatisch nebulös aus: Dem beklagten Heimträger stehe gegenüber dem Verlangen der Klagepartei „ein aus ihren verfassungsmäßigen Rechten abzuleitendes Weigerungsrecht zu. Dieses ist begründet durch das anerkannte Recht der Pflegekräfte der Beklagten auf Berücksichtigung ihrer Gewissensentscheidung nach Art. 1, 2, 4 GG“[1]. Wenig später formuliert der Senat: „Das Weigerungsrecht der Beklagten bzw. ihrer Pflegekräfte ist [...] bereits aufgrund der ihnen zustehenden verfassungsmäßigen Rechte gem. Art. 1, 2, 4 GG begründet. Unstreitig beruft sich die Beklagte zur Begründung ihrer Weigerung auf die von ihren Mitarbeitern geltend gemachten ethischen Gründe“. Unerörtert könne bleiben, ob im Einzelfall eine Weigerung überhaupt begründet werden müsse.[2]

Ausdrücklich zieht das Gericht in diesem Zusammenhang eine Parallele zu der Frage einer Verpflichtung Dritter zur Mitwirkung an einem Schwangerschaftsabbruch. Auch hier stellten sich Fragen zur Abgrenzung zwischen dem Selbstbestimmungsrecht und dem Gebot des Lebensschutzes sowie der Gewissensfreiheit derjenigen, von denen eine Mitwirkung an einem Schwangerschaftsabbruch – auch wenn er rechtlich zulässig sei – gefordert werde. In diesem Regelungskontext habe der Gesetzgeber durch § 12 Abs. 1 des Schwangeren- und Familienhilfeänderungsgesetzes vom 21.8.1999 klargestellt, dass niemand verpflichtet sei, an einem Schwangerschaftsabbruch mitzuwirken. Für den Bereich

1 OLG München, *NJW* 2003, 1743 (1745).
2 Ebd.

der Sterbehilfe sei dies bislang (noch) nicht geschehen, was der Senat durch den verfassungsunmittelbaren Durchgriff auf Grundrechte kompensiert.[3]

„Art. *1, 2, 4* GG“: Von jemandem, der nicht bis Drei zählen kann – so könnte man polemisieren – ist eine angemessene Antwort auf die im Titel dieses Beitrages aufgeworfene Frage nicht zu erwarten. Und in der Tat: Auch vor einem Jahrzehnt war ein solch schlichtes Begründungsmuster – ohne jede Differenzierung zwischen diesen ganz unterschiedlichen Grundrechtsgewährleistungen – nicht mehr als ein untauglicher Versuch, eine – körperverletzende! – Missachtung des Selbstbestimmungsrechts zu legitimieren.[4] Der Bundesgerichtshof hat deshalb zu Recht die Überlegungen mit deutlichen Worten zurückgewiesen: Entgegen der Auffassung des OLG habe der Beklagten gegenüber dem Unterlassungsbegehren des Klägers – gemeint ist: das Begehren, die künstliche Ernährung einzustellen – „auch kein Weigerungsrecht zu(gestanden), das sich aus den in Art. 1, 2 und 4 GG verbürgten Rechten der Beklagten oder ihrer Pflegekräfte ableiten ließe. Zwar sind die Pflegekräfte der Beklagten auch in ihrer beruflichen Tätigkeit Träger der Menschenwürde (Art. 1 Abs. 1 GG). Das bedeutet jedoch nicht, dass damit auch ihre ethischen oder medizinischen Vorstellungen vom Schutzbereich des Art. 1 Abs. 1 GG umfasst sind oder mit dem verlangten Unterlassen in diesen Schutzbereich eingegriffen würde. [...] Ein Verstoß gegen Art. 2 GG ist nicht ersichtlich; insbesondere fand das Selbstbestimmungsrecht der Pflegekräfte am entgegenstehenden Willen des Klägers bzw. des für ihn handelnden Betreuers – also an den ‚Rechten Anderer‘ (Art. 2 Abs. 1 GG) – ihre Grenze. Die Frage, ob das Verlangen des Klägers die Gewissensfreiheit (Art. 4 Abs. 1 GG) des Pflegepersonals berührte, kann letztlich dahinstehen. Soweit das Strafrecht die künstliche Ernährung eines willensunfähigen Patienten gebietet [...], bedarf es eines Rückgriffs auf Art. 4 Abs. 1 GG nicht; [...] Im übrigen verleiht die Gewissensfreiheit dem Pflegepersonal aber kein Recht, sich durch aktives Handeln über das Selbstbestimmungsrecht des durch seinen Betreuer vertretenen Klägers hinwegzusetzen und seinerseits in dessen Recht auf körperliche Unversehrtheit einzugreifen“. Darin liege auch der Unterschied zur Normsituation des § 12 Abs. 1 Schwangeren- und Familienhilfeänderungsgesetz.[5]

So wie es der Senat des Oberlandesgerichts München versucht hat, kann also eine gewissensbasierte Profilierung kirchlicher Gesundheitseinrichtungen nicht gelingen.

---

3 Vgl. OLG München, *NJW* 2003, 1743 (1745).

4 Dabei soll hier ausdrücklich hervorgehoben werden, dass die zentrale Fragestellung des damaligen „Falles“ genau diejenige nach dem Willen des Betroffenen war.

5 BGH, *NJW* 2005, 2385 (2386).

Wenig überzeugend ist aber auch eine gleichsam gegenläufige Instrumentalisierung der Gewissensfreiheit im Kontext medizinischer Behandlung, wie sie das Verwaltungsgericht Berlin jüngst praktiziert hat. Die Frage, ob das ärztliche Berufsrecht (das sogenannte Standesrecht) die ärztliche Mitwirkung beim Suizid eines Patienten verbieten darf, hat das Gericht neben der Berufsfreiheit des Art. 12 Abs. 1 GG auch auf die Gewissensfreiheit rekurrierend beantwortet. Ein Arzt, der einem nicht mehr angemessen zu behandelnden Patienten Beihilfe zum Suizid leiste, könne sich in dieser Grenzsituation auf seine Gewissensfreiheit berufen.[6] Auch diese Entscheidung beruht auf einer unzutreffenden dogmatischen Operationalisierung der Gewissensfreiheit.[7] Aber wie dann? Einigen Problemaspekten dieser Fragestellung wollen die nachfolgenden Überlegungen nachgehen.

2 Die Grundrechtsdimensionen des Themas – skizzenhafte Überlegungen

2.1 Die korporative Ebene

Dass die Kirchen und Religionsgemeinschaften auch als Träger karitativer Einrichtungen grundrechtlichen Schutz genießen, steht außer Frage. So hat auch das Bundesverfassungsgericht schon früh – unter affirmativer Bezugnahme auf das Selbstverständnis der katholischen und evangelischen Kirche – hervorgehoben, die Religionsausübung umfasse nicht nur den Bereich des Glaubens und des Gottesdienstes, sondern auch die Freiheit zur Entfaltung und Wirksamkeit in der Welt, wie es ihrer religiösen und diakonischen Aufgabe entspreche. Hierzu gehöre insbesondere das karitative Wirken: „Die tätige Nächstenliebe ist eine *wesentliche Aufgabe* für den Christen und wird von den christlichen Kirchen als kirchliche *Grundfunktion* verstanden“[8]. Wenn und soweit Krankenhäuser und ähnliche Einrichtungen der Gesundheitsversorgung mit den Kirchen verzahnt und in diese „inkorporiert“ seien, gehörten sie zur Kirche, wie sie Art. 140 GG i.V.m. Art. 137

---

6 Vgl. VG Berlin, *MedR* 2013, 58 (64).

7 Siehe zur Kritik den Beitrag von S. Rixen, *Die Gewissensfreiheit der Gesundheitsberufe aus verfassungsrechtlicher Sicht*, in diesem Band, 65–88, bei Fn. 113ff. – Näher noch zur Gewissensfreiheit unten 2.2.

8 *BVerfGE* 53, 366 (393). – Allgemein hierzu J. Isensee, *Die caritative Betätigung der Kirchen und der Verfassungsstaat*, in: J. Listl/D. Pirson (Hg.), *Handbuch des Staatskirchenrechts der Bundesrepublik Deutschland*, Bd. 2, Berlin [2]1995, 665–756; O. Depenheuer, *Finanzierung und Organisation der kirchlichen Krankenhäuser*, in: J. Listl/D. Pirson (Hg.), *Handbuch des Staatskirchenrechts der Bundesrepublik Deutschland*, 757–787.

WRV verstehe. Durch diese Funktionseinheiten entfalte der kirchliche Auftrag seine spezifische Wirkung – so das Bundesverfassungsgericht.[9] Auch wenn die Sicherstellung der Krankenhausversorgung eine öffentliche Aufgabe ist und der Staat sich zur Erfüllung dieser Aufgaben in beträchtlichem Umfang gerade auch auf die Mitwirkung kirchlicher Einrichtungen verlässt und diese als feste Größe in seiner gesundheitspolitischen Planung einbezieht, „bleiben die besondere religiöse Ausrichtung christlicher Krankenhäuser, ihre karitative und diakonische Zielsetzung und die unmittelbare Beziehung ihres Wirkens am kirchlichen Grundauftrag unberührt". Dass anders ausgerichtete Träger im Sozialbereich ähnliche Zwecke verfolgen, „rein äußerlich gesehen, ‚Gleiches' erzielen wollen, aus kirchlicher Sicht aber nur der begrenzten Aufgabe effizienter Gesundheitsvorsorge ohne religiöse Dimensionen dienen", ändert an der vorstehend skizzierten grundrechtlichen Einordnung nichts.[10]

Kirchlich getragene Krankenpflege ist damit ein Akt der Religionsausübung.[11] Diese Dimension wird flankiert durch das in Art. 140 GG i.V.m. Art. 137 Abs. 3 WRV verankerte Selbstbestimmungsrecht der Religionsgesellschaften in eigenen Angelegenheiten sowie die Funktionsgarantie des Art. 138 Abs. 2 WRV. Sie gewährleistet das Eigentum und andere Rechte der Religionsgesellschaften und religiösen Vereine an ihren für Kultus-, Unterrichts- und Wohltätigkeitszwecke bestimmten Anstalten, Stiftungen und sonstigen Vermögen. Die ausdrückliche Erwähnung auch von Unterrichts- und Wohltätigkeitszwecken spricht dabei dafür, dass der Schutzbereich dieser sogenannten Kirchengutsgarantie weit zu fassen ist.[12]

Der erste Befund zur verfassungsrechtlichen Absicherung des kirchlichen Wirkens (auch) im Bereich der Gesundheitsversorgung deutet auf ein beachtliches Profilierungspotential hin. Doch relativiert ein näherer Blick diesen Eindruck deutlich. Die verfassungsrechtlichen Gewährleistungen beziehen sich ganz wesentlich auf organisatorische und personalstrukturelle Aspekte sowie institutioneninterne Willensbildungs- und Entscheidungsprozesse. Die vorstehend zitierte Grundsatzentscheidung des Bundesverfassungsgerichts betraf genau eine derar-

9 Vgl. *BVerfGE* 53, 366 (398 ff.).

10 Ausdrücklich *BVerfGE* 53, 366 (399) unter Bezugnahme auf *BVerfGE* 24, 236 (249).

11 Siehe auch H. Genzel/U. Degener-Hencke, in: A. Laufs/B.-R. Kern (Hg.), *Handbuch des Arztrechts*, [4]2010, § 81 Rn. 20; K. Makowski, *Kirchliche Krankenhäuser und staatliche Finanzierung*, Frankfurt a. M. 2010, 172 ff.

12 Siehe hier nur mit weit. Nachw. S. Muckel, in: K.-H. Friauf/W. Höfling (Hg.), *Berliner Kommentar zum Grundgesetz*, Art. 140/Art. 138 WRV Rn. 38 (Stand: August 2011).

tige Konstellation.[13] Das Bundesverfassungsgericht hält denn auch als Gemeinsamkeit zwischen weltlichen und kirchlichen Krankenanstalten fest, das übereinstimmende Bestreben, eine bestmögliche ärztlich-medizinische Behandlung und Versorgung der Kranken zu sichern. Soweit staatliche gesetzliche Regelungen „nur hierauf hinwirken, werden sie, wie die Begrenzung der Angriffe gegen das Krankenhausgesetz belegt, auch von kirchlichen Einrichtungen als verbindlich anerkannt".[14] Das verfassungsrechtlich garantierte Selbstbestimmungsrecht der Kirchen, das der Staat möglichst zu schonen hat, betrifft demgegenüber die Organisations- und Personalhoheit der Kirchen, dabei namentlich auch den Einfluss von Kirchenvertretern in den satzungsgemäßen oder gesellschaftsvertraglich geschaffenen Organen, um die Einbindung in den kirchlichen Gesamtauftrag zu sichern.[15]

Dementsprechend sind auch die „Rücksichtsnahmeregelungen" in den Krankenhausgesetzen der Länder hierauf beschränkt. Die einschlägigen Normen nehmen die kirchlichen Krankenhäuser von bestimmten organisations- und personalstrukturellen Anforderungen aus.[16] Mit der Aufnahme in den Krankenhausplan des Landes haben sich kirchliche Krankenhäuser aber zugleich verpflichtet, den allgemeinen Zielvorgaben des Krankenhausrechts zu folgen und die vorgegebenen Qualitätsstandards zu erfüllen. Nur bezüglich bestimmter innerorganisatorischer Aspekte dürfen sie eigenverantwortlich agieren.[17]

Erweist sich damit schon das *religionsfreiheitliche* Profilierungspotential als begrenzt, so gilt dies erst recht für eine *gewissensbasierte* Schärfung der Erbringung kirchlicher Gesundheitsdienstleistungen. Träger der Gewissensfreiheit können nämlich nur natürliche Personen sein, nicht aber juristische Personen und Vereinigungen gleich welcher Art.[18]

---

13 Siehe *BVerfGE* 53, 366 (402): Die mit der Verfassungsbeschwerde angegriffenen Vorschriften des Krankenhausgesetzes seien „darauf angelegt, auf das ‚Procedere' im kirchlichen Bereich Einfluss zu nehmen, auf die kirchliche Willensbildung und Organisation selbst, die zwar mittelbar dem Staat bei seiner Aufgabenbewältigung nützlich ist, die aber nicht etwa deshalb ohne weiteres der staatlichen Regelungsgewalt unterliegt".

14 *BVerfGE* 53, 366 (402).

15 Vgl. *BVerfGE* 53, 366 (403) – Nähere und kritische Analyse z. B. bei W. Leisner, *Das kirchliche Krankenhaus im Staatskirchenrecht der Bundesrepublik Deutschland,* in: *EGTSK* 17 (1983), 9 – 29.

16 Siehe als Beispiel etwa § 33 des Krankenhausgestaltungsgesetzes NRW.

17 Siehe hier nur D. Prütting, *Krankenhausgestaltungsgesetz NRW. Kommentar für die Praxis,* [3]2009, § 33 Rn. 1.

18 Siehe hier nur BVerfG (Kammer), *NJW* 1990, 241; H. D. Jarass, in: H. D. Jarass/B. Pieroth, *GG-Kommentar,* [12]2012, Art. 4 Rn. 47; S. Muckel, in: K.-H. Friauf/W. Höfling (Hg.), Art. 4 Rn. 70.

2.2 Die individuelle Ebene

Eine spezifisch gewissensbasierte Profilierung kirchlicher Einrichtungen der Gesundheitsversorgung kann daher nur auf der Grundlage individueller Entscheidungen aufbauen. Über diese – so könnte man argumentieren – erfolgt dann eine gleichsam mittelbare Prägung der Einrichtung selbst. Wenn und soweit – so könnte man fortfahren – kirchliche Träger von Gesundheitseinrichtungen bereit und in der Lage sind, ihre „Personalpolitik" auf verbindende religiöse wie gewissensorientierte Maßstabsgrößen hin auszurichten, steigt das Potential einrichtungsprägender Profilierung mittels individueller Gewissensentscheidungen. Doch ist das eine realistische Perspektive?

Zunächst: Die Schwierigkeiten kirchlicher Einrichtungen, „überzeugungstreue" und „glaubensfeste" Personen („gute Katholiken") gewinnen zu können, werden vielfach beklagt. Auch wenn damit die kritische Rückfrage ausgelöst wird, was denn genau dieses „überzeugungstreu" bzw. „glaubensfest" bedeute, erscheint es heute in der Tat wenig wahrscheinlich, dass in von der Kirche getragenen Pflegeheimen oder Krankenhäusern gleichsam flächendeckend Akteure tätig sind, deren Gewissen sich signifikant anders regt als bei Ärzten und Pflegenden der kommunalen, privaten usw. Gesundheitseinrichtungen.

Dies gilt jedenfalls dann, wenn man in diesem Zusammenhang „Gewissen" nicht im Sinne eines diffusen Unbehagens deutet,[19] sondern als grundrechtsdogmatische Kategorie. Die Gewissensfreiheit, wie sie heute in Art. 4 Abs. 1 GG gewährleistet ist, wird zwar als „glanzvolle[s] Ur-Grundrecht" und als „Testgrundrecht" für den Zustand von Staat und Gesellschaft bezeichnet,[20] doch erweist sich seine dogmatische Operationalisierung als prekäre Aufgabe. Das Grundrecht schützt nicht davor, in Grenzsituationen zu geraten, sondern zielt auf den Schutz der „moralische[n] Identität"[21] und trifft den Kern der Persönlichkeit.[22]

Hinzu kommt, dass das Grundrecht des Art. 4 Abs. 1 GG in seiner (primären) abwehrrechtlichen Funktion nur vor dem Staat zurechenbaren Beeinträchtigungen schützt. Derartige Grundrechtsgefährdungen sind aber eher selten und wer-

---

19 N. Luhmann, *Die Gewissensfreiheit und das Gewissen*, in: *AöR* 90 (1965), 279, spricht von diffusen „Krisenfälle[n]".

20 Siehe H. Bethge, *Gewissensfreiheit*, in: J. Isensee/P. Kirchhof (Hg.), *Handbuch des Staatsrechts*, Bd. VII, ^{3}2009, § 158 Rn. 1 unter Bezugnahme auf U. Steiner, *Das Grundrecht der Glaubens- und Gewissensfreiheit (Art. 4 Abs. 1, Abs. 2 GG)*, in: *JuS* 22 (1982), 156.

21 U. Mager, in: I. v. Münch/P. Kunig (Hg.), *GG-Kommentar*, Bd. I, ^{6}2012, Art. 4 Rn. 51.

22 Siehe auch E.-W. Böckenförde, *Das Grundrecht der Gewissensfreiheit (1970)*, in: E.-W. Böckenförde, *Staat, Verfassung, Demokratie. Studien zur Verfassungstheorie und zum Verfassungsrecht*, Frankfurt a. M. 1991, 219; siehe zum Ganzen auch S. Rixen, *Die Gewissensfreiheit der Gesundheitsberufe aus verfassungsrechtlicher Sicht*, in diesem Band, 65–88.

den beispielsweise durch § 12 des Schwangerenkonfliktgesetzes und § 10 des Embryonenschutzgesetzes gelöst.[23] Über die abwehrrechtliche Funktion hinaus entfaltet das Grundrecht der Gewissensfreiheit sich lediglich über die – überkommen sogenannte – mittelbare Drittwirkung. Darüber wirkt das Grundrecht ein auf die Rechtsbeziehungen zwischen privaten Grundrechtssubjekten,[24] etwa des Arbeitsrechts.[25] Insoweit spricht man von der schutzrechtlichen Funktion der Grundrechte. Wenn und soweit ein anderes Grundrechtssubjekt übergreift in ein grundrechtliches Schutzgut – konkret hier: die Freiheit der Gewissensentscheidung –, besteht eine grundsätzliche Verpflichtung des Staates, namentlich des Gesetzgebers, sich schützend vor das „Opfer" zu stellen. Mit anderen Worten: Er muss in seiner Rechtsordnung und in der Rechtsanwendung für Konfliktlösungsmechanismen sorgen. Doch damit werden Konstellationen erfasst, die für die hier erörterte Fragestellung kaum in Betracht kommen. Sie setzen nämlich voraus, dass der Arbeitgeber – also konkret: eine kirchliche Einrichtung der Gesundheitsversorgung – von einem Arzt oder einem Pflegenden ein Verhalten verlangt, das diesen in eine „existentielle Identitätskrise" stürzt. Denkbar wäre allenfalls, dass die kirchliche Einrichtung in Erfüllung ihrer Verpflichtungen aus der Teilnahme an der öffentlichen Gesundheitsversorgung (etwa als Plankrankenhaus) einen derartigen individuellen Gewissenskonflikt zunächst auslöst, dann zugunsten des betroffenen Grundrechtssubjekts beilegt und sich damit selbst aus den öffentlichen Bindungen befreit. Es kann hier dahinstehen, ob das eine wirklichkeitsnahe Option beschreibt und zudem im Außenverhältnis etwa zur Krankenhausaufsicht ein Erfolg versprechendes Argument wäre.[26] Die eingangs geschilderte Konstellation einer gewissensbasierten Weigerung von Pflegenden,

---

23 Siehe auch dazu mit weit. Nachw. S. Rixen, *Die Gewissensfreiheit der Gesundheitsberufe aus verfassungsrechtlicher Sicht*, in diesem Band, 65–88 – Ein weiterer denkbarer Konfliktfall betrifft auch die postmortale Organspende auf der Grundlage der Hirntodkonzeption. Die offiziellen Verlautbarungen der beiden christlichen Kirchen anerkennen zwar die Gleichsetzung von Hirntod und Tod des Menschen; doch gibt es durchaus auch abweichende Positionen. Wenn und soweit ein Krankenhaus in kirchlicher Trägerschaft diese Gleichsetzung ablehnt, kann es bzw. die dort Tätigen durchaus in Konflikt geraten mit den Meldepflichten des Transplantationsgesetzes. Die transplantationsrechtlichen Regelungen in den US-Bundesstaaten New Jersey und New York greifen diesen möglichen Konflikt auf und räumen allen ein Wahlrecht ein, sich für die Hirntodkonzeption oder den irreversiblen Herz-Kreislauf-Stillstand als Todeskriterium zu entscheiden.

24 Zu denen auch kirchliche Einrichtungen der Gesundheitsversorgung gehören.

25 Siehe zu den Problemen etwa S. Greiner, *Ideelle Unzumutbarkeit. Dogmatik und Praxis der Leistungsverweigerung bei Rechtsgüter- und Pflichtenkollisionen im Zivilrecht*, Berlin 2004, 66 ff.; ferner etwa mit Nachw. S. Rixen, *Die Gewissensfreiheit der Gesundheitsberufe aus verfassungsrechtlicher Sicht*, in diesem Band, 65–88.

26 Siehe auch noch unten bei Fn. 34.

die künstliche Ernährung eines Patienten einzustellen, führt dies noch einmal vor Augen: Hier war es gerade die Einrichtung selbst, die sich gegenüber dem Wunsch des Betroffenen[27] auf die Gewissensentscheidung ihrer Mitarbeiter(innen) berief. Anders aber als etwa in der Schwangerschaftsabbruchkonstellation geht es hier darum, dass das gewissensbasierte Verhalten nicht einfach im Unterlassen eines fremdschädigenden Übergriffs liegt, sondern in der einem Dritten aufgezwungenen Fortsetzung eines solchen Übergriffs. Dies ist ein zentraler normativer Unterschied.

Resümierend lässt sich demnach festhalten, dass die Leistungsfähigkeit der Glaubens-, Religions- und Gewissensfreiheit als Katalysatoren der Profilbildung christlicher Einrichtungen der Gesundheitsversorgung eher begrenzt ist.

3 Begrenzte Gestaltungsspielräume

Welche Möglichkeiten einer christlichen Profilierung, einer Ausrichtung an einem christlichen Menschenbild,[28] verbleiben, um damit der in der Tat wachsenden Anzahl ethisch umstrittener Interventionen im Gesundheitswesen[29] wirksam begegnen zu können, sei abschließend kurz und beispielhaft skizziert.

(1) Eine erste Möglichkeit der Profilierung erwächst aus einer Verzichtsleistung: Kirchliche Krankenhäuser können etwa auf die Erbringung von Leistungen verzichten, die ansonsten durchaus übliche Krankenhausdienstleistungen darstellen. So kann der Träger festlegen, dass z. B. medizinisch nicht indizierte ästhetische Interventionen und Anti-Aging-Programme nicht zum Leistungsangebot des Hauses gehören. Wer davon überzeugt ist, dass derartige Angebote Ausdruck eines defizitären und potentiell diskriminierenden Menschenbildes sind, für den liegt die entsprechende Konsequenz nahe.

Der damit verbundene Verzicht auf zusätzliche Einnahmequellen (als Folge der Inanspruchnahme von IGEL-Angeboten) mag von mancher chirurgischen

27 Noch einmal: Genau hier lag das eigentliche Problem des Falles, ob es nämlich einen entsprechenden Behandlungsabbruchwunsch überhaupt gab.

28 Darum geht es zentral; die Frage der grundrechtlichen Absicherung einer derartigen Profilbildung betrifft eigentlich einen instrumentellen Aspekt.

29 Siehe dazu W. Kluth, *Der Preis der Gewissensfreiheit im weltanschaulich pluralen Leistungsstaat. Eine exemplarische Untersuchung im Bereich des Gesundheitswesens*, in: S. Muckel (Hg.), *Kirche und Religion im sozialen Rechtsstaat* (Festschrift für W. Rüfner zum 70. Geburtstag), Berlin 2003, 464 ff.

Abteilung vielleicht als „schmerzhaft“ empfunden, kann andererseits aber auch als Prüfstein für die Ernsthaftigkeit des eigenen Leitbildes verstanden werden.

(2) Ein weiteres denkbares Beispiel betrifft die Pränatalmedizin. Ein pränatalmedizinisches Zentrum in einem Krankenhaus in kirchlicher Trägerschaft kann seinen Beitrag zum Lebensschutz durch ein besonders ausgebautes und einfühlsames Beratungsangebot[30] leisten. Hier mag es Folgeprobleme geben, nämlich dann, wenn eine Frau trotz allem den Abbruch der Schwangerschaft wünscht. Das kirchliche Haus wird sich außerstande sehen, dem zu entsprechen, doch kann es – so meine Auffassung – die Frau nicht unbegleitet sich selbst überlassen, nimmt es sein christliches Leitbild ernst. Dass hier möglicherweise Konflikte mit der (katholischen) Kirche selbst drohen, darf nicht bedeuten, dass diese Variante spezifischer Profilierung tabuisiert wird.

(3) Ein drittes und letztes Referenzgebiet betrifft die Selbstbestimmung am Lebensende, konkret den Umgang mit Patientenverfügungen. Das geltende Recht[31] folgt einem (zu) formalen Autonomiekonzept. Weil es Vorausverfügungen, deren Befolgung zum Tode führen, auch für Krankheitsstadien erfasst, die (weit) vor dem Sterbeprozess liegen können, hat es nicht zuletzt in kirchlichen Krankenhäusern und bei Pflegenden zu erheblichen Belastungen und Diskussionen geführt. Namentlich die Katholische Kirche hat immer wieder deutliche Vorbehalte gegenüber der starken Betonung von Autonomie formuliert, die in der gesetzlichen Regelung zum Ausdruck kommt.[32] Das Dokument „Christliche Patientenvorsorge“ hat das Grunddilemma der Kirchen noch einmal deutlich formuliert, das sich aus einem Spannungsverhältnis zwischen rechtlicher und theologischer Bewertung von Selbstbestimmung ergibt. Wer das Leben als Geschenk Gottes versteht, für den ist es oftmals schwer verständlich, dass ein Patient selbst über die Dauer dieses Lebens entscheiden können soll.[33] Ob es hier wirklich eine tragfähige Lösung sein kann, Krankenhausbehandlungs- bzw. Heimverträge so auszugestalten, dass die gesetzlichen Regelungen über die Patientenverfügung (teilweise) abbedungen

30 Auch dies wird sich möglicherweise ökonomisch „nicht rechnen“.

31 Gemeint sind die §§ 1901a ff. BGB in der Fassung des Dritten Gesetzes zur Änderung des Betreuungsrechts vom 29.7.2009 (*BGBl.* I, 2286); dazu etwa W. Höfling, *Das neue Patientenverfügungsgesetz*, in: *NJW* 62 (2009), 2849–2852.

32 Siehe auch W. Höfling, *Prekäre Selbstbestimmung. Das Institut der Patientenbestimmung*, in: *ZME* 59,3 (2013), 171–178.

33 Siehe für eine kritische Auseinandersetzung mit dem Dokument der beiden christlichen Kirchen: S. Augsberg/W. Höfling, *Christliche Patientenvorsorge durch Patientenvollmacht, Betreuungsverfügung, Behandlungswünsche und Patientenverfügung*. Stellungnahme erarbeitet für die Patientenschutzorganisation Deutsche Hospiz Stiftung, März 2011.

werden,[34] erscheint unsicher.[35] Zwar ist es als ernsthafte gewissensbasierte Einstellung zu respektieren, wenn Mitarbeiter(innen) einer kirchlichen Einrichtung der Gesundheitsversorgung – ggf. nach einer entsprechenden Gewissensschärfung – es für unzumutbar halten, etwa ein „Sterbehungern" palliativmedizinisch zu begleiten. Wenn aber, gleichsam flächendeckend, das durch das Betreuungsrecht einfachgesetzlich konkretisierte Selbstbestimmungsrecht über die leiblich-seelische Integrität unterlaufen wird, kann man hierin auch eine prinzipielle Relativierung des Versorgungsauftrages sehen, in den die kirchliche Einrichtung auf der Grundlage eines eigenen Beschlusses eingebunden ist. Wenn und soweit eine Einrichtung für aus ihrer Sicht moralisch besonders problematische Fallgestaltungen eine gegenläufige „Politik" verfolgen will, hat sie jedenfalls darauf zu achten, dass die Versorgungssicherheit nicht gefährdet wird. In Regionen, deren Versorgung im Wesentlichen durch kirchliche Einrichtungen geprägt und sichergestellt ist, dürfte dies nicht immer gelingen.

Ein vorzugswürdiges Gegenmodell könnte darin bestehen, den Umgang mit Patientenverfügungen in Leitlinien einrichtungsweit zu strukturieren und in Entscheidungsabläufe zu integrieren. Darin kann z. B. eine offensive Kommunikationsstrategie verfolgt werden, die darauf abzielt, bereits bei Aufnahme von Patienten in eine Einrichtung über das Vorhandensein und namentlich den Inhalt einer Patientenverfügung zu sprechen. Auf diese Weise eröffnet sich die Möglichkeit, mit dem Betroffenen in ein einfühlsames Gespräch über die aktuellen Vorstellungen und Wünsche zu kommen. Die in der Praxis oftmals unpräzisen, widersprüchlichen oder unreflektierten Anordnungen können so noch einmal zur Diskussion gestellt und möglicherweise korrigiert werden. Darüber hinaus eröffnet ein derartiger Kommunikationsprozess auch die Möglichkeit, ggf. für längere Zeit erstellte Patientenverfügungen noch einmal im Lichte der aktuellen Lebens- und Krankheitssituation, aber auch von veränderten Einstellungen zu Krankheit und Tod, zu überdenken.[36]

---

34 Siehe dazu die Überlegungen bei S. Rixen, *Die Gewissensfreiheit der Gesundheitsberufe aus verfassungsrechtlicher Sicht*, in diesem Band, 65–88.

35 Fraglich ist insoweit auch, ob ein derartiges „Sich-Ausklinken" aus dem Versorgungsrahmen, den die Vorgaben des Betreuungsrechts – das insoweit wiederum die verfassungsrechtlich garantierte Selbstbestimmung des Patienten abzusichern versucht – mitbestimmen, nicht Reaktionen der Krankenhausaufsicht hervorrufen muss.

36 Siehe dazu W. Höfling, *Prekäre Selbstbestimmung*, 177.

4 Schlussbemerkungen

Derartige Profilierungen werden bzw. können getragen sein von Glaubens-, seltener von Gewissensüberzeugungen; doch bedarf es dieser grundrechtlichen Fundierung nicht zwingend, um im Alltag eines Krankenhauses oder eines Pflegeheims den Anforderungen eines christlich geprägten Leitbildes gerecht zu werden. Gefordert ist vielmehr vor allem Mut, sich den Herausforderungen zu stellen und die damit verbundenen Fragen offen zu thematisieren.

Gertrud Nunner-Winkler

Entwicklungspsychologischer Blick auf reife Urteilsfähigkeit und Gewissensentscheidungen

1 Gewissen und moralische Entwicklung

In einem zentralen Punkt stimmen die verschiedenen Bedeutungsvarianten des Konzepts Gewissen überein – in der Bündelung vielfältiger Funktionen. Dem Gewissen werden urteilende, handlungsanleitende, selbstbeobachtende, Folgen bewertende sowie strafende oder freisprechende Funktionen zugeschrieben. Das Gewissen ist „das Pflichtbewußtsein, insofern es sich [...] als Triebfeder des Wollens geltend macht oder wenigstens nachträglich die Billigung oder Mißbilligung der bereits vollbrachten Handlungen veranlasst“[1]; es ist „das Bewußtsein vom sittl[ich] Guten oder Bösen, [...] [wobei] vorschauendes, begleitendes und rückschauendes G[ewissen] [...] [unterschieden werden,] [...] das ‚gute‘ und das ‚schlechte‘, das ‚ermahnende‘ und das ‚warnende‘ G[ewissen]“[2].

Unterschiede zeigen sich allerdings in Erklärungen der *Genese* und der Funktionsweise des Gewissens. Aus religiöser Sicht gilt: „Der Mensch hat ein Gesetz, das von Gott seinem Herzen eingeschrieben ist, [...] wenn er [darauf] hört, kann [er] die Stimme Gottes, [...] vernehmen“[3]. In Kants Moralphilosophie tritt die Vernunft an Gottes Stelle. Das sittliche Gesetz ist „das objektive Prinzip, [...] was allen vernünftigen Wesen auch subjektiv zum praktischen Prinzip dienen würde, wenn Vernunft volle Gewalt über das Begehrungsvermögen hätte“[4]. Aus psychoanalytischer Perspektive resultiert das Gewissen aus gesellschaftlichen Prägungen: Es entsteht durch die Internalisierung „einer äußeren Macht, [...] der elterlichen Autorität“[5] und nimmt sodann „auch die Einflüsse jener Personen an, die an die Stelle der Eltern getreten sind, also von Erziehern, Lehrern, idealen

1 *Meyers Großes Konversations-Lexikon*, Bd. 7, Wien [6]1904, 805.

2 *Brockhaus Enzyklopädie*, Bd. 7, Wiesbaden 1969, 291.

3 www.kathpedia.com/index.php?title=Gewissen (Zugriff am 11.04.13).

4 I. Kant, *Grundlegung zur Metaphysik der Sitten*, hg. von K. Vorländer, Hamburg [3]1965, 19, Fn.

5 S. Freud, *Neue Folge der Vorlesungen zur Einführung in die Psychoanalyse*, in: S. Freud, *Vorlesungen zur Einführung in die Psychoanalyse und neue Folge*, *Freud-Studienausgabe*, Bd. 1, Frankfurt a.M. 1969, 500.

Vorbildern“[6]. Der Ursprung des Gewissens wird also in Gott, in der Vernunft oder schließlich in der Gesellschaft gesucht.

Auch seine *Wirkungsweise* wird unterschiedlich beschrieben. Im mittelalterlichen theologischen Diskurs zog das Gewissen seine handlungsmotivierende Kraft aus der Erwartung des Jüngsten Gerichts – Himmel und Hölle fungierten als Sanktionsinstanzen[7]. Gegen diese Selbstbezogenheit des Gewissens, das durch gute Taten Gottes Anerkennung zu verdienen sucht, setzte Luther den Glauben an die Liebe Gottes. Dieser befreie den Menschen „zu einem nicht um sich selbst, seine eigene Moralität, sondern um den andern bekümmerten Handeln“[8]. Auch in innerweltlichen Debatten finden sich Motivdifferenzierungen. Normkonformität ist im Behaviorismus durch das Bestreben motiviert, konkrete Strafen zu vermeiden bzw. Belohnungen zu erringen. In psychoanalytischen Ansätzen geht es um soziale und innere Sanktionen – um die Angst vor Liebesverlust, um das Streben nach Anerkennung, um die Vermeidung von Gewissensbissen. Kant konzipiert ein intrinsisches Motiv – die Achtung vor dem Gesetz, „das wir uns selbst und doch als an sich notwendig auferlegen. Als Gesetz sind wir ihm unterworfen ohne die Selbstliebe zu befragen“[9].

Kohlbergs Theorie[10] lässt sich als empirische Analyse der Entwicklung des Gewissens lesen. Der ganzheitlichen Bündelung der unterschiedlichen Funktionen entspricht die Annahme des kognitiv-affektiven Parallelismus, wonach die Gründe der Geltung von Normen den Motiven ihrer Befolgung strukturgleich sind. Die inhaltlichen Differenzierungen der Quellen und Triebkräfte des Gewissens sind in einer entwicklungslogischen Abfolge zunehmend komplexerer Stufen angeordnet. Bis zum Alter von 10 – 11 Jahren glaubt das präkonventionelle Kind, Normen gälten, weil sie von Autoritäten gesetzt und mit Sanktionen ausgestattet sind und würden allein im Blick auf Strafen und Belohnungen befolgt. Auf dem für die meisten Erwachsenen charakteristischen konventionellen Niveau glauben Menschen, Normen gälten, weil sie faktisch in ihrer Gruppe bzw. Gesellschaft vorherrschen und würden befolgt, um Anerkennung zu gewinnen bzw. Gewissensbisse zu vermeiden. Erst auf dem von nur wenigen Personen erreichten postkonventionellen Niveau werden Normen als gültig erachtet, weil sie aus universellen moralischen Grundprinzipien – Unparteilichkeit, Gleichheit, Achtung vor der Würde der Person – abgeleitet sind und aus Einsicht befolgt werden.

---

6 S. Freud, *Neue Folge der Vorlesungen zur Einführung in die Psychoanalyse*, 502.

7 Vgl. H. D. Kittsteiner, *Die Entstehung des modernen Gewissens*, Frankfurt a. M. 1991, 384.

8 C. Tietz, *Aufstand des Gewissens*, Online-Texte der Evangelischen Akademie Bad Boll, 2007, 6 (http://www.ev-akademie-boll.de/fileadmin/res/otg/520507-Tietz.pdf; Zugriff am 16. 11. 2013).

9 I. Kant, *Grundlegung zur Metaphysik der Sitten*, 20, Fn.

10 Vgl. L. Kohlberg, *Essays on Moral Development*, Bd. 1 u. 2, San Francisco 1981/1984.

Neuere Forschungen stellen die Ganzheitlichkeit der Gewissensbildung in Frage. Moralisches Wissen und moralische Motivation, die Kohlberg gekoppelt sieht, entwickeln sich unabhängig voneinander. Dazu kommt der Aufbau inhaltlicher Wissenssysteme und Expertise, deren Bedeutung für das moralische Urteil Kohlbergs Theorie ausblendet. Im Folgenden werde ich zunächst Befunde zu den einzelnen Dimensionen der Moralentwicklung darstellen (2, 3) und sodann ärztliche Entscheidungen und je erforderliche spezifische Kompetenzen diskutieren (4).

2 Moralische Entwicklung – die kognitive Dimension

2.1 Kindliches Moralverständnis

Kohlbergs Charakterisierung des kindlichen Moralverständnisses als rein instrumentell geriet unter Kritik. Beispielsweise begründeten weniger als 10 Prozent der 4-Jährigen in LOGIK[11] (einer repräsentativen Längsschnittstudie, in der ich die Moralentwicklung von anfänglich 200 Kindern bis zum Alter von 22 Jahren untersuchen konnte) das so gut wie allen bekannte Verbot, die Süßigkeiten eines anderen Kindes zu entwenden, unter Rekurs auf Sanktionen. Die allermeisten verwiesen auf die Existenz einer verbindlichen Norm oder gaben eine negative Bewertung der Tat oder des Täters ab (zum Beispiel „Die Süßigkeiten eines anderen darf man nicht nehmen! Das ist böse! Der ist ein Dieb!"). Auch können in westlichen Demokratien aufwachsende Kinder moralische von konventionellen und religiösen Regeln sowie einem persönlichen Bereich unterscheiden: Im persönlichen Bereich wird für Entscheidungen, die Dritte nicht beeinträchtigen, individueller Freiheitsspielraum beansprucht. Konventionelle und religiöse Regeln gelten nur für Zugehörige, die ersteren sind unabhängig von Gottes Wort und durch Übereinkunft oder Setzung veränderbar, die letzteren abhängig von Gottes Wort und für Menschen unabänderlich. Moralische Regeln hingegen genießen eine intrinsische (i. e. autoritäts- und sanktionsunabhängige), universelle und unabänderliche Gültigkeit: „Auch wenn der Vater, der Direktor, der König es erlaubten – ein anderes Kind schlagen darf man nicht. Nicht einmal der liebe Gott

---

11 Vgl. G. Nunner-Winkler, *Zum Verständnis von Moral-Entwicklung in der Kindheit*, in: F. E. Weinert (Hg.), *Entwicklung im Kindesalter*, Weinheim 1998, 133–152; dies., *Zur Entwicklung moralischer Motivation*, in: W. Schneider (Hg.), *Entwicklung von der Kindheit bis zum Erwachsenenalter*, Weinheim 2008, 103–123.

darf das!"[12] Und sie können Ausnahmen von Regeln angemessen rechtfertigen. Den Bruch des Versprechens, beim Aufräumen nach einem gemeinsamen Fest mitzuhelfen, verurteilten beispielsweise so gut wie alle 10–11-jährigen LOGIK-Probanden, wenn er nur der persönlichen Bedürfnisbefriedigung diente, hielten ihn jedoch für geboten, wenn es galt, ein verirrtes kleines Kind nach Hause zu begleiten. Wie ein Kind erklärte: „Es ist schlimmer, wenn das Kind und die Eltern sich ängstigen, als wenn die anderen ein wenig mehr aufräumen müssen. Die hätten an meiner Stelle genauso gehandelt". Dieser Rekurs auf das verantwortungsethische Grundprinzip der Schadensminimierung widerspricht Kants letztlich religiös fundierter Gesinnungsethik, für die gilt: „Der Christ tut recht und stellt den Erfolg Gott anheim"[13] – innerweltlich formuliert: stellt ihn dem Schicksal, dem Zufall anheim[14]. Danach genießen negative Pflichten strikte Gültigkeit: Nicht einmal einen Mörder dürfe man belügen, um das Leben des Freundes zu retten, denn: „Jeder Mensch [...] hat [...] die strengste Pflicht zur Wahrhaftigkeit [...]: sie mag nun ihm selbst oder anderen schaden. Er selbst tut [...] hiemit dem, der dadurch leidet, eigentlich nicht Schaden, sondern diesen verursacht der Zufall"[15].

Moralisches Wissen wird Kindern nicht – wie in behavioristischen und psychoanalytischen Ansätzen unterstellt – andressiert oder implantiert. Sie lesen es ab an expliziten Unterweisungen, ihren Interaktionserfahrungen, dem kollektiv geteilten moralischen Sprachspiel und rekonstruieren eigenständig die zugrunde liegenden Prinzipien. Insofern zeigt das kindliche Moralwissen, dass sich im Alltagsverständnis Moral von der Religion abgelöst hat: Normen werden nicht mehr aus Vorgegebenem – aus Gottes Wort, geheiligten Traditionen, naturrechtlichen Vorstellungen – abgeleitet, sondern fundieren „in unser aller Wollen", i. e. sind gültig, wenn alle Betroffenen frei zustimmen könnten, weil sie gleichermaßen in ihrer aller rationalem Interesse liegen[16]. Rawls'[17] Modell der Konsensbildung unter dem Schleier der Unwissenheit rekonstruiert die zentralen Grundprinzipien – Unparteilichkeit, Gleichachtung, Schadensminimierung.

---

12 Vgl. E. Turiel, *The development of social knowledge: Morality and convention*, Cambridge 1983; L. P. Nucci/E. Turiel, *God's Word, Religious Rules, and Their Relation to Christian and Jewish Children's Concepts of Morality*, in: *Child Development* 64 (1993), 1475–1491; J. G. Smetana, *Social-Cognitive Domain Theory: Consistencies and Variations in Children's Moral and Social Judgments*, in: M. Killen/J. G. Smetana (Hg.), *Handbook of Moral Development*, Mahwah 2006, 119–153.

13 M. Weber, *Der Beruf zur Politik*, in: M. Weber, *Soziologie. Weltgeschichtliche Analysen. Politik*, hg. von J. Winckelmann, Stuttgart 1956, 175.

14 Vgl. O. Marquard, *Ende des Schicksals?*, in: O. Marquard, *Abschied vom Prinzipiellen*, Stuttgart 1981, 67–90.

15 I. Kant, *Über ein vermeintes Recht aus Menschenliebe zu lügen*, in: AA VIII, 428.

16 Vgl. E. Tugendhat, *Vorlesungen über Ethik*, Frankfurt a. M. 1993.

17 Vgl. J. Rawls, *A Theory of Justice*, London 1972.

Kognitiv verstehen also bereits Kinder das Konstitutivum von Moral – kategorische Sollgeltung. Reifes moralisches Urteil aber erfordert darüber hinaus die Entfaltung kognitiver und soziokognitiver Denkstrukturen sowie den Aufbau von Wissenssystemen und Expertise.

2.2 Entwicklung kognitiver und soziokognitiver Strukturen

Zentral für die *kognitive Entwicklung*[18] ist die zunehmende Fähigkeit, mehrere Dimensionen zugleich in Rechnung zu stellen. Schüttet man etwa den Inhalt eines von zwei gleich hoch mit Wasser gefüllten Gläsern in ein höheres schmaleres Glas um und fragt: „In welchem Glas ist mehr?“, so antworten jüngere (präoperationale) Kinder entweder: „im zweiten – das ist höher.“, oder: „im ersten – das ist breiter.“ Sie urteilen allein nach dem Aussehen und können die beiden Dimensionen nicht integrieren. Konkret-operationale 7–12-Jährige antworten: „gleich viel“ und erklären: „das eine Glas ist breiter, das andere höher“ oder: „wenn man es zurückschüttet, sind beide wieder gleich hoch“. Sie verstehen also kompensatorische Beziehungen und Reversibilität. Auf formal-operationalem Niveau (ab 12) wird das Denken reflexiv. Der Heranwachsende kann nun mit Operationen operieren, also nicht nur über konkrete Dinge, sondern auch über Gedanken nachdenken, Schlussfolgerungen aus vorhandenen Daten ziehen und – von der Vorstellung eines umfassenden Möglichkeitsraums geleitet – systematisch nach fehlenden Informationen suchen.

Struktureller Kern der *soziokognitiven Entwicklung* ist die Entfaltung der Fähigkeit zur Rollenübernahme. Jüngere Kinder glauben, die Welt sei so, wie sie selbst sie sehen, dann erkennen sie, dass andere die Welt anders sehen, und später auch, dass Personen wechselseitig um die Unterschiedlichkeit ihrer Weltsicht wissen. Erst ab der Adoleszenz lernen Heranwachsende die Systemperspektive einzunehmen: Nun können sie nicht nur die Intentionen der je konkret Beteiligten, sondern auch die Funktionserfordernisse des gesellschaftlichen Zusammenlebens in Rechnung stellen. Auf der höchsten Stufe schließlich können vorfindliche gesellschaftliche Arrangements aus der Perspektive aller vernünftigen Wesen hinterfragt werden.

Nach Kohlberg sind kognitive und soziokognitive Entwicklung notwendige, nicht hinreichende Bedingungen moralischer Entwicklung. Mit der Steigerung der Rollenübernahmefähigkeit erweitert sich der Kreis der Berücksichtigten (vom

18 Vgl. J. Piaget, *Das Erwachen der Intelligenz beim Kinde*, Stuttgart 1969; J. Piaget/B. Inhelder, *Von der Logik des Kindes zur Logik des Heranwachsenden*, Freiburg i. Br. 1977.

isolierten Aktor über die Dyade, Kleingruppe, Gesellschaft, bis hin zu Vernunftwesen überhaupt). Mit der Steigerung der kognitiven Komplexität können relevante Gesichtspunkte, die auf unteren Stufen einseitig verabsolutiert werden (Folgen, Intentionen, Legalität, Kontrakt, universelle Prinzipien) einbezogen und ausbalanciert werden. Dies begründet die entwicklungslogische These, höherstufige Urteile seien moralisch besser.

2.3 Erwerb inhaltlicher Wissenssysteme und Aufbau von Expertise

Ärztliches Handeln zielt auf die Vorbeugung und Heilung von Krankheiten oder Linderung der Beschwerden bei unheilbaren Erkrankungen. Es basiert auf naturwissenschaftlichen Grundlagen ergänzt um Psychologie und Sozialwissenschaften sowie technikorientierte Fächer (Radiologie, Strahlentherapie) und Statistik[19]. Ärzte müssen über *Grundkenntnisse bzw. Spezialwissen* in diesen Bereichen verfügen.

Darüber hinaus bedarf es professioneller *Expertise*. Diese wird in langjähriger Berufserfahrung erworben, kann aber auch in Ausbildungsprogrammen[20] gefördert werden. Dabei werden die naturwissenschaftlichen Lernstrategien induktiver Verallgemeinerung und deduktiver Spezifikation ergänzt um Analogielernen anhand von Einzelfällen, die in ihrer jeweiligen Besonderheit und Einzigartigkeit gewürdigt werden. Es geht darum, an diesen Fällen „möglichst schnell und genau sowohl die Unterschiede als auch die Ähnlichkeiten zu erfassen, um die fallspezifische Identifikation von Wissenslücken, um das Ausnutzen von Kritik in der kooperativen Kommunikation und [...] um die Bereitschaft, Entscheidungen unter Unsicherheit zu treffen [...]; über die große Anzahl von Fällen wird vermittelt, dass die professionelle Wirklichkeit kein Anwendungsfeld von Gesetzmäßigkeiten ist, sondern aus einem unüberschaubaren Netz partikulärer Fälle besteht“[21].

---

19 Viele Ärzte über- oder unterschätzen massiv die Wahrscheinlichkeit einer tatsächlichen Erkrankung bei positiven Testergebnissen, vgl. G. Gigerenzer, *Risiko. Wie man die richtigen Entscheidungen trifft*, München 2013, 209–211.

20 Ein Beispiel ist das „New-Pathway“ Programm der Harvard Medical School.

21 W. Krohn, *Epistemische Qualitäten transdisziplinärer Forschung*, in: M. Bergmann/E. Schramm (Hg.), *Transdisziplinäre Forschung. Integrative Forschungsprozesse verstehen und bewerten*, Frankfurt a.M. 2008, 31.

3 Moralische Entwicklung – die motivationale Dimension

3.1 Aufbau moralischer Motivation

Um moralische Motivation zu erfassen wurden in LOGIK den 4-, 6- und 8-Jährigen Bildgeschichten vorgelegt, in denen der (geschlechtsgleiche) Protagonist erwägt, eine Norm zu übertreten, um ein Bedürfnis zu befriedigen. In der Versuchungssituation wurde moralisches Wissen exploriert (z. B. „Darf [Protagonist] die Süßigkeiten eines anderen nehmen oder darf er das nicht? Warum/Warum nicht?"). Dann wurde gezeigt, dass (Protagonist) die Norm übertritt. Die Testfrage für moralische Motivation lautete: „Wie fühlt sich (Protagonist)? Warum?" Diese Operationalisierung basiert auf einem kognitivistischen Emotionsverständnis[22]. Danach sind Emotionen zwar rasche und globale, aber kognitiv gehaltvolle Urteile über die subjektive Bedeutsamkeit eines gegebenen Sachverhalts. Mit ihrer Emotionszuschreibung können die Kinder anzeigen, welchem der beiden Sachverhalte – (Protagonist) hat eine Norm übertreten und sein Bedürfnis befriedigt – sie höheres Gewicht beimessen.

Es zeigte sich: 98 Prozent der 4-Jährigen wussten, dass man nicht stehlen darf – 80 Prozent aber erwarteten, der Protagonist werde sich gut fühlen: „Die Süßigkeiten schmecken klasse, verstehst du!" Dieser Befund ist überraschend, aber wurde vielfach bestätigt. Auch die Verhaltensrelevanz amoralischer Emotionszuschreibungen ist nachgewiesen: Sie korrelieren mit Mogelverhalten, rücksichtsloser Interessendurchsetzung, Aggressivität, Delinquenz[23]. Im Verlauf der weiteren Entwicklung nimmt die (mit altersgerechten Messinstrumenten erhobene) Stärke moralischer Motivation im Schnitt stetig zu: Der Prozentsatz von LOGIK-Probanden, die der Moral keine Bedeutung zuweisen, sinkt von fast 70 Prozent bei den 4-Jährigen auf knapp unter 20 Prozent bei den 22-Jährigen. Dem kontinuierlichen Anstieg des Mittelwerts entsprechen allerdings die Individualverläufe nicht (siehe unten 3.3).

---

22 Vgl. R. C. Solomon, *The Passions*, Garden City 1976.

23 Vgl. T. Krettenauer/T. Malti/B. W. Sokol et al., *The Development of Moral Emotion Expectancies and the Happy Victimizer Phenomenon: A Critical Review and Application*, in: *Eur J Dev Sci* 2 (2008), 221–235; W. Arsenio/J. Gold/E. Adams, *Children's conceptions of moral emotions*, in: M. Killen/J. Smetana (Hg.), *Handbook of Moral Development*, 581–610.

3.2 Merkmale moralischer Motivation

Die Begründungen negativer Emotionszuschreibungen zeigen, wie Kinder moralische Motivation verstehen. Sie ist *intrinsisch:* Angst vor Sanktionen (Strafen, soziale Ablehnung, Gewissensbisse) wird kaum erwähnt. Schlecht fühlt sich der Übeltäter, weil falsch war, was er tat. Sie ist *formal:* Das Rechte ist in einem konkreten, auf den jeweiligen Kontext bezogenen Urteilsprozess zu bestimmen. Dies erlaubt, angemessen Ausnahmen zuzulassen. Und sie ist ein *second-order desire*[24]*:* Es gilt, von spontanen Impulsen zurückzutreten und nur gemäß moralverträglicher zu handeln. Dies erfordert kognitive und volitionale Fähigkeiten (Selbstdistanzierung, Selbstkontrolle)[25].

Wie ein Generationenvergleich[26] zeigt, findet sich diese Motivstruktur einer „freiwilligen Selbstbindung aus Einsicht" eher bei den Jüngeren. Auf die Frage, wie sie sich nach einem vorgegebenen gravierenden Vergehen fühlen würden, nennen die meisten Älteren Scham- und Schuldgefühle, heftige Gewissensbisse. Jüngere sprechen seltener von negativen Folgen für das Selbst – sie begründen die Verwerflichkeit der Tat und erwägen Möglichkeiten einer Wiedergutmachung. An die Stelle einer fixen Verankerung konkreter Regeln in einem früh internalisierten Über-Ich ist eine abstraktere Prinzipienorientierung und größere Flexibilität getreten. Eine solche ich-nahe, formal-urteilsbezogene Motivstruktur[27] ist – zumal angesichts des raschen Wandels der Wissenssysteme – ein verantwortungsethisches Erfordernis.

Dieser Wandel in der Verankerung der Moral in der Person ist Korrelat von zwei soziohistorischen Veränderungen: Zum einen ist die säkularisierte Moral deutlich enger umgrenzt. Viele Fragen, die die Älteren als moralische behandeln, rechnen die Jüngeren dem erweiterten persönlichen Bereich zu (z. B. Homosexualität, voreheliche Geschlechtsverkehr, mütterliche Berufstätigkeit)[28]. Die Eingrenzung von Moral auf ein für das Zusammenleben erforderliches Minimum und das Zugeständnis persönlicher Freiheitsspielräume bei Verhalten, das Dritte

---

24 Vgl. H. G. Frankfurt, *The importance of what we care about*, Cambridge 1988.

25 Vgl. J. Kray/W. Schneider, *Kognitive Kontrolle, Selbstregulation und Metakognition*, in: W. Schneider/U. Lindenberger (Hg.), *Entwicklungspsychologie*, Weinheim ^{7}2012, 457–476.

26 Vgl. G. Nunner-Winkler, *From Super-Ego and Conformist Habitus to Ego-Syntonic Moral Motivation. Sociohistoric Changes in Moral Motivation*, in: *Eur J Dev Sci* 2 (2008), 251–268.

27 Vgl. E. L. Deci/R. M. Ryan, *The „What" and „Why" of Goal Pursuits: Human Needs and the Self-Determination of Behavior*, in: *Psychological Inquiry* 11 (2000), 227–268, treffen analoge Unterscheidungen zwischen „introjected regulation" versus „identified" oder gar „integrated regulation".

28 Vgl. G. Nunner-Winkler, *Wandel in den Moralvorstellungen. Ein Generationenvergleich*, in: W. Edelstein/G. Nunner-Winkler (Hg.), *Moral im sozialen Kontext*, Frankfurt a. M. 2000, 299–336.

nicht schädigt, erleichtert einsichtsgeleitete Befolgung. Auch haben sich Erziehungsstile geändert. Nicht länger fordern Autoritäten strikten Gehorsam und Unterordnung, vielmehr erklären Eltern den Sinn von Verboten und fördern kindliche Selbständigkeit[29].

3.3 Einflussfaktoren

Die Stärke der moralischen Motivation ist nicht nur entwicklungsabhängig sondern auch personenspezifisch. Am einen Ende des Kontinuums stehen die *moralischen Vorbilder*[30], die der Moral auch unter hohen persönlichen Kosten ohne Zögern und innere Konflikte Priorität einräumen – weil diese für sie identitätskonstitutiv ist. Den Gegenpol bilden Menschen, für die Moral überhaupt nicht zählt. Die Mehrheit ist dem Mittelfeld zuzuordnen: Moral ist für sie wichtig, aber sie messen auch anderen Wertbindungen und Interessen Bedeutung zu. Je nach der Höhe der Kosten verraten sie ihre moralischen Überzeugungen oder stecken entgegenstehende Interessen zurück.

Wovon hängt die Stärke moralischer Motivation ab? Anders als im Freud'schen Modell sind frühe Familienerfahrungen nicht prägend: In LOGIK gibt es nur eine geringe Prädiktion von den in der Kindheit zu den im frühen Erwachsenenalter erhobenen Werten. Insbesondere ab der Adoleszenz finden sich vor allem bei den männlichen Probanden Einbrüche. Diese lassen sich auf Unterschiede in der persönlichen Identifikation mit den in unserer Kultur eher moralabträglichen männlichen Geschlechtsrollenerwartungen (z. B. Erfolg, Cleverness, Durchsetzungsfähigkeit) zurückführen. Moralförderlich sind gerecht organisierte soziale Kontexte – Schulen, in denen die Betroffenen die Regeln des Zusammenlebens demokratisch gemeinsam festlegen und ihre Einhaltung kontrollieren, Betriebe, in denen Fairness und wechselseitige Achtung herrschen, Regionen, die durch horizontale Kooperationsstrukturen und wechselseitiges Vertrauen statt durch vertikale Patron-Klienten-Abhängigkeiten charakterisiert sind, Staaten mit einem verlässlich institutionalisierten Rechtssystem[31]. Schließlich aber ist die Bindung an Moral auch eine Frage der Selbstsozialisation: In offenen pluralistischen Gesellschaften bestimmen die Indivi-

---

29 Vgl. M. Dornes, *Die Modernisierung der Seele. Kind – Familie – Gesellschaft*, Frankfurt a. M. 2012.

30 Vgl. A. Colby/W. Damon, *Some do care. Contemporary lives of moral commitment*, New York 1992.

31 Vgl. C. Power/A. Higgins/L. Kohlberg, *Lawrence Kohlberg's approach to moral education*, New York 1989; S. Putnam/R. Leonardi/R. Y. Nanetti, *Making democracy work*, Princeton 1993.

duen selbst mit, welchen Werten – Ruhm, Macht, Reichtum, Erkenntnis, Schönheit, Moral – sie welches Gewicht für die eigene Lebensführung beimessen.

3.4 Zum Zusammenspiel von kognitiver und motivationaler Dimension

Trotz der analytischen wie empirischen Unabhängigkeit von moralischem Wissen und Wollen gibt es ein Zusammenspiel – die Motivation hat Einfluss auf die Urteilsbildung: Wer Moral wichtig nimmt, bemerkt moralisch relevante Aspekte sozialer Situationen eher, setzt sich mit den Problemen stärker auseinander, diskutiert sie häufiger mit anderen und entwickelt so ein vertieftes Verständnis der sozialen Funktion moralischer Prinzipien. Bei konkreten Einzelentscheidungen ist er bemüht, spontan und unbewusst ablaufende Prozesse vorurteilsgesteuerter Wahrnehmung zu konterkarieren[32]. So wird er die eigenen Interessen reflektieren und sich fragen, wie andere betroffen sind, ob die Informationsquellen zuverlässig sind, ob die Entscheidung den eigenen moralischen Überzeugungen entspricht oder von der Sorge um die eigene Reputation oder von selbstdienlichen Vorurteilen bestimmt ist, ob er einer Selbsttäuschung anheimfällt[33]. Darüber hinaus behandeln moralisch hoch engagierte Personen nicht nur vorgegebene Probleme differenzierter – sie mögen auch den Bereich moralischer Urteilsbildung selbst erweitern, indem sie bislang als kulturelle Selbstverständlichkeit hingenommene Ungerechtigkeiten offensiv angehen. Beispiele für solche *moralischen Revolutionäre*[34] sind etwa M. L. King oder frühe Feministinnen, die gegen die Diskriminierung von Schwarzen oder Frauen kämpften.

4 Ärztliches Handeln und Moral

Bei diesem Thema sind zwei Diskussionsebenen zu unterscheiden – die Individualebene der persönlichen Entscheidung des einzelnen Arztes in einem konkreten Fall und die gesellschaftliche Ebene öffentlicher Diskurse über allgemeine

---

32 Vgl. D. Kahneman, *Schnelles Denken, langsames Denken*, München 2012.

33 Vgl. A. Blasi, *The self and the management of the moral life*, in: K. Heinrichs/F. Oser/T. Lovat (Hg.), *Handbook of Moral Motivation. Theories, Models, Applications*, Rotterdam 2013, 229–248.

34 Vgl. A. Blasi, *„Amicus Plato sed magis amicus veritas": Bindung bei „moralischen Revolutionären"*, in: C. Hopf/G. Nunner-Winkler (Hg.), *Frühe Bindungen und moralische Entwicklung. Aktuelle Befunde zu psychischen und sozialen Bedingungen moralischer Eigenständigkeit*, Weinheim 2007, 203–244.

Regelungen im Gesundheitssystem und über den Umgang mit medizinischen Dilemmata.

4.1 Individuelles ärztliches Handeln

Ärzte begegnen moralischen Konflikten, moralischen und ethischen Dilemmata. In *moralischen Konflikten* kollidieren Eigeninteressen des Arztes oder der ihn beschäftigenden Institution mit dem Patientenwohl oder dem Gesamtinteresse der Versicherten. Beispiele für unmoralische Entscheidungen sind das Ausstellen überhöhter Rechnungen, eine an Sondervergütungen durch die Pharmaindustrie orientierte Medikamentenverschreibung, überflüssige Operationsempfehlungen um der eigenen Karriere oder der Gewinnchancen der Klinik willen, der Einsatz unnötiger Diagnoseinstrumente aus Habgier oder zur Abwehr befürchteter Rechtsstreitigkeiten[35]. Hier fehlt es nicht an Urteilskompetenz – um die Verwerflichkeit von Betrug weiß jedes Kind. Es fehlt an moralischer Motivation.

In *moralischen* bzw. *ethischen Dilemmata* geht es um Kollisionen zwischen moralischen Überzeugungen bzw. außermoralischen Wertbindungen und moralischen Normen oder rechtlichen Vorschriften, deren Befolgung (*prima facie*) moralisch geboten ist[36]. Einige Beispiele: Bei den jüngst skandalisierten regelwidrigen Transplantationsentscheidungen mögen nicht nur Interessenkonflikte sondern auch das moralische Dilemma eines Widerspruchs zwischen partikularistischen und universalistischen Normen eine Rolle gespielt haben: Der Arzt ist seinem eigenen Patienten in besonderer Weise verbunden und mag sich dessen Wohl stärker verpflichtet fühlen als abstrakten gerechtigkeitsorientierten Verteilungskriterien. Bei der Frage einer Therapiebegrenzung bei schwer geschädigten Frühgeborenen steht der Verzicht auf mögliche Lebenserhaltung der Gefahr einer künstlichen Verlängerung des Sterbeprozesses oder der Erzeugung unerträglichen, auch künftigen, Leides entgegen[37]. Bei der indirekten oder passiven Sterbehilfe, kollidiert die ärztliche (Selbst-) Verpflichtung, Leben zu erhalten und zu

---

35 Vgl. R. Garcia-Retamero/M. Galesic, *Doc, what would you do if you were me? On self-other discrepancies in medical decision making*, in: *J Exp Psychol Appl* 18 (2012), 38–51; D. P. Kessler/N. Summerton/J. R. Graham, *Effects of the medical liability system in Australia, the UK, and the USA*, in: *Lancet* 368 (2006), 240–246.

36 Vgl. S. Weyers, *Entwicklung von Rechts- und Menschenrechtsvorstellungen. Normenkonflikte und Menschenrechte aus Sicht junger Christen und Muslime*, Frankfurt a. M. 2012.

37 Vgl. C. Enke, *Das Spannungsfeld zwischen Ethik, Ökonomie und Medizin auf neonatalogischen Intensivstationen*, in: K. M. Einhäupl (Hg.), *Chancen und Grenzen (in) der Medizin*, Veröffentlichungen der Hanns-Martin-Schleyer-Stiftung 80, Düsseldorf 2012, 181–192.

schützen, mit der Pflicht, Leid zu lindern und das Recht des Patienten auf Selbstbestimmung zu achten. Die Bitte eines einwilligungsfähigen Todkranken um aktive Sterbehilfe wird einen Arzt, der – möglicherweise aufgrund seiner eigenen Haltung zum Tod – vom Recht des Patienten auf einen selbstbestimmten Tod überzeugt ist, in Deutschland (anders als etwa in den Niederlanden oder Oregon) in Konflikt mit dem Strafrecht bringen. Selbst rechtlich zulässige Abtreibungen mögen einzelne Ärzte nicht mit ihren – unter Umständen religiös geprägten – Wertbindungen vereinbaren können.

In all diesen Fällen ist neben moralischer Motivation insbesondere auch differenzierte Urteilsfähigkeit gefordert. Im Transplantationsdilemma eröffnet die Systemperspektive eine, bloße Normkonformität übersteigende, Einsicht in den Sinn von Regelungen, die verhindern sollen, dass die Zuteilung knapper Ressourcen von individueller Willkür und bloßen Zufälligkeiten bestimmt wird[38]. Erst recht erfordern Entscheidungen über Therapiebegrenzungen am Anfang und Ende des Lebens alle Aspekte der Urteilskompetenz – medizinisches Wissen und professionelle Expertise, Einsicht in die Standortgebundenheit der eigenen Sicht und das Bemühen um Einbeziehung differierender Perspektiven durch offene Kommunikation mit Betroffenen und Beteiligten, Achtung aller Involvierten und letztlich die Bereitschaft, trotz der unaufhebbaren Unsicherheit empirischer Prognosen und Unterschiedlichkeit der Folgenbewertungen eine verantwortbare Entscheidung zu treffen[39]. Diese mag auch von religiös oder weltanschaulich fundierten außermoralischen Wertbindungen mitbestimmt sein. Hier kommt die ärztliche Gewissensfreiheit ins Spiel. Sie erfordert Achtung vor rechtfertigbaren Bewertungsdifferenzen und verbürgt das Recht, Behandlungen, die den eigenen Überzeugungen widersprechen, abzulehnen. Die Wahrnehmung dieses Rechtes ist dem Patienten zumutbar. Zwar ist Vertrauen zwischen Arzt und Patient wichtig. Doch dies bedarf keiner langjährigen Beziehung. Sofern die Freiheit der Arztwahl gesichert ist, können Patienten rasch Vertrauen aufbauen.[40]

38 Vgl. J. Elster, *Local Justice*, in: *Archives Européenes de Sociologie*, 31 (1990), 117–140.

39 Vgl. S. D. Block/J. A. Billings, *Patient Request for Euthanasia and Assisted Suicide in Terminal Illness*, in: *Psychosomatics* 36 (1995), 445–457; A. E. Chin/K. Hedberg/G. K. Higginson/D. W. Fleming, *Legalized physician-assisted suicide in Oregon – the first year's experience*, in: *N Engl J Med* 340 (1999), 577–583.

40 Vgl. M. A. Hall/E. Dugan/B. Zheng/A. K. Mishra, *Trust in Physicians and Medical Institutions: What is it, can it be measured, and does it matter?*, in: *Milbank Q* 79 (2001), 613–639.

4.2 Gesellschaftliche Diskurse über Regelungen und Dilemmata

Ausdehnung und Bürokratisierung des Gesundheitswesens erhöhen den Anreiz zu individuellen Betrugshandlungen und erweitern die Möglichkeiten zu deren rationalisierender Rechtfertigung. Technische Entwicklungen (z. B. Intensivmedizin, Transplantation, In-vitro-Fertilisation, Präimplantationsdiagnostik, Gentherapie) eröffnen Chancen (u. a. Lebensrettung, Behandlung von Fertilitätsstörungen) und bergen Risiken (u. a. Verlängerung des Sterbeprozesses, Organhandel, Selektion). Zur Entschärfung moralischer Konflikte gilt es, gute Regelungen (z. B. höhere Abrechnungsätze für zeitintensive Patientengespräche, Entkoppelung der Karrierechance von der Zahl von Transplantationen) zu erarbeiten, durchzusetzen und ihre Befolgung strikt zu kontrollieren: Die Stabilisierung moralischer Motivation bedarf eines gerecht organisierten sozialen Kontextes. Nur wenn alle sich darauf verlassen können, dass Trittbrettfahren unterbunden wird, verliert die Befürchtung, der Ehrliche sei der Dumme, die Kraft, eigenes Fehlverhalten zu bemänteln[41]. In den moralischen und ethischen Dilemmata gilt es, trotz weitreichender und im Kontext eines vernünftigen Pluralismus[42] unvermeidlicher weltanschaulicher Differenzen zustimmungsfähige Kompromisse auszuhandeln.

Bei der Suche nach guten Regelungen und tragfähigen Kompromissen ist eine funktionierende Öffentlichkeit von großer Bedeutung. In öffentlichen Debatten kann der mögliche Argumentationsraum weitgehend ausgeschöpft werden, d. h. relevante Interessen, differierende Folgeabschätzungen und unterschiedliche Bewertungen kommen in den Blick. Als Mitglieder einer Zivilgesellschaft, als gewählte Funktionäre der Ärztekammer, als entsandte Vertreter in politischen Gremien oder Ethikkommissionen tragen Ärzte in ihren privaten Diskussionen, durch Medienbeiträge oder öffentliche Stellungnahmen direkt oder indirekt zur öffentlichen Meinungsbildung oder auch zur Ausgestaltung gesetzlicher Vorlagen bei. Solche Beteiligungen erfordern neben ärztlichem Wissen und professioneller Erfahrung auch moralorientierte Urteilsfähigkeit und moralisches Engagement. Es gilt zu erkennen, inwiefern gerechte Verfahren und zustimmungsfähige Problemlösungen besser sind, und es gilt, sich für deren Erarbeitung und Umsetzung einzusetzen. Zuweilen kann auch ein einzelner Arzt als moralischer Revolutionär weitreichende Reformen anstoßen. Ein Beispiel ist der Berliner Arzt, der 2006 durch Selbstanzeige einen Rechtsstreit eröffnete: Für drei erblich vorbelastete Paare hatte er – gesetzeswidrig – Embryonen aus künstlicher Befruchtung untersucht. Sein Freispruch und dessen Bestätigung durch den BGH trugen ent-

---

41 Vgl. M. Olson Jr., *The logic of collective action*, Cambridge Mass. 1965.

42 Vgl. J. Rawls, *Politischer Liberalismus*, Frankfurt a. M. 1998.

scheidend dazu bei, dass der Bundestag im Juni 2011 eine begrenzte Freigabe der PID beschloss.

5 Resümee

Gewissen ist ein Globalkonzept, das moralische Urteilsfähigkeit und Handlungsbereitschaft und darüber hinaus außermoralische Wertbindungen umfasst. Die verschiedenen Dimensionen von Moral entwickeln sich in unterschiedlichen Lernprozessen unabhängig voneinander. Kognitiv wird das Konstitutivum von Moral – kategorische Sollgeltung – früh von allen verstanden. Reife Urteilsbildung ist dann aber gebunden an die Entwicklung kognitiver und soziokognitiver Denkstrukturen sowie den Aufbau spezifischer Wissenssysteme und professioneller Expertise. Moralische Motivation wird in einem zweiten, zeitlich verzögerten, differentiellen Lernprozess aufgebaut. Für ihre längerfristige Stabilisierung sind gerecht organisierte soziale Kontexte förderlich. In ihrem beruflichen Handeln sehen sich Ärzte mit moralischen Konflikten, moralischen und ethischen Dilemmata konfrontiert. Bei den Konflikten bedarf es primär moralischer Motivation, bei den Dilemmata zusätzlich einer komplexen Urteilsfähigkeit. Wichtig ist aber auch die soziale Einbettung. Es müssen vernünftige Regelungen und wirksame Kontrollen institutionalisiert werden, um eine generalisierte Bereitschaft zur Normbefolgung zu sichern. Bei widerstreitenden moralischen Prinzipien oder weltanschaulichen Haltungen gilt es, gesellschaftlich zustimmungsfähige Kompromisse zu finden und zugleich die Gewissensfreiheit des einzelnen Arztes zu gewährleisten. Als Staatsbürger, Funktionäre, Experten sind Ärzte gefragt, ihren Beitrag zur Erarbeitung und Durchsetzung der Regeln und Kompromisse zu leisten.

Analytisch sind die einzelnen Aspekte von Moral unterschieden und empirisch entwickeln sie sich weitgehend unabhängig voneinander. Damit erscheint der globale Gewissensbegriff aus entwicklungspsychologischer Perspektive zu undifferenziert. Aus praktischer Perspektive hingegen wird man ihn als sinnvolles Kürzel für das komplexe Zusammenspiel verschiedener Dimensionen bei der Entscheidungsfindung in dilemmatischen Behandlungssituationen verstehen.

Helmut Thome / Sylvia Terpe

Theoretische Überlegungen zu einer Soziologie des Gewissens und empirische Beispiele aus dem Bereich der Medizin

Die Soziologie beschäftigt sich mit vielem, auch mit „Moral“, mit moralischen Orientierungen, moralischer Kommunikation und mit der Frage, ob oder wie Moral zur gesellschaftlichen Integration beiträgt. Mit dem „Gewissen“ beschäftigt sie sich jedoch kaum oder nur beiläufig – wenn man von institutionalisierten Formen des Gewissensausdrucks wie der Beichte oder der rechtlichen und politischen Garantie der Gewissensfreiheit absieht. Das Wort taucht zwar in mancherlei Texten auf; als ausgearbeiteten Begriff oder als gezielt eingesetztes heuristisches Konzept findet man es in soziologischen Arbeiten allerdings nur selten. Man überlässt das Thema und seine analytischen Aufschlüsselungen weitgehend der Theologie oder der Philosophie (wenn es um theoretischen Gehalt und normative Ansprüche geht) oder der Psychologie (wenn es um Genese und Formen des moralischen Bewusstseins und damit verbundene Handlungsmotivationen und Gefühle geht). Die genuin soziologische Frage, wie das Gewissen in alltäglichen Handlungskontexten faktisch funktioniert, wie es sich jeweils ausdrückt oder auch stumm bleibt, kommt dabei kaum in den Blick. Wir werden diese Ausgangslage im ersten, einleitenden Abschnitt noch etwas näher beleuchten, bevor wir im zweiten Abschnitt drei prominente theoretische Perspektiven – die systemtheoretische, die kognitivistische und eine wertsoziologische – kurz skizzieren, die teils konkurrierende, teils sich ergänzende Anregungen für eine Soziologie des Gewissens anbieten. Einige dieser Anregungen werden wir im dritten Abschnitt heranziehen, um Beispiele von Gewissenserfahrungen aus dem Bereich medizinischer Tätigkeiten zu interpretieren.

1 Einführende Überlegungen

Die Soziologie ist eine empirische Wissenschaft, der es schwerfällt, das „Gewissen“ als empirisches Phänomen zu identifizieren und analytisch zu rekonstruieren. Der mit diesem Wort anvisierte Phänomenbereich scheint zu vielgestaltig und komplex zu sein, als dass er sich einem vereinheitlichenden Begriff zuordnen ließe. Die sachlichen Gegebenheiten und Prozesse, die mit ihm angesprochen werden, sind zudem mit normativen Prämissen und Konnotationen häufig so eng assoziiert, dass es schwierig wird, eine objektivierende Beobachterperspektive durchzuhalten, eigene Wertbezüge zuzulassen, aber das Wahrgenommene nicht durch eigene Werturteile zu verzerren. Hinzu kommt, dass das Gewissen nach allgemeinem Verständnis stärker mit Schuld- als mit Schamerfahrungen verbunden ist, Scham als „*soziale* Angst“ (Achtungsverlust) dem soziologischen Blick aber eher zugänglich ist als ein schuldhaftes Vergehen, das eine Person sich selbst unabhängig vom faktischen oder imaginierten Urteil Anderer zuschreibt.

Nach allgemeiner Auffassung repräsentiert das Gewissen den Kern unseres Selbst; gelegentlich aber tritt es in einer Weise auf, die uns vor uns selbst entfremdet; manchmal schämt man sich sogar seines Gewissens. Wer sich auf sein Gewissen beruft, verbindet damit häufig einen starken Autonomie-Anspruch; doch das Gewissen kann auch als Selbstzwangmechanismus erlebt werden. Es kann Streit stiften, wenn das Gewissen des Einen fordert, was dem Gewissen der Anderen widerstrebt oder was das Gesetz verbietet; manchmal führt es gar zur Gewalt. Das Gewissen präsentiert sich in einem komplexen Zusammenspiel des Bewertens (orientiert an Standards und Regeln), Fühlens (affektiv oder reflektiert, konstitutiv oder indikativ) und Handelns (als Gegenstand oder Folge des Bewertens und Fühlens), wobei all dies in situativ unterschiedlicher Weise artikuliert oder kommuniziert werden kann. Trotz der variantenreichen Ausgestaltung des Gewissensbegriffs, wie er bei unterschiedlichen Autoren in unterschiedlichen wissenschaftlichen Disziplinen, aber auch im alltagssprachlichen Gebrauch anzutreffen ist, lässt sich ein gemeinsamer definitorischer Kern identifizieren: Der Begriff bezieht sich auf die Fähigkeit und immer wieder neu zu aktualisierende Bereitschaft einer Person, sich selbst und das eigene Handeln in einem „inneren Dialog“ (der auch nach außen getragen und zur sozialen Kommunikation erweitert werden kann) retrospektiv und prospektiv nach bestimmten, verpflichtenden Standards zu beurteilen beziehungsweise auszuwählen und eine dabei wahrgenommene Diskrepanz zwischen dem Standard und dem eigenen Handeln oder Verhalten als Schmerz, Angst, Unlust, Reue, insbesondere aber als Schuld- oder Schamgefühl zu erfahren.

Die psychische Struktur dieses inneren Dialogs, die situativ unterschiedlichen Formen seiner Artikulation und Kommunikation, sein gewohnheitsmäßiger oder bedacht-zögerlicher Vollzug bleiben hier noch ebenso offen wie Art und Herkunft der dabei herangezogenen, jeweils neu zu interpretierenden Standards und ihres Verpflichtungscharakters. All dies wird kontrovers diskutiert; die dabei vertretenen Positionen und Interpretationen reichen von der autonom vollzogenen Reflexion bis hin zum konditionierten Reflex; von der *vox dei* in uns über den internalisierten sozialen Zwang bis zur vernunftbasierten Selbstverpflichtung; von der Selbstsorge und dem Selbstverwirklichungsstreben hin zur Sorge um den Anderen; von dem eigenen oder partikular-gemeinsamen „guten Leben“ zu den abstrakten Prinzipien einer universalistisch angelegten Moral. Darüber hinaus ist umstritten, in welches (Komplementär- oder Konkurrenz-)Verhältnis verschiedene Standards – wie Fürsorge, Gerechtigkeit, gutes Leben – zu setzen sind und wie sich universalistische Kriterien mit partikularen Wertsetzungen einer konkreten Lebensgemeinschaft verbinden lassen. Auch die Frage, ob außermoralische Standards das Gewissen ebenfalls beschäftigen oder belasten können, betrachten wir als bislang ungeklärt. Das alltagssprachliche Verständnis des Gewissensbegriffs betont vor allem den Aspekt der Pflicht und des Sollens; die Rede vom „guten" Gewissen, das einen erfüllen kann, weist aber auch auf das positive Streben nach Werten und das (bisherige) Ich überschreitende Selbstbildungsprozesse hin.

Es stellt unseres Erachtens ein vielversprechendes Unterfangen dar, den Bedeutungsreichtum des Gewissensbegriffs in seinen alltagssprachlichen Verwendungsweisen genauer zu erfassen: die Bandbreite der darin sichtbar werdenden kognitiven, emotiven und konativen Komponenten, die sich in situationsspezifischer Gewichtung zu verschiedenen Operationsmodi mit unterschiedlichen Folgewirkungen zusammenfügen. Zugleich kann der Blick auf die Gewissensregungen im Alltag aber auch durch die analytischen Instrumente und empirischen Befunde geschärft werden, die unterschiedliche wissenschaftliche Disziplinen bereits anbieten, darunter auch die Soziologie. Aus ihr lassen sich zu diesem Zweck verschiedene theoretische Ansätze heranziehen; drei davon wollen wir im nächsten Abschnitt kurz vorstellen.[1]

2 Theoretische Konzeptionen

2.1 Gewissen und Moral in Luhmanns systemtheoretischer Perspektive

Luhmann ist einer der wenigen Soziologen, der sich explizit mit dem Gewissen beschäftigt hat.[2] Aus Platzgründen können wir hier nur wenige seiner Thesen sehr gerafft vorstellen, ohne ihre theoriesystematische Grundlegung offenzulegen. Luhmann lokalisiert das Gewissen als „erlebbares Phänomen [...] im Bereich derjenigen Strukturen und Prozesse, die zur Selbstidentifikation der Persönlichkeit beitragen".[3] Er versteht das Gewissen als „jene normative Selbstbestimmung

1 Weiteres hierzu in H. Thome/S. Terpe, *Das Gewissen – (k)ein Thema für die Soziologie?*, in: *ZfS* 41 (2012), 258–276.

2 Siehe insbesondere N. Luhmann, *Das Phänomen des Gewissens und die normative Selbstbestimmung der Persönlichkeit*, in: F. Böckle/E.-W. Böckenförde (Hg.), *Naturrecht in der Kritik*, Mainz 1973, 223–243.

3 N. Luhmann, *Das Phänomen des Gewissens*, 223 f.

der Persönlichkeit, die diese gegenüber einem Überschuß an organischen und psychisch-möglichen Verhaltenspotentialen als Steuerungssystem konstituiert“[4]. Gewissenskonflikte sind somit interpretierbar als Reaktionen auf erwogene oder tatsächlich vollzogene Verstöße gegen Selbstnormierungen.[5]

Inhaltlich geht es bei der Ausformung der Selbstidentifikation um Antworten auf die Frage, wer man ist oder was für ein Mensch man sein will. Abstrakt (und in Luhmanns Diktion gesprochen) geht es um Selektionsleistungen, die gegenüber einem riesigen Horizont von Möglichkeiten des Handelns und Erlebens fortlaufend erbracht werden und die Konsistenzerfordernissen genügen müssen – eine Leistung, die den Individuen mit fortschreitender funktionaler Differenzierung der Gesellschaft geradezu aufgezwungen wird. Die Divergenz zur (von Luhmann sogenannten) „alteuropäischen Tradition“ bricht bei der Frage auf, wie weit die „Selbstnormierung“ im Einklang mit einer sozialen Ordnung geschehen kann oder muss.[6] Wie verhält sich das persönliche Gewissen zu jenem Sollen, das über moralische Gebote (oder Verbote) an das Selbst herangetragen wird, und in welchem Bezug steht es zu gemeinschaftlich getragenen Werten? An dieser Stelle schränkt Luhmann den funktionalen Geltungsbereich des Gewissens in entscheidender Weise ein, indem er erklärt, dass in funktional hoch differenzierten Gesellschaften der Begriff des Gewissens als „soziale Etikettierung“ nur den Bereich des „persönlich“ erwartbaren Handelns abdecke, dass es nicht zuständig sei für das Verhalten, das stereotypisierten Regeln und Rollenvorschriften folge. Diese These ist aber schon aus empirischen Gründen zu bezweifeln, wenn man von der Beobachtung ausgeht, dass Rollendistanz oder auch Rollenvirtuosität, also ein Anteil eigenverantwortlichen oder kreativen Handelns, normaler Bestandteil des Rollenhandelns ist. In einem früheren Aufsatz über das Gewissen hat Luhmann diese Einsicht noch selbst formuliert: „Die Rollen sind institutionell, normativ, erwartungsmäßig voneinander getrennt, aber Erschütterungen werden durch die Einzelperson, die in mehreren Rollensystemen Mitglied ist, doch übertragen [...] Die als Differenzierung des sozialen Systems geforderte Rollentrennung findet in der Konkretheit des Menschen ihre Schranke“[7].

Freilich ist nicht zu leugnen, dass Institutionen und Rollenvorschriften bis zu einem gewissen Grade von persönlicher Verantwortlichkeit entlasten und dass es auch eine unangemessene Moralisierung von Sachfragen geben kann. Diese Einsicht impliziert aber nicht einen Generalverdacht, wonach Gewissen und Moral

---

4 N. Luhmann, *Das Phänomen des Gewissens*, 232.

5 Vgl. N. Luhmann, *Das Phänomen des Gewissens*, 230.

6 Vgl. N. Luhmann, *Das Phänomen des Gewissens*, 232.

7 N. Luhmann, *Die Gewissensfreiheit und das Gewissen*, in: N. Luhmann (Hg.), *Ausdifferenzierung des Rechts. Beiträge zur Rechtssoziologie und Rechtstheorie*, Frankfurt a.M. 1981 [1965], 343.

in sozialen Systemen vorwiegend dysfunktional operieren. Letztlich müsste empirisch erkundet werden, welche Themen und Verhaltensaspekte gewissensrelevant und als solche artikuliert werden, und welche Folgen sich daraus jeweils ergeben. Immerhin räumt Luhmann ein, dass der Bezug auf eine alle Menschen bindende moralische Ordnung nicht explizit auszuschließen ist; es könne ihn auch heute noch geben.[8] Andererseits fordert er, man müsse die Annahme einer moralischen Bindung des Gewissens aufgeben.[9] Als Referenzgröße für Selbstnormierungen ist nach seiner Ansicht die eigene Biografie wichtiger als die im sozialen Umfeld auffindbare Moral. Die eigene Lebensgeschichte liefere Materialien und Gesichtspunkte, die in der Konstruktion einer Einheit des Ich genutzt werden könnten. Es bleibt aber unklar, wie dies geschehen soll. Luhmann selbst weist darauf hin, dass rapide Veränderungen der diversen Umwelten, die hohen Niveaus sozialer und sachlicher Flexibilität die Kontinuierbarkeit der Identitätsstrukturen und die Reproduzierbarkeit von einmal gefundenen Problemlösungen erschweren; Konsistenz werde somit ihrerseits zu einem biografischen Problem.[10]

An dieser Stelle droht nach Luhmann das Gewissen nicht nur für soziale Systeme, sondern auch für das eigene Selbst dysfunktional zu werden, indem es notwendige Anpassungsleistungen blockiere. Allerdings argumentiert er an anderer Stelle, dass Grenzziehung notwendig sei, dass das Gewissen „zur Erhaltung des Sinnes der eigenen Persönlichkeit die Potentialitäten des Ich“ reduzieren müsse.[11] Hier taucht das Problem einer Selbstnormierung auf, die keinen Ankerpunkt außerhalb ihrer selbst hat: Die Reflexionsschleifen drohen an kein Ende zu gelangen. Die Reflexivität der Selbstnormierung, die sich immer nur selbst überprüft, läuft sich gleichsam tot, wenn sie weder durch kulturell übermittelte, der Reflexion nur begrenzt zugängliche Selbstverständlichkeiten, noch durch persönliche Wertbindungen, die zwar in einzelnen Aspekten, nicht aber als Ganzes akut zur Disposition stehen können, noch in einem konkreten oder vorgestellten Rechtfertigungsdiskurs limitiert wird; Konsistenz- und Kontinuitätserfordernisse der Biografie reichen hierzu nicht aus. Wenn das „Gewissen“ als bloße Selbstnormierung ohne konstitutive externale Bezüge konzipiert wird, wenn es nichts mehr mit der akuten Repräsentanz einer das Individuum transzendierenden und es verpflichtenden moralischen Ordnung zu tun hat, wird der Begriff überflüssig; er wird vom Identitätsbegriff gleichsam aufgesogen. Und so kommt das „Gewissen“ als analytischer Begriff in Luhmanns späteren Arbeiten (soweit uns bekannt ist) auch gar nicht mehr vor.

8 Vgl. N. Luhmann, *Das Phänomen des Gewissens*, 234.
9 Vgl. N. Luhmann, *Die Gewissensfreiheit und das Gewissen*, 351.
10 Vgl. N. Luhmann, *Das Phänomen des Gewissens*, 229.
11 N. Luhmann, *Die Gewissensfreiheit und das Gewissen*, 341, 334.

Abschließend noch zwei kurze Anmerkungen zu Luhmanns Moral-Konzeption: „Moral" ist für ihn „eine besondere Art von Kommunikation", die mithilfe der Kategorien „gut" versus „schlecht" (oder „böse") einer Person „Achtung" zuschreibt, die über die „bloße Anerkennung von Fertigkeiten beziehungsweise Leistungen" hinausgeht.[12] In dieser Funktion bleibe sie für das „laufende Abgleichen von Ego/Alter-Synthesen" gesellschaftlich bedeutsam; andererseits aber werde sie „evolutionär abgehängt und ideologisch wie motivational disprivilegiert"[13]; die Vorstellung einer moralischen Integration der Gesellschaft müsse man aufgeben.[14]

2.2 Die kognitionstheoretische Konzeptualisierung des moralischen Bewusstseins

Der zweite Ansatz, mit dem wir uns kurz beschäftigen möchten, wird in diesem Band von G. Nunner-Winkler in einem eigenen Artikel[15] dargestellt, sodass wir uns hier auf wenige Anmerkungen und Fragen beschränken können. Der Ansatz beeindruckt nicht zuletzt durch seine enge Verbindung von empirischer Forschung und theoretischer Interpretation, die auch moralphilosophische Konzepte einbezieht. Zentral sind hierbei die Thesen zur ontogenetischen und phylogenetischen Entwicklung des moralischen Bewusstseins, das auf seiner höchsten Stufe durch eine vernunftgesteuerte und willentlich vollzogene Selbstbindung an Prinzipien einer universalistischen Minimalmoral gekennzeichnet ist. Sie beinhaltet vor allem negative Pflichten, die die direkte Schädigung Anderer untersagen, ohne dass eine spezifische Handlung als solche bedingungslos verboten oder gefordert wird. Der Begriff des Gewissens kommt ins Spiel, wenn es darum geht, den Grad der Ich-Nähe des moralischen Urteils und die starke oder schwache Motivation zu moralischem Handeln typologisch zu charakterisieren. Bekannt geworden ist hier vor allem die Unterscheidung zwischen *heteronomem* und *autonomem* Gewissen. Exemplarisch für das heteronome Gewissen ist das von Freud konzipierte Über-Ich, ein reflexiv nicht zu kontrollierender Selbstzwang-Mechanismus, der rigide ein bestimmtes Handeln oder Unterlassen vorschreibt und dem

12 N. Luhmann, *Soziologie der Moral*, in: N. Luhmann/S. H. Pfürtner (Hg.), *Theorietechnik und Moral*, Frankfurt a. M. 1978, 51, 75; N. Luhmann, *Die Gesellschaft der Gesellschaft*, Bd.1, Frankfurt a. M. 1998, 400.

13 N. Luhmann, *Soziologie der Moral*, 90.

14 Vgl. N. Luhmann, *Die Gesellschaft der Gesellschaft*, 1043.

15 Siehe G. Nunner-Winkler, *Entwicklungspsychologischer Blick auf reife Urteilsfähigkeit und Gewissensentscheidungen*, in diesem Band, 101–114.

man sich nur bei Strafe intensiver „Gewissensbisse" widersetzen kann. Beim entgegengesetzten Gewissenstypus ist das Ich „Herr im eigenen Haus" auch dann, wenn moralische Entscheidungen zu treffen sind, die sich gegen die eigenen Bedürfnisse richten. Das Motiv liegt in diesem Falle nicht in der Bindung an eine internalisierte oder externe strafmächtige Autorität, sondern es beruht auf der eigenen (vernünftigen) Einsicht in die „Richtigkeit" des moralisch Geforderten. Zu fragen ist nun, wie eng die Verbindung zwischen Einsicht und Motiv ist und welche Rolle dabei (moralische) Gefühle spielen. Nunner-Winkler stellt ausdrücklich fest:[16] Auf der höchsten Stufe des moralischen Bewusstseins (der „modernen Vernunftmoral") werde moralisches Handeln nicht durch Gefühle motiviert; sie seien auch nicht konstitutiv für die Einsicht in das moralisch Gebotene. Die freiwillige Bindung an moralische Prinzipien und daraus ableitbare Normen sei für Personen, die diese Entwicklungsstufe erreicht haben, „identitätskonstitutiv", woraus (nachträglich?) ein starkes Motiv erwachse, den entsprechenden Normen zu folgen, da ein Nichtbefolgen als „Verrat an sich selbst" erlebt werde. Allerdings wird auch festgestellt, dass Selbstverrat mit Schuld- und Schamgefühlen verbunden sei.[17] Es stellt sich die Frage, wie die moralische Selbstverpflichtung überhaupt in die personale Identität aufgenommen und in ihr verankert sein kann ohne eine erlebnisstarke und anhaltende *Identifikation* mit einem „Guten", das auf etwas außerhalb des eigenen Selbst verweist.[18] Auch wenn die Motivation zu einer spezifischen Handlung aus der (vorgängigen) Einsicht in deren moralische Richtigkeit erwachsen kann, so muss doch die Bereitschaft, grundsätzlich moralisch handeln zu wollen, bereits vorhanden sein; anderenfalls würde man sich wohl nicht den Mühen einer solchen Urteilsfindung unterziehen.

---

16 Zum Beispiel G. Nunner-Winkler, *Empathie, Scham, Schuld. Zur moralischen Bedeutung von Emotionen*, in: M. Grundmann (Hg.), *Konstruktivistische Sozialisationsforschung*, Frankfurt a. M. 1999, 149–179; G. Nunner-Winkler, *Ethik der freiwilligen Selbstbindung*, in: *Erwägen, Wissen, Ethik (vormals: Ethik und Sozialwissenschaften)* 14 (2003), 579–589.

17 Vgl. G. Nunner-Winkler/W. Edelstein, *Einleitung*, in: G. Nunner-Winkler/G. Noam (Hg.), *Moral und Person*, Frankfurt a. M. 1993, 23.

18 A. Leist stellt in diesem Zusammenhang fest: „Selbstbindung, worin immer sie besteht, führt ohne individuenunabhängige Voraussetzungen nicht zur Anerkennung kategorisch verbindlicher Normen" (A. Leist, *Selbstbindung mit oder gegen Universalität?*, in: *Erwägen, Wissen, Ethik [vormals: Ethik und Sozialwissenschaften]* 14 [2003], 624). Nach Blasi bringt die Verpflichtung so etwas wie Notwendigkeit und Zwang ins Spiel. Diese leiten sich daraus ab, „dass ein – wenn auch noch so verschwommenes und unartikuliertes – ‚Ideal' vorhanden ist, das heißt von einem Aspekt der sozialen oder personalen Welt, der in gewisser Weise als etwas dem Handelnden Gegenüberstehendes verstanden wird, das seinen Handlungen ihren Wert verleiht" (A. Blasi, *Psychologische oder philosophische Definition der Moral. Schädliche Einflüsse der Philosophie auf die Moralpsychologie*, in: W. Edelstein/G. Nunner-Winkler [Hg.], *Zur Bestimmung der Moral. Philosophische und sozialwissenschaftliche Beiträge zur Moralforschung*, Frankfurt a. M. 1986, 80).

Es fällt auf, dass im Rahmen der kognitivistischen Moraltheorie eher vom moralisch „Richtigen" (oder „Falschen") als vom moralisch „Guten" (oder „Bösen" und „Schlechten") gesprochen wird. Der prädikative Sinn, der dem Moralbegriff andernorts als definierendes Merkmal zugeschrieben wird, besteht aber in der Attribuierung „gut" versus „böse" oder „schlecht".[19] Das Attribut „richtig" bezieht sich im üblichen Sprachgebrauch auf etwas (zum Beispiel eine Norm, eine Handlung oder ein Argument), das einem vorgegebenen Standard, einer Regel, einem Prinzip oder Ideal entspricht, instrumentell oder symbolisch-expressiv. Eine solche Einschätzung (Bewertung) kann nun in der Tat grundsätzlich rational begründet werden.[20] Das Attribut „gut" ist dagegen an eine solche Relationierung nicht gebunden und verweist schon dadurch auf eine Urteilsbildung, die nicht allein der Vernunft überlassen ist. Als „gut" wird etwas an sich Erstrebenswertes angesehen, eine Bewertung, in die vernunftbestimmte Überlegungen mit einfließen (können), in die aber ein gefühlsstarkes Erleben konstitutiv mit eingeht (s. Abschn. 1.3). Was im Rahmen der universalistischen Minimalmoral als moralisch „richtig" (oder als „das Rechte") angesehen wird, erhält diese Bewertung, weil es auf etwas Gesetztes, in sich Gutes (wie Schadensvermeidung oder Gerechtigkeit) positiv bezogen werden kann. Allerdings kann das Richtige nachträglich in den Rang des Guten erhoben werden (dass das Richtige dem Guten dient, muss nicht ständig reflexiv nachvollzogen werden). Was von wem als Gutes aufgefasst wird und wie weit der gesellschaftliche Konsens hierüber reicht, ist eine empirische Frage; was einer Person oder Gruppe als „gut" erscheint, kann eine andere als „schlecht" bewerten. Wer (wie Habermas) für das (universell) Rechte Vorrang vor dem (partikular) Guten einfordert, erhebt aber dieses Rechte implizit zum Guten.

Dass aus der Einsicht in das moralisch Richtige indes nicht unbedingt das moralisch richtige Handeln folgt (man also den „Verrat an sich selbst" in Kauf nehmen kann), zeigen eindrucksvoll Nunner-Winklers eigene empirische Untersuchungen.[21] „Risiken" für eine den autonomen Gewissensstrukturen entsprin-

---

19 Siehe zum Beispiel A. Wildt, *Die Moralspezifizität von Affekten und der Moralbegriff*, in: H. Fink-Eitel/G. Lohmann (Hg.), *Zur Philosophie der Gefühle*, Frankfurt a. M. 1993, 194.

20 Hierzu passt Birnbachers Charakterisierung einer Ethik, „für die moralische Normen kein Selbstzweck sind, sondern Regeln des Zusammenlebens, die letztlich in menschlichen Interessen fundiert sind und die ihre Allgemeingültigkeit unter anderem der Tatsache verdanken, dass die von ihnen geschützten Interessen für jedermann nachvollziehbar sind" (D. Birnbacher, *Selbstmord und Selbstmordverhütung aus ethischer Sicht*, in: A. Leist [Hg.], *Um Leben und Tod. Moralische Probleme bei Abtreibung, künstlicher Befruchtung, Euthanasie und Selbstmord*, Frankfurt a. M. 1990, 420).

21 Vgl. G. Nunner-Winkler, *Zur Entwicklung moralischer Motivation*, in: W. Schneider (Hg.), *Entwicklung von der frühen Kindheit bis zum frühen Erwachsenenalter: Befunde der Münchener Längsschnittstudie LOGIC*, Weinheim 2008, 103 – 123.

gende moralische Motivation sieht sie unter anderem darin, „daß mit einer zunehmend ich-näheren Verfügbarkeit der moralischen Konformitätsbereitschaft auch ehedem zuverlässige Barrieren gegen die Amoral geschleift werden. Schließlich ist oft nur ein schmaler Grat zwischen situativ angemessener Flexibilität und schierem Opportunismus, denn – wie Luhmann anmerkt – ‚gute Gründe gibt es viele'"[22]. Dazu gehören insbesondere die strategischen Interessen an der eigenen Nutzenmaximierung.[23] Zu fragen sei auch, „ob nur die Orientierung an moralischen Prinzipien die Funktion der Einheitsstiftung für die Selbsterfahrung erfüllen kann [...] Denkbar ist, daß auch eine Orientierung an anderen zentralen Werten (wie etwa Erkenntnis, Schönheit, religiöse Einsicht) dem Individuum das Gefühl innerer Einheitlichkeit und Kontinuität zu vermitteln vermöchte."[24] Die Anlässe und Widerstände für Gewissensregungen werden dadurch komplexer, ja widersprüchlich. Auch moralische Handlungen können Reue und Schuldgefühle auslösen, wenn andere Ich-Interessen dadurch verletzt werden, aber auch der umgekehrte Fall kann eintreten.[25] Nicht nur können moralisches Urteil und Handlung auseinanderfallen; auch das Urteil selbst muss nicht immer auf der höchsten Kompetenzstufe erfolgen. Und sollte ein partikular Gutes (das innerhalb einer begrenzten Solidargemeinschaft gilt, der man selbst angehört) dem universell Richtigen widersprechen, so schafft dies ein weiteres Moment der Unbestimmtheit. Es dürfte also sinnvoll sein, andere Modelle moralischer Bindung und Urteilsfindung zu erkunden, die das Konsenspotenzial universalistischer Orientierung anerkennen, im Übrigen aber aus der Dichotomie von heteronomer versus autonomer Gewissensbildung ausscheren. Hierzu bietet H. Joas' Theorie der Wertgenese einen Ansatz, den wir im nächsten Abschnitt skizzieren wollen.

2.3 Das Gewissen als artikulierte Erfahrung der Selbsttranszendenz

Unser alltägliches Handeln vollzieht sich weitgehend in routinemäßigen Abläufen, geprägt durch Gewohnheiten, die den jeweiligen Interaktionspartnern ver-

---

22 G. Nunner-Winkler, *Von Selbstzwängen zu Selbstbindung (und Nutzenkalkülen)*, in: M. Endreß/N. Roughley (Hg.), *Anthropologie und Moral. Philosophische und soziologische Perspektiven*, Würzburg 2000, 211–243.

23 Vgl. G. Nunner-Winkler/M. Nikele/D. Wohlrab, *Integration durch Moral. Moralische Motivation und Ziviltugenden Jugendlicher*, Wiesbaden 2006.

24 G. Nunner-Winkler, *Identität und Individualität*, in: *Soziale Welt* 36 (1985), 467.

25 Vgl. G. Nunner-Winkler/W. Edelstein, *Einleitung*, 13.

traut sind. Dies gilt auch für das moralisch angemessene Verhalten. In diesem Kontext sind bewusste Erwägungen zum moralisch Richtigen nicht erforderlich, das Motivationsproblem – das „Warum sollte ich meiner moralischen Einsicht entsprechend handeln?“ – stellt sich nicht oder nur gelegentlich. Dies erinnert an Überlegungen H. Bergsons, der darauf hinweist, dass es irreführend sei, sich das in der Moral enthaltene „Gefühl der Verpflichtung“ stets als einen „Stoß“ vorzustellen, „den wir uns […] geben“ müssen, um den moralischen Prinzipien entsprechend zu handeln. Notwendig sei es vielmehr, auch dem „ruhigen und der Neigung verwandten Zustand“[26] Rechnung zu tragen, in dem die eigene moralische Ausrichtung immer schon als gelebte Praxis zum Ausdruck kommt. Den anderen Modus moralischen Handelns, in dem das Gewissen sich wahrnehmbar regt, charakterisiert Bergson als „das Zögern und Überlegen, welchen Weg man einschlagen solle, und wieweit man ihm folgen solle, und welches Hin und Her nötig sein wird, wenn man nacheinander mehrere von diesen Wegen einschlagen würde“[27]. Die situativen Anlässe für das Zögern und Überlegen können sehr vielfältig sein, ebenso die Form der Bezugnahme auf moralische Regeln sowie die Intensität und Ausrichtung der Gefühle, die damit verbunden sein mögen. Eine besondere Form der Erfahrung, die bisherige Wertüberzeugungen und moralische Einsichten infrage stellt und neue entstehen lässt, hat H. Joas – in Weiterentwicklung einer Idee C. Taylors[28] – als „Erfahrung der Selbsttranszendenz“ dargestellt. Die Hinwendung zu etwas Neuem (eventuell auch die Bestätigung des Alten auf neuer Basis) erscheint darin weder als Folge einer rational bestimmten Einsicht noch als bloße Übernahme von autoritativ Vorgegebenem, das neu entdeckt oder übermittelt wird. Vielmehr bedarf die Erfahrung der Selbsttranszendenz einer „Artikulation“, in der Selbst-Vergewisserung und diskursive Verständigung ineinandergreifen.

Ausgangspunkt ist dabei zunächst wieder der Gedanke, dass sich Menschen aufgrund ihrer Sozialisation in eine bestimmte Gesellschaft immer schon in einem moralischen Raum bewegen, der gefüllt ist mit kulturellen Deutungsmustern, die mehr oder weniger explizite moralische Prinzipien und Begründungen bereithalten, sowie damit verknüpften moralischen Gefühlen, in denen spezifische Formen der Bindung an diese Prinzipien zum Ausdruck kommen. Den Begriff der Erfahrung bringt Joas ins Spiel, wenn es zu einem „Widerstand“ kommt; denn „[w]enn alles glatt läuft und es keine Spannung zwischen unseren Gefühlen und den verfügbaren kulturellen Mustern oder der uns umgebenden Kommunikation

---

26 H. Bergson, *Die beiden Quellen der Moral und der Religion*, Frankfurt a. M. 1992 [1932], 16.
27 H. Bergson, *Die beiden Quellen der Moral und der Religion*, 18.
28 Vgl. C. Taylor, *Self-Interpreting Animals*, in: C. Taylor (Hg.), *Human Language and Agency. Philosophical Papers*, Bd. 1, Cambridge 1992 [1985], 45–76.

gibt, dann haben wir gar nicht das Recht, von einer Erfahrung zu sprechen“[29]. Mit Bergson könnte man sagen: Wenn alles „glatt läuft“, bewegen sich Menschen einfach auf den von ihrer Kultur vorgezeichneten Wegen der Moral; oder in den Worten Taylors: In diesen Phasen des Daseins gehen moralische Gefühle, ihre Artikulationsmöglichkeiten und damit verbundenen Deutungen nahezu restlos ineinander auf. In den Momenten einer Erfahrung indes brechen Lücken zwischen diesen verschiedenen Ebenen auf. So charakterisiert Joas die für die Entstehung und Veränderung von Wertbindungen zentralen „Erfahrungen der Selbsttranszendenz“ als zutiefst emotionale Erlebnisse, deren spezifische Qualität von den bislang für eine Person gewohnten Artikulations- und Deutungsvarianten (noch) nicht angemessen abgebildet wird. Das Spektrum dieser Erfahrungen reicht von ergreifenden und enthusiasmierenden bis hin zu erschreckenden und lähmenden Ereignissen.

Zwei (miteinander in Beziehung stehende) Merkmale sind für diese Erfahrungen der Selbsttranszendenz charakteristisch. Zum einen berühren sie den Kern unseres Selbst, das heißt unser Selbstverständnis als moralische Wesen, insofern sie „die Grenzen des eigenen Selbst“ ausloten[30] und zu verschieben vermögen. Erfahrungen der Selbsttranszendenz sind nicht als eine Abkehr vom eigenen Selbst zu verstehen; vielmehr erfährt das Selbst im Zuge dieser Erlebnisse (und ihrer Artikulation und Deutung) eine Rekonstruktion; es gestaltet und positioniert sich neu in seinem moralischen Raum: Im positiven Fall kann es dabei zu einer Erweiterung des Selbst kommen, im negativen Fall der traumatischen Erfahrungen aber auch zu einer Einschränkung und Verabschiedung von Werten, die vormals konstitutiv für das eigene Selbst waren. Zum anderen zeigt sich in der Erfahrung der Selbsttranszendenz eine spezifische „Kraft“ in Gestalt des Gefühls, etwas „als unzweifelbar gut oder schlecht, anziehend oder abstoßend“[31] zu empfinden. Diese „Gefühle der Evidenz und Gewissheit“ treiben nun das Bemühen „um angemessene Artikulation“ voran,[32] denn sie vermitteln den Eindruck, dass die bereits vorhandenen Deutungs- und Ausdrucksmöglichkeiten das Erlebte noch nicht adäquat wiedergeben; sie schüren das Verlangen nach besseren und passenderen Artikulationen (und somit auch Deutungen), in denen man die eigenen Erfahrungen wiedererkennt. Gefühle allein schaffen also noch keine Werte; vielmehr können sie Prozesse anstoßen (müssen dies aber nicht zwangsläufig), in denen Menschen sich das Geschehen verständlich machen. Dabei greifen sie bestehende

---

29 H. Joas, *Braucht der Mensch Religion? Über Erfahrungen der Selbsttranszendenz*, Freiburg i. Br. 2004, 57.

30 H. Joas, *Braucht der Mensch Religion?*, 17.

31 H. Joas, *Braucht der Mensch Religion?*, 38.

32 H. Joas, *Braucht der Mensch Religion?*, 44.

Deutungsmuster (also Wertbegriffe und -begründungen) auf, sie weisen diese aber auch teilweise zurück, fügen ihre Versatzstücke neu zusammen und formen sie um. Im Zuge der daraus gebildeten Artikulationen, das heißt, aus dem Zusammenspiel der verschiedenen Ebenen von Gefühl und Deutung „entstehen" schließlich jene Werte und Wertbindungen, die „zutiefst affektgeladen, mit Leidenschaft durchtränkt [... und] konstitutiv für unser Ich" sind.[33] Insofern sind die in Erfahrungen der Selbsttranszendenz angeeigneten und veränderten Werte immer beides zugleich: „reflexive Standards" *und* „emotional besetzte Vorstellungen über das Wünschenswerte"[34].

Das Entweder-Oder einer durch Vernunft *oder* durch Gefühl gewirkten Einsicht in das moralisch Gute und der entsprechenden Motivation, diesem Guten gemäß zu handeln, wird damit in Joas' Erklärungsansatz abgelöst durch die Idee eines dynamischen Zusammenspiels *beider* Kräfte: Aus gefühlsmächtigen Erfahrungen werden reflexiv zugängliche Einsichten und Bindungen, indem sie erzählerisch artikuliert, mit Hilfe kommunikativ angeeigneter Deutungsmuster interpretiert und – im Austausch mit Anderen – in Grenzen gerechtfertigt werden. Darüber hinaus wird Moral nicht auf das (universal) Rechte (oder Richtige) eingeschränkt, sondern sie umfasst vor allem das (partikular) Gute, das sich in motivationsstarken Wertbindungen zu erkennen gibt, die aus artikulierten und gedeuteten Erfahrungen der Selbsttranszendenz erwachsen. Diese Prozesse der Artikulation und Deutung gefühlsmächtiger Erfahrungen und das Abwägen des Guten im Lichte des Rechten sowie des Rechten im Lichte des Guten sind prinzipiell nicht abschließbar. Veränderte situative Bedingungen und soziale Koordinationserfordernisse verlangen immer wieder neue Festlegungen über Vorrang oder Dringlichkeit der jeweils angesprochenen Werte. In dieser Konzeption sind moralische Gefühle in ihrer artikulierten und gedeuteten Form konstitutiv an der Entstehung moralischer Einsichten und Bindungen beteiligt.

Joas' Überlegungen bieten unseres Erachtens eine besonders komplexe, analytisch differenzierte und umfangreiche Heuristik für das Konzept des Gewissens an. Aus ihrer Perspektive lässt sich das Gewissen als die von einer Person individuell praktizierte, aber durch (sub-)kulturelle Vorgaben und soziale Austauschprozesse mit generierte und situationsspezifisch ausgestaltete Artikulationsform von Moral interpretieren. Wie weit deren empirisch auffindbare Varianten dem Komplexitätsgrad der begrifflich-theoretischen Explikation entsprechen, ist eine offene Frage. Joas' wertsoziologische Konzeptionen auf den Gewissensbegriff anzuwenden impliziert zudem nicht die Annahme, dass jede Gewissensregung als

33 H. Joas, *Die Entstehung der Werte*, Frankfurt a. M. 1999, 138.
34 H. Joas, *Braucht der Mensch Religion?*, 44.

solche mit einer *akuten* Erfahrung von Selbsttranszendenz verbunden ist; hierbei kann es abgestufte Intensitäten und Übergänge geben, und es ist eine empirische Frage, welchen Grad oder welches Ausmaß von Selbsttranszendenz ein konkretes Gewissenserleben annimmt oder im Zuge des Geschehens entwickelt.

3 Gewissenserfahrungen im medizinischen Kontext

Wir möchten nun anhand einiger empirischer Beispiele die Fruchtbarkeit der im letzten Abschnitt skizzierten Perspektive verdeutlichen, der zufolge Gewissenserlebnisse als eine besondere Form der Artikulation von Moral verstanden werden können, die aus den situationsspezifischen Erfahrungen einer Diskrepanz oder Kluft erwächst. Dabei verwenden wir Joas' Überlegungen als offene Analyseheuristik, die weitere Theoriearbeit zulässt (und verlangt). Darüber hinaus gilt es zu erkunden, inwiefern auch Aspekte der system- und kognitionstheoretischen Betrachtungen von Gewissensphänomenen (siehe 2.1 und 2.2) dem Verständnis der empirischen Beispiele dienlich sind und folglich in einer integrativen Perspektive nicht fehlen sollten.

Die Beispiele sind einer schriftlichen Befragung entnommen, die Teil unserer Studie zu den „Ausdrucksformen und Funktionsweisen des Gewissens im Alltag" ist und in der wir die Befragten unter anderem gebeten haben, eine Situation zu beschreiben, in der sie ihr „Gewissen verspürt haben"[35]. Obwohl es sich bei unserer Stichprobe um einen Querschnitt der Einwohner einer mitteldeutschen Großstadt handelt und wir keine spezielle Auswahl nach Berufsgruppen vorgenommen haben, verweisen die Antworten einiger Befragter darauf, dass sie als ärztliches, pflegerisches oder sonstiges nicht-ärztliches Personal im medizinischen Bereich tätig sind. Im Folgenden sollen lediglich zwei Aspekte der geschilderten Gewissenserfahrung näher beleuchtet werden: Der erste macht darauf aufmerksam, dass das Erleben einer Gewissenssituation in der Regel daran gebunden ist, sich überhaupt auf die Erfahrung einer „Kluft" oder Diskrepanz einzulassen. Diese Einsicht mag auf den ersten Blick banal erscheinen; doch zeigen die Antworten der Befragten, dass dieses Sich-Einlassen auf oder Zulassen von Diskrepanzerfahrungen keineswegs selbstverständlich ist und mit einem

35 Das Forschungsprojekt „Ausdrucksformen und Funktionsweisen des Gewissens im Alltag. Untersuchungen auf Basis standardisierter und intensiv-qualitativer Befragungen" (http://www.moral-und-gewissen.de/, Zugriff am 30.11.2013) wurde von April 2011 bis März 2014 von der DFG finanziert (TH 260/7–1).

bestimmten Gefühlstypus – den epistemischen Gefühlen – einhergeht. Der zweite Aspekt thematisiert spezifische situative Merkmale der Gewissenserfahrungen, vor allem verschiedene Bedingungen, die einem weiteren Nachspüren und Artikulieren von Gewissensregungen im Weg stehen können.

3.1 Das Einlassen auf Diskrepanzerfahrungen: die Relevanz epistemischer Gefühle von Gewissheit, Zweifel und Ahnung

Als gemeinsamen Kern verschiedener theoretischer Konzeptionen des Gewissens haben wir eingangs die Bereitschaft einer Person bezeichnet, sich selbst und das eigene Handeln in einem inneren Dialog nach bestimmten, verpflichtenden Standards zu beurteilen. Damit sich diese Bereitschaft jedoch manifestieren und aktualisieren kann, bedarf es – und darauf verweist die pragmatistische Tradition – eines Geschehens, das den gewohnten Handlungsfluss unterbricht. Erst wenn die vormals unthematisierten Handlungsorientierungen und ein aktuelles Geschehen nicht mehr problemlos in Einklang zu bringen sind, eröffnet sich aus der daraus resultierenden Kluft die Möglichkeit von Reflexionsprozessen und somit auch von merklichen Gewissensregungen. Dass sich solche Momente des Auseinanderfallens von präreflexiver Orientierung und aktueller Situation im subjektiven Erleben in Gestalt von Emotionen bemerkbar machen, hat Pettenkofer in seiner Rekonstruktion der Überlegungen Deweys überzeugend gezeigt. Ihm zufolge sind Emotionen nicht als Störungen von Reflexionsprozessen zu verstehen, sondern als „deren notwendige Elemente", da sie erst den Anstoß dazu geben, „sich überhaupt der Mühe des Nachdenkens zu unterziehen".[36] Wir möchten diesen Gedanken aufgreifen und darüber hinaus argumentieren, dass in der Auslösung solcher Reflexionsprozesse den sogenannten epistemischen Gefühlen eine besondere Bedeutung zukommt.

In den Gewissensschilderungen unserer Befragten aus dem medizinischen Kontext können wir zunächst in einigen Fällen die von Joas angesprochenen „Gefühle der Evidenz und der Gewissheit"[37] beobachten. In mindestens zwei Fällen sind diese Gefühle durch ein blitzartiges Eintreten – die Befragten sprechen von „plötzlich" (Fall 674) und „sofort" (Fall 1083) – und eine offenbar starke Intensität gekennzeichnet, durch die bestimmte Objekte der Situation dominant in den Fokus der Aufmerksamkeit treten: In beiden Fällen handelt es sich dabei um

---

36 A. Pettenkofer, *Von der Situation ergriffen. Emotionen in der pragmatistischen Tradition*, in: A. Schnabel/R. Schützeichel (Hg.), *Emotionen, Sozialstruktur und Moderne*, Wiesbaden 2012, 211, 213.

37 H. Joas, *Braucht der Mensch Religion?*, 44.

das Gewahrwerden eines eigenen Fehlers in der Behandlung eines Patienten. Bei einer weiteren Befragten – einer „junge[n] Hebamme“, die dem Rat einer älteren und „erfahrenen Kollegin“ folgt – stellt sich das Gefühl der Gewissheit, etwas Falsches zu tun, hingegen erst schrittweise im Ablauf einer „schleppend voran [gehenden Geburt]“ ein (Fall 929). Hier liegt die Vermutung nahe, dass im Verlauf dieses Prozesses zunächst andere Gefühle – wie zum Beispiel die noch unspezifische Ahnung, dass etwas ‚nicht stimmt‘ oder ‚nicht richtig ist‘ – die Kluft zwischen situativem Geschehen und unthematisierten Hintergrunderwartungen kennzeichnen (mehr dazu weiter unten). Doch als sich das Gefühl der Gewissheit schließlich auch bei dieser Befragten einstellt, ist es von ähnlich starker Intensität wie bei den beiden anderen Befragten. Sie berichten von „Schweißausbruch und Herzrasen“ in der Situation selbst (Fall 674) oder davon, später „nicht schlafen“ (Fall 929) und sich „auf nichts anderes mehr konzentrieren“ zu können (Fall 1083). Die Intensität der Gewissheit, etwas sei falsch gelaufen, scheint in diesen Fällen einen Reflexionszwang auszulösen, dem sich die Betroffenen nur schwer entziehen können.

Eine etwas anders gelagerte emotionale Qualität nimmt die Diskrepanzerfahrung bei einer Befragten an, die als Pflegekraft „schon in so manchen sozialen Einrichtungen erlebt“ hat, wie dort mit „Menschen umgegangen wird“ (Fall 1158). Zwar klingt auch bei ihr die Gewissheit an, dass falsch ist, was sie dort beobachtet („[j]edenfalls würde ich nie so vorgehen“), doch scheint auch so etwas wie Verwunderung oder Überraschung bezüglich des Tuns der Anderen einzufließen; sie selbst kennzeichnet ihren Gefühlszustand mit den Begriffen „Zweifel“ und „Verwirrung“. Diese Charakterisierung scheint nun aber der Gewissheit etwas von ihrem Stachel zu nehmen; ihr vormals sicherer und stabiler Grund gerät ins Wanken. In zwei weiteren Fällen werden solche Zweifel nicht ausdrücklich benannt; doch legen die Beschreibungen der Befragten die Vermutung nahe, dass sich auch ihnen die Diskrepanz in den entsprechenden Situationen als ein zweifelndes Gefühl oder als eines der Unsicherheit aufdrängt. Eine Befragte gibt an, dass sie „bei einer Patientin überlegt [hat], ob meine Handlung richtig war“ (Fall 497); ein anderer Befragter sieht sich als „angestellter Apotheker“ mit einem Rezept konfrontiert, das „nicht den formellen Anforderungen“ entspricht und „dadurch teilweise ungültig“ ist. „Die Abgabe [des Medikaments] erfolgte formal korrekt, das heißt zu Lasten des Patienten mit weniger Arznei.“ Obgleich der Befragte sein Gewissen als „positiv“ bezeichnet, bleibt ein Gefühl der „Hilflosigkeit“ zurück, „da keine andere Lösung gefunden“ wurde (Fall 216). In dieser Hilflosigkeit deutet sich die Ahnung einer anderen moralischen Idee an, die Zweifel daran erkennen lässt, ob ein formal korrektes Handeln nach Vorschriften immer gut ist.

Während die bisher vorgestellten Beispiele zum einen durch das Gefühl der Gewissheit und zum anderen durch Gefühle der Ahnung, des Zweifels und der Unsicherheit charakterisiert werden können, veranschaulichen zwei weitere Fälle eine dritte Form der Diskrepanzerfahrung, in der Gewissheit und Unsicherheit in einer spezifischen Weise ineinandergreifen. Die eine Befragte hat als Krankenschwester „eine ältere Frau zu Hause gepflegt", die „nicht mehr leben" und „zu Hause sterben [wollte] und nicht in einem Krankenhaus". Die Befragte will diese Frau jedoch „nicht verhungern/verdursten lassen" und hat „förmlich gebettelt, dass sie etwas isst oder trinkt"; doch „zum Schluss war sie [...] in so schlechter Verfassung, dass sie ins Krankenhaus musste und dort nach einer Woche verstarb". Sie beschreibt ihren Gefühlszustand mit dem Begriff „Unsicherheit" und konkretisiert diese mit der Frage „Wie reagieren in so einer Situation?" (Fall 1110) Der andere Befragte berichtet von der „Unterschenkelamputation einer 93-jährigen Patientin", deren „gerichtlicher Betreuer" der Operation zugestimmt hat, die jedoch von der „Patientin (dement) abgelehnt" wurde. In reflektierter Form fasst der Befragte das Problem mit den Worten zusammen: „Beginnende Demenz grenzt den Willen nicht in jedem Falle aus. Wir bewegen uns auf dünnem Eis" (Fall 945). Ähnlich wie bei den anfangs vorgestellten Beispielen drängt sich diesen Befragten die Kluft zwischen präreflexiver Handlungsorientierung und Situation in Gestalt eines Gefühls der Gewissheit auf; jedoch ist es hier die Gewissheit, einer dilemmatischen Situation ausgesetzt zu sein, die kein sicheres und von Zweifeln freies Urteil zulässt. In Kombination mit diesen Gefühlen des Zweifels und der Unsicherheit scheint die Gewissheit eine weniger starke Intensität als in den eingangs erwähnten Beispielen anzunehmen; zumindest enthalten die Antworten der beiden letzten Befragten keine Hinweise darauf, dass ihre Gedanken an und in einer solchen Situation so dominant um das Dilemma kreisen wie die Gedanken der anderen Befragten um den Fehler in der Behandlung. Wenn der dilemmatische Charakter einer Situation also gewiss und vielleicht sogar vertrauter Bestandteil des eigenen Berufsalltags ist, scheint sich die Erlebnisintensität der „Kluft" zu mindern; man weiß, dass sie nicht aufhebbar ist und gewöhnt sich an sie.

Versucht man all diese Beobachtungen zu abstrahieren, so lässt sich festhalten, dass das Gewissen – als die Bereitschaft, sich selbst und das eigene Handeln einem Urteil zu unterziehen – häufig daran gebunden ist, eine „Kluft" zu erleben, also überhaupt eine „Erfahrung" im eigentlichen Sinn zu machen und sich auf diese Diskrepanz einzulassen, ihr weiter nachzuspüren und gedanklich nachzugehen.[38] Gefühle von Ahnung, Zweifel, Unsicherheit, Verwunderung und

38 Eine interessante Ausnahme könnten prospektive Gewissensregungen sein, das heißt Fälle, in denen aktuell noch gar keine Kluft vorliegt, aber als denkbares oder vermeidbares Geschehen

Gewissheit sind dabei zum einen der emotionale Ausdruck der Diskrepanz, zum anderen sind sie in der Lage, Reflexionsprozesse anzustoßen, welche die Objekte der Diskrepanz genauer zu ergründen versuchen. Aufgrund ihres Potenzials, solche „gedanklichen Nachforschungen" zu motivieren, bezeichnet R. de Sousa diese und weitere Gefühle (wie zum Beispiel die Neugier) als „epistemische Gefühle"[39]. Sie können nicht nur die Elaboration und Begründung bestehenden Wissens anregen, sondern auch die Explikation vormals unthematisierten Hintergrundwissens oder die Formulierung ganz neuer Einsichten vorantreiben. Ähnlich wie Joas vermutet, dass uns Gefühle der Evidenz und Gewissheit „bei der Bemühung um angemessene Artikulation leiten"[40], geht auch de Sousa davon aus, dass epistemische Gefühle eine zentrale Rolle bei der Ergründung und Artikulation von (potenziell moralischem) Wissen spielen. Die oben vorgestellten Beispiele zeigen allerdings, dass Akteure sich auf diese Gefühle in unterschiedlicher Weise und mit unterschiedlicher Intensität einlassen können, Diskrepanzerfahrungen also nicht notwendig in gewissensrelevante Reflexionen münden. Im nächsten Abschnitt sollen deshalb einige derjenigen Situationsmerkmale genauer in den Blick genommen werden, die Akteure davon abhalten können, ihren in der Diskrepanz aufscheinenden Ahnungen weiter nachzuspüren oder ihre Gewissheiten zu artikulieren.

3.2 Die Macht der Situation: Gewissen als Reflexion gegen Widerstände

Die im letzten Abschnitt vorgestellten Beispiele machen auch deutlich, dass es aus soziologischer Perspektive verkürzt wäre, das Gewissen in seinen Funktionsweisen nur als ein Persönlichkeitsmerkmal zu konzipieren. Aus soziologischer Sicht ist das Gewissen nicht nur etwas, das eine Person hat oder nicht hat, sondern auch ein soziales Phänomen, das an die kulturellen Deutungsmuster einer Epoche, Gruppe oder Gesellschaft gebunden und in situativen Kontexten verortet ist. Die Merkmale und Ausprägungen dieser situativen Rahmungen können nun selbst einen Einfluss darauf haben, ob sich ein Gewissen überhaupt artikuliert, und wenn ja, in welchen Ausdrucksformen dies geschieht. Im Folgenden werden drei

---

erwogen wird. Dabei wäre zu fragen, wodurch solche Antizipationen ausgelöst werden und ob und wie stark die gedankliche Antizipation das emotionale Erleben einer künftigen Diskrepanz in das Hier und Jetzt zu holen vermag.

39 Vgl. R. de Sousa, *Epistemic Feelings*, in: G. Brun et al. (Hg.), *Epistemology and Emotions*, Aldershot 2008, 185 – 204.

40 H. Joas, *Braucht der Mensch Religion?*, 44.

Merkmale (Hierarchie/Berufsordnung, Recht und Zeit) betrachtet, die dem empirischen Material aus dem medizinischen Bereich entnommen werden können; jedoch ist davon auszugehen, dass sie auch in Situationen jenseits des medizinischen Feldes wirken.

Wirft man zunächst einen Blick auf die zwei Fälle, deren Diskrepanzerfahrung in dem plötzlichen und intensiven Gefühl der Gewissheit aufging, gerade etwas Falsches zu tun oder getan zu haben, so fällt auf, dass beide Befragten ihren „Mut" ansprechen, ihren Fehler in der Behandlung eines Patienten gegenüber anderen, in der beruflichen Rangordnung über ihnen stehenden Personen anzusprechen. In dem einen Fall handelt es sich um eine Medizinstudentin, die sich „Sorgen" macht, „am nächsten Tag großen Ärger" zu bekommen, wenn sie den Fehler ihrem „Mentor" mitteilt (Fall 1083); in dem anderen Fall spricht eine angestellte Ärztin von ihrer „Angst vor Prestigeverlust", wenn sie ihren „Vorgesetzten" informiert (Fall 674). Obgleich beide Befragten eine intensive auf den Patienten gerichtete Gewissensregung verspüren, drängt sich mit der Furcht vor den möglichen Konsequenzen eine Emotion in ihr Gefühlsleben, die sich der öffentlichen Artikulation ihres Fehlers in den Weg stellt. Das heißt nicht, dass die Angst auch sogleich die Gewissensregung selbst verdrängen würde; die Betroffenen könnten zum Beispiel immer noch versuchen, ihren Fehler insgeheim wiedergutzumachen, doch würde ihr Gewissen damit zu einer privaten Angelegenheit werden und keine öffentliche Auseinandersetzung über die Ursachen der Fehler anregen.

Anders sieht das in Situationen aus, in denen die Diskrepanzerfahrung zunächst nur im Gefühl einer Ahnung oder Unsicherheit aufgeht: Hier könnte das Urteil eines Vorgesetzten oder einer „erfahrenen Kollegin" (Fall 929) durchaus dazu führen, den weiteren Reflexionsprozess zu unterbrechen, insofern man ihren (fachlichen) Ansichten und Einschätzungen vertraut. Dies scheint zunächst im Fall der jungen Hebamme auch eingetreten zu sein, die dem Rat der älteren Kollegin folgte; erst eine Veränderung in der Situation selbst (die lange Dauer der Geburt) förderte ihre Ahnung wieder zutage, bis sie schließlich zu der als gewiss empfundenen Erkenntnis gelangt, dass die angeratene Maßnahme falsch war. Die Befragte hält am Ende ihrer Antwort fest, dass ihr „klar geworden [ist], dass ich auf mich hören muss" – oder mit anderen Worten: dass es wichtig und richtig sein kann, den eigenen Ahnungen nachzuspüren. Darüber hinaus weist sie sowohl auf die Hindernisse dieses Reflexionsprozesses als auch auf die möglichen Folgen der Durchsetzung der eigenen, aus der Gewissenserfahrung geronnenen Einsicht hin, wenn sie anmerkt: „trotz des Widerstands gewisser Kollegen" (Fall 929). Darin deutet sich nicht nur an, dass das eigene Gewissen Konflikt stiften kann, weil es gegen die Ansichten oder moralischen Vorstellungen anderer Personen verstößt, sondern auch, weil seine Artikulation etablierte Status- und Hierarchiestrukturen infrage stellt. Die Vermutung liegt nahe, dass die Antizipation solcher Konflikte

Menschen durchaus davon abhalten kann, den eigenen Zweifeln, Ahnungen und Unsicherheiten überhaupt nachzugehen und eine reflexiv spürbare Gewissensregung auszubilden.

Auch das zweite situative Merkmal, auf das wir hier kurz eingehen wollen, das Ausmaß der (wahrgenommenen) rechtlichen Determination einer Situation, könnte solche Reflexionsprozesse verhindern; die Antworten unserer Befragten sind indes wieder Beispiele für die Überwindung dieses Hindernisses. Die Gewissensschilderung des Apothekers ist in diesem Zusammenhang zunächst besonders interessant, verweist er doch mit seinem als „positiv" beschriebenen Gewissen infolge der „formal korrekten" Abgabe des Medikaments darauf, dass eine Berufung auf das Recht (oder auch auf formale Rollenvorschriften) nicht per se als Anzeichen einer moralfreien Handlungsorientierung interpretiert werden kann – wie Luhmann vermuten ließe –, sondern dass das Einhalten formaler Regeln selbst als wertvoll und gut zu erscheinen vermag, das Rechte also zum Guten wird. Zugleich deutet die „Hilflosigkeit" des Befragten darüber, dass „keine andere Lösung gefunden" wurde (Fall 216) darauf hin, dass die als gut befundene Orientierung am Recht gegen eine andere materiale Vorstellung des Guten verstößt, die er gerade erst auszubilden beginnt, deren Entwicklung aber auch davon abhängig ist, wie weit es sich der Befragte erlaubt, gedanklich von den rechtlich vorgegebenen Pfaden abzuweichen. Wenn diese neue Vorstellung aber eine klare und artikulierte Gestalt annehmen sollte, befindet er sich in einer ähnlich dilemmatischen Situation wie der Arzt mit der dementen und die Krankenschwester mit der sterbenden Patientin.

Diese beiden Fälle veranschaulichen darüber hinaus, dass das formal Rechte selbst mit bestimmten Vorstellungen des material Guten verknüpft werden kann; so spricht der Arzt davon, dass die von der Patientin abgelehnte Unterschenkelamputation „lebensrettend" wäre (Fall 945), und die Krankenschwester verweist mit ihrer Aussage, die ältere Frau nicht „verhungern/verdursten lassen" zu können (Fall 1110) sowohl auf das Ideal, anderen keinen Schaden zuzufügen, als auch (wie der Arzt) auf die rechtlich gebotene Bewahrung von Leben. Gleichwohl wird beider Orientierung an den rechtlichen und formalen Rollenvorschriften und der damit verbundenen Wertschätzung eines bestimmten Guten durch die mehr oder weniger klare Gewissheit irritiert, gegen den Willen der Patientinnen zu handeln und somit gegen eine andere Idee des Guten zu verstoßen. Allerdings könnte auch die oben erwähnte Vermutung Luhmanns in einer solchen Situation zutreffen; die Formulierung des Arztes, dass die Entscheidung zur Amputation „juristisch unstrittig" sei (Fall 945), lässt erahnen, wie (in anderen Fällen) eine rechtlich klar determiniert erscheinende Situation den Gedanken an eigene Handlungsspielräume und damit auch an moralische Entscheidungen zu suspendieren vermag. Wenn das Recht oder andere formale Regeln eindeutig vorzugeben scheinen, welche Handlung angebracht ist, könnten sich in den Augen des betroffenen Akteurs jede eigene moralische Verantwortung und die Notwendigkeit zur weiteren Reflexion der Situation erübrigen.[41] Eine so verstandene Rechtssicherheit könnte folglich auch jene Ahnungen, Zweifel und Unsicherheiten wieder zum Verstummen bringen, die weiter verfolgt werden müssten, um eine spürbare Gewissensregung überhaupt auszubilden. Insofern birgt die Verrechtlichung sozialer Beziehungen und Situationen tatsächlich ein Moment der Entmoralisierung in sich, wenn nicht zugleich institutionell verankerte Räume bestehen oder geschaffen werden, die Reflexion zulassen und die es erlauben, den eigenen Diskrepanzerfahrungen nachzugehen. Solche Räume müssten darüber hinaus gewährleisten, dass keine der oben beschriebenen hierarchie- und statusbezogenen Befürchtungen die öffentliche Artikulation der eigenen Erfahrungen so weit einschränken, dass das Gewissenserleben zu einem rein privaten moralischen Problem wird. Eine solche Verlagerung muss indes nicht nur durch die Struktur sozialer Beziehungen im Arbeitskontext bedingt sein, sondern kann auch ein Ergebnis der Organisation von Arbeitsabläufen selbst sein, insofern diese einfach keine Zeit für Reflexionen lassen.

Damit ist das dritte Merkmal von Situationen angesprochen, das sowohl der Ausbildung einer merklichen Gewissensregung als auch ihrer öffentlichen Artikulation im Weg stehen kann – denn beides bedarf der Zeit. Dass die Zeit in unserem empirischen Material aus dem medizinischen Kontext nur von einer Befragten thematisiert wird, sollte nicht als ein Indikator dafür interpretiert werden, dass sie empirisch unbedeutend wäre. Vielmehr scheint knappe oder fehlende Zeit charakteristisch für die Tätigkeit vieler Beschäftigter im medizinischen Bereich zu sein (allerdings nicht nur dort); auch eine der Befragten, eine 22-jährige Krankenschwester, stellt fest, dass „man in diesem Beruf nicht immer soviel Zeit hat“. Ihr positives Gewissenserlebnis ist in einer Situation verortet, die von diesem normalen Arbeitsalltag abweicht, denn „[e]s war ein ruhiger Spätdienst“ und sie „hatte zum Glück Zeit“ (Fall 497). Die Formulierung des ‚Glücks‘ verweist dabei auf den aus der Perspektive der Befragten spontanen Charakter und für sie vermutlich nicht planbaren Umstand des „Zeithabens“. In der für sie ungewöhnlichen Situation von „freier“, das heißt, nicht durch andere Arbeitsinhalte bereits bestimmter Zeit, verleiht sie einer Gewissensregung Ausdruck, die sie sonst

41 Siehe dazu die Studie von Kärreman und Alvesson (D. Kärreman/M. Alvesson, *Understanding Ethical Closure in Organizational Settings*, in: S. L. Muhr et al. (Hg.), *Ethics and Organizational Practice*, Cheltenham 2010, 57–80), die am Beispiel der schwedischen Medienbranche unter anderem zeigen, dass formale Ethikrichtlinien in Unternehmen sowohl den Effekt haben können, den Bereich moralisch relevanter Themen vorzugeben (damit aber auch einzuschränken), als auch „moralisches“ Handeln auf bloße Regelbefolgung zu reduzieren.

zwar auch verspürt, der sie normalerweise aufgrund des Zeitmangels aber nicht nachkommen kann: Sie setzt sich „einfach nur neben" einen „Mensch[en]", der „im Sterben [liegt]" und „ganz allein" ist und „[hält] seine Hand". Dass sie diese Person als ‚Menschen' und nicht als ‚Patienten' adressiert, könnte ein Hinweis darauf sein, dass sie ihn nicht als bloßen für das Krankenhaus relevanten Rollenträger ansieht; zugleich tritt sie damit aus ihrer eigenen Rolle als Krankenschwester heraus und signalisiert, einem moralischen Bedürfnis nachzukommen, das für sie als Person kennzeichnend ist, das im Beruf der Krankenschwester und in den Arbeitsabläufen des Krankenhauses jedoch keinen festen Platz hat.

Aufschlussreich sind in diesem Zusammenhang auch die Ausführungen der Befragten in Bezug auf den Umgang mit ihren Gewissensregungen angesichts des sonst vorherrschenden Zeitmangels. Obgleich sie angibt, „mit Kollegen [...] regelmäßig darüber [zu reden]" (leider schreibt sie nichts über die konkreten Inhalte dieser Unterhaltungen), verlagert sie die Bearbeitung ihrer Gewissenserlebnisse in den privaten Bereich, denn erst „bei Familie und Freund kriegt man den richtigen Halt, den man braucht". Damit scheint die Gewissenssituation in der Tat zu einem individuellen moralischen Problem zu werden, für das man bestenfalls im Privatbereich Unterstützung findet. Immerhin verfügt die Befragte über einen sozialen Kontext, in dem sie ihren Gewissenserfahrungen Ausdruck verleihen kann und in dem sie Bestätigung für ihre moralischen Orientierungen findet. Ohne diese wiederkehrende Artikulationsmöglichkeit könnten die moralischen Vorstellungen ihre Gewissheit verlieren, in den Hintergrund gedrängt werden und damit den moralischen Raum in einer Weise verändern, die das einsame Sterben im Krankenhaus zunehmend als unvermeidlich erscheinen ließe. Zeitmangel kann demzufolge nicht nur eine Privatisierung moralischer Fragen und Gewissensregungen, das heißt eine Verlagerung ihrer Artikulation in den privaten Bereich, nach sich ziehen; er kann ebenso wie hierarchische Strukturen oder Berufsordnungen und wie formale oder rechtliche Regelungen auch jene Ahnungen und Zweifel unterdrücken oder zum Verstummen bringen, denen weiter nachgespürt werden müsste, damit sich die Frage nach der persönlichen Verantwortung stellt und somit die Möglichkeit einer merklichen Gewissensregung überhaupt eröffnet.

II. Teil: **Philosophische und theologische Grundlagen**

Friedo Ricken

Das platonisch-aristotelische Erbe: Der Begriff der *Technê* und die Tugenden der *Phronesis* und der *Epikie*

Das Wort Gewissen bezeichnet nach Thomas von Aquin „die Ordnung des Wissens auf etwas hin, denn Gewissen (*conscientia*) heißt: Wissen mit einem anderen (*cum alio scientia*)". Das Gewissen ist der Akt der Anwendung des Wissens auf etwas (S. th. I q.79 a.13). Platon und Aristoteles haben keinen Begriff des Gewissens, aber sie handeln von der Anwendung des Wissens, und sie unterscheiden beim Arzt drei Fragen: (a) Wie kann und wie soll der Arzt sein Wissen auf den einzelnen Fall anwenden? (b) In welchen Fällen soll er seine Kunst anwenden und in welchen nicht? (c) Wie soll der Arzt mit staatlichen Gesetzen, die seine Kunst betreffen, umgehen? Jede dieser drei Fragen kann nur der Arzt selbst entscheiden; niemand kann ihm diese Entscheidung abnehmen; in diesem Sinn ist der Arzt autonom.

1 Ein Dilemma

In seinem späten Dialog *Politikos* entwirft Platon folgendes Szenario. Eine Gesellschaft verliert das Vertrauen zum Stand der Ärzte.[1] Die Menschen nehmen an, dass sie deren Willkür ausgeliefert sind. Die Behandlungsmethoden sind undurchsichtig; der Patient kann nicht erkennen, ob der Arzt ihm helfen oder ihn nur quälen will. Die Ärzte verlangen hohe Honorare; von diesem Geld verwenden sie wenig oder nichts zum Wohl der Patienten; das meiste verbrauchen sie für sich selbst. Schließlich lassen sie sich von Verwandten oder Feinden des Kranken bestechen und töten ihn. Dieses Misstrauen veranlasst die Bürger, die Tätigkeit des Arztes durch strenge Gesetze zu reglementieren. Der Gebrauch der Medikamente und Instrumente wird genau vorgeschrieben; am Ende eines jeden Jahres prüft ein dafür zuständiges Gericht, ob der Arzt sich an diese Vorschriften gehalten hat; wenn er gegen sie verstoßen hat, wird er bestraft. Medizinische Forschung wird als der Versuch angesehen, an diesen Gesetzen etwas zu ändern, und deshalb unter strenger Strafe verboten. Je nach Verfassung werden diese Gesetze vom ganzen Volk oder nur von den Reichen erlassen; unabhängig von seiner fachlichen

1 Zur Stellung des Arztes vgl. P. Cordes, *Iatros. Das Bild des Arztes in der griechischen Literatur von Homer bis Aristoteles*, Palingenesia 39, Stuttgart 1994.

Kompetenz darf jeder seine Meinung äußern. Platon weitet das Gedankenexperiment aus und stellt sich vor, dass alle Künste (*technê*) in dieser Weise reglementiert würden. Die Folge wäre der Untergang aller Künste, „so dass das Leben, das auch jetzt schon schwer ist, in jener Zeit völlig unerträglich würde" (299e).

Platon spricht an dieser Stelle nicht nur vom Arzt, sondern auch vom Steuermann. Es sind zwei Berufe, denen der Mensch sein Leben anvertraut. Können wir Leben und Gesundheit in ihre Hand geben, ohne dass ihre Tätigkeiten unter strenger gesetzlicher Kontrolle stehen? Wir stehen vor einem Dilemma: Entweder liefern wir uns der Willkür des Arztes und des Steuermannes aus, oder wir müssen auf ihre lebensnotwendigen Dienste verzichten. Wo findet sich ein Ausweg? Aristoteles (*Politik* III 16, 1287a32–b3) wendet gegen Platons Argument ein: (a) Im Unterschied zum Politiker ist der Arzt nicht in der Gefahr, sich von sachfremden Motiven beeinflussen zu lassen, denn er erwirbt seinen Lohn dadurch, dass er den Kranken heilt. (b) Hätte der Patient den Verdacht, der Arzt sei von seinen Feinden bestochen, so würde er auf einer Behandlung nach dem Buchstaben des Gesetzes bestehen. (c) Schließlich hat der Patient die Möglichkeit, noch andere Ärzte hinzuzuziehen.

Entscheidend ist jedoch eine Überlegung, die sich bei Platon im ersten Buch der *Politeia* (341c–342c) findet und die dann von Aristoteles entfaltet wird. Der „wirkliche Arzt" ist nicht ein Geschäftsmann, sondern ein Pfleger der Kranken. Eine Kunst ist dazu da, um das für jeden Vorteilhafte zu suchen und hervorzubringen. Für die Kunst selbst gibt es nur dieses eine Vorteilhafte: dass sie selbst möglichst vollkommen ist. Dem Leib genügt es nicht, Leib zu sein; er ist vielmehr auf Hilfe angewiesen, und dafür wurde die Heilkunst erfunden. Die Kunst selbst bedarf keiner anderen Kunst, die das für sie Zuträgliche sucht. Sie sucht das Zuträgliche ausschließlich für das, worauf sie sich als Kunst bezieht. Die Heilkunst sucht nicht das der Heilkunst, sondern das dem Leib Zuträgliche.

Im neunten Buch der *Metaphysik* entwickelt Aristoteles einen ontologischen Begriff der Kunst. Er unterscheidet zwischen dem Vermögen, etwas zu tun, und dem Vermögen, etwas zu erleiden. Was brennbar oder zerbrechlich ist, hat ein Vermögen, etwas zu erleiden; dagegen sind das Warme und die Baukunst Vermögen, etwas zu tun (IX 1). Bei den Vermögen, etwas zu tun, ist zwischen vernunftlosen und vernünftigen Vermögen zu unterscheiden. Alle Künste sind vernünftige Vermögen, etwas zu tun, d. h. in einem anderen eine Veränderung zu bewirken. Die vernunftlosen Vermögen können nur *eine* Wirkung hervorbringen; so kann die Wärme nur wärmen; dagegen ist jedes vernünftige Vermögen imstande, das Entgegengesetzte hervorzubringen; „die Heilkunst ist das Vermögen der Gesundheit und der Krankheit" (IX 2, 1046b7). „Der Grund davon liegt darin, dass die Wissenschaft (*epistêmê*) Begriff (*logos*) ist; der Begriff aber erklärt zugleich die Sache und deren Privation" (1046b7–9). Wer über den Begriff der Gesundheit verfügt, kann feststellen, ob ein Organismus gesund oder nicht gesund ist; wer die Heilkunst beherrscht, kann die Gesundheit herstellen oder sie zerstören. Dennoch bezieht der Begriff sich „mehr auf das Seiende" (1046b10). Die Erkenntnis, dass etwas fehlt, setzt die Erkenntnis des Ganzen voraus; um zu erkennen, dass ein Organismus krank ist, benötige ich den Begriff der Gesundheit, denn nur so kann ich feststellen, dass diesem Organismus etwas fehlt. Daraus folgert Aristoteles: „Also müssen auch die so beschaffenen Wissenschaften zwar auf das Entgegengesetzte gehen, aber auf das eine Glied des Gegensatzes an sich, auf das andere nicht an sich" (1046b10 – 12). Die Künste sind „herstellende Wissenschaften" (1046b3); herstellen können sie aber nur das Seiende, d. h. das positive Glied des Gegensatzes; herstellen kann die Heilkunst nur die Gesundheit. Aber weil die Heilkunst weiß, was die Gesundheit ist, kann sie auch etwas wegnehmen und so den entgegengesetzten Zustand hervorbringen; dann stellt sie jedoch nicht etwas her, sondern sie zerstört etwas. Als *herstellende* Wissenschaft ist die Kunst also von ihrem Begriff her auf das positive Glied des Gegensatzes bezogen.

Die vernünftigen Vermögen sind Vermögen, Gegensätzliches zu verwirklichen; es ist aber unmöglich, Gegensätzliches zugleich zu tun. Es bedarf also einer Instanz, die bestimmt, welcher der beiden Gegensätze verwirklicht werden soll, und das ist „das Streben (*orexis*) oder die Entscheidung (*prohairesis*)" (IX 5, 1048a11). Dabei handelt es sich nicht um eine willkürliche Entscheidung; die Überlegungen zum Begriff der herstellenden Wissenschaft haben gezeigt, dass diese nur dann sachgerecht gebraucht wird, wenn sie das positive Glied des Gegensatzes zum Ziel hat. Entsprechend unterscheidet die *Eudemische Ethik* zwischen dem naturgemäßen Ziel einer Wissenschaft, das immer ein Gut ist, und dem naturwidrigen Ziel, das nur scheinbar ein Gut ist. „Der Grund davon aber ist, dass von dem Seienden das eine sich nicht zu etwas anderem gebrauchen lässt als zu dem, wozu es von Natur aus da ist, z. B. das Sehvermögen. Denn es ist nicht möglich zu sehen, was nicht Gegenstand des Sehvermögens, noch zu hören, was nicht Gegenstand des Hörvermögens ist. Dagegen kann man aufgrund der Wissenschaft etwas tun, was nicht Gegenstand der Wissenschaft ist. Denn nicht in gleicher Weise hat dieselbe Wissenschaft Gesundheit und Krankheit zu ihrem Gegenstand, sondern erstere von Natur aus, letztere aber gegen die Natur" (II 10, 1227a22 – 28). Wenn das Strebevermögen in der richtigen Verfassung ist, entscheidet es sich für den naturgemäßen Gegenstand oder das naturgemäße Ziel der Wissenschaft. „Dafür, dass das Ziel der Entscheidung richtig ist, ist die Tugend Ursache" (II 11, 1228a1).

Aus diesen Überlegungen ergeben sich Folgerungen für den Begriff des Arztes. Wer lediglich im Besitz der Heilkunst als eines vernünftigen Vermögens ist, ist noch kein Arzt, sondern nur, wer durch seinen sittlichen Charakter auf das naturgemäße Ziel dieser Kunst festgelegt ist, bei dem also durch die sittliche Tugend ein Missbrauch ausgeschlossen ist. „Ein Arzt überlegt nicht, ob er heilen soll" (*Nikomachische Ethik* III 5, 1112b13). Er „fragt nicht, ob man gesund sein soll oder nicht, sondern ob man spazieren gehen soll oder nicht [...] Denn wie für die theoretischen Wissenschaften die Voraussetzungen Ausgangspunkte sind, so ist für die herstellenden das Ziel Ausgangspunkt und Voraussetzung. Weil dieses gesund sein soll, muss notwendig das vorhanden sein, wenn jenes sein soll [...] Das Ziel aber ist richtig durch die Tugend" (*Eudemische Ethik* II 11, 1227b26–35).

2 Wissen und Erfahrung

Ist der Arzt in der Ausübung seiner Kunst an strenge Regeln gebunden? Gibt es objektive Kriterien, anhand derer sich entscheiden lässt, ob der Arzt im einzelnen Fall *lege artis* vorgegangen ist oder nicht? Oder hat der Arzt einen Ermessensspielraum, der sich dieser Beurteilung entzieht?

Im siebten Buch der *Metaphysik* beschreibt Aristoteles, wie etwas durch die Kunst entsteht. „Durch Kunst aber entsteht dasjenige, dessen Form (*eidos*) in der Seele ist [...] Die Gesundheit aber ist der Begriff (*logos*) in der Seele und die Wissenschaft. Es entsteht nun das Gesunde durch folgenden Gang des Denkens. Da dieses Gesundheit ist, so muss, wenn das Subjekt gesund sein soll, dieses vorhanden sein, z. B. Gleichmaß; wenn aber das, dann Wärme. Und so schreitet man im Denken immer fort, bis man zuletzt zu dem hingeführt hat, was man selbst hervorbringen kann. Dann wird nun der von hier ausgehende Prozess Herstellen (*poiêsis*) genannt" (VII 7, 1032a32–b10). Aus dem Begriff der Gesundheit ergibt sich, wie ein gesunder Organismus beschaffen ist, d. h. welche Stoffe er enthalten muss und welches die richtigen Proportionen zwischen diesen Stoffen sind. Fehlt einer dieser Bestandteile, so sucht der Arzt nach einem Mittel, das ihn hervorbringen kann; der nächste Schritt der Überlegung fragt, durch welches Mittel wiederum dieses Mittel hervorgebracht werden kann; die Überlegung hat ihr Ziel erreicht, wenn der Arzt ein Mittel gefunden hat, das er selbst hervorbringen kann, um so den Kausalprozess, der die Gesundheit zum Ziel hat, in Gang zu setzen.

Der Arzt, das ergibt sich aus dieser Stelle, ist an objektive Gesetze gebunden. Er muss wissen, welche deskriptiven Eigenschaften ein gesunder, d. h. voll funktionsfähiger Organismus haben muss, und er muss die Kausalgesetze kennen, durch deren Anwendung er die fehlenden Eigenschaften hervorbringen kann. Die Kunst des Arztes, so das erste Kapitel der *Metaphysik*, ist ein Wissen. Der Arzt stellt nicht lediglich fest, dass ein bestimmtes Mittel hilft, sondern er kennt die Ursache, warum es hilft. „Denn die Annahme, dass dem Kallias, indem er an dieser bestimmten Krankheit litt, dieses bestimmte Heilmittel half, und ebenso dem Sokrates und so vielen einzelnen, ist eine Sache der Erfahrung (*empeiria*); dass es dagegen allen von solcher und solcher Beschaffenheit (indem man sie in *einen* Artbegriff einschließt), allen, die an dieser Krankheit litten, zuträglich war [...], diese Annahme gehört der Kunst an“ (I 1, 981a7–12). Die Erfahrenen „wissen zwar das Dass, aber das Warum wissen sie nicht; jene aber kennen das Dass und die Ursache“ (981a28–30).

Ein Bild des Arztes, das dem eben gezeichneten anscheinend widerspricht, findet sich im zweiten Buch der *Nikomachischen Ethik*. „Was mit dem Handeln zu tun hat und nützlich ist, hat keine Stabilität, ebenso wenig wie das, was gesund ist. Wenn das aber der Fall bei einer allgemeinen Aussage ist, dann ist die Aussage über die Einzelfälle noch weniger genau. Denn sie fallen weder unter eine Kunst noch unter eine Vorschrift; vielmehr müssen die Handelnden selbst prüfen, was der Situation entspricht, wie es sich auch bei der Heilkunst und der Kunst des Steuermannes verhält“ (II 2, 1104a3–10). „Reichtum ist nützlich“ ist ein Beispiel für eine allgemeine Aussage, und Aristoteles hatte darauf hingewiesen, dass „schon manche Menschen durch ihren Reichtum zugrunde gegangen sind“ (I 1, 1094b18 f.). Obwohl die Heilkunst mit Kausalgesetzen arbeitet, so wird hier behauptet, kann die Aussage, dass der Arzt in einem Einzelfall die richtige Entscheidung getroffen hat, nicht durch die Berufung auf ein allgemeines Gesetz begründet werden.

Einen ersten Hinweis, wie dieser anscheinende Widerspruch aufzulösen ist, bringt eine Stelle der *Eudemischen Ethik*, die die sittliche Entscheidung mit der des Arztes vergleicht. Es gibt für den Arzt einen Maßstab, anhand dessen er beurteilt, „bis zu welchem Grad (*poson*) jedes zu machen und der Gesundheit förderlich ist, wenn aber weniger oder mehr, dann nicht mehr“ (VIII 3, 1249a22–24). Der Arzt weiß aufgrund der Kausalgesetze, welche Mittel er anwenden muss, um die Gesundheit wiederherzustellen; die Gesetze lassen es jedoch offen, wie diese Mittel zu dosieren sind; sie bestimmen das Wesen, aber nicht die Quantität des Mittels; diese muss der Arzt im Hinblick auf die vorliegende Situation bemessen.

Eine grundsätzliche Lösung findet sich im ersten Kapitel der *Metaphysik*. Aristoteles unterscheidet zwischen Erfahrung und Kunst, und er bewertet sie unter zwei verschiedenen Gesichtspunkten. Unter dem Gesichtspunkt des Wissens kommt der Kunst der Vorrang zu, denn im Unterschied zur bloßen Erfahrung kann die Kunst die Frage beantworten, *warum* eine bestimmte Wirkung eintritt; sie kennt den Grund oder die Ursache. Unter dem Gesichtspunkt des Handelns und des Herstellens bedarf die Kunst der Ergänzung durch die Erfahrung; wir sehen, dass „die Erfahrenen mehr das Richtige treffen als diejenigen, die ohne Erfahrung nur den Begriff haben“ (I 1, 981a14 f.).

Die Kunst des Arztes, so die Begründung, hat es mit dem Einzelnen zu tun; der Arzt heilt nicht den Menschen, sondern die Individuen Kallias oder Sokrates, die hier und jetzt jeder an einer bestimmten Krankheit leiden. Die Erfahrung beruht aber auf der Kenntnis der Einzelfälle. „Die Annahme, dass dem Kallias, indem er an dieser bestimmten Krankheit litt, dieses bestimmte Heilmittel half, und ebenso dem Sokrates und so vielen einzelnen, ist eine Sache der Erfahrung" (I 1, 980a7–9). Der Einzelfall wird durch die Wahrnehmung erkannt; der Arzt sieht, dass Sokrates gesund geworden ist, nachdem er dieses bestimmte Medikament genommen hat; die Wahrnehmungen „geben die bestimmteste Kenntnis des Einzelnen" (I 1, 981b11). „Wenn nun jemand den Begriff ohne die Erfahrung hat und das Allgemeine weiß, das darin enthaltene Einzelne aber nicht kennt, so wird er die Heilung oft verfehlen, denn es ist das Einzelne, das geheilt werden muss" (I 1, 981a20 – 24). Der Begriff ist eine Abstraktion aus vielen einzelnen Erfahrungen, und nur, wer über die entsprechenden Erfahrungen verfügt, ist imstande, den abstrakten Begriff auf konkrete Einzelfälle richtig anzuwenden.

3 Die Frage nach dem guten Leben im Ganzen

Im *Politikos* (303d4 – 305e7) unterscheidet Platon von den verschiedenen Künsten eine Kunst zweiter Ordnung, die allen anderen Künsten übergeordnet ist. Er geht aus vom Beispiel der Musik, d. h. vom Spielen eines Instruments. Wir erwerben diese Kunst dadurch, dass wir sie lernen, und das setzt wiederum die Entscheidung voraus, dass wir sie lernen sollen. Diese Entscheidung muss begründet sein; sie ist also das Werk einer „Wissenschaft" (*epistêmê*). Die Wissenschaft, welche die Entscheidung trifft, ob wir eine andere Wissenschaft lernen sollen, „herrscht" über die Kunst oder Wissenschaft, die wir erlernen. Platon entwickelt diese Unterscheidung, um den Begriff der Staatskunst zu bestimmen. Sie ist der Kunst des Redners und des Feldherrn in der Weise übergeordnet, dass sie entscheidet, wann diese beiden anderen Künste tätig werden. Soll ein politisches Ziel durch Überredung oder durch Zwang erreicht werden? Soll ein Interessenkonflikt mit einem anderen Staat durch einen Krieg oder durch Verhandlungen gelöst werden? Die Staatskunst wird nicht selbst tätig; ihre Aufgabe ist zu entscheiden, ob die anderen Künste, die des Redners bzw. des Feldherrn, tätig werden sollen oder nicht.

Im ersten Kapitel der *Nikomachischen Ethik* greift Aristoteles diesen Gedankengang auf. Er geht aus von der Feststellung, dass jede Kunst ein Gut zum Ziel hat; der Vielzahl der Künste entspricht eine Vielzahl der Ziele. Einige dieser Ziele sind wiederum Mittel für ein höheres Ziel, und entsprechend besteht zwischen einigen Künsten ein Verhältnis der Unter- und Überordnung. Die Produkte der Sattlerei sind Mittel für die Reitkunst; deshalb steht die Sattlerei unter der Reitkunst; die Reitkunst steht wiederum unter der Strategik. Weil die untergeordnete Kunst der übergeordneten dient, bestimmt die übergeordnete das Vorgehen der untergeordneten. Aristoteles fragt nun, ob es ein letztes Ziel gibt, das ausschließlich um seiner selbst willen gewollt wird und unter keiner Rücksicht Mittel für ein übergeordnetes Ziel ist. Die Wissenschaft, die dieses Gut schlechthin zum Ziel hat, würde über allen anderen Künsten stehen; sie würde letztlich das Vorgehen aller anderen Künste bestimmen. Es gibt tatsächlich eine Wissenschaft, die in dieser Weise über alle anderen Künste und Wissenschaften herrscht, und das ist die Politik (*politikê*). „Denn diese ordnet an, welche Wissenschaften im Staat vertreten sein müssen, welche jeder Einzelne lernen muss und bis zu welchem Grad. Wir sehen, dass ihr sogar die am höchsten geschätzten Fähigkeiten unterstehen, zum Beispiel Strategik, Ökonomik, Rhetorik. Sie bedient sich der übrigen Wissenschaften, und außerdem erlässt sie Gesetze, was man tun und was man unterlassen soll". Es ist anzunehmen, dass das Ziel dieser Wissenschaft die Ziele der anderen Wissenschaften mit umfasst, so dass dieses Ziel „das Gut für den Menschen" ist (I 1, 1094a28 – b7).

Dieses Gut für den Menschen, so stellt Aristoteles fest, ist ein und dasselbe für den Einzelnen und den Staat. Es gibt also nicht nur für den Staat, sondern auch für den einzelnen Menschen ein Gut, das über den Gütern steht, die das Werk der verschiedenen Künste sind. Entsprechend gibt es auch für den Einzelnen eine Form der Vernunft, die dieses umfassende Gut erkennt und die der Wissenschaft der Politik entspricht, und das ist die Phronesis. „Die Politik und die Phronesis sind dieselbe Fähigkeit, ihr Sein ist jedoch nicht dasselbe" (VI 8, 1141b23 f.). Es handelt sich um dieselbe Fähigkeit, aber sie betätigt sich auf verschiedenen Gebieten. Die Politik fragt nach dem Gut im Staat, das den Zielen der einzelnen Künste übergeordnet ist; die Phronesis fragt nach diesem Gut für den Einzelnen. „Es gilt als Kennzeichen eines klugen Menschen (*phronimos*), dass er gut zu überlegen vermag über das für ihn Gute und Zuträgliche, und zwar nicht im einzelnen, zum Beispiel was seiner Gesundheit oder seiner Kraft, sondern was dem guten Leben als Ganzem zuträglich ist" (VI 5, 1140a25 – 28). Die Phronesis, deren Ziel *das* Gut des Menschen, das gute Leben als Ganzes ist, „herrscht" (VI 2, 1139b1) über die Kunst, die immer nur *ein* Gut zum Ziel hat.

Die Kunst des Arztes, das ergibt sich aus diesen Überlegungen, ist einer höheren Instanz, der Politik bzw. der Phronesis, untergeordnet. Zu den Aufgaben der Politik gehört die Gesetzgebung (VI 8, 1141b25); wie für jede andere Kunst, so kann es also auch für die des Arztes gesetzliche Bestimmungen geben. Wie ist das zu verstehen? Welche übergeordneten Gesichtspunkte kann es für die Kunst des Arztes geben? Mit welchen anderen Gütern kann das Gut der Gesundheit in einen Konflikt kommen, den die Phronesis entscheiden muss? Die Beispiele aus Platons *Politikos* geben auf diese Frage keine Antwort. Dort geht es um verschiedene Mittel zu ein und demselben Ziel, und der Politiker muss entscheiden, welches Mittel er anwenden soll: Überredung oder Zwang; Verhandlungen oder Krieg.

Das Gut der Gesundheit ist ein Gut unter anderen, und die Kunst des Arztes eine Kunst unter anderen (*Nikomachische Ethik* I 1, 1094a8). Dennoch kommt ihm eine besondere Bedeutung zu. Für Platon zählt die Gesundheit, wie die Vernunft und das Sehen, zur obersten Klasse der Güter; sie wird um ihrer selbst und um ihrer Folgen willen geliebt (*Politeia* 357c). Aristoteles nennt sie unter den Gütern, die man begehren *soll* (III 3, 1111a30 f.); der Mäßige „strebt maßvoll und wie man soll nach den Dingen, die angenehm sind und zugleich zur Gesundheit oder zur guten Kondition beitragen“ (III 14, 1119a16 f.). Es gibt nur *eine* Kunst, die dieses Gut hervorbringt. Bedarf sie der Leitung durch eine ihr übergeordnete Instanz?

4 Heilkunst, Politik, Phronesis

Die Antwort des Aristoteles auf diese Frage erschöpft sich in den allgemeinen, für jede Kunst geltenden Hinweisen am Anfang der *Nikomachischen Ethik*; wir erfahren nichts über eine Gesetzgebung, deren Gegenstand die Tätigkeit des Arztes ist. Dagegen kommt Platons *Politeia* auf das Verhältnis von Politik und Arzt zu sprechen.

Um die Frage nach dem Wesen und dem Wert der Gerechtigkeit zu klären, lässt Sokrates in Gedanken einen Staat entstehen. Die Entstehung des Staates ist darauf zurückzuführen, dass kein Mensch allein alle seine Bedürfnisse befriedigen kann, sondern auf die Hilfe vieler anderer angewiesen ist. Sokrates beginnt mit der Schilderung eines Staates, in dem ausschließlich die notwendigen Bedürfnisse wie Nahrung, Kleidung und Wohnung befriedigt werden. Die Menschen „verbringen ihr Leben in Frieden und bei guter Gesundheit, und wenn sie – gewiss in hohem Alter – sterben, dann hinterlassen sie ihren Nachkommen ein ähnliches Leben“. Der Spott seines Gesprächspartners, das sei „ein Staat von Schweinen“, veranlasst Sokrates, nach dem „gesunden“ nun auch den „aufgedunsenen“ Staat zu betrachten (372de). Die bisher dargestellte Lebensweise wird manchen nicht genügen, „sondern da müssen Polster dazukommen und Tische und sonstiger Hausrat, dann Zuspeise, Salben und Räucherwerk, Freudenmädchen und Leckereien, und alles das in mannigfacher Art“ (373a). Der Staat muss größer werden, denn zur Befriedigung der vielen nicht notwendigen Bedürfnisse bedarf es vieler neuer Berufe. „Und bei dieser Lebensweise werden wir auch viel mehr Ärzte brauchen als vorher“ (373d).

Platon zeigt Gemeinsamkeiten zwischen dem Arzt und dem Richter. Der Lebensstil im üppigen Staat führt zu Zuchtlosigkeit und Krankheit. Es ist ein Zeichen für den Verfall der Erziehung, dass Menschen aller Gesellschaftsschichten sich an den Richter und den Arzt wenden. Platon unterscheidet zwischen zwei Anlässen, einen Arzt aufzusuchen. Der eine sind Verletzungen oder Krankheiten, wie sie die

Jahreszeiten mit sich bringen; der andere ist dagegen durch den eigenen Lebensstil verursacht: durch Bewegungsmangel, durch syrakusische Schmausereien, die reiche sizilische Speisekarte, das attische Backwerk, um von den korinthischen Mädchen zu schweigen (404d). Man füllt sich durch diese Lebensweise „wie ein Sumpf mit bösen Säften und Dünsten" und zwingt dann die Ärzte, diese Erscheinungen mit den Namen von Krankheiten zu bezeichnen, etwa als Blähungen und Katarrhe (405d). Durch die ärztliche Behandlung werden diese Krankheiten nur mannigfaltiger und größer. Für den schlimmsten Feind halten diese Kranken den Arzt, der ihnen die Wahrheit sagt: „dass ihnen nämlich kein Heilmittel, kein Brennen noch Schneiden, keine Beschwörungen und Amulette noch sonst so etwas helfen werde, bevor sie nicht aufhören, sich zu betrinken und vollzufressen, dem Sex zu frönen und sich nicht zu bewegen" (426a).

Der Unterscheidung zwischen den Krankheiten entspricht eine Unterscheidung zwischen den Ärzten. Das Ideal des Arztes ist der Gott Asklepios, der Sohn des Apollon, dessen Söhne als berühmte Ärzte am trojanischen Krieg teilnahmen. Zu seiner Zeit gab es die durch die Lebensweise verursachten Krankheiten, für die dann „diese neuen und sonderbaren Namen" (405d) erfunden wurden, noch nicht. Ihm wird Herodikos, der Lehrer des Hippokrates (geb. 460 v. Chr.), gegenübergestellt. „Dieser Herodikos war Gymnastiklehrer, und als er krank wurde, machte er ein Gemisch aus Gymnastik und Heilkunst und quälte damit zunächst und am meisten sich selbst, später dann noch viele andere." Er beschäftigte sich nur noch mit seiner Krankheit und hatte für nichts anderes mehr Zeit, „elend geplagt, wenn er auch nur ein wenig von der gewohnten Lebensweise abwich". Weil er mit seiner Kunst bewirkte, dass sein Sterben sich lange hinzog, erreichte er ein hohes Alter (406ab). Aristoteles erwähnt den Namen des Herodikos, wo er über den Begriff der Gesundheit spricht. „Die Gutheit (*aretê*) des Körpers ist Gesundheit; sie ist frei sein von Krankheit in dem Sinn, dass wir unseren Körper gebrauchen; denn viele sind gesund, wie es von Herodikos gesagt wird; sie würde niemand wegen ihrer Gesundheit glücklich preisen, weil sie sich aller oder der meisten Dinge enthalten, die Menschen tun" (*Rhetorik* I 5, 1361b3–6).

Asklepios hat diese Art von Heilkunst mit der Begründung abgelehnt, dass in einer Gemeinschaft jeder eine Aufgabe hat, die er erfüllen muss, und deshalb niemand Zeit hat, sein Leben lang krank zu sein und sich behandeln zu lassen. Er hat seine Heilkunst nur für Menschen bestimmt, die auf Grund ihrer Natur und ihrer Lebensweise körperlich gesund sind und an irgendeiner bestimmten Krankheit leiden. Sie besteht darin, die Krankheit durch Medikamente oder einen chirurgischen Eingriff zu heilen und dem Patienten „die gewohnte Lebensweise zu verordnen, damit er nicht das Gemeinwohl (*ta politika*) schädige"; in diesem Sinn war Asklepios ein „Politiker" (407de).

Die Begründung des Asklepios wird durch das Urteil der einfachen Leute bestätigt. Wenn ein Zimmermann krank wird, verlangt er vom Arzt ein Brechmittel oder ein Abführmittel oder einen chirurgischen Eingriff, um seine Krankheit loszuwerden. Verordnet der Arzt dagegen eine länger dauernde Kur, dann erklärt ihm der Zimmermann, er habe keine Zeit, krank zu sein, sondern er müsse und wolle seiner Arbeit nachgehen. „Und danach verabschiedet er sich von einem solchen Arzt, kehrt zu seiner gewohnten Lebensweise zurück, und wenn er gesund wird, dann lebt er und tut seine Arbeit; ist aber sein Körper der Anstrengung nicht gewachsen, dann stirbt er und wird so von seinen Beschwerden befreit" (406de).

Dagegen hat der Reiche keinen Beruf, an dem er hängt und den er ausüben muss, um leben zu können; er kann also, so scheint es, seine Krankheiten hegen und pflegen. Aber ist er nicht gerade dadurch, dass er genug zu leben hat, verpflichtet, eine Aufgabe zu übernehmen und sich einer sinnvollen Tätigkeit zu widmen? Dass man seine eigenen Krankheiten hegt und pflegt und übertrieben für den Leib sorgt, ist ein Hindernis für jede sinnvolle Beschäftigung, für die Verwaltung des Hauses, den Einsatz im Krieg, die Ämter im Staat, und, was das Schlimmste ist, für jede Form des Lernens, des Nachdenkens und der Selbsterkenntnis, weil man sich „immer vor Überanstrengung des Kopfes und Schwindel fürchtet und behauptet, das käme vom Philosophieren" (407c).

Die Kunst des Arztes ist, so Aristoteles, einer höheren Instanz, der Politik bzw. der Phronesis, untergeordnet. Unsere Frage war: Wie ist das zu verstehen? Welche übergeordneten Gesichtspunkte kann es für die Kunst des Arztes geben? Mit welchen anderen Gütern kann das Gut der Gesundheit in einen Konflikt kommen? Platon weist uns auf Fragen hin, die der Arzt nicht mit Hilfe seiner Kunst, sondern nur durch die Phronesis beantworten kann. Ich fasse sie in vier Gruppen zusammen.

(a) Welche Voraussetzungen müssen gegeben sein, damit eine Behandlung überhaupt sinnvoll ist? Unter welchen Umständen soll der Arzt sich für einen Behandlungsverzicht entscheiden? Worin unterscheidet Leben sich von einem verlängerten Sterben? Wie ist der Begriff der Gesundheit zu bestimmen, die das Ziel der ärztlichen Kunst ist?

(b) Ist die Krankheit durch den Lebensstil des Patienten verursacht? In welchem Ausmaß ist dieser Lebensstil wiederum bedingt durch die sozialen und ökonomischen Bedingungen, in denen der Patient lebt? Kann der Arzt auf die Politik Einfluss nehmen, um diese Bedingungen zu ändern? In welchem Ausmaß soll der Arzt den Patienten darüber aufklären, dass dessen Krankheit durch seinen Lebensstil verursacht ist? Wird er dadurch das Vertrauensverhältnis zum Patienten zerstören? Ist der Patient bereit, seinen Lebensstil zu ändern? Wie soll der Arzt sich verhalten, wenn das nicht der Fall ist? Hat ein einfacher Lebensstil, verbunden mit täglichen Pflichten, eine heilende Wirkung?

(c) Welchen Einfluss haben Reichtum und Armut auf das Gewicht, das der Patient seiner Krankheit beimisst? Würde der Patient einen Arzt aufsuchen und sich einer Behandlung unterziehen, wenn er von seiner Hände Arbeit leben müsste? Welche Auswirkungen hat diese psychische Einstellung auf den Verlauf der Krankheit? Wie soll der Arzt sich verhalten?

(d) Wie verhalten sich Krankheit und Gemeinwohl? Wer krank ist, kann die Aufgabe, die er in einer Gemeinschaft übernommen hat, nicht erfüllen, und er ist auf die Unterstützung durch die Gemeinschaft angewiesen. Der Arzt ist dem Wohl des Patienten und dem Gemeinwohl verpflichtet; er muss beiden gerecht werden.

5 Epikie

Zu den Aufgaben der Politik gehört die Gesetzgebung; wie für jede andere Kunst, so kann es also auch für die des Arztes gesetzliche Bestimmungen geben. Nehmen wir einmal an, einige der eben genannten Fragen ließen sich gesetzlich regeln. Dann wäre es die Aufgabe des Arztes, diese Gesetze unter Berücksichtigung der besonderen Situation eines jeden einzelnen Patienten, die nur er kennt, anzuwenden. Um dabei dem Patienten gerecht zu werden, braucht der Arzt die Tugend der Epikie (*epieikeia*, Billigkeit). Aristoteles (*Nikomachische Ethik* V 14) geht aus von einer Aporie. Auf der einen Seite wird das Wort „billig“ (*epieikês*) verwendet, um einen Menschen zu loben; es kann gebraucht werden wie das Wort „gut“. Wenn wir uns dagegen an die Wortbedeutung halten, ist das Billige etwas vom Gerechten Verschiedenes, etwas „am Gerechten vorbei“ (1137b3). Wie kann es dann gelobt werden? Wenn das Gerechte Lob verdient, dann kann nicht auch das Billige, das dem Gerechten nicht entspricht, Lob verdienen. Aristoteles löst die Aporie durch die Unterscheidung zwischen „gerecht“ als Gattungsbegriff und „gerecht“ als Artbegriff. Unter den einen Gattungsbegriff fallen zwei verschiedene Arten des Gerechten, und eine dieser Arten ist das Billige. Das Billige ist also nicht vom Gerechten verschieden, denn es fällt unter den Gattungsbegriff, aber es ist von einer anderen Art des Gerechten verschieden, und zwar vom Gerechten „nach dem Gesetz“ (1137b12). Beide Arten des Gerechten sind gut, aber das Billige ist besser.

Das Gesetz ist allgemein, „aber über einige Fälle lassen sich keine richtigen allgemeinen Aussagen machen“ (1137b13 f.). Wo es nun notwendig ist, eine allgemeine Aussage zu machen, hält das Gesetz sich an das, was meistens der Fall ist, wobei der Gesetzgeber sich bewusst ist, dass die allgemeine Aussage insofern nicht richtig ist, als sie nicht auf alle Fälle zutrifft. Das Gesetz ist richtig für die

Fälle, auf welche die allgemeine Formulierung zutrifft. Wenn aber nun ein Fall eintritt, der von der allgemeinen Formulierung nicht erfasst wird, dann muss dieser Mangel korrigiert werden. Es ist zu fragen, wie der Gesetzgeber diesen Fall beurteilt hätte, wenn er ihn gekannt hätte. Das Billige ist also gerecht, weil es unter den Gattungsbegriff des Gerechten fällt; insofern ist es nicht besser als das Gerechte. Es ist aber besser als das im Gesetz formulierte Gerechte, weil das Gesetz aufgrund seiner allgemeinen Formulierung nicht allen einzelnen Fällen gerecht werden kann. Das Billige ist „eine Berichtigung des Gesetzes, insofern es wegen seiner Allgemeinheit einen Mangel aufweist" (1137b26 f.).

Nachdem Aristoteles *das* Billige bestimmt hat, kommt er abschließend auf *den* Billigen zu sprechen, d. h. auf den Menschen, der die Tugend der Billigkeit hat. Diese erschöpft sich nicht in der kognitiven Fähigkeit, das allgemein formulierte Gesetz auf die gegebene Situation richtig anzuwenden; vielmehr ist auch zu fragen, zu wessen Gunsten vom Wortlaut des Gesetzes abgewichen wird. Wer die Tugend der Billigkeit hat, besteht nicht auf dem Buchstaben des Gesetzes, obwohl der Wortlaut des Gesetzes für ihn spricht. Er ist vielmehr bereit, zugunsten des anderen einen Nachteil in Kauf zu nehmen, wenn der Sinn des Gesetzes das verlangt. Mit der Tugend der Billigkeit ist die Tugend der Einsicht (*gnômê*) verwandt. Die Einsicht, „mit Bezug auf die wir bestimmten Menschen Nachsicht (*syngnômê*) zuschreiben und sagen, dass sie Einsicht haben, ist das richtige Urteil über das Billige [...] Wir sagen, dass der billig eingestellte Mensch am meisten zur Nachsicht geneigt ist und dass es billig ist, bei manchen Dingen Nachsicht zu üben" (*Nikomachische Ethik* VI 11, 1143a19 – 22).

6 Zur epistemologischen Struktur der Phronesis

Aristoteles verweist auf eine Gemeinsamkeit. Alle diese Tugenden „zielen auf dasselbe [...] Denn alle diese Fähigkeiten haben es mit dem Letzten, das heißt mit dem Einzelnen zu tun. Indem man urteilsfähig über die Dinge ist, mit denen es der Kluge (*phronimos*) zu tun hat, ist man auch verständig und einsichtig oder nachsichtig, denn wo es um das Verhältnis zum anderen Menschen geht, ist das Billige (*epieikê*) allen guten Menschen gemeinsam" (VI 12, 1143a25 – 32). In ihrer kognitiven Leistung unterscheiden die genannten Tugenden sich nicht. Mit der Phronesis sind auch die Tugenden der Billigkeit und der Nachsicht gegeben; ein Mensch, der die Tugend der Phronesis besitzt, beurteilt die anderen Menschen nicht nach dem Buchstaben des Gesetzes, sondern nach dem Billigen. Wir können uns also in der Frage der epistemologischen Struktur auf die Phronesis beschränken.

Hier ist als Erstes an die Lehre des sechsten Buchs der *Nikomachischen Ethik* zu erinnern, dass es fünf verschiedene Formen der Vernunft gibt (VI 3, 1139b16 f.). Die Phronesis kann also nicht auf eine andere Form, etwa die deduktive (*epistêmê*) oder die zweckrationale Vernunft (*technê*), reduziert werden. Aristoteles nennt vier Charakteristika der Phronesis; wie sie näher zusammenhängen, führt er nicht aus. Eine Darstellung der epistemologischen Struktur muss sich deshalb darauf beschränken, diese Charakteristika zu nennen.

(a) Die Phronesis ist ein diskursives Vermögen. „Es gilt als Kennzeichen eines klugen Menschen, dass er gut zu überlegen vermag über das für ihn Gute und Zuträgliche, und zwar nicht nur in einer besonderen Hinsicht [...], sondern darüber, was dem guten Leben als Ganzem zuträglich ist" (VI 5, 1140a25 – 28).

(b) Das Ziel, auf das hin die Phronesis überlegt, ist das gute Leben als Ganzes; Aristoteles setzt es gleich mit dem „guten Handeln" (*eupraxia*; VI 5, 1140b7). Die Erkenntnis dieses Zieles ist jedoch an emotionale Voraussetzungen gebunden; die ethische Tugend ist notwendige Bedingung der Phronesis. „Dem, der durch Lust oder Unlust verdorben ist, zeigt sich sofort das Prinzip nicht mehr, und auch nicht, dass man zu diesem Zweck und aus diesem Grund alles wählen und tun soll, denn die Schlechtigkeit verdirbt das Prinzip" (VI 5, 1140b17 – 20).

(c) „Auch hat es die Phronesis nicht nur mit dem Allgemeinen zu tun, vielmehr muss sie auch das Einzelne erkennen. Denn sie bestimmt zum Handeln, das Handeln hat es aber mit dem Einzelnen zu tun" (VI 8, 1141b14 – 16). Die Erkenntnis des Einzelnen hat die Phronesis mit der Sinneswahrnehmung gemeinsam. Die Sinneswahrnehmungen (*aisthêseis*) „geben die bestimmteste Kenntnis des Einzelnen" (*Metaphysik* I 1, 981b11). Der hier und jetzt zur Handlung bestimmende Akt der Phronesis ist eine „Wahrnehmung" (*aisthêsis*) des Einzelnen, und diese Wahrnehmung „ist Vernunft (*nous*)" (VI 12, 1143b5). Die diskursive Tätigkeit des Überlegens, so eine mögliche Interpretation, endet in einem geistigen Sehen, einer Erkenntnis, die hinsichtlich ihrer Gewissheit der Sinneswahrnehmung des Einzelnen entspricht. Der besondere Charakter dieses Sehens wird durch eine Unterscheidung hervorgehoben. Die Erkenntnis der Phronesis entspricht nicht der Wahrnehmung der spezifischen Gegenstände der einzelnen Sinne, sondern der Wahrnehmung der Gegenstände, die von allen Sinnen wahrgenommen werden und rational analysiert werden können: „Bewegung, Ruhe, Zahl, Gestalt, Größe" (*De anima* II 6, 418a17 f.). Es ist „nicht Wissen, sondern Wahrnehmung, nicht die der spezifischen Sinnesqualitäten, sondern die, durch welche wir wahrnehmen, dass das Letzte in der mathematischen Analyse ein Dreieck ist" (VI 9, 1142a27 – 29).

(d) Die Phronesis und die ihr verwandten Tugenden setzen Erfahrung voraus.[2] Es habe den Anschein, sie seien nicht, wie etwa die Wissenschaft, durch Lehre und Lernen erworben, sondern naturgegeben. „Ein Zeichen dafür ist: Wir meinen, dass sie den Lebensaltern folgen und dass ein bestimmtes Alter Vernunft und Einsicht besitzt, als ob die Natur die Ursache wäre." Dass Vernunft und Einsicht an ein bestimmtes Lebensalter gebunden sind, ist nicht zu bestreiten; aber daraus folgt nicht, dass das Alter und damit die biologische Entwicklung hinreichende Bedingung für diese kognitiven Fähigkeiten ist. Vielmehr ist ein bestimmtes Lebensalter die notwendige Bedingung für Lebenserfahrung und die Erfahrung notwendige Bedingung für die Ausbildung der genannten Fähigkeiten. Das Auge der Seele erwirbt seine Sehkraft erst durch die Erfahrung. „Daher muss man unbewiesene Aussagen und Meinungen der Erfahrenen und Älteren oder der Klugen ebenso beachten wie Beweise. Denn weil sie aus der Erfahrung ein Auge haben, sehen sie richtig" (VI 12, 1143b7–14). Das Auge ist das Sinnesorgan, das uns am meisten Erkenntnis gibt und „viele Unterschiede offenbart" (*Metaphysik* I 1, 980a27); sein Unterscheidungsvermögen wird durch die Übung im Sehen ausgebildet. Die Phronesis ist die Fähigkeit, richtig zu überlegen; das Auge der Seele erwirbt sie durch Erfahrung. Die Lebenserfahrung schärft den Blick für die Umstände, die bei einer Entscheidung zu berücksichtigen sind, und die Urteilskraft, die sie gegeneinander abwägt.

2 Vgl. F. Ricken, *Erfahrung, Gewöhnung, Gesetz. Zur Zeitstruktur der Phronesis*, in: W. Mesch (Hg.), *Glück – Tugend – Zeit. Aristoteles über die Zeitstruktur des guten Lebens*, Stuttgart 2013, 176–184.

Maximilian Forschner

Der Beitrag der Stoa zur Bildung des philosophischen Gewissensbegriffs

1 Zur Geschichte des Gewissensbegriffs

Die wissenschaftliche Literatur bietet kein klares und eindeutiges Bild über Herkunft und Geschichte unseres gegenwärtigen Begriffs des Gewissens. Auch die systematischen, seien dies philosophische, philosophisch-theologische oder rein theologische Zugriffe auf das Phänomen, das man alltäglich mit „Gewissen" bezeichnet, sind disparat.[1] Was die Zeit der griechischen und griechisch-römischen Antike betrifft, so muss man feststellen, dass es keinen philosophischen oder philosophisch-theologischen Text gibt, der das Phänomen thematisch konzentriert und eingehend analysiert.[2] Diesbezügliche Traktate finden sich erst im Hochmittelalter, und zwar (insbesondere bei Thomas von Aquin) in einer Differenziertheit, Präzision und Überzeugungskraft, wie sie m. E. später kaum mehr erreicht wurden.[3] Dies besagt nicht, dass die Gewissensthematik, wie wir sie kennen, der mittelalterlich-scholastischen Theologie entstammt. Am Ursprung, soweit er (in unserem Kulturkreis) über Schriftliches zugänglich ist, stehen ohnehin nicht Philosophie und Theologie, sondern psychologische Alltagseinsichten und Beobachtungen über (individuelle) Schuld, Scham, Reue, Unsicherheit, Angst, Bedrückung und Verzweiflung im Zusammenhang persönlicher Zurechnung oder Verantwortung, wie sie in Texte der Dichtung, der öffentlichen Reden, der Geschichtsschreibung, der religiösen und philosophischen Erbauung, Mahnung und Verkündigung eingingen.[4]

---

1 Vgl. J.-G. Blühdorn, Art. *Gewissen. I. Philosophisch*, in: *TRE*, Bd. 13, Berlin 1984, 192–213.
2 Vgl. F. Zucker, *Syneidesis – Conscientia. Ein Versuch zur Geschichte des sittlichen Bewusstseins im griechischen und griechisch-römischen Altertum*, in: F. Zucker (Hg.), *Semantica, Rhetorica, Ethica*, Berlin 1963, 96–117.
3 Vgl. dazu M. Forschner, *Stoische Oikeiosis-Lehre und mittelalterliche Theorie des Gewissens*, in: J. Szaif/M. Lutz-Bachmann (Hg.), *Was ist das für den Menschen Gute? – What is Good for a Human Being*, Berlin 2004, 126–150. Zum mittelalterlichen Gewissensdiskurs vgl. T. C. Potts, *Conscience*, in: N. Kretzmann/A. Kenny/J. Pinborg (Hg.), *The Cambridge History of Later Medieval Philosophy*, Cambridge 1982, 687–704.
4 Vgl. H.-J. Klauck, *'Der Gott in Dir' (Ep. 41, 1). Autonomie des Gewissens bei Seneca und Paulus*, in: C. Mayer et al. (Hg.), *Nach den Anfängen fragen* (Festschrift für G. Dautzenberg), Gießen 1994, 344.

Wir verfügen über hinreichend viele Texte,[5] die für die griechische Welt belegen, dass das Phänomen des Gewissens, die Vorstellung vom einzelnen Menschen als einem Subjekt, das sich zu sich selbst und seinen Handlungen emotional und moralisch wertend und richtend verhält, *seit der Zeit der Sophistik* verbreitet ist. Die Sophistik diskutiert über persönliche Schuld und Verantwortung.[6] Sie thematisiert den seelischen Wert der moralischen Selbstachtung. Sie arbeitet an der Relativierung traditionsbestimmter Sittlichkeit und der Verinnerlichung des Ethos. Als literarischer *locus classicus* gilt hier seit langem Euripides' *Orestes*. In ihm deutet der Dichter die mythische Vorstellung von den Erinnyen, die das Blut der Ermordeten rächen, in ein innerpsychologisches Geschehen des Muttermörders um.[7] Auf die Frage des Menelaos: „Welche Krankheit arbeitet an Deiner Vernichtung?" antwortet Orestes: „Die *synesis*. Weil ich mir nämlich bewusst bin, Schreckliches getan zu haben (*hoti synoida dein' eirgasmenos*)" (Or. 396): Die Wahnsinnsanfälle rächen das Blut der Mutter (400); die seelische Qual richtet den Sohn zugrunde (398). Und diese Qual wird hervorgerufen von der selbstbezogenen Einsicht (der *synesis*) in das, was er getan hat.

Ist es hier der Tatbestand des *schlechten* Gewissens, so begegnet uns bei Platon, in literarischem Kontext und ironisch grundierter Form, das Gegenstück: Im 1. Buch der *Politeia* lässt Platon den greisen Kephalos den Genuss eines *guten* Gewissens preisen (330d–331a). Im Alter pflege man das Leben zu überdenken und nachzusinnen, ob man Unrechtes getan hat. Wer in seinem Leben viel Unrecht auf seinem Konto sieht, finde keinen ruhigen Schlaf mehr. „Wer sich aber keines Unrechts bewusst ist (*tô de mēden heautô adikon syneidoti*), dem stehe immer angenehme und gute Hoffnung als Alterspflegerin zur Seite, wie der Dichter Pindar sagt." So die Selbstauskunft des Kephalos, dem sein Reichtum es ermöglichte, niemandem im Leben etwas schuldig zu bleiben. Platon lässt es in der Schwebe, ob die abgeklärte Selbstzufriedenheit des erfolgreichen Geschäftsmannes am Abend seines Lebens sich mehr der Erwartung jenseitigen Lohns als ungetrübter Selbstachtung verdankt.

In beiden Texten taucht für „Gewissen" die Verbform bzw. das aus ihm gebildete Verbaladjektiv von *syneidenai* auf. Als ersten *philosophischen* Text, in dem das entsprechende Verbalsubstantiv *syneidēsis*, bezogen auf einen moralischen Tatbestand, verwendet wird, besitzen wir ein Demokritfragment, das von Johannes Stobaios überliefert ist.[8] Es lautet: „Manche Menschen, die nicht Bescheid wissen

---

5 Vgl. hierzu v.a. H. Chadwick, Art. *Gewissen*, in: *RAC*, Bd. 10, Stuttgart 1978, 1025–1107.

6 So etwa in Antiphons *Tetralogien* und Gorgias' *Helena*.

7 Vgl. F. Zucker, *Syneidesis – Conscientia*, 101f.

8 J. Stobaios, *Demokritos frg. 297*, in: H. Diels/W. Kranz, *Fragmente der Vorsokratiker*, Bd. 2, Berlin ⁶1985.

über die Auflösung der sterblichen Natur, verbringen, im Bewusstsein um ihr schlechtes Handeln (*syneidēsei de tês en tô biō kakopragmosynēs*) die Zeit ihres Lebens in Unruhe und Furcht, indem sie falschen Geschichten über die Zeit nach dem Ende anhängen." Die Echtheit des Fragments ist unter Philologen umstritten. Doch sein Inhalt passt zu allem, was die spätere Tradition in Form moralischer Aphorismen Demokrit zuschreibt. Und es passt zu dem, was von ihm auf den Epikureismus eingewirkt haben soll. Zwar fehlt in den erhaltenen Epikurtexten ein Wort für Gewissen. Doch es kann als sicher gelten, dass Epikur dem guten und schlechten Gewissen aus Gründen der Seelenruhe (*ataraxia; hēsychia psychês*) einen bedeutenden Platz in seiner Seelendiätetik eingeräumt hat. Für Lukrez, den getreuen Schüler, bedeuten die mythischen Vorstellungen von Hölle, Kerberos und Furien nichts anderes als Projektionen der Qualen eines hoffnungslos schlechten Gewissens.[9]

Und Seneca bekennt von sich im 97. Brief an Lucilius, in der Gewichtung der Gewissenqual folge er Epikur, auch wenn er dessen funktionaler Deutung von Moralität nicht beipflichten könne. „Darin wollen wir [sc. mit Epikur] übereinstimmen, dass schlimme Vergehen vom Gewissen gegeißelt werden, und es [sc. das Gewissen] die meisten Qualen dadurch hat, dass dauernde Unruhe es bedrängt und schlägt, weil es den Bürgen seiner Sicherheit nicht glauben kann."[10] Im Brief 28, 9 an Lucilius zitiert Seneca ein Adagium Epikurs: *Initium est salutis notitia peccati.* Es lässt sich kaum mit guten Gründen bezweifeln, dass im Rahmen ihrer therapeutischen Auffassung von Philosophie die Schule Epikurs etwas der christlichen Gewissenserforschung und Beichtpraxis ebenso wie der mönchischen *correctio fraterna* Analoges im Dienst der Seelenführung praktiziert hat.[11]

---

9 *De rerum natura* III, 1011–1023: „mens sibi conscia", wohl als Übersetzung des Griechischen *syneidenai ti heautô.*

10 Ep. 97, 15: Hic consentiamus mala facinora conscientia flagellari et plurimum illi tormentorum esse eo, quod perpetua illam sollicitudo urget ac verberat, quod sponsoribus securitatis suae non potest credere.

11 Vgl. dazu W. Schmid, *Contritio und ‚ultima linea rerum' in neuen epikureischen Texten*, in: *Rheinisches Museum* 100 (1957), 301–327; P. Grimal, *Seneca. Macht und Ohnmacht des Geistes*, Darmstadt 1978, 136; I. Hadot, *Seneca und die griechisch-römische Tradition der Seelenleitung*, Berlin 1969; P. Rabbow, *Seelenführung. Methodik der Exerzitien in der Antike*, München 1954.

2 Die Stoa als Quelle des philosophischen Gewissensbegriffs

Gleichwohl spricht viel für die vorherrschende Forschungsmeinung, dass wir die Fundamente für einen *philosophischen Begriff* des Gewissens primär der Schule der Stoa zu danken haben. Denn die zahlreichen Zeugnisse aus dem Umkreis von Philosophie und Theologie für *syneidēsis/syneidos/syneidenai – conscientia/ conscius* in der griechisch-römischen Literatur der späten Republik und der Kaiserzeit (v. a. bei Cicero, Paulus, Philon Judaeus und Seneca) sind wohl vorrangig dem Einfluss der stoischen Philosophie zuzuschreiben.

Bei Seneca (De ira III, 36, 4–37) findet sich ein autobiographischer Hinweis auf seine tägliche abendliche Selbstprüfung, die er von seinem Lehrer Quintus Sextius übernommen habe, der nach dem wenigen, was wir über ihn wissen, unter stoischem und pythagoreischem Einfluss stand. Und Mark Aurel, der Stoiker auf dem Kaiserthron, hat uns, nicht für die Öffentlichkeit gedacht, ein eindrucksvolles Zeugnis seiner nächtlichen Selbstbetrachtungen und Selbstbeurteilungen hinterlassen.

Für den Ansatz der Rekonstruktion der Bildung des Begriffs des Gewissens ergiebiger ist indessen der Beginn des 41. Briefes Senecas an Lucilius:

> Man braucht nicht die Hände zum Himmel zu heben, noch den Tempelwächter zu bitten, uns zum Ohr des Götterbildes vorzulassen, damit wir gleichsam besser erhört werden könnten: Nahe ist dir der Gott, er ist bei dir, ja in dir. Ich sage dir, Lucilius: Ein heiliger Geist wohnt in uns, ein aufmerksamer Wächter über unser Gutes und Schlechtes. So wie wir ihn behandelt haben, behandelt er uns.[12]

Der menschliche Geist ist nach stoischer Lehre göttlichen Ursprungs;[13] ja, er ist wesensgleiches Teilchen (*particula perfecti*)[14] des vollkommenen göttlichen Geistes, der das All durchdringt, gestaltet und leitet. Seneca spricht vom Ursprung des menschlichen Geistes in Begriffen *göttlicher Samen*, die in menschliche Körper gestreut worden[15], und *Funken von Sternen*, die auf die Erde herabgesprungen

---

12 Ep. 41, 1f.: Non sunt ad caelum elevandae manus nec exorandus aedituus, ut nos ad aurem simulacri, quasi magis exaudiri possimus, admittat. Prope est a te deus, tecum est, intus est. Ita dico, Lucili: sacer intra nos spiritus sedet, malorum bonorumque nostrorum observator et custos; hic prout a nobis tractatus est, ita nos ipse tractat.

13 Vgl. Stoicorum Veterum Fragmenta, ed. H. v. Arnim (= SVF) I, 537 (Zeushymnus des Kleanthes); Epiktet, Diss. I, 3.

14 Vgl. Cicero, De natura deorum II, 37; Epiktet, Diss. II, 8, 11.

15 Ep. 73, 16: semina in corporibus humanis divina dispersa sunt.

seien.[16] Er identifiziert den „Gott in uns" mit dem menschlichen Geist (*animus*)[17] und spricht ihm die Funktion einer Beobachter-, Wächter- und Richterrolle über unsere guten und schlechten Taten zu. Er redet vom Menschen, als bestünde er aus zwei Personen, einer beobachtenden, prüfenden und richtenden Person einerseits, und einer beobachteten, geprüften und beurteilten andererseits, Personen, die gleichwohl miteinander identisch sind. Er handelt ganz offensichtlich von einem *Selbstverhältnis*, in dem der Mensch seinen Ist-Zustand in Beziehung setzt zu seinen göttlichen Möglichkeiten und ihn an diesen misst. Die Art und das Ergebnis dieser Selbstbeobachtung, Selbstprüfung und Selbstbeurteilung befinden über unser seelisches Wohl und Wehe. So wie wir den Gott in uns behandelt haben und behandeln, so behandelt er uns.

Genauso wie Seneca redet auch Epiktet vom Gott in uns.[18] Nur spricht er direkt und unmetaphorisch das Selbstverhältnis an, identifiziert es mit der Fähigkeit der Vernunft und lässt damit keinerlei Raum für Gedanken an mögliche transrationale Gründe und Aspekte des inneren Beobachters, Wächters und Richters:

> Unter allen anderen Fähigkeiten werdet ihr keine finden, die sich selbst betrachtet (*autēn hautēn theōrētikēn*), und damit auch keine, die etwas an sich selbst gutheißt oder missbilligt (*dokimastikē – apodokimastikē*). [...] Welche Fähigkeit wird uns sagen, ob wir tun sollen, was wir tun können? Jene, die sowohl sich selbst betrachtet als auch alles andere. Und welche ist dies? Es ist die Vernunft (*hē dynamis hē logikē*).[19]

Einen weiteren, systematisch wichtigen Quellentext für die philosophische Bildung des Gewissenbegriffs bietet Cicero in *De republica* III, 22, 33.

Die historische Naturrechtsforschung nähert sich der allgemeinen Überzeugung, dass sich wesentliche Motive einer normativen Naturgesetz-Theorie bereits in der vorstoischen griechischen Philosophie finden, dass die Theorie selbst indessen ihre systematische Prägung durch die Stoa erhielt.[20] Denn erst die Stoa formulierte mit Konsequenz die entscheidenden Prämissen aus, die die Theorie tragen: Die Welt weist eine rationale Ordnung auf, ist synchron und diachron ein teleologisch vollkommen durchstrukturiertes Gefüge, das sich rechter menschlicher Vernunft als Manifestation und Entfaltung göttlicher Vernunft erschließt. Und diese Weltordnung stellt ethisch und politisch so etwas wie eine Kosmopolis dar

---

16 De otio 5, 5: [...] homines divini esse spiritus, partem ac veluti scintillas quasdam astrorum in terram desiluisse [...].

17 Ep. 31, 11.

18 Diss. II, 8, 11 f.

19 Diss. I, 1, 1–13.

20 Vgl. G. Striker, *Origins of the Concept of Natural Law*, in: *Proceedings of the Boston Area Colloquium in Ancient Philosophy* 2 (1987), 79–101.

unter der Herrschaft des Zeus, an der alle vernunftfähigen Wesen partizipieren können. Das Gute für den Menschen besteht darin, diese Ordnung und seine Stellung in ihr zu erkennen, zu betrachten, und sich ihr fühlend, strebend und handelnd einzufügen. Darin findet der menschliche Geist als ein dem vollendeten Ganzen gleichförmig und passend gewordenes Teil seine Erfüllung.[21]

Ciceros Text entspricht dieser (pantheistischen) stoischen Theoriebasis. Er macht zudem den Zusammenhang mit der Gewissensthematik klar und gibt schließlich einen eindeutigen Hinweis darauf, welche Rolle die stoische Oikeiosislehre für diese Thematik spielt: Wer dem Anspruch und der Weisung der rechten Vernunft nicht folgt, nimmt seine menschliche Natur nicht an, entfremdet sich (dem göttlichen All und) sich selbst, entwickelt ein gespaltenes, unglückliches Bewusstsein:

> Das wahre Gesetz ist die rechte Vernunft, die mit der Natur im Einklang, durch alle ergossen, beständig und ewig ist, die gebietend zum Tun des Angemessenen ruft und verbietend vom Betrug abschreckt, die jedoch weder den Rechtschaffenen vergeblich gebietet und verbietet noch die Schlechten durch Gebot oder Verbot bewegt [...] Und ein einziger Gott wird gleichsam der gemeinsame Herr und Gebieter aller sein: Er ist der Erfinder dieses Gesetzes, sein Prüfer und Beantrager. Wer ihm nicht folgt, flieht vor sich selbst, verschmäht seine Natur als Mensch, und erleidet eben dadurch die schwersten Strafen, auch wenn er den übrigen Strafen, die (für seine Vergehen) veranschlagt werden, entgeht.[22]

In den bislang von mir genannten, philosophisch für die Bildung des Gewissensbegriffs m. E. wichtigen stoischen bzw. stoisch beeinflussten Texten taucht das Wort *syneidēsis* oder *syneidos* bzw. *conscientia* und *consciens* nicht auf. Tatsächlich kommt das Wort *syneidēsis* in den älteren Stoa-Fragmenten nur einmal vor, bei Diogenes Laertius, zwar an markanter Stelle eines Passus über Chrysipps Oikeiosis-Lehre, allerdings noch in Konkurrenz zur möglichen Lesart *synaisthēsis*. Und auch bei den späten Stoikern, bei Epiktet und Mark Aurel, die sich auf die Alte Stoa zurückbeziehen, spielt das Wort keine Rolle. Entsprechend fehlt es auch an einer definitorischen oder definitionsartigen Erklärung der Bedeutung des Wortes. Dies brachte manche Autoren, deren Forschung streng wortgeschichtlich ausge-

21 Vgl. v. a. Diogenes Laertius (= DL) VII, 87.

22 Cicero, De rep. III, 22, 33: Est quidem vera lex recta ratio, naturaeque congruens, diffusa in omnis, constans, sempiterna, quae vocet ad officium iubendo, vetando a fraude deterreat, quae tamen neque probos frustra iubet aut vetat, nec improbos iubendo aut vetando movet [...] unusque erit communis quasi magister et imperator omnium deus: ille legis huius inventor, disceptator, lator; cui qui non parebit, ipse se fugiet, ac naturam hominis aspernatus hoc ipso luet maximas poenas, etiamsi cetera supplicia, quae putantur effugerit.

richtet ist, zu der Meinung, dass das Gewissen im philosophischen System der Stoa keine nennenswerte Stellung einnahm.[23]

Plausibilität kann diese Überzeugung nur gewinnen, wenn man[24] die Bedeutung des Wortes *syneidēsis* bzw. *syneidos*, das im Zusammenhang ethischer Tatbestände besonders häufig bei Philon von Alexandrien und beim Apostel Paulus auftritt, nicht mit Teilen dessen zur Deckung bringen möchte, was die Stoa an Funktionen dem menschlichen *logos* zuschrieb und was sie im Rahmen ihrer Oikeiosis-Lehre zu den Gründen und Formen des Selbstverhältnisses sagte. Doch dazu besteht, wie ich kurz zeigen möchte, kein plausibler Grund. Ich sehe deshalb auch keinen plausiblen Grund, nicht der Breitenwirkung der stoischen Philosophie zuzuschreiben, was beispielhaft bei Philon Judaeus im Zusammenhang einer allegorischen Schriftexegese zu lesen ist:

> Dieser Mensch (im Sinne von *logos*), der in der Seele eines jeden wohnt (*katoikôn*), wird bald als Herrscher und König, bald als Richter (*dikastēs*) und Preisverteiler in den Lebenswettkämpfen befunden. Manchmal übernimmt er auch die Rolle eines Zeugen (*martyros*) oder Anklägers (*katēgoros*), überführt (*elenchei*) unsichtbar im Innern und lässt nicht zu, dass wir den Mund auftun, sondern hält den unbedachten und kecken Lauf der Zunge an, indem er sie einfängt und ihr mit den Zügeln des Mitwissers (*tou syneidotos*) einen Zaum anlegt.[25]

Diogenes Laertius leitet sein Referat über die stoische Oikeiosislehre mit dem Satz ein: „[...] wie Chrysipp im ersten Buch seiner Schrift ‚Über Ziele' sagt, ist das erste Zueigene (*prôton oikeion*) für jedes Lebewesen (*panti zôō*) der eigene Bestand (*tēn hautou systasin*) und das Mitwissen bzw. die Selbstwahrnehmung dieses Bestandes (*tēn tautēs syneidēsin* bzw. *synaisthēsin*)."[26]

---

23 Vgl. F. Zucker, *Syneidesis – Conscientia*; C. Maurer, Art. *synoida ktl.*, in: *ThWNT*, Bd. 7, Stuttgart 1966, 905; P. W. Schönlein, *Zur Entstehung eines Gewissensbegriffs bei Griechen und Römern*, in: *Rheinisches Museum für Philologie* 112 (1996), 296; H. Chadwick, *Betrachtungen über das Gewissen in der griechischen, jüdischen und christlichen Tradition*, Vorträge, G 197 (hg. von der Rhein.-Westf. Akademie der Wissenschaften), Opladen 1974, 17 f.

24 So F. Zucker, *Syneidesis – Conscientia*. Wenn Zucker S. 111 meint, beim stoischen Logos „nur an eine objektiv waltende, sich im Menschen auswirkende Potenz denken [zu] dürfen", so widerspricht dies eklatant den Textbefunden. Die menschliche ‚Selbstwahrnehmung' ist ganz entscheidend durch die menschliche Sprachfähigkeit geprägt und unterscheidet sich darin substantiell von allem, was die Natur bei den übrigen Sinnenwesen an ‚Selbstwahrnehmung' stiftet und vorgibt.

25 Philon, *Quod Deterius Potiori insidiari solet*, 23 f., zitiert nach H.-J. Klauk, *Ein Richter im eigenen Innern. Das Gewissen bei Philon von Alexandrien*, in: H.-J. Klauk, *Alte Welt und neuer Glaube*, Göttingen 1994, 41 f.

26 DL VII, 85. Cicero übersetzt De finibus III, 16, den entscheidenden Begriff mit *sensus sui*, ebenso Seneca, Ep. 121, 5, sodass wohl *synaisthēsis* als authentische Lesart anzunehmen ist.

Allen Lebewesen ist von Natur ein positives Verhältnis zu ihrem eigenen (artspezifischen und individuellen) Sein und ein positives Verhältnis zur Selbstwahrnehmung, zum Bewusstsein bzw. Erleben des eigenen Seins eingegeben. Auf dieser Basis erklären sich die natürlichen Bestrebungen eines Lebewesens zur Erhaltung und Entfaltung, ja harmonischen Entfaltung des eigenen Seins.[27] Der Mensch entsteht wie jedes Lebewesen mit einer naturhaften Ausrichtung und Hinneigung zu seinem artspezifischen Lebensziel und den diesem Ziel angemessenen Funktionen, Tätigkeiten und Dingen. Er wird im Lauf seiner Entwicklung schrittweise über Selbstwahrnehmung seiner natürlichen Bestrebungen und ihrer Ziele inne und identifiziert sich schrittweise von selbst mit ihnen und ihrer natürlichen Ordnung. Für den Menschen ist kennzeichnend, dass er aufgrund seiner Natur neben seinen animalischen Tendenzen der Selbst- und Arterhaltung eine Tendenz zu sprachlich vermittelter Gemeinschaft und eine besondere Form von Neugier, eine natürliche Tendenz zur (bedürfnisenthobenen) Erkenntnis der Welt in ihrer Vielfalt und Einheit (aus ihrem Grund) entwickelt.

Dem Aufweis ursprünglicher, unpervertierter und in diesem Sinn natürlicher Neigungen mit entsprechenden Zielen ebenso wie dem Nachweis des naturgegebenen, intuitiven und objektiven Charakters ihres Erkennens als etwas Gutes und Wertvolles diente der Stoa im Rahmen der Oikeiosislehre unter anderem[28] die Reflexionsfigur des Gedankenexperiments einer Wahl zwischen isolierten Gegensatzpaaren, auf die ich hier nur mit den Worten und Beispielen Ciceros hinweisen möchte:

> Ein hinreichendes Argument dafür, dass wir jenes, was von der Natur zuerst gebilligt ist, lieben, ist deshalb ersichtlich dies, dass es niemanden gibt, der nicht, wenn beides ihm offensteht, lieber alle Glieder seines Körpers passend und unversehrt als, auch wenn ihr Funktionswert gleich wäre, verkümmert und verrenkt haben möchte.[29]

Oder:

> Wer führt sein Leben nach solch primitiven Maximen, oder wer hat sein Streben nach Erkenntnis der Natur so abgestumpft, dass er von Dingen, die der Erkenntnis würdig sind, nichts wissen will und, ohne auf Lust und Nutzen zu achten, nicht nach ihnen fragt?[30]

Oder:

---

27 Vgl. v. a. DL VII, 85 f.; Cicero, De finibus III, 16–21; 62–68; De officiis I, 11–17; Seneca Ep. 121.

28 Sie bediente sich daneben empirischer (über vergleichende Verhaltensforschung, über die Berufung auf einen *consensus omnium*) und metaphysisch-apriorischer Argumente.

29 De finibus III, 17.

30 De finibus III, 37.

> Wer ist oder wer war denn jemals von so glühender Habgier oder von so entfesselten Begierden erfüllt, dass er nicht bei derselben Sache, die er durch jedes beliebige Verbrechen erlangen möchte, um vieles lieber wünschte, dass sie ohne Verbrechen als auf diese Weise in seine Hand gelange, auch wenn ihm völlige Straffreiheit in Aussicht steht?[31]

Im Gewissen manifestiert sich, auf der Basis einer fundamentalen naturgestifteten Selbstaffirmation und Selbstliebe, die Stellung des Menschen zum eigenen Vernünftigsein. Die Struktur dieses Selbstverhältnisses hat die Stoa im zentralen Punkt ihrer Oikeiosislehre aufgedeckt. Oikeiosis ist wesentlich ein Prozess des schritthaften Innewerdens von Vorhandenem als zu sich gehörig (*oikeion*) oder als fremd bzw. abstoßend (*allotrion*) gegenüberstehend, ein Prozess, in dem ein Selbst von bestimmter Art sich konstituiert, das sich in diesem Selbstsein und dieser Eigenart annimmt und gegenüber Fremdem, Bedrohlichem, Destruktivem abgrenzt und zu schützen versucht. Im Verlauf des Entwicklungs- und Reifungsprozesses seiner Vernunft und der schrittweisen Einübung in immer konsequenteres vernunft*gemäßes* Verhalten stellt sich im Menschen eine authentische Selbsterfahrung seiner mehr und mehr selbständig agierenden Vernunfttätigkeit ein. In ihr wird der Mensch seines zielhaften Wesens inne. Er erfährt im Vernünftig*sein* die ihm eigene, zielhaft naturgemäße Verfassung (seine *systasis*), und in der konsequenten Entfaltung von Vernunft das, was für ihn wahrhaft gut und naturgemäß ist.

Das Vernünftigsein wird nun als etwas erfahren, geliebt und erstrebt, was ihm in einer profunderen Weise eigen und naturgemäß ist als alles, was ihm als endlichem Sinnenwesen einer bestimmten Art mit einer erst keimhaften, noch unentfalteten und noch unselbständigen Vernunft eigen und naturgemäß war. Letzteres sinkt in den Rang des nur bedingt Guten bzw., wie die Stoiker auch sagten, des Gleichgültigen (*adiaphoron*), aber Vorzugswerten (*prohēgmenon*) herab.

Nun hat diese selbstbezogene Vernunftliebe im Menschen (zu Beginn und bis zum Status des Weisen) eine eigenartige Struktur: Einerseits bezieht der Mensch sich in ihr auf etwas, was er erfährt, was *actualiter* in ihm bereits gegeben und realisiert ist und im Vollzug als das Ureigenste, als das für ihn Gute erfahren, bejaht und reflexiv als sein *summum bonum* verstanden wird. Andererseits bezieht sich seine Selbstliebe in ihrer Liebe zum eigenen Vernünftigsein auf etwas, was als noch keineswegs erreichtes Ziel gesehen, ja, was als möglicherweise oder tatsächlich verfehlt und von eigenen nichtvernünftigen Wünschen, Vorhaben und Handlungen konterkariert wird. Es ist diese Struktur der Oikeiosis, die Selbsterfahrung und Selbstliebe von Vernunft als Faktum und als Ziel, das in eigenem Tun

31 De finibus III, 36.

bereits realisiert und gleichwohl noch im Kampf gegen sich selbst, gegen die Schwäche, Unbeständigkeit und falsche Gewohnheit, gegen gesellschaftliche Vorgaben und manch täuschenden Schein der Dinge[32] zu erringen ist; es ist diese Struktur der Oikeiosis, die die Vernunft im Menschen zum Gewissen macht, zum ‚mitwissenden' Zeugen, Ankläger, Anwalt und Richter über die eigene Stellung und die eigenen Schritte in Richtung des Ziels vollkommenen Vernünftigseins, d. h. in Richtung des Ziels der Tugend des Weisen, die dann der Tugend des Gottes gleicht.

In Ciceros Darstellung der Oikeiosislehre in *De finibus* kommt diese für das Gewissen konstitutive Bewusstseins-Struktur auf sprachlich unscheinbare, aber doch signifikante Weise zum Ausdruck:

> [...] sobald er aber Sensibilität für Vernunfttätigkeit entwickelt oder vielmehr eine authentische Erkenntnis von ihr gewonnen hat, was die Griechen *ennoia* nennen, und er die Ordnung und sozusagen den Zusammenklang der Dinge, die [von ihm] getan werden, sieht, schätzt er sie viel mehr als alles, was er als erstes geliebt hat, und kommt so durch intuitive Erkenntnis und vergleichendes Überdenken zum Ergebnis, dass darin das höchste Gut des Menschen liegt, das für sich Lob verdient und uneingeschränkt zu erstreben ist [...].[33]

Cicero verwendet an entscheidender Stelle in der Formel *„vidit rerum agendarum ordinem et concordiam"* das Gerundiv als Verbaladjektiv. Als solches ersetzt es im Lateinischen das fehlende Partizip Praesens Passiv. Daran orientiert sich die ursprüngliche und primäre Bedeutung.[34] Der Satz besagt also zunächst: „Er sieht die Ordnung und den Einklang der Dinge, die von ihm getan werden". Sodann hat das Gerundiv in dieser Form noch einen prospektiv-finalen Sinn bzw. die Bedeutung des verpflichtenden „Müssens", und der Satz besagt also auch: „Er sieht die Ordnung und den Einklang der Dinge, die es zu tun gilt."

Ähnlich drückt sich Cicero im Abschluss-Passus der Oikeiosislehre in *De finibus* aus, der von der sich in konzentrischen Kreisen ausweitenden naturgemäßen Liebe zum Anderen handelt: Er beschreibt die Selbstentfaltung des Logos in der Ausweitung der Sympathie vom Selbst über Familie und Staat bis hin zur

32 Vgl. SVF III, 228–236.

33 De finibus III, 21: simul autem cepit intelligentiam vel notionem potius, quam appellant *ennoian* illi, viditque rerum agendarum ordinem et, ut ita dicam, concordiam, multo eam pluris aestimavit quam omnia illa, quae prima dilexerat, atque ita cognitione et ratione collegit, ut statueret in eo collocatum summum illud hominis per se laudandum et expetendum bonum [...].

34 Vgl. H. Menge, *Repetitorium der lateinischen Sprache und Stilistik*, bearb. v. A. Thierfelder, Darmstadt [20]1993, § 448.

Menschheit als Prozess einer natürlichen, über Erfahrung vermittelten Aneignung und Befreundung und zugleich als sittliche Aufgabe.[35]

3 Die Wirkung des stoischen Gewissensbegriffs in die christliche Theologie

Die Stoa hat vor allem über den Apostel Paulus und Philon Judaeus, über die griechischen und lateinischen Kirchenväter, im lateinischen Westen besonders über Hieronymus und Rufinus, Ambrosius und Augustinus in die Theologie des Mittelalters gewirkt. Thomas von Aquin verbindet in seiner Theorie des Gewissens[36] die mittelalterliche theologische Diskussion mit der aristotelischen Analyse praktischer Vernunft. Doch er verarbeitet in hohem Maß auch stoisches Gedankengut. Er kennt die stoische Philosophie zwar nur in groben und summarischen Zügen.[37] Vieles von ihr rezipiert er auf indirekte Weise über Augustinus, Boethius, Nemesius und die lateinischen Übersetzungen der griechischen Aristoteleskommentare. Seneca hat er wohl selbst gelesen (*De clementia, De ira, De beneficiis*). Mit Ciceros Werk ist er über Augustinus, aber möglicherweise auch direkt vertraut. Auf dessen (stark an die Mittlere Stoa anknüpfende) Schrift *De officiis* greift er (insbesondere im Traktat über die Tugenden) häufig zurück. Auch wenn in den Gewissensabhandlungen und in den einschlägigen Artikeln des Lex-Traktates Cicero nicht eigens genannt wird, ist die Annahme wohlbegründet, dass Thomas dessen Darstellung der stoischen Oikeiosis-Lehre direkt oder indirekt gekannt und rezipiert hat.

Wie andere mittelalterliche Autoren vor ihm, behandelt Thomas unter den Titeln *synderesis* und *conscientia* zwei verschiedene Aspekte des Gewissens. Für Thomas ist *synderesis* oberstes praktisches Prinzipienwissen und *conscientia* der

---

35 De finibus III, 63: Ex hoc nascitur ut etiam communis hominum inter homines naturalis sit commendatio, ut oporteat hominem ab homine ob id ipsum, quod homo sit, non alienum videri.

36 Er befasst sich in seinem Werk an drei Stellen thematisch konzentriert mit dem Gewissen: Im frühen *Sentenzenkommentar* II, d. 24, qu. 2, a. 3 und 4, in den *Quaestiones de veritate* qu. 16 und 17, und in der späten *Summa theologiae* I qu. 79 a. 12 und 13. Die große Abhandlung über das Gesetz (S. theol. I-II, qq. 90 – 108) ist der Sache nach zum Verständnis heranzuziehen. Über die mittelalterliche Theorie und Thomas von Aquins Lehre vom Gewissen vgl. ausführlich: M. Forschner, *Das Auge des Adlers. Zur Diskussion des Gewissens im Mittelalter*, in: J. Kulenkampff/ T. Spitzley (Hg.), *Von der Antike bis zur Gegenwart. Erlanger Streifzüge durch die Geschichte der Philosophie*, Erlangen 2001, 25 – 43, sowie M. Forschner, *Thomas von Aquin*, München 2006, 107–121.

37 Vgl. G. Verbeke, *Saint Thomas et le Stoïcisme*, in: P. Wilpert (Hg.), *Antike und Orient im Mittelalter*, Miscellanea Medievalia 1, Berlin ^{2}1971, 48 – 68.

Akt der Anwendung dieses und anderen Wissens (unter dem Zielaspekt der sittlichen Selbstschätzung) auf das eigene Handeln. Für die Interpretation der *synderesis* spielt sein Verständnis des aristotelischen (vor allem in dessen *Analytiken* entwickelten) Konzepts menschlichen Wissens und Wissenserwerbs in theoretischer und praktischer Hinsicht die dominante Rolle; doch auch stoische Tradition wird verarbeitet.

Menschliches Erkennen, so Thomas, wird von Grundbegriffen und Grundsätzen geleitet, die nicht als Ergebnis von prozesshafter Forschung und Untersuchung gewusst werden, sondern die schon verstanden und gewusst sein müssen, wenn überhaupt ein sinnvoller Prozess des Erkennens, des Wissenserwerbs und der Wissensvermittlung in Gang kommen soll. Keine prozessuale Vernunfttätigkeit etwa ohne einen Begriff von Einheit und Vielheit, von Ganzem und Teil, von Grund und Folge, ohne ein implizites oder explizites Bewusstsein davon, dass ein und dasselbe in derselben Hinsicht nicht zugleich wahr und falsch sein kann. Was für das theoretische Erkennen gilt, das gilt auch, so Thomas, für das praktische. Für unser theoretisches Erkennen ist die Unterscheidung von Sein und Nichtsein und das auf dieser Unterscheidung fußende Prinzip grundlegend, dass es nicht möglich ist, in ein und derselben Hinsicht etwas zu behaupten und zu negieren. All unser praktischer Vernunftbezug zu den Dingen ist entsprechend geleitet von der Unterscheidung in gut und schlecht und dem Grundsatz, dass das Gute zu tun und das Schlechte zu meiden bzw. zu unterlassen sei (vgl. S. theol. I-II, qu. 94 a. 2 co.). Thomas kennzeichnet dieses Prinzipienwissen mit den Wendungen *naturaliter apprehensa/cognita/nota/indita* einerseits und *per se nota* andererseits. Dabei verweist das *per se notum* eindeutig auf aristotelische, das *naturaliter notum* auf stoische Tradition. Aristoteles spricht von den obersten Prinzipien als solchen, die ihre Glaubwürdigkeit aus sich selbst haben (*di' hauta echonta tēn pistin*), die keiner Begründung fähig noch ihrer bedürftig sind. Die Stoa spricht von in der Natur wurzelnden (*emphytoi*) bzw. natürlichen Vorbegriffen (*prolēpseis*) und von einem natürlichen Erfassen (*physikôs noeîn*). Sie will ihre Theorie des Guten und Schlechten engstens an solche Vorbegriffe und solches Erfassen gebunden wissen.[38] Bei Epiktet etwa ist zu lesen, wir würden von der Natur gewissermaßen in den Gebrauch von „gut" und „schön" eingeführt, und die natürliche Prolepsis des Guten und Schlechten sage jedem, dass das Gute unter allen Umständen zu erstreben und das Schlechte zu meiden sei.[39] Es gelte aber, diese unbestimmt-all-

38 Vgl. SVF III, 69 = Plutarch, De stoicorum repugnantiis 17, 1041 E; DL VII, 53; Epiktet, Diss., II, 11, 2; III, 22, 39.

39 Diss. I, 22, 1; I, 27, 7; IV, 1, 44.

gemeinen Vorbegriffe zu überdenken, auszuarbeiten und zu gliedern und für die einzelnen Situationen passend fortzubestimmen.[40]

Der Kontext der Herleitung des obersten Grundsatzes der *synderesis* in S. theol. I-II, qu. 94 a. 2. co. ist eindeutig aristotelisch, aber die Formel selbst (sc. „Das Gute ist zu tun, das Schlechte zu meiden") scheint Thomas in der stoischen, nicht, wenn ich recht sehe, in der aristotelischen Tradition vorzufinden. Die Stoa spricht vom Erfordernis der Gliederung und Fortbestimmung der allgemeinen Vorbegriffe. Thomas redet im Plural von den *principia,* die die *synderesis* enthält (etwa S. theol. I-II, qu. 94 a. 1 ad 2). Und er spricht in *De veritate* vom Prinzipienwissen der *synderesis* in stoischer Metaphorik als einer naturgegebenen Pflanzstätte bzw. von natürlichen Samen der Handlungen und Wirkungen und meint damit einen mit unserer Natur gegebenen, in sich gegliederten Habitus im Sinn einer Erkenntnis, die dispositional zum Gebrauch bereit liegt, wenn man ihrer bedarf, die aber nur anhand sinnlicher Wahrnehmung und Empfindung, und zwar unmittelbar, ohne forschende Untersuchung und diskursives Denken zu aktualer Erkenntnis wird (De veritate qu. 16 a. 1 resp.; sowie ad 14). Was die Aktualisierung der Prinzipienerkenntnis der *synderesis* betrifft, so ist die Sinnlichkeit hier über Selbstwahrnehmung und über die sich in ihr bekundenden natürlichen Neigungen vertreten.

Thomas verarbeitet mit seiner Lehre von den natürlichen Neigungen (*inclinationes naturales*) aristotelisches[41] und stoisches, insbesondere aber stoisches Gedankengut, näherhin das der stoischen Oikeiosis-Lehre. In den natürlichen, unpervertierten Neigungen der Selbst- und Arterhaltung, des Gemeinschafts- und Erkenntnisstrebens manifestiert sich für Thomas ebenso wie für die Stoa[42] die vernünftige, von Gott gestiftete Ordnung der Natur. Die Ziele der natürlichen Neigungen geben dem Menschen die prinzipiellen Orientierungen für den Inhalt des natürlichen praktischen Gesetzes (*lex naturalis*) vor. Denn die Vernunft des Menschen erfasse diese Ziele, wenn die Neigungen einmal erwacht und entwickelt sind, natürlich (*naturaliter*), d. h. ohne besondere Erfahrung und Bildung sowie unmittelbar (*subito*), ohne Forschen und Überlegen, als etwas ihm Zugehöriges und Gutes, für das es zu sorgen gilt (S. theol. I-II, qu. 94 a. 2 co.): das eigene Leben,

---

40 Diss. II, 17; II, 1, 32; IV, 4, 26; II, 11, 18; II, 12, 9.

41 Über den aristotelischen Hintergrund dieser Lehre vgl. F.-J. Bormann, *Natur als Horizont sittlicher Praxis. Zur handlungstheoretischen Interpretation der Lehre vom natürlichen Sittengesetz bei Thomas von Aquin*, Stuttgart 1999, 236 ff. Der erste Teil des corpus articuli von S. theol. I-II, qu. 94 a. 2 ist eindeutig aristotelisch, der zweite Teil scheint mir stoisch und an Cicero *De officiis* I orientiert zu sein.

42 Vgl. Epiktet, Diss. II, 6, 9, wo Epiktet explizit Gott als den namhaft macht, der den Menschen mit diesen Neigungen ausgestattet hat.

die eigene Nachkommenschaft, die engen und weiteren Angehörigen bis hin zur gesamten Menschheit, die Lebensgemeinschaft in ihrer sittlichen, rechtlichen und religiösen Dimension, die Welterkenntnis einschließlich der Gotteserkenntnis. Die elementaren (inhaltlichen) Prinzipien des Gewissens, des natürlichen praktischen Gesetzes „in uns" entsprechen den Vorgaben der natürlichen Neigungen: *Secundum igitur ordinem inclinationum naturalium, est ordo praeceptorum legis naturae* (S. theol. I-II, qu. 94 a. 2 co).

4 Der Vernunftoptimismus der Stoa

Ein Gewissen haben, besagt, für die eigene Person grundsätzlich in der Position der Vernunft und Moralität zu stehen und diese Position in der Praxis gleichwohl als gefährdet, als noch instabil, als nicht konsequent durchgehalten bzw. als noch nicht vollständig erreicht zu wissen.

Warum nun vermag nach stoischer Theorie der Mensch, der seiner Vernunfttätigkeit inne wird und sie liebt, der erkennt, dass sie ganz in seiner Hand ist, der in ihrem selbständigen und konsequenten Vollzug sein Ziel und höchstes Gut erfasst und über alles schätzt, warum vermag der Mensch diese Erkenntnis nicht so zu ergreifen und diese Liebe nicht so zu entfalten, dass sie ein für allemal und vollständig sein weiteres Leben bestimmen? Warum ist, stoisch gesprochen, seine Zustimmung zur Position der Vernunft zwar wahr, aber noch schwach?

Die Stoa verwies in ihrer Erklärung auf die Schwerkraft falscher Eingewöhnung und falscher gesellschaftlicher Vorgaben, und sie verwies auf den täuschenden Schein der Dinge.[43] Der eben angeführte zentrale Cicero-Passus (*De fin.* III, 21) enthält eine indirekte Andeutung der Richtung, in der eine weiterführende Erklärung zu suchen ist: Die Liebe zum eigenen Vernünftigsein ist gebunden an die Erfahrung eigenen Vernünftigseins im Handeln. Die Erkenntnis, dass das eigene Vernünftigsein das höchste Gut ist, ergibt sich aus einem Vergleich der Erfahrung des Guts eigenen Vernünftigseins mit Erfahrungen anderer Güter des Lebens (*atque ita cognitione et ratione collegit, ut statueret in eo collocatum summum illud hominis per se laudandum et expetendum bonum* [...]). Offensichtlich ist mit dieser ersten intuitiv und diskursiv gewonnen Erkenntnis des höchsten Guts in Verbindung mit der entsprechenden Vernunftliebe zwar so etwas wie der Wunsch und die Intention, aber noch nicht die Gewähr für eine konsequente Aktualisierung des Vernünftigseins in der Zukunft gegeben. Diese ist abhängig von der wiederholten bzw. kontinuierlichen Praxis und Erfahrung eigenen Vernünf-

---

43 Vgl. SVF III, 228–236.

tigseins, aus der allmählich, dann aber in einem Überschlag die unerschütterliche Disposition der Tugend des Weisen erwächst. Solange sie nicht vollendet da ist, besteht die Möglichkeit, sich vom Schein der Dinge täuschen zu lassen, dem Schein zu erliegen, etwas im Affekt und falscher Emotionalität ad hoc für unbedingt gut oder schlecht zu halten, was es nicht ist. Die Zustimmung zum Gut eigenen Vernünftigseins ist zwar richtig, aber noch schwach und erschütterbar durch täuschende Erfahrungen.[44] Sie kann noch einer Zustimmung zu Scheinhaftem weichen und mit dieser wechseln.

Die aristotelische Ethik spricht hier von Unbeherrschtheit und Willensschwäche, die die Umsetzung des im Allgemeinen Erkannten und Bejahten in concreto verhindern. Die christliche Anthropologie denkt, im Anschluss an Paulus und Augustinus, pessimistischer und radikaler. Sie bringt neben einer ursprünglichen und unzerstörbaren Anlage zum Guten, die sie zum Teil mit Mitteln der stoischen Oikeiosislehre verständlich macht, auch eine generelle Prädisposition zum Schlechten in Ansatz: eine habituelle Neigung zum Bösen, eine vom Menschen selbst letztlich nicht eliminierbare Anfälligkeit zur Verabsolutierung seines vereinzelten Selbst in seinem irdisch-sinnlichen Dasein, einen Hang zum *inordinatus amor sui* mit seiner uneingeschränkten Hinwendung zu vergänglichen Gütern.[45] Es möchte sein, dass die christliche Anthropologie mit ihrem Dogma der Erbsünde oder, in säkularisierter Form, mit dem kantischen Gedanken des radikal Bösen im Menschen der Wirklichkeit des Menschseins eher gerecht wird als der Vernunftoptimismus der Stoa.

---

44 Vgl. Cicero, Tusc. disp. IV, 14: imbecilla adsensio. Vgl. Sextus, Adversus Mathematicos VII, 151 die Formel für eine affektive Zustimmung: *asthenēs kai pseudēs synkatathesis*.

45 Vgl. Thomas von Aquin, S. theol. I-II, qu. 77, a. 4 co.

Christoph Horn

Gewissen bei Augustinus

Augustinus beschreibt das Gewissen als eine mentale Instanz im Individuum, in der sich die göttliche Stimme oder der göttliche Richter artikuliert, oder auch als den inneren Ort, an dem unser eigenes moralisches Bewusstsein lokalisiert sein soll.[1] Dass es eine solche Instanz gibt, soll für jeden Menschen gelten – gleichgültig, ob er christlich oder pagan ist. Das Gewissen ist in jedem von uns ständig präsent und fest verankert; die innere Stimme der *conscientia* motiviert uns zu moralischem Handeln, bewahrt uns vor Fehlverhalten, tadelt uns, wenn es dennoch dazu gekommen ist, und sanktioniert unser sittliches Versagen nachträglich durch Reue und quälende Selbstvorwürfe. Augustinus bringt die *conscientia* in Verbindung mit jenem Gesetz, von dem Paulus sagt, es sei den Heiden ins Herz geschrieben (Röm 2,14). Er interpretiert es damit als das eine, universell gültige moralische Prinzip; inhaltlich versteht er darunter häufig die Goldene Regel.[2] Selbst im schlechtesten Menschen bleibe die *conscientia* unzerstörbar gegenwärtig (*De sermone domini* II.9.32); niemandem gelinge es, die innere moralische Stimme gänzlich zum Schweigen zu bringen (*De ordine* II.22; *ep.* 157.15).[3] Einen zentralen biblischen Bezugspunkt zur Stützung dieser Konzeption bildet für Augustinus die Paulus-Stelle (2 Kor 1.12): *nam gloria nostra haec est testimonium conscientiae nostrae quod in simplicitate et sinceritate dei et non in sapientia carnali sed in gratia dei conversati sumus in mundo abundantius autem ad uos* („denn das ist unser Ruhm – und dafür zeugt auch unser Gewissen –, dass wir in dieser Welt, vor allem euch gegenüber, in der Aufrichtigkeit und Lauterkeit, wie Gott sie schenkt, gehandelt haben, nicht aufgrund menschlicher Weisheit, sondern aufgrund göttlicher Gnade“). Dem biblischen Befund zufolge, wie Augustinus ihn deutet, sollen wir uns gegen den Ruhm dieser Welt verschließen und auf das Zeugnis unseres Gewissens achten, das immer dann affirmativ urteilt, wenn wir einfach und aufrichtig handeln.[4]

1 In *Confessiones* V.6,11 wird Gott als „Richter meines Gewissens“ (*arbiter conscientiae meae*) bezeichnet (ebenso *De civitate dei* XVII.4). Nach X.2,2 ist „der Abgrund des menschlichen Gewissens vor Gottes Augen nackt“ (*cuius oculis nuda est abyssus humanae conscientiae*).

2 Vgl. *Enarrationes in Psalmos* 57.1, *Contra Iulianum* IV.3,23, *In Iohannis euangelium* 49,12.

3 Vgl. auch *Confessiones* I.18,29: et certe non est interior litterarum scientia quam scripta conscientia, id se alteri facere quod nolit pati.

4 Augustinus interpretiert diese Schriftpassage etwa in *De civitate dei* V.12: quandoquidem gloria est, cuius illi cupiditate flagrabant, iudicium hominum bene de hominibus opinantium; et ideo melior est uirtus, quae humano testimonio contenta non est nisi conscientiae suae. unde dicit apostolus: *nam gloria nostra haec est: testimonium conscientiae nostrae* [...].

Alles dies belegt soweit, dass Augustinus die klassische Theorie des Gewissens aus der antiken *cura sui*-Tradition christianisiert und theologisiert hat: Während für die klassische Philosophie *syneidêsis* nur so viel wie die ‚innere Mitwissenschaft' meint, die sich aus unserem Selbstbewusstsein ergibt, bezeichnet die Augustinische *conscientia* ein komplettes regelgeleitetes moralisches Urteilsvermögen. Aber ist Augustinus mehr als ein interessanter Rezipient und Transformator antiken Materials? Hat er zudem die eigentlichen systematischen Herausforderungen an eine philosophische Gewissenstheorie gesehen und zu beantworten versucht? Mit den vier hauptsächlichen Herausforderungen meine ich 1. das Problem der Irrtumsanfälligkeit des Gewissens (und seiner bleibenden subjektiven Bindungswirkung), 2. das Problem der Relativität und Perspektivität der *conscientia*, 3. eine umfassende Phänomenologie unseres moralischen Innenlebens und 4. das Problem des politisch-moralischen Widerstands des Einzelnen aus Gewissensgründen.

Bei einem Blick auf die Referenzstellen zu *conscientia* sieht man, dass Augustinus nur wenig zu den ersten beiden Problemen zu sagen hat; das ist nicht erstaunlich, denn er ist ja gerade der Meinung, dass sich das Gewissen (als Stimme Gottes verstanden) nicht irrt und nicht perspektivisch urteilt; allenfalls *wir* missdeuten seine Mitteilungen. Die eigentliche Stärke der Augustinischen Gewissenskonzeption liegt in ihrer phänomenologischen Genauigkeit und Subtilität, wie dies von der vorhandenen Literatur zum Thema ‚*conscientia* bei Augustinus', besonders von J. Stelzenberger[5], bereits sorgfältig herausgearbeitet worden ist.[6] Was mir im Folgenden zu tun bleibt, ist zunächst der Versuch, eine epistemologische ‚Ortsbestimmung' der *conscientia* zu liefern (1.). Sodann möchte ich einiges zu ihrer Rolle innerhalb der Augustinischen Moralphilosophie sagen (2.). Und schließlich werde ich der Frage nach der Berechtigung individuellen Widerstands aus Gewissensgründen nachgehen (3.).

---

5 J. Stelzenberger, *Conscientia bei Augustinus. Studie zur Geschichte der Moraltheologie*, Paderborn 1959.

6 Daneben gibt es einige kleinere Arbeiten und Überblicksdarstellungen; erwähnenswert sind hier J. Mausbach, *Die Ethik des Hl. Augustinus*, Bd.2, Freiburg i. Br. ²1929, 100–104; M. M., Campelo, *Consciencia Agustiniana*, in: *Religión y Cultura* 8 (1963), 211–227; E. L. Fortin, *The Political Implications of St. Augustine's Theory of Conscience*, in: *Augustinian Studies* 1 (1970), 133–152; H. Chadwick, Art. *Gewissen*, in: G. Schöllgen/E. Dassmann/T. Klauser (Hg.), *RAC*, Bd.10, Stuttgart 1978, 1026–1107, und C. Mayer, Art. *Conscientia*, in: C. Mayer (Hg.), *Augustinus-Lexikon*, Bd. 2, Basel 2002, 1218–1227.

1 Zur Lokalisierung der *conscientia* in Augustins theoretischer Philosophie

Als geeigneter Ausgangspunkt meiner Überlegung erscheint mir die Beobachtung einer begrifflichen Ambiguität, die sich durch die Textpassagen zum Augustinischen Gewissensbegriff hindurchzieht: Das Gewissen erscheint zum einen als ein Ort in mir, an dem eine *fremde*, nämlich göttliche Stimme auftritt; zum anderen handelt es sich um *mein* moralisches Bewusstsein, besonders das Wissen um mein moralisches Versagen. *Conscientia* bezeichnet also einerseits die Instanz der moralischen Fremdbeurteilung, zum anderen aber auch die der Selbstbeurteilung. Sicherlich liegt in dieser Ambiguität kein substantieller Widerspruch, denn Augustinus intendiert beide Aspekte zugleich; grundsätzlich betont er in seiner Epistemologie und Philosophie des Geistes seit den frühen *Soliloquia* immer wieder die unmittelbare Verbindung der Spitze des menschlichen Intellekts mit Gott (vgl. etwa I.8,15). Aber ambig bleibt dieser Sprachgebrauch doch; dies fordert zur Präzisierung der genauen Wortverwendung und der mentalen Lokalisierung der *conscientia* heraus.

Von besonderem Interesse hierfür ist zunächst eine Stelle aus den *Confessiones*, an der Augustinus das Gewissen als göttliche Stimme auftreten lässt, die sich an ihn wie an eine fremde Person richtet (VIII.7,18):

> Ich hatte mir eingebildet, nur deshalb verschöbe ich es von Tag zu Tag, meine weltlichen Hoffnungen aufzugeben und dir allein zu folgen, weil ich noch nichts Zuverlässiges gefunden habe, wohin ich meine Fahrt hätte richten sollen. Und nun war der Tag gekommen, wo ich vor mir selbst entblößt werden sollte, an dem mein Gewissen (*conscientia mea*) mir zurief: „Wo ist nun deine Sprache? Du sagtest doch, du wolltest um unsicherer Wahrheit willen die Bürde der Eitelkeit nicht abwerfen. Siehe, nun hast du Gewissheit, und immer noch drückt dich jene Bürde, während jenen, die sich nicht bis zur Erschöpfung mit philosophischen Problemen abgemüht noch zehn oder gar mehr Jahre über diese Dinge nachgesonnen haben, zu freierem Fluge die Schwingen wachsen“.[7]

Augustinus beschreibt hier, wie ihm seine *conscientia* in der Mailänder Zeit kurz vor seiner Bekehrung gegenübergetreten sei, um ihn an sein Versprechen zu erinnern, er werde sich dem Glauben zuwenden, sobald er philosophische Ge-

---

7 Übers. E. Hoffmann (leicht modifiziert). Der Originaltext lautet: et putaueram me propterea differre de die in diem contempta spe saeculi te solum sequi, quia non mihi apparebat certum aliquid quo dirigerem cursum meum. Et uenerat dies quo nudarer mihi et increparet in me conscientia mea: „ubi est lingua? Nempe tu dicebas propter incertum uerum nolle te abicere sarcinam uanitatis. Ecce iam certum est, et illa te adhuc premit, umerisque liberioribus pinnas recipiunt qui neque ita in quaerendo attriti sunt nec decennio et amplius ista meditati.“

wissheit erlangt habe; diese Gewissheit sei nun (nämlich durch die *Platonicorum libri* der Neuplatoniker) tatsächlich eingetreten, aber noch immer gebe er seine „weltlichen Hoffnungen" nicht auf. Dass wir es im Textzitat nach Augustins Darstellung mit einer göttlichen Stimme zu tun haben, ergibt sich daraus, dass das sprechende Gewissen eine spürbare anti-philosophische Tendenz aufweist, die Augustinus als das Proprium der Offenbarung ansieht, nämlich die Demütigung der *superbia* der Philosophen durch die Torheit des Kreuzes. Nicht anders als im Fall der Kinderstimme, die das berühmte *tolle lege* ausspricht, wird die *conscientia* als eine direkte göttliche Weisung interpretiert.

Das Bemerkenswerte daran, dass Gott (oder Christus) nach Augustinischer Auffassung unmittelbar in unserer Seele, nämlich in *conscientia* auftritt, ist nun, dass dieses Faktum mit seiner philosophischen Position radikaler Subjektivität in Verbindung steht. Augustinus zeigt sich darin als erster Philosoph des als ‚Innerlichkeit' interpretierten, weltlosen Selbstbewusstseins. Nicht umsonst hat man immer wieder darauf hingewiesen, dass er das Cartesische Cogito-Argument sehr weitgehend (oder sogar vollständig) antizipiert hat; das Augustinische Selbstbewusstsein ist nur introspektiv erreichbar, privat, selbsttransparent und infallibel – nicht anders als die *res cogitans* des Descartes.[8] Was über Descartes hinausgeht, ist lediglich, dass Gott direkt in unserem Denken (nämlich bei der Erfassung Platonischer Formen) und in unserem moralischen Urteil präsent ist. Vergleichbar mit Descartes ist hingegen, wie Augustinus eine Verankerung seiner gesamten theoretischen Position in Subjektivität und Selbstbewusstsein zu geben versucht.

Mit dezidiert kritischer Einfärbung hat beispielsweise C. Taylor in seiner grundlegenden Studie *Sources of the Self*[9] Augustins Beitrag zur Genese des modernen Selbstbewusstseinsbegriffs untersucht; bereits bei Augustinus finde man die, wie Taylor meint, problematische Tendenz der Moderne antizipiert, die „innere Stimme meiner wahren Empfindungen"[10] darüber befinden zu lassen, was gut ist. Indem Taylor die Bedeutung Augustins für die Cartesische Erkenntnistheorie hervorhebt, behauptet er, der Kirchenvater habe mit der Wendung nach Innen einen verhängnisvollen ersten Schritt zur Subjektivierung der Wirklichkeit

---

8 Dazu etwa G. B. Matthews, *Thought's Ego in Augustine and Descartes*, Ithaca 1992; C. Horn, *Augustinus und die Entstehung des philosophischen Willensbegriffs*, in: *ZPhF* 50 (1996), 113–132; S. Menn, *Descartes and Augustine*, Cambridge Mass. 1998, und J. Brachtendorf, *Die Struktur des menschlichen Geistes nach Augustinus*, Hamburg 2000.

9 Vgl. C. Taylor, *Sources of the Self. The Making of Modern Identity*, Cambridge Mass. 1989 (dt.: *Quellen des Selbst. Die Entstehung der neuzeitlichen Identität*, übers. v. J. Schulte, Frankfurt a. M. 1996).

10 C. Taylor, *Quellen des Selbst*, 630.

vollzogen: auf Augustinus lasse sich die moderne ‚Verirrung' einer Ansetzung innerer Objekte und eines weltlosen Ichs zurückführen.[11]

In der Tat hat Augustinus mit seiner Rezeption des paganen Neuplatonismus eine pointierte Wendung hin zur radikal konzipierten ‚Innerlichkeit' vollzogen – wie immer man diese auch beurteilt[12]. Augustins Philosophie des Geistes, die man besonders in *Confessiones* X, in *De Genesi ad litteram* XII oder in *De trinitate* IX und X greifen kann, stützt sich primär auf den Begriff der *memoria*. Der Philosoph hat hierbei keineswegs nur jene Teilleistung unseres kognitiven Vermögens im Sinn, an die wir zunächst denken: das Aufspeichern und Wiederabrufen zurückliegender Wahrnehmungen, Gedanken oder Emotionen. Vielmehr macht er an diesem Begriff eine umfassende Theorie des Geistes fest; *memoria* steht für alle aktiven, selbständigen Funktionen des Bewusstseins.

Die *memoria*, so heißt es in *Confessiones* X, bilde gleichsam die ganze sinnliche Welt ab, die Welt der materiellen Dinge ebenso wie die der Ereignisse. Die *memoria* bestehe aus „weiten Hallen" mit „Schätzen zahlloser Bilder" (X.8,12); sie sei ein „ausgedehnter, unendlicher Innenraum" (X.8,15), der eine „weitreichende, unendliche Fülle" einschließe (X.17,26). Augustinus spricht von „unzähligen Feldern, Grotten und Höhlen", in denen sinnliche Erinnerungselemente „nach Gattungen differenziert" und nach ihren Herkunftskontexten gespeichert seien. Aus Augustins Sicht erbringt die *memoria* eine entscheidende Leistung: Sie sorgt für eine verinnerlichte Interpretation unserer Welterfahrung. Sie ermöglicht nämlich eine Reproduktion aller erlebter Inhalte, deren Bewertung sowie eine aktive Imagination aller möglicher Vorstellungen, ohne dass diese aktuell präsent sein müssen. Über die neuplatonische Behandlung des Gedächtnisbegriffs geht dies darin hinaus, dass Augustinus das Gedächtnis als einen umfassenden Protokollanten, Begleiter, Ratgeber und Interpreten des gesamten eigenen Lebenslaufs auffasst. Gegenwärtig erinnere man sich keineswegs nur an Gegenstände und Ereignisse, sondern auch an Einsichten, Emotionen und frühere Erinne-

---

11 „Es ist kaum übertrieben zu sagen, dass Augustin derjenige war, der die Innerlichkeit der radikalen Reflexivität ins Spiel gebracht hat und sie dann der abendländischen Denktradition vermacht hat. Das war ein schicksalhafter Schritt, denn inzwischen haben wir zweifelsohne dafür gesorgt, dass sich der Standpunkt der ersten Person zu einer Sache von enormer Bedeutung ausgewachsen hat. Durch die neuzeitliche erkenntnistheoretische Überlieferung seit Descartes und alle ihre Ausläufer in der modernen Kultur ist dieser Standpunkt etwas Fundamentales geworden – man könnte auch meinen, dass wir dadurch auf einen Irrweg geraten sind. Auf diese Weise ist sogar die Anschauung hervorgebracht worden, es gebe einen speziellen Bereich ‚innerer' Gegenstände, die nur von diesem Standpunkt aus zugänglich seien. Ein weiteres Resultat ist die Vorstellung, der Ausgangspunkt des ‚Ich denke' liege irgendwie außerhalb der Welt der Dinge, die wir erfahren." (C. Taylor, *Quellen des Selbst*, 243.).

12 Dazu ausgewogener etwa C. Phillip, *Augustine's Invention of the Inner Self*, Oxford 2000.

rungsakte (so wie man sich an alles Jetzige später erinnern werde); die Erinnerung bezieht sich auf den gesamten vorübergegangenen Wahrnehmungs- und Bewusstseinsstrom (vgl. X.13,20). In der *memoria* vollziehe sich außerdem eine Synthese erlebter Inhalte zu Phantasiebildern und überdies jene Antizipation künftiger Ereignisse, die für eine rationale Handlungswahl unentbehrlich sei (X.8,14). Die letzten beiden Behauptungen zeigen, dass sich im Augustinischen Gedächtnisbegriff ein revolutionärer Bedeutungswandel vollzieht. Beginnend mit der Elementarfunktion, dem Aufspeichern vergangener sinnlicher und geistiger Inhalte, geht Augustinus zu einem Begriffsverständnis über, das ebenso weitgefasst ist, wie dies für den modernen Ausdruck Bewusstsein gilt. Sicherlich die interessanteste Verwendungsweise ist aber die Rede von einer *memoria sui*, dem Selbstbewusstsein. Der Übergang von einer Gedächtnis- zu einer allgemeinen Geist- oder Bewusstseinstheorie ist in *Confessiones* X (sowie in den Paralleltexten) also nicht nur dort greifbar, wo Augustinus das gedächtnisimmanente Apriori thematisiert, sondern auch dort, wo er darauf beharrt, dass das Gedächtnis mehr sei als nur die Fähigkeit, Erinnerungen aufzuspeichern und wiederzugeben.

Für das Thema *conscientia* ist nun folgende Beobachtung wichtig: Begriffsgeschichtlich hat sich der Terminus *memoria* für das in *Confessiones* X thematisierte Bewusstsein gerade nicht durchgesetzt, sondern der eigentlich moralisch fokussierte Ausdruck *conscientia*. Und das lässt sich ansatzweise bereits bei Augustinus selbst beobachten; auch er gebraucht das Wort *conscientia* entweder direkt stellvertretend für *memoria* oder doch auf eine Weise, die die Bedeutung ‚Bewusstsein' geradezu suggeriert. In *Confessiones* X.6,8 heißt es etwa: *non dubia, sed certa conscientia, domine, amo te* („ich liebe dich, Herr, nicht mit zweifelndem, sondern mit sicherem Bewusstsein"). Die Adjektive *dubia* und *certa* zeigen klar an, dass es falsch wäre, *conscientia* hier mit ‚Gewissen' zu übersetzen; auf das Gewissen können sich nur Attribute wie ‚rein' oder ‚aufrichtig' beziehen. Die Einsicht, man liebe Gott eindeutig, ist eine Sache des Bewusstseins, nicht des Gewissens. Bereits in der frühen Schrift *De libero arbitrio* spricht unser Autor an einer Stelle von der *conscientia mortalitatis* (III.10,29), was natürlich nicht ‚Gewissen der Sterblichkeit', sondern ‚Bewusstsein der Sterblichkeit' (hier: des sündigen Menschen) meint.

Eine besonders wichtige Passage für den Übergang der Wortbedeutungen in *Confessiones* X lautet wie folgt (X.3,4):

> Du aber, du Arzt meiner Seele, mache mir klar, zu welchem Zwecke ich dies tun soll. Denn wer die Bekenntnisse meiner vergangenen Sünden, die du nachgelassen und zugedeckt hast, um mich in dir zu beseligen und meine Seele durch den Glauben und dein Sakrament umzuwandeln, – wer also diese Bekenntnisse liest und hört, dessen Herz wird nicht so leicht in den Schlaf der Verzweiflung sinken und etwa sagen: „Ich kann nicht", sondern aufwachen in der Liebe deiner Barmherzigkeit und in der Süßigkeit deiner Gnade, in welcher auch der

> Schwache stark ist, wenn er sich durch sie seiner Schwachheit bewusst (*conscius*) wird. Auch die Guten freut es, von den früheren Sünden derer zu hören, die nun frei von ihnen sind; es freut sie nicht etwa, weil es Sünden sind, sondern weil es Sünden waren und nun nicht mehr sind. Zu welchem Zwecke also, mein Gott, dem täglich mein Gewissen (oder Bewusstsein: *conscientia*) bekennt, nicht so sicher in Bezug auf seine Unschuld als vielmehr in der Hoffnung auf deine Barmherzigkeit, zu welchem Zwecke, frage ich, bekenne ich auch vor den Menschen in dieser Schrift nicht nur, was ich gewesen, sondern auch, was ich jetzt bin? Denn jenen Nutzen habe ich erkannt und erwähnt.[13]

Im Kontext der Stelle geht es Augustinus um die Frage, wozu er seine Bekenntnisse öffentlich und in schriftlicher Form abgeben soll. Die Antwort lautet: um anderen Menschen das Bewusstsein zu vermitteln, sich in ihrer Schwäche der Gnade Gottes anzuvertrauen. Die Wortbedeutung von *conscius* ist hier eindeutig; aber auch für das kurz darauf nachfolgende Wort *conscientia* passt ‚Bewusstsein' deutlich besser als ‚Gewissen', weil sich nur der Bewusstseinsbegriff dazu eignet, von der sicheren Hoffnung auf Erbarmen und der mangelnden Gewissheit eigener Unschuld zu sprechen (*conscientia mea, spe misericordiae tuae securior quam innocentia sua*).

Eine Belegstelle für *conscientia*, die zunächst in der Mitte zwischen ‚Bewusstsein' und ‚Gewissen' zu stehen scheint, dann aber ebenfalls in die Richtung des bewusstseinstheoretischen Gebrauchs weist, findet sich in *De civitate dei*, wo sich Augustinus folgendermaßen an den anti-christlichen Teil seiner künftigen Leserschaft richtet:

> Dagegen werden alle die, welche das Dargebotene ohne jede, oder doch nicht mit großer und allzu großer Voreingenommenheit für einen eingewurzelten Irrtum in sich aufnehmen und reiflich erwägen, zu dem Urteil neigen, wir hätten mit den abgeschlossenen fünf Büchern im Verhältnis zu dem, was der Gegenstand der Untersuchung genau genommen erforderte, eher zu viel als zu wenig getan, und werden nicht umhin können, den ganzen Hass, den ungebildete Leute, unterstützt von gebildeten Leuten, die sich unkenntlich machen, ja diese gegen ihr eigenes Gewissen (oder Bewusstsein: *conscientia*) begünstigen, die von wahnwitziger Gottlosigkeit besessen sind, der christlichen Religion aus den Drangsalen dieses Lebens und aus der Vernichtung und Veränderung irdischer Dinge anzurichten versuchen, als aller

13 Übers. E. Hoffmann. Im Original: uerum tamen tu, medice meus intime, quo fructu ista faciam, eliqua mihi. nam confessiones praeteritorum malorum meorum (quae remisisti et texisti, ut beares me in te, mutans animam meam fide et sacramento tuo), cum leguntur et audiuntur, excitant cor, ne dormiat in desperatione et dicat: non possum, sed evigilet in amore misericordiae tuae et dulcidine gratiae tuae, qua potens est omnis infirmus, qui sibi per ipsam fit *conscius* infirmitatis suae. et delectat bonos audire praeterita mala eorum, qui iam carent eis, nec ideo delectat, quia mala sunt, sed quia fuerunt et non sunt. quo itaque fructu, domine meus, cui cotidie confitetur *conscientia* mea, spe misericordiae tuae securior quam innocentia sua, quo fructu, quaeso, etiam hominibus coram te confiteor per has litteras, adhuc quis ego sim, non quis fuerim? nam illum fructum vidi et conmemoraui.

> richtigen und vernünftigen Einsicht bar und voll der leichtfertigsten Vermessenheit und der verderblichsten Leidenschaftlichkeit zu erklären.[14]

Der Ausdruck ‚Gewissen' ist hier als Übersetzung zwar durchaus möglich, aber er wirkt doch zu stark, nämlich so, als lägen Augustinus irgendwelche Zeugnisse der introspektiven Rechenschaft vor, welche die attackierten Gegner abgegeben hätten – was natürlich nicht der Fall ist. Gemeint ist stattdessen, dass die Gegner genau wissen, dass er in den früheren Büchern von *De civitate dei* die Wahrheit geschrieben hat, und somit ein volles ‚Bewusstsein' für die Richtigkeit seiner Aussagen besitzen.

Die Bedeutung ‚Bewusstsein' oder ‚innerstes Selbstwissen' scheint auch im Spiel zu sein, wenn Augustinus an einer Stelle in *De trinitate* unser Wissen um unseren Glauben von anderen Modi epistemischer Gewissheit unterscheidet und dann betont (XIII.1,3):

> Nicht so wird der Glaube im Herzen, in dem er ist, gesehen von dem, dem er gehört; ihn hält vielmehr das sicherste Wissen fest, und ihn bringt das Gewissen (oder Bewusstsein: *conscientia*) zum Ausdruck.[15]

Da die *conscientia* in ihrem Bekenntnis zum Glauben nichts im engeren Sinn Moralisches artikuliert, sondern sich – entsprechend dem epistemologischen Kontext der Stelle – fest und stabil in der *fides* verankert sieht, ist auch hier ‚Bewusstsein' die passendere Übersetzung.

Das Gewissen bildet nun für Augustinus nicht nur, wie ich anfangs sagte, den Ort, an dem das moralische Urteil über mein Verhalten ausgesprochen wird, sondern auch den Speicher, in dem alle von mir begangenen Verfehlungen aufbewahrt sind, und entsprechend auch die Größe, die – wenn man sie von außen wahrnehmen könnte – die Integrität meiner Person sichtbar machen würde. Misslich ist jedoch für Augustinus, dass genau dieser Blick ins moralische In-

---

14 Übers. A. Schröder (leicht modifiziert). Im Original: *De civitate dei* VI praefatio: hi uero, qui ea quae legunt uel sine ulla uel non cum magna ac nimia ueteris erroris obstinatione intellecta et considerata perpendunt, facilius nos isto numero terminatorum quinque uoluminum plus, quam quaestionis ipsius necessitas postulabat, quam minus disseruisse iudicabunt, totamque inuidiam, quam Christianae religioni de huius uitae cladibus terrenarum que contritione ac mutatione rerum inperiti facere conantur, non solum dissimulantibus, sed contra suam conscientiam etiam fauentibus doctis, quos inpietas uesana possedit, omnino esse inanem rectae cogitationis atque rationis plenamque leuissimae temeritatis et perniciosissimae animositatis dubitare non poterunt.

15 Übers. M. Schmaus (leicht modifiziert). Im Original: *De trinitate* XIII.1.3: non sic uidetur fides in corde in quo est ab eo cuius est, sed eam tenet certissima scientia clamatque conscientia.

nenleben einer Person unmöglich ist: Es handelt sich eben um die private Innerlichkeit des Bewusstseins. In *De civitate dei* findet sich das berühmte Beispiel des staatlichen Gerichtswesens, in welchem zur Wahrheitsfindung Foltermethoden eingesetzt werden; dabei verstrickt sich das Gericht – trotz möglicher bester subjektiver Absichten – in Unrecht, zumal dann, wenn es fälschlich die Todesstrafe ausspricht (XIX.6). Die Textpassage bringt die Misslichkeit dieses Umstands explizit damit in Verbindung, dass das Gewissen der Angeklagten für die Richter unzugänglich sei:

> Aber bleiben wir bei den Gerichtsurteilen von Menschen über Menschen, deren die Städte auch im tiefsten Frieden nicht entraten können; und wie stellen sie sich uns dar, wie jämmerlich, wie traurig? Sitzen doch da zu Gerichte Menschen, die in das Gewissen (*conscientias*) derer, über die sie richten, nicht hineinblicken können.[16]

Man kann ins Gewissen von Menschen nicht hineinblicken, weil es hier ganz nach dem Konzept eines inneren Bewusstseins konzipiert ist. Wir sehen, dass die *conscientia* eine Brücke zwischen der Philosophie des Geistes und der Moralphilosophie schlägt; wenden wir uns damit der letzteren zu.

2 Moralphilosophische Aspekte der Augustinischen *conscientia*

Augustinus entwickelt seine Theorie des Selbstverhältnisses genau genommen nach drei verschiedenen Richtungen: Neben das Selbstwissen tritt die Idee einer direkten Selbstverfügung und einer unmittelbaren Selbstaffirmation. Er gelangt dabei zu folgenden Auffassungen: (1) Selbstwissen: Wie wir soeben sahen, fasst er Selbstwissen als fundamentales und irrtumsfreies Wissen auf; es ist von der Art, dass es eine prinzipielle Skepsis zurückzuweisen erlaubt. Es ist introspektiv, privat, selbsttransparent und infallibel – nicht anders als das Cartesische Cogito. (2) Aus der Unmittelbarkeit der Selbstverhältnisses ergibt sich für ihn eine direkte Selbstverfügung des Willens, eine prinzipielle Freiheit der Handlungswahl. (3) Jeder Mensch strebt mit allen seinen Handlungen (insbesondere mit dem Philosophieren) nach Glück; aus einer richtig verstandenen Selbstaffirmation ergeben sich starke normative Konsequenzen für eine angemessene Strebensordnung.

---

16 *De civitate dei* XIX.6: quid ipsa iudicia hominum de hominibus, quae ciuitatibus in quantalibet pace manentibus deesse non possunt, qualia putamus esse, quam misera, quam dolenda? quandoquidem hi iudicant, qui conscientias eorum, de quibus iudicant, cernere nequeunt.

Nicht nur (1), sondern auch (2) und (3) hängen eng mit dem Gewissensbegriff zusammen.

Zu (2): Augustins Willensbegriff lässt sich wie folgt charakterisieren: Er steht für die freie Entscheidungsinstanz, an der wir die Vorstellung von Verantwortlichkeit und Zurechenbarkeit festmachen und auf die wir moralische Leistungen oder Schuld, Lob oder Tadel, Belohnung oder Strafe zurückführen. Der Wille ist eine unmittelbar ich-nahe, keine irrational-triebhafte Instanz; und er ist ein freies Vermögen, das ein Ereignis spontan herbeiführen kann. Je nach der Güte des im Willen realisierten Handlungsmotivs sprechen wir von einem guten und einem bösen Willen, beurteilen also die Qualität einer Handlung nach der Dignität der zugrundeliegenden Absicht. Weiter handelt es sich um ein Vermögen, das willkürlich verfahren kann; der Wille gestattet es, trotz Einsicht in die Vorzüge des Besseren das Schlechtere zu wählen, oder auch, im nächsten Augenblick anders als jetzt gerade zu handeln. Das bedeutet keineswegs, dass er irrational wäre. Er verhält sich vielmehr neutral gegenüber der Alternative von Rationalität und Irrationalität. Kennzeichnend für ihn ist nur die Überlegtheit oder auch Bewusstheit einer willentlichen Zustimmung, nicht ihre Rationalität. Rationalität ist für die bewusste Überlegung zwar wünschenswert oder normativ, nicht aber definierend oder gar determinierend.

Nun gibt es gute Gründe anzunehmen, dass die Idee eines solchen Willens der jüdisch-christlichen Tradition entstammt und dass erstmals Augustinus sie begrifflich scharf gefasst hat. Denn erst die biblische Vorstellung, der Mensch könne sich in ‚extremer Gottlosigkeit' sogar bewusst gegen seine Erlösung und sein Heil entscheiden, enthält die entscheidende neuartige Komponente: Der menschliche Wille reicht weit genug und ist hinreichend mächtig, alles Positive trotz klarer Einsicht zu negieren. Könnte sich der Mensch nämlich nicht wissentlich gegen das Gute entscheiden, so wäre er für die Fehlentscheidung nicht verantwortlich; dann aber hätte ein moralisches Weltbild keinen Sinn, nach dem Gott die Guten belohnt und die Bösen bestraft.

Augustins erste Ausarbeitung einer solchen Willenslehre bewegt sich denn auch im Kontext des Theodizeeproblems. In *De libero arbitrio* antwortet er auf die Frage, ob das böse Handeln des Menschen Gott als dessen Schöpfer zugerechnet werde müsse: Nichts könne den menschlichen Geist zum Anhänger einer falschen Begierde machen als allein sein eigener Wille und seine eigene freie Entscheidung (*proria voluntas et liberum arbitrium:* I.11,21). Nach Augustins Auffassung lässt sich ein Wille niemals zu etwas zwingen; in seinem Verfügungsbereich geschieht nichts ohne seine Zustimmung. Hinzu kommt, dass es sich bei einem Willensentschluss immer um einen bewussten Akt handelt; niemand, so Augustinus, könne etwas unwillentlich wollen (*nemo autem vult aliquid nolens:* II.14,37). Für den frühen Augustinus ist der Wille somit ein Vermögen, das jeder determinierenden Größe und selbst dem Zugriff Gottes entzogen ist; niemand kann so tun, als habe ein anderer als er selbst die jeweilige Willensentscheidung getroffen. Andererseits kann niemand behaupten, ihm sei eine bestimmte Willensentscheidung widerfahren oder unterlaufen; er muss ihr stets seine bewusste Zustimmung erteilt haben.

Die Idee, das moralische Übel sei nicht Gott, sondern der freien menschlichen Entscheidung anzulasten, wird am deutlichsten in *De civitate dei* XII.6 erläutert. Augustinus fragt hier, wie es denkbar sei, dass ein ‚Abfall' der Engel von Gott stattgefunden habe. Der Kirchenvater führt dort die entsprechende Ursachenforschung konsequent mittels des Willensbegriffs *ad absurdum:* Sein zentraler Gedanke ist, dass man den Willen als vollständig unhintergehbar auffassen muss, wenn man ihn überhaupt adäquat verstehen und ernstnehmen will. Der Wille trifft eine Entscheidung, für die sich keine weiteren Ursachen mehr angeben lassen (vgl. *De libero arbitrio* III.17,47 ff.).

Und schließlich ist für den Willen charakteristisch, dass er seine Tätigkeit schlechthin nicht unterbrechen oder beenden kann. Auch darin scheint der Wille eine Eigenschaft des Selbstbewusstsein und des Gewissens zu teilen: Wer einen Willen hat, kann nicht nicht-wollen; der Wille bildet wie das Selbstbewusstsein eine zeitübergreifende Einheit. Mehr noch, die Tatsache meiner permanenten willentlichen Selbstverfügung soll für mich eine unmittelbare, unbestreitbare Gewissheit darstellen. Anders als Descartes behauptet Augustinus nicht nur eine unmittelbare Gewissheit der eigenen Existenz und des Wissens um diese, sondern zudem eine unmittelbare Gewissheit der willentlichen Verfügung über sich selbst (*Confessiones* VII.3,5; XIII.11,12; vgl. *De civitate dei* XI.26).

Augustins Willensbegriff ist also – vergleichbar der Idee des Selbstwissens – durch folgende ‚Cartesische' Eigenschaften bestimmt: Er ist voll bewusst, selbstverfügbar, transparent, selbstbewegt, unausweichlich, letztursächlich und potentiell arbiträr.

Zu (3): Augustinus konstatiert wiederholt, es gebe für das Philosophieren keinen anderen Beweggrund als das Glücksstreben (u. a. *De civitate dei* XIX.1; *sermo* 150,4), und er behauptet mit der eudämonistischen Tradition, alle Menschen wollten glücklich sein (*De beata vita*; *ep.* 118,13). So harmlos diese Feststellungen wirken, so inhaltsreich sind sie bei näherem Hinsehen. Denn sie enthalten weniger eine Behauptung zum Motiv des Philosophierens; vielmehr deuten sie auf die anspruchsvolle These hin, im Menschen sei eine Strebenstendenz angelegt, die erst in ihrem abschließenden Ziel, dem Glück, zur Ruhe kommt. Mit dieser Überzeugung schließt sich Augustinus an die Tradition der antiken teleologischen Ethik an, die von Platon und Aristoteles über die hellenistischen Schulen bis zu den Neuplatonikern reicht. Unter einer teleologischen Ethik versteht man eine Moralkonzeption, die bestimmte Güter als absolut erstrebenswerte, als schlechthin erreichenswerte Ziele auszeichnet und die den Begriff des „richtigen Handelns“ in Abhängigkeit vom jeweils angenommenen höchsten Gut oder Ziel her bestimmt: Richtig handelt demnach, wer mit der Zielsetzung agiert, das ohne Abstriche erstrebenswerte Gut zu erreichen. In der Linie der teleologischen Konzeptionen bei Platon, Aristoteles und in der Stoa ist nun auch Augustinus der Auffassung, dass menschliches Handeln einer impliziten Strebenslogik folgt und in einem höchsten Ziel gipfelt. Soweit handelt es sich um eine beschreibende, eine deskriptive These. In letzter Konsequenz zielt alles menschliche Streben auf ein einziges Gut, das Glück. Normative Implikationen ergeben sich daraus, dass die Logik der Zielverfolgung bestimmte formale und inhaltliche Implikationen besitzt, so dass das Glück nur auf bestimmten Wegen oder mittels bestimmter Güter erreicht werden kann.

Nun gibt es aber auch hier eine Augustinische Innovation. Augustinus will am Ende eines Textstücks, das das Cartesische Cogito antizipiert, den Nachweis führen, dass unsere Selbstbejahung unmittelbar gewiss und insofern unbestreitbar ist (*De civitate dei* XI.26); der Satz „Es gibt niemanden, der nicht glücklich sein wollte“ soll ebenso gewiss sein wie die Einsicht in die eigene Existenz (vgl. *De trinitate* XV.12,21). Auch hier liegt sein entscheidendes Interesse darin, seine These von der Realität einer geistigen, apriorische Gehalte umfassenden Welt zu bestätigen.

Um die Existenz einer apriori im Menschen bestehenden, ‚natürlichen‘ Strebenstendenz mit dem Ziel des Glücks nachzuweisen, stützt sich Augustinus auf Argumente, die beweisen sollen, dass wir gewisse Strebensziele zu wollen nicht bestreiten können. Überlegungen dieser Art stammen besonders aus der Stoa; bekannt ist das sogenannte *eklogê*-Argument, demzufolge jeder Mensch, sofern er nur bei Verstand ist, einsieht, dass es für ihn *ceteris paribus* besser ist zu leben als nicht zu leben und ebenso besser, als Mensch zu leben denn als nicht-rationales Lebewesen.[17] Gemeint ist: Es gibt natürliche Güter, die jeder Mensch immer schon bejaht und unweigerlich bejahen muss, weil er ihren Wertcharakter mit Evidenz einsieht und bei ihrer Bestreitung mit seiner Vernunfteinsicht in Konflikt geriete.

Augustinus verwendet das stoische *eklogê*-Argument nicht nur, um auf pragmatisch unbestreitbare Selbstverständlichkeiten hinzuweisen, beispielsweise mit der anti-hedonistischen Pointe, niemand könne leben, um zu essen, vielmehr müsse man essen, um zu leben (*De magistro* 9,26). Er sieht darin mehr als nur ein Indiz auf eine im Menschen angelegte, konstante Naturtendenz, bestimmte Güter anderen gegenüber vorzuziehen. Mitunter versieht er das Argument mit

---

17 Für das stoische Argument vgl. *Stoicorum veterum fragmenta* III.124–127; Cicero, *De finibus* III.17; Seneca, *Epistulae morales* 92,11,1.

einem weitergehenden Anspruch: Vielleicht könne man ja wahrheitsgemäß von allen Menschen behaupten, sie wollten lieber geschäftliche Gewinne machen als Verluste; ebenso sei es plausibel, dass alle Menschen lieber gelobt als getadelt würden. Freilich seien für beide Feststellungen Ausnahmen denkbar. Ganz gewiss könne man jedoch konstatieren: Ausnahmslos jeder wolle glücklich sein. Das Glück sei mit dem menschlichen Streben so unmittelbar verknüpft, dass niemand es zu bejahen und zu verfolgen bestreiten könne (*De trinitate* XIII.3,6). Anders gesagt: Augustinus kennzeichnet das Glück als den notwendigen, letzten Zweck allen individuellen Handelns. Derselbe Punkt kommt im Kontext der Augustinischen Diskussion des Falles Cacus zum Ausdruck: Cacus, der mythische Inbegriff des skrupellosen und asozialen Verbrechers, zielt ebenso wie alle anderen Lebewesen auf das Glück des Friedens; denn er sucht in seiner Räuberhöhle den ungestörten Genuss der geraubten Güter. Auch er, der scheinbar ganz nach unmoralischen Prinzipien lebt, bestätigt somit noch, dass ein einziges Ziel verbindlich ist und sich folglich auch die Mittel-Ziel-Relation niemals gänzlich pervertieren lässt. Zwar kann jemand, so verallgemeinert Augustinus, unfriedliche Mittel gebrauchen, um einen für sich angenehmen Frieden zu erreichen, aber niemand kann den Unfrieden selbst zu seinem Strebensziel machen. Eine relative Pervertierung der Moralität ist für Augustinus nur in zwei Hinsichten möglich: bei der inhaltlichen Bestimmung des Strebensziels und bei der Wahl der Mittel zu seiner Erlangung; ausgeschlossen ist dagegen eine verkehrte Zielwahl oder eine Umkehrung der Mittel-Ziel-Relation innerhalb der Strebensordnung. Niemand kann bestreiten, das Strebensziel des Glücks oder Friedens zu verfolgen, oder gar behaupten, er ziehe prinzipiell Krieg dem Frieden vor (*De civitate dei* XIX.12).

Wie aber kommt es nach Augustins Auffassung zu einer verkehrten, „perversen" Strebensordnung? Und worin genau besteht sie? Augustinus hat diese Fragen wenige Jahre nach *De beata vita* mittels einer der grundlegendsten und bekanntesten Unterscheidungen innerhalb seines Werks zu beantworten versucht: der *uti-frui*-Distinktion. Allein Gott dürfe Gegenstand des ‚Genießens' sein (*frui*), während alle anderen Dinge lediglich im Blick auf Gott ‚gebraucht' werden dürften (*uti*). Genießen, so erklärt der Kirchenvater, heißt, einer Sache um ihrer selbst willen anhängen, gebrauchen dagegen bedeutet, etwas instrumentell zur Erlangung dessen einzusetzen, was man erstrebt (*De doctrina christiana* I.4,4). An einer frühen Belegstelle aus dem Jahr 395 werden die Begriffe *frui* und *uti* auf den Gegensatz des moralisch Guten (*honestum*) und des Nützlichen (*utile*) zurückgeführt (*De diversis quaestionibus* 30). Alle moralische Verkehrtheit und Sünde entspringe dem bloßen Gebrauch dessen, was zu genießen sei, oder dem unzulässigen Genuss dessen, was nur gebraucht werden dürfe. Die Unterscheidung des *honestum* und des *utile* leitet sich aus der stoischen Ethik her und ist vielleicht aus

Cicero (*De officiis* II.3) entlehnt. Das augustinische Gegensatzpaar *uti* und *frui* könnte sinngemäß aber auch von Varro stammen (vgl. *De civitate dei* XIX.3).

Es handelt sich also um folgende Theorie: Das höchste menschliche Strebensziel ist Gott; nur er erfüllt die zuvor genannten formalen Glücksbedingungen. Alles, was man sonst für erstrebenswert hält wie Ansehen, Reichtum, Macht, Erfolg usw., erhält seinen angemessenen Rang innerhalb einer richtigen Strebensordnung erst dann, wenn man es der kritischen Prüfung unterzieht, ob, in welchem Umfang und auf welchem Weg es zu Gott hinführt. Einige der (vermeintlichen) Güter erweisen sich bei dieser kritischen Prüfung als schädlich, andere als bedingt nützlich, und wieder andere als nützlich, aber nicht frei von Gefahren und wieder andere, etwa die traditionellen vier Kardinaltugenden, als schlechterdings nützlich. Wie dies im Einzelnen auch immer sein mag, in jedem Fall ist nach dieser Konzeption einzig Gott *per se* erstrebenswert, während alles andere als lediglich partiell und instrumentell erstrebenswert gilt. Wie aber kommt es in diesem *ordinata dilectio*-Modell zu moralischer Normativität? Dies lässt sich wie folgt erklären: Wer ein Partikularziel an die Stelle des wohlverstandenen Gesamtzieles setzt, scheint zunächst lediglich einen Irrtum oder eine Verrücktheit zu begehen (statt Sport zu betreiben, um seine Gesundheit zu verbessern, könnte beispielsweise jemand auf den Gedanken kommen, seine Gesundheit aufzuopfern, um sportliche Höchstleistungen zu erbringen). Nun können wir uns freilich Fälle vorstellen, in denen jemand dies tut, ohne dass er sich einfach irren würde oder ohne dass er verrückt wäre. Was ist dann aber sein Motiv? Nach Augustinus liegt dieses Motiv in der Selbstliebe (*amor sui*), die der Gottesliebe (*amor dei*) exakt entgegengesetzt ist und die die Strebensordnung insgesamt pervertiert. Weil es nach Augustinus für Engel und Menschen die Möglichkeit gibt, durch freie Willensentscheidung sich selbst an die Stelle Gottes zu setzen, erhält die Entscheidung für Gott eine normative Komponente.[18] Interessanterweise ist nun die

18 Augustins Strebenstheorie wirkt zunächst moralisch bedenklich. Wenn Gott der einzig legitime Gegenstand des menschlichen Genusses ist und alle Gegenstände für das Ziel des Gottesgenusses zu instrumentalisieren sind, scheint auch der Mitmensch zum bloßen Instrument auf dem Weg zu Gott zu werden. Dies geriete etwa mit dem Instrumentalisierungsverbot der Kantischen Selbstzweckformel in Konflikt. Zu beachten ist aber, dass auch Kant einen „Gebrauch" von Menschen nicht verwirft, solange es sich nicht ausschließlich um eine Instrumentalisierung handelt, und dass *uti* bei Augustinus eine streng gottzentrierte Finalisierung der Mittel meint (und sich beispielsweise nicht zur ideologischen Rechtfertigung kirchlicher oder staatlicher Absolutheitsansprüche umfunktionieren lässt). Wenn Menschen ebenso wie leblose Güter oder Tiere dem Gebrauch dienen können, dann bedeutet dies für Augustinus nur, dass sie keine absoluten Zwecke oder Letztziele, sondern Zwischenziele auf dem Weg zu Gott darstellen. Der Bischof von Hippo verletzt die kantische Selbstzweckformel insofern nicht, als der Mitmensch durchaus – wenn auch indirekt über die Liebe zu Gott – einen Gegenstand der ethischen

Kernpassage der *duo amores*-Konzeption, nämlich *De civitate dei* XIV.28, explizit auf der Basis des Gewissensbegriffs formuliert:

> Zweierlei Liebe also hat die beiden Staaten gegründet, und zwar den irdischen Staat die bis zur Verachtung Gottes gesteigerte Selbstliebe, den himmlischen Staat die bis zur Verachtung seiner selbst gehende Gottesliebe. Kurz gesagt: der eine rühmt sich in sich selbst, der andere im Herrn. Der eine sucht Ruhm bei den Menschen, für den andern ist der höchste Ruhm Gott, der Zeuge des Gewissens (*conscientiae*).[19]

Folgende Stelle belegt unter explizitem Bezug auf den *conscientia*-Begriff, dass Augustinus alles moralische Übel auf einen Kernfehler zurückführt: nämlich die *perversa voluntas* des Menschen (*De civitate dei* XII.8):

> [...] die Ruhmsucht ist nicht ein Gebrechen des Menschenlobes, sondern einer das Menschenlob verkehrt liebenden Seele, die das Zeugnis des Gewissens verachtet.[20]

3 Das Gewissen im Kontext von Widerstand und zivilem Ungehorsam

Kommen wir abschließend zum Problem des Gewissens im politischen Kontext: Gibt es für Augustinus legitimen Widerstand eines Individuums? Besitzt er eine Konzeption zivilen Ungehorsams? Zunächst ist es eine nicht-triviale Feststellung, dass das Thema von Legitimität und Illegitimität staatlicher oder kirchlicher Verfolgung bei Augustinus tatsächlich an einer Reihe von Stellen vorkommt. Nicht-trivial ist es ferner, dass er sich dabei gelegentlich auf die Seite der Verfolger, manchmal auf die der Verfolgten schlägt. Augustinus sagt im etwa *Brief* 93,8 (an Vincentius, um 408) unmissverständlich, dass ein Erleiden von Verfolgung je-

---

Zuwendung bildet: „Aus ein und derselben Liebe lieben wir Gott und den Nächsten; Gott aber um seiner selbst willen, uns und den Nächsten dagegen um Gottes willen" (*De trinitate* VIII.8,12). Nach dieser Konzeption einer „geordneten Liebe" (*ordinata dilectio*) sind alle die Dinge der sichtbaren Welt nach ihrem relativen Wert zu lieben. Eine solche theologische Ethik wäre nur dann inhuman, wenn sie zu einem theokratischen Absolutismus oder einem religiösen Egoismus führen würde. Gerade dies stünde aber in Widerspruch zu ihrer Letztzielbestimmung.

19 Übers. W. Thimme (leicht modifiziert): fecerunt itaque ciuitates duas amores duo, terrenam scilicet amor sui usque ad contemptum dei, caelestem uero amor dei usque ad contemptum sui. denique illa in se ipsa, haec in domino gloriatur. illa enim quaerit ab hominibus gloriam; huic autem deus conscientiae testis maxima est gloria.

20 [...] nec iactantia uitium est laudis humanae, sed animae peruerse amantis laudari ab hominibus spreto testimonio conscientiae [...].

manden nicht *eo ipso* auf die Seite der Gerechtigkeit stellt und dass die Praxis der Verfolgung ebenso wenig automatisch als Ungerechtigkeit zählen darf:

> Wäre es immer lobenswert, unter Verfolgung zu leiden, so würde es dem Herrn genügen zu sagen: ‚Selig sind, die Verfolgung erleiden', ohne hinzuzufügen: ‚um der Gerechtigkeit willen'. Ebenso, wenn es stets schuldhaft wäre, Verfolgung zu begehen, so würde in der Heiligen Schrift nicht stehen: ‚Wer den Nächsten heimlich verleumdet, den bringe ich zum Schweigen'. Es kommt also mitunter vor, dass einer, der dies erleidet, ungerecht ist, und dass einer, der dies begeht, gerecht ist. Natürlich haben immer sowohl die Bösen die Guten verfolgt als auch die Guten die Bösen, erstere, indem sie durch Unrecht schadeten, letztere, indem sie durch strenge Zucht unterwiesen; erstere in maßloser Form, letztere gemäßigt; erstere der Begehrlichkeit dienend, letztere der Liebe. Denn wer grausam tötet, achtet nicht darauf, bis zu welchem Maß er zerstückelt; wer dagegen heilt, achtet darauf, bis zu welchem Maß er schneidet. Der zuletzt Genannte strebt nämlich Gesundheit an, der Erstgenannte Verfall. Die Unfrommen töteten die Propheten, und ebenso töteten die Propheten auch die Unfrommen; die Juden schlugen Christus, und ebenso schlug Christus die Juden. Die Apostel wurden von Menschen menschlicher Strafgewalt übergeben, und ebenso haben die Apostel Menschen der Strafgewalt des Satans ausgeliefert. Was sollte in alledem anderes beachtet werden als genau dies: Wer von ihnen ist es, der für die Wahrheit eintritt, wer für Ungerechtigkeit? Wer handelt um des Schadens willen, wer zur Verbesserung?

Das Legitimationskriterium für Verfolgung bzw. Widerstand ist allein die Wahrheit; Individuen sind ihrem Gewissen (und seiner Wahrheitsorientierung) verpflichtet. Brief 93 ist dadurch prominent, dass Augustinus in ihm erstmals auf das Lukas-Zitat *compelle intrare* (Lk 14,21–23) zurückgreift, um erzwungene Bekehrungen andersgläubiger Christen damit zu legitimieren. Was der Text artikuliert, ist ein klares Bekenntnis zu einer hintergründigen, prinzipienorientierten Beurteilung: Weder Verfolgtwerden noch Verfolgen ist an sich etwas Moralisches bzw. Unmoralisches. Man muss differenzieren, ob in einem gegebenen Fall die Bösen die Guten oder die Guten die Bösen verfolgen. Entscheidend ist mithin, ob jemand aus Gerechtigkeit oder Ungerechtigkeit verfolgt wird bzw. verfolgt, ob jemand aus niedrigen oder hohen Beweggründen agiert, ob er dabei maßvoll oder blindwütig vorgeht und ob jemand Nutzen oder Schaden anrichten will. Wie wir sehen, geht es Augustinus hier ausschließlich um eine moralische Wertungsperspektive.

Doch welches sind die genauen Bedingungen für die Legitimität von gewissensbasiertem, individuellem Widerstand? Augustinus differenziert nicht präzise, ob sich jemand als Verfolgter fragt, ob er Widerstand gegen die verfolgende Obrigkeit leisten darf, oder ob er sich als ausführendes Organ dagegen wehren darf, für eine schlechte Sache missbraucht zu werden. Aber er adressiert die Frage nach zivilem Ungehorsam tatsächlich in mehreren Kontexten. Was uns zunächst irritieren kann, ist eine Stelle aus *Contra Faustum Manicheum* (22,73: geschrieben im Jahr 398). Augustinus argumentiert dort in der Frage nach der Legitimität des

Militärdiensts für Christen wie folgt: Gehorsam sei stets die richtige Verhaltensweise eines Untergebenen. Dies zeige sich gerade an Fällen, in denen etwas, das als individuelle Handlung moralisch falsch wäre, aus Gehorsam dennoch getan werden soll. Augustinus beruft sich dafür auf die biblische Passage vom Isaak-Opfer (Gen 22): Hätte Abraham seinen Sohn aus eigenem Antrieb töten wollen, so hätte dies als ein Ausdruck von Grausamkeit und Verrücktheit Abrahams gelten müssen. Da er es aber aus Gehorsam gegenüber der göttlichen Weisung tat, habe er damit seinen Glauben und seine Ergebenheit unter Beweis gestellt. Augustinus konstatiert explizit, die Tötung des Sohnes auf Anordnung Gottes sei nicht nur nicht schuldhaft, sondern im Gegenteil sogar lobenswert.[21] Diese Auseinandersetzung mit dem Isaak-Opfer lässt befürchten, Augustins Position sei im Sinn eines strikten politischen Loyalismus zu beschreiben – gemäß Röm 13,1, wonach jede staatliche Ordnung von Gott eingesetzt sei. Wenn dies der Fall wäre, müsste man bedingungslos gehorchen; wäre aber andererseits für sein Tun nicht verantwortlich, weil dieses auf den Regierenden oder Befehlshaber zurückfiele. Es scheint zunächst, als verteidige Augustinus im Kontext von *Contra Faustum Manicheum* 22 wirklich eine solche Position. Er sagt ausdrücklich, dass ein Soldat, der unter der Führung eines ungerechten Königs stehe und einen illegitimen Krieg zu führen habe, seinem Befehlshaber strikt zu gehorchen habe. Die zentrale Passage lautet (*Contra Faustum Manicheum* 22,75):

> Daher kann also ein gerechter Mann, falls er in die Lage kommen sollte, dass er Militärdienst unter einem König leistet, der ein frevelhafter Mensch ist, mit Recht Krieg führen, indem er der Ordnung des bürgerlichen Friedens dient. Was ihm befohlen worden ist, ist dann entweder eindeutig nicht gegen das Gebot Gottes, oder es ist nicht eindeutig, ob es dies ist, so dass die Ungerechtigkeit des Befehlens gegebenenfalls den König zum Schuldigen macht, die Ordnung des Dienens hingegen den Soldaten als Unschuldigen erweist.

Verpflichtet Augustinus den Soldaten also zu unbedingtem Gehorsam? Und entschuldigt er ihn entsprechend mit Blick auf seinen Befehlsnotstand, indem er die gesamte Verantwortlichkeit dem militärischen Befehlshaber zuweist? Das schiene mit seinem Gewissensbegriff kaum vereinbar zu sein. Bei genauerer Lektüre lässt sich beides verneinen. Was hier Augustins Billigung erfährt, ist lediglich der Dienst des Soldaten in Fällen akzeptabler Kriege, nämlich nach Augustinischer Auffassung derer, mit denen der Soldat den bürgerlichen Frieden wiederherstellt – einschließlich solcher, deren Legitimität unsicher ist. Im Fall unklarer Legitimitätsgrundlagen verlangt Augustinus soldatischen Gehorsam, selbst wenn sich

21 quapropter si in occidendo filio spontaneus motus execrabilis, deo autem iubente obsecundans famulatus non solum inculpabilis, uerum etiam laudabilis inuenitur [...].

herausstellen sollte, dass der Krieg illegitim war. Denn dann, so meint er, fiele dem Befehlshaber die Verantwortung zu. Nicht explizit angesprochen wird der Fall, in welchem dem Soldaten ein illegitimer Krieg befohlen wird, ein gegen göttliche Gebote verstoßender Krieg. Die unausgesprochene Aussage scheint mir zu sein, dass in diesem Fall ein soldatischer Gehorsam verfehlt oder sogar verboten wäre. Trifft dies zu, so handelt es sich um einen interessanten Punkt. Obwohl Augustinus zum Zeitpunkt der Abfassung des Textes bereits die politische Realität mithilfe der Erbsündentheorie interpretiert und obwohl er explizit die beiden neutestamentlichen Kronzeugenstellen für die generelle Legitimität politischer Herrschaft anführt (neben Röm 13,1 ist dies Mt 22,21, wonach man dem Kaiser geben solle, was ihm zukomme), macht er gleichwohl Vorbehalte gegen einen Militärdienst geltend, welcher in einem gegen Gottes Gebote gerichteten Krieg geleistet wird.

Bei näherem Hinsehen zeigt sich, dass die von Augustinus gezogene Grenze der Loyalität gegenüber politischer Herrschaft darin besteht, dass Menschen zu gottlosen und ungerechten Taten gezwungen werden. Was Augustinus somit als harte Demarkationslinie zwischen dem Gebot der politischen Loyalität und dem Recht auf Ungehorsam (oder gar der Pflicht?) annimmt, ist, dass man als Staatsbürger zu nichts gezwungen werden darf, was gegen die Moral und gegen die Gebote der christlichen Religion verstößt. In *De civitate dei* V.17 heißt es entsprechend:

> Soweit es dieses Leben der Sterblichen betrifft, das wenige Tage währt und dann ans Ende gelangt, was liegt schon daran, unter wessen Herrschaft der dem Tod geweihte Mensch lebt – sofern ihn nur diejenigen, die herrschen, nicht zu Unfrommem und Ungerechtem zwingen?

Christen sollten die politische Realität nach Augustinus nicht übermäßig ernst nehmen; wem man hier gehorchen muss, erweist sich als relativ indifferent. Für ihn ist nur betonenswert, dass es keinen staatlichen Zwang zu Unerlaubtem geben darf. An dieser Stelle ist zu erwähnen, dass Augustinus eine frühe – später modifizierte – Theorie ‚natürlicher' Herrschaftsformen vertrat. Sie findet sich beispielsweise in der anti-manichäischen Schrift *De moribus ecclesiae catholicae* (388), wo in Kapitel 63 die Frauen den Männern unterstellt werden, die Kinder den Eltern, die Sklaven den Herren und das Volk seinen Regenten. Alle genannten Herrschaftsverhältnisse sollen in normativer Hinsicht unter das Prinzip wechselseitiger Liebe gestellt werden. Grundlegend für seine spätere Theorie von den sozialen Folgen des Sündenfalls scheint ein Punkt zu sein, den erstmals O. O'Donovan herausgearbeitet hat:[22] Demnach sind menschliche Sozialbeziehun-

22 Nach O. O'Donovan *The Problem of Self-Love in St Augustine*, New Haven 1980, gab Augustinus kurz nach 400 seine Überzeugung von der Koinzidenz von wahrer Selbstliebe und Got-

gen ständig prekär, weil Individuen durch eine unüberwindliche Tendenz zum Eigennutz gekennzeichnet sind. Gut sichtbar ist diese zweite Theorie etwa in *De civitate dei* XIX.15, wonach politische Herrschaft (allgemein gesprochen: jede Herrschaft von Menschen über Menschen) moralisch inadäquat, aber funktional notwendig ist (vgl. auch *De musica* VI.13,41).[23] Das Problem des Loyalitätskonflikts taucht dann etwa in *sermo* 62 auf, wo die Frage nach dem angemessenen Gehorsam gegenüber Höhergestellten mit Blick auf eine stufenförmige Befehls- und Gehorsamsordnung behandelt wird. Dort (*sermo* 62,8) heißt es, dass man einen Höhergestellten nicht verletzen dürfe – aber dabei nach dem Prinzip vorgehen müsse, dass man erst recht keinen noch Höheren verletzen dürfe. Am wenigsten sei derjenige zu verletzen, der höher stehe als alle anderen: Gott.[24] Daraus ergibt sich folgendes Schema: Man muss, so Augustinus, Vater und Mutter gehorchen, sofern sie ihrerseits gegen keine höheren Gebote verstoßen, wie es diejenigen des Staats sind; aber auch dieser kann gegen Höheres verstoßen, nämlich gegen göttliche Prinzipien. Wörtlich heißt es:

> Höherstehend aber ist dein Heimatland im Vergleich zu deinen Eltern; was immer also die Eltern gegen das Heimatland gebieten, soll nicht beachtet werden. Und auch was immer das Heimatland gegen Gott gebietet, verdient keine Beachtung.[25]

In *sermo* 62,13 wird das Problem des Befehlskonflikts nochmals ausführlich behandelt und explizit anhand eines Hierarchiemodells von Gehorsam gelöst. Demnach ist jeder Mensch – gemäß dem Prinzip, dass auch alle weltliche Macht von Gott stammt – zu Gehorsam gegenüber Amtsträgern wie etwa einem Curator verpflichtet. Gebietet der Curator jedoch etwas gegen den Willen des Prokonsuls, so muss man gegen den Befehl des Curators opponieren, um stattdessen dem Prokonsul zu gehorchen. Der Wille des Prokonsuls unterliegt im Konfliktfall dem Willen wiederum des Imperators und dieser seinerseits dem Willen Gottes. Beispiele für einen legitimen, ja sogar obligatorischen Widerstand gegen die Gebote eines Königs bieten etwa die augustinischen Briefpassagen *ep.* 105,7 und 185,8, in denen geschildert wird, wie König Nabuchodonosor (Nebukadnezar) unfromme

---

tesliebe auf und vertrat die Überzeugung, menschliche Selbstliebe sei prinzipiell durch *superbia* korrumpiert.

23 Dem späteren Augustinus zufolge gab es vor dem Sündenfall keine Herrschafts- und Gehorsamsrelationen; vgl. *De Genesi ad litteram* XI.50.

24 haec tibi regula proponitur. nonne manifestum est, eum minime offendendum, qui maior est ceteris?

25 maior sit patria et ipsis parentibus tuis; ut quidquid iusserint parentes contra patriam, non audiantur. et quidquid iusserit patria contra deum, non audiatur (ebd.).

Handlungen wie die Götzenverehrung einer goldenen Statue verlangt. Hier muss und darf kein Gehorsam geleistet werden.

Nachdem wir gesehen haben, dass eine christliche Gehorsamspflicht gegenüber staatlichen Autoritäten nach Augustins Meinung bei Verstößen gegen göttliche Gebote endet, stellt sich jetzt die Frage, wie man solche höherstufigen Gebote identifiziert und an welchen Kriterien man sie erkennt. Das Prinzip der Loyalität des Christen gegenüber dem weltlichen Staat wird in *De civitate dei* XIX.17 wie folgt formuliert:

> Solange sie [sc. die *civitas caelestis*] darum im irdischen Staat gleichsam in Gefangenschaft ihr Pilgerleben führt, trägt sie [...] keine Bedenken, den Gesetzen des irdischen Staates (*terrena civitas*), die all das regeln, was der Erhaltung des sterblichen Lebens dient, zu gehorchen.[26]

Lebenserhaltung und Friedenswahrung sind die Aufgaben, die Augustinus in *De civitate dei* XIX.17 irdischen Staaten als zentrale Aufgaben zuweist. In diesen Zielen hält er sie für unbedingt unterstützenswert. Hierin (und in allen Zweifelsfällen) besteht eine strikte politische Verpflichtung. Für alle Bürger, die sich der spirituellen, supranaturalen, transzendenten Gemeinschaft, der *civitas caelestis* zugehörig fühlen, endet damit die Loyalitätspflicht. Und sie sind nur ihrem moralischen Bewusstsein, der inneren göttlichen Stimme verpflichtet, wenn diese sie auf einen Konflikt zwischen menschlichen Befehlen und den Geboten Gottes aufmerksam macht.

26 Übersetzung W. Thimme.

Stephan Herzberg

Die thomanische Deutung des Gewissens

Die paradigmatische Bedeutung der Gewissenstheorie des Thomas von Aquin darf in erster Linie darin gesehen werden, die Reflexion auf das Phänomen „Gewissen" einerseits so eng wie möglich an eine umfassende und mehrstufige Theorie von praktischer Vernunft zu binden, ohne andererseits das Gewissen bzw. das Gewissensurteil mit der praktischen Vernunft bzw. dem letzten Urteil der praktischen Vernunft schlechthin in eins zu setzen.[1] Vielmehr deutet Thomas das Gewissen als einen „spezifischen Vollzug der praktischen Vernunft"[2]. Nur eine solche Deutung, so L. Honnefelder, ist in der Lage, die drei dem Phänomen „Gewissen" notwendig zukommenden Merkmale konsistent erklären zu können, nämlich (1) die Erfahrung der Bindung, (2) die Möglichkeit des Zweifels oder des Irrtums hinsichtlich des sich im Gewissensurteil aussprechenden inhaltlichen Anspruchs, (3) die Prüfung und Bildung des Gewissens durch den Einzelnen.[3]

Der vorliegende Beitrag verfolgt ein zweifaches Anliegen: Zum einen geht es darum, das Spezifische dieses Vernunftvollzugs anhand verschiedener Aspekte genauer herauszuarbeiten und auf diese Weise der Differenziertheit und Vielschichtigkeit der thomanischen Gewissenstheorie ansichtig zu werden (1.–4.). Zum anderen geht es darum, Thomas' Diskussion der Verpflichtungskraft des irrenden Gewissens genauer zu analysieren und auf diese Weise die Erklärungskraft und Plausibilität seiner Gewissenstheorie zu verdeutlichen (5.).

1 *Synderesis* und *conscientia*: Die vermögenstheoretische Einordnung

Die verschiedenen, unmittelbar erfahrbaren ‚Wirkungen' des Gewissens – das Gewissen, so wird gesagt, legt Zeugnis ab (*testificari*), bindet (*ligare*), treibt an (*instigare*), klagt an (*accusare*), entschuldigt (*excusare*) etc.[4] – werden von Thomas weder auf ein besonderes Erkenntnis- oder Urteils*vermögen* als zugrundeliegende

---

1 Zur Verwendung der Termini „Gewissen" und „praktische Vernunft" als bloße Synonyma vgl. B. Schüller, *Überlegungen zum ‚Gewissen'*, Opladen 1991, 8–12.

2 Vgl. L. Honnefelder, *Praktische Vernunft und Gewissen*, in: A. Hertz et al. (Hg.), *Handbuch der christlichen Ethik*, Bd. 3, Freiburg i. Br. 1993, 22; vgl. auch E. Schockenhoff, *Wie gewiss ist das Gewissen? Eine ethische Orientierung*, Freiburg i. Br. 2003, 106.

3 L. Honnefelder, *Praktische Vernunft und Gewissen*, 22.

4 Vgl. Ver. 17,1 c.; STh I 79,13 c.

Ursache zurückgeführt, noch in der „Tiefe des Gemütes", dem „Zentrum des ganzheitlichen Personlebens, dessen Fähigkeiten einheitlich wirken, noch bevor sich die vielfältigen Akte der Seele und des Geistes spezifizieren"[5], verankert. Vielmehr entwickelt Thomas eine Erklärung der einzelnen Gewissensphänomene, die sich in einer sehr subtilen Weise in seine Theorie der unterschiedlichen Erkenntnisvermögen und Wissensformen in *De veritate* und in *Summa Theologiae* I 79 (*de potentiis intellectivis*) einfügt, ohne dass er dafür ein weiteres, spezielles Vermögen (*specialis potentia*) postulieren müsste. Von zentraler Bedeutung ist hier seine Analyse der Termini *synderesis* und *conscientia*[6]: Die verschiedenen Wirkungen des Gewissens resultieren, grob gesprochen, aus einem Akt der Anwendung eines bestimmten Wissens auf das, was wir tun. Diese besondere Art der Anwendung, die Thomas als *conscientia* bezeichnet, umfasst eine Aktualisierung verschiedener Habitus der Vernunft, deren Prinzip oder „erster Habitus" *synderesis* genannt wird.[7] Dieser uns mitgegebene und unverlierbare Habitus beinhaltet die Kenntnis der höchsten praktischen Prinzipien. Die konkretisierende Anwendung der *synderesis* und der anderen Habitus der Vernunft endet in der einen Richtung in dem Urteil, dass eine bestimmte Handlung in einer konkreten Situation getan oder vermieden werden muss, in der anderen Richtung in dem Urteil, dass eine schon begangene Handlung moralisch gut oder moralisch schlecht war. Thomas geht es erst einmal um eine präzise Klärung dessen, was genau es ist, das mit den Termini *synderesis* und *conscientia* bezeichnet wird.

Der Terminus *synderesis* bezeichnet nach Thomas weder das Vernunftvermögen (*ratio*) selbst, noch ein Vermögen, das höher als die Vernunft ist, sondern einen natürlichen Habitus (*habitus naturalis*). Zu welcher Tätigkeit disponiert dieser Habitus und welchem Vermögen ist er zugehörig? Thomas beantwortet diese Frage, indem er sich einer *Analogie* zur theoretischen Vernunft bedient: Das dem Menschen eigentümliche diskursive Denken (*ratiocinari*) geht einerseits auf dem Weg des Forschens oder Entdeckens (*via inquisitionis vel inventionis*) vom unmittelbaren Erfassen (*intellegere*) durch sich selbst bekannter (*per se nota*) Prinzipien aus (Grundbegriffe wie der des Seienden; Grundsätze wie das Nicht-

5 Vgl. R. Hofmann, Art. *Gewissen – II. Moraltheologisch*, in: *LThK*², Bd. 4, Freiburg i. Br. 1960, 862.

6 Zum historischen Hintergrund dieses Begriffspaars vgl. T. C. Potts, *Conscience in Medieval Philosophy*, Cambridge 1980. Einen exzellenten Überblick bietet T. Hoffmann, *Conscience and Synderesis*, in: B. Davies/E. Stump (Hg.), *The Oxford Handbook of Aquinas*, Oxford 2012, 255–264.

7 Vgl. STh I 79,13 ad 3: „Habitus autem ex quibus conscientia informatur, etsi multi sint, omnes tamen efficaciam habent ab uno primo, scilicet ab habitu primorum principiorum, qui dicitur synderesis."

widerspruchsprinzip); andererseits kehrt es auf dem Weg des Urteilens (*via iudicii*) zu diesen Prinzipien zurück, indem das durch Schlußfolgerung Gefundene an jenen überprüft wird (*examinat*).[8] Die Prinzipien, die die ‚Eckterme' in dieser ‚Bewegung' des *ratiocinari* bilden, werden in einem besonderen Modus erkannt, nämlich ohne Forschen und schrittweises Vorgehen (*sine inquisitione et discursu*). Einzig diese besondere Art der Erkenntnis kann die hohe Gewissheit und epistemische Stabilität der Prinzipien garantieren, auf denen das gesamte Wissen basiert.[9] Wären die Prinzipien nicht fest etabliert, könnte es keinerlei Festigkeit und Sicherheit in dem geben, was aus den Prinzipien abgeleitet ist.[10] Da eine solche Prinzipienerkenntnis gleichsam eine natürliche Pflanzstätte der gesamten folgenden Erkenntnis ist (*quasi seminarium quoddam totius cognitionis sequentis*) [11], muss diese dem Menschen von Natur aus innewohnen (*naturaliter inesse*); damit diese Erkenntnis bereitsteht, wenn man ihrer bedarf, muss sie habituell präsent sein (*habitualem esse*). So wie es nun für die menschliche Seele einen natürlichen Habitus gibt, durch den die Prinzipien der theoretischen Wissenschaften unmittelbar erkannt werden, der *intellectus principiorum*, so gibt es analog dazu auch einen natürlichen Habitus für die ersten Prinzipien des Handelns, die *synderesis*.[12] Dieser Habitus gehört zu keinem besonderen Erkenntnisvermögen; er existiert in keinem anderen Vermögen als der Vernunft (*ratio*).[13]

Eine genauere Begründung hierfür lässt sich aus dem größeren metaphysischen Rahmen gewinnen, in den Thomas die verschiedenen Formen der Erkenntnis innerhalb von *De veritate* stellt: Gemäß der metaphysischen Hierarchie des Dionysius, in der die niedere Natur mit dem in ihr Höchsten das berührt (*attingit*), was der höheren Natur eigentümlich ist, hat der Mensch an der nichtdiskursiven, einfachen und absoluten Erkenntnisweise der Engel (*intellectus*) einen schwachen oder unvollkommenen Anteil (*secundum quamdam tenuem participationem; imperfecte illud participans*).[14] Woran man aber in einer solchen

8 STh I 79,8 c.; STh I 79,12 c.

9 Ver. 16,1 c.: „[...] et hanc quidem cognitionem oportet esse principium totius cognitionis sequentis [...] cum principia oporteat esse certiora et stabiliora."

10 Ver. 16,2 c.: „Non enim posset esse aliqua firmitas vel certitudo in his quae sunt a principiis, nisi ipsa principia essent firmiter stabilita."

11 Zum stoischen Hintergrund dieser Formulierung vgl. M. Forschner, *Stoische Oikeiosislehre und mittelalterliche Theorie des Gewissens*, in: J. Szaif/M. Lutz-Bachmann (Hg.), *Was ist das für den Menschen Gute? Menschliche Natur und Güterlehre*, Berlin 2004, 126–150.

12 Ver. 16,1 c. Vgl. auch STh I-II 94,1 ad 2: „[...] synderesis dicitur lex intellectus nostri, inquantum est habitus continens praecepta legis naturalis, quae sunt prima principia operum humanorum."

13 Ver. 16,1 c.; STh I 79,12 ad 3.

14 Ver. 15,1 c. und Ver. 16,1 c.

Weise Anteil hat, ist einem nicht als Besitz zu eigen, d.h. als etwas, das vollkommen dem Vermögen unterworfen ist, das es hat.[15] Man hat jenes vielmehr, wie Thomas in seinem *Metaphysik*-Kommentar in Bezug auf die „göttliche Wissenschaft"[16] sagt, wie eine *Leihgabe.*[17] Daher gibt es im Menschen kein spezielles, von der *ratio* getrenntes Erkenntnisvermögen, das unerschütterliche Wahrheiten produziert, vielmehr kommt uns eine solche Erkenntnis gemäß einem natürlichen Habitus zu, den Thomas als *intellectus principiorum* bezeichnet. Es gibt also kein besonderes Vermögen mit dem Namen *intellectus,* vielmehr wird die *ratio* selbst *intellectus* genannt, insofern sie an der „Einfachheit des Geistigen" Anteil hat; diese stellt für die diskursive Tätigkeit Ausgangspunkt und Ziel dar.[18] Da sich in der Natur des Engels nicht nur eine theoretische, sondern auch eine praktische einfache und absolute Erkenntnis findet, gibt es in der Natur des Menschen, insoweit sie die des Engels berührt, ebenfalls einen natürlichen Habitus der praktischen Prinzipien. Aufgrund der unvollkommenen Anteilhabe gilt auch hier, dass es für das unmittelbare Erkennen der praktischen Prinzipien kein spezielles, getrenntes Vermögen gibt. Das Wort *synderesis* kann daher nur den natürlichen Habitus als solchen bezeichnen oder das Vermögen der Vernunft selbst mit einem solchen Habitus (*ipsam potentiam rationis cum tali habitu*).[19]

Der Terminus *conscientia* im eigentlichen Sinn, so Thomas in Abweichung vom üblichen Sprachgebrauch, kann weder einem Vermögen noch einem Habitus beigelegt werden, sondern allein einem Akt (*solum actui*).[20] Nur in dieser Bezeichnungsweise sei es möglich, alles, was vom Gewissen gesagt wird, in einer konsistenten Weise von dem mit dem Terminus Bezeichneten auszusagen. Thomas begründet seine These in einem ersten Schritt mit einer linguistischen Beobachtung: Ein und derselbe Terminus kommt nur dann einem Vermögen, einem Habitus und einem Akt zu, wenn der Akt dem jeweiligen Vermögen oder dem jeweiligen Habitus eigentümlich ist, so wie das Sehen der eigentümliche Akt des Sehvermögens ist, weshalb *visus* manchmal das Vermögen, manchmal den Akt bezeichnen kann. Gibt es aber einen Akt, der mehreren oder allen Habitus oder Vermögen zukommt, dann wird gewöhnlich kein Vermögen oder Habitus mit einem solchen Aktnamen bezeichnet. Das ist der Fall beim Terminus *usus*, der den

15 Ver. 15,1 c.: „Id autem quod sic participatur, non habetur ut possessio, id est sicut aliquid perfecte subiacens potentiae habentis illud."

16 Vgl. Aristoteles, *Metaphysik* I 2, 982b28–983a7.

17 In I Met l. 3 n. 64: „[...] non ut possessio habeatur, sed sicut aliquid ab eo mutuatum."

18 Ver. 15,1 c.

19 Ver. 16,1 c.

20 Ver. 17,1 c. Im Hintergrund steht hier Aristoteles' Unterscheidung verschiedener Stufen von Potenz bzw. Aktualität in *De anima* II 1, 412a10 f., a22–28; II 5, 417a21–b2.

Akt eines beliebigen Habitus bezeichnet. Ähnlich scheint es sich nun auch im Fall von *conscientia* zu verhalten, da dieser Name die Anwendung von Wissen auf etwas (*applicationem scientiae ad aliquid*) bezeichnet. Als Bestätigung dieser Bedeutungsfestlegung führt Thomas an, dass ja *conscire* so viel heißt wie „zugleich wissen" (*simul scire*).[21] Nun kann aber jedes beliebige Wissen auf etwas anderes angewendet werden. Aus diesem Grund kann der Terminus *conscientia* keinen speziellen Habitus und kein spezielles Vermögen bezeichnen, sondern nur den Akt selbst, der die Anwendung eines bestimmten Wissens auf einen partikulären Akt ist. Hier unterscheidet Thomas zunächst zwei grundlegende Weisen der Anwendung: Aufgrund der einen wissen wir, ob ein bestimmter Akt ist oder gewesen ist, ob wir etwa etwas Bestimmtes getan haben oder nicht; aufgrund der anderen wissen wir, ob der Akt sittlich richtig ist oder nicht. Diese zweite Weise der Anwendung kann nochmals unterschieden werden: Analog zu den beiden Wegen der *via inveniendi* und der *via iudicandi* kann uns entweder das aktualisierte Wissen zur Erkenntnis führen, dass eine bestimmte Handlung getan werden muss oder nicht getan werden darf (*conscientia antecedens*), oder das aktualisierte Wissen dient uns nach der Tat als Maßstab, an dem gemessen wird, ob die Tat sittlich richtig war oder nicht (*conscientia consequens*).[22]

Welche Vermögen und Habitus sind aber bei diesen drei Weisen der Applikation beteiligt? Bei der ersten, *deskriptiven* Weise handelt es sich um eine Anwendung auf einen besonderen Akt des sinnlichen Wissens (*notitia sensitiva*), wie etwa des Gedächtnisses, durch das wir uns des Getanen erinnern, oder der Wahrnehmung (*sensus*), durch das wir uns des jetzigen Tätigseins bewusst werden. Diesem Gewissensvollzug liegt also das Wahrnehmungsvermögen zugrunde. In den anderen beiden *normativen* Weisen der Applikation können dagegen verschiedene Habitus der Vernunft Anwendung finden: der natürliche Habitus der *synderesis*, der Habitus der Weisheit (*sapientia*) als Vollendung der höheren Vernunft (auf ewige Wahrheiten bezogen: Vorschriften des *ius divinum*) sowie der Habitus des Wissens (*scientia*) als Vollendung der niederen Vernunft (auf irdische Wahrheiten bezogen: Vorschriften des *ius positivum*).[23] Diesen beiden anderen

---

21 Ver. 17,1 c. Eine etwas ausführlichere Begründung gibt Thomas in STh I 79,13: Dass *conscientia* einen Akt bezeichnet, ergibt sich zum einen aus der Bedeutung des Wortes (*ex ratione nominis*); Thomas rekurriert hier auf die Bildung des Wortes *conscientia* aus *cum alio scientia*, also „mit anderem (verbundenes) Wissen". Diese Anwendung auf etwas geschieht aber durch einen Akt. Zum anderen ergibt sich der Aktcharakter aus dem, was nach allgemeinem Sprachgebrauch dem Gewissen zugeschrieben wird: All das folgt aber aus der Anwendung eines Wissens auf das, was wir tun.

22 Ver. 17,1 c. Thomas merkt aber später in diesem Artikel an, dass es eine Prüfung (*examinatio*) nicht nur für Getanes, sondern auch für erst zu Tuendes gibt.

23 Zur „höheren" und „niederen" Vernunft vgl. Ver. 15,2 c.

Gewissensvollzügen liegt die praktische Vernunft zugrunde. Der Terminus *conscientia* bezeichnet also einen Akt der Anwendung von Wissen, der verschiedenen Habitus zugehörig sein kann und dem verschiedene Vermögen zugrunde liegen können. Zwischen den verschiedenen Vollzügen von *conscientia* gibt es folgende Zusammenhänge: (1) Die erste, deskriptive Weise der Anwendung ist für die beiden anderen Weisen der Anwendung unverzichtbar. Sowohl das Urteil der *conscientia antecedens* als auch das Urteil der *conscientia consequens* sind „nur möglich unter der Voraussetzung, dass ich um das eigene Handeln weiß."[24] Besonders im Fall der nachträglichen Prüfung ist es notwendig, dass ich mir einer von mir hervorgebrachten Tat bewusst bin, sonst wäre ein Anklagen, Freisprechen etc. nicht denkbar. (2) Auch wenn in der zweiten und dritten Weise der Anwendung der Terminus *conscientia* einen Akt bezeichnet, der aus mehreren Habitus geformt sein kann, so haben dennoch beide ihre Wirksamkeit von einem primären Habitus her, der *synderesis.*[25] Es gibt also innerhalb der *komplexen Aktstruktur* der *conscientia* ein sachliches Abhängigkeitsverhältnis: Erst in der Kraft der *synderesis* als *principium actus* können sowohl das prüfende als auch das beratschlagende Gewissen wirken.[26]

2 Basalität und Infallibilität der *synderesis*: Der epistemologische Aspekt

Analog zum *intellectus principiorum*, der die Kenntnis der höchsten theoretischen Prinzipien enthält und zu deren unmittelbarem Bewusstsein disponiert, enthält die *synderesis* die Kenntnis der ersten praktischen Prinzipien: Diese sind die allgemeinen Prinzipien des Naturrechts (*ius naturale*)[27] oder, in der Formulierung des *lex*-Traktats, die Gebote des natürlichen Gesetzes (*lex naturalis*) mit dem *primum praeceptum* an der Spitze: „Das Gute ist zu tun und zu verfolgen, das Böse ist zu meiden."[28] Die besondere Art von Erkenntnis, zu der die *synderesis* als natürlicher Habitus disponiert, lässt sich allgemein mit drei Merkmalen beschreiben: (1) Es handelt sich um eine Erkenntnis der Wahrheit ohne Forschen und schritt-

---

24 L. Honnefelder, *Praktische Vernunft und Gewissen*, 26.

25 STh I 79,13 ad 3: „Habitus autem ex quibus conscientia informatur, etsi multi sint, omnes tamen efficaciam habent ab uno primo, scilicet ab habitu primorum principiorum, qui dicitur synderesis."

26 Ver. 17,1 ad 1: „[...] tota vis conscientiae examinantis vel consiliantis ex iudicio synderesis pendet, sicut tota veritatis rationis speculativae pendet ex principiis primis."

27 Ver. 16,1 c.

28 STh I-II 94,1 ad 2; 94,2 c.

weises Vorgehen. (2) Diese Erkenntnis liegt schon immer als Habitus im Menschen vor, so dass sie bei Bedarf unmittelbar zum Gebrauch bereit ist. (3) Bezüglich der Erkenntnis der höchsten Prinzipien ist kein Irrtum möglich.

Vertritt Thomas, so ist im Hinblick auf diese drei Merkmale zu fragen, einen epistemologisch überholten Prinzipienintuitionismus? Eine solche Position lässt sich durch drei Elemente charakterisieren: (1) *Idee eines Fundaments:* Es gibt zwei Klassen von Überzeugungen, zum einen solche, die durch andere begründet werden, zum anderen solche, die andere begründen, selbst aber weder begründungsbedürftig noch begründungsfähig sind (= Prinzipien). Letztere bilden das Fundament aller anderen Überzeugungen. (2) *Axiomatisches Element:* Alle anderen Überzeugungen können aus den Prinzipien logisch deduziert werden bzw. werden von den Prinzipien logisch impliziert. (3) *Intuitionistisches Element:* Die Prinzipien werden in einem starken Sinn gewusst, also nicht bloß hypothetisch angenommen. Dieser besonderen, infalliblen Erkenntnis liegt ein spezielles, intuitives Erkenntnisvermögen zugrunde.

Es ist nun unbestreitbar, dass Thomas sowohl im theoretischen als auch im praktischen Bereich von einem absolut sicheren Fundament allen Wissens ausgeht. Es könnte, so Thomas, keine Stabilität und Gewissheit in dem geben, was aus den Prinzipien folgt, wenn die Prinzipien selbst nicht fest etabliert wären, also etwa nur einen hypothetischen Status hätten.[29] Darum wird jede Erkenntnis von einer anderen Erkenntnis abgeleitet, die im höchsten Grad gewiss ist (*derivatur ab aliqua certissima cognitione*) und bezüglich derer kein Irrtum möglich ist. Wäre in Bezug auf die ersten Prinzipien, an denen alle anderen Erkenntnisse überprüft werden, ein Irrtum möglich, dann gäbe es keinerlei Gewissheit in der gesamten folgenden Erkenntnis.[30] Analog dazu gilt: Damit es in den menschlichen Handlungen überhaupt Rechtheit (*rectitudo*) geben kann, muss es auch hier ein „bleibendes Prinzip" (*principium permanens*) von „unwandelbarer Rechtheit" geben (*rectitudinem immutabilem*)[31], an der alle menschlichen Akte geprüft wer-

---

29 Ver. 16,2 c. Nach Aristoteles' Beweistheorie, die hier im Hintergrund steht, muss der Wissende die Prinzipien in einem höheren Grad kennen als die Konklusionen und von ihnen in einem höheren Grad überzeugt sein (*Zweite Analytiken* I 2, 72a28–32, a38 f.; *Nikomachische Ethik* VI 3, 1139b33–35).

30 Ver. 17,2 c.: „In quibus si aliquis error posset accidere nulla certitudo in tota cognitione sequenti inveniretur."

31 Zu einer ausgewogenen Kritik an einer überzogenen Statik und Infallibilität in Bezug auf die obersten Prinzipien der praktischen Vernunft, die meistens mit starken intuitionistischen Annahmen verbunden ist, und zur Notwendigkeit einer kohärenztheoretischen Einbettung moralischer Intuitionen in der Gewissenslehre vgl. F.-J. Bormann, *Gewissensentscheidung und moralische Intuition. Plädoyer für einen kohärenztheoretischen Ansatz in der Gewissenslehre*, in: *ThPh* 82 (2007), 368–381.

den, und zwar in der Weise, dass dieses bleibende Prinzip „jedem Bösen Widerstand leistet und jedem Guten zustimmt. Und das ist die *synderesis*, deren Amt es ist, gegen das Böse aufzubegehren und zum Guten geneigt zu machen.“[32]

Sehen wir erst einmal vom genuin praktischen Charakter dieser Art von Erkenntnis ab. Für ein adäquates Verständnis der epistemologischen Implikationen und einer darauf beruhenden philosophischen Bewertung ist es entscheidend, dass Thomas zwar von einem Fundament allen Wissens ausgeht, die Basalität bestimmter deskriptiver und präskriptiver Prämissen aber gerade nicht psychologisch begründet: Wie sich schon im letzten Abschnitt gezeigt hat, nimmt Thomas weder für die Erkenntnis der höchsten theoretischen Prinzipien noch für die Erkenntnis der höchsten praktischen Prinzipien ein besonderes Erkenntnis*vermögen* an, das unerschütterliche Wahrheiten produziert. Vielmehr kommt dem Menschen diese besondere Art der Erkenntnis in beiden Bereichen jeweils aufgrund eines natürlichen Habitus zu, welcher der Natur des Menschen von Anfang an mitgegeben wurde.[33] Das Merkmal der Infallibilität ist gerade nicht die Konsequenz aus einer besonderen, intuitiven Erkenntnisweise eines speziellen Vermögens, vielmehr folgt die Infallibilität aus rechtfertigungstheoretischen Gründen, wie sich in Ver. 16,2 c. zeigt: Wenn wir uns über die höchsten Prämissen innerhalb eines Begründungszusammenhangs immer noch täuschen könnten, gäbe es keinerlei Gewissheit oder Sicherheit in der gesamten daraus abgeleiteten Erkenntnis. Darum muss es eine in höchstem Maß sichere Erkenntnis geben, auf die alle anderen Erkenntnisse zurückgeführt werden können.[34] Das höchste Prinzip der praktischen Vernunft, dass das Gute zu tun und das Böse zu meiden ist, hat den

---

32 Ver. 16,2 c.: „[...] illud principium permanens omni malo resistat, et omni bono assentiat. Et haec est synderesis, cuius officium est remurmurare malo, et inclinare ad bonum.“

33 Thomas spricht hier auch von einem „habituellen Licht“ (*lumen habituale*), das als ein unauslöschliches zur Natur der Seele gehört, wodurch sie geistig (*intellectualis*) ist (Ver. 16,3 c.). Er zitiert Ps 4,7: „Viele sagen: Wer zeigt uns das Gute? Erschienen ist über uns das Licht deines Angesichts, Herr.“ Damit deutet sich schon der derivative Charakter dieses Lichts an: Die natürlichen Habitus und damit auch die *synderesis* sind in uns aufgrund göttlicher Einsenkung (*ex immissione divina*), d. h. gerade nicht gnadenhaft eingegossen; die Erkenntnis der ersten Prinzipien wurde von Gott in unsere Natur hineingelegt (*indita:* Ver. 17,1 ad s. c. 6.). Das Licht der natürlichen Vernunft, durch das wir unterscheiden können, was gut und was böse ist, ist nichts anderes als eine „Einprägung des göttlichen Lichts in uns“ (*impressio divini luminis in nobis:* STh I-II 91,2 c.).

34 Vgl. T. C. Potts, *Conscience in Medieval Philosophy*, 48: „This argument stands or falls with one’s view of the edifice of knowledge; if it is not a deductive hierarchy, then the argument will not be convincing. But it does at least have the merit of transferring the field of dispute from the psychological to the logical, since Aquinas’ criterion for basic deontic premisses is not that they are intuitively obvious, but that they are necessarily true.“

Status einer notwendigen Wahrheit[35]; die allgemeinen Prinzipien des natürlichen Gesetzes werden unmittelbar und nicht-diskursiv erkannt.[36] Die hier geforderte Sicherheit wird durch die nicht-diskursive Erkenntnisweise eingelöst, die eigentlich den Engeln eigentümlich ist und an welcher der Mensch unvollkommen teilhat. Das intuitionistische Element liegt also im Ganzen gesehen nur in einem eingeschränkten Sinn vor.

Es wäre ebenfalls ein Missverständnis, die höchsten praktischen Prinzipien, zu deren Erkenntnis die *synderesis* disponiert, so zu verstehen, als bildeten sie die Spitze eines streng axiomatisch-deduktiven Systems, in dem sich alle Urteile bis hin zum Urteil der *conscientia* aus den höchsten Prinzipien logisch ableiten ließen. Zwar verwendet Thomas an vielen Stellen Termini und Ausdrucksweisen, die ein solches Verständnis erst einmal nahelegen: So spricht er etwa von einem „Fundiertsein" aller anderen Vorschriften des natürlichen Gesetzes im *primum praeceptum*[37], von einer „Ableitung" positiver menschlicher Gesetze aus dem natürlichen Gesetz[38], von „Konklusionen"[39], von den ersten Prinzipien nachgeordneten Vorschriften[40] etc. Hier ist aber ein Zweifaches zu beachten: (1) Thomas entwirft den praktischen Begründungszusammenhang *in Analogie* zum theoretischen, was nicht ohne Modifikationen und Korrekturen möglich ist.[41] Das zeigt sich vor allem darin, dass es für Thomas in der Herleitung einer Vorschrift aus dem natürlichen Gesetz nicht nur die aus den theoretischen Wissenschaften bekannte *konklusive* Weise gibt: Bestimmte Verbote und Gebote (z. B. „Du sollst nicht töten") werden in der Art von Konklusionen aus den allgemeinen Prinzipien des natürlichen Gesetzes („Du darfst niemandem ein Übel zufügen") abgeleitet. Es gibt auch eine *determinative* Weise, wie sie in den Künsten üblich ist: Wie dort allgemeine Formen auf etwas Besonderes hin ausgearbeitet werden, so werden im Fall des praktischen Begründungszusammenhangs allgemeine Sätze auf etwas Besonderes hin näher bestimmt (z.B. eine bestimmte Art der Bestrafung eines Schuldigen).[42] (2) Die

---

35 Zum Begriff notwendiger Wahrheiten als Gegenstand der *synderesis* vgl. Ver. 16,1 ad 9.

36 STh I-II 94,2 c.

37 STh I-II 94,2 c.: „Et super hoc fundantur omnia alia praecepta legis naturae."

38 STh I-II 95,2 c.: „Unde omnis lex humanitus posita intantum habet de ratione legis, inquantum a lege naturae derivatur."

39 Etwa STh I-II 94,4 c.: „Ex hoc autem principio sequitur quasi conclusio propria [...]".

40 Etwa STh I-II 94,5 c.: „Quantum autem ad secunda praecepta, quae diximus esse quasi quasdam proprias conclusiones propinquas primis principiis [...]". STh I-II 99,2 c.: „Circa alia vero praecepta moralia, quae sunt quasi conclusiones deductae ex communibus principiis legis naturae [...]".

41 Hierzu genauer C. Schröer, *Praktische Vernunft bei Thomas von Aquin*, Stuttgart 1995, Kap. II.

42 STh I-II 95,2 c. Diese zweite „determinative" Weise wird besonders betont von L. Honnefelder, *Praktische Vernunft und Gewissen*, 25, 33: Das partikuläre praktische Urteil könne nicht

synderesis selbst zeigt sich als ein in sich gegliederter Habitus[43], d.h. als ein *mehrstufiger* Fundierungszusammenhang von deontischen Prinzipien. Der besondere Charakter dieses Zusammenhangs im Bereich der höchsten Prinzipien soll im Folgenden noch etwas verdeutlicht werden, indem zuerst auf die Art von Erkenntnis eingegangen wird, zu der die *synderesis* disponiert.

Die Aktualisierung des habituellen Wissens der *synderesis* zeigt sich darin, gegen das Böse aufzubegehren und zum Guten geneigt zu machen.[44] Die sich hier artikulierende Erkenntnis ist also eine genuin praktische: Sie ist „Erkenntnis in Form der Anerkenntnis [...] Als sittlich gut wird etwas erkannt, insofern es als Anspruch erkannt wird, der Zustimmung erfährt und dadurch Verbindlichkeit für das eigene Handeln gewinnt."[45] Diese basale Anerkenntnis, dass das Gute zu tun und das Böse zu lassen ist, ist in allen folgenden konkreten handlungsleitenden Urteilen „notwendig mitgesetzt" und wird darin immer schon als gültig in Anspruch genommen; „erst durch sie gewinnt der Gegenstand der praktischen Vernunft seine spezifische Realität als ein praktisch Gutes, d.h. als zu Tuendes"[46]. Das erste Prinzip der praktischen Vernunft, das auch als „Grundvotum" oder als ein natürlicherweise „Erstgewolltes" verstanden werden kann[47], wirkt in den anderen Habitus der praktischen Vernunft bis hin zum Spruch des Gewissens als eine *konstitutive Form*, die Überlegungen und Urteile überhaupt erst zu genuin praktischen macht, indem sie ihnen ihre moralische Kraft oder Verbindlichkeit verleiht.[48] Als ein Prinzip, das in jeder praktischen Überlegung und Urteilsbildung schon immer vorausgesetzt und damit implizit gebraucht, d.h. gewusst, wird,

---

deduktiv aus den obersten praktische Prinzipien gewonnen werden, „sondern nur durch deren ‚Determination', die nicht ohne eine erfinderische ‚Ergänzung' und ‚Hinzufügung' durch die Vernunft möglich ist."

43 Vgl. M. Forschner, *Stoische Oikeiosislehre und mittelalterliche Theorie des Gewissens*, 142.

44 Ver. 16,1 ad 12: „Actus autem huius habitus naturalis, quem synderesis nominat, est remurmurare malo, et inclinare ad bonum." Zu dieser Formulierung vgl. auch Ver. 16,2 c.; STh I 79,12 c. Im *lex*-Traktat dagegen, wo es um die äußeren Prinzipien des menschlichen Handelns geht, findet sich die klassische gerundivische Formulierung, die ein Sollen ausdrückt: „Hoc est ergo primum praeceptum legis, quod bonum est faciendum et prosequendum, et malum vitandum" (I-II 94,2 c.). Zu den unterschiedlichen Formulierungen und grammatischen Formen, die dieses praktische Erstprinzip bei Thomas annehmen kann, sowie zum biblischen Hintergrund vgl. V. J. Bourke, *The Background of Aquinas' Synderesis Principle*, in: L. P. Gerson (Hg.), *Graceful Reason*, Toronto 1983, 345–360.

45 L. Honnefelder, *Praktische Vernunft und Gewissen*, 23.

46 Ebd.

47 Vgl. C. Schröer, *Praktische Vernunft bei Thomas von Aquin*, 37, 54, 73.

48 Im Sinne der aristotelischen „Form": Die Form (*eidos*) von x ist die Ursache davon, dass x zur Art (*eidos*) F gehört.

kann es in einer reflexiven Analyse praktischer Urteile als solches bewusst gemacht und formuliert werden.[49]

Die *synderesis* deshalb aber auf ein einziges, bloß formales Prinzip zu verengen, aus dem sich keinerlei materiale Gesichtspunkte gewinnen lassen, scheint mir zu kurz zu greifen. Eine sachgerechte Diskussion dieser Frage, die hier nicht geleistet werden kann, muss, wie M. Forschner gezeigt hat[50], von dem von Thomas in Ver. 16,1 verwendeten Bild der natürlichen Pflanzstätte ausgehen, das zweifellos eine stoische Vorlage hat: Das Prinzipienwissen verhält sich zum gesamten folgenden Wissen wie eine natürliche Pflanzstätte (*quasi seminarium quoddam totius cognitionis sequentis*), so wie auch in allen Naturen natürliche Samen der folgenden Tätigkeiten und Wirkungen präexistieren. Die Aktualisierung dieses keimhaft oder natürlich angelegten Prinzipienwissens, die in einem nicht-diskursiven Erfassen der obersten praktischen Prinzipien resultiert, vollzieht sich nicht ohne sinnliche Wahrnehmung. In diesem Angewiesensein auf die Sinnlichkeit auch noch im höchsten Erkenntnismodus zeigt sich nach Thomas die Unvollkommenheit der Teilhabe der menschlichen Seele an der den Engeln eigentümlichen Erkenntnisweise.[51] Im Fall der *synderesis* ist die Sinnlichkeit „über Selbstwahrnehmung und über die in ihr sich bekundenden sogenannten natürlichen Neigungen vertreten."[52] Indem sich der Mensch schrittweise seiner natürlichen Neigungen und ihrer Ziele bewusst wird und diese durch seine Vernunft auf natürliche Weise und unmittelbar als etwas Gutes und folglich als etwas zu Tuendes erfasst, wird das *primum praeceptum* des natürlichen Gesetzes material ausgelegt. Der Habitus der *synderesis* gewährt somit auch inhaltliche Orientierung in Gestalt der allgemeinen Prinzipien des natürlichen Gesetzes.[53] Mit einer solchen Interpretation scheint mir ein viel versprechender Mittelweg zwischen einer rein formalen Interpretation des obersten Prinzips der praktischen Vernunft auf der einen Seite und einer streng axiomatischen *top-down*-Interpretation auf der anderen Seite skizziert zu sein.

---

49 Vgl. L. Honnefelder, *Praktische Vernunft und Gewissen*, 23.

50 M. Forschner, *Stoische Oikeiosislehre und mittelalterliche Theorie des Gewissens*, 141–144.

51 Ver. 16,1 c.: „[...] scilicet ut aliquorum cognitionem habeat subito et sine inquisitione quamvis etiam quantum ad hoc inveniatur Angelo inferior, in quantum in his etiam veritatem cognoscere non potest nisi a sensu accipiendo."

52 M. Forschner, *Stoische Oikeiosislehre und mittelalterliche Theorie des Gewissens*, 142.

53 Vgl. M. Forschner, *Stoische Oikeiosislehre und mittelalterliche Theorie des Gewissens*, 144.

3 Die syllogistische Struktur der *conscientia*: Der logische Aspekt

Während der *synderesis* als solcher Infallibilität zukommt, kann der Irrtum im Rahmen der *conscientia* zustande kommen, also im Rahmen der Anwendung des allgemeinen Prinzipienwissens und anderer Arten von Wissen auf einen besonderen Fall des eigenen Handelns, und zwar entweder aufgrund einer fehlerhaften Deduktion oder aufgrund einer falschen partikulären Prämisse, die von der höheren oder von der niederen Vernunft bereitgestellt wird und mit der die von der *synderesis* bereitgestellte allgemeine Prämisse verknüpft wird.[54] Thomas greift hier auf das Modell des Syllogismus zurück, um das Phänomen des Gewissensirrtums zu erklären. Damit wird die Argumentationsfigur des Syllogismus zum Interpretationsrahmen für die *conscientia* im Ganzen, also für den Gebrauch (*usus*) eines allgemeinen Wissens zur Prüfung (*examinatio*) eines einzelnen Akts. Da aber das Urteil der *synderesis* von höchster Allgemeinheit ist, der Akt, auf den das Wissen angewendet werden soll, aber ein partikulärer ist, braucht es eine Vermittlung. Hierfür kommt nur der *praktische* Syllogismus in Frage, der von Aristoteles *in Analogie* zum klassischen Syllogismus zur Erklärung von Handlungen, aber auch zur Erklärung von animalischer Ortsbewegung konzipiert wurde: Der Obersatz hat hier die Form eines allgemeinen evaluativen oder deontischen Satzes (F ist gut; F muss getan werden), der Untersatz identifiziert eine bestimmte Handlungsoption als einen Fall von F und ist deskriptiver Natur (dies ist ein F). Die aus beiden Prämissen folgende Konklusion beinhaltet eine konkrete Handlungsaufforderung (dies ist gut; dies muss getan werden) oder auch die Handlung selbst (dies wird getan).[55] Der praktische Syllogismus liefert somit die zur Anwendung des Urteils der *synderesis* notwendige partikuläre Prämisse.[56] Diese wird im konkreten Fall entweder von der höheren oder von der niederen Vernunft zur Verfügung gestellt, die jeweils fehlbar sind. Auf diese Weise wird, so Thomas, das Gewissen gewissermaßen durch einen partikulären Syllogismus vollendet.[57] Das Beispiel, das Thomas in Ver. 17,2 c. anführt, lautet: (1) Nichts, was durch göttliches Gesetz verboten ist, darf getan werden (Obersatz; Urteil der *synderesis*). (2) Der Beischlaf mit dieser Frau ist durch göttliches Gesetz verboten (Untersatz; Urteil der höheren

54 Ver. 16,2 ad 1; Ver. 17,2.

55 Vgl. K. Corcilius/C. Rapp (Hg.), *Beiträge zur Aristotelischen Handlungstheorie*, Stuttgart 2008, 24.

56 Ver. 17,2 c.: „[...] non potest applicari iudicium synderesis ad actum, nisi fiat assumptio alicuius particularis." Zum *syllogismus in operabilibus* vgl. STh I-II 76,1 c.

57 Ver. 17,2 c.: „[...] et sic conscientia perficitur quasi quodam syllogismo particulari".

Vernunft). (3) Ich darf den Beischlaf mit dieser Frau nicht vollziehen (Konklusion; Spruch des Gewissens).

So einleuchtend auf den ersten Blick eine solche syllogistische Rekonstruktion[58] auch sein mag, so verdeckt sie doch die innere Komplexität der Bildung eines Gewissensurteils. Das soll an zwei Punkten verdeutlicht werden: (1) Der Untersatz im obigen Beispiel bezieht sich schon auf eine Handlung (*ista muliere*). Hier fehlt ein Vermittler zum Obersatz, nämlich eine Prämisse, die sich auf einen allgemeinen Handlungstyp bezieht (z. B. der Beischlaf mit einer verheirateten Frau ist verboten). Es muss dann festgestellt werden, ob im Untersatz des obigen Beispiels wirklich ein Fall des verbotenen allgemeinen Handlungstyps vorliegt. Neben einer möglichen (für Thomas stets schuldhaften) Unkenntnis moralischer Normen (*ignorantia iuris*) ist genau diese Identifikationsleistung am meisten irrtumsanfällig (*ignorantia facti*), was in der Unübersichtlichkeit und Inkonstanz des Bereichs des Praktischen begründet liegt.[59] (2) Ein grundsätzliches Problem ist die Vermittlung mit der konkreten Situation, in der *ich jetzt* stehe. Aus der Perspektive des Weges, auf dem ich durch das habituelle Wissen prüfe, was ich tun soll, gibt mir die Konklusion weniger eine Antwort auf die Frage, was ich jetzt unter diesen Umständen tun soll, sondern eher auf die Frage, was ein vernünftig Handelnder in einem bestimmten Typ von Situation tun soll.[60] Auch aus der Perspektive des Weges, auf dem ich anhand meines habituellen Wissens prüfe, ob eine einzelne, von mir schon vollzogene Handlung sittlich richtig war oder nicht, stellt sich das Problem, unter welcher Prämisse ich die konkrete Handlung subsumieren soll bzw. welches praktische Prinzip mittlerer oder höherer Ebene ich benutzen soll, um den vorliegenden Fall richtig zu beurteilen.[61]

---

58 Eine Rekonstruktion der logischen Struktur der thomanischen Gewissenstheorie im Sinne des Hempel-Oppenheim-Schemas gibt P. Weingartner, *Aquinas' Theory of Conscience from a Logical Point of View*, in: G. Zecha/P. Weingartner (Hg.), *Conscience: An Interdisciplinary View*, Dordrecht 1987, 201–230.

59 Grundsätzlich gilt nach Thomas, dass mit zunehmender Konkretion die Fallibilität zunimmt: „[...] quanto magis ad propria descenditur, tanto magis invenitur defectus" (STh I-II 94,4 c.).

60 Vgl. T. C. Potts, *Conscience in Medieval Philosophy*, 53.

61 Vgl. T. Hoffmann, *Conscience and Synderesis*, 258, der auf die Relevanz der *prudentia* für dieses Problem aufmerksam macht. Im Unterschied zur Klugheit und zum Wahlurteil besteht das Urteil des Gewissens in reiner Erkenntnis (*in pura cognitione*). Das Gewissen ist nicht handlungsbestimmend, sondern rein prüfend, was sich darin zeigt, dass ich auch gegen mein Gewissensurteil handeln kann wie im Fall der *Akrasia*, wo die Vernunft durch Begierden gefesselt ist (Ver. 17,1 ad 4). Eine ähnliche Unterscheidung findet sich bei Aristoteles: Während die Klugheit (*phronêsis*) Anweisungen gibt (*epitaktikê*), ist die Verständigkeit (*synesis*) nur beurteilend (*kritikê*) (*Nikomachische Ethik* VI 11, 1143a8–10).

Insgesamt zeigt sich, dass der Weg von der *synderesis* zum Spruch der *conscientia* komplexer ist, als dass er sich mit einem einfachen praktischen Syllogismus beschreiben ließe; die *Anwendung* (*applicatio*) meines allgemeinen praktischen Wissens auf das, was ich in einer konkreten Situation getan habe oder tun soll, lässt sich nicht vollständig syllogistisch einholen. Dennoch dürfte das syllogistische Modell noch das beste Instrumentarium an die Hand geben, um sowohl die relevanten Schritte zur Bildung eines Gewissensurteils möglichst präzise zu identifizieren als auch die verschiedenen Möglichkeiten des Gewissensirrtums zu erklären.

4 Was heißt: „Das Gewissen bindet"? – Der metaethische Aspekt

Das Gewissen bindet und die Frage, die sich Thomas in Ver. 17,3 vorlegt, ist, auf welche Weise genau es bindet. Was heißt es, dass sich jemand im Bereich des Moralischen als gebunden erfährt? Der Terminus „Bindung" (*ligatio*) wird hier im Sinne einer „Metapher gemäß der Analogie"[62] vom körperlichen Bereich auf den geistigen Bereich übertragen. Die analoge Gemeinsamkeit, in der beide Verwendungsweisen übereinkommen, liegt in der Bedeutung „Auferlegung einer Notwendigkeit" (*necessitatis impositio*). Analysiert man diese Bedeutung, dann gewinnt man das notwendige Merkmal, dass der Terminus der Bindung nur auf solche Dinge angewendet werden kann, die nicht aus sich selbst heraus notwendig sind (*ex se necessaria sunt*); hier von „Bindung" zu sprechen, ergäbe keinen Sinn. „Bindung" bedeutet also immer eine dem Gegenstand *extern* (*ab alio*) auferlegte Notwendigkeit. Mit dieser ersten Bedeutungsanalyse verschiebt sich die Ausgangsfrage vom Begriff der Bindung auf den Begriff der Notwendigkeit. Thomas geht es im Folgenden um den Begriff der praktischen Notwendigkeit (bzw. um die Bedeutung von „sollen" oder „müssen" in präskriptiven Sätzen): Während sich die extern auferlegte Notwendigkeit im körperlichen Bereich als Zwang (*coactio*) zeigt, durch den jeder *absolut* notwendig das tun muss, zu dem er durch das Wirken des äußeren Faktors bestimmt ist, zeigt sich die extern auferlegte Notwendigkeit im Bereich des Geistigen als eine *bedingte* (*necessitas conditionata*), die aus einem vorausgesetzten Ziel hervorgeht (*ex suppositione finis*). Diese zweite Weise der Notwendigkeit kann dem Willen, der von Natur aus frei von Zwang ist, auferlegt werden und hat die Form eines Konditionals (wenn man ein bestimmtes Gut x erlangen will, muss man notwendig y wählen).

62 Vgl. Aristoteles, *Poetik* 21, 1457b6–9; *Nikomachische Ethik* I 4, 1096b28 f.

Die besondere Weise, wie diese Notwendigkeit dem Willen auferlegt wird, wird analog zur Auferlegung des Zwangs im körperlichen Bereich anhand folgender Elemente genauer bestimmt: (1) In beiden Fällen wird die Notwendigkeit *durch das Wirken einer externen Instanz* auferlegt. Im Fall des Willens ist es die Vorschrift eines Leiters und Lenkers. (2) In beiden Fällen braucht dieses Wirken *einen Vermittler:* So wie ein körperlich Wirkendes die Notwendigkeit in ein Ding niemals anders als durch eine Berührung (*per contactum*) einführt, so wird ein Untergebener durch den Befehl oder die Vorschrift eines Herrn nur gebunden, wenn ihn die Vorschrift erreicht (*attingat*); sie erreicht ihn aber durch das Wissen (*attingit autem eum per scientiam*). Im Bereich des Geistigen bindet die Vorschrift nicht anders als durch das Wissen (*mediante scientia*). Derjenige, der eine Vorschrift nicht kennt, ist nicht gebunden, sie zu erfüllen, es sei denn, er ist verpflichtet, die Vorschrift zu kennen (*tenetur scire praeceptum*). (3) So wie es im körperlichen Bereich *ein und dieselbe Kraft* (*eadem vis*) ist, durch die der Wirkende wirkt und durch die die Berührung wirkt, so ist es auch im geistigen Bereich ein und dieselbe Kraft, durch die die Vorschrift bindet und durch die das Wissen als Vermittler bindet. Mit Hilfe der Unterscheidung von Erstursachen und Zweitursachen[63] lässt sich das Ergebnis von Ver. 17,3 auch so formulieren: Das Wissen bindet nur in der Kraft der Vorschrift als Erstursache und die Vorschrift bindet nur vermittelst des Wissens als Zweitursache. Wenn also die *conscientia* nichts anderes ist als die Anwendung des Wissens auf einen speziellen Akt, dann fungiert das Gewissen als eine solche vermittelnde Zweitursache, die nur „in der Kraft der Erstursache" (*in virtute primae causae*)[64] bindet, welche Thomas in Ver. 17,3 als das göttliche Gebot bestimmt (*in vi praecepti divini*).

Hier zeigt sich etwas für die thomanische Gewissenskonzeption Entscheidendes: Die *conscientia* ist nicht die Quelle der Bindung oder moralischen Verpflichtungskraft, sondern nur eine vermittelnde Instanz; als eine solche ist sie die *regula proxima* des menschlichen Handelns.[65] Der Mensch, so Thomas, macht sich nicht selbst ein Gesetz, vielmehr wird er *durch den Akt seiner Erkenntnis* (*per actum suae cognitionis*), durch die er ein von einem anderen gemachtes Gesetz erkennt, gebunden, dieses Gesetz zu erfüllen.[66] Für ein präzises Verständnis davon, welche Rolle die menschliche Subjektivität in diesem Vermittlungsgeschehen spielt, muss in einem ersten Schritt auf das hinter der obigen Passage stehende Ursachen-

63 Vgl. STh I-II 19,4 c.
64 STh I-II 19,4 c.
65 Vgl. E. Schockenhoff, *Wie gewiss ist das Gewissen?*, 111.
66 Ver. 17,3 ad 1. Hierzu E. Schockenhoff, *Wie gewiss ist das Gewissen?*, 112: „Das Gesetz Gottes trägt zwar alle Verpflichtungskraft in sich, aber diese überträgt sich auf den Handelnden nicht anders, als indem sie von ihm in seinem Gewissen erkannt und in Freiheit angenommen wird."

verständnis kurz eingegangen werden. Thomas greift hier, wie auch in seiner „Metaphysik der Schöpfung“, auf ein spezifisch neuplatonisches Kausalverständnis zurück, das er im *Liber de causis* vorfindet, für seine eigenen Zwecke aber an manchen Stellen modifiziert.[67] Nach der *propositio* 1 des *Liber* hat jede primäre Ursache einen größeren Einfluß auf das von ihr Verursachte als die universelle zweite Ursache. Daraus folgt ein Zweifaches: (1) Wird die Erstursache aufgehoben, dann wird auch die Zweitursache aufgehoben, nicht aber wird mit der Aufhebung der näherliegenden Zweitursache die Erstursache aufgehoben. Die entferntere Erstursache ist „umfassender und stärker“ (*plus comprehendens et vehementius*) als die näherliegende Zweitursache. (2) Die Zweitursache kann nur kraft der Erstursache tätig sein (*in virtute primae causae*).[68] Das bedeutet zum einen, dass die Zweitursache nur in der *ständigen Präsenz* der Erstursache wirken kann.[69] Zum anderen bedeutet dies aber auch, dass der Zweitursache eine *gewisse Eigenständigkeit* zukommt: Ihr Ursachesein wird durch das Verursachtsein durch die Erstursache gerade nicht aufgehoben. Die Erstursache lässt die Zweitursache in einer bestimmten Weise an ihr teilhaben und stiftet somit eine Ähnlichkeit.[70]

Der Gewissensvollzug im Ganzen zeigt sich als ein komplexes Vermittlungsgeschehen der Verpflichtungskraft des göttlichen Gesetzes, das von Thomas, so haben wir bisher gesehen, mit unterschiedlichen Instrumentarien interpretiert wird: (1) Mit Hilfe der aristotelischen Beweistheorie und Syllogistik wird die Applikation des Prinzipienwissens der *synderesis* und anderer Arten des Wissens auf die einzelne Handlung gedeutet, also der mehrstufige Vollzug der reflexiven praktischen Vernunft. Die ganze Kraft der *conscientia* hängt, so Thomas, vom Urteil der *synderesis* ab, so wie die ganze Wahrheit der theoretischen Vernunft von den ersten Prinzipien abhängt.[71] (2) Mit Hilfe des neuplatonischen Kausalverständnisses wird die Beziehung zwischen der praktischen Vernunft des Menschen und dem göttlichen Gesetz gedeutet. Das Gewissen ist nur deshalb *regula proxima* des menschlichen Handelns und bindet nur deshalb, weil es in der Kraft des göttlichen Gebots als seiner Erstursache wirkt.

67 Ich orientiere mich in diesem Absatz an C. Schröer, *Praktische Vernunft bei Thomas von Aquin*, 175–180.

68 Liber de causis, Kap. 1.

69 Thomas sagt in ScG I 26, dass Gott „wie eine Ursache [...] die in keiner Weise von ihrer Wirkung abwesend ist“ in allen Dingen ist. Vgl. auch STh I 8,1.

70 Vgl. STh I-II 19,4 ad 3.

71 Ver. 17,1 ad 1; STh I 79,13 ad 3.

5 Das irrende Gewissen und die moralische Qualität des Willens: Der normative Aspekt

Wenn gilt, dass das Gewissen letztlich nur in der Kraft des göttlichen Gebots als seiner Erstursache bindet und gerade als eine solche derivative Instanz die Richtnorm des menschlichen Willens ist, sich nun aber das Urteil des irrenden Gewissens (oder der irrenden Vernunft[72]) nicht vom ewigen Gesetz, das im göttlichen Geist liegt, herleitet, sondern eine Unterbrechung oder Störung dieses Vermittlungsgeschehens ist, dann könnte man daraus die Konsequenz ziehen, dass das irrende Gewissen, das vorschreibt, was an sich schlecht ist, oder verbietet, was an sich gut ist, keine Regel des Willens mehr ist und nicht mehr bindet oder verpflichtet.[73] Für die moralische Qualität des Willens würde das bedeuten: Derjenige, der in diesem Fall seinem Gewissen nicht folgt, würde nicht sündigen bzw. ein vom irrigen Vernunfturteil abweichender Wille wäre nicht schlecht.[74] Einer solchen Position entgegnet Thomas in Ver. 17,4 schlicht, dass hier noch nicht verstanden ist, was es heißt, dass das Gewissen bindet. Thomas stellt folgende These auf: Dass das Gewissen bindet, heißt, dass jemand, der seinem Gewissen (auch dem irrenden) nicht gehorcht, in Sünde verfällt.[75] Daraus folgt aber gerade nicht, wie man nun annehmen könnte, dass jeder, der seinem Gewissen (sei dies recht oder irrend) folgt, (schon allein aufgrund dieser Tatsache) recht handelt bzw. einen guten Willen besitzt.[76] Schon hier wird deutlich, dass für Thomas das gewissensgemäße Handeln nur eine notwendige, aber keine hinreichende Bedingung für das moralische Gutsein ist. Jeder, der moralisch gut handelt, folgt seinem Gewissen, aber nicht jeder, der seinem Gewissen folgt, handelt moralisch gut. Es gilt also nicht: Jemand handelt moralisch gut genau dann, wenn er seinem Gewissen folgt. Wenn man unter einem „Kriterium der Moralität“ die notwendigen *und* die hinreichenden Bedingungen versteht, deren Erfülltsein das Zuschreiben eines bestimmten moralischen Prädikats rechtfertigen, dann lässt sich schon an dieser Stelle sagen, dass für Thomas die Gewissensgemäßheit *kein* Kriterium der Moralität (in diesem strengen Sinn) ist.

---

72 Das Gewissensurteil ist ein „Spruch der Vernunft“ (*dictamen rationis*).

73 Ver. 17,4; STh I-II 19,5 obi. 1.

74 Grundsätzlich gilt für Thomas: Die moralische Qualität des Willens ist im eigentlichen Sinn vom Objekt des Willens abhängig (STh I-II 19,3). Das Objekt des Willens ist der Zweck, also das, was der Wille beabsichtigt (19,2 ad 1). Das Objekt wird dem Willen durch die Vernunft vorgestellt (19,3). Der Wille wird gut genannt, wenn er das will, was die Vernunft ihm *als etwas Gutes* vorstellt (19,1).

75 Ver. 17,4 c.: „[...] aliquis, nisi conscientiam impleat, peccatum incurrit.“

76 Vgl. auch STh I-II 19,6 obi. 1.

Das Gewissen bindet also nur als eine „negative Regel"[77], und zwar in dem Sinne, dass man in Sünde gerät, wenn man nicht gemäß dem Gewissen handelt.[78] Der Grund hierfür – und damit auch für die „Würde des irrenden Gewissens" – ist nach Ver. 17,4, dass jemand, der dem Spruch seines Gewissens nicht folgt, das ja grundsätzlich nur in der Kraft des göttlichen Gesetzes bindet[79], den Willen hat, das Gesetz Gottes nicht zu beobachten und daher eine Todsünde begeht.[80] Damit zeigt sich die Formalität des Wollens als moralisch relevant. Die Begründung lässt sich mit STh I-II 19,5 auch so formulieren: Wenn gilt, dass die moralische Qualität des Willens vom Objekt des Willens abhängt, dieses Objekt aber dem Willen durch die Vernunft *als* gut oder schlecht, d. h. als zu Tuendes oder zu Meidendes, vorgestellt wird, so nimmt der Wille, wenn er sich auf das richtet, was ihm seine Vernunft als schlecht vorstellt, den Charakter des Schlechten an. Das ist der Fall, *wann immer* jemand vom Urteil seiner Vernunft oder seines Gewissens abweicht und bloß einer äußeren Vorschrift folgt. Der Wille ist hier schlecht, weil er etwas will, das seine Vernunft als schlecht erfasst hat (unabhängig davon, ob dasjenige an sich schlecht ist), d. h. er will gerade nicht das tun, was seine Vernunft oder sein Gewissen als gut erkannt hat. Es gilt also: Jeder Wille, der von der Vernunft abweicht, sei diese richtig oder irrend, ist *immer* schlecht.[81]

Wie lässt sich eine solche Verpflichtungskraft des irrenden Gewissens genauer erklären? Eine zentrale Rolle spielt hier die Annahme, dass sich der Wille nur insofern auf eine bestimmte moralische Vorschrift als etwas Gutes, d. h. zu Tuendes, beziehen kann, als diese ihm von der Vernunft *als etwas Gutes* vorgestellt wird.[82] Die menschliche Vernunft ist hier also unhintergehbar. Diese Annahme ist nicht nur für die Frage relevant, auf welche Weise auch der Irrtum moralisch

---

77 Vgl. R. Schenk, *Perplexus supposito quodam. Notizen zu einem vergessenen Schlüsselbegriff thomanischer Gewissenslehre*, in: *RThAM* 57 (1990), 65, 90.

78 Ver. 17,4 c.: „Non igitur propter hoc conscientia dicitur ad aliquid faciendum ligare, quod si illud fiat, ex tali conscientia bonum sit: sed quia si non fiat, peccatum incurritur."

79 Vgl. Ver. 17,4 ad 2: „Denn der Spruch des Gewissens ist nichts anderes als das Gelangen des göttlichen Gebots (*perventio praecepti Dei*) zu dem, der das Gewissen hat." Vgl. auch die Aussagen zum derivativen Charakter des Lichts der *synderesis* in Ver. 17,1 ad s. c. 6.; STh I-II 19,4 c.; 91,2 c.

80 Ver. 17,4 c.: „Quantum enim in se est, ex hoc ipso habet voluntatem legem Dei non observandi; unde mortaliter peccat." Die schöpfungstheologische Begründung der Würde des irrenden Gewissens wird betont von C. Schröer, *Praktische Vernunft bei Thomas von Aquin*, 183.

81 STh I-II 19,5 c.: „Unde dicendum quod simpliciter omnis voluntas discordans a ratione, sive recta sive errante, semper est mala."

82 Vgl. STh I-II 19,3 ad 1: „[...] appetitus voluntatis non potest esse de bono, nisi prius a ratione apprehendatur"; 19,5 c.: „[...] tamen in hoc bonum non fertur voluntas nisi secundum quod a ratione proponitur." Vgl. auch das Beispiel vom Imperator und Prokunsul (Ver. 17,4 ad 2; STh I-II 19,5 ad 2).

bindet, sondern überhaupt für die Frage nach der Rolle der menschlichen Subjektivität in der Vermittlung sittlicher Verpflichtungskraft bei Thomas. Eine zentrale Aussage zu diesem Fragenkomplex findet sich in STh I-II 19,5 ad 1: Auf den Einwand, die irrende Vernunft leite sich nicht vom ewigen Gesetz her und sei daher keine Norm des menschlichen Willens, habe also keine Verpflichtungskraft, antwortet Thomas: „Auch wenn das Urteil der irrenden Vernunft sich nicht von Gott herleitet, so stellt doch die irrende Vernunft ihr Urteil als wahr (*proponit ut verum*) und demzufolge als von Gott hergeleitet vor (*et per consequens ut a Deo derivatum*), von dem ja alle Wahrheit stammt" (Übers. Schönberger). Es ist also der spontane Akt des *proponere ut verum* bzw. des *apprehendere ut bonum* der menschlichen Vernunft, durch den die Verbindung mit jenem Vermittlungszusammenhang der Verpflichtungskraft hergestellt wird, der seine Quelle im göttlichen Gesetz hat, und zwar sowohl im Fall des rechten als auch des irrigen Gewissens. Allerdings bindet das irrende Gewissen nicht in derselben Weise wie das rechte Gewissen: Das rechte Gewissen bindet schlechthin und an sich, das irrende nur in bestimmter Hinsicht und akzidentell.[83] Die Verpflichtungskraft, so interpretiere ich Thomas' Ausführungen, kommt der irrigen Gewissensmeinung nicht *als solche* zu, sondern nur aufgrund der Tatsache, dass diese für wahr gehalten wird, d. h. als Konkretion des göttlichen Gesetzes angesehen wird. Sobald diese *akzidentell-parasitäre Verbindung*, die durch den spontanen Akt des *proponere ut verum* zustande gekommen ist, (ohne Sünde) beseitigt ist, d. h. die irrige Gewissensmeinung abgelegt ist, verliert diese auch ihre Verpflichtungskraft.

Das *proponere ut verum*, das weit mehr ist als eine bloße Meinung, sondern vielmehr ein begründetes Überzeugtsein von der sittlichen Wahrheit, kann somit als ein *Signum kreatürlicher Subjektivität* angesehen werden. Es spielt für ein adäquates Verständnis der thomanischen Gewissenslehre eine entscheidende Rolle. Diese steht immer in der Gefahr, entweder für eine objektivistische oder für eine subjektivistische Position vereinnahmt zu werden. Auf der einen Seite wird durch das *proponere ut verum* die (bedingte) Eigenständigkeit der menschlichen Vernunft deutlich: Das menschliche Erkennen ist unhintergehbar bei der Vermittlung der sittlichen Verpflichtung; das objektive göttliche Gesetz bindet nur *mediante scientia*, indem es als solches erkannt und als gut anerkannt wird. Auf der anderen Seite kann das *proponere ut verum* niemals der letzte Grund für die Verpflichtungskraft des Gewissens sein: Der Mensch bleibt stets auf das je größere objektiv Wahre und Gute bezogen; das Gewissen bindet letztlich nur in der Kraft der göttlichen Vorschrift.

---

83 Ver. 17,4 c.: „recta quidem ligat simpliciter et per se; erronea autem secundum quid et per accidens."

Die Spannung zwischen einem mehr subjektiven und einem mehr objektiven Element in der thomanischen Gewissenslehre[84] zeigt sich in Thomas' Behandlung der Frage, ob der Wille gut ist, der mit einer irrenden Vernunft übereinstimmt.[85] Aus der These, dass jeder Wille, der von der Vernunft abweicht, sei diese eine rechte oder eine irrige, immer schlecht ist, darf man nach Thomas gerade nicht den Schluss ziehen, dass jeder Wille, der mit der Vernunft übereinstimmt, immer gut ist. Einer solchen „Autonomiethese", nach der die moralische Qualität des Willens einzig und allein davon abhängt, ob er das will, was ihm seine Vernunft oder sein Gewissen *als gut* vorstellt, widerspricht Thomas entschieden: Auch ein Wille, der mit einer irrenden Vernunft übereinstimmt, kann schlecht sein.[86] Zentral für Thomas ist hier ein Satz des Dionysius: „Das Gute geht aus der vollständigen Ursache hervor, das Schlechte aber schon aus einzelnen Mängeln" (*bonum causatur ex integra causa, malum autem ex singularibus defectibus*). Thomas' Interpretation dieses Satzes lässt sich folgendermaßen zusammenfassen: Ein Wille ist schlecht genau dann, wenn er sich auf etwas richtet, das *entweder* (a) gemäß seiner Natur schlecht ist *oder* (b) von der Vernunft als schlecht aufgefasst wird. Ein Wille ist gut genau dann, wenn er sich auf etwas richtet, das (a) gemäß seiner Natur gut ist *und* (b) von der Vernunft als gut erfasst wird. Für das Zuschreiben des moralischen Gutseins ist also die Gewissengemäßheit nicht der einzige relevante Gesichtspunkt, sondern auch die objektive moralische Qualität der Handlung selbst.

84 Hierzu genauer A. Anzenbacher, *Wie autonom ist das thomanische Gewissen?*, in: *WJP* 24 (1992), 179–192.

85 STh I-II 19,6.

86 Entschuldigend ist nach Thomas nur die unfreiwillige Unkenntnis einzelner Handlungsumstände, nicht aber die Unkenntnis moralischer Normen, die zu kennen man gehalten ist (vgl. Aristoteles, *Nikomachische Ethik* III 2).

Otfried Höffe

Zur Urteilskraft in Kants Ethik als Grundlage ärztlicher Entscheidungen

Als Ethik universalistischer Prinzipien ist Kants Moralphilosophie unserem Zeitalter der Globalisierung hochwillkommen. Auch die Ärzteschaft, die sich weltweit mehr und mehr auf gemeinsame, dann selbstverständlich universalistische Prinzipien verpflichtet, schließt sich diesem Willkommen an. Allerdings fragt sie sich, inwieweit eine derartige Ethik für die Urteilskraft und damit auch für ihre gelegentlich erforderlichen Gewissensentscheidungen Raum lässt, also für die Aufgabe, moralische Prinzipien wie beispielsweise die Grundsätze ärztlicher Ethik mit dem vorliegenden Einzelfall zu vermitteln.[1]

1 Depotenzierung der Urteilskraft?

Nach einer verbreiteten Ansicht spielt in Kants Ethik die Urteilskraft ausdrücklich keine Rolle. Als Beleg gilt der Umstand, dass sie unter den Kernbegriffen der Kantischen Ethik nicht vorkommt. Dies trifft in der Tat zu, obwohl der Begriff nicht schlechthin fehlt. Schon in der „Vorrede" der *Grundlegung* erklärt Kant, dass „die moralischen Gesetze freilich noch durch Erfahrung geschärfte Urteilskraft erfordern" (IV 389, 30). Kant leugnet also nicht den Wert der Urteilskraft, im Gegenteil versteht sie sich für ihn von selbst. Schon in der *Kritik der reinen Vernunft* führt er Beispiele an, dabei nicht nur aus der richterlichen und politischen, sondern auch aus der medizinischen Praxis (KrV, B 171–174). Kant hält also beim konkreten Handeln für unentbehrlich, was angeblich in seiner Ethik fehlt: praktische Erfahrung und eine Rücksichtnahme auf deren Individualität.

In der „Vorrede" präzisiert Kant sogar die Aufgabe. Er erklärt nämlich, die Urteilskraft sei erforderlich, „um teils zu unterscheiden, in welchen Fällen" die moralischen Gesetze „ihre Anwendung haben, teils ihnen Eingang in den Willen der Menschen und Nachdruck zur Ausübung zu verschaffen" (GMS, IV 389). Die Urteilskraft erhält also die beiden Aufgaben, die viele Kant-Kritiker nur bei Aristoteles berücksichtigt finden: die Verbindung einer intellektuellen Tugend, der

1 Überarbeitete, teils gestraffte, teils erweiterte Fassung von O. Höffe, *„Königliche Völker". Zu Kants kosmopolitischer Rechts- und Friedenstheorie*, Kap. 3: „Universalistische Ethik und Urteilskraft", Frankfurt a. M. 2001.

sittlichen Urteilskraft, die Aristoteles *phronêsis*, Klugheit, nennt (*Nikomachische Ethik* VI 5 und VI 8 – 13), mit sittlichen Charaktertugenden *(arethai ethikai)*.

Kants Urteilskraft erbringt nun einerseits, hier mit Aristoteles' Klugheit vergleichbar, eine kognitive Leistung. Sie vermittelt ein Allgemeines – bei Aristoteles: eine moralische Einstellung, bei Kant: ein moralisches Gesetz – mit dem Einzelfall (vgl. GMS, IV 403 f.). Andererseits übernimmt sie die praktische Aufgabe, den Prinzipien zur wirklichen Anerkennung zu verhelfen, was bei Aristoteles nicht mehr die Urteilskraft selbst, sondern die ihr sachlich vorgeordneten und zugleich mit ihr eng verbundenen moralischen Einstellungen, die Charaktertugenden, leisten.

Da schon die „Vorrede" trotz ihrer Kürze auf die Urteilskraft recht ausführlich eingeht, ist es erstaunlich, dass sie weder in den drei Abschnitten der *Grundlegung* noch später in der *Metaphysik der Sitten* behandelt wird. Daher drängt sich die Frage auf, wieso im Programm der Ethik etwas eine Rolle spielt, was in der Durchführung des Programms nicht mehr vorkommt:

Ein Grund liegt in Kants thematischer Ausdifferenzierung und Spezialisierung, die zweifellos einen wissenschaftstheoretischen Fortschritt erbringen, nämlich in der scharfen Trennung von nichtempirischen und empirischen Überlegungen. Wer sie übergeht und in einer reinen Moralphilosophie für die erfahrungsgesättigte Urteilskraft einen zentralen Ort sucht, der erliegt einem zum *category mistake* analogen Fehler, einer Verwechslung philosophischer Disziplinen. Denn in der ausdrücklich nichtempirischen Ethik sucht er einen empirischen Gegenstand und verwechselt damit eine Metaphysik der Sitten samt ihrer Grundlegung mit ihrem Gegenstück, einer praktischen Anthropologie.

Die thematische Spezialisierung bereitet freilich das entscheidende Argument nur vor. Kant weiß durchaus, dass die konkrete moralische Handlung aus dem Zusammenspiel von nichtempirischen mit empirischen Momenten entsteht. Weil aber das eigentlich Moralische nicht im Zusammenspiel liegt, vielmehr ausschließlich bei dem einen Moment, der erfahrungsunabhängigen Willensbestimmung, sieht er sich zu einer Entmachtung des anderen Momentes, der Erfahrung, gezwungen. Von ihr wird die Urteilskraft, weil „erfahrungsgeschärft", mitgetroffen. Trotzdem findet nicht statt, was Kritiker Kant gern vorwerfen: weder eine Entwertung der Individualität noch ein „Triumph der Gesinnung über die Urteilskraft".

„Triumph" hieß im alten Rom der festliche Einzug, der einem über einen gefährlichen Gegner siegreichen Feldherrn samt seinem Heer gewährt wurde. Innerhalb von Kants Ethik spielt die Urteilskraft zweifellos nicht den Part des gefährlichen und am Ende glücklich besiegten Gegners. Denn die Erfahrung, die durchaus überwunden werden soll, ist nicht jene, die den Einzelfall mit der Regel vermittelt, sondern allein diejenige, die die Regel, genauer: den subjektiven

Handlungsgrund, die Maxime, bestimmt und trotzdem auf den Rang der Moral Anspruch erhebt. Überwunden wird die Erfahrung nicht, insofern sie in das konkrete Handeln eingeht, sondern insofern sie den zugrunde liegenden Willen bestimmt. Kantisch formuliert, siegt in der Moral die Pflicht über die Neigung.

2 Eine neue Urteilskraft

Selbst im Fall des moralischen Willens wird die Urteilskraft nicht schlechthin überwunden; zur Seite geschoben wird lediglich ihre erfahrungsabhängige Form. Noch nicht in der *Grundlegung*, wohl aber in der zweiten Kritik (V 67–69) sieht Kant in seinem Moralkriterium, dem Gedankenexperiment der Verallgemeinerung, die Urteilskraft am Werk. Entmachtet wird daher die erfahrungsabhängige Urteilskraft zugunsten einer erfahrungsunabhängigen Form, nämlich der „Urteilskraft der reinen praktischen Vernunft", die auch kürzer „reine praktische Urteilskraft" heißt (KpV, V 67 f.).

Wie schon in der „Vorrede" der *Grundlegung*, so plädiert Kant auch in ihrem zweiten Abschnitt, dem „Übergang [...] zur Metaphysik der Sitten", für eine „völlig isolierte Metaphysik der Sitten, die mit keiner Anthropologie [...] vermischt" ist (IV 410), und weist jede „vermischte Sittenlehre" entschieden zurück (411). Deshalb haben bei der Begründung der Moral Beispiele keine Berechtigung. „Denn jedes Beispiel [...] muß selbst zuvor nach Prinzipien der Moralität beurteilt werden, ob es auch würdig sei, zum ursprünglichen Beispiele, d.i. zum Muster zu dienen" (408). Für die Beurteilung der „Prinzipien der Moralität" braucht es allein die reine praktische Urteilskraft; erst bei der Anwendung erhält die erfahrungsgeschärfte Urteilskraft ihr Recht. Und bei ihr leisten Beispiele dasselbe, was schon die *Kritik der reinen Vernunft* beobachtet: „daß sie die Urteilskraft schärfen" (B 173) oder, jetzt mit der *Grundlegung*, daß sie die praktischen Regeln „anschaulich" machen (IV 409). Überdies dienen sie „zur Aufmunterung" (ebd.) und gehören daher zu der dem Begründen nachgeordneten, gleichwohl „sehr rühmlichen" Aufgabe des „Eingang verschaffen" (409, 20–24).

Weil über das genuin moralische Moment nur die reine praktische Urteilskraft entscheidet, kann lediglich sie als „moralische Urteilskraft" gelten. Kant führt diesen Ausdruck allerdings erst relativ spät und dann auch nur beiläufig ein. Die Klarheit über das Gewicht der moralischen Urteilskraft hat er anscheinend erst nach und nach gewonnen:

Seit der *Grundlegung* verfügt er über die wesentliche Einsicht, dass die Entscheidung für das genuin Moralische eine nichtempirische Leistung ist. Dass auch für sie eine Urteilskraft zuständig ist, deutet er in der *Grundlegung* zwar an, spricht sie doch das „Prinzip der moralischen Erkenntnis der gemeinen Menschenvernunft" als „Richtmaß ihrer Beurteilung" an, ferner als „Kompaß", um „zu unterscheiden, was gut, was böse, pflichtmäßig, oder pflichtwidrig sei" und als „das praktische Beurteilungsvermögen" (IV 403 f.). Den Begriff der dafür verantwortlichen Urteilskraft führt er aber erst in der zweiten Kritik, im Abschnitt von der „Typik der reinen praktischen Urteilskraft", ein. Und die Konsequenz, die sich allerdings fast von selbst versteht, dass nur die nichtempirische Urteilskraft einen genuin moralischen Charakter hat, zieht Kant erst, nachdem inzwischen die *Kritik der Urteilskraft* erschienen ist: in der *Religionsschrift* (4. Stück, § 4: VI 186).

Von einer Ethik, die die Erfahrung entmachtet, befürchtet man, sie gebe dem Allgemeinen ein derartiges Übergewicht über das Individuelle, dass das konkrete, situationsgerechte Handeln unmöglich werde. Demgegenüber soll das Allgemeine in der Moral entweder keine oder nur eine störende Rolle spielen; wichtiger, vielleicht sogar allein entscheidend sei die sensible Wahrnehmung des Einzelfalles. Um die Berechtigung dieses Einwands zu prüfen, betrachten wir ein Beispiel der *Grundlegung*, das Hilfsgebot, wobei uns nicht Kants Lösung, sondern allein ihre „moralische Logik" interessiert:

Um die relevante Situation als moralische Herausforderung zu verstehen, ist sie als individueller Fall jenes Situationstyps anzusprechen, der eine eventuelle Hilfe überhaupt ermöglicht, einer Notlage. Zum Zweck handlungstheoretischer Prägnanz empfiehlt sich dabei, zwei Momente zu unterscheiden; in beiden Momenten ist die Als-Struktur – dass ein Individuelles als Allgemeines aufgefasst wird – gegenwärtig und ihretwegen eine erfahrungsgeschärfte Urteilskraft vonnöten: Die theoretische oder deskriptive Seite an der Wahrnehmung und die ebenso theoretische Seite der Urteilskraft identifizieren die Situation als Notlage. Die praktische oder normative Seite nimmt in der deskriptiven Wahrnehmung eine Aufforderung wahr, zur Notlage Stellung zu nehmen, und zwar nicht theoretisch, sondern praktisch, nämlich als handlungsfähiges und zum aktuellen Handeln aufgefordertes Wesen.

Auch beim zweiten Schritt, der Stellungnahme zu alternativen Optionen, ist eine erfahrungsgeschärfte Urteilskraft vonnöten. Um die individuelle Handlung einer moralischen Bewertung zugänglich zu machen, ist sie als Fall einer Maxime, also wieder eines Allgemeinen, aufzufassen. Im Beispiel geht es um die Alternative, dass man sich entweder der Not öffnet und zu helfen versucht, oder man sich gegen die Notlage versperrt und gegen die Hilfsbedürftigkeit gleichgültig bleibt.

Nachdem für die ersten beiden Schritte die empirische und sowohl fall- wie maximenbezogene Urteilskraft unentbehrlich ist, verliert sie ihr Recht erst beim dritten Schritt, der Frage, welcher der beiden Maximen der Rang des Moralischen gebührt. Selbst hier wird die Urteilskraft aber nicht wie ein Gegner überwunden; für die Antwort nicht zuständig, wird sie schlicht arbeitslos, und auch dieses geschieht nur „vorübergehend". Wer sich aufgrund vorempirisch gültiger Gründe für die Hilfsbereitschaft entscheidet, muss sich nämlich immer noch überlegen, wie er denn helfen kann. Dazu braucht er das, was lediglich bei der Grundentscheidung ausgeschlossen ist: praktische Erfahrung und eine fachliche, je nach Notlage unterschiedliche Kompetenz.

Weil sich auf ein Allgemeines schon die erfahrungsabhängige Urteilskraft bezieht, liegt in ihrer Entmachtung nicht der Vorrang des Allgemeinen vor dem Individuellen. Es gibt vielmehr zwei Begriffe des Individuellen und ebenso zwei Begriffe des Allgemeinen sowie ein Votum gegen jeweils einen und für den anderen Begriff: Individuell ist sowohl die Situation als auch die Antwort auf die Situation; und die moralische Antwort ist um nichts weniger individuell als die nichtmoralische Antwort. Dagegen ist sowohl die Regel, nach der man die Situation interpretiert, allgemein, als auch die Regel, nach der die individuelle Antwort erfolgt. Und den allgemeinen Charakter in der Antwort hat wieder sowohl die moralische wie die nichtmoralische Regel. Folglich zeichnet die reine praktische Urteilskraft nicht die Allgemeinheit vor der Individualität, sondern die moralische vor der nichtmoralischen Allgemeinheit aus. Da die moralische Handlung ein Fall der moralischen Regel ist, wird ebenso die eine Individualität gegen die andere abgesetzt.

Die Individuation des Handelns ist also bei Kant nicht gefährdet. Kant vertritt – freilich nur andeutungsweise – eine Handlungstheorie, nach der zum konkreten Tun und Lassen ein dreistufiger Beurteilungsprozess gehört und die Erfahrungsunabhängigkeit ausschließlich für die dritte Stufe gefordert wird. Während auf den ersten beiden, den erfahrungsabhängigen Stufen, ein Individuelles mit einem Allgemeinen vermittelt wird, geht es auf der dritten Stufe nur noch um die Art des Allgemeinen. Dass hier die Urteilskraft erfahrungsunabhängig operiert, beinhaltet, statt das Individuelle dem Allgemeinen zu opfern, eine Priorität der moralischen vor der nichtmoralischen Allgemeinheit.

Nicht einem thematischen Defizit erliegt Kant, im Gegenteil weitet er die Thematik aus: Nicht nur gehört jene Fähigkeit zur moralischen Handlung, die man vereinfachend eine Anwendung oder Subsumption nennt, die in Wahrheit aber eine kreative Leistung darstellt, nämlich die Beurteilung einer individuellen Situation im Licht einer Regel. Es braucht zusätzlich und moralisch gesehen vorrangig die Fähigkeit, Regeln zu beurteilen. Da Aristoteles diese Fähigkeit nicht kennt, wird „sein" Thema, die Urteilskraft, durch den angeblichen Antipoden, Kant, grundlegend erweitert: Während Aristoteles' *phronêsis* nur unter der Voraussetzung von moralischen Zielen ihrerseits moralisch ist, trägt bei Kant die Urteilskraft, allerdings nur die reine praktische Urteilskraft, den moralischen Charakter unmittelbar in sich.

Das Kriterium für die reine praktische Urteilskraft gibt bekanntlich der Test der Verallgemeinerung beziehungsweise Universalisierung ab. Die umstrittene Frage, ob der Test wirklich erfahrungsfrei erfolge, ist hier nicht abschließend zu beantworten. Es genügt, auf eine Unterscheidung hinzuweisen, mit deren Hilfe sich der Streitpunkt genauer formulieren lässt:[2]

Nach einer verbreiteten Ansicht gilt die Verallgemeinerung dann als erfahrungsfrei, wenn sie auf jede Folgenüberlegung verzichtet, dagegen als erfahrungsabhängig, wenn sie einer derartigen Überlegung bedarf. Tatsächlich sind auch nach Kant Folgenüberlegungen erlaubt. Sie betreffen aber nicht die Wahl der Maxime, sondern zweierlei: die Frage, wie man der einmal gewählten Maxime *in concreto* folgt, und zusätzlich die Frage, welche der Maximen in einer Situation einschlägig ist. In beiden Fällen gehören die Folgenüberlegungen zu dem, was die Grundlegung den „Begriff der Handlung an sich selbst" nennt (IV 402, 33 f.). Man kann sie „handlungsinterne Folgenüberlegungen" nennen und gegen die nach Kant nicht erlaubten handlungsexternen Überlegungen absetzen:

Handlungsextern sind Folgen, die mit dem Begriff der Handlung selbst nichts zu tun haben, gleichwohl aber die Grundentscheidung mitbestimmen können. Wer sich von handlungsexternen Überlegungen leiten lässt, relativiert sein Tun und Lassen zum Mittel für etwas anderes, den externen Grund, der sich damit als der wahre Bestimmungsgrund erweist. Beim Hilfsgebot liegt die handlungsexterne Folge etwa in der Erwartung einer ideellen („Dankbarkeit") oder materiellen Belohnung („Geld"). Die handlungsinterne Folge dagegen besteht darin, dass man – am Ziel einer eventuell komplizierten Handlungskette – tatsächlich eine Not behebt. Bei solchen handlungsinternen Folgen kann man sich aber nicht sicher sein, wie man sie zustande bringt. Deshalb versucht Kants Ethik des kategorischen Imperativs nicht, was die einen erhoffen, die anderen befürchten: den Menschen von allen Unsicherheiten über eine moralische Lebensführung zu befreien.

3 Ein *esprit moral*

Durch die neue Urteilskraft wird die traditionelle Form, die erfahrungsgeschärfte Urteilskraft, entmachtet. Trotzdem bleibt sie in ihrer moralisch sekundären Bedeutung berechtigt. Die Grundbedingung dafür liegt auf der Hand: Wenn Kants Ethik weder die Individualität entwerten noch die Erfahrung beiseite schieben, wenn sie tatsächlich erfahrungsfreundlich und urteilskraftsensibel sein soll, muss

---

2 Vgl. O. Höffe, *Kategorische Rechtsprinzipien. Ein Kontrapunkt der Moderne*, Frankfurt a. M. 1990, Kap. 7.

sie für das konkrete Handeln eine moralische Vorgabe zulassen, die mehr bietet als das, worauf sich angeblich eine universalistische Prinzipienethik beschränkt: bloße Leerformeln ohne Orientierungswert. Darüber hinaus darf die Vorgabe nicht erschöpfend sein und darf trotzdem nicht, wie A. Smith für die Regeln aller Tugenden mit Ausnahme der Gerechtigkeit behauptet, „lax, vage und unbestimmt" werden (*Theory of Moral Sentiments*, letzter Abschnitt). Damit ihre Universalität nicht auf die Uniformität ihrer Anwendung hinausläuft, müssen die Prinzipien all das beiseite setzen, wofür sie nicht kompetent sind, mithin alles Individuelle von Personen und Situationen, alles Partikulare von Gruppen, von Subkulturen und Kulturen. Ohne den Orientierungswert aufzugeben, müssen sie die Kunst des Weglassens beherrschen und das Weglassen als Gewinn sichtbar an sich tragen. Sie brauchen eine „ethische Askese", die sich einerseits auf das für ein Prinzip Wesentliche konzentriert, auf den Charakter des Universalen, und andererseits für Individualität und Partikularität offenbleibt. Die Grundbedingung besteht also im Zugleich von Bestimmtheit der moralischen Vorgabe und Offenheit hinsichtlich der konkreten Praxis.

Bei Kant ist dieses Zugleich deutlich vorhanden. Es erlaubt, Einwänden entgegenzutreten, die man gern als Grenze jeder deontologischen Ethik interpretiert und derentwegen man eine Ergänzung und Korrektur durch eine utilitaristische oder, genereller, durch eine folgenorientierte („konsequentialistische") Ethik fordert. Die Verbindung von moralischer Bestimmtheit und praktischer Unterbestimmtheit zeigt sich in der angedeuteten Doppelgestalt, in der die Urteilskraft auftritt. Die reine praktische Urteilskraft betrifft nicht das Handeln selbst, sondern lediglich einen Teil, aber den entscheidenden Teil: den für die Moral zuständigen Bestimmungsgrund, den Willen. Dass der Wille schon definiert ist, stellt die Vorgabe dar. Die komplementäre Offenheit liegt dagegen in dem Umstand, dass die Definition sich lediglich auf den Willen, aber nicht auf seine Mittel und Wege erstreckt, für deren Bestimmung eine weitere, jetzt erfahrungsgeschärfte Urteilskraft nötig ist.

Wie weit reicht nun die Offenheit: Wie viel Raum für Erfahrung, für individuelle Abweichungen und für Folgenüberlegungen, vor allem auch für Grenzsituationen und deren nicht zu bestreitende Entscheidungsnot lässt eine Ethik, die für die moralischen Regeln, genauer: für die der moralischen Prinzipien, erfahrungsfrei sein soll? Es finden sich erstaunlich viele, überdies strukturell verschiedene Offenheiten. In der Sache ergänzen sie sich bei unterschiedlichen Graden der Komplexität. Wer das Klassifizieren liebt, kann innerhalb der erfahrungsgeschärften Urteilskraft von mehreren Stufen sprechen. Ihnen lassen sich charakteristische Probleme unserer Zeit zuordnen.

4 Skizze einer komplexen Theorie der Urteilskraft mit Beispielen

Kant hat keine Theorie der praktischen Urteilskraft vorgelegt. Weil selbst ausgearbeitete Bauelemente sich schwerlich finden lassen, kommt es darauf an, mögliche Bausteine für die noch fehlende Theorie aufzulesen und sie, ohne Anspruch auf Vollständigkeit, zu einem vorläufigen Gerüst zusammenzufügen. Für diese Aufgabe bieten sich folgende Elemente an:

1. Wer die zitierte Stelle aus der „Vorrede“ der *Grundlegung* liest, gewinnt den Eindruck, die Offenheit für Individualität reiche nicht sehr weit. Wird die „durch Erfahrung geschärfte Urteilskraft“ nur benötigt, um „zu unterscheiden, in welchen Fällen“ moralische Gesetze „ihre Anwendung haben“, so bleiben anscheinend nur moralisch triviale Aufgaben übrig. Es sind fast mechanische Subsumptionsleistungen von der Art: Hier leidet jemand unter Lebensüberdruss, also ist das Selbstmordverbot gefragt; dort sieht man jemanden in Not, mithin ist Hilfe geboten; und von jemand anderem wird Auskunft verlangt, was die Ehrlichkeit auf den Plan ruft.

In der Tat besteht das strukturell erste Anwendungsproblem in der Identifikation einer moralischen Aufgabe. Sie wird von der erwähnten Wahrnehmung geleistet, die eine theoretische Kompetenz mit moralischer Sensibilität verbindet. Aufgrund dieser Verbindung erweist sich die Identifikationsaufgabe als zweigeteilt, und ein aktuelles Beispiel belegt, dass sie keineswegs trivial ausfällt:

Angesichts der neuen medizinischen Möglichkeiten stellt sich die noch immer in Verlegenheit versetzende Frage: Wann genau beginnt, wann genau endet jenes Leben, das unseren Rechtsschutz verdient? Zweifellos ist das Gebot, menschliches Leben zu schützen, eine kompromisslose, zudem längst selbstverständliche Vorgabe; worin sie aber genau besteht, hat eine erfahrungsabhängige Urteilskraft zu bestimmen.

2. Ist die moralische Aufgabe identifiziert, so bleibt die konkrete Erfüllung zu überlegen. Im Fall der unvollkommenen Pflichten trägt ihr bloßer Begriff die Offenheit, sogar eine mehrfache Offenheit an sich: Zunächst geht es um die Art und Weise, wie man eine moralische Bereitschaft, beispielsweise die ärztliche Bereitschaft zu helfen, im Einzelfall realisiert. Weiterhin geht es um Fragen des Maßes. In der *Tugendlehre* (§ 31) spielt Kant darauf an, wenn er fragt, wie weit man den Aufwand seines Vermögens im Wohltun treiben soll, und dann antwortet: „Doch wohl nicht bis dahin, daß man zuletzt selbst anderer Wohltätigkeit be-

dürftig würde." Überhaupt enthält die Tugendlehre in den „Kasuistischen Fragen" klare Beispiele für Anwendungsaufgaben.

Ferner stellen sich Prioritätsfragen: Gegenüber welchen Personengruppen ist in welcher Rangfolge das Hilfsgebot gefragt? Für die Wohltätigkeit beziehungsweise Caritas ist aus der christlichen Aristoteles-Tradition eine Vorzugsregel bekannt. Danach ist man als erstes dem Ehepartner, dann den Kindern und Eltern verpflichtet, weiterhin – in dieser Reihenfolge – Geschwistern, Verwandten und Freunden, erst am Ende Wohltätern.[3]

Derartige Vorzugsregeln sind nur generell, nicht universal gültig; sie stehen nämlich unter der *Ceteris-paribus*-Klausel. Wo diese Bedingung nicht zutrifft, kann es zu Adressatenkonflikten kommen, die sich gelegentlich zu einer veritablen Entscheidungsnot steigern, beispielsweise zu dem von Sartre formulierten Dilemma, ob man für die kranke, überdies verwitwete Mutter sorgen oder sich eher der Résistance anschließen soll.[4] Der Konflikt besteht aber nicht, wie man gern interpretiert, zwischen konkurrierenden Prinzipien, wodurch eine Theorie der Urteilskraft die erste Ernüchterung bietet: Was im praktischen Leben tatsächlich ein existenzielles Dilemma ist, stellt sich urteilstheoretisch oft nur als ein bestimmter Anwendungskonflikt, als ein Adressatenkonflikt dar.

Bei den Fragen nach der Art der Realisierung und nach ihrem Maß, nach der Prioritätensetzung und dem Adressatenkonflikt, also bei allen vier Teilstufen der zweiten Anwendungsstufe, spielen Folgenabschätzungen eine Rolle. Nach der üblichen Interpretation sind sie bei Kant nicht zulässig; zufolge der Differenz, die zwischen der Bestimmtheit des Willens und der Offenheit des Handelns besteht, sind sie es sehr wohl. Erlaubt sind die Folgenüberlegungen freilich nur, soweit sie sich im Rahmen der Willensvorgabe, beispielsweise der Hilfsbereitschaft, bewegen. Nicht erlaubt sind sie, sobald sie in die Willensbestimmung selbst eingreifen und die Hilfsbereitschaft zugunsten anderer Zwecke relativieren. Diese Unterscheidung entspricht der genannten Differenz von handlungsinternen und handlungsexternen Folgenüberlegungen und bekräftigt ihren Wert.

So offenkundig sich derartige Fragen bei unvollkommenen Pflichten stellen, so problematisch sind sie bei den vollkommenen Pflichten: Bleibt hier für die erfahrungsgeschärfte Urteilskraft, wie Kant andeutet (TL, VI 411), wenig Raum? Ist sein beliebtes Beispiel, das Rechtsgebot, ein Depositum zurückzugeben (zum Beispiel KpV, § 4 Anm.), auch dann gültig, „wenn es sich bei dem Depositum um eine Waffe handelt, die der jetzt seiner Sinne nicht mehr mächtige Eigentümer

---

3 Vgl. Thomas von Aquin, *Summa theologiae* II-II, q. 26 a.6 – 13.

4 Vgl. J.-P. Sartre, *L'existentialisme est un humanisme*, Paris 1946, 40 (dt. übers. von V. von Wroblewsky, in: J.-P. Sartre, *Der Existenzialismus ist ein Humanismus und andere philosophische Essays*, Reinbek [2]2002, 156).

zurückverlangt"? Anhand dieser Frage erläutert Wieland eine Schwierigkeit, die er die Applikationsaporie nennt: „Selbst wenn jedem Merkmal, das in der Norm berücksichtigt wird, ein Merkmal der zu regulierenden konkreten Situation entspricht, kann man doch nicht ganz sicher sein, ob es erlaubt ist, die Norm anzuwenden."[5] Wielands Lösungsvorschlag – in Grenzfällen wende man die Norm besser nicht an – erscheint in moralischer Hinsicht als plausibel, moralphilosophisch aber nicht. Die Nichtanwendung bedeutet nämlich eine Ausnahme, die dem Begriff der vorliegenden Norm widerspricht; denn als Rechtspflicht fällt sie unter die vollkommenen Pflichten, die per definitionem keine Ausnahme zulassen. Hat sich also eine erste Grenze von Kants Ethik gefunden, da sie einen Typ von Beurteilungsfragen verbietet, der nach allem moralischen *Common Sense* zulässig sein sollte?

Bevor man diesen Schluss zieht, kann man eine alternative Interpretation versuchen. In der von Wieland beschriebenen Situation ist die Rückgabe des Depositums nicht schlechthin unvernünftig, sondern nur so lange, wie die Beschreibung zutrifft. Wer mit der Rückgabe zuwartet, bis der Eigentümer der Waffe wieder Herr seiner Sinne ist und im juristischen Verständnis wieder geschäftsfähig, der nimmt sich weder eine Ausnahme von der Pflicht heraus noch macht er sich einer unvernünftigen Anwendung schuldig. Er sieht vielmehr, dass auch vollkommene Pflichten nicht mechanisch anwendbar sind, sondern situationsbezogener und trotzdem nur handlungsinterner Überlegungen bedürfen.

Erneut zeigt sich, dass die Urteilskraft die moralischen Probleme strukturell nüchterner zu interpretieren erlaubt. Wielands Beispiel spricht nicht für den Grenzfall einer Norm, vielmehr für deren praktische Offenheit.

Selbst vollkommene Pflichten sind insoweit unvollkommen, als sie die Art und Weise, sie zu erfüllen, nicht mitdefinieren. Auch bei ihnen findet die konkrete Handlung unter Bedingungen statt, die Aristoteles unter den Begriff der individuellen Umstände: *kath' hekasta*, zusammenfasst und für die er folgenden Fragenkatalog aufstellt: „Wer ist es, der handelt, und was tut er, in Bezug worauf und worin handelt er, zuweilen auch, womit, das heißt mit welcher Überlegung und wozu, etwa um der Rettung willen, und wie, nämlich langsam oder schnell" (*Nikomachische Ethik* III,3 1111 a 2–6). Wer sich die kreativen Beurteilungen spart und, den *Kairos* missachtend, die Waffe zur Unzeit zurückgibt, handelt nicht etwa moralischer, sondern lediglich töricht. Wer es tut, obwohl er zur Überlegung fähig wäre, lässt es sogar am guten Willen fehlen, nämlich: „an der Aufbietung aller Mittel, soweit sie in unserer Gewalt sind" (GMS, IV 394). Er handelt nicht nur töricht, sondern zusätzlich nur begrenzt moralisch.

5 W. Wieland, *Aporien der praktischen Vernunft*, Frankfurt a. M. 1989, 17.

Die Leistung von Moralprinzipien lässt sich mit den grammatischen und semantischen Regeln einer Sprache vergleichen: Wer die Grammatik und Semantik missachtet, spricht inkorrekt, wer sie beachtet, aber nicht mehr kann, als sie mechanisch anzuwenden, ist ein Pedant, der sein eigenes Leben im trockenen Packpapierstil schreibt. Über Urteilskraft verfügt hingegen nur, wer im tatsächlichen Leben die Sprache moralischer Prinzipien sensibel, kreativ und flexibel, kurz: intelligent, zu sprechen versteht. Dafür braucht es nicht nur mehr als eine bloße Subsumption, sondern auch mehr als lediglich eine Kontextualisierung. Universalistische Prinzipien sind kein fertiges Drehbuch, sondern erst eine Grundidee, nach der man noch während der Dreharbeiten, und das heißt: ein Leben lang, das Drehbuch schreibt.

Wer sich auf die jeder moralischen Pflicht inhärente Offenheit versteht, verfügt über einen *esprit d'un principe moral*, kurz: *esprit moral.* Zu Recht sagt O'Neill gegen McDowell[6]: „Regeln spielen nicht deshalb eine Rolle in unserem Leben, weil wir unter ihrer Fuchtel stehen, sondern weil wir sie beherrschen."[7] Beim Depositum liegt der *esprit moral* in der Fähigkeit, das Verbot von Betrug und Diebstahl mit einer vorläufigen Nichtrückgabe des Depositums zu verbinden. Unter anderen Umständen kann allerdings das Zuwarten „unmoralisch" werden. Wer mit Wertbriefen, die er in Verwahrung nimmt, spekuliert und die Rückgabe verzögert, um unangenehme Kosten zu vermeiden, der kann sich auf den *esprit moral* nicht berufen.

Dass Kant über *esprit moral* verfügt, belegen die „kasuistischen Fragen" der *Tugendlehre.* Trotzdem wird, wer konkrete Orientierung erwartet, enttäuscht. Für die komplizierten Fälle, die dort erörtert werden, findet er kaum eindeutige Handlungsanweisungen. Kant, der sonst klare Urteile fällt und im Fall der Moral zu rigoristischer Strenge neigt, verhält sich hier vorsichtig, nämlich gegen konkurrierende Gesichtspunkte offen und in der abschließenden Beurteilung häufig unentschieden. In der *Einleitung* zur *Tugendlehre* nennt er den Grund: Die Kasuistik ist nicht „Lehre, wie etwas gefunden, sondern Übung, wie die Wahrheit solle gesucht werden" (VI 411). Und darunter versteht er die Aufgabe, durch Darstellung der größeren Komplexität einer Sache zur vor- und umsichtigen Suche nach der Wahrheit anzuleiten.

Kant fragt zum Beispiel: „Kann eine Unwahrheit aus bloßer Höflichkeit (zum Beispiel das ganz gehorsamste Dienen am Ende eines Briefes) für eine Lüge ge-

---

6 J. McDowell, *Virtue and Reason*, in: S. Holtzman/C. Leich (Hg.), *Wittgenstein. To Follow a Rule*, London 1981, 141–162.

7 O. O'Neill, *Towards Justice and Virtue. A Constructive Account of Practical Reasoning*, Cambridge 1996, 84 (dt.: *Tugend und Gerechtigkeit. Konstruktive Darstellung des praktischen Denkens*, Berlin 1996, 115).

halten werden?" Die Antwort bleibt offen, wird jedoch in folgender Richtung nahegelegt: Weil der Briefschluss eine bloße Höflichkeitsformel ist und die Beteiligten darum wissen – „Niemand wird ja dadurch betrogen" –, kann er schwerlich als eine Lüge gelten (TL, VI 431). Bei einer anderen Frage wendet sich Kant gegen eine moralisierend vereinfachende Beurteilung. Auf die Frage: „Kann man dem Wein [...] einen Gebrauch gestatten, der bis nahe an die Berauschung reicht" – sie selber ist nach § 8 ein verwerfliches Laster –, sagt er, eher zustimmend, dass der Gebrauch „die Gesellschaft zur Gesprächigkeit belebt". Und der „Schmaus", bestimmt „als förmliche Einladung zur Unmäßigkeit in beiderlei Art des Genusses", also beim Essen und Trinken, habe „etwas zum sittlichen Zweck Abzielendes an sich, nämlich viele Menschen und lange zu wechselseitiger Mitteilung zusammen zu halten" (TL, VI 428).

5 Prinzipienkonflikte

Auf den ersten zwei Problemstufen lässt Kants Ethik für Individualität und Erfahrung überraschend viel Raum. Wie sieht es aber mit der dritten Aufgabe aus, unterschiedliche Pflichten gegeneinander abzuwägen? Hier tritt zum pflichtinternen Konflikt, zur Intraprinzipienkonkurrenz, die Interprinzipienkonkurrenz hinzu. Bei ihr, der Pflichtenkollision, handelt es sich um ein strukturell neues Problem, das überdies nicht nur in einer Kantischen Ethik auftaucht.

Nach einer verbreiteten Auffassung ist ein Teil der Pflichtenkollisionen so elementar, dass man sie nicht mehr von einer einzigen Grundnorm her lösen könne. C. Larmore vertritt eine Heterogenität der praktischen Vernunft mit drei gleichermaßen plausiblen Grundnormen: Parteilichkeit *(partiality)*, Folgenorientierung *(consequentialism)* und der Gedanke unverletzlicher Pflichten *(deontology)*.[8] Diese Ansicht überträgt das Muster der neuzeitlichen Staatsentwicklung auf die Ethik: Wo man eine Konkurrenz – dort unter Konfessionen, hier unter Grundnormen – nicht schlichten kann, erklärt man die Konkurrenten für gleichermaßen wahr, allerdings zum Preis, dass sie auch gleichermaßen unwahr sind: Der neuzeitliche Staat wird religiös neutral.

Was in der Politik möglich ist, funktioniert in der normativen Ethik aber nicht. Genau genommen sieht es sogar in der Politik nicht anders aus. Der neuzeitliche Staat ist nicht radikal pluralistisch; er erkennt vielmehr in der religiösen Wahrheit ein sekundäres Thema, das er um der politischen Primäraufgabe, des gesell-

8 Vgl. C. Larmore, *The Heterogeneity of Practical Reason*, in: K. Gloy/E. Rudolph (Hg.), *Einheit als Grundfrage der Philosophie*, Darmstadt 1985, 322–337.

schaftlichen Friedens willen, relativ problemlos zur Privatsache erklärt. Im Fall der normativen Ethik ist die Suche nach einer Grundnorm aber kein Sekundärthema, sondern die Kernaufgabe selbst. Vor der Frage, wie man angesichts konkurrierender Grundnormen die wirkliche Grundnorm bestimmt, kann sich die normative Ethik nicht drücken; drei verschieden gerichtete Wegweiser sind ja so gut wie keiner.

Die Tradition diskutiert die Pflichtenkollision gern am Konflikt zwischen dem Lügeverbot und dem Hilfsgebot. Hier vertritt Kant eine klare Prioritätenregel, wonach das Lügeverbot ohne Ausnahme den Vorrang habe. Die Konsequenz, selbst gegen einen Mörder ehrlich zu sein (*Über ein vermeintes Recht aus Menschenliebe zu lügen*, VIII 425), steht aber in Spannung mit wohlüberlegten moralischen Überzeugungen. Nun gilt das Lügeverbot deshalb als prioritär, weil es eine vollkommene Pflicht, das Hilfsgebot dagegen eine unvollkommene Pflicht darstellt. (Die Argumentation der *Tugendlehre*, § 9, dass die Lüge „Wegwerfung und gleichsam Vernichtung seiner Menschenwürde" sei, bleibt hier außer Acht.) Kant führt also keinen äußerlichen, sondern einen moralischen Grund an, sodass sein kompromissloses Lügeverbot und sein Rigorismus nicht das kontingente Fehlurteil eines „preußischen Puritaners" ist, sondern eher aus dem moralphilosophischen Ansatz selbst zu folgen scheint. Dann aber lässt es auf eine kontraintuitive Moralphilosophie schließen, auf einen Moralismus, der den Prioritätenkonflikt „systembedingt" leugnet.

Um tatsächlich Kants Ansatz zu erörtern, lässt man besser die gegen Constant gerichtete Schrift beiseite und nimmt sich die *Grundlegung* vor.[9] Auch sie behandelt das Lügeverbot anlässlich einer Notlage; in Not befindet sich allerdings nicht ein Dritter, sondern der Handelnde selbst beziehungsweise seine Familie. Kant diskutiert also keinen Prioritätenkonflikt, sondern bleibt beim Thema der *Grundlegung*, der Konkurrenz von Pflicht und Neigung. Der dabei vertretene Rigorismus wehrt sich lediglich gegen Ausnahmen zugunsten der Selbstliebe; er verbietet die Vorteilslüge. Dieses Verbot entspricht einem Rigorismus der Gesinnung, einem genuin moralischen Rigorismus, der von jenem legalistischen Rigorismus verschieden ist, welcher das Ausnahmeverbot erweitert und selbst zugunsten anderer moralischer Pflichten keine Sonderfälle erlaubt.

Die moralische Frage, ob eine Lüge unter keinen Umständen gerechtfertigt ist, kann hier beiseite bleiben. Für die Untersuchung der Urteilskraft kommt es lediglich auf zwei Punkte an: Einerseits führt Kants Ansatz, das Theorem der erfahrungsfreien Willensbestimmung, nur bis zu einem relativen Lügeverbot (so ausdrücklich im *Gemeinspruch:* VIII 287 f., 19 f.); eine Lüge bei der Erfüllung an-

9 Vgl. O. Höffe, *Kategorische Rechtsprinzipien*, Abschn. 7.3.

derer Pflichten, beispielsweise der Lebensrettung, ist nicht *eo ipso* unmoralisch. Weil im moralischen Rigorismus noch keine Tendenz zum legalistischen Rigorismus enthalten ist, braucht Kant andererseits zur Rechtfertigung des absoluten Lügeverbots ein vom Ansatz der *Grundlegung* unabhängiges Theorem. Er übernimmt es aus der Tradition: das Theorem der vollkommenen und unvollkommenen Pflichten.

Das Theorem ist zwar nicht unplausibel. Weil die vollkommenen Pflichten gegen andere das Gewicht von Rechtspflichten haben und dann auf der Seite des Adressaten Rechtsansprüche beinhalten, kann man sie zugunsten unvollkommener Pflichten schwerlich relativieren. Dass eine Rechtspflicht durch eine andere oder aber durch eine Notlage abgeschwächt werden kann, ist sowohl dem positiven Recht als auch der Philosophie seit Langem vertraut. Dort, wo es innerhalb derselben Pflichtengruppe höherrangige Verbindlichkeiten gibt, weil schon eine Regel oder aber ihre situative Anwendung höherrangig ist, kommt der *esprit moral* mit den Entscheidungsnöten noch relativ gut zurande. Die Frage, wie man eine geschuldete Rechtspflicht gegen eine nur verdienstliche Tugendpflicht relativieren können soll, bleibt aber für eine noch so sensible und kreative Urteilskraft schwer zu beantworten.

Bietet nun Kants Ethik mehr als bloß den negativen Befund, dass der legalistische Rigorismus im Ansatz nicht enthalten ist? Stellt Kant auch theoretische Instrumente bereit, mit deren Hilfe sich eine Pflichtenkollision, wenn nicht lösen, so zumindest einer rationalen Diskussion öffnen lässt? Ein wichtiges Instrument liegt in der soeben angedeuteten Unterscheidung einer geschuldeten Rechtspflicht von einer verdienstlichen Tugendpflicht und in dem damit verbundenen Vorrang der geschuldeten Pflicht.

6 Exkurs: Humanitaristische Fehlschlüsse in der ärztlichen Ethik

Der Vorrang der geschuldeten Rechtspflichten vor verdienstlichen Tugendpflichten ist für die ärztliche Ethik sehr wichtig. Denn mit der Ethik des Heilens und Helfens im Hintergrund berufen sich manche medizinische Forscher auf die pathetische Diagnose einer „schuldhaften Verstrickung“. Man befinde sich nämlich in dem „tragischen Dilemma“, entweder an A, beispielsweise heutigen menschlichen Embryonen, oder aber an B, zukünftigen Patienten, schuldig zu werden. Denn an Embryonen würde zwar Forschung vorgenommen, die für sich betrachtet moralisch unzulässig, zumindest moralisch bedenklich sein mag; mittels dieser Forschung könnten sich aber Diagnose- und Therapiemöglichkeiten für künftige

Patienten eröffnen, die ihnen mit dem Verbot der verbrauchenden Embryonenforschung verweigert würden. Diesem Rechtfertigungsversuch liegt aber ein Fehlschluss zugrunde. Wegen der Berufung auf die „humanitäre" Ethik des Heilens und Helfens kann er „humanitaristischer Fehlschluss" genannt werden. Dieser tritt sogar in mehrfacher Gestalt auf.[10]

Der erste und moralisch gravierendste Fehlschluss ergibt sich aus der Verkennung, dass unterschiedliche Verpflichtungsgründe, man kann auch sagen: Verpflichtungsgewichte, vorliegen. Schon die Alltagsmoral trifft hinsichtlich der Verpflichtungskraft eine Unterscheidung, auf die freie Bürger großen Wert legen: die Unterscheidung einer unverzichtbaren Elementarmoral von den darüber hinausreichenden, gleichwohl moralisch gebotenen Mehrleistungen. Die philosophische Ethik bringt diese Unterscheidung auf den Begriff: Während die Anerkennung gewisser Pflichten, der sogenannten Rechtspflichten, den Mitmenschen geschuldet ist, sie deshalb notfalls mit Zwang durchgesetzt werden dürfen, reichen andere Pflichten, die Tugendpflichten, über das Geschuldete und Zwangsbefugte hinaus in den Bereich freiwilliger Mehrleistungen.

Zur ersten Gruppe, der zwangsbefugten Elementarmoral, gehören die engen und strengen Verbote zu stehlen, zu betrügen und zu töten, zur zweiten Gruppe, den zwangsenthobenen Mehrleistungen, zählt das Gebot der Wohltätigkeit. Dabei haben die Rechtsverbote, da ihre Anerkennung geschuldet ist, einen klaren und kompromisslosen Vorrang vor den nicht mehr geschuldeten Tugendgeboten. In Übereinstimmung mit unseren moralischen Grundintuitionen darf man im Namen der Wohltätigkeit andere Menschen weder bestehlen noch betrügen oder gar töten. Insbesondere freie Bürger lassen sich weder in ihren Rechten beschneiden noch greifen sie in die entsprechenden Rechte ihrer Mitbürger ein. Sie pochen vielmehr wechselseitig auf ihre Rechte und behalten sich die Freiheit, aber nicht den Zwang zur Wohltätigkeit vor.

Der erste humanitaristische Fehlschluss besteht nun im Verkennen des grundsätzlichen Vorrangs, den der Lebensschutz vor dem Hilfsgebot genießt. Das ärztliche Ethos spielt auf den Vorrang der Rechtsverbote vor den Tugendgeboten mit dem zweiten hippokratischen Grundsatz an: *primum nil nocere*, als erstes darf man nicht schädigen. Hippokrates mag nur an den jeweiligen Patienten gedacht haben. Das Verbot zu schädigen trifft aber auch hinsichtlich Dritter zu. Ein Patient könnte so töricht sein, unter Berufung auf seine Selbstbestimmung eine Schädigung zu erbitten, beispielsweise eine medizinisch nicht gebotene Amputation. Wenn er freilich etwa durch die Spende einer Niere einem anderen das Leben

---

10 Dieser Exkurs greift zurück auf O. Höffe, *Medizin ohne Ethik?*, Frankfurt a.M. ^{2}2003, Abschn. 2.5 „Humanitaristische Fehlschlüsse".

rettet, ohne sein eigenes zu gefährden, wäre dies nicht töricht, sondern ein Akt der Wohltätigkeit. Während nun der Arzt schon einer nichtwohltätigen, sondern bloß törichten Selbstschädigung nicht die Hand reichen sollte, darf er auf keinen Fall einem Dritten Schaden zufügen, beispielsweise jemandem eine Niere ohne dessen Zustimmung herausoperieren. Und ohne Frage darf man nicht, wenn schon die erste Niere nicht funktioniert, die zweite entnehmen.

Beim ersten humanitaristischen Fehlschluss kann ein zweiter hineinspielen: die Annahme, ein insgesamt humanitärer Forschungskomplex wie die medizinische Forschung sei deshalb in jedem Teil und bei jeder Methode humanitär. Die verbrauchende Embryonenforschung dürfte ein Gegenbeispiel abgeben.

Einen dritten humanitaristischen Fehlschluss begeht, wer die Hilfe, die vonseiten der Medizin erfolgt, dem christlichen Gebot der Nächstenliebe annähern, vielleicht sogar angleichen will. Ein Urheber der modernen Naturforschung, F. Bacon, wollte mit diesem Argumentationsmuster eine Gefahr bannen, die seit dem Kirchenlehrer Augustinus die Naturforschung bedrohte: dass die Neugier, die sich nur für Naturgesetze interessiere, ohne dahinter den Schöpfer zu sehen, zu Hoffart und überheblichem Stolz diskreditiert werde (vgl. *Confessiones*, V 3). Zur Forderung nach einem gottesfürchtigen Forschen (*religiose quaerere*), das die Natur von vornherein als Schöpfung ansieht und in ihr den Urheber der Schöpfung Gottes sucht, sieht Bacon eine Einmischung der Theologie und eine Diskriminierung reiner Wissbegier. Ihm hält er entgegen. In Anspielung auf die neutestamentliche Maxime „Gebt dem Kaiser, was des Kaisers ist, und Gott, was Gottes ist" (Mt 22,21) verlangt er, „dem Glauben zu lassen, was des Glaubens ist" (*Novum Organon*, I 65). Und er erwartet von seinen bibelfesten Zeitgenossen, dass sie selbst ergänzen: und lasst der Forschung, was der Forschung ist.

Die von religiösen Fesseln befreite Wissbegier wird bei Bacon aber nicht einfach freigestellt, vielmehr einem humanitären Auftrag unterworfen. Und bei dessen Einschätzung erliegt Bacon dem dritten humanitaristischen Fehlschluss. Wenn er im Blick auf die humanitäre Forschung sagt: „of charity, there is no excess" (*Novum Organon*, Vorwort), dann behauptet er nicht bloß, von einer humanitären Forschung könne es nie genug geben; er beansprucht für die humanitäre Forschung auch, dass sie ein Akt der Nächstenliebe sei.

Zweifellos liegt in diesem Anspruch eine Antriebskraft für den schier grenzenlosen Fortschritt an medizinischer Forschung. Wer sonst bietet nämlich ein besseres Beispiel für eine humanitäre und angeblich der Nächstenliebe verpflichtete Naturforschung? Auf den ersten Blick folgt die medizinische Forschung tatsächlich Bacons Einschätzung, auf den zweiten Blick ist dies aber nur die halbe, genau genommen nur ein „Viertel" der Wahrheit. Denn wer auf das Muster der Nächstenliebe, den barmherzigen Samariter, blickt, entdeckt einen beträchtlichen Anteil an Selbsttäuschung:

Der Samariter hilft selbstlos; medizinische Hilfe – so das zweite „Viertel" der Wahrheit – wird dagegen bezahlt, herausragende Arbeit überdies mit wissenschaftlichem Prestige und Forschungspreisen, nicht selten auch mit Wohlstand belohnt. Einzelne mögen stets relativ selbstlos handeln; bei Ärzten pauschal und universal reine Selbstlosigkeit anzunehmen, wäre aber eine Illusion. Weiterhin hilft der Samariter jemandem, der von Räubern ausgeplündert und halb tot geschlagen wird; er hilft aus existenzieller Not. Während Technik häufig nur der Lebenserleichterung, nicht selten sogar bloßem Luxus dient, geht es in der Medizin zwar auch um Leben und Tod, glücklicherweise – so das dritte „Viertel" – aber nicht immer. Und das letzte „Viertel" der Wahrheit: Der Samariter behandelte die Wunden, brachte den Verletzten in eine Herberge, bat den Wirt, Sorge zu tragen, und bezahlte ihn dafür. Kurz: Der Samariter darf einen Gutteil der Hilfe an andere delegieren; die eigene Hilfe besteht in der Übernahme der Kosten, was weder bei Ärzten und Pflegern noch bei Forschern der Fall ist.

Nicht zuletzt kann man teils als Forscher, teils als Politiker einem vierten humanitaristischen Fehlschluss erliegen: dass man großzügig reiche und baldige Hilfe verspricht, obwohl die Forschung nur die Grundlage für eine zukünftige, zudem nur möglicherweise eintreffende Hilfe legt. Seriöse Diskursteilnehmer begehen den Fehlschluss freilich nicht; sie halten es für einen Unsinn, mit der Hoffnung derjenigen Patienten zu argumentieren, die jetzt an diesen Erkrankungen leiden. Dass im Hinweis auf den vierten Fehlschluss aber keine überflüssige Kritik eines Moralphilosophen liegt, zeigen die vielen falschen, teils zu früh, teils zu leichtfertig abgegebenen Heilungsversprechen. Und selbst, wenn die medizinische Forschung die Versprechen einlösen kann, bringt sie keine konkrete Hilfe, sondern erst eine Diagnose- und Therapiemöglichkeit, für deren künftige Anwendung bei einem individuellen Patienten die derzeitig Forschenden gar nicht zuständig sind. Was eine akute Nothilfe erlauben mag, ist nun für eine derart bloß potenzielle Hilfe nicht gestattet. Schließlich ist eine moralisch problematische Forschung selten alternativenlos. Und dann will der Forscher lediglich auf „seiner" Methode beharren, obwohl es andere, eventuell moralisch unbedenkliche Methoden gibt.

7 Zurück zu Kant

Kehren wir zu Kants Bausteinen für eine Theorie moralischer Prinzipienkonflikte zurück: Kant nimmt die traditionelle Lehre vom kleineren Übel auf und erkennt – allerdings nur in der vorsichtigen Form einer Frage – ein „Erlaubnisgesetz der moralisch-praktischen Vernunft" an. Danach kann etwas „an sich zwar Unerlaubtes, doch zur Verhütung einer noch größeren Übertretung (gleichsam nachsichtlich) erlaubt" sein (TL, VI 426; 12–24). Hier nimmt er die Notsituation in den Blick. Eine „Theorie" der Güterabwägung müsste freilich mehr dazu sagen.

In Kants Zusatz „gleichsam nachsichtlich" klingt eine der Einschränkungen an, die in einer entsprechenden Theorie der Güterabwägung genauer auszuarbeiten wären. Weil die Erlaubnis nur „nachsichtlich" gilt, müsste der Handelnde sich der Übertretung eines Gebotes bewusst bleiben, was gegen eine etwaige moralische Selbstgerechtigkeit spricht; die Ansicht, der Zweck heilige die Mittel, ist eine moralisch zu leichtfertige Entschuldigung. Ferner könnte man verlangen, damit das Bewusstsein einer Übertretung kein „leeres Wort" bleibt, dass sich der Handelnde um eine Verbesserung der Verhältnisse bemüht, auf dass jene Bedingungen, unter denen ein Erlaubnisgesetz gültig ist, bald einmal hinfällig werden. Schließlich müsste eine Theorie der Güterabwägung die Frage klären, ob es nicht Handlungen gibt, die wie das Foltern und das Töten schlechterdings unmoralisch sind.

Ein drittes Instrument für eine Güterabwägung bietet der Begriff des „Notrechts", nach dem gewisse Handlungen, die die Rechte anderer verletzen, nicht unsträflich sind; trotzdem gelten sie als unstrafbar (RL, VI 235 f.). Viertens unterscheidet Kant die Verbindlichkeit vom Grund der Verbindlichkeit und erklärt, dass im Konfliktfall der stärkere Verbindlichkeitsgrund den Vorrang vor der stärkeren Verbindlichkeit verdiene (TL, VI 224).

In der medizinischen Ethik sind die strukturell schwierigen Moralprobleme häufig von genau dieser Art, dass die Rechtsmoral mehrere Prinzipien enthält, die im Einzelfall gleichermaßen gefragt sind, von ihrem moralischen Gehalt her jedoch in jeweils unterschiedliche Richtungen weisen. In der Reproduktionsmedizin beispielsweise kann das Selbstbestimmungsrecht der Frau medizinische Praktiken erlauben, die vom Wohlergehen des zukünftigen Kindes her zumindest bedenklich sind.

Ein anderes Beispiel bietet im Rahmen künstlicher Befruchtung die Präimplantationsdiagnostik (PID). Angewandt wird sie bei Eltern, die ein hohes Risiko tragen, dass ihr Kind an einer schweren erblichen Krankheit leiden wird. Nach Ansicht von Gegnern sprechen gegen sie vor allem drei Argumente zunehmender Argumentationskraft: Erstens drohe die Gefahr einer Ausweitung der Indikationen, also die Gefahr eines Dammbruchs. Zweitens diskriminiere die PID die Menschen, die mit jenen Krankheiten leben, zu deren Vermeidung die PID dienen soll. Und vor allem gehe, drittens, mit der PID eine Zerstörung von Embryonen einher, was gegen deren Lebensrecht verstoße. Die Befürworter einer – selbstverständlich nur begrenzten – Zulassung argumentieren dagegen vor allem mit den Interessen und Rechten der Eltern. Wie sind die Argumente einzuschätzen?

Für Paare, die ein großes Risiko tragen, dass ihr Kind an einer schwer erblichen Krankheit leiden wird, kann neben dem Erleben von Tod oder Fehlgeburt die lebenslange Versorgung eines schwerstkranken Kindes ein Problem sein, das für sie subjektiv, nicht selten aber auch objektiv nicht zu bewältigen ist. Das Problem verschärft sich, wenn schon ein schwerstkrankes Kind zu versorgen ist, wobei das Problem ja über die eigene Lebenserwartung der Eltern hinaus besteht. Im Übrigen kann die Versorgung schwerstkranker Kinder auch zu lebenslangen negativen Folgen für andere Kinder des Elternpaares führen.

In ihrem dritten Schritt unterscheidet die Urteilskraft zwei Fragen, die Frage, was der Gesetzgeber erzwingen darf, von der Frage, was man für sich als richtig erachtet. Beschränkt man sich auf die erste Frage, so muss sich der Gesetzgeber vor Wertungswidersprüchen hüten. Als nicht widerspruchsfrei erscheint eine Position, die dem frühen Embryo (vor einer PID) in der Glasschale (*in vitro*) einen höheren Lebens- und Würdeschutz zuerkennt als dem deutlich reiferen Fötus im Mutterleib (vor der Pränataldiagnostik).

Daher legt sich zum genannten Beispiel die folgende Einschätzung nahe: Man weiß seit Jahrhunderten, dass es schwere Erbkrankheiten gibt. Einige davon lassen eine Totgeburt erwarten oder dass der Säugling bald nach der Geburt stirbt. Vor der Möglichkeit der PID mussten sich die betroffenen Eltern entscheiden, ob sie lieber ganz auf Kinder verzichten. Für sie stellt nun die PID eine Chance dar, ein Kind zu bekommen, das der Gefahr einer schwer erblichen Krankheit nicht ausgesetzt ist. Darin sieht die Urteilskraft einen erheblichen und von ihr als sittlicher Urteilskraft begrüßenswerten Fortschritt.

Auch wer zu einer anderen Einschätzung gelangt, wird dieses nicht bestreiten: Derartige theoretische Instrumente zu entwickeln, durchaus auf der Grundlage von Kant, aber über seine expliziten Aussagen hinaus, gehört zu den gegenwärtig dringlichsten Aufgaben einer wirklich praktischen Philosophie.

Elke Elisabeth Schmidt / Dieter Schönecker

Vernunft, Herz und Gewissen. Kants Theorie der Urteilskraft zweiter Stufe als Modell für die Medizinische Ethik

Für Kant ist das Gewissen eine „Gemütsanlage" (EXII: 399,11), die wir alle „haben" (EXII: 399,7), sofern wir überhaupt Menschen sind.[1] Dies und die Tatsache, dass Kant in seinen ethischen Schriften immer wieder die Nähe seiner Überlegungen zur „gemeinen sittlichen Vernunfterkenntniß" (GMS: 392,23) betont – und diese alltägliche Moralität ist natürlich mit dem Phänomen des Gewissens vertraut –, macht es um so überraschender, in Kants *Grundlegung* und in der *Kritik der praktischen Vernunft* so gut wie nichts über das Gewissen zu lesen. Erst in der *Religionsschrift* und dann in der *Tugendlehre* entwirft Kant so etwas wie eine Theorie oder Philosophie dieses „wundersamen Vermögens" (KpV: 98). Obwohl diese Philosophie des Gewissens selbstverständlich Elemente enthält, wie sie auch in der Tradition zu finden sind, bildet sie doch eine ganz eigene, komplexe und weitreichende Theorie, die eine genauere philosophische Untersuchung lohnend macht.

Dieser Lohn ist zweifach: Es lohnt sich gewiss philosophiehistoriographisch, weil es bislang keine genaue Analyse dieses Kantischen Theoriestücks gibt; und es lohnt sich vielleicht philosophisch, weil Kants Theorie des Gewissens einiges hergeben könnte für die systematische Philosophie und auch für die Medizinische Ethik. Im ersten und größten Teil dieses Aufsatzes werden wir versuchen, einen Abriss der Kantischen Philosophie des Gewissens zu zeichnen; dies ist der Hauptzweck unseres Beitrages.[2] Ausgangs- und Mittelpunkt ist dabei der § 4 aus

---

1 Alle Seiten- und Zeilenangaben beziehen sich auf die Paginierung der Akademieausgabe (AA); wir zitieren jeweils mit Sigle, unter Angabe der Seiten- und Zeilenzählung der Akademieausgabe, z. B. (TL: 400,3). Die *Tugendlehre* und die *Religionsschrift* werden nach den entsprechenden Ausgaben des Felix Meiner Verlags zitiert: Die TL nach der Ausgabe von B. Ludwig ([2]2008), die R nach der Ausgabe von B. Stangneth (2003). Alle übrigen Werke werden auf der Textgrundlage der Akademieausgabe zitiert. Folgende Siglen wurden verwendet: TL = *Tugendlehre*; MS = *Metaphysik der Sitten*; R = *Religionsschrift*; EXII = *Einleitung* XII zu TL; KpV = *Kritik der praktischen Vernunft*; KrV = *Kritik der reinen Vernunft*; GMS = *Grundlegung zur Metaphysik der Sitten;* MT = *Über das Mißlingen aller philosophischen Versuche in der Theodicee.*

2 Eine wirklich eingehende Untersuchung können wir hier schon aus Raumgründen nicht anbieten. Eine Skizze haben wir in E. E. Schmidt/D. Schönecker, *Kants Philosophie des Gewisssens. Skizze für eine kommentarische Interpretation*, in: M. Egger (Hg.), *Philosophie nach Kant. Neue Wege zum Verständnis von Kants Transzendental- und Moralphilosophie*, Berlin 2014, 279–311,

Kants *Religionsschrift*. Kant entwickelt in diesem Text ein Modell des Gewissens als *Urteilskraft zweiter Stufe*, das auch für die Interpretation seiner anderen Schriften grundlegend ist, wenn auch diese anderen Texte – vor allem die *Tugendlehre* – deutlich mehr Theorieelemente enthalten als die *Religionsschrift*. Außerdem ist dieses Modell besonders anschlussfähig für Überlegungen im Kontext der Medizinischen Ethik. Dieser systematische Aspekt soll, wenn auch in aller Kürze, im zweiten Teil behandelt werden; zugleich erlaubt uns dieser Teil, noch einige Ergänzungen zum Gewissensbegriff vorzunehmen.

1 Funktion und Prozess des Gewissens

Kant entfaltet seine Philosophie des Gewissens in mehreren Schriften und in verschiedenen Kontexten; die beiden wichtigsten Werke sind in diesem Zusammenhang – abgesehen von den Vorlesungsmitschriften[3] – zweifelsohne die bereits erwähnte, im Jahre 1793 erschienene *Religionsschrift* sowie die 1797 im Rahmen der *Metaphysik der Sitten* publizierte *Tugendlehre*.[4] In R ist § 4 einschlägig, in TL sind es das Kapitel XII der *Einleitung* und § 13. Wir konzentrieren uns im Folgenden auf R und ausgewählte Absätze aus § 13; auf EXII kommen wir später zurück.

1.1 Kants Theorie der sich selbst richtenden Urteilskraft in der *Religionsschrift*

Im § 4 der *Religionsschrift* präsentiert Kant tatsächlich *zwei* Beschreibungen des Gewissens, von denen die zweite an eine Definition von A. G. Baumgarten anknüpft:

> Man könnte das Gewissen auch so definieren: es ist die sich selbst richtende moralische Urteilskraft; nur würde diese Definition noch einer vorhergehenden Erklärung der darin enthaltenen Begriffe gar sehr bedürfen. (R: 186,9)

präsentiert (darin gibt es auch Literaturhinweise); wesentliche Teile daraus finden in diesem Aufsatz ihren Niederschlag.

3 Die Vorlesungsmitschriften (vor allem AA: XXVII, 618–620) bleiben hier unberücksichtigt, obwohl die thematische bzw. thetische Übereinstimmung insbesondere mit R sehr deutlich ist. Doch erstens besteht dafür kein Raum; zweitens, handelt es sich, was die Forschung immer wieder zu vergessen scheint, nur um *Mit*schriften, die nicht auch nur annähernd den gleichen Stellenwert besitzen dürfen wie Kants eigene Schriften.

4 Zu nennen ist auch die „Schlußanmerkung" in MT (267–271), auf die wir aber aus Platzgründen nicht eingehen können; die wesentlichen Gedanken sind zudem in R enthalten.

‚Man könnte' heißt hier nichts anderes als ‚man kann', und insofern ist deutlich, dass das Gewissen an dieser Stelle als eine spezifische Form der Urteilskraft verstanden wird. Doch was tut diese Urteilskraft, verstanden als Gewissen? Was genau heißt es, dass sie ‚sich selbst richtet'? Die Antworten auf diese Fragen finden wir im unmittelbaren Fortgang des Textes:

> Das Gewissen richtet nicht die Handlungen als Kasus, die unter dem Gesetz stehen; denn das tut die Vernunft, sofern sie subjektiv-praktisch ist [...]: sondern hier richtet die Vernunft sich selbst, ob sie auch wirklich jene Beurteilung der Handlungen mit aller Behutsamkeit (ob sie recht oder unrecht sind) übernommen habe [...] (R: 186,12).

Man sieht: Kant leistet hier das, was er im zweiten Teil des vorausgegangenen Satzes angekündigt hat – er erklärt die in der Definition des Gewissens als ‚sich selbst richtende Urteilskraft' enthaltenen Begriffe. Wir erfahren also zunächst, was das Gewissen *nicht* tut: Es ‚richtet nicht die Handlungen als Kasus, die unter dem Gesetz stehen'. Das Gewissen ist also *nicht* dafür verantwortlich, zu bestimmen, ob eine einzelne Handlung erlaubt oder verboten ist (ob man etwa, wenn man in Not ist, ein falsches Versprechen geben darf); das ist vielmehr Aufgabe der Vernunft, insofern sie ‚subjektiv-praktisch' ist: ‚subjektiv', insofern das einzelne Individuum hier beurteilt, ob eine Handlung unter einen Fall bzw. unter ein Gesetz fällt, und ‚praktisch', weil es eben um die zu vollziehende Handlung geht. Diese Vernunft, sofern sie ‚subjektiv-praktisch' ist, nennt Kant auch ‚Verstand'. Denn „*jene* Beurteilung" (R: 186,17, unsere Hervorhebung) ist ja eindeutig bezogen auf das einige Zeilen vorher thematisierte Urteil des Verstandes: „Ob eine Handlung überhaupt recht oder unrecht sei, darüber urteilt der Verstand, nicht das Gewissen" (R: 186,1). Dagegen kommt es dem Gewissen als spezifischer Form der Vernunft zu, die eigene Vernunftleistung (bzw. Verstandesleistung) zu richten, d. h. zu überprüfen und zu beurteilen, ‚ob sie (die Vernunft bzw. der Verstand) auch wirklich jene Beurteilung der Handlungen mit aller Behutsamkeit übernommen habe'. Hier wie auch in anderen Stellen identifiziert Kant das Gewissen mit der Vernunft, sofern sie als Urteilskraft verstanden wird; denn Kant definiert das Gewissen ja zunächst als ‚sich selbst richtende moralische *Urteilskraft*', um dann von der ‚*Vernunft*' zu sagen, dass sie sich selbst richtet (‚hier richtet die Vernunft sich selbst').

Aber inwiefern ist das Gewissen die ‚sich selbst richtende moralische *Urteilskraft*'? Um diese Frage zu beantworten, müssen wir uns die Funktion des Gewissens deutlicher machen. Die richtende Funktion der Vernunft bzw. Urteilskraft besteht darin, die Frage aufzuwerfen (und zu beantworten), ob sie (also sie selbst, die Vernunft) auch wirklich ‚jene Beurteilung' (des Verstandes) ‚mit aller Behutsamkeit (ob sie [die Handlungen] recht oder unrecht sind) übernommen habe'. Die Überlegung, die hinter dieser Begrifflichkeit steckt, ist folgende: Die

‚subjektiv-praktische' Vernunft (der Verstand) urteilt auf einer *ersten Stufe*, ob eine einzelne spezifische Handlung in einer konkreten Situation erlaubt oder verboten ist; wie schon zitiert, ‚ob eine Handlung überhaupt recht oder unrecht sei, darüber urteilt der Verstand'. Das Subjekt urteilt also beispielsweise: ‚Ja, ich bin gerade in Not und darf ein falsches Versprechen geben'. In diesem Fall subsumiert die Urteilskraft also eine Handlung unter eine Regel und ist insofern ‚subjektiv-praktisch'. Dann kommt die Urteilskraft *zweiter Stufe* ins Spiel (nennen wir sie *Meta-Urteilskraft*): Sie drängt zu der Selbstbefragung, ob die vorausgegangene Subsumtion, also das vorausgegangene Urteil erster Stufe (‚Handlung x ist erlaubt'), ‚*behutsam*' durchgeführt wurde. Aber unter welchen Bedingungen ist ein Urteil ‚behutsam' gefällt? Kant erläutert diesen Begriff nicht unmittelbar. Er gibt nur ein Beispiel, das aber stark an den Kontext des § 4 gebunden ist (der ja vom ‚Leitfaden des Gewissens in *Glaubenssachen*' handelt). Nun ist trotz dieser Einbettung die These kaum plausibel, dass Kants Beschreibung des Gewisses in § 4 *ausschließlich* auf dessen Funktion in eben jenen ‚Glaubenssachen' bezogen ist und die Behutsamkeit demnach allein darin bestünde, in ‚Glaubenssachen' den „Irrtum" (R: 187,8; 187,12) zu vermeiden und nur insofern nicht „gewissenlos" (R: 187,10; 187,13) zu sein; dagegen spricht deutlich, dass die ersten drei Absätze in § 4 eine *allgemeine* Theorie des Gewissens präsentieren. Deshalb muss man auch jene ‚Behutsamkeit' allgemeiner verstehen und sie auf Kants Anthropologie beziehen: Die ‚Behutsamkeit' besteht dann darin, nicht dem Hang zum Selbstbetrug im Dienste der Neigungen und Interessen zu erliegen. Nun äußert Kant zwar gelegentlich, dass wir mit dem kategorischen Imperativ auf unproblematische Weise zu sicheren Urteilen gelangen und insofern scheint sich hier ein Konflikt zwischen Kants anthropologischer Bestimmung und der allgemeinen Interpretation des Gewissens als Instanz der Behutsamkeit aufzutun. Doch dies täuscht, da Kant neben allem Vertrauen in die Einsichtsfähigkeit einer ‚gemeinen sittlichen Vernunft' zugleich mit realistischem Blick die „natürliche Dialektik" (GMS: 405,13) der Vernunft nicht ignoriert: Der Mensch kennt zwar die moralischen Gesetze, verspürt jedoch in sich einen „Hang, wider jene strenge Gesetze der Pflicht zu vernünfteln und ihre Gültigkeit, wenigstens ihre Reinigkeit und Strenge in Zweifel zu ziehen und sie wo möglich unsern Wünschen und Neigungen angemessener zu machen" (GMS: 405,13). Dieses ‚Vernünfteln' kann auf zweifache Weise geschehen: So, dass die allgemeinen *Regeln selbst*, unter die subsumiert werden muss, den eigenen Bedürfnissen angepasst werden; oder so, dass zwar die moralischen Regeln (der kategorische Imperativ bzw. die kategorischen Imperative) rein bleiben, der einzelne Fall aber als nicht unter eine Regel fallend subsumiert wird (‚man darf nie lügen, aber diese meine Handlung ist ja gar keine Lüge, sondern nur eine Notlüge'). Das Gewissen bzw. die Meta-Urteilskraft muss also fragen und prüfen, ob ich mein Urteil und damit auch die daraus erwachsende Handlung so verantworten kann, dass ich, soweit möglich, ausschließen kann, in meinem Urteil erster Stufe nicht durch meine Interessen beeinflusst worden und damit Opfer jenes ‚Hanges' geworden zu sein; darin besteht die ‚Behutsamkeit' des Urteilsaktes – im Ausschluss der Vernünftelei auf der Ebene der Prinzipien oder auch der Subsumtion.

Demnach geht es bei der Frage nach der Gewissenhaftigkeit nicht um den Wert einer Handlung im Hinblick auf die dahinter liegende Moralität (ob man eine Entscheidung tatsächlich aus Achtung vor dem Gesetz, d. h. aus Pflicht getroffen hat; denn das kann man nach Kant ohnehin nie wissen), sondern nur um die Frage, ob das Urteil über die Handlung ‚behutsam' gefällt wurde. Die Frage nach der ‚Behutsamkeit' hat also ausschließlich ein Urteil zweiter Stufe zur Folge, welches darüber Auskunft gibt, ob das zugrundeliegende Urteil erster Stufe rein vernünftig oder von Interessen begleitet war. Ein Urteil ist also nur dann verlässlich gefällt, wenn es einen Prozess durchlaufen hat, den wir vorläufig wie folgt rekonstruieren:

Stufe 1: Die Vernunft urteilt, ob eine konkrete Handlung verboten oder erlaubt ist.
Stufe 2: Das Gewissen fordert den Menschen dazu auf, sich die Frage zu stellen, ob sein Urteil erster Stufe behutsam zu Stande gekommen ist, und die Meta-Urteilskraft als besondere Form der Vernunft prüft dies.

Zwei Dinge sind dabei zu beachten:
Stufe 1, also die erste Urteilsbildung (‚Ist Handlung *x* erlaubt?'), wird von Kant ausdrücklich nicht als eine Funktion des Gewissens, sondern als eine des Verstandes bzw. der Vernunft („nicht das Gewissen"; R: 186,2) begriffen. Da es hierbei um die Applikation des Gesetzes auf den Einzelfall geht, ist Urteilskraft gefragt; nur dies erlaubt es Kant, auf der zweiten Stufe das Gewissen als ‚sich selbst richtende Urteilskraft' zu verstehen: Die Urteilskraft zweiter Stufe ‚richtet *sich selbst*', also die Urteilskraft auf der ersten Stufe. Wenn Kant sonst von der moralischen ‚Urteilskraft' spricht – sei es an vereinzelten Stellen etwa der GMS (z. B. 389,30), sei es sogar im hervorgehobenen Kontext der „Typik der reinen praktischen Urtheilskraft" (KpV: 67) –, ist immer diejenige Urteilskraft gemeint, die erlaubt, zu entscheiden, ob eine gegebene Handlung unter ein Gesetz fällt, also erlaubt bzw. geboten ist oder nicht; gemeint ist also die Urteilskraft erster Stufe.[5]

---

5 Vgl. KpV: 67: „Ob nun eine uns in der Sinnlichkeit mögliche Handlung der Fall sei, der unter der Regel stehe oder nicht, dazu gehört praktische Urteilskraft, wodurch dasjenige, was in der Regel allgemein (*in abstracto*) gesagt wurde, auf eine Handlung *in concreto* angewandt wird." Das Verallgemeinerungsverfahren orientiert sich dabei am „Typus" (KpV: 69) des Naturgesetzes im Sinne der sogenannten Naturgesetzformel, wie man sie auch aus der GMS kennt.

Und bezüglich der Stufe 2 mag man sich vielleicht fragen, warum die besagte Tätigkeit der Meta-Urteilskraft und somit das Gewissen überhaupt als *Urteilskraft* bezeichnet wird; *worunter* subsumiert die sich selbst richtende Urteilskraft? Die Antwort scheint nicht schwer zu fallen: Die Urteilskraft zweiter Stufe bezieht das auf erster Stufe gefällte Urteil (‚Handlung x ist erlaubt') auf die Metaregel „Fälle moralische Urteile mit Behutsamkeit!", so dass dann das Metaurteil „Mein Urteil erster Stufe wurde (nicht) behutsam gefällt" getroffen werden kann.

Diese bisher vorgetragene Interpretation hat aber einen Haken, den wir nicht unerwähnt lassen können. Wir sind davon ausgegangen, dass der urteilende Verstand[6] und die ‚subjektiv-praktische Vernunft'[7] identisch sind, und es diese (einmal so, einmal so genannte) Instanz ist (und nicht das Gewissen), die entscheidet, ob eine Handlung recht ist oder nicht. Betrachten wir den maßgeblichen Satz aber noch einmal genauer:

> Das Gewissen richtet nicht die Handlungen als Kasus, die unter dem Gesetz stehen; denn das tut die Vernunft, sofern sie subjektiv-praktisch ist [...]: sondern hier richtet die Vernunft sich selbst, ob sie auch wirklich jene Beurteilung der Handlungen mit aller Behutsamkeit (ob sie recht oder unrecht sind) übernommen habe [...] (R: 186,12).

Der Gegenstand des richtenden Aktes des Gewissens, so hatten wir gesagt, ist das Urteil der ersten Stufe. Tatsächlich lautet die Frage in der eben zitierten Stelle aber *nicht*, ob die (subjektiv-praktische) Vernunft (der Verstand) ‚auch wirklich jene Beurteilung der Handlungen mit aller Behutsamkeit (ob sie recht oder unrecht sind) *durchgeführt* habe'. Die Frage ist vielmehr, ‚ob sie (die Vernunft) auch wirklich jene Beurteilung der Handlungen mit aller Behutsamkeit (ob sie recht oder unrecht sind) *übernommen* habe'. Eine Beurteilung ‚durchzuführen' ist aber sehr verschieden davon, eine Beurteilung zu ‚übernehmen'. Dieser Befund legt nahe, den Prozess der moralischen Urteilsfindung – und damit den Gewissensprozess – nicht zweistufig, sondern dreistufig zu rekonstruieren:

Stufe 1: Der Verstand urteilt, ob eine konkrete Handlung geboten oder erlaubt ist.
Stufe 2: Die subjektiv-praktische Vernunft bestimmt sich selbst und ihren Willen, indem sie das Urteil des Verstandes als willensbestimmend übernimmt (oder eben nicht).

---

6 Vgl. nochmals R: 186,1 (‚Ob eine Handlung überhaupt recht oder unrecht sei, darüber urteilt der Verstand, nicht das Gewissen').

7 Vgl. nochmals R: 186,12 (‚Das Gewissen richtet nicht die Handlungen als Kasus, die unter dem Gesetz stehen; denn das tut die Vernunft, sofern sie subjektiv-praktisch ist').

Stufe 3: Das Gewissen fordert den Menschen dazu auf, sich die Frage zu stellen, ob die Willensbestimmung auf Stufe 2 behutsam vorgenommen wurde, und die Meta-Urteilskraft als besondere Form der Vernunft prüft dies.

Was die Vernunft also vom Verstand ‚übernimmt', ist das von ihm bloß verstandesmäßig objektiv gefällte Urteil, ob eine Handlung recht oder unrecht sei. Aber sie übernimmt es zum Zweck der Willensbestimmung. Die ‚Behutsamkeit' liegt demnach nicht auf Seiten des Verstandes, der das objektive Urteil fällt. Vielmehr obliegt es der Vernunft, sofern sie den Willen und damit sich selbst als praktische Vernunft bestimmt,[8] dabei – also bei der ‚Übernahme' des moralischen Verstandesurteils zu dieser Willensbestimmung als einer ‚subjektiv-praktischen' Selbstbestimmung – ‚Behutsamkeit' walten zu lassen. Diese, wie es genauer heißt, ‚Behutsamkeit (ob sie [die Handlungen] recht oder unrecht sind)', ist also keine unmittelbare Behutsamkeit bei der objektiven Urteilsbildung des Verstandes, sondern eine Behutsamkeit bei der ‚Übernahme' des Verstandesurteils zur Willensbestimmung mit Blick darauf, ob es eben ‚recht oder unrecht' ist. Das Gewissen fordert zu einer Prüfung und Beurteilung dieser ‚Behutsamkeit' auf, und damit prüft es, aus Anlass der Willensbestimmung, indirekt die Richtigkeit des moralischen Verstandesurteils.

Betrachten wir nun noch einmal im Zusammenhang den ersten Teil des für uns relevanten § 4; in ihm glaubt man zunächst eine (erste) Definition des Gewissens selbst zu finden, die Kant (wie oben gezeigt) dann in Anlehnung an Baumgartens Definition variiert:

> [R1] Das Gewissen ist ein Bewußtsein, das für sich selbst Pflicht ist. [R2] Wie ist es aber möglich, sich ein solches zu denken, da das Bewußtsein aller unserer Vorstellungen nur in logischer Absicht, mithin bloß bedingterweise, wenn wir unsere Vorstellung klar machen wollen, notwendig zu sein scheint, mithin nicht unbedingt Pflicht sein kann? [Absatz] [R3] Es ist ein moralischer Grundsatz, der keines Beweises bedarf: man soll nichts auf die Gefahr wagen, daß es unrecht sei (*quod dubitas, ne feceris!* Plin.). [R4] Das Bewußtsein also, daß eine Handlung, die ich unternehmen will, recht sei, ist unbedingte Pflicht. [R5] Ob eine Handlung überhaupt recht oder unrecht sei, darüber urteilt der Verstand, nicht das Gewissen. [R6] Es ist auch nicht schlechthin notwendig, von allen möglichen Handlungen zu wissen, ob sie recht oder unrecht sind. [R7] Aber von der, die ich unternehmen will, muß ich nicht allein urteilen und meinen, sondern auch gewiß sein, daß sie nicht unrecht sei, und diese Forderung ist ein Postulat des Gewissens, welchem der Probabilismus, d.i. der Grundsatz entgegengesetzt ist: daß die bloße Meinung, eine Handlung könne wohl recht sein, schon hinreichend sei, sie zu unternehmen. (R: 185,18)

8 Vgl. GMS: 412,29: „[...] so ist der Wille nichts anders als praktische Vernunft".

Zunächst erhellt durch die Abgrenzung des Gewissens als ‚Bewusstsein, das für sich selbst Pflicht ist' [R1], vom bloß *bedingten* ‚Bewusstsein aller unserer Vorstellungen in logischer Absicht' [R2], dass das Gewissen insofern ‚*für sich selbst* Pflicht' ist, als es eben nicht ‚bloß bedingter Weise' Pflicht ist, sondern *unbedingt*. In [R4] wird dann wieder eine ‚unbedingte Pflicht' genannt, und zwar das Bewusstsein, ‚dass eine Handlung, die ich unternehmen will, recht sei'. Es liegt nahe, dieses Bewusstsein mit dem Bewusstsein aus [1] und damit mit dem Gewissen zu identifizieren. Wir hätten dann folgende Aussagen:

[G] Das Gewissen ist das Bewusstsein, dass eine Handlung, die ich unternehmen will, recht sei.
[GP] Das Gewissen ist eine unbedingte Pflicht.

Wie hängen nun die Sätze [R1], [R3] und [R4] bzw. [G] und [GP] miteinander zusammen? [R4] wird mit einem ‚also' (185,25) eingeleitet. Dies legt ein echtes Argument im logisch-deduktiven Sinne nahe; es ließe sich so rekonstruieren:

1. Wenn es verboten ist, Handlungen auf die Gefahr hin zu vollziehen, dass sie unrecht sind (gemäß [R3]), dann ist es geboten, alle Handlungen, die ich unternehmen will, in dem Bewusstsein zu vollziehen, dass sie recht sind (gemäß [R4]).
2. Es ist verboten, Handlungen auf die Gefahr hin zu vollziehen, dass sie unrecht sind. Also: Es ist geboten, alle Handlungen, die ich unternehmen will, in dem Bewusstsein zu vollziehen, dass sie recht sind.

Und die Konklusion in diesem Satz bringt in der Tat nichts anderes zum Ausdruck als [R4]: ‚Das Bewusstsein also, dass eine Handlung, die ich unternehmen will, recht sei, ist unbedingte Pflicht.' Was in [R4] formuliert wird, wird wiederum (mit einer Ergänzung) in [R7] nochmals wiederholt: ‚Aber von der Handlung, die ich unternehmen will, muss ich gewiss sein, dass sie nicht unrecht sei'. Dabei taucht, was in [R4] ‚unbedingte Pflicht' heißt, in [R7] als *Müssen* auf (186,5: ‚muss'), und was in [R4] ‚Bewusstsein' genannt wird, ist in [R7] in der ‚Forderung' (186,6) enthalten, man ‚müsse' wirklich ‚*gewiss*' (186,6) sein, keine unrechten Handlungen zu unternehmen; denn sich dessen ‚gewiss' zu sein, ist ja genau das besagte ‚Bewusstsein' (keine ‚Gewissheit' ohne ‚Bewusstsein'). Kants Argument besagt also, dass es ein Verbot gibt, vielleicht unrechte Handlungen zu riskieren, und ein daraus entspringendes Gebot, meine zu unternehmenden Handlungen in dem Bewusstsein zu vollziehen, dass sie in der Tat nicht unrecht sind.

In dieser Lesart wird der ‚Grundsatz' aus [R3] also von der ‚unbedingten Pflicht' aus [R4] und der ‚Forderung' aus [R7] unterschieden. Während jene ‚unbedingte Pflicht‘ und ‚Forderung‘ identisch seien,[9] sei in dieser Lesart der ‚Grundsatz‘ davon unterschieden und jenes ‚also‘ daher auch deduktiv zu lesen: Wir wissen axiomatisch (der ‚moralische Grundsatz‘ aus [R3] bedarf ja ‚keines Beweises‘), dass man nichts ‚auf die Gefahr wagen soll‘, d. h. keine Handlung vollziehen darf mit dem Risiko, dass eine solche Handlung ‚unrecht sei‘. Eine notwendige Bedingung zur Erfüllung dieser Norm besteht aber darin, auch ein *Bewusstsein* davon zu haben, dass tatsächlich alle Handlungen, die ich unternehmen will, recht sind; genau diesen Gedanken bringt Prämisse 1 aus dem obigen Argument zum Ausdruck.[10]

Allerdings generiert diese Interpretation ein großes Problem. In [R1] heißt es, das Gewissen sei ein Bewusstsein, das ‚für sich selbst‘, also unbedingte Pflicht sei; in [R4] scheint genau diese Aussage wiederholt zu werden, wenn erneut von einem ‚Bewusstsein‘ die Rede ist, das eine ‚unbedingte Pflicht‘ sei. Wie aber soll man mit [R1] und [R4] das Gewissen als ‚unbedingte Pflicht‘ begreifen, wenn doch dies spätestens in EXII explizit *bestritten* wird? Jeder (gesunde) Mensch, so heißt es in EXII, hat als vernünftig-sinnliches Wesen ein Gewissen, und es besteht daher keine Pflicht, ein solches zu haben.[11] Um diesen Widerspruch zwischen R und EXII zu vermeiden, schlagen wir folgende Unterscheidung vor: Es gibt ein enges und ein weites Verständnis des Begriffs ‚Gewissen‘. In einem engen Sinn bezeichnet das Gewissen ein Vermögen bzw. eine Anlage, die, gemäß EXII, in der Tat keine Pflicht sein kann; in einem weiten Sinn meint ‚Gewissen‘ aber die *Gewissheit*,[12] ‚Handlungen, die ich unternehmen will, in dem Bewusstsein zu vollziehen, dass sie recht sind‘. Es gibt also auch in R keine Pflicht, ein Gewissen als Anlage zu haben; sehr wohl aber gibt es eine Pflicht, der Forderung dieser Anlage (also des Gewissens) nachzukommen, Handlungen nur dann zu vollziehen, wenn ich das Bewusstsein habe, dass sie recht sind. Und in der Tat wird diese Gewissheit in Satz [R7] als ‚Forderung‘ bzw. ‚Postulat des Gewissens‘ bezeichnet: ‚Aber von der [Handlung], die ich unternehmen will, muss ich (...) *gewiss* sein, dass sie nicht unrecht sei, und diese *Forderung* ist ein Postulat des Gewissens‘: *Sei dir sicher, dass das, was du unternehmen willst, moralisch erlaubt ist!* Es reicht also, wie [R7] es

---

9 Die ‚Forderung‘ des Gewissens lautet in grammatisch rekonstruierter Fassung: Sei gewiss, dass die Handlung, die Du unternehmen willst, nicht unrecht ist. Das unterscheidet sich nicht von der ‚unbedingten Pflicht‘ aus [R4].

10 Dagegen wird in einer alternativen Lesart der moralische Grundsatz mit der ‚unbedingten Pflicht‘ bzw. mit der ‚Forderung‘ identifiziert und das ‚also‘ daher explikativ gelesen; diese durchaus plausible Lesart (vgl. MT: 268,7–8) lassen wir hier beiseite.

11 Vgl. etwa TL: 400,23–25.

12 Vgl. noch einmal das ‚gewiss‘ in R: 186,6.

formuliert, nicht aus, ‚zu meinen', dass eine Handlung erlaubt ist, sondern ich muss mir dessen eben ‚*gewiss*' sein.

Die Gewissheit, die hier gefordert wird, setzt nun die gerade erläuterte Überprüfung des gefällten Urteils erster Stufe durch die Meta-Urteilskraft voraus: Ich muss auf erster Stufe mein Urteil tatsächlich auf verlässliche Art und Weise (‚behutsam') fällen; diese Behutsamkeit ist eine jedenfalls notwendige Bedingung dafür, ein richtiges Urteil zu fällen. Die vom Gewissen geforderte Gewissheit ist also erst dann möglich, wenn ich den oben beschriebenen Urteilsprozess der zweiten Stufe durchlaufen habe. Erst dann kann ich mir, wie [R4] es formuliert, ‚gewiss' sein, dass ‚eine Handlung, die ich unternehmen will, recht sei'; nur wenn mein Urteil tatsächlich verlässlich gefällt wurde, kann ich mir gewiss sein, dass die betreffende Handlung auch tatsächlich rechtmäßig ist.[13] Wir müssen also das ‚Bewusstsein' aus [R1] und [R4] von der dann folgenden Textentwicklung her lesen und damit aus der Perspektive der ‚Forderung': Das Gewissen fordert etwas; dann kann aber mit dem ‚Bewusstsein' aus [R4] nicht das Gewissen *selbst* gemeint sein, weil sonst das Gewissen das Gewissen fordern würde, was keinen Sinn ergibt. Sinnvoll ist [R4] aber dann, wenn das darin vermerkte ‚Bewusstsein' die vom Gewissen geforderte Gewissenhaftigkeit bezeichnet. Die Forderung geht vom ‚Gewissen' (R: 186,7) aus, und *dieses* ‚Gewissen' versteht Kant, wie er es später nennt, als eine „moralische Anlage" (TL: 438,25). Was dieses Gewissen als Anlage fordert und zugleich ermöglicht, ist Gewissenhaftigkeit; diese Gewissenhaftigkeit ist eine ‚unbedingte Pflicht'. So rekonstruiert lautet also [R4]:

[R4]* Die Gewissheit, dass eine Handlung, die ich unternehmen will, recht sei, ist unbedingte Pflicht.

---

13 Und diese Gewissheit bzgl. der Rechtmäßigkeit einer Handlung ist, wie [R6] nochmals betont, nur für solche Handlungen gefordert, deren Ausführung ich in Erwägung ziehe, nicht für ‚alle möglichen Handlungen'. Es ist daher bemerkenswert, dass sowohl in [R4: ‚Das Bewusstsein also, dass eine Handlung, die ich unternehmen *will*, recht sei, ist unbedingte Pflicht'] und auch in [R7: ‚Aber von der, die ich unternehmen *will*, muss ich nicht allein urteilen und meinen, sondern auch gewiss sein, dass sie nicht unrecht sei'] vom *Wollen* die Rede ist. Ein solches Wollen geht über die bloße Urteilsbildung auf Stufe 1 hinaus. Dies passt gut zur oben präsentierten zweiten Lesart, wonach es auf der Stufe 2 um das ‚Übernehmen' des Urteils im Akt der Willensbildung geht; wie wir später sehen werden, unterscheidet Kant auch in der TL zwischen dem Urteil und der „Entschließung" (TL: 440,11). – Hier liegt natürlich der Einwand nahe, dass aus der subjektiven Gewissheit nicht zweifelsfrei folge, dass eine angestrebte Handlung tatsächlich recht ist. Dieses Problem wird von Kant nicht thematisiert.

Da aber die Rede vom ‚Bewusstsein' in [R4] das ‚Bewusstsein' aus [R1] aufgreift, muss nun diese Rede vom ‚Bewusstsein' in [R1] aus der Perspektive des so verstandenen ‚Bewusstseins' aus [R4] gelesen werden. Entsprechend lautet [R1] so:

[R1]* Die Gewissheit ist ein Bewusstsein, das unbedingte Pflicht ist.

Damit können wir jetzt (G), (GP) und die Hauptthese des § 4 zusammenfassend so rekonstruieren:

[RG] Das Gewissen ist eine moralische Gemütsanlage, der die Forderung entspringt, Gewissheit darüber zu erlangen, dass eine Handlung, die ich unternehmen will, recht sei, und die darüber richtet, ob diese Forderung erfüllt ist.

Diese These zieht unvermeidlich mehrere Fragen nach sich, die zu beantworten der Text selbst nicht erlaubt und die dazu zwingen, die anderen Texte aufzusuchen. Sie ergeben sich vor allem aus Kants These, dass das Gewissen die ‚Forderung' nach Gewissenhaftigkeit aufstelle und ‚richte': Wer oder was genau erfüllt diese Forderung? Auf welche Weise weiß das Handlungssubjekt um diese Forderung? Auf welche Weise weiß das Handlungssubjekt, wann Gewissenhaftigkeit erreicht ist? Die letzte Frage ließe sich auch so formulieren: Auf welche Weise richtet die moralische Urteilskraft sich selbst? Ein wenig Aufklärung verspricht hier die *Tugendlehre*, der wir uns jetzt zuwenden.[14]

1.2 Kants Theorie des Gewissens in § 13 der *Tugendlehre*

§ 13 der *Tugendlehre* präsentiert eine schon bei Paulus (Röm 2,15) angelegte und in der Patristik gebräuchliche Analogie zwischen dem Gewissen und dem, sehr allgemein gesprochen, Gericht. Sie wird von Kant aber so sehr auf die Spitze getrieben, dass seine Ausführungen (zumindest in den ersten beiden Absätzen des § 13) sich in bloßer Analogie *erschöpfen* und kaum rekonstruierbar sind; aus diesem Grund werden wir hier auf eine Analyse verzichten. Verzichten werden wir ebenfalls auf eine Analyse der Absätze 3 – 5 des § 13, in denen Kant das „Geschäfte"

14 Wir verzichten auf eine Analyse des Unterkapitels zum Gewissen in Kants Theorie der moralischen Gemütsanlagen, sofern darin das Gewissen ebenfalls als Urteilskraft zweiter Stufe thematisiert wird. Ähnlich wie in R lautet Kants Hauptthese auch in EXII: Das Gewissen ist eine Form der praktischen Vernunft, insofern es dem Menschen in einem konkreten Fall, in dem ein moralisch relevantes Gesetz greift, seine Pflicht zur Gewissenhaftigkeit vorhält. Allerdings kommen wir in Teil 2 auf die grundlegende Funktion dieser Gemütsanlage noch einmal zurück.

(TL: 438,26) des Gewissens im Gerichts- bzw. Gewissensprozess mit Blick darauf beschreibt, dass es darin einen „Angeklagten" (TL: 438,30) und einen „Richter" (TL: 438,35, eben das Gewissen) geben muss, und zwar so, dass diese beiden *nicht* in jeder Hinsicht identisch sind. Denn wären sie es, würde der Richter als Ankläger „jederzeit" (TL: 438,32) verlieren, weil dann der Mensch als Richter, wenn er über sich selbst urteilte, sich stets freisprechen würde. Folglich müssen wir uns, so Kant, eine „andere Person" (TL: 438,28) vorstellen, und diese ‚andere Person' könne „eine *wirkliche* oder bloß *idealische* Person sein" (TL: 438,36, unsere Hervorhebung). Es ist unklar, wie genau dies zu lesen ist: Mit der ‚wirklichen Person' könnte (i) der Mensch selbst, verstanden als *homo noumenon*, gemeint sein; es könnte (ii) um eine real existierende, von Gott und dem Menschen selbst verschiedene andere Person gehen; und schließlich könnte (iii) die angedeutete Unterscheidung von ‚wirklicher' und ‚idealischer' Person eine bloß modale Unterscheidung sein, die letztlich auf Gott zielt – es ginge demnach allein um die Frage, ob Gott als ‚wirklich', d. h. existierend, oder eben als bloß ‚idealisch' zu betrachten ist. Die ‚idealische' Person ist jedenfalls Gott, auch wenn im Sinne der letztgenannten Möglichkeit (iii) Gott vielleicht als ‚wirkliche' Person identifiziert werden müsste. Für die Frage, was das Gewissen eigentlich leistet, ist diese interpretatorische Schwierigkeit aber einigermaßen irrelevant. Wir werden uns daher, was das ‚Geschäft' des Gewissens betrifft, im Wesentlichen auf die verbleibenden Absätze 6 – 8 des § 13 beschränken.

In diesen drei Absätzen beschreibt Kant, wie er sich den Prozess bzw. die Funktion des Gewissens denkt:

1. In einer Gewissenssache (*causa conscientiam tangens*) denkt sich der Mensch ein warnendes Gewissen (*praemonens*) vor der Entschließung; wobei die äußerste Bedenklichkeit (*scrupulositas*), wenn es einen Pflichtbegriff (etwas an sich Moralisches) betrifft, in Fällen, darüber das Gewissen der alleinige Richter ist (*casibus conscientiae*), nicht für Kleinigkeitskrämerei (Mikrologie) und eine wahre Übertretung nicht für Bagatelle (*peccatillum*) beurteilt und (nach dem Grundsatz: *minima non curat praetor*) einem willkürlich sprechenden Gewissensrat überlassen werden kann. Daher ein weites Gewissen jemandem zuzuschreiben so viel heißt als: ihn gewissenlos nennen.
2. Wenn die Tat beschlossen ist, tritt im Gewissen zuerst der Ankläger, aber, zugleich mit ihm, auch ein Anwalt (Advokat) auf; wobei der Streit nicht gütlich (*per amicabilem compositionem*) abgemacht, sondern nach der Strenge des Rechts entschieden werden muß; und hierauf folgt
3. der rechtskräftige Spruch des Gewissens über den Menschen, ihn loszusprechen oder zu verdammen, der den Beschluß macht; wobei zu merken ist, daß der erstere nie eine Belohnung (*praemium*) als Gewinn von etwas, was vorher nicht sein war, beschließen kann, sondern nur ein Frohsein, der Gefahr, strafbar befunden zu werden, entgangen zu sein, enthalte, und daher die Seligkeit, in dem trostreichen Zuspruch seines Gewissens, nicht positiv (als Freude), sondern nur negativ (Beruhigung nach vorhergegangener

> Bangigkeit) ist; was der Tugend, als einem Kampf gegen die Einflüsse des bösen Prinzips im Menschen, allein beigelegt werden kann. (TL: 440,10)

Wir sehen: Kant legt hier sehr stark eine Stufung und sogar zeitliche Abfolge nahe:
1. Stufe, ‚*vor* der Entschließung‘: *Warnung*
2. Stufe, ‚Wenn die Tat *beschlossen* ist‘: *Streit*
3. Stufe, ‚*hierauf folgt* der rechtskräftige Spruch des Gewissens‘: *Entscheidung*

Auf Stufe 1 gibt Kant selbst dem Gewissen einen Namen; er nennt es das ‚*warnende* Gewissen‘. Da er die anderen Stufen nicht benennt, wollen wir dies tun: das Gewissen der 2. Stufe heiße das *streitende* und das der Stufe 3 das *richtende* Gewissen. Einen Fall, in dem das Gewissen überhaupt aktiv wird, nennt Kant ‚Gewissenssache‘; aber welche Fälle sind das? Ein Fall wird, so Kant, zu einer solchen ‚Gewissenssache‘, vorausgesetzt, es geht um ‚einen Pflichtbegriff (etwas an sich Moralisches)‘. Aber dies ist nur eine notwendige, keine hinreichende Bedingung; denn sonst wären ja alle Fälle, in denen es um moralische Urteile und ‚Entschließungen‘ geht, Gewissenssachen, und das ist offenkundig falsch.[15] Die entsprechende Formulierung bei Kant („wenn es einen Pflichtbegriff (etwas an sich Moralisches) betrifft“, TL: 440,12) geht ja auch tatsächlich noch weiter, und zwar so: ‚...in Fällen, darüber das Gewissen der alleinige Richter ist‘. Doch damit spezifiziert Kant nicht, *was* einen ‚Fall‘ zur ‚Gewissenssache‘ macht. Zwar muss es um moralisch relevante Fälle gehen, aber das Gewissen rührt sich, so Kant, eben nur ‚in Fällen, darüber das Gewissen der alleinige Richter ist‘ – und wir verlangen ja zu wissen, *welche* Fälle das sind. Schon für die Stimme des warnenden Gewissens gilt also, was Kant in EXII über das richtende Gewissen sagt: „[W]enn es aber zur Tat kommt oder gekommen ist, so spricht das Gewissen *unwillkürlich* und *unvermeidlich*“ (EXII: 401,15, unsere Hervorhebung). Das Gewissen spricht, oder eben: es warnt, und dann, und nur dann, wenn es das ‚unwillkürlich und unvermeidlich‘ tut, wird eine moralische Angelegenheit zur ‚Gewissenssache‘. In einer solchen ‚Gewissenssache‘ geht es um einen moralischen Fall, der mich berührt. Und die ‚*causa conscientiam tangens*‘ (wie Kant die ‚Gewissensache‘ lateinisch nennt) berührt mich, wenn ich (i) in meiner Urteilsbildung und Willensbestimmung unsicher bin oder (ii) ein falsches Urteil zu fällen drohe oder (iii) zwar ein rechtes Urteil fälle, ich aber der realen Versuchung ausgesetzt bin,

15 Die spontane Entrüstung über ein unmoralisches Angebot (sagen wir: 10.000 Euro Belohnung für einen Meineid mit gravierenden Konsequenzen für einen unschuldigen Menschen) und dessen feste Zurückweisung können ohne Gewissensakt geschehen; man erinnere sich an das Galgenbeispiel aus der KpV (30), in dem der Lüstling den Meineid ohne Mahnung des Gewissens ablehnt.

meinen Willen nicht durch dieses rechte Urteil zu bestimmen. Entscheidend ist die Subjektrelevanz; nur wenn sie vorliegt, rührt sich das Gewissen.[16]

Unbestreitbar ist zunächst, dass in Kants Modell das warnende Gewissen nicht einfach nur, wie es doch naheliegt, *vor einer Tat* warnt, sondern schon vor der ‚*Entschließung*' zur Tat. Doch damit beginnen die Probleme; und um das zu sehen, brauchen wir nur einige einfache Fragen zu stellen: Was genau liegt denn *vor* der Entschließung? Eine ‚Warnung' warnt vor etwas; aber *wovor genau* warnt das warnende Gewissen? Eine ‚Warnung' kann erfolgreich sein oder auch nicht; was heißt es also, die Warnung des warnenden Gewissens zu befolgen oder auch nicht zu befolgen? Wie verhält sich eine solche Befolgung oder eben auch Nicht-Befolgung der ‚Warnung' zu den Stufen 2 und 3? Und schließlich: Müssen wir uns die drei Stufen als zwingend konsekutiv in dem Sinne denken, dass das Gewissen, wenn es denn aktiv wird, einen Prozess in Gang bringt, der die drei Stufen durchlaufen *muss?*

Beginnen wir die Analyse mit Blick auf die Frage, wovor genau eigentlich das warnende Gewissen warnt. Im Lichte von R könnte man denken, die Warnung des Gewissens bestehe darin, zur ‚Behutsamkeit' im Urteil zu ermahnen; und in der Tat taucht diese ‚Behutsamkeit' auch in der Stelle zur ersten Stufe als „äußerste Bedenklichkeit (*scrupulositas*)" (TL: 440,12) wieder auf. Doch darf man dies nicht so verstehen, als fordere das Gewissen *ohne Anlass* zur Behutsamkeit auf; das Gewissen rührt sich, wenn Sorge bestehen muss, dass ein moralisch falsches Urteil und infolgedessen eine ‚Entschließung' zur moralisch falschen Tat und endlich die verwerfliche Tat selbst erfolgen könnte. Schon der Begriff der ‚Warnung' impliziert, dass vor etwas *Schlechtem* gewarnt wird, und dieses Schlechte muss offenkundig das moralisch Schlechte sein, da es ja um ‚Gewissenssachen' geht. Die mögliche Falschheit des Urteils erster Stufe und die mögliche Verwerflichkeit der Tat lassen die Stimme des Gewissens laut werden; oder vielmehr: Ich erfahre durch diese Stimme von der Gefahr der möglichen moralischen Falschheit. Die Warnung kann aber nicht generell die Warnung vor einer *sicher* falschen Tat sein, denn ich kann durchaus vor der „*Gefahr*" (TL: 440,29, unsere Hervorhebung) des moralischen Irrtums gewarnt werden, d.h. vor einer Handlung, die eben *möglicherweise* falsch ist (in einem Fall, in dem ich nicht ohne Weiteres sagen kann, was falsch und was richtig ist). Jedenfalls muss also ein hinreichender Anfangsverdacht bestehen, damit der Prozess des Gewissens in Gang kommt.

Der Begriff der ‚Warnung' impliziert außerdem, dass die Warnung *erfolgreich* sein kann. Aber wie kann man sich den Erfolg der Warnung begreiflich machen,

---

16 Diese Bestimmung lässt sich Kants Ausführungen direkt nicht entnehmen. Es wird sich gleich zeigen, dass sie ein Implikat seiner Überlegungen zum Stufenaufbau des Gewissens ist.

und was folgt daraus für die Frage, ob Stufen 2 und 3 notwendigerweise auf Stufe 1 folgen? Die vielleicht naheliegende Antwort geht zunächst davon aus, dass Kants Stufen-Modell *nicht-konsekutiv* zu lesen ist: Unter dieser Prämisse wäre denkbar, dass es nach erfolgreicher Warnung durch das Gewissen nicht zur Entschließung zur (falschen) Tat kommt und damit auch *nicht* zur Stufe 2, die ja die Entschließung zur (falschen) Tat voraussetzt. Jene Frage wäre damit bereits beantwortet: Der Gewissensprozess muss nicht alle drei Stufen durchlaufen, es kann ein rein warnendes Gewissen geben. Ist die Warnung aber *nicht erfolgreich*, so wird ‚die (falsche) Tat beschlossen' (nota bene: ‚*beschlossen*', keineswegs schon ausgeführt).[17] Dennoch muss diese ‚Entschließung' aber bedeuten, dass es eine einigermaßen *feste* ‚Entschließung' zu einer Tat gibt. Nehmen wir also an, die Akteurin entschließt sich zur schlechten Tat. An dieser Stelle (bzw. auf Stufe 2) dominiert nun leider wieder Kants rechtliche Analogie, die dunkel bleibt; denn was genau soll es bedeuten, dass auf der zweiten Stufe ‚Ankläger' und ‚Anwalt' im Gewissen ihren ‚Streit' ausfechten, der dann ‚nach der Strenge des Rechts entschieden werden muss'? Wer oder was sind hier Anwalt und Ankläger? Und wer ist der *Richter*, der ebenfalls, insofern er auch Ankläger ist, auf Stufe 2 die Bühne betritt? Auf Stufe 3 schließlich tritt der ‚Richter' auf, insofern er urteilt; es folgt ja erst ‚hierauf' – also auf Stufe 2 – der ‚rechtskräftige Spruch des Gewissens über den Menschen, ihn ‚*loszusprechen* oder zu *verdammen*'. Wie auch immer man diese Analogie(n) lesen muss, das Gewissen warnt jedenfalls, so haben wir gesagt, vor der moralisch schlechten Tat, indem es vor der moralisch schlechten ‚Entschließung' warnt. Die falsche Entschließung erfolgt; dann müsste Stufe 2 beginnen und das streitende Gewissen aktiv werden. Aber wie kann das sein? Worin kann der ‚Streit' bestehen, wenn doch der Akteurin klar ist, *dass* die beschlossene Tat falsch *ist?* Was gibt es hier noch zu streiten? Und wie sollte eine ‚Lossprechung' möglich sein, wenn doch die beschlossene Tat falsch ist? Eine solche ‚Lossprechung' könnte doch nur dann erfolgen, wenn es dem Gewissen durch seinen Einfluss gelingt, die Akteurin (die Angeklagte) auf Stufe 2 von der *Tat abzuhalten*; es müsste dann Aufgabe des streitenden Gewissens sein, die Akteurin von ihrem relativ festen Entschluss (‚Entschließung') wieder abzubringen. Aber von einer ‚Tat' ist in diesen Absätzen 6–8 aus § 13 der TL gar keine Rede; es ‚folgen' ja nach der ‚*Entschließung* zur Tat' der ‚Streit', die ‚Entscheidung' und dann der ‚rechts-

---

17 Die Formulierung ‚wenn die Tat beschlossen ist' ist also nicht im Sinne eines Abschlusses einer Handlung zu verstehen (weder der Text der TL selbst noch die Wörterbücher von Grimm oder Adelung unterstützen diese Lesart), sondern im Sinne der zuerst genannten ‚Entschließung'. (Allerdings heißt es auch, dass der ‚rechtskräftige Spruch des Gewissens [...] den *Beschluss* macht' [TL: 440,25], also den Gewissensprozess abschließt.) – Wir danken J. Reich für den Hinweis auf diese mögliche alternative Lesart.

kräftige Spruch', und Letzterer kann also nur auf die ‚*Entschließung* zur Tat' bezogen sein, nicht auf die ‚Tat', die noch immer anders ausfallen kann als der Entschluss der Stufe 2 es beinhaltet.[18]

Hier tut sich (unter der Annahme, es komme nicht zu Stufe 2, falls die Warnung erfolgreich ist) ein *erster*, starker Verdacht gegen das Kantische Modell auf: Kant scheint nämlich in seine Theorie des Gewissens kaum so etwas wie eine Theorie des guten oder schlechten Gewissens zu integrieren, das sich *nach* einer vollzogenen Handlung regt – jedenfalls dort nicht, wo Kant das Gewissen systematisch behandelt.[19] Sowohl der § 4 wie auch das Modell am Ende von § 13 kennen alleine das Gewissen vor und nach der *Entschließung* (das Gewissen *präfactum*), aber kein Gewissen nach der ‚Tat'. Dabei ist doch das sogenannte schlechte oder gute Gewissen *postfactum* ein unbezweifelbares Phänomen, so unbezweifelbar, dass auch Kant es natürlich kennt – und dennoch nicht substantiell in seine Theorie des Gewissens integriert.[20] Dieser Verdacht, so scheint uns, lässt sich schwerlich entkräften, ein *zweiter* Verdacht gegen das Kantische Modell dagegen schon: Er macht geltend, dass Kant auch für ein weiteres, nicht wegdefinierbares Phänomen kein Modell anzubieten weiß, das aber sowohl in der philosophischen Tradition wie auch im ‚gemeinen' Verständnis von dem, was das Gewissen ist und tut, stets mitgedacht wird, und zwar für das Phänomen des Gewissens als *mahnende Gegenkraft bei Willensschwäche*. Danach ist das Gewissen *auch* das Vermögen, ein Urteil, von dem die Akteurin genau weiß, dass es richtig ist – etwa: ‚diese Handlung (Ehebruch) ist moralisch schlecht' –, tatsächlich willensbestimmend werden zu lassen. Das Gewissen ist nach EXII ja eine der vier Gemütsanlagen, „durch Pflichtbegriffe affiziert zu werden" (EXII: 399,11). Die entsprechende Funktion des Gewissens besteht darin, die Akteurin vor einer Tat zu warnen, von der sie *sehr wohl und genau urteilt und weiß*, dass sie *falsch* ist, zu der die Akteurin sich aber stark hingezogen fühlt, so dass sie Gefahr läuft, an Willensschwäche moralisch zu scheitern. Dieser (zweite) Verdacht – dass Kant dieses Gewissensphänomen gar nicht im Blick habe – wird dadurch genährt, dass es in R tatsächlich allein darum zu gehen scheint, richtige Urteile zu fällen, nicht darum,

---

18 Es sei denn, die Tat folgt unweigerlich auf den Entschluss; dann würde Kant zwar mit den Stufen 2 und 3 ein *präfactum*-Gewissen beschreiben, das aber, nach erfolgter Tat, zum *postfactum*-Gewissen avanciert.

19 Allerdings wird das schlechte Gewissen bezüglich einer bereits *begangenen* gesetzwidrigen Handlung in der KpV (98 f.) durchaus thematisiert, wenn auch nur am Rande. Vgl. auch die Rede von den „Gewissensbissen" in TL: 394 und R: 78, Fn.

20 Fasst man die tatsächliche Ausführung der Tat wiederum als notwendige Folge des Beschlusses auf, wäre auch hier, wie oben, indirekt von einem *postfactum*-Gewissen die Rede.

wider besseres Urteil etwas zu wollen, vor dem zu warnen Aufgabe des Gewissens wäre. Ist der Verdacht begründet?

Bisher haben wir nur gesagt, dass das Gewissen vor der falschen Entschließung und damit auch vor der falschen Tat warne. Aber was genau liegt *vor* der ‚Entschließung'? Nun, ein Urteil, möchte man im Lichte von R meinen, und zwar ein Urteil erster Stufe, also das in R beschriebene Urteil des ‚Verstandes' bzw. der ‚subjektiv-praktischen' Vernunft über die Rechtmäßigkeit einer Handlung. Aber ein solches Urteil kann unterschiedlich ausfallen:

Es könnte *erstens* ein klarerweise richtiges Urteil sein (‚Ich darf in dieser Situation nicht lügen'), das einhergeht mit einem schwachen Willen (‚Ich möchte aber in dieser Situation lügen, um mir Unannehmlichkeiten zu ersparen'), und die Warnung erfolgt dann vor der ‚Entschließung', dieses Urteil nicht zur Grundlage der Willensbildung zu machen. Aber wie unschwer zu erkennen ist, passt das ja genau zum Modell vom Gewissen als Gegenkraft bei Willensschwäche, so dass also jener zweite Verdacht in dieser Interpretation nicht stichhaltig ist.[21]

Es könnte *zweitens* ein (objektiv) falsches Urteil der Akteurin sein, von dem sie (aus welchen Gründen auch immer) glaubt oder sich zumindest erfolgreich einredet, es wäre richtig, und dessen Unrichtigkeit sie durch das Gewissen gewahr wird. Hierbei geht es nicht um Willensschwäche, sondern um das aus kognitiven oder psychischen Gründen irrende oder jedenfalls *unbedenklich* gefällte Urteil. Reift die Willensbildung der Akteurin auf der Grundlage dieses Urteils trotz der Warnung des Gewissens dennoch bis zur mehr oder weniger festen ‚Entschließung zur Tat', kommt es zur – von Kant offenkundig als irgendwie *stärker* gedeuteten – Funktion des Gewissens auf Stufe 2: Zum ‚Streit', zur ‚Entscheidung' und schließlich zum ‚Spruch des Gewissens'. Die ‚Lossprechung' erfolgt, wenn die Akteurin behutsam urteilt, ihre Entschließung aufgibt und also auch die Tat nicht umsetzt; andernfalls drohen ‚Verurteilung' bzw. ‚Verdammnis'.[22]

Drittens ist aber gar nicht zwingend, dass vor der Entschließung überhaupt ein Urteil vorliegt. Statt des Urteils kann ja auch Urteils*unsicherheit* vorliegen, so dass das Gewissen als diejenige Instanz begriffen werden muss, die den Akteur behutsam sein lässt. Denken wir uns eine Situation, in der die moralische Entscheidung gravierend und objektiv schwierig ist, etwa den Fall Daschner: Darf ich den Entführer foltern, um das Opfer zu retten? Das Gewissen rührt sich ‚unwillkürlich' und ‚unvermeidlich' so, dass der Akteur abwägt und behutsam ist; die

21 Auch die Passage zur sich richtenden Urteilskraft (nach dem Gedankenstrich in § 4; R: 186,9 – 20) lässt sich vielleicht im Sinne einer bloß warnenden Urteilskraft lesen; für diesen wichtigen Vorschlag danken wir F.-J. Bormann.

22 Dies setzt allerdings wiederum voraus, dass die Akteurin ihre Entschließung noch aufgeben kann; dass also der ‚Beschluss' zur Tat kein endgültiger ist.

Urteilsunsicherheit ist bereits Reflex der Tätigkeit des Gewissens. Fragen wir wieder, ob die Warnung erfolgreich ist: Wenn nicht, d. h. wenn es nach der Urteilsunsicherheit zu schnell zu einem Urteil kommt und der Tatbeschluss erfolgt, kommt es zu den Stufen 2 und 3. Wenn aber die Warnung erfolgreich ist, d. h. wenn die Urteilsunsicherheit zu einem behutsamen Urteil führt, bleiben Stufen 2 und 3 aus.[23]

2 Eine Kantische Theorie des Gewissens im Kontext medizinischer Ethik

Das Gewissen spielt, wie nicht zuletzt dieser Band deutlich macht, im Bereich der Medizinischen Ethik eine große Rolle. Oder jedenfalls können das Gewissen und eine Theorie von ihm eine große Rolle spielen, ganz unabhängig davon, welchen ethischen Ansatz man vertritt. Das gilt für grundlegende Fragen der Ethik (Was bedeutet „Moral" überhaupt? Warum überhaupt moralisch handeln?), für generelle Fragen der Urteilsbildung (Gibt es allgemeine ethische Prinzipien? Wie finden sie Anwendung?) und für Fragen, die sich in ganz spezifischen Kontexten der im Gesundheitswesen handelnden Akteure ergeben. Wir werden jetzt einen kurzen Überblick geben, wie eine Kantische Theorie des Gewissens auf solche Fragen antworten würde.

2.1 Kant über das Gewissen als Fundament der Ethik

Wir haben schon darauf hingewiesen, dass das Gewissen erst beim späten und sehr späten Kant (R, TL) eine wirkliche Rolle spielt. Diese Rolle ist dafür aber um so größer, ja sie ist sogar fundamental: Für Kant ist das Gewissen nämlich – neben dem moralischen Gefühl, der Menschenliebe und der Achtung – eine der angeborenen sinnlichen Grundlagen der motivationalen und kognitiven Empfänglichkeit für den Pflichtbegriff überhaupt. Denn erstens sind die Gemütsanlagen notwendige Bedingungen dafür, überhaupt zu moralischen Handlungen *bewegt* werden zu können. Und zweitens ist das Affiziertsein des Gewissens eine not-

23 Nicht unerwähnt bleiben soll aber die Möglichkeit einer konsekutiven Lesart von Kants Stufenmodell des Gewissens, wonach auch im Falle einer ‚*erfolgreichen* Warnung' die Stufen 2 und 3 durchlaufen werden. Dagegen spricht aber u. a., dass dann unklar bleibt, worüber sich Ankläger, Anwalt usw. überhaupt noch ‚streiten' *können*; darin besteht ja gerade der Erfolg der Warnung, dass es gar nicht erst zum Streit kommt.

wendige Bedingung dafür, uns des nötigenden Charakters des moralischen Sollens bewusst zu werden. Für die Achtung, so wie Kant sie in der KpV präsentiert, und auch für jene vier moralischen Gemütsanlagen aus der TL trifft zwar zu, dass sie uns nicht im Allgemeinen erkennen lassen, *welche* Handlungen geboten sind; das Gefühl der Achtung „dient nicht zur Beurteilung der Handlungen“ (KpV: 76) und die Gemütsanlagen liegen nur „als subjektive Bedingungen der Empfänglichkeit für den Pflichtbegriff, nicht als objektive Bedingungen der Moralität zum Grunde“ (EXII: 399). Dennoch *fühlen* wir durch das Gefühl der Achtung als integralem Bestandteil des Bewusstseins des moralischen Gesetzes dessen absolute, kategorische Geltung.[24] Und wir *fühlen* durch das Gewissen, dass wir unsere moralischen Urteile ‚behutsam' fällen müssen, und dadurch *erkennen* wir bekräftigend auch auf einer weiteren Stufe die kategorische Geltung des moralischen Imperativs;[25] in diesem Sinne ist das Gewissen eine „Bedingung aller Pflicht überhaupt“ (TL: 406,34). Es ist also keineswegs so, dass wir mit dem Verstand allein (ohne Gefühl) die Stimme des Gewissens vernehmen. Die ‚Forderung' des Gewissens, Gewissheit darüber zu erlangen, dass eine Handlung, die ich unternehmen will, recht sei, hat zwar einen kognitiven Gehalt; aber dass es eine ‚Forderung' *ist* (ein *Gebot*), erkenne ich durch das Gefühl, das mit dem Gewissen einhergeht.[26] Kant ist also schon in der KpV, aber erst recht in der TL keineswegs der logozentrische Rationalist, als der er oft tradiert wird. „Vernunft, Herz und Gewissen“ (R: 145) sind aufeinander angewiesen. Ohne sie ist der Mensch „sittlich tot“ (TL: 400,11).

2.2 Das Gewissen und die Urteilsbildung

Trotz der wichtigen Rolle des Gewissens als eine jener ‚*subjektiven* Bedingungen' scheint uns klar, dass Kant weder einem wie auch immer genau verstandenen Partikularismus noch einem geltungstheoretischen Subjektivismus Platz lässt. Natürlich ist es richtig, dass die sogenannten weiten oder unvollkommenen

24 Dieses fühlende Bewusstsein nennt Kant in der KpV ‚Faktum der Vernunft'. Vgl. dazu D. Schönecker, *Das gefühlte Faktum der Vernunft. Skizze einer Interpretation und Verteidigung*, in: *DZPh* 61,1 (2013), 91–107. Zur motivationalen Rolle der Achtung vgl. E. E. Schmidt, *Kants Begriff der Demütigung in der „Kritik der praktischen Vernunft“*, Masterarbeit, Universität Siegen 2013 (http://dokumentix.ub.uni-siegen.de/opus/volltexte/2013/704/; Zugriff am 18.11.2013).

25 Zu den Gemütsanlagen vgl. D. Schönecker, *Kant über Menschenliebe als moralische Gemütsanlage*, in: *AGPh* 92,2 (2010), 133–175 (bes. 137–151; in Zusammenarbeit mit A. Cotter, M. Eckes und S. Maly).

26 Und mit diesem Gefühl sind, wenn es um das Gewissen *postfactum* geht, wiederum „Reue“ (KpV: 98) und „Schmerz“ (KpV: 99) verbunden.

Pflichten Spielraum für subjektabhängige Entscheidungen lassen, und natürlich kennt Kant auch so etwas wie eine Kasuistik. Aber dieser Spielraum ändert nichts daran, dass es trotzdem allgemeine Pflichten sind, die als solche in allgemeiner Weise formuliert werden und Geltung beanspruchen; und die Kasuistik wiederum ist ja zumindest offiziell allein auf den Spielraum bei den weiten Pflichten bezogen.[27] Vor allem aber hebt Kants Theorie des Gewissens als ‚sich selbst richtende Urteilskraft' weder den Gedanken auf, dass es moralische Prinzipien gibt, die allgemein und rigoros angewandt werden müssen, noch verletzt sie den objektivistischen Grundzug der Kantischen Ethik, dass *jede* Frage, ob diese oder jene Handlung erlaubt, geboten oder verboten ist, eine *eindeutige*, nicht subjektabhängige Antwort hat. Man kann zwar (natürlich) „in dem objektiven Urteile, ob etwas Pflicht sei oder nicht, [...] wohl bisweilen irren" (TL: 401,5); daraus folgt aber nicht, dass es kein objektives, d. h. für alle wahres oder falsches Urteil gibt. Auch ist nach Kant „ein irrendes Gewissen ein Unding" (TL: 401,5). Der Irrtum liegt nämlich auf der Ebene des Urteils der ersten Stufe; dagegen kann ich nicht darin irren, ob (dass) das Gewissen mich warnt, freispricht oder verurteilt bezüglich der Frage, ob ich ‚behutsam' geurteilt habe.[28] Daraus, dass das Gewissen nicht irren kann, lässt sich aber nicht ableiten, dass es nach Kant keine Gewissensfreiheit oder subjektive Gewissensentscheidung geben kann – wenn man diese nur recht versteht.[29] Versteht man sie so, als müsse man stets, wie man sagt, ‚*seinem* Gewissen folgen', wenn es um die Frage geht, wie man in einer bestimmten Situation handeln soll, so dass der eine seinem Gewissen in diese, der andere in jene, vielleicht sogar entgegengesetzte Richtung folgt, dann ist dies in mehrfacher Hinsicht nicht Kantisch gedacht. Denn erstens wird die Frage, wie man handeln soll, von der ‚subjektiv-praktischen Vernunft' (bzw. vom Verstand) beantwortet, nicht vom Gewissen. Da es, zweitens, nur *eine* Vernunft gibt, erlaubt diese auch nur eine richtige Antwort auf jene Frage, und es liegt nicht im Ermessen eines Akteurs oder seines Gewissens, die Prinzipien selbst zu verändern oder Aus-

---

27 Vgl. TL: 411, wo Kant die weiten Pflichten und die Kasuistik engführt. In TL: 433 schreibt Kant sogar, die Urteilskraft bei weiten Pflichten verfahre „nach Regeln der Klugheit (den pragmatischen), nicht denen der Sittlichkeit". Unbestreitbar ist indes, dass Kant tatsächlich kasuistische Fragen fast ausschließlich bei vollkommenen Pflichten behandelt; aber damit berühren wir generelle Fragen der systematischen Ordnung der TL.

28 Vgl. MT: 267 f.: Ich kann z. B. darin irren, ob das, was ich sage, wahr ist; aber ich kann in meinem Gewissen nicht darin irren, ob ich überzeugt bin, die Wahrheit zu sagen. In MT stellt Kant ebenfalls fest, dass ein irrendes Gewissen ein „Unding" (268,11) sei.

29 Tatsächlich werden noch zu Kants Zeiten Gewissensfreiheit und Religionsfreiheit geradezu identifiziert (vgl. die entsprechenden Einträge in den Wörterbüchern von Adelung und Grimm); davon sehen wir hier ab, obwohl das auch in R eine Rolle spielt. Vgl. auch Kants Brief an M. Mendelssohn vom 16. August 1783 (AA: X, 347).

nahmen zuzulassen. In einem konsequentialistischen Ansatz entsteht Spielraum für Individualität und Gewissensfreiheit durch die Ausrichtung des Urteils an den Konsequenzen; Kants Ansatz ist dagegen non-konsequentialistisch und hat für Folgeüberlegungen keinen Platz. Gewissensfreiheit gibt es, drittens, sicher bei den weiten Pflichten; aber das ist klar und unproblematisch. Man denke nur an die Paradepflicht der Wohltätigkeit: Auf welche Weise soll ich *wem* (und wem nicht) *wieviel* und *wann* helfen? (Auf ein weiteres Moment kommen wir gleich zurück.)

2.3 Das Gewissen und die Akteure im Gesundheitswesen

Ein zentraler Aspekt von Kants Gewissenstheorie besteht, wie wir sahen, darin, dass in R die ‚Forderung' des Gewissens nach Behutsamkeit (der Urteils- bzw. Willensbildung) aus dem Grundsatz abgeleitet wird, keine Handlung ‚auf die Gefahr hin' wagen zu sollen, dass diese unrecht sei. Diesem Grundsatz und damit auch der ‚Forderung' stellt Kant den von ihm abgelehnten Probabilismus entgegen, „daß die bloße Meinung, eine Handlung könne wohl recht sein, schon hinreichend sei, sie zu unternehmen" (R: 186,8). Ob diese Position wirklich das ist, was in den entsprechenden moraltheologischen Debatten unter dieser Benennung verstanden wurde, sei dahingestellt. Dass Kants Ablehnung des Probabilismus und seine (des Gewissens) ‚Forderung' nach ‚Behutsamkeit' im Sinne eines Tutiorismus auf die Medizinische Ethik applikabel ist, liegt auf der Hand. Übertragen wir ganz kurz das von Kant selbst gegebene Beispiel aus § 4 (R) auf den Fall der Stammzellforschung oder Abtreibung: Der Ketzerrichter, der den Ketzer zum Tode verurteilt, begeht einen Fehler, weil „er [...] nie ganz gewiß sein konnte, er tue hierunter nicht vielleicht unrecht" (R: 186,29). Der Ketzerrichter kann nämlich nicht ausschließen, dass sein Urteil – der Ketzer mache sich des blasphemischen Unglaubens schuldig und verdiene es, mit dem Tode bestraft zu werden – auf einem „Irrtum" (R: 187) beruht, nämlich auf dem Irrtum, dass es Gottes Wille wäre, den Ketzer zu bestrafen: „Alsdann aber würde er es auf die Gefahr wagen, etwas zu tun, was höchst unrecht sein würde, und hierin eben handelt er gewissenlos" (R: 187,8). Dieser Grundsatz *In dubio pro haeretico* lässt sich verwandeln zu *In dubio pro embryone:* Der Ketzerrichter darf die Handlung (die Verurteilung zum Tode) nicht vollziehen, ohne gewiss zu sein, dass sein Urteil eine solide Grundlage hat; der involvierte Akteur darf dementsprechend die Handlung (Abtreibung des Embryos) nicht vollziehen, ohne gewiss zu sein, dass diese Handlung nicht elementare moralische Rechte bzw. Pflichten verletzt. Eben eine solche Verletzung läge vor, wenn es sich bei Embryonen um Menschen oder Personen handelte; und da wir nicht mit Sicherheit wissen, dass dies nicht der Fall ist – weil wir also nicht mit Sicherheit wissen, dass Embryonen keine Menschen oder Personen sind –, dürfen wir auch nicht die Abtreibung ‚auf die Gefahr wagen', dass es nicht so ist. Hier bedürfte es natürlich noch erheblicher Präzisierungen.[30] Was für Fragen der allgemeinen Medizinischen Ethik gilt, so wie sie im philosophischen Diskurs, in rechtlichen Kontexten oder auch in Ethikkommissionen (etwa dem Deutschen Ethikrat) diskutiert werden, lässt sich auch auf die individuelle Akteursebene (Ärztinnen, Patienten, Pflegende, Klinken und ihre Träger) herunterbrechen.

Dessen ungeachtet wäre aber zu bedenken, was genau ‚Gefahr' im Kantischen Tutiorismus überhaupt bedeutet, und wie groß diese ‚Gefahr' sein muss, um gegebenenfalls eine Handlung zu unterlassen. Es ist dieser Punkt, an dem sich in Kants Theorie die Gewissensfreiheit des Individuums entfalten kann: Die Entscheidung, ob eine Handlung ausgeführt werden darf, hängt eben unter anderem an der individuellen Einschätzung dieser ‚Gefahr', eine unrechte Handlung auszuführen. Wer einen Fall unter eine Regel bringt, muss subsumieren; und wer dabei nicht ‚Gefahr' laufen will, falsch zu subsumieren, muss ‚behutsam' sein. Was das bedeutet, ist Ermessenssache; dafür gibt es, wie Kant sagt, kein „zweites Gewissen" (EXII: 401,17).[31]

---

30 Vgl. dazu G. Damschen/D. Schönecker, *In dubio pro embryone. Neue Argumente zum moralischen Status menschlicher Embryonen*, in: G. Damschen/D. Schönecker (Hg.), *Der moralische Status menschlicher Embryonen. Argumente pro und contra Spezies-, Kontinuums-, Identitäts- und Potentialitätsargument*, Berlin 2003, 187–267.

31 Wir danken den TeilnehmerInnen des 8. Siegener Kant-Kurses (L. Berger, M. Cillario, F. Fantasia, S. Flügel, C. Gleitze, S. Josifovic, H. Kim, B. Kücük, L. Meli, J. Noller, J. Reich, S. Schmidt, F. Smeets, T. Specht, S. Yamatsuta) und besonders Prof. Dr. F.-J. Bormann für sehr wertvolle Diskussionen und Hinweise. Zu großem Dank verpflichtet sind wir ebenfalls unserem hochverehrten Kollegen, lieben Freund und *Indianer* Prof. Dr. R. dos Santos, der als Gast am Siegener Zentrum für Kommentarische Interpretationen zu Kant unsere Diskussionen zum Gewissensbegriff sehr bereichert hat.

Günther Pöltner

Zur Bedeutung der sogenannten Pflichten gegen sich selbst für die Gewissensentscheidung von Ärzten und Patienten

1 Pflichten gegen sich selbst – Pflichten gegen Andere

Im Rahmen medizinethischer Diskurse sowie in der ärztlichen und pflegerischen Praxis nimmt bekanntlich die Patientenautonomie einen zentralen Stellenwert ein. Man denke an Dinge wie die Entscheidung über Aufnahme, Fortführung, Abbruch einer Behandlung, Ablehnung einer künstlichen Ernährung, an die Abfassung von Patientenverfügungen, an die Forderung nach selbstbestimmtem Sterben. Nicht der Satz „salus aegroti suprema lex", so scheint es, bestimmt in erster Linie das Arzt-Patienten-Verhältnis, sondern der Satz „voluntas aegroti suprema lex". Die Patientenautonomie soll gegenüber einer als paternalistisch empfundenen ärztlichen Fürsorge gestärkt werden. Nun steht die ärztliche Fürsorge tatsächlich in der Gefahr, in einen Paternalismus umzuschlagen, demgemäß es der Arzt ist, der am besten weiß, was für den Patienten gut ist. Insofern ist die Stärkung der Patientenautonomie eine nicht nur verständliche, sondern auch notwendige Gegenreaktion. Allein was für die Fürsorge gilt, gilt entsprechend auch für den Autonomiegedanken. Es besteht die Gefahr, dass Autonomie mit individualistischer Willkür und in Entsprechung dazu deren Respektierung mit Wunscherfüllung verwechselt wird.

Ein medizinethischer Diskurs muss auf diese immanenten Gefahren ausdrücklich aufmerksam machen. Eine Medizinethik ist keine Sonderethik, sondern eine Ethik besonderer Situationen.[1] Ethik als die philosophische Reflexion auf das menschliche Handeln unter dem normativen Gesichtspunkt der Differenz von gut/böse liefert zwar keine Handlungsrezepte, wohl aber kann sie die relevanten Gesichtspunkte namhaft machen, unter denen Handlungsregeln gefunden und

1 Sie ist auch keine „Angewandte Ethik". Diese Redeweise entstammt einem technischen Missverständnis von Ethik – als ob es in ihr um die Herstellung von Gebrauchsdingen ginge. In der Ethik geht es um den Gewinn von *praktischem* Wissen. Praktisches Wissen ist aber per definitionem handlungsbezogen.

geprüft werden können. Angesichts der Gefahr, Autonomie mit individualistischer Willkür zu verwechseln, muss zweierlei in Erinnerung gerufen werden. Zum einen, dass autonom nur handelt, wer nach bestem Wissen und Gewissen handelt. Das wiederum impliziert (mit Kant gesprochen) – zum anderen – die Wahrnehmung von so etwas wie Pflichten gegen sich selbst. Dass diese im gegenwärtigen medizinethischen Diskurs (freilich nicht nur in diesem) kaum zur Sprache kommen, hängt vermutlich mit Konnotationen zusammen, die das Wort „Pflicht“ auslöst. Das ändert aber nichts daran, dass die gemeinte Sache nach wie vor von grundsätzlicher Bedeutung für unser Handeln ist – und demnach auch bei Gewissensentscheidungen von Ärzten und Patienten eine wichtige Rolle spielt.

Einem oberflächlichen Blick mag sich die Sache anders darstellen. Dass ein Arzt seinem Patienten gegenüber und auch der Patient dem Arzt und gegebenenfalls dem Pflegepersonal gegenüber gewisse Pflichten hat, wird vermutlich außer Streit stehen. Kurz, dass im Arzt-Patienten-Verhältnis Pflichten gegenüber Anderen Geltung erlangen, wird niemand bezweifeln wollen. Aber von Pflichten sich selbst gegenüber und damit von solchen des Patienten sich selbst gegenüber oder des Arztes sich selbst gegenüber zu reden – das scheint auf den ersten Blick nicht nur uneinsichtig, sondern gar widersinnig zu sein. Ist denn nicht eine Pflicht gegen sich selbst bloß ein anderer Name für Unverbindlichkeit? Ist denn nicht, wer sich selbst verpflichtet, Urheber und zugleich Adressat einer Verbindlichkeit? Und bedeutet das nicht, das sich selbst Auferlegte nach Belieben wieder abschütteln zu können? Ist das nicht ein Widerspruch: eine Verbindlichkeit, die nicht verbindet? Und ist nicht eine jederzeit aufhebbare Verbindlichkeit mit dem Pflichtbegriff unvereinbar?

In der Tat: Einem bloß formalen Denken muss sich die Sache so darstellen – nicht jedoch einem Denken, das sich um die Ernstnahme des unverkürzten Phänomens bemüht.[2] Es war Kant – er war freilich nicht der erste –, der auf die

---

2 Im Sinne einer bloß formalen Argumentation heißt es z. B.: „Würde man Pflichten gegen sich selbst annehmen, so könnte der Handelnde als Beteiligter diese Pflicht – vorausgesetzt, man lokalisiert sie nicht in Gott, dem Naturrecht oder dem moralischen Gesetz – selbst jederzeit durch Veränderung seiner Belange aufheben. Das ist jedoch mit einem gehaltvollen Pflichtbegriff im Sinne praktischer Notwendigkeit nicht vereinbar“ (D. von der Pfordten, *Normative Ethik*, Berlin 2010, 278). Es bestehe „kein praktisches Bedürfnis, Pflichten gegen sich selbst anzunehmen, weil gegen derartige Handlungen sowohl Pflichten gegen Andere und die Gemeinschaft als auch überragende Gründe der Klugheit im Verhältnis zu sich selbst sprechen“ (D. von der Pfordten, *Normative Ethik*, 280). (Mit „derartigen Handlungen“ sind solche gemeint, die anscheinend Pflichten gegen sich selbst verletzen, G. P.).

fundamentale Bedeutung der Pflichten gegen sich selbst und auf deren Zusammenhang mit den Pflichten gegen Andere aufmerksam gemacht hat.[3]

In Kants Vorlesungen zur Moralphilosophie heißt es: „Das erste Object aber sind die Pflichten gegen uns selbst. [...] Als eine Einleitung ist zu merken, daß kein Stück in der Moral mangelhafter abgehandelt worden als dieses von den Pflichten gegen sich selbst. Es hat sich keiner einen rechten Begriff von der Pflicht gegen sich selbst gemacht, man hielt sie für eine Kleinigkeit, und erwog sie nur als Supplement in der Moralität zuletzt, und glaubte, wenn der Mensch alle Pflichten erfüllt habe, so könne er zuletzt auch an sich denken. In diesem Stücke also sind alle philosophischen Moralen falsch" (XXVII 1479). „An sich selbst denken" heißt freilich alles andere als seinem Eigennutz huldigen. „Wenn ein Mensch seine eigne Person entehrt, was kann man von dem noch fordern? Wer die Pflichten gegen sich selbst übertritt, wirft die Menschheit weg, und ist nicht mehr im Stande Pflichten gegen andre auszuüben. So kann ein Mensch der die Pflichten gegen andre schlecht ausgeübt hat, [...] der aber die Pflicht gegen sich selbst beobachtet hat, und so gelebt hat, wie es sich geziemet, doch an sich einen gewißen innern Werth haben. Der aber die Pflichten gegen sich selbst übertreten hat, hat keinen innern Werth. Die Verletzung der Pflichten gegen sich selbst also nimmt dem Menschen seinen ganzen Werth; und die Verletzung der Pflichten gegen andere nimmt demselben nur seinen respectiven Werth. Folglich sind die erstern die Bedingung, unter welcher die andern beobachtet werden können" (XXVII, 1479 f.).

Kants Bemerkung hat nichts an Aktualität verloren. Daran ändert auch nichts die berechtigte Frage, ob Kants Begriff einer Pflicht gegen sich selbst dem zugrundeliegenden Phänomen – auch bekannt als „Selbstannahme", „Verantwortung sich selbst gegenüber", „Selbstliebe"[4] – voll gerecht wird. Das Phänomen selbst bildet ein integrierendes Moment sittlicher Grunderfahrung. Es lässt sich nicht wegleugnen, sondern höchstens verdrängen.

Im Hinblick auf die Fragestellung dieses Beitrags empfiehlt sich ein Vorgehen in drei Schritten. In einem ersten Schritt soll der Grundzug von Kants Konzeption von Pflichten gegen sich selbst skizzenhaft umrissen werden, um einen Zugang zur Sache zu gewinnen. In einem zweiten Schritt soll diese erneut bedacht werden, und in einem dritten Schritt gefragt werden, welche Bedeutung dem Aufruf zur Selbst-Annahme insbesondere bei Gewissensentscheidungen von Ärzten und Patienten zukommt.

---

3 „Denn setzet: es gebe keine solche Pflichten [= Pflichten des Menschen gegen sich selbst, G. P.], so würde es überall gar keine, auch keine äußere Pflichten geben. – Denn ich kann mich gegen Andere nicht für verbunden erkennen, als nur so fern ich zugleich mich selbst verbinde" (VI, 417).

4 Biblisch: „Du sollst deinen Nächsten lieben wie dich selbst" (Mt 22,39).

2 Kants Konzept der Pflichten gegen sich selbst

2.1 Pflicht als praktische Notwendigkeit

Kant bestimmt die Pflicht als praktische Notwendigkeit, und in diesem Sinn als Zwang zu einer Handlung, sei dies ein äußerer Zwang oder ein Selbstzwang.[5] Dass das Sittengesetz einen Zwang in Form eines unbedingten Sollens ausübt, folgt aus der Unvollkommenheit des menschlichen Willens, d. h. aus dem Verhältnis, in dem der menschliche Wille zum Sittengesetz steht. Wille ist die Fähigkeit, gemäß vorgestellten Gesetzen zu handeln. Ein dazu befähigtes Wesen ist ein vernünftiges Wesen – im Unterschied zu einem bloßen Naturwesen, welches nicht handelt, sondern gemäß den Naturgesetzen wirkt.[6] Unvollkommen ist der menschliche Wille, weil er (im Unterschied zu einem heiligen Willen) mit dem von der Vernunft vorgestellten Sittengesetz nicht völlig übereinstimmt. D. h. er ist noch von anderen als von vernünftigen Beweggründen, nämlich von Neigungen, natürlichen Antrieben bestimmt. Deshalb nimmt das Sittengesetz für den menschlichen Willen die Form eines *Sollens* an – was beim göttlichen oder einem heiligen Willen unmöglich ist.[7] Im Falle des menschlichen Willens gewinnt das vorgestellte Gesetz des Handelns den Charakter einer Nötigung des Willens: Das Sittengesetz hat die Form eines *Imperativs*. Deshalb kann gesagt werden: „Ein jeder Pflichtbegriff enthält objektive Nötigung durchs Gesetz (als moralischen, unsere Freiheit einschränkenden Imperativ)" (VI, 437).[8] Sittliches Handeln besagt Pflichterfüllung, Handeln aus Pflicht, d. h. aus Achtung fürs Gesetz. Es bedeutet Überwindung von Hindernissen, die die sinnliche Natur mit ihren Neigungen der Erfüllung des unbedingten Sollens entgegensetzt. Und da es der Mensch *selbst* ist, der den Widerstand seiner natürlichen Antriebe überwindet, bedeutet Pflicht einerseits

5 „Der Pflichtbegriff ist an sich schon der Begriff von einer Nöthigung (Zwang) der freien Willkür durchs Gesetz; dieser Zwang mag nun ein äußerer oder ein Selbstzwang sein" (VI, 379).

6 „Ein jedes Ding der Natur wirkt nach Gesetzen. Nur ein vernünftiges Wesen hat das Vermögen, nach der Vorstellung der Gesetze, d.i. nach Principien, zu handeln, oder einen Willen" (IV, 412).

7 Ein vollkommen guter Wille kennt keine Nötigung zu Handlungen, „weil er von selbst nach seiner subjektiven Beschaffenheit nur durch die Vorstellung des Guten bestimmt werden kann. Daher gelten für den göttlichen und überhaupt für einen heiligen Willen keine Imperative; das Sollen ist hier am unrechten Orte, weil das Wollen schon von selbst mit dem Gesetz nothwendig einstimmig ist" (IV, 414).

8 „[A]lle Pflicht ist Nötigung, ein Zwang, wenn er auch ein Selbstzwang nach einem Gesetz sein sollte" (VI, 401).

„Selbstzwang“ (VI, 380),[9] und kann es andererseits ohne Pflichten gegen sich selbst überhaupt keine Pflichten geben.

2.1.1 Die Auflösung der scheinbaren Antinomie

Pflichten gegen sich selbst sind Ausdruck der Seinsweise des Menschen. Der Mensch bietet nach Kant den Doppelaspekt eines Naturwesens und zugleich den eines Freiheitswesens. Der Mensch ist ein empirisches und zugleich ein intelligibles Wesen. Als Naturwesen gehört er der phänomenalen Welt und als Freiheitswesen der noumenalen Welt an. Damit löst sich die scheinbare Antinomie einer Pflicht gegen sich selbst auf. Denn „Mensch“ kann zweierlei bedeuten. Der Mensch kann einmal genommen werden als „Sinnenwesen, d.i. als Mensch (zu einer der Tierarten gehörig)“ (VI, 418) und einmal als „Vernunftwesen“ (VI, 418) oder einmal als „vernünftiges Naturwesen (homo phaenomenon)“ und einmal „seiner Persönlichkeit nach, d.i. als mit innerer Freiheit begabtes Wesen (homo noumenon)“ (VI, 418). Für den Menschen als vernünftiges Naturwesen gibt es keine Verpflichtung, denn in dieser Betrachtung ist er bloß Ursache von Veränderungen in der Welt erscheinender Gegenstände. Wohl aber gibt es eine Verpflichtung für ihn als Freiheitswesen. Und da ist er gegen sich selbst, nämlich gegen „die Menschheit in seiner Person“ (VI, 418) verpflichtet. Als Freiheitssubjekt, d. h. als ein der Sittlichkeit fähiges Wesen besitzt der Mensch „Würde“ (IV, 434), ist er „Zweck an sich selbst“ (IV, 435). Sittlichkeit ist kein Zweck, der unter einer anderen Hinsicht als Mittel erscheint und demnach durch etwas anderes gerechtfertigt ist, sondern ein durch sich selbst gerechtfertigter Zweck.

Das Sittengesetz ist kein äußerlich an den Menschen herangetragenes, sondern ein ihm innerliches Gesetz, ein Gesetz der Vernunft und so gesehen ein selbstauferlegtes Gesetz. Demnach verhält sich der Mensch zu sich selbst, wenn er sich zum Sittengesetz verhält. „Selbst“ meint einen Bezug: Selbstsein heißt, im Bezug zum Sittengesetz stehen. Dieser Bezug konstituiert den Menschen als Freiheitssubjekt, d. i. als Person. Da in diesem Bezug alle Menschen als Personen übereinkommen, und das allen Menschen Gemeinsame die Menschheit aus-

---

9 „Der moralische Imperativ verkündigt durch seinen kategorischen Ausspruch (das unbedingte Sollen) diesen Zwang, der also nicht auf vernünftige Wesen überhaupt (deren es etwa auch heilige geben könnte), sondern auf Menschen als vernünftige Naturwesen geht, die dazu unheilig genug sind, daß sie die Lust wohl anwandeln kann das moralische Gesetz, ob sie gleich dessen Ansehen selbst anerkennen, doch zu übertreten und, selbst wenn sie es befolgen, es dennoch ungern (mit Widerstand ihrer Neigung) zu thun, als worin der Zwang eigentlich besteht“ (VI, 379).

macht, kann Kant sagen, die Pflicht des Menschen gegen *sich selbst* sei die Pflicht gegen die *Menschheit in seiner Person.*[10]

2.1.2 Vollkommene Pflichten gegen sich selbst

Der Mensch ist sich selbst gegenüber sowohl zu Erhaltung als auch zu Vervollkommnung verpflichtet, und das wiederum sowohl als Naturwesen (homo phaenomenon) als auch als Freiheitswesen (homo noumenon). Demgemäß lassen sich die Pflichten gegen sich selbst in *vollkommene* (negative, einschränkende, verbietende) („Unterlassungspflichten") und *unvollkommene* (positive, erweiternde, gebietende) („Begehungspflichten") einteilen (VI, 419). Und einmal in solche, die den Menschen „als ein animalisches Wesen" (VI, 421) und „bloß als ein moralisches Wesen" (VI, 428) betreffen.[11] In unserem Zusammenhang sind insbesondere die vollkommenen Pflichten gegen sich selbst von Relevanz. Sie beziehen sich nach Kant auf die „moralische Selbsterhaltung" (VI, 419) und verbieten es dem Menschen, „in Ansehung des Zwecks seiner Natur [...] demselben zuwider zu handeln" (VI, 419).[12]

2.1.2.1 Pflichten gegen sich selbst als animalisches Wesen

Pflichten gegen sich als Naturwesen hat der Mensch, weil seine Natur die *conditio sine qua non* des Freiheitsvollzugs ist. Demnach hat es dem Menschen zu allererst um die Bewahrung seiner Natur zu gehen, d. h. Handlungen zu unterlassen, die ihn entweder als sittliches Subjekt vernichten oder die naturalen Bedingungen

---

10 Eine Formel des kategorischen Imperativs lautet dementsprechend: „Handle so, daß du die Menschheit sowohl in deiner Person, als in der Person eines jeden andern jederzeit zugleich als Zweck, niemals bloß als Mittel brauchst" (IV, 429). Da es ohne Pflichten gegen sich selbst überhaupt keine Pflichten geben kann (VI, 417), wird an erster Stelle die Menschheit in der eigenen Person genannt.

11 Dass der Mensch Subjekt und Objekt der Verpflichtung in einem ist, darf – wie Kant nebenbei bemerkt – nicht im Sinne eines Substanzendualismus gedeutet werden. Es gibt keinerlei Möglichkeit, ein theoretisches Wissen von einer Seelensubstanz zu gewinnen. Und selbst wenn es so etwas wie eine *res cogitans* geben sollte, „so würde doch keine Pflicht des Menschen gegen einen Körper (als verpflichtendes Subjekt), ob er gleich der menschliche ist, denkbar sein" (VI, 419).

12 Sie heißen „vollkommene Pflichten", weil sie den Menschen zur „Erhaltung seiner Natur in ihrer Vollkommenheit" verpflichten (VI, 419).

seines Freiheitsvermögens und damit indirekt dieses selbst korrumpieren.[13] Kant nennt drei diesbezügliche Laster: einmal den Selbstmord bzw. die Selbstverstümmelung, sodann den „unnatürlichen Gebrauch, den jemand von der Geschlechtsneigung macht“ (VI, 420) oder die „wohllüstige Selbstschändung“ (VI, 424) und schließlich die „Selbstbetäubung“ infolge von Unmäßigkeit.

Die genannten Pflichtverletzungen sind Laster, weil sie einer Selbstinstrumentalisierung entstammen. Der Mensch verhält sich zu seinem Leib nicht als zu einer notwendigen Bedingung seiner Personalität, sondern setzt ihn zum Mittel willkürlich gesetzter Zwecke herab. Bezeichnend ist Kants Argument gegen den Selbstmord. Für ihn ist der (in der Geschichte bekanntlich kontrovers beurteilte) Suizid ein Verbrechen. Der Mensch ist einfach als Person „zur Erhaltung seines Lebens“ verpflichtet (VI, 422). Wer sich nämlich das Leben nimmt, zerstört die Basis der Sittlichkeit und damit diese selbst. Er negiert den Selbstzweck des Sittlichen und degradiert ihn zu einem willkürlich gesetzten Zweck. „Das Subjekt der Sittlichkeit in seiner eigenen Person zernichten, ist eben so viel, als die Sittlichkeit selbst ihrer Existenz nach, so viel an ihm ist, aus der Welt vertilgen, welche doch Zweck an sich selbst ist; mithin über sich als bloßes Mittel zu ihm beliebigen Zweck zu disponiren, heißt die Menschheit in seiner Person (homo noumenon) abwürdigen, der doch der Mensch (homo phaenomenon) zur Erhaltung anvertrauet war“ (VI, 423).[14]

2.1.2.2 Pflichten gegen sich selbst bloß als moralisches Wesen

Die Laster, die den Pflichten gegen sich selbst als Freiheitswesen entgegenstehen, sind „Lüge, Geiz und falsche Demuth (Kriecherei)“ (VI, 428). Sie sind Formen der Selbstmissachtung. Wer ihnen verfallen ist, kennt nicht die „höchste Selbstschätzung“ (VI, 436), er vergisst, dass er „eine unverlierbare Würde (dignitas interna) besitzt, die ihm Achtung (reverentia) gegen sich selbst einflößt“ (VI, 436).

Von diesen dreien ist die Lüge das größte Laster, weil es gegen die Wahrhaftigkeit verstößt.[15] Seine Verwerflichkeit besteht darin, dass sich der Lügner zu seiner organischen Ausstattung in ein instrumentelles Verhältnis versetzt und darin sich selbst als kommunikatives Wesen missachtet. Der Lügner missachtet

---

13 Die erste Pflicht des Menschen gegen sich selbst als Naturwesen ist die „Selbsterhaltung in seiner animalischen Natur“ (VI, 421).

14 Ebenso fällt der Organverkauf unter das Verdikt der Selbstinstrumentalisierung. Kant subsumiert darunter allerdings auch das Verschenken von Körperteilen (VI, 423).

15 „Die größte Verletzung der Pflicht des Menschen gegen sich selbst, bloß als moralisches Wesen betrachtet (die Menschheit in seiner Person), ist das Widerspiel der Wahrhaftigkeit: die Lüge“ (VI, 429).

„den inneren Zweck" der Sprechwerkzeuge, der in der „Gedankenmitteilung" liegt. „Der Mensch als moralisches Wesen (homo noumenon) kann sich selbst als physisches Wesen (homo phaenomenon) nicht als bloßes Mittel (Sprachmaschine) brauchen, das an den inneren Zweck (der Gedankenmitteilung) nicht gebunden wäre, sondern ist an die Bedingung der Übereinstimmung mit der Erklärung (declaratio) des ersteren gebunden und gegen sich selbst zur Wahrhaftigkeit verpflichtet" (VI, 430).

2.2 Zur Kritik am Pflichtbegriff

Bekanntlich wurde an Kants Pflichtbegriff immer wieder Kritik geübt.[16] Aufschlussreich ist Schelers in vier Punkte zusammengefasste Kritik.

(1) Der Grundzug der Pflicht ist negativ. Sie ist anti-thetisch durch ein Wogegen bestimmt und besteht in einem Zwang. Aus Pflicht handeln heißt immer: etwas überwinden – seien es Neigungen (naturale Antriebe, sinnliche Strebungen) oder Wünsche bzw. ein individuelles Wollen. „Pflicht ist erstens eine ‚Nötigung' oder ein ‚Zwang' nach zwei Richtungen: einmal gegen die ‚Neigung', d. h. gegen alles, was den Charakter des ‚Inmiraufstrebens', des nicht als von meinem individuellen Selbst ausgehend erlebten Strebens trägt, wie Hunger, Durst, eine sich regende erotische Neigung usw. Sodann aber auch eine Nötigung, ein Zwang gegenüber dem individuellen Wollen selbst, d. h. demjenigen Streben, das nicht jenen Neigungscharakter trägt, sondern von mir als meiner ‚Person' ausgehend erlebt und vollzogen wird."[17] Damit das Sollen die Verbindlichkeit einer Pflicht erlangen kann, ist ein Widerpart erforderlich. Die Erfahrung des Guten ist jedoch nicht identisch mit dem Erleben einer Pflicht. „Wo wir selbst evident einsehen, daß eine Handlung oder ein Wollen gut ist, da reden wir nicht von ‚Pflicht'"[18].

(2) Pflichterfüllung ist eine Art von blindem Gehorsam. Das Pflichtbewusstsein ist „das Erlebnis eines gleichsam blinden inneren Kommandos"[19]. Es findet sich, „daß in der ‚Pflicht' eine Art innerer Kommandoruf erscheint, der sich

16 Bekannt ist Schillers Distichon: „Gerne dien ich den Freunden, doch tu ich es leider mit Neigung, Und so wurmt es mir oft, daß ich nicht tugendhaft bin" (F. Schiller, *Musenalmanach für das Jahr 1797*, Xenie 388 *Gewissensscrupel*, in: F. Schiller, *Werke*, *Nationalsausgabe*, Bd. 1: *Gedichte in der Reihenfolge ihres Erscheinens. 1776–1799*, Weimar 1943, 357.

17 M. Scheler, *Der Formalismus in der Ethik und die Materiale Wertethik*, Halle a. d. Saale ^{3}1927, 194.

18 Ebd.

19 Ebd.

ähnlich wie die Befehle der Autorität weder weiter ‚begründet', noch unmittelbar einsichtig ist. ‚Pflicht' ist eine Autorität von innen her."[20] Der Zwangsimpuls bleibt auch dann erhalten, wenn er sich als allgemeingültig darstellt.[21]

(3) „Pflicht ist drittens freilich ein aus uns und in uns tönendes Kommando und dies im Unterschied von allen sonstigen als ‚von außen' kommend gegebenen Befehlen."[22] Die Innerlichkeit des Kommandos verleiht jedoch der Pflicht weder höhere Dignität, noch lässt sich der Zwang namens „Pflicht" von einem internalisierten gesellschaftlichen Zwang unterscheiden. „Das bloße ‚von innen her' gibt also der Pflichtidee keine Spur einer höheren Dignität. Auch die Kommandos, die auf Grund sozialer Suggestion – aber ohne Bewußtsein dieser Suggestion – in uns hineinertönen, kommen erscheinungsmäßig ‚von innen' her und sind meist mit den ‚Neigungen' im Widerstreit."[23]

(4) „Die Pflicht hat endlich viertens einen wesentlich negativen und einschränkenden Charakter."[24] Und das nicht nur deshalb, weil das Pflichtbewusstsein mehr verbietet als gebietet, sondern auch und vor allem, weil das Wissen um das Gebotene das Wissen um dessen Gegenteil zur Voraussetzung hat. „Das, wozu wir verpflichtet sind, ergibt sich uns erst aus der Durchprüfung dessen, was nicht sein soll (im Sinne des idealen Nichtsollens)."[25] Pflicht ist kein Gegenstand der Einsicht, sondern dasjenige, was sich als kritik-resistent erweist, „was sich gegen eine mannigfaltige Kritik an unseren Strebungen und Impulsen als nicht überwindbar behauptet."[26] Sittliches Handeln basiert auf der Einsicht in das jeweils Gute. Einsicht braucht aber „durch den Gedanken eines auch nur möglichen Gegenteils nicht hindurch. Und so braucht auch sittliche Einsicht nicht hindurch durch ein versuchtes Gegenwollen gegen das Wollen, dessen Wert in Frage steht."[27]

---

20 Wo die Einsicht in das Tun des Guten fehlt oder unzureichend ist, kommt es zum Handeln aus Pflicht. Scheler beruft sich auf die Lebenserfahrung, die zeige, dass überall dort von Pflicht geredet wird, „wo die sittliche, auf Einsicht gerichtete Überlegung gleichsam ermattet oder zur Lösung einer allzu komplizierten Situation oder zur Vermeidung einer zu weittragenden und zu schweren sittlichen Selbstverantwortung nicht zureicht" (M. Scheler, *Der Formalismus in der Ethik und die Materiale Wertethik*, 195).

21 „Ein allgemeingültiger innerer Zwangsimpuls wird dadurch, daß er als ‚allgemeingültig' gegeben ist, durchaus nicht gegenständliche oder ‚objektive' Einsicht" (ebd.).

22 Ebd.

23 M. Scheler, *Der Formalismus in der Ethik und die Materiale Wertethik*, 196.

24 Ebd.

25 Ebd.

26 Ebd.

27 Ebd.

Schelers Kritik am „Kommandoton" und Zwangscharakter der Pflicht trifft zweifellos etwas Wesentliches. Die für die Neuzeit charakteristische Grundstellung des Menschen zur Natur ist ein Herrschaftsverhältnis, das die Entteleologisierung der Natur zur Voraussetzung hat. Kant überträgt dieses Verhältnis auf das Selbstverhältnis und fasst dieses letztlich als ein repressiv-autoritäres Herrschaftsverhältnis. Die Aufgabe, das Selbstverhältnis zu gestalten, wird zur Pflicht gegen sich selbst und besteht in der Herrschaft des Geistigen über das Sinnliche. Die Natur samt ihren Neigungen wird auf das Sinnliche reduziert und erscheint als Antipode des sittlich Gesollten. Sittliches Handeln besteht in erster Linie in der Überwindung von Hindernissen. Schillers Distichon hat keineswegs Unrecht. Das Sittliche wird zur belastenden Verpflichtung, zum gebieterischen Sollen, das sittliche Handeln zur Leistung, deren Gradmesser der Widerstand ist, der überwunden werden muss. Bezeichnenderweise weist Kants Gewissensbegriff auffällige Parallelen zu Freud auf – das Gewissen als angstgeborenes, repressives Über-Ich. Die Aggression gegen die Instanz, die die frühkindliche Wunschbefriedigung verboten hat, wird unterdrückt und verinnerlicht, d. h. gegen sich selbst gerichtet. Das Ich vergegenständlicht sich selbst und erhebt sich in Form des Triebverzicht fordernden Über-Ichs über sich.

Nun gehört zum sittlichen Handeln gewiss oft die Überwindung von Hindernissen, denn das Gute macht sich bekanntlich nicht von selbst. Daraus folgt aber noch nicht, dass die Tapferkeit als das Vermögen, in der Überwindung bzw. der Inkaufnahme von Widrigkeiten dem Guten zum Durchbruch zu verhelfen, die Tugend schlechthin ist. Die Tapferkeit ist weder die Wurzeltugend aller anderen, noch ist das genuine Selbstverhältnis des Menschen der Selbstzwang. Nicht das gebieterische Sollen ist das Erste, sondern ein *responsorisches Wollen*. Ohne ein natürliches, aller bewussten Zwecksetzung voraus- und zugrundeliegendes Wollen träfe uns niemals ein Sollen. Wir wüssten gar nicht, was wir wollen sollen. Die Frage „Was soll ich tun?" verweist zurück auf die Frage „Wer will ich sein?" und kann ohne diese nicht beantwortet werden. Und wer ich bin, bestimmt sich daraus, ob und wie ich meinem Gewissen folge, d. h. mich an das als gut Erkannte binde, was sich ohne Wahrhaftigkeit sich selbst gegenüber nicht bewerkstelligen lässt. Für Kant bedeutet diese Bindung die Erfüllung einer *Pflicht* gegen sich selbst, d. i. Ausübung von Selbstzwang, Unterwerfung unter einen inneren Gebieter.[28] Diese Auslegung verkürzt jedoch die menschliche Natur um einen entscheidenden Grundzug.

28 Pflicht verlangt „Unterwerfung" (V, 86). Der Pflichtbegriff enthält „unbedingte Nöthigung", und das Sittengesetz erweckt die „Achtung des Untergebenen gegen seinen Gebieter", der „in uns selbst liegt" (VI, 23 Anm.).

3 Responsorisches Wollen des Guten als Grundzug der menschlichen Natur

Unser Selbst-Verhältnis besteht in der Zweiheit von Vorgabe und Aufgabe. Unser Dasein ist uns so *vorgegeben*, dass es uns *zum Vollbringen aufgegeben* ist. In ihm geht es um es selbst. Unser Leben, das vielen uns unverfügbaren Bedingungen unterliegt, muss von uns geführt werden. In diesem Sinn machen wir uns selbst zu dem, der wir dann sind, sind wir selbst dafür verantwortlich, wer wir sind. Handlungen sind keine Mittel zu einem außer ihnen liegenden Zweck, sondern Momente unseres Daseins selbst. Indem wir Ansprüchen nachkommen oder uns ihnen verweigern, vollziehen wir uns selbst. Auf diese Weise bildet sich die zeitliche Gestalt unseres Lebens, gewinnen wir so etwas wie einen Charakter. Wer immer wieder gerecht handelt, *ist* dann ein gerechter Mensch. Gerecht sein wird ihm zur zweiten Natur und prädisponiert seine Handlungen. Im besten Fall kann er dann gar nicht mehr anders, wird ihm ungerechtes Handeln zur Unmöglichkeit. Ähnliches gilt umgekehrt für die Laster. Die Frage „Was soll ich tun?“ verweist immer auf die Frage „Wer will ich im Grunde sein?“

Die Aufgabe der Lebenspraxis ist kein Gegenstand der Wahl, sondern uns *vorgegeben* und als vorgegebene *notwendig*. Da die Vorgabe und Aufgabe unserer Daseinsgestaltung unsere *Natur* ausmacht, bedeutet die Notwendigkeit des Selbstvollzugs keinen Zwang. Denn zwanghaft ist dasjenige, was gegen eine natürliche Tendenz gerichtet ist. Es handelt sich hier aber um ein Moment der Natur selbst, um eine *konstitutive*, das Dasein-können konstituierende Notwendigkeit, die uns überhaupt erst die Möglichkeit einer Wahl und damit einer Stellungnahme zu uns eröffnet.

Wenn es in unserem Dasein immer um dieses selbst geht, dann darf das nicht im Sinne eines Egoismus missverstanden werden. Das *Gehen-um* liegt *vor* der Alternative von Egoismus und Altruismus. Es macht die Grunddynamik unseres Daseins aus und kann als *Grundwollen* bezeichnet werden. Nur weil es uns notwendigerweise um unser Dasein geht, können wir egoistisch oder altruistisch handeln. Es steht an uns, wie wir (immer im vorgegebenen Rahmen leiblich-naturaler und geschichtlicher Bedingtheit) zur Grunddynamik unseres Lebens Stellung nehmen und unser Miteinandersein gestalten.

Die Grunddynamik darf auch nicht mit purer Selbstbehauptung verwechselt werden. Handelt es sich doch bei ihr um ein *responsorisches* Wollen, steht sie doch unter dem Aufruf, dem Guten Raum zu geben – einfach weil es gut ist, Gutes zu vollbringen. Nicht das Streben, sondern der Anruf des Guten ist das sachlich Erste, die ihm entsprechende Grunddynamik das sachlich Zweite. Das freilich nicht im Sinne eines zeitlichen Hintereinanders, sondern im Sinne einer Vollzugsidentität.

Eines geschieht als das andere. Der Aufruf geschieht als Entsprechung in der Form des Grundwollens. Diesen Sachverhalt bringt das oberste Moralprinzip zum Ausdruck: Das als gut Erkannte ist zu tun, das als böse Erkannte ist zu unterlassen. Die Einsicht in die normative Differenz von gut und böse – das *Ur-Gewissen* – weist uns an, aus der Einsicht in Gründe zu handeln.

Das Ur-Gewissen gibt uns freilich noch keine Normen an die Hand. Es sagt uns nicht schon, was alles zu berücksichtigen und wie in der konkreten Situation zu handeln ist, sondern liefert uns nur das Beurteilungsprinzip unserer Handlungsregeln. Das responsorische Grundwollen des Guten als Ermöglichung, dieses oder jenes erstreben zu können, ist also nicht mit einer willentlich guten Handlung zu verwechseln. Handlungen sind Stellungnahmen. Handelnd stimmen wir mit dem Grundwollen überein oder nicht. Nicht ist gesagt, dass alle Menschen *faktisch* das sittlich Gute wollen und danach handeln. Gesagt ist nur, dass dasjenige, worum es uns *im Grunde* geht, nicht irgendein Gutes, sondern das schlechthin, von aller Sinnbedrohung freie Gute ist, und dass das Ziel *dieses* Wollens nicht in unserer Willkür liegt, sondern die Grundausrichtung unseres Lebens ausmacht. Ein alter Titel dafür lautet *desiderium naturale*. Es geht uns im Grunde nicht bloß um das Überleben, nicht um irgendein Dasein, sondern um ein sinnvolles, um ein gelingendes, um ein *in Wahrheit* gutes Miteinanderleben. Deshalb leiden wir ja z. B. unter ungerechten Verhältnissen, oder unter einer von Misstrauen durchstimmten Atmosphäre, was zeigt, dass das gute Leben nicht mit einer Befriedigung psycho-physischer Bedürfnisse, d. i. nicht mit Kants Glückseligkeit (IV, 405) identisch ist. Wo wir zu leiden haben, befinden wir uns im Widerstreit mit dem responsorischen Grundwollen, und so bestätigt jenes *per negationem* die Unhintergehbarkeit von diesem. Was natürlicherweise gewollt wird, ist nicht bloß Kants Glückseligkeit, sondern ein in Wahrheit umfassend gutes, und d. h. ein sittlich bestimmtes Leben.

Nun ist uns zwar das ursprünglich Gewollte irgendwie bekannt, aber deshalb noch nicht erkannt. *Worin* ein gutes, gelingendes Leben konkret liegt, ist damit noch *nicht* gesagt. Aber alles Handeln bewegt sich unweigerlich unter dem Anspruch des Guten, sei das *faktisch* Vollzogene ein wirkliches oder nur ein scheinbares Gut. Unsittliches Handeln ist davon nicht ausgenommen. Der Verbrecher hält es aus verschiedenen Gründen eben für gut, verbrecherisch zu handeln.

Das als gut *Erkannte* ist zu tun. Das Ur-Gewissen fordert uns auf, sich um diese Erkenntnis zu bemühen, sich der Wahrheitsfrage zu stellen und die Handlungssituation richtig einzuschätzen. Zum guten Handeln gehört nicht nur ein normativpraktisches Wissen, sondern auch ein entsprechendes Sachwissen. Die Fähigkeit, eine Handlungssituation richtig einzuschätzen, ist Sache des *Situationsgewissens*. Es ist ein und dasselbe Gewissen, das als Ur-Gewissen und Situationsgewissen auftritt. Um die Erkenntnis des Guten bemüht sich nur, wer nach dem wirklich, dem in Wahrheit Guten fragt und es vom scheinbar Guten zu unterscheiden weiß. Bindung an das Gewissen impliziert die Bereitschaft zur Gewissensbildung. Es gehört zum Gewissen, Gewissen haben zu wollen.

Das Grundwollen liefert uns keine Handlungsnormen, sondern weist uns an, solche zu suchen. Nun ist das Handlungssubjekt keine Bewusstseinskapsel, kein isoliertes „Ich“, sondern jeweils *jemand*, d. h. ein im Weltbezug stehender Mitmensch. Weder handelt ein isoliertes „Ich“, noch verursacht mein Wille Körperbewegungen namens „Handlungen“, sondern *ich selbst* als Mitmensch bin es, der handelt. Das Handlungssubjekt ist ein leiblich verfasstes Beziehungswesen, eine in einem geschichtlichen Kontext stehende Person, die mit anderen in einer gemeinsamen Welt lebt. Handlungsnormen sind in Orientierung an den naturalen und geschichtlichen Vorgegebenheiten, an der teleologisch verfassten menschlichen Natur und an den tradierten Entwürfen eines gelingenden Lebens zu gewinnen.

Unsere leibliche Natur kennt Tendenzen, die auf Erfüllung ausgerichtet sind (z. B. Hunger, Durst, Geschlechtstrieb). Allein diese Triebstruktur gibt nur einen zwar unbeliebigen, aber gleichwohl interpretationsbedürftigen Rahmen vor. „Orientieren“ heißt nicht „ablesen“. Die Triebdynamik unseres Leibes bildet nur eine *norma negativa*, markiert nur die unterste Grenze verantwortlichen Handelns, nicht aber liefert sie von sich aus schon konkret-positive Normen. Wir müssen uns vielmehr fragen, ob es gut, d. h. sinnvoll ist, den leiblich-naturalen Tendenzen *hic et nunc* zu folgen oder nicht. Diese Frage wiederum bewegt sich in einem Horizont eines vielfältig differenzierten gesellschaftlichen Ethos. Nur in Auseinandersetzung mit den geschichtlich vorgegebenen Entwürfen eines gelingenden Lebens können wir die Frage beantworten, wer wir sein wollen. Nur so gewinnen wir unser individuelles Ethos, unseren persönlichen Lebensentwurf in Entsprechung zum responsorischen Grundwollen und damit die Einheit unserer Lebensgeschichte. Auf diese Weise können wir dann das wahrnehmen, was Kant „Pflicht“ gegen sich selbst nennt. Was Kant so nennt, enthüllt sich freilich im Licht des responsorischen Grundwollens als Aufruf zur Selbst-Annahme.

4 Die „Pflicht“ gegen sich selbst als Aufruf zur Selbst-Annahme

Wenn Kant festhält, „Was ein jeder unvermeidlich schon von selbst will, das gehört nicht unter den Begriff von Pflicht; denn diese ist eine Nöthigung zu einem ungern genommenen Zweck“ (VI, 386), dann trifft der erste Teil dieses Satzes auf das Grundwollen zu. In der Tat kann das, was wir von Natur aus immer schon wollen, nicht Gegenstand eines Gebots sein. Der zweite Teil verfehlt jedoch die Sache. Denn er basiert auf einer interpretatorischen *Verkürzung* des ursprünglich Gewollten. Nur wenn dasjenige, was ein jeder unvermeidlich schon von selbst will, als Glückseligkeit im Sinne der Befriedigung psycho-physischer Bedürfnisse ausgelegt wird, muss das darüber Hinausgehende zum Pflichtgebot werden. Das ursprünglich Gewollte tritt mir als Nötigung gegenüber, die Lebenspraxis steht unter dem Vorzeichen des Selbst-Zwangs. Das ursprünglich gewollte Gute wird zur nötigenden und Unterwerfung gebietenden Instanz. Nimmt man jedoch das von Anfang an Gewollte unverkürzt wahr, dann steht die Lebenspraxis nicht unter dem Vorzeichen des Selbst-Zwangs, sondern der *Selbst-Annahme*. Die „Pflicht" gegen sich selbst wandelt sich zum Aufruf, sich selbst anzunehmen und Verantwortung für sich selbst zu übernehmen.

5 Die Bedeutung der Selbst-Annahme für Gewissensentscheidungen

In Gewissensentscheidungen geht es immer um unser ganzes Leben. In solchen Situationen wird uns mit einem Schlag bewusst, dass Handlungen keine Mittel zu einem außer ihnen liegenden Lebenszweck, sondern Momente des Lebens selbst sind. Die Frage „Wer will ich sein?" setzt zu ihrer Beantwortung voraus sowohl ein adäquates Menschenverständnis – und damit ein rechtes Verhältnis zu sich selbst – als auch die Bereitschaft zu dem zu stehen, was als das in Wahrheit Gute erkannt, d. i. nach bestem Wissen und Gewissen als wahr erkannt worden ist. Die Wahrheitsfrage darf nicht ausgeklammert werden. Denn ohne Bindung an das in Wahrheit Gute können wir keine Einheit in unsere Lebensgeschichte bringen und mit uns nicht identisch sein. Ob das diesbezügliche Urteil auch wirklich wahr ist, das können wir nicht immer wissen – es kann sich nachträglich herausstellen, dass wir einem Irrtum erlegen sind – aber wahrhaftig muss es sein.

5.1 Ärzte vor der Frage der Selbst-Verantwortung

Grob gesprochen lassen sich zwei Bereiche nennen, in denen Ärzte Gewissensentscheidungen zu treffen haben. Einmal kann es zum Interessenkonflikt kommen infolge der verschiedenen Funktionen, die ein Mediziner ausübt. Man denke an den Konflikt zwischen Arzt und Forscher. Als Arzt hat er seinem Heilungsauftrag nachzukommen, als Forscher geht es ihm um objektive Studienergebnisse, die nur dadurch zu erzielen sind, dass subjektive Befindlichkeiten der Teilnehmer möglichst ausgeschaltet werden. Kann ich es mit meinem Gewissen vereinbaren, einem Patienten etwas vorzuenthalten, um die Objektivität der Testergebnisse nicht zu gefährden? Oder es geht um die Initiierung bzw. Teilnahme an einer ethisch problematischen Grundlagenforschung. Besonders belastend kann die Entscheidung sein, wenn es um Karrierechancen im modernen Gesundheitssystem geht. Wann ist die Grenze zur modernen Form der Ausbeutung überschritten? Wie verträgt sich ein entsprechendes Ansinnen mit meiner Selbstachtung? Welchen Preis zu zahlen bin ich bereit? Korrumpiere ich mich, wenn ich weiter mitmache?

Zum anderen – und das ist sicherlich der weitaus umfangreichere Bereich – sind es Konflikte, die das Arzt-Patienten-Verhältnis betreffen. Hier wäre an Situationen zu erinnern, in denen die Wahrhaftigkeit – Kants erste Pflicht gegen sich selbst als ein moralisches Wesen – ins Spiel kommt, wo es also um die Aufklärung des Patienten geht, insbesondere um eine Aufklärung, die den Patienten vor eine schwere existenzielle Entscheidung stellen muss. Hier ist es der Arzt sich selbst schuldig, seine Vertrauenswürdigkeit nicht aufs Spiel zu setzen.

Belastender sind gewiss Gewissensentscheidungen infolge von Patientenwünschen, die den Lebensanfang und das Lebensende betreffen, Situationen, in denen es keinen Rückzug auf das rechtlich Verbotene gibt, weil das ethisch Problematische das rechtlich Erlaubte ist (Abtreibung, Beihilfe zum Suizid, Tötung auf Verlangen, Leihmutterschaft, Samenspende an lesbische Frauen). Es sind das die „klassischen" Probleme, die für den Arzt zur Gewissensfrage werden können, wie er sich gegenüber der Diskrepanz von rechtlich Erlaubtem und ethisch Problematischem zu verhalten hat. Weniger spektakulär, doch wegen der Breitenwirkung nicht minder problematisch sind all jene Machbarkeiten, die die Frage der medizinischen Indikation aufwerfen. Man denke an Fälle wie Brustimplantate, Facelifting, Anti-Aging-Medizin, Verabreichung von Psychopharmaka zwecks Optimierung des Lebensstils. Die „Pflicht" des Arztes gegen sich selbst besteht hier darin, sich ernsthaft mit dem Begriff der medizinischen Indikation und seinen normativen Implikationen auseinanderzusetzen und die Frage der Indikation im Gespräch mit dem Betroffenen ins Reine zu bringen. Er ist dies bereits sich selbst gegenüber schuldig und nicht erst im Hinblick auf die finanziellen Belastungen des Gesundheitssystems. Hierher gehört auch die Ausrichtung der eigenen ärztlichen Tätigkeit angesichts der angebotsinduzierten Nachfrage: Kann ich ein Angebot vor mir selbst verantworten? Der Hinweis, nicht ins Hintertreffen geraten zu wollen, reicht als Antwort wohl kaum aus.

Angebotsinduzierte Wünsche sind klarerweise doppelgesichtig. Sie betreffen nicht erst die Ärzte, sondern gleicherweise diejenigen, die sie äußern. Es genügt nicht, Wünsche zu haben und Interessen zu verfolgen, sondern es gilt sich zu fragen, ob sie vor dem Gewissen zu verantworten sind. Womit sich der Kreis der

Überlegungen schließt: Autonomie ist nicht mit individualistischer Willkür, ihre Respektierung nicht mit Wunscherfüllung zu verwechseln.

5.2 Patienten vor der Frage der Selbst-Annahme

Echte Gewissensentscheidungen stellen Patienten vor die Frage der Selbst-Annahme – und das in mindestens dreierlei Hinsicht: (1) Annahme seiner selbst als eines leiblich-personalen Wesens, (2) Annahme der eigenen Zeitlichkeit und (3) Annahme von Schicksal.

Sich selbst annehmen heißt, seinen Leib *als Leib* annehmen, ihn darin annehmen, was er im Grunde *ist* – Wesensmedium personaler Weltoffenheit – und nicht als das, wozu er vergegenständlicht werden kann. Ich bin mein Leib, indem ich ihn habe. Wer einen *Leib* sieht, sieht jemanden, wer einen *Leib* foltert, foltert eine Person. Insofern herrscht Einheit von Person und Leib. In der Krankheit z. B. zeigt der Leib allerdings eine Eigentendenz, die sich *in* mir *gegen* mich richtet. Der Leib gelangt in eine Differenz zu mir, die mich selbst betrifft. Deshalb habe ich genau gedacht nicht eine Krankheit, sondern ich bin krank. Daraus, dass ich mein Leib bin, folgt nicht, dass ich nichts anderes als mein Leib bin. Leib und Person sind nicht einfachhin identisch. In der Einheit herrscht eine Differenz. Ich *habe* meinen Leib. Das freilich nicht im Sinne eines Besitz- oder Eigentumsverhältnisses. Der Leib ist kein Instrument. Das schon deshalb nicht, weil das Leibhaben die Voraussetzung dafür ist, etwas in Besitz nehmen zu können. Ich kann zwar meinen Leib vergegenständlichen und über meinen Leib etwa in Form der Körperbeherrschung verfügen, das aber niemals total. Denn jede Vergegenständlichung des Leibes ist ihrerseits noch ein leibhaftiger Vollzug. Ich habe meinen Leib, indem ich mein Leib bin. Das Leibsein bildet die Grenze des Verfügenkönnens. Und ich habe meinen Leib, indem ich mich zu ihm verhalte. Ich verhalte mich zu meinem Leib, nicht umgekehrt. Die Selbstzuschreibung „mein Leib" nimmt nicht mein Leib, sondern nehme *ich selbst* vor. Der in der Einheit von Person und Leib waltenden Differenz wird weder ein Substanzendualismus noch ein (gegenwärtig im Schwange befindlicher) Materialismus („Naturalismus") gerecht, der sie zu einer Träger-Eigenschafts-Differenz herabsetzt. Der Leib ist das Wesensmedium personalen, d. h. weltoffenen Selbstseins – der *ganze* Leib, nicht bloß eines seiner Organe (z. B. das Gehirn).

Die Rede von einem *Wesensmedium* macht begreiflich, warum über den Leib nur begrenzt verfügt werden kann. Er ist einerseits einem Verfügen weder total entzogen (weil ich meinen Leib *habe*), noch andererseits ein Gegenstand beliebigen Verfügens (weil ich mein Leib *bin*). Deshalb umfasst die Achtung der Menschenwürde den Schutz von Leib und Leben. Wer sich deshalb in ein instrumentelles Verhältnis zu seinem eigenen Leib versetzt in der Meinung, ihn beliebigen Zwecken nutzbar machen zu können, beschädigt nicht bloß einen sogenannten menschlichen Organismus, sondern verfehlt sich selbst. Wer seinen Leib missachtet, missachtet sich selbst. Zur Selbst-Annahme gehört die rechte Sorge für den Leib (z. B. Maßhalten in Form rechter Ernährung, Vermeidung eines gesundheitsschädigenden Verhaltens – schließlich ist, wie die Erfahrung der Genesung zeigt, Gesundheit ein kostbares Gut – vernünftige Nutzung der Vorsorgemedizin). Für den Leib zu sorgen ist etwas anderes, als ihn Optimierungsstrategien zu unterwerfen. Ein technomorphes Verhältnis zum eigenen Leib ist nicht bloß Ausdruck einer Leibvergessenheit, sondern eine Form verweigerter Selbst-Annahme.[29]

Selbst-Annahme bedeutet zweitens, sich zur *Zeitlichkeit* des eigenen Daseins ins rechte Verhältnis setzen und zu realisieren, dass jede Lebensphase ein eigenes Sinnpotential besitzt. Wer nicht imstande ist, diese je eigenen Sinnpotentiale wahrzunehmen, läuft Gefahr, sich selbst zu verfehlen. Wir alle werden älter, ob wir das wollen oder nicht. Eben deshalb geht es darum, in Würde alt zu werden. Wer glaubt, sich mit chirurgischer Hilfe „verjüngen" zu sollen, wäre aufgerufen sich zu fragen, wie es um ihn steht.

Drittens schließlich gehört zur Selbst-Annahme die Annahme dessen, was *Schicksal* genannt wird. Die Tatsache, dass vieles, was früher als naturgegeben hingenommen werden musste, in der Zwischenzeit beherrschbar geworden ist, darf nicht blind machen. Nicht alles Unverfügbare ist identisch mit einem derzeit Noch-nicht-Verfügbaren. Schließlich müssen wir alle sterben. Gerade angesichts der durch die moderne Medizin eröffneten Machbarkeiten ist an die kaum zu überschätzende Bedeutung eines Ethos umfassender Daseinsannahme zu erinnern.

Es kann kein gutes Leben ohne Auseinandersetzung mit dem Schicksal geben, weil es ein schicksalloses Leben grundsätzlich nicht geben kann. Mein Daseinkönnen selbst, dies, dass ich der bin, der ich bin, mein So-Sein, mein Überhaupt-Sein ist ja bereits Schicksal – Vorgegebenheit, Unverfügliches. Dabei sollte nicht vergessen werden, dass jeder von uns bereits aus einer unbedingten Sinnvorgabe heraus existiert. Denn Dasein-können heißt, dem Guten als dem Sinnspendenden Raum geben können. Solches Können ist selbst schon etwas Gutes. Es heißt aber darüber hinaus auch, Möglichkeiten des Guten zugespielt bekommen. Und diese Möglichkeiten sind ebenso bereits etwas Gutes. Das Schicksal bedeutet immer

---

29 Zwar sind Ärzte nicht für ein gelingendes Leben ihrer Patienten verantwortlich, doch das Wissen um die genannten einfachen Zusammenhänge ermöglicht es ihnen, ein Arzt-Patienten-Gespräch nicht zur bloßen Dateninformation herabsinken zu lassen, sondern gegebenenfalls existenzielle Entscheidungshilfen zu bieten.

auch Vorgabe unbedingt guten Seins – in der Zwiefalt subjektiven Vermögens und sich zuspielender Möglichkeiten.

Freilich: Wenn wir von Schicksal und seiner Unverfügbarkeit sprechen, meinen wir weniger das „günstige Schicksal", das uns dankbar stimmt, sondern das „missgünstige" Schicksal, den Schicksalsschlag. Allein wie mich dieser Schlag trifft, hängt auch von mir selbst ab. Das Schicksal trifft mich, indem ich mich zu ihm verhalte. Ich selbst bin ein Teil der Antwort auf die Frage, die das Schicksal an mich stellt. Gegen das, was wir nicht ändern können, was uns unverfügbar ist, wäre nicht anzukämpfen. Erstens ist das Ankämpfen sinnlos, weil der Kampf gegen das Unabänderliche aussichtslos ist. Zweitens bedeutet gegen das Schicksal ankämpfen gegen sich selbst ankämpfen, sich mit sich selbst entzweien – schließlich ist es ja *mein* Schicksal. Wer mit sich selbst entzweit ist, kann nicht in Freundschaft mit sich leben, und wer das nicht kann, dessen Leben kann nicht gelingen. Also kommt es darauf an, das Unverfügliche weder zu beschönigen noch zu verharmlosen, sondern erst einmal sich mit ihm anzufreunden, um es bewältigen zu können. Ein Schicksal will nicht bekämpft, sondern bewältigt werden. Bewältigung aber ist eine Form der Selbst-Annahme.

Wer dazu imstande ist, besitzt das, was traditionell *Gelassenheit* genannt wird. Damit ist nicht fatalistische Ergebung, resignatives Nichtstun gemeint. Gelassenheit besagt nicht Gleichgültigkeit, distanzierte Indifferenz, nicht das Gegenteil von engagiertem Handeln. Damit sich das Unmögliche als solches erweisen kann, müssen die Grenzen des Möglichen nach bestem Wissen und Gewissen ausgelotet werden. Der Gelassene, dem es um *Bewältigung* geht, unterscheidet sich von jemandem, der gegen das Unvermeidliche *ankämpft*, durch die Haltung: Er lotet die Grenzen des Möglichen in der Bereitschaft aus, sie als sinnvolle Grenzen des Handelns zu akzeptieren, d. h. als Ausdruck menschlicher Endlichkeit anzuerkennen. Schließlich ist Schicksal das Persönlichste und gleichzeitig das, was uns alle verbindet.

Winfried Löffler

Moralische Dilemmata und *hard cases*

Zuweilen führt die medizinische Praxis in Konstellationen, wo alles, was man machen könnte, irgendwie falsch zu sein scheint, und wo es auch keine klaren Handlungsregelungen gibt. Wenn es um wichtige Entscheidungen geht, werden solche Situationen als belastend erlebt und sind nicht selten mit Gewissensbissen und Schuldgefühlen verbunden, auch dann, wenn man diese Situationen selbst nicht herbeigeführt hat. Oft bezeichnet man solche Konstellationen als „moralische Dilemmata" oder – in einer mehr an die angelsächsische Rechtssprache angelehnten Sprechweise – als „hard cases", also als Fälle, in denen die verfügbaren Regelbestände keine Lösungswege vorzeichnen. In solchen Fällen wird dann oft an das Gewissen und die Gewissensentscheidung appelliert.

Die Rede von solchen moralischen Dilemmata – nur diese Terminologie werde ich im Folgenden verwenden – wirft gleich mehrere philosophische Fragen auf, mindestens diese fünf: (1) Was ist ein „moralisches Dilemma" (und gibt es hier überhaupt eine fraglose, analytische Definition oder nur mehr oder minder taugliche Explikationsvorschläge)? Von dieser ganz allgemeinen Explikationsfrage lässt sich eine mehr phänomenologische Frage (2) abschichten: Welche verschiedenen Typen oder Erscheinungsformen von moralischen Dilemmata gibt es? – (3) Sind moralische Dilemmata eigentlich etwas Problematisches? (Und wenn ja, warum?) – (4) Kann es *genuine* moralische Dilemmata überhaupt geben? Dass es den Anschein solcher Situationen gibt, ist fraglos; man könnte aber auf den Gedanken kommen, dass es bei vollständiger Kenntnis der Situation und der moralischen Regeln sowie bei idealer moralischer Urteilsfähigkeit für jede noch so tragische Konstellation eine eindeutige Lösung gäbe. Der Anschein moralischer Dilemmata käme dann von unseren epistemischen und moralischen Unvollkommenheiten. Und schließlich kann (5) gefragt werden, wie man sich in moralischen Dilemmata – egal ob nun genuin oder nur scheinbar, aber in jedem Falle belastend – verhalten sollte.

Ich werde mich in meinen Überlegungen vor allem auf die ersten vier Fragen konzentrieren, denen die Abschnitte 1 bis 4 gewidmet sind. Insgesamt neige ich in der philosophisch schwierigsten Frage (4) zu der Position, dass es keine genuinen moralischen Dilemmata gibt. Zur Frage (5) sollen nur einige bescheidene und mehr ausblickhafte Überlegungen angestellt werden.

1 Was ist ein moralisches Dilemma?

Mit dem Ausdruck „moralisches Dilemma" verhält es sich eigenartig. Nicht in jedem philosophischen Nachschlagewerk, nicht einmal in jedem Ethikhandbuch ist er einen Eintrag wert. Andererseits zeigt seine Verwendung mitunter inflationäre Züge. Der Tochter eines Bekannten zum Beispiel ist im Ethikunterricht allen Ernstes erzählt worden, ein Bergwanderer stehe vor einem moralischen Dilemma, wenn er sich überlegt, ob er seine Abfälle wieder ins Tal mitnehmen oder sie unter irgendeinem Stein gut verstecken soll. Natürlich ist das *kein* moralisches Dilemma, aber das krude Beispiel ist lehrreicher, als man auf den ersten Blick meinen möchte. Man kann mindestens drei Einsichten daraus gewinnen. Erstens: Nicht jede sogenannte „Gewissensfrage", nicht jede Situation, wo man moralisch gefordert ist, seine unmittelbaren Antriebe niederzuringen (in unserem Fall den egoistischen Antrieb, lieber einen leichten Rucksack haben zu wollen) und das Richtige zu tun, ist schon ein moralisches Dilemma. Dilemmata liegen allenfalls dort vor, wo gleichermaßen plausible moralische Forderungen miteinander konfligieren. Zweitens lädt das Beispiel zur Überlegung ein, ob moralische Dilemmata immer nur mit kollidierenden Pflichten gegenüber anderen zu tun haben oder ob eigene Interessen bzw. Pflichten gegenüber sich selbst nicht doch manchmal in eine Dilemma-Situation einfließen können. Man findet leicht Beispiele, die erweisen, dass letzteres der Fall ist: Der Landarzt in einer abgelegenen Gegend, der ohne Aussicht auf berufliche Entlastung bemerkt, dass seine Partnerschaft wegen seiner permanenten Überlastung langsam zerbricht und dass sich erste Symptome des *burn-out* zeigen, mag vielleicht überlegen, seine Ordinationszeiten unattraktiver zu legen und Patientengespräche zu verkürzen, um etwas mehr Ruhezeiten zu haben. Er steht dann vor dem Dilemma zwischen den Pflichten seinen Patienten gegenüber und seinen durchaus berechtigten Eigeninteressen an Gesundheit und Partnerschaft. Eigene Interessen bzw. Pflichten gegenüber sich selbst können also grundsätzlich durchaus ein Horn des Dilemmas sein. In unserem Bergsteigerbeispiel erzeugen die Eigeninteressen allerdings deshalb kein ernsthaftes Dilemma, weil die kleine Mehrbelastung des Heimtragens von ein bisschen Müll wohl von jedermann als weniger schlimm angesehen würde als das stark verpönte Hinterlassen von Müll in der freien Natur. Es besteht weitgehender moralischer Konsens darüber, was hier zu tun ist, nämlich seinen Müll wieder ins Tal zu tragen. Die dritte Lektion des Bergsteigerbeispiels ist also die, dass moralische Dilemmata dort nicht vorliegen können, wo eine Handlungsmöglichkeit der anderen im Lichte einer Interessen- oder Pflichtenabwägung klarerweise vorzuziehen ist, auch dann, wenn sie vielleicht manchen Interessen oder nachrangigen Pflichten zuwiderläuft.

Moralische Dilemmata liegen also, in erster Näherung expliziert, dort vor, wo man zwischen zwei oder mehreren miteinander inkompatiblen Handlungsalternativen[1] wählen muss, wo aber jede Alternative gleichermaßen moralisch geboten oder verboten ist und wo es keine klare Vorordnung zwischen diesen Geboten und Verboten gibt.

Das ist keine problemlose analytische bzw. lexikalische Definition, sondern ein Explikationsvorschlag. Angesichts der inflationären und oft unklaren Verwendung von „moralisches Dilemma" ist mit einer analytischen Definition ohnehin nicht zu rechnen (analytische Definitionen gibt es nur dort, wo der Sprachgebrauch problemlos klar und konsensgetragen ist). Der Explikationsvorschlag dürfte aber die Kernbedeutung von „moralisches Dilemma" erfassen, so wie der Ausdruck in der Literatur verwendet wird.[2]

2 Arten von moralischen Dilemmata

Von einem mehr phänomenologischen Gesichtspunkt aus sind mehrere Arten von moralischen Dilemmata unterscheidbar.

1. Moralische Dilemmata können *epistemischer* oder *nicht-epistemischer*[3] Art sein. Epistemische Dilemmata resultieren aus der Begrenztheit unserer Weltkenntnis. Heikle Entscheidungen ergeben sich zum Beispiel oft daraus, dass man nicht weiß, mit welcher Sicherheit Handlungen zum Ziel führen werden. Denken wir uns einen Arzt, der zwischen zwei Therapien entscheiden muss. Eine davon brächte ziemlich sicher einen bescheidenen Erfolg, eine andere mit gewisser Wahrscheinlichkeit zwar einen gloriosen Erfolg, mit einiger Wahrscheinlichkeit aber auch Komplikationen, die bis zur Amputation einer Gliedmaße oder gar zum Tod führen können. Näheres ist nicht abschätzbar, auch keine präzisen Wahrscheinlichkeiten etc. Der Arzt steht vor einem epistemischen moralischen Di-

---

1 Nichts-Tun und den Dingen ihren Lauf lassen kann in manchen Kontexten auch eine Handlungsalternative und daher geboten oder verboten sein.

2 Vgl. etwa C. W. Gowans (Hg.), *Moral Dilemmas*, Oxford 1987; H. E. Mason (Hg.), *Moral Dilemmas and Moral Theory*, Oxford 1996; T. McConnell, Art. *Moral Dilemmas*, in: *The Stanford Encyclopedia of Philosophy*, 2010 (elektronisches Dokument: http://plato.stanford.edu/entries/moral-dilemmas; Zugriff am 07.11.2013); H. Bohse-Nehrig, *Moralische Dilemmata als wahre Widersprüche. Argumente für eine dialethistische Semantik im moralischen Diskurs*, Paderborn 2013.

3 Zum Teil werden nicht-epistemische Dilemmata in der Literatur als „ontologische Dilemmata" angesprochen. Ich ziehe dagegen die vorsichtigere Redeweise von „nicht-epistemischen Dilemmata" vor, um irgendwelche Präjudizien in Bezug auf die Frage der Ontologie moralischer Pflichten, Interessen o. ä. zu vermeiden.

lemma. Er will dem Patienten helfen, nur: Wie hilft er ihm mehr? Der unklare Punkt ist hier, wie der Patient auf die Therapien ansprechen wird und welche genaueren Wahrscheinlichkeiten man veranschlagen kann.[4] Man kann sich leicht noch kompliziertere Dilemmasituationen denken.

Üblicherweise sieht man solche Situationen aber nicht als *genuine moralische* Dilemmasituationen an, denn mit fortschreitendem medizinischem Wissen (etwa in Form von vertiefter *evidence-based medicine*, aber auch detaillierterer Kenntnis des Einzelfalls) würden manche solcher Dilemmata verschwinden. Das heißt nicht, dass solche wissenslücken-basierten Dilemmata nicht ernsthaft und belastend wären und dass man nicht auch gerne Handlungsregeln für solche Situationen hätte. Härtere philosophische Nüsse sind dagegen genuine moralische Dilemmata. Diese wären nicht epistemischer, sondern ontologischer Art: Es wären Situationen, wo auch bei bester Kenntnis aller Umstände konfligierende moralische Imperative übrig bleiben. Die Frage, ob es derlei Situationen denn wirklich gibt, soll später diskutiert werden, momentan sei nur festgehalten, dass genuine ethische Dilemmata nicht-epistemischer Art wären: Sie lägen nur dort vor, wo tatsächlich bestehende moralische Gebote bzw. Verbote miteinander konfligieren. Meine folgenden Überlegungen betreffen nur solche genuinen moralischen Dilemmata (sofern es sie denn gibt).

2. Zu unterscheiden sind ferner Verbots- und Gebotsdilemmata: Man kann vor der Situation stehen, dass alle Handlungsalternativen gleichermaßen verboten oder dass sie alle gleichermaßen geboten wären. In vielen Fällen wird die Abgrenzung freilich ähnlich schwierig sein wie die notorisch schwierige Abgrenzung in der Medizinethik, ob eine konkrete Handlung nun mehr dem Fürsorgeprinzip oder mehr dem Nichtschadensprinzip dient. Ähnlich kann man den Fall, wo jemand von zwei Verunglückten A und B nur einen retten kann, entweder als Dilemma zwischen den Geboten beschreiben, A oder B zu retten, oder zwischen den Verboten, A oder B im Stich zu lassen.[5]

3. Unterschieden werden sollte auch zwischen Dilemmata, in die man sich selbst durch vorhergehende Handlungen begeben hat, und Dilemmata, die einem

4 Ein nicht-epistemischer Punkt wäre es dagegen, wenn die Wahrscheinlichkeiten bekannt wären und man sich die Frage stellt, wie man geringere Erfolgsaussichten bei geringem Risiko gegen hohe Erfolgsaussichten bei deutlich höherem Risiko abzuwägen hat.

5 Denkbar ist auch z. B. die Komplikation, dass Handlungen, die ein Horn des Dilemmas darstellen, zugleich aus gewisser Rücksicht geboten und aus anderer Rücksicht verboten erscheinen. Wer etwa einem Patienten nur mehr mit einem Medikament helfen zu können glaubt, das im eigenen Land (aus irgendwelchen Gründen) verboten ist, der stünde im Kern wohl vor einem Verbotsdilemma: Denn das zweite Horn des Dilemmas ist ja, dem Patienten nicht zu helfen und den Dingen ihren Lauf zu lassen – aus der Sicht des Arztes und seiner ärztlichen Hilfspflicht auch eine verbotene Option.

sozusagen von außen, von den Weltverhältnissen auferlegt werden. J. P. Sartres berühmtes Beispiel seines Studenten, der der einzige Lebenszweck seiner alleingelassenen und alternden Mutter ist, sodass sein Tod wohl auch zu ihrem Zusammenbruch führen würde, der nun aber den Anschluss an die Freie Französische Armee in England überlegt, ist ein von außen auferlegtes Dilemma: Weder das Altern und Alleinstehen der Mutter noch die deutsche Besetzung Frankreichs hat sich der junge Mann ausgesucht. In medizinische Dilemmata hat man sich dagegen oftmals selbst begeben. Mein obiges Beispiel vom überlasteten Landarzt wäre ein solches. Es kann allerdings auch Mischformen geben: Angenommen, die übermäßige Belastung des Landarztes sei erst nachträglich zu seiner Praxiseröffnung durch unvorhersehbare äußere Umstände eingetreten, etwa dadurch, dass sein einziger Kollege verunglückte und sich kein Nachfolger für ihn fand. Dann ist das Dilemma weder klar selbst noch klar von außen auferlegt.

Ob es rein von außen auferlegte, ohne eigenes Zutun entstandene moralische Dilemmata wirklich geben kann, ist verschiedentlich in Zweifel gezogen worden. Thomas von Aquin[6] etwa unterschied zwischen Situationen, wo man *perplexus simpliciter* und *perplexus secundum quid* ist. Perplexus simpliciter wäre man, wenn man, ohne vorher etwas Verbotenes getan zu haben, sich zwischen lauter verbotenen Handlungsalternativen entscheiden müsste. Thomas hält solche Konstellationen für ausgeschlossen. Wer zwischen lauter verbotenen Alternativen wählen muss, muss Thomas zufolge vorher etwas Verbotenes getan haben, etwa miteinander unerfüllbare Versprechungen abgegeben haben. Ob diese Lösung plausibel ist, mag dahingestellt bleiben. Wir kommen auf solche Fragen später zurück.

4. Man kann zwischen Dilemmata unterscheiden, wo die konfligierenden Forderungen aus ein und demselben Normenkreis stammen, und solchen, wo Forderungen aus verschiedenen Normenkreisen konfligieren. Politiker und Wirtschaftstreibende müssen aus Staatsräson und ökonomischer Verantwortung oft Dinge tun, die sie als Menschen eigentlich ablehnen würden. Ähnliches gilt für Berufsstände mit Standesnormen, etwa Ärzte, Journalisten, Priester und Rechtsanwälte. Dort kann allgemeine Moral mit Standesregeln kollidieren, etwa die allgemeine Pflicht zur Ehrlichkeit mit der Standespflicht zur anwaltlichen Parteilichkeit oder zur priesterlichen Verschwiegenheit. Zur Entlastung von solchen Dilemmata wird nicht selten in den Standesnormen-Corpora festgelegt, welche Norm im Kollisionsfall vorzugehen hat. Ein Beispiel ist der absolute Schutz des Beichtgeheimnisses sowohl in can. 983 CIC als auch in vielen staatlichen Rechtsordnungen.

5. Schließlich gibt es moralische Dilemmata, wo es ein und dieselbe Forderung ist, die das moralische Dilemma herbeiführt. Ein grauenhaftes Beispiel aus der

---

6 De Ver. q.17 a.4 ad 8; STh IaIIae q.19 a.6; STh III q.64 a.6.

Literatur ist jenes aus dem verfilmten Roman *Sophies Entscheidung* von W. Styron: Eine Mutter wird von einem KZ-Schergen vor die Entscheidung gestellt, eines ihrer beiden Kinder zur Exekution auszuwählen; wählt sie nicht, müssen beide sterben. Ähnlich gelagerte Fälle sind in der Katastrophenmedizin denkbar, wenn man – auch noch nach dem Triageverfahren – mehr Verletzte hat, als man behandeln kann. Es ist ein und derselbe Imperativ des Lebensschutzes, der hier ins moralische Dilemma führt. In vielen anderen Dilemmafällen sind es dagegen unterschiedliche Imperative, die konfligieren – man denke an das obige Beispiel vom Dilemma zwischen Versorgung der eigenen Mutter und dem Schutz des Vaterlandes.

3 Warum sind moralische Dilemmata ein Problem?

Es bedarf keiner großen Begründung dafür, dass moralische Dilemmata ein offensichtliches Problem für die Handlungsorientierung sind. Das ist belastend genug, aber noch problematischer wäre es, wenn sie auch ein logisches Problem wären. Wenn es genuine moralische Dilemmata gäbe, wo Gebote oder Verbote tatsächlich konfligieren, würden sie dann ethische Theorien inkonsistent und damit wertlos machen? Aus inkonsistenten Theorien würde bekanntlich Beliebiges folgen.

Man könnte nun vielleicht auf die Idee kommen, diese Gefahr vorläufig so zu bannen zu versuchen: Ein moralisches Dilemma der Form

(1) [Verboten (*p*) & Verboten (*q*)]

wäre ja noch kein logischer Widerspruch, auch wenn man zwischen *p* und *q* wählen muss, ja nicht einmal ein moralisches Dilemma der Form

(2) [Verboten (*p*) & Verboten (nicht-*p*)]

wäre ein logischer Widerspruch, weil es sich nicht um eine exakte Kontradiktion handelt. Ein logischer Widerspruch wäre nur Folgendes:

(3) [Verboten (*p*) & nicht-Verboten (*p*)]

Allerdings ist diese Gefahrenbannung nur vorläufig. Fügt man nämlich einige sehr fundamentale und intuitiv plausible Prinzipien der deontischen Logik[7] hinzu,

7 „Deontische Logik“ (von griechisch *dei:* man soll/muss) ist ein Sonderbereich der formalen

dann lassen sich sehr wohl auch echte logische Widersprüche aus moralischen Dilemmata herleiten. Ein Beispiel,[8] warum zum Beispiel ein genuines Gebotsdilemma in einen logischen Widerspruch führt, ist das folgende. Schritte 1 bis 3 beschreiben dabei das moralische Dilemma (hier: ein Gebotsdilemma), Schritte 7 und 11 sind zusätzlich eingespeiste Prinzipien der deontischen Logik, der Rest sind unproblematische aussagenlogische, modallogische und deontisch-logische Umformungsschritte.

1. Geboten (*A*)	**Prämisse**
2. Geboten (*B*)	**Prämisse**
3. Unmöglich (*A* & *B*)	**Prämisse**
4. Unmöglich (*B* & *A*)	(aus 3, aussagenlogische Äquivalenz)
5. Notwendig ¬(*B* & *A*)	(aus 4, modallogische Äquivalenz)
6. Notwendig (*B* → ¬*A*)	(aus 5, aussagenlogische Äquivalenz)
7. [Notwendig (*A* → *B*)] → [Geboten (*A*) → Geboten (*B*)]	(deontisch-logisches Prinzip: Wenn *A* notwendig *B* nach sich zieht, dann ist, wenn *A* geboten ist, auch *B* geboten)[9]
8. [Notwendig (*B* → ¬*A*)] → [Geboten (*B*) → Geboten (¬*A*)]	(Einsetzung von *B* und ¬*A* in Prinzip 7)
9. [Geboten (*B*) → Geboten (¬*A*)]	(aus 8 und 6, Modus Ponens)
10. Geboten (¬*A*)	(aus 9 und 2, Modus Ponens)
11. [Geboten (*A*) → ¬Geboten (¬*A*)]	(deontisch-logisches Prinzip)[10]
12. ¬Geboten (¬*A*)	(aus 11 und 1, Modus Ponens)
13. [Geboten (¬*A*) & ¬Geboten (¬*A*)]	(aus 10 und 12, Konjunktion; 13 ist aber ein Widerspruch!)

Logik, die die logischen Beziehungen hinter jenen Sätzen erforschen will, die Gebote, Verbote und Erlaubnisse ausdrücken. Insgesamt vermittelt die deontische Logik ein etwas paradoxes Zustandsbild. Einerseits sind ihre fundamentalen Prinzipien intuitiv überaus einleuchtend, andererseits lässt sich aber auch zeigen, dass bereits mit wenigen (und auch noch sehr plausiblen) Zusatzannahmen aus ihnen eklatant unplausible Konsequenzen ableitbar sind (etwa in Gestalt des sogenannten *Ross*-Paradoxons, des Samariter-Paradoxons und des Paradoxons der Wahlfreiheit, siehe dazu W. Löffler, *Einführung in die Logik*, Stuttgart 2008, Kap. E.II). Die oft zu lesende These, die deontische Logik sei die unverzichtbare Grundlagendisziplin der Ethik und Rechtsphilosophie, ist daher nur *cum grano salis* zu nehmen. Mit Sicherheit nützlich ist sie jedenfalls zur Explikation der Begriffe des Verbotes, des Gebotes und der Erlaubnis und der logischen Beziehungen zwischen ihnen.

8 Vgl. T. McConnell, *Moral Dilemmas*, Kap. 4, leicht verändert, erweitert und umgestellt.

9 Dieses Prinzip hat Ähnlichkeiten mit dem Axiom D-Ax1 in W. Löffler, *Einführung in die Logik*, 238, letzteres Axiom gehört zum Standard gängiger deontischer Logiken.

10 Dieses Prinzip drückt eine fundamentale Intuition über Gebotenes aus: Wenn *A* geboten ist, kann nicht zugleich ¬*A* geboten sein. Normencorpora, die dagegen verstoßen würden, wären in grundlegender Weise defizient.

4 Gibt es genuine moralische Dilemmata?

4.1 Drei Auswege angesichts moralischer Dilemmata

Halten wir als Resultat der bisherigen Überlegungen fest, dass genuine moralische Dilemmata nicht nur ein Problem der Handlungsorientierung darstellen, sondern dass sie (entgegen dem ersten Anschein) doch auch ein echtes logisches Problem mit Inkonsistenzfolgen darstellen würden, wenn es sie denn gibt.

Wie ist dieses Resultat zu deuten und welche Auswege gibt es aus dieser Situation? Mir scheint, es gibt drei mögliche Auswege, die allerdings jeweils einen beträchtlichen philosophischen Preis haben.

Man könnte sich *erstens* zur Preisgabe fundamentaler deontisch-logischer Prinzipien entschließen, um das logische Problem zu vermeiden (Prinzipien wie hier in Zeile 7 und 11; die Beispiele wären aber noch vermehrbar, wenn man von anderen Dilemmasituationen ausgeht).

Diese Option hat ihren Preis: Alle diese Prinzipien sind durch robuste deontische Intuitionen gedeckt und systematisch grundlegend für jedes deontisch-logische Schließen.[11] Wer sie aufgäbe, würde das Projekt einer logischen Strukturaufklärung unseres normativen Denkens von vornherein aufgeben.

Man könnte als *zweite* Option zu der These neigen, dass es aus logischen Gründen eben keine genuinen, nicht-epistemischen moralischen Dilemmata geben *könne*. Wenn scheinbare Dilemmata auf einen logischen Widerspruch führen, dann hieße das, dass der Widerspruch schon in den Dilemma-Prämissen (in unserem Beispiel: 1 bis 3) angelegt gewesen sein muss, denn die Prämissen 7 und 11 sind ja unproblematisch.[12] Also muss unter den Prämissen 1 bis 3 zumindest eine (oder müssen mehrere) falsch gewesen sein, und der Anschein, dass wir es hier mit einem genuinen Dilemma zu tun hätten, käme bloß aus unseren Erkenntnis- und Abwägungsgrenzen. Wir *meinen* hier zwar, in einem Dilemma zu stecken, aber in Wahrheit besteht keines.

---

11 Am ehesten könnte man noch bei Prinzip 7 Bedenken haben, weil es in nicht ganz trivialer Weise den modallogischen Operator „Notwendig“ mit dem deontisch-logischen Operator „Geboten“ verbindet und das Ergebnis bei detaillierter Analyse komplizierter ist, als es auf den ersten Blick erscheinen mag. Allerdings ist die Intuition der Richtigkeit dieses Prinzips eben doch recht robust und man tut sich schwer, Gegenbeispiele zu finden, wo es nicht gälte.

12 Dabei wird vorausgesetzt, dass man unsere sonstigen Meinungen über Gebotenes und Verbotenes als einigermaßen angemessen betrachten darf und der Widerspruch nicht von dort „eingeschleppt“ wird.

Dieser These steht allerdings der gewichtige Einwand entgegen, dass es intuitiv sehr überzeugende Beispiele für genuine moralische Dilemmata gibt, wo nicht ersichtlich ist, was es bei ihnen zusätzlich noch zu wissen oder berücksichtigen gäbe, oder warum ein leistungsfähigeres Urteilsvermögen dort zu einer eindeutigeren Lösung käme.

Man könnte schließlich als *dritte* Option einräumen, dass jede ethische Theoriebildung immer lückenhaftes Menschenwerk bleiben wird. Es mag daher zwar echte Dilemmafälle geben, für die ethische Theorien aber nicht unbedingt etwas vorsehen müssen, etwa in der Art der mittelalterlichen „insolubilia" in der Logik und Sprachphilosophie.[13] Moralische Dilemmata wären dann rätselhafte Randfälle oder Anomalien, die uns aber nicht allzu sehr beunruhigen müssen. Gegen diese Option spricht, dass gerade Fälle von moralischen Dilemmata immer wieder ein bevorzugter Gegenstand ethischer Reflexion waren.[14] Und überhaupt müsste man den Anspruch an die systematische Geschlossenheit von Ethik dann wohl herunterschrauben. Ethik wäre dann eher ein Stückwerk von kleinräumigeren Zusammenhängen von Handlungsregeln. Und selbst wenn die Ethik nicht nur fragmentarisch wäre, sondern es auch da und dort Widersprüche gibt, müsste das nicht unbedingt stören, solange dieses Stückwerk seine Handlungsleitungsfunktion im Wesentlichen erfüllt – so die dritte Option. Nun mag es gut sein, dass die bisherigen Ergebnisse unserer ethischen Bemühungen faktisch diesen defizienten Charakter haben; wenn man dies aber nicht als Schwäche, sondern als zu erwartenden Normalzustand der Ethik einräumt, ist das ein gewisser Preis.

4.2 Pro und Contra die Existenz genuiner moralischer Dilemmata

Ich konzentriere mich im Folgenden auf die zweite Option und stelle einige typische Argumentationsmuster nebeneinander, die pro und contra die Existenz

13 Man denke an das seit der Antike bekannte „Lügnerparadoxon": Wenn ein Kreter sagt: „Alle Kreter lügen" – ist seine Aussage dann wahr, falsch, unentscheidbar, wahrheitswertlos oder sonst etwas?

14 Ob dies auch psychologische Teilerklärungen haben mag (etwa durch die menschliche Lust am Spektakulären und Dramatischen) und ob die verbreitete Dilemmafixierung besonders der Medizinethik immer gut tat (weil alltägliche und unspektakuläre, aber dennoch ethisch relevante Aspekte des Medizinbetriebs dadurch tendenziell außer Blick geraten), sei hier nur als Seitenfrage notiert.

genuiner moralischer Dilemmata vorgebracht werden;[15] teilweise wurden sie schon angesprochen.

Contra: Dass wir an genuine moralische Dilemmata glauben, liegt nur an unserer Beschränktheit. Bei vollständigen moralischen und epistemischen Fähigkeiten wäre für jedes scheinbare Dilemma eine „richtige Lösung" erkennbar.

Pro: Nein, es gibt intuitiv überzeugende Beispiele für moralische Dilemmata, wo die Existenz einer „richtigen Lösung" einfach unplausibel ist. Man könnte hierzu zum Beispiel das schreckliche Beispiel von *Sophies Entscheidung* noch zuspitzen: Angenommen, ihre beiden Kinder, die Sophie natürlich gleichermaßen liebt, sind zusätzlich auch noch eineiige Zwillinge mit bisher absolut gleichen Verhaltenstendenzen, Gesundheitsdaten, Schulerfolgen, Lebenschancen etc., sodass sich auch aus utilitaristischen Betrachtungen keinerlei Bevorzugung eines der beiden ableiten ließe.

Contra: Das sind aber keine genuinen moralischen Dilemmata. In solchen harten Fällen ist es eben die richtige Lösung, *irgendeine* der verfügbaren gleichguten oder gleichschlechten Alternativen zu wählen. Angewandt auf unser Beispiel: Auch wenn die Vorstellung nochmals zusätzlich grauenhaft sein mag, sollte die Mutter in diesem Fall zum Beispiel das Los entscheiden lassen und so zumindest ein Kind retten.

Pro: Aber die Schuldgefühle, die jeder normal empfindende Mensch nach so einer furchtbaren Entscheidung hätte, zeigen doch an, dass es sich um genuine moralische Dilemmata gehandelt haben muss und jede gewählte Handlung verboten war. Wer Schuldgefühle hat, muss etwas getan haben, das nicht richtig war.

Contra: Nein. Dass diese Schuldgefühle *berechtigt* sind, wäre eben gerade eine *petitio principii.* Unsere Gefühlswelt ist leider anfällig für Fehlbeschreibungen, zum Beispiel sind ein „Schuldgefühl" und ein Gefühl des „Bedauerns" phänomenologisch sehr ähnlich. Man mag es mit Recht *bedauern*, so eine Entscheidung treffen zu müssen oder getroffen zu haben; aber *schuldig* wird man dadurch nicht. Es handelt sich also um kein genuines Dilemma.

---

15 Die folgenden Überlegungen verdanken sich in vielem T. McConnell, *Moral Dilemmas*, Kap. 5–6.

4.3 Warum es keine genuinen moralischen Dilemmata gibt

Insgesamt neige ich – trotz der zunächst suggestiv wirksamen Beschreibung von Dilemmafällen – zu der Position, dass es keine genuinen moralischen Dilemmata gibt. Diejenigen vermeintlichen Dilemmata, die sich durch Schließung von Erkenntnislücken einer eindeutigen Lösung zuführen lassen, mögen dabei von vornherein außer Betracht bleiben. Es geht im Folgenden nur mehr um jene Restfälle, die sich auch durch noch so umfassendes Fakten-, Prognose- und anderes Wissen nicht entscheiden lassen. Eine plausible Lösung im Sinne einer moderaten Pflichtenethik könnte die Konzeption moralischer Pflichten als *prima facie*-Pflichten bieten, wie sie vom englischen Aristotelesinterpreten und Ethiker W. D. Ross (1877–1971) vorgeschlagen wurde.[16] Die Wortwahl „prima facie" ist dabei potentiell irreführend. Es geht keineswegs darum, dass moralische Pflichten nur scheinbar und daher in Wahrheit keine Pflichten wären. Das Bestehen einer Pflicht ist vielmehr ein echtes, reales Faktum, das sich aus den Merkmalen bestimmter Situationen ergibt. (Freilich ist es kein physisches Faktum, sondern ein Faktum besonderer Art, eben ein moralisches Faktum. Nach Ross haben wir Menschen auch eine intuitive Wahrnehmungsfähigkeit für moralische Fakten, die freilich ähnlich unterschiedlich gut ausgebildet sein kann wie andere Wahrnehmungsfähigkeiten auch.) Bestimmte Merkmale einer Situation begründen also, dass sich bestimmte Handlungsweisen nahelegen. Dies gilt „prima facie", also vorläufig bzw. im Normalfall, solange diese Merkmale bestehen bzw. solange nicht andere Fakten zur Situation hinzutreten, die damit inkompatible *prima facie*-Pflichten entstehen lassen (und vielleicht eine neue, andere Pflicht entstehen lassen). Wenn – wie es bei vermeintlichen moralischen Dilemmata der Fall ist – gleichzeitig Fakten bestehen, die gleichrangige und inkompatible *prima facie*-Verpflichtungen entstehen ließen, könnte man dies als eine Faktenlage deuten, die sämtliche Pflichten zum Erlöschen bringt und vielleicht eine neue, der individuellen Situation angemessene Pflicht entstehen lässt.[17] In solchen Fällen könnte dann zum Beispiel bloß noch die Pflicht be-

---

16 Vgl. W. D. Ross, *The Right and the Good*, Oxford 1930; ders., *Foundations of Ethics*, Oxford 1939.

17 E. Schockenhoff verdanke ich den Hinweis auf ein theologisches Argument, das dieser Lösung zuarbeiten könnte (das aber eben ein theologisches und kein philosophisches Argument ist, und das ich hier daher nur erwähne): Gottes gütiger Schöpferwille kann dem Menschen nicht zugemutet haben, dass die moralische Ordnung inkonsistent ist, daher könne es keine genuinen moralischen Dilemmata geben (solange nicht Fehler des Menschen dazukommen, siehe Anm. 18). Ross' *prima facie*-Pflichten-Konzeption könnte man nun als moralphilosophische Umsetzung dieser theologischen Sichtweise sehen.

stehen, irgendeine der bestmöglichen Handlungen zu setzen bzw. keine schädlichen Handlungen zu setzen.[18]

5 Ausblick: Verhalten in (vermeintlichen) moralischen Dilemmafällen

Als Ausblick möchte ich meine vorstehende Analyse nach möglichen Erträgen für die Frage absuchen, wie man sich bei vermuteten (vermeintlichen oder genuinen) moralischen Dilemmafällen verhalten sollte. Ob man meine Position, dass es keine genuinen moralischen Dilemmata gibt, nun teilt oder nicht, ist für die folgenden Überlegungen irrelevant, denn die Verhaltensregeln für solche Fälle sind im Wesentlichen ähnlich, ganz egal, ob es sich nun um bloß vermeintliche oder genuine moralische Dilemmata handelt. Dass manche dieser Verhaltensregeln unter den Vorgaben des Zeitdrucks in der medizinischen Praxis nicht immer leicht umsetzbar sein werden, ist ein anderes Problem; sie könnten aber zumindest als praxisleitendes Ideal im Bewusstsein bleiben.

- Vor wichtigen Entscheidungen sollten die in Frage kommenden Handlungsalternativen (inklusive des Handelns durch Unterlassen) möglichst vollständig erfasst werden.
- Für diese Alternativen sollte eine möglichst vollständige und fundierte Abschätzung ihrer möglichen Folgen und ihrer Wahrscheinlichkeiten vorgenommen werden.
- Sofern man den Verdacht hat, wirklich vor einem Dilemma zu stehen, sollte man sich vergewissern, welche Struktur (im Sinne der 5 Gesichtspunkte oben in Kapitel 2) es hat.
- Man sollte sich fragen, ob es vielleicht Sondernormenkreise (etwa spezielle Rechtsnormen) gibt, die doch eine Handlungsalternative priorisieren und das Dilemma eventuell entschärfen oder zum Verschwinden bringen könnten.

---

18 Eine weitere Frage, die hier nur angedeutet, aber nicht mehr tiefergehend erörtert werden kann, ist jene, ob sich Thomas von Aquins oben in Anm. 6 erwähnte Unterscheidung von *perplexitas simplex* und *perplexitas secundum quid* als daran anschlussfähig erweisen könnte und es vielleicht doch genuine moralische Dilemmata in einem Sonderfall geben könnte: dem Fall nämlich, dass man die pflichterzeugenden Fakten durch eine moralisch falsche Handlung selbst geschaffen hat (etwa durch das Abgeben von mehreren miteinander inkompatiblen Versprechungen). Wer so handelt, könnte dadurch Pflichten erzeugen, die nicht mehr durch entgegengesetztes Handeln außer Kraft setzbar sind und somit auch „ultima facie“ gelten; man ist dann aber nur *perplexus secundum quid*, also aufgrund des eigenen vorhergehenden Fehlhandelns.

- Wenn dies nicht der Fall ist, sollte man sich fragen, ob es vielleicht doch irgendwelche anderen Gründe gibt, eine der Handlungsalternativen zu priorisieren.
- Wo auch unter Einbezug all dieser Gesichtspunkte keine „einzig richtige" Lösung absehbar ist und man dennoch irgendwie handeln muss, ist soweit als möglich eine „well-reasoned decision", also eine begründbare und gegenüber Anderen erläuterbare Entscheidung anzustreben; dies nicht zuletzt auch aus rechtlichen Überlegungen.
- Die eigene emotionale Beteiligung bei solchen Entscheidungen sollte beobachtet und auf ihre Angemessenheit hin reflektiert werden. In besonders belastenden Konstellationen könnten Supervision und/oder das kollegiale Gespräch mit sachlich und moralisch kompetenten Personen, also Personen mit einem „gebildeten Gewissen" nützlich sein, um etwa unangemessene Schuldgefühle durch eine Außenperspektive zu erkennen und zu mildern.[19]

19 Ich danke B. Niederbacher und F.-J. Bormann für eine Reihe hilfreicher Kommentare zu einer früheren Fassung.

Alois Joh. Buch

Gewissensentscheidung im Kontext von Prinzipienethik und Kasuistik

In systematischer und historischer Hinsicht stellt sich die hier thematisch angedeutete Problematik als gleichermaßen umfangreich wie vielschichtig dar. Ihr soll im Zusammenhang medizinischer Ethik in ausdrücklich begrenzter Weise nachgegangen werden: Vornehmlich geht es um die Skizzierung ausgewählter Problemebenen und spezifischer kognitiver Operationen, die sich im Bedenken verantwortungsvollen Abwägens, Entscheidens und Handelns im Feld der Humanmedizin für das Verhältnis von ‚Prinzipienethik und Kasuistik' zeigen[1]. Wenn Kasuistik zunächst methodisch meint, „konkrete Erscheinungen oder Fälle (casus) unter allgemeine Normen bzw. Prinzipien zu fassen, zu ordnen, sie abzugrenzen und zu beurteilen"[2], dann leuchtet bereits in solcher Allgemeinheit die Relevanz des hier in Betracht zu ziehenden Verhältnisses ohne Weiteres ein, was nochmals in besonderer Weise für die speziellere (bereichs-)ethische Perspektive gilt, sofern Kasuistik gerade auch in „auf Handeln ausgehenden Normwissenschaften" dazu dienen kann, „komplexe Situationen zu erhellen, widerstreitende Interessen und Pflichten zu lösen, Weisung zum Handeln in Konflikten zu geben"[3] – dies Letztere aber in je spezifischer Relation zu prinzipienethischen Erwägungen. Da in dieser Relation aus praktischer und somit aus ethischer Perspektive das Zueinander von situations- und handlungsbezogenen Sollensansprüchen und Entscheidungen offenkundig von besonderem Interesse ist, soll ein eigenes Augenmerk darin deutlich werdenden grundlegenden Dimensionen von Gewissens-Wahrnehmung und Gewissensentscheidung gelten. Dabei ist metaethisch die Unterscheidung und wechselseitige Bezogenheit von konkreter, in ethische Abwägungen eingebundener Gewissensentscheidung und (medizin-)ethisch prinzipieller Reflexion über solch konkrete ethisch fundierte und moralisch relevante Gewissensentscheidung von vornherein mit zu bedenken.

---

1 Zur grundsätzlichen Dimension der ‚Prinzipienethik und Kasuistik' betreffenden Diskussion in der Bioethik, mit eigenem Verweis auf den hierfür einflussreichen prinzipienethischen Ansatz (principlism) von T. L. Beauchamp und J. F. Childress, vgl. H. M. Baumgartner, Art. *Prinzipien. Ethisch*, in: W. Korff/L. Beck/P. Mikat (Hg.), *Lexikon der Bioethik*, Bd. 3, Gütersloh 1998, 64–66, bes. 65 f.

2 R. Hauser, Art. *Kasuistik. I. K. in Recht, theologischer und philosophischer Ethik*, in: HWP, Bd. 4, Basel 1976, 703.

3 Ebd.

Es geht sonach nicht eigentlich um weitere Detailerwägungen zu dem verästelten ethiktheoretischen Verhältnis von Prinzipienethik und Kasuistik als jeweils eigenen, ihrerseits durchaus vielgestaltig entfalteten systematischen Konzeptionen als solchen.[4] Auch wenn deren nähere und insbesondere ethikgeschichtliche Erörterung gewiss erhellende Differenzierungen eintragen könnte, werden hier gewissermaßen diese Konzeptionen als in bestimmter Weise geprägte Phänomene ethischer Reflexion mit ihren unterschiedlich definierten Begrifflichkeiten ebenso vorausgesetzt wie deren grundsätzliche moralphilosophische Bedeutung als Hintergrund auch diesbezüglicher medizinethischer Erwägungen.[5] Bezüglich der hier interessierenden komplexen Prozesse humanmedizinischen Entscheidens und Handelns wird also vornehmlich die dafür bedeutsame jeweilige Eigenart prinzipienethisch oder kasuistisch geprägter Zugänge sowie gegebenenfalls ihrer Verknüpfung in den Blick genommen, vor allem insofern diese in solchen Prozessen und damit im Handlungsfeld Humanmedizin ihren Niederschlag finden. In diesem Rahmen wird zudem hier nur eine Problemanzeige einer auf das komplexe Phänomen der Gewissensentscheidung konzentrierten medizinethischen Agenda angestrebt, deren ethisch-prinzipiell wie bereichsethisch vertiefte Erörterung sich auch aus dem Folgenden zwar als sinnvoll erweist, aber in den Grenzen dieses Beitrages nicht geleistet werden kann.

Zum Hintergrund des hier zu Bedenkenden gehört neben anderem der unübersehbare Sachverhalt, dass die (auch durchaus breitere öffentliche) Diskussion humanmedizinischer Forschungs-, Behandlungs- und Gestaltungsmöglichkeiten einige Intensität aufweist, nicht selten aber die Dimensionen von Gestaltungs*verantwortung* und die Prozesse darin geforderter Vergewisserung des persönlichen gewissenhaften Handelns der beteiligten Professionen sowie weiterer im medizinischen Handlungskontext Beteiligter eher reduzierte Aufmerksamkeit finden. Zumindest zeigt sich eine deutlich geringere Präsenz diesbezüglich ver-

---

4 Näher zu dem diesem Verhältnis nochmals zugrundliegenden allgemeinen „Problem der Deutung von Sittlichkeit und Ethos in der Ethik" vgl. L. Honnefelder, *Sittlichkeit/Ethos*, in: M. Düwell/C. Hübenthal/M. H. Werner (Hg.), *Handbuch Ethik*, Stuttgart [3]2011, 510.

5 Demgemäß bleibt hier auch die in den zurückliegenden Jahrzehnten intensiv erfolgte Erörterung der Moralbegründung in ihren vielfältigen Entfaltungen weitgehend außer näherem Betracht (vgl. hierzu den knappen Überblick bei M. Düwell/C. Hübenthal/M. H. Werner, *Ethik: Begriff – Geschichte – Theorie – Applikation (Einleitung)*, in: dies. [Hg.], *Handbuch Ethik*, 11–20; darin breiter auch Teil II). – Zur Bedeutung und Präsenz moralbegründender Theorien und dem Problem (einfacher) ‚Anwendung' in spezifisch medizinethischer Grundlegung vgl. C. Rehmann-Sutter, *Bioethik*, in: M. Düwell/C. Hübenthal/M. H. Werner (Hg.), *Handbuch Ethik*, 249 f. – Ausführlich zu Bedeutung und Formen grundlegender Ethik-Theorien L. Honnefelder, Art. *Ethik. 1. Philosophisch*, in: W. Korff/L. Beck/P. Mikat (Hg.), *Lexikon der Bioethik*, Bd. 1, Gütersloh 1998, 654–662, bes. 656, 658 ff.

tiefter, für den Bereich Medizin adaptierter ethischer Reflexion; dieser Beobachtung widerstreitet auch nicht der allerdings immer wieder vernehmbare allgemeine Hinweis, es gehe gerade in humanmedizinischen Handlungskontexten letztlich um individuelle Gewissensentscheidung, deutet eben darin doch manches eher auf eine faktisch-pragmatische Handlungsorientierung, die sich bei näherem Zusehen zugleich als theorie-kritische Reduzierung einer oft als hoch komplex und belastend wahrgenommenen ethischen Klärungsbemühung erweisen kann. Zweifellos lassen sich auch andersgeartete Tendenzen im Sinne ausdrücklicher Thematisierung von Verantwortung und Gewissen beobachten, in kritischer Betrachtung des medizinethischen Diskurses scheinen diese jedoch eher Ausnahmen darzustellen, außerdem beziehen sie sich in der philosophisch-ethischen Reflexion häufig auf sehr spezifische bio- und medizinethische Gestaltungsbereiche – wie etwa auf Felder der sogenannten ‚Projektmedizin', näherhin auf das in vielerlei Hinsichten kontrovers diskutierte Enhancement und zugehörige Begleitthemen,[6] sowie nicht zuletzt auf die kontinuierliche Diskussion einer Reihe von generellen und spezifischen Perspektiven besonders in Reproduktionsbiologie, Humangenetik und Biotechnologie, worin sich zumeist prinzipienethische und kasuistische Dimensionen verknüpft finden.

In den genannten Grenzen, vornehmlich in zunächst phänomenologischer Annäherung, konzentrieren sich die folgenden Erwägungen auf jeweils ausgewählte Elemente der Bedeutung des Einzelfalles in Medizin und Medizinethik, der für sittliche Entscheidung bedeutsamen Verantwortungsdimensionen, der Verknüpfung von prinzipienethischem und fall-bezogenem Zugang ethischer Reflexion und sittlichen Handelns sowie der Möglichkeiten und Begrenzungen von Gewissensentscheidung. Bezüge dieser Akzentuierungen zu einigen Aspekten der weiteren Grundlegung von Ethik werden in einem knappen Ausblick abschließend aufgenommen.

---

6 Vgl. hierzu etwa B. Irrgang, *Projektmedizin. Neue Medizin, technologie-induzierter Wertewandel und ethische Pragmatik*, Stuttgart 2012 (dazu auch Rezension: A. J. Buch, Rezension zu B. Irrgang, *Projektmedizin. Neue Medizin, technologie-induzierter Wertewandel und ethische Pragmatik, Stuttgart 2012*, in: *ZME* 59 [2013], 159–162); nochmals grundsätzlicher: G. Maio, *Medizin im Umbruch. Ethisch-anthropologische Grundfragen zu den Paradigmen der modernen Medizin*, in: *ZME* 53 (2007), 229–254. – Speziell zu ‚Selbstverbesserung'/Enhancement vgl. J. Brantl, *Gut erschaffen – manchem aber nicht gut genug. Normethische und tugendethische Überlegungen zur medizinisch assistierten Selbstverbesserung des Menschen*, in: R. Brandscheidt/J. Brantl/M. Overdick-Gulden/W. Schüßler (Hg.), *Herausforderung „Mensch". Philosophische, theologische und medizinische Aspekte*, Paderborn 2012, 141–189; vgl. auch S. Ernst, *Den Menschen verbessern? Enhancement aus theologisch-ethischer Sicht*, in: *StZ* 231 (2013), 263–273.

1 Phänomen und Bedeutung des Einzelfalls

Das ethische Reflexionsgefüge bzw. Moral-‚System' ebenso wie der Begriff der ‚Kasuistik' finden in der Geschichte des ethischen Denkens, nicht zuletzt auch in dessen moraltheologischer Ausprägung, bekanntlich durchaus ambivalente Beurteilungen.[7] Diese Ambivalenz resultiert unter anderem aus den Schwierigkeiten, die sich in primär kasuistischem Zugang hinsichtlich der sachgerechten Abwägung zwischen sittlicher Herausforderung innerhalb eines konkret-praktisch zu gestaltenden ‚Casus' und sittlichen Prinzipien auftun.[8] In geistesgeschichtlicher Erstreckung zeitigt diese Ambivalenz wiederholt unterschiedlich akzentuierte wechselseitige Gewichtungen zwischen beiden ethischen Theorie- und Reflexionstypen – ein Sachverhalt, der zugleich die Bedeutung der darin stets mitschwingenden und ethischer Reflexion besonders naheliegenden Problematik sachgerechter verantwortlicher Gewissensentscheidung unterstreicht.[9] Sie näm-

---

7 So bemerkt etwa C. Mandry, *Theologie und Ethik (kath. Sicht)*, in: M. Düwell/C. Hübenthal/M. H. Werner (Hg.), *Handbuch Ethik*, 520–525 zur Entwicklung theologischer Ethik der Neuzeit: Die mit den Prozessen der „Ausbildung einer umfangreichen Kasuistik [...] einhergehende Juridifizierung und Objektivierung lässt die subjektive Erkenntnis und Übernahme moralischer Gebote im Gewissen zum theologischen Problem werden, das als Streit zwischen Moralsystemen jahrhundertelang diskutiert wird." (C. Mandry, *Theologie und Ethik*, 521 f.); ähnlich der Hinweis von F. O. Wolf, Art. *Kasuistik. II. Die ethische und rechtsphilosophische Problematik der K.*, in: HWP, Bd. 4, Basel 1976, 705 f.; deutlich auch W. Molinski, Art. *Kasuistik. III. Christliche Kasuistik. 1. Katholisch*, in: *RGG*[4], Bd. 4, Tübingen 2001, 847. – Vgl. auch K. Demmer, Art. *Moraltheologie*, in: TRE, Bd. 23, Berlin 1994, 295–302, bes. 295 (hier auch zur Nützlichkeit des *Casus* für Entscheidung, 301); interessant in diesem Kontext der systematische Hinweis, dass hinsichtlich des ‚Aufbauprinzips' der Moraltheologie „das Ideal einer Ableitung aus einem Prinzip [...] zugunsten einer Leitidee aufgegeben" worden sei (K. Demmer, *Moraltheologie*, 296). – Differenziert indes zu einzelnen Repräsentanten der Geschichte der Kasuistik: J. Reiter, *Hermann Busenbaum (1600–1668)*, in: K. Hilpert (Hg.), *Christliche Ethik im Porträt. Leben und Werk bedeutender Moraltheologen*, Freiburg i. Br. 2012, 407–428, bes. 414 ff. sowie (mit ausdrücklichem Rückbezug auf H. Busenbaum) J. Römelt, *Alfons von Liguori (1996–1787)*, in: K. Hilpert (Hg.), *Christliche Ethik im Porträt*, 429–446, bes. 437–440.

8 In metaethischem Zugang wäre dies weitergreifend besonders bezüglich des auch dem ethischen ‚System' der Kasuistik innewohnenden *prinzipiellen* theoretischen Anspruchs zu bedenken. – Als Überblick zu Kasuistik in Ethik (und Recht) vgl. R. Hauser, *Kasuistik*, 703 f.; zu den Verästelungen kasuistischer Ansätze in der Theologischen Ethik, vgl. W. Korff, Art. *Ethik. 2. Theologisch*, in: W. Korff/L. Beck/P. Mikat (Hg.), *Lexikon der Bioethik*, Bd. 1, Gütersloh 1998, 662–674, bes. 667 ff.

9 Näheres zum Verhältnis von Kasuistik, Entwicklung der sogenannten Moralsysteme und zunehmender Einsicht in das Erfordernis der Vermittlung von „Anwendungsorientierung" und „Grundlagenorientierung", speziell auch zu den je nach Gestalt der Kasuistik unterschiedlichen

lich erfolgt stets konkret und zumeist nicht unabhängig von darin wirksamen sittlichen Normierungen und prinzipienethischen Grundoptionen.

In solcher Perspektive wird die erneut aufkommende Wahrnehmung und Thematisierung dieser Problematik nicht überraschen – weder in der Reflexion über das bestimmten Handlungsfeldern und Entscheidungskontexten jeweils zugrundeliegende *allgemeine ethische Gefüge*, noch in der Problematisierung *konkreter Entscheidungsprozesse und Handlungsweisen* mit offenkundig hoher moralischer Relevanz. Besonders eindringlich zeigt sich dies in den humanmedizinischen Handlungsbereichen, kommt doch darin dem ‚konkreten Fall' der jeweiligen Patienten, der einzelnen Anamnese und Diagnose, der spezifischen Erkrankung bzw. der je besonderen Handlungsanforderung an medizinische Professionen zentrale Bedeutung zu, aber auch der jeweils individuellen Ausrichtung der Therapie, der pflegerischen Betreuung und gegebenenfalls der darüberhinausgehenden Begleitung. Dies gilt *mutatis mutandis*, wenn zwar mit gewissen Einschränkungen, auch für probandenbasierte medizinische Forschung. Es kann insoweit also von einem gewissen *kasuistischen Grundzug* humanmedizinischen Entscheidens und Handelns gesprochen werden. Im Vergleich mit der breiteren Kasuistik-Diskussion nun weit weniger theoriebeladen, benennt dieser Grundzug für die hier entfalteten Erwägungen zunächst die besondere professionenbezogene Fokussierung auf den konkreten Einzelfall der (tatsächlichen oder potentiellen) Erkrankung, auf einzelne Patienten mit bestimmter Erkrankung bzw. definiertem Behandlungsbedarf, auf ‚Fälle' als hermeneutische Bezugspunkte zur Beurteilung problematischer Situationen, oder auch – etwa in medizinischer Forschung – auf bestimmte ‚Fallgruppen'.[10] Wenn sich ethischer Reflexion in der Regel kasuistische und prinzipienethische Zugänge sozusagen als Möglichkeit und Herausforderung *angesichts des konkreten sittlichen Handelns* zeigen, so gilt dies im humanmedizinischen Handlungsfeld in besonders verdichteter Weise.

Diese Fallorientierung in der Medizin, die ihr als solcher inhäriert und ihrer Aufgabe insoweit angemessen ist, lässt sich unschwer auch in einer Reihe weiterer Phänomene entdecken, die zwar ihrerseits mit dem erwähnten kasuistischen Grundzug eng verbunden sind und insofern bereichsbezogen nichts Außergewöhnliches darstellen, jedoch für die hier erörterte Fragestellung besonders aufschlussreich erscheinen und deswegen Erwähnung finden sollen: *Zunächst* gilt

---

Implikationen für die Gewichtung von Gewissen bzw. sittlichem Subjekt, bei W. Korff, *Ethik. 2. Theologisch*, 662–674, bes. 667 ff., hier 669.

10 Aufschlussreich hierzu die knappe Übersicht besonders zur Entwicklung einer spezifischen Bedeutung von Kasuistik bei J. Bleker, Art. *Kasuistik, II. In der Medizin*, in: HWP, Bd. 4, Basel 1976, 706 f. (Lit.!).

dies für den sogenannten ‚Fallbericht', dem aus einsichtigen, wiederum mit der Charakteristik medizinischer Praxis unmittelbar verknüpften Gründen besondere Bedeutung zukommt – und zwar im medizinisch-fachlichen Diskurs, mit heuristischem Gewicht in der Vermittlung evidenz-basierten Wissens, konsequenterweise auch in der interdisziplinär-fachlichen einschließlich der medizinethischen Kommentierung. *Sodann* lassen auch die Einrichtung und Aufgabe von ‚Klinischen Ethikkomitees' eine deutliche Orientierung am ‚Einzelfall' erkennen, bildet dieser doch zumeist gerade den Anlass zu ethischer Beratung und Entscheidungsfindung, auch wenn in diesen seitens der beteiligten Professionen gegebenenfalls über den Einzelfall hinausgehende, teilweise auch intensiv prinzipienethisch fundierte Erwägungen zur Geltung kommen.[11] *Weiter* zeigen höchst handlungs-relevante medizinökonomische Rahmenbedingungen besonders offenkundige ‚kasuistische' Prägung – etwa wenn es, terminologisch wie sachlich aufschlussreich, um sogenannte ‚Fall-Pauschalen' als einen wesentlichen Finanzierungsfaktor oder um Fixierung, Kanalisierung und Limitierung erstattungsfähiger Behandlungen oder Medikamentierungen geht; die ‚kasuistische' Ausrichtung der Finanzierung und ein ebensolches Modell der Therapie bedingen einander mithin wechselseitig, wobei hier interessanterweise die Fallorientierung ihrerseits quasi prinzipienartig generalisiert wird – ein Sachverhalt, auf den über die vorliegende Phänomenologie hinaus später zurückzukommen sein wird. *Schließlich* atmen auch die (zwar anderweitig entstandenen, aber auch für Medizin und Pharmazie epistemologisch aufschlussreichen) ‚Fallstudien' die hier gemeinte kasuistische Grundorientierung; es kommt hinzu, dass hierbei nochmals ein gegebenenfalls besonderer Bezug zwischen Fallstudie, verallgemeinerbaren Ergebnissen und ausdrücklicher Einbindung auch prinzipienethischer Reflexion besteht, was zugleich auf die Herausforderung diesbezüglich differenzierter Unterscheidung hinweist.

Zweifellos liegt die auch in solchen Phänomenen wirksame, besondere Fokussierung auf den Einzelfall nicht nur in der Natur der medizinischen Sache mitbegründet, sie erweist sich in dieser Hinsicht – und zwar unabhängig von einer kritischen Betrachtung der genannten Phänomene – für humanmedizinische Pragmatik auch als sinnvoll und insoweit grundsätzlich als sachgerecht. Eine besondere Stärke solcher Kasuistik kann vor allem darin gesehen werden, dass sie

11 Ein konzentrierter Überblick hierzu findet sich (ansonsten auf die Funktion der Pflegeprofessionen konzentriert) bei H. Kohlen, *Klinische Ethikkomitees und Pflege*, in: *ZME* 59 (2013), 97–105, bes. 98f. Ausführlicher zu Herausbildung von primär forschungsbezogenen Ethik-Kommissionen, auch zur Unterscheidung von ‚politischen Ethikkommissionen' sowie zu ‚ethischen Beratungskommissionen' bei G. Altner, Art. *Ethik-Kommissionen*, in: W. Korff/L. Beck/P. Mikat (Hg.), *Lexikon der Bioethik*, Bd. 1, Gütersloh 1998, 682–691 (Lit.!), bes. 682–685.

als eine Art ‚Methodologie' zweifellos den zentralen Aufgaben der Humanmedizin dient und entsprechender Effizienz ihrer inhaltlichen Bewältigung förderlich ist – nämlich der gezielten Wahrnehmung und Gestaltung des je Besonderen und oftmals Einmaligen, auch des individuell Situativen jeweiliger Erkrankung bzw. medizinischer, pflegerischer und begleitender Leistungs-Anforderung. All diesem sehen sich die Professionen im medizinischen Handlungsfeld kontinuierlich ausgesetzt, wegen seines Gewichts für jeweils sehr spezifische Krankheitsfaktoren, Gestaltungserfordernisse und Forschungsaktivitäten wird diese ‚Fall-Bezogenheit' in der Regel beachtlichen Einfluss auf die Sachgemäßheit und jeweilige Angemessenheit des angezeigten Entscheidens und Handelns haben. Dies unterstreicht die Relevanz zugehöriger prinzipienethischer Klärung, zunächst aber zeigen sich in den Phänomenen fall-bezogener Pragmatik, schon wegen der zumindest faktischen Einbindung allen Entscheidens und Handelns in eher generelle Rahmenbedingungen, als Kehrseite solcher Stärke kasuistischer Fokussierung auch eine Reihe von Problemen und Herausforderungen. Ihnen soll – wiederum selektiv – ein Stück weit nachgegangen werden.

2 Wahrnehmung und Distanzierung von Verantwortung

Probleme und Herausforderungen des im humanmedizinischen Handlungsbereich präsenten ‚kasuistischen Grundzuges' werden vor allem hinsichtlich der *Verantwortungsdimension* sachgerechter Entscheidung ansichtig, also bezüglich einer grundlegenden Dimension von Sittlichkeit, sofern gerade Verantwortung phänomenologisch zum Kern der Erfahrungen und des Selbstvollzuges des Menschen als moralisches Subjekt gehört und damit einen wesentlichen Bezugspunkt jedweder Ethik, somit auch bereichsethischer Bemühung wie der Medizinethik bildet.[12] Die zu benennenden Probleme werden in dem hier bedachten Kontext der Gewissensentscheidung besonders offenkundig, sofern sich nämlich Verantwortung im Gefüge von Sollensansprüchen und personal aufgegebener und gestalteter Moralität nunmehr aus primär kasuistischem, zugleich teilweise mit prinzipienethisch orientierten ‚Vorgaben' kombiniertem Zugang

---

12 Vgl. hierzu die auf präzisierende Unterscheidungen bedachten Überlegungen bei M. Bongardt, *Wie weit reicht die Verantwortung des Arztes? Von den Möglichkeiten und Grenzen der Freiheit in komplexen Systemen*, in: *ZME* 53 (2007), 195–205. – Zu verschiedenen Bedeutungsgehalten von Verantwortung, die allerdings insgesamt auch in ihrem ethischen Bezug gesehen werden, vgl. R. Wimmer, Art. *Verantwortung*, in: NHpG, Bd. 3, Freiburg i. Br. 2011, 2309–2320.

nochmals in komplexe Rahmenbedingungen eingefügt sieht, die ihrerseits geeignet erscheinen, tatsächlich (im zweifachen Sinne) wahr-genommene, also als solche erfasste und gewissenhaft vollzogene Verantwortung einzuschränken bzw. in solchen Grenzen zu definieren. Näherer Betrachtung erschließt sich, wie solche Rahmenbedingungen dazu beitragen können, Verantwortung ein Stückweit zu anonymisieren, sie zu diversifizieren und damit von den konkret Handelnden in medizinischen Professionen zu distanzieren.

(a) Eigene und durchaus uneindeutige Relevanz für potentielle Diversifizierung und Distanzierung von Verantwortung besitzen zunächst sogenannte ‚systemische Faktoren'. Hierzu gehören u. a. gesetzliche Vorgaben und rechtliche Regelungen – hier weniger bezogen auf solche allgemein arztrechtlicher und medizinrechtlicher Natur als vielmehr auf Verhaltensmaßgaben für bestimmte, ethisch mit besonders gewichtigen und in der Regel auch umstrittenen Herausforderungen verknüpfte konkrete medizinische Handlungsfelder (z. B. humangenetische Forschung und Therapie, Reproduktionsmedizin, Abtreibung, Organtransplantation, Palliativmedizin und Sterbebegleitung etc.). So sehr solche Regelungen normalerweise gerade auf die Verallgemeinerung und Verlässlichkeit von Handlungsregeln und damit auf Grundsätzlichkeit zielen, weswegen zumeist in ihrem Begründungskontext auch normative prinzipienethisch gegründete Zielsetzungen implizit oder explizit eine Rolle spielen (wie etwa – nochmals vielgestaltig begründet – Achtung der Menschenwürde, Gewährleistung der Selbstbestimmung des sittlichen Subjektes, Nichtschädigung menschlichen Lebens etc.), so sehr können sie als zumal sanktionierbare, strikte Regeln rezipiert werden, die je eigene Verantwortung der Professionen im Bereich Humanmedizin zumindest teilweise als vermeintlich überflüssig oder wenigstens als hinderlich nahezulegen oder gänzlich zu substituieren scheinen. Das Problem von Verantwortungsverlagerung und gleichzeitiger Distanzierung kommt hier also offenkundig gerade im Zueinander von Handlungserfordernissen im Einzelfall und prinzipiell ansetzender, genereller Entscheidungsregelung für hinzugehörige und sozusagen subsumierbare Fälle auf. Ähnliche Probleme der Diversifizierung und möglichen Distanzierung von Verantwortung können aus ökonomischen Rahmenbedingungen und zugehörigen Vorgaben (u. a. zu Krankenhausfinanzierung, Erstattungsleistungen von Versicherungen, Knappheit medizinischer Ressourcen etc.) entstehen – in ihrer komplexen Verschränkung (z. B. ökonomische Zielvorgaben jeweiliger Krankenhausträger, Finanzierung durch Fallpauschalen etc.), ihrerseits teilweise nochmals hintergründig verknüpft mit (sozial-)ethischen Prinzipienerwägungen, vermögen solche Rahmenbedingungen eine Art ‚Handlungsautomatismus' in der Linie des ökonomisch und zum Teil ethisch nahegelegten und deswegen präferierten spezifischen Entscheidens und Handelns zu fördern.[13] Schließlich bringen organisationsethische Rahmenbedingungen (wie etwa spezifisch wert- und prinzipienbezogene Leitbilder von Gesundheitseinrichtungen bzw. medizinischen Dienstleistern, ethische Leitlinien etc.) nochmals eigene Möglichkeiten durchaus problematischer Anonymisierung und Distanzierung von Verantwortung mit sich – wenn auch, wie in dem zuletzt genannten Kontext, nicht selten gerade entgegen zugrundeliegenden, wiederum zumeist (prinzipien-)ethisch fundierten Intentionen.

(b) Eine wesentlich komplexere Herausforderung konkreter Wahrnehmung von Verantwortung zeigt sich differenzierter Analyse im Zusammenhang des Grundsatzes des ‚informed consent'. Dieser, wiederum durchaus breit prinzipienethisch gegründet, zielt zwar gerade als Gegengewicht zu beanspruchter Alleinverantwortung der medizinischen Professionen auf sachgerechte Verantwortungsdiversifizierung und speziell auf Mitverantwortung des Patienten. Gleichwohl kann auch dies, offenkundig wiederum entgegen der eigentlichen Intention, in überschüssiger Vereinseitigung und unter Vernachlässigung sensibler Achtsamkeit für je eigene Zuständigkeiten zu einer fallweisen Distanzierung von Verantwortung auf der Seite der beteiligten Professionen führen, zumal im darüber hinausweisenden größeren Kontext von Patientenverfügung, Vorsorgevollmacht und Betreuungsverfügung.[14]

(c) Auch die tatsächliche Gestaltung von Auftrag und Rolle ‚Klinischer Ethikkomitees', deren Einrichtung unter anderem eine Verbreiterung der (kasuistische wie prinzipienethische Zugänge ermöglichenden) Reflexionskompetenz verantworteten Handelns beabsichtigt, kann gleichwohl gerade für ethisch besonders herausfordernde Entscheidungen eine weitgehende Distanzierung von individueller Entscheidungsverantwortung auf Seiten konkret Handelnder mit sich führen.

(d) Deutlich weitergehende Problematisierungen und Herausforderungen bezüglich konkreter Verantwortung auch in medizinischen Professionen, hier in einer gewissen Spannung von kasuistischem und prinzipienethischem Zugang,

---

13 In gewissermaßen dem öffentlichen Diskurs vorauslaufender Deutlichkeit findet sich dies am Beispiel der Sterbehilfe literarisch pointiert verdeutlicht – vgl. dazu H. M. Enzensberger, *Der moderne Tod. Ein Methusalem-Komplott aus dem Jahr 1978: Carl-Henning Wijmark hat vorhergesehen, mit welcher Art von Sterbehilfe wir zu rechnen haben*, in: *FAZ* vom 13. Januar 2005, Nr. 10, 31.

14 Auf einen nochmals anderen Aspekt, nämlich die „Überforderung der Betroffenen" im Rahmen des ‚informed consent' „angesichts der Komplexität medizinischer Therapieentscheidungen sowie der Unabsehbarkeit biomedizinischer Diagnosemöglichkeiten" macht aufmerksam K. Arntz, *Das Recht auf Nichtwissen – Fundamentalismus in der Bioethik?*, in: S. Goertz/R. B. Hein/K. Klöcker (Hg.), *Fluchtpunkt Fundamentalismus? Gegenwartsdiagnosen katholischer Moral*, Freiburg i. Br. 2013, 420–444, bes. 425.

werden in der Phänomenologie übergreifender, aber auch in der Medizin sehr wirkungsvoller geistesgeschichtlicher und gesellschaftlicher Rahmenbedingungen ansichtig. Nur zu zwei Phänomenen sollen wenigstens knappe Andeutungen erfolgen:

(1) Neben jener seit langem beobachtbaren ‚Individualisierung', wie sie demokratische Gesellschaften weithin charakterisiert und in gewissem Sinn zu den Kernelementen eines plural verfassten Gemeinwesens gehört,[15] wird zunehmend sichtbar, wie in solcher Lebenskultur gewissermaßen ein Anspruch Platz greift, das eigene Leben allein anhand individualistischer Optionen zu gestalten und diesen Anspruch gegebenenfalls rigide durchzusetzen. Letzterer geht in Form und Inhalt weit über die Forderung und Durchsetzung persönlicher Selbstbestimmung hinaus und zielt auf etwas grundsätzlich anderes: nämlich auf exklusive, individualistische Selbstverwirklichung des Einzelnen oder allenfalls einer begrenzten Gruppe Gleichgesinnter, allein auf Basis individuell definierter Interessen, andere mithin ausschließend und differierende Lebenskonzepte einschließlich prinzipieller (sozial-)ethischer Verpflichtungen in einer Gesellschaft gegebenenfalls partikularistisch negierend oder bestreitend – ein profilierter ‚Neuer Individualismus' als prinzipielle, auch ethisch relevante theoretische Position wie als konkreter Lebensentwurf.[16] Im hier interessierenden medizinischen Bereich wird solch ‚Neuer Individualismus' besonders wirksam als eine Art der patienten- oder klienten-generierten ‚Kasuistik' selbst-fokussierter Anspruchshaltung, die im je individuell selbst-entworfenen Einzelfall von den medizinischen Professionen definierte ‚Therapie' bzw. Gesundheits-Gestaltung fordert (z.B. als spezifisches ‚Enhancement' bzw. entsprechend definierte ‚Selbstgestaltung' im Kontext von ‚Technoresearch' und ‚Technoservice'[17]). In der Verantwortungsdimension zeitigt solcher ‚Neuer Individualismus' auch bereichsethisch eine bedeutsame zusätzliche Nuance, da er sich in der Regel zugleich grundsätzlich wie in seinen humanmedizinischen partikularistischen Konkretionen als sozial unsensibel wenn nicht ignorant zeigt und damit letztlich eine mit übersteigertem Selbst-Interesse eigenartig verschränkte Tendenz personaler und sozialer Verantwortungslethar-

15 Seitdem die (zweite) ‚Europäische Wertestudie' die ‚Individualisierung' als wesentliches Kennzeichen (west-)europäischer Gesellschaften identifiziert hatte (vgl. P. Ester/L. Halman/R. de Moor [Hg.], *The Individualizing Society. Value Change in Europe and Northern America*, Tilburg 1993), erfolgte hierzu eine kontinuierliche differenzierende Diskussion, die nochmals als Hinweis auf die Bedeutung dieser Charakterisierung heutiger europäischer Gesellschaften gelten kann.

16 Näher hierzu: A. J. Buch, *Moral Particularism and Individualism – Challenging Reflection on Virtue Ethics*, in: V. Turchynovskyy (Hg.), *Ethics in the Global World. Reflections on Civic Virtues*, Lviv 2013, 82–116.

17 Vgl. B. Irrgang, *Projektmedizin*, 7, 19 ff.

gie bis zu Verantwortungsverweigerung deutlich werden lässt. Letzteres lässt die Wahrnehmung und Selbst-Positionierung je eigener Verantwortung der darin mitherausgeforderten medizinischen Professionen nicht unberührt – bis hin zu spezifisch individualistisch motivierter Service-Nachfrage, beispielhaft etwa deutlich als Anspruch einer neuen Verfahrensforschung in der Alkoholismus-Behandlung, die damit begründet wird, dass bestimmte Patienten die ansonsten empfohlene und effiziente Abstinenz für sich nicht wünschen.[18] Dass in alledem auch eine tiefer gehende Diversifizierung und spezifische Distanzierung von Verantwortung im Spiel ist, liegt auf der Hand.

(2) Ein zweites Phänomen betrifft eine eher ethisch-theoretische und prinzipielle, aber gerade darin zugleich Verantwortung praktisch-begrenzende Position, die man ‚sequentiellen Pragmatismus' nennen könnte. Gemeint ist damit eine medizinethisch in unterschiedlichen konkreten Handlungskontexten bedeutsame Schritt-für-Schritt-Argumentation, die eine jeweils konkret infrage stehende normative Handlungsregel stets nur im Rahmen des aktuell eingetretenen (neuen) ethischen Problembestandes prüft, der seinerseits aus vorausgehenden, ebenfalls anhand konkreter ‚Fall'-Argumentation gewählten Handlungsregeln entstanden ist. Auf diese Weise wird das jeweils neue Problem von vorauslaufenden Entstehungsfaktoren isoliert, zugleich wird eine aus dem Gewicht der so entstandenen neuen ethischen Problematik eigentlich sich aufdrängende kritische Rückfrage nach der ethischen Begründung und Tragfähigkeit früherer jeweils ‚fall'-bezogener Entscheidungen samt darin wirksamer konkreter Sollensansprüche, leitender Prinzipien und Normen vermieden oder verweigert. Einen solchen gewissermaßen prinzipienethisch legitimierten, zwar über den Einzelfall hinausgehenden, aber letztlich jeweils allein auf die neue Fallkonstellation sektoral begrenzten und potentiell interesse- und präferenzgeleiteten ‚sequentiellen Pragmatismus' hat E. Schockenhoff am Beispiel der Argumentationsentwicklung zur Forschung mit embryonalen Stammzellen charakterisiert: Es handele sich um eine „Betrachtungsweise, die immer nur den nächsten Schritt ins Auge fasst und den letzten als Ausgangsbasis für ein weiteres Voranschreiten nicht mehr in Frage stellt"[19], als solche sei sie „Ausdruck einer pragmatischen Denkweise in der Bioethik, die nur mit vorläufigen Grenzziehungen arbeitet, die jederzeit überprüft und den Erfordernissen der Forschung angepasst werden können."[20] Verantwortung wird hier

---

18 Vgl. hierzu die zusammenfassende Information unter: http://3blmedia.com/News/Health/New-Treatment-Option-Alcohol-Dependence-Reduced-Consumption-Rather-Abstinence (Zugriff am 12.07.2013).

19 E. Schockenhoff, *Ethik des Lebens. Grundlagen und neue Herausforderungen*, Freiburg i.Br. 2009, 453.

20 E. Schockenhoff, *Ethik des Lebens*, 452.

offenbar gleichermaßen kasuistisch durch Fokussierung auf die Fallkonstellation wie prinzipienethisch durch Legitimierung interesse- und präferenzgeleiteter Entscheidung begrenzt. Diese Begrenzung, die in der Genügsamkeit und zumeist permissiv-orientierten Praktikabilität derart pragmatisch als gut erachteter Handlungsoption das eigentlich ethische Problem bereits als gelöst nahelegen möchte, verdeutlicht gerade so das Erfordernis der ethisch breiter fundierten Überwindung solch unzulänglicher Verknüpfung kasuistischen und prinzipienethischen Zugangs: „Tatsächlich darf die Beurteilung der Ziele, Mittel und Folgen unseres Handelns nicht nur den jeweils nächsten Schritt ins Auge fassen. Sie muss vielmehr nach der Vernunft des Ganzen fragen.“[21]

Der Blick auf medizinethische Implikationen und Konsequenzen beider hier angedeuteter Phänomene, zumal sie beide sittliche Verantwortung als ein Kernelement sachgerechter Gewissensentscheidung mit betreffen, lässt vor allem das ethische Argument als bedeutsames kritisches Korrektiv deutlich werden. Besonders offenkundig wird dies im ethischen Aufweis der sozialen Unzuträglichkeit jedweder Spielart von exklusivem ‚Neuem Individualismus‘, nicht weniger aber in der Wahrnehmung der absehbaren humanitätsgefährdenden Effekte eines letztlich interessegeleiteten ‚sequentiellen Pragmatismus‘. Zudem führt die kritische Problematisierung der impliziten prinzipiellen ethischen Optionen der hier angedeuteten ‚pragmatistischen‘ und individualistischen Rahmenbedingungen, die beide kasuistische Wurzeln besitzen und zugleich je ethisch-prinzipielle normative Positionen beinhalten, vor durchaus grundlegende Anfragen an damit einhergehende, in diesen Fällen partikularistische Begrenzungen tatsächlich wahrgenommener Verantwortung speziell im humanmedizinischen Bereich. Ähnliches gilt auf nochmals eigene Weise auch für die vorausgegangenen Überlegungen zu verschiedenen Formen einer wiederum von Problem und Herausforderung des Zueinanders kasuistischer und prinzipienethischer Zugänge nicht unabhängigen Diversifizierung und Distanzierung von Verantwortung.

3 Ethische Prinzipien und Fall-Entscheidung

Anknüpfend an die Erwägungen zu Verantwortung sind nun einige Aspekte des bereits mehrfach erwähnten Zusammenhangs von ethischen Prinzipien und Fall-Entscheidung etwas näher in den Blick zu nehmen.[22] Auf der Ebene ethisch re-

21 E. Schockenhoff, *Ethik des Lebens*, 455.

22 Für das ethische Verständnis von ‚Prinzip‘ sind dessen differenzierter philosophisch-begrifflicher Hintergrund, besonders auch Bezug und Differenz von allgemeinen philosophischen und spezifisch ethischen Bedeutungsgehalten, nicht unbedeutend; vgl. dazu H. M. Baumgartner,

flektierten verantworteten Entscheidens und Handelns fügen sich die zuvor erörterten vielgestaltigen Rahmenbedingungen als bedeutende Elemente zum weiteren Feld der Sachverhaltsanalyse, die als ein wesentlicher Faktor zu jeder sachgerechten Entscheidung unabdingbar hinzugehört. Sie aber stellt ihrerseits vor die Aufgabe, die für das moralische Urteil bedeutsamen ethischen Faktoren zu identifizieren, zu gewichten und zu beurteilen. Damit verbunden ist gegebenenfalls auch das Erfordernis, die wahrgenommene oder behauptete Relevanz bestimmter Rahmenbedingungen kritisch zu analysieren, denen zumal im öffentlichen Diskurs nicht selten quasi ‚naturgesetzliche' Qualität beigemessen wird, oft keineswegs interesse- und absichtslos.[23] Beurteilung, Gewichtung und Kritik sind hierbei eigens als begründet und gegebenenfalls auch in ihren ethischen Maßstäben auszuweisen. Spätestens hier erschließt sich ethischer Reflexion die wesentliche Bedeutung prinzipienethischer Erwägungen für jeden Prozess differenzierter moralischer Entscheidungsfindung und für jedes demgemäße sittlich verantwortete Handeln; wenn auch in unterschiedlicher Wahrnehmung, Reflektiertheit und Ausdrücklichkeit, so liegen sie doch in aller Regel sittlichem Abwägen und Urteilen zugrunde und wirken sich insoweit in konkretem sittlichen Entscheiden und Handeln aus. Die Vergewisserung dieses gleichermaßen grundlegenden wie in seiner kognitiven Bewältigung durchaus komplexen Zusammenhangs von prinzipiellen und konkret-fallbezogenen Elementen sittlichen Entscheidens, mehr noch die kritische Klärung und Prüfung der darin eingeschlossenen inhaltlichen Annahmen und Zielsetzungen, sind offenkundig von höchstem ethischem Belang – wiederum in ethisch grundsätzlicher wie in der hier besonders interessierenden bereichsethischen Perspektive.[24]

Die Befassung mit dem Verhältnis von Casus und sittlichen Prinzipien in der Reflexion sachgerechter, sittlich verantworteter und in solch allgemeinem Sinn moralisch ‚guter' Handlungsoptionen, speziell im Hinblick auf den humanme-

---

Prinzipien. Ethisch, bes. 64 f. – Grundlegend zu ‚Prinzip' in der abendländischen Philosophie P. Aubenque/G. Wieland/H. Holzhey/P. Schaber, Art. *Prinzip*, in: HWP, Bd. 7, Basel 1989, 1336 – 1373, darin in ethischer Perspektive zu I. Kants spezifischem Begriff (auch) von ‚moralisch-praktischen' Prinzipien: H. Holzhey, Art. *Prinzip. III. Neuzeit (1 – 4)*, in: HWP, Bd. 7, Basel 1989, 1355 – 1366, bes. 1365 f. – Auch sind die (ethischen) Bedeutungsgehalte von *Entscheidung* zu beachten, die von der Handlung nicht einfach getrennt, auch nicht einfach mit ihr identisch, jedenfalls von ihr zu unterscheiden ist; vgl. D. Hübner, Art. *Entscheidung*, in: *NHpG*, Bd. 1, Freiburg i. Br. 2011, 635 – 651, bes. 638 – 643.

23 Nicht selten sind es insbesondere ökonomische Rahmenbedingungen, die als (Vor-)Gegebenheiten quasi in systemisch geschlossener Unveränderbarkeit und Nichtbeeinflussbarkeit präsentiert bzw. wahrgenommen werden.

24 Zu dem darin zugleich liegenden Problem, speziell im Hinblick auch auf medizinethische Fragestellungen, vgl. L. Honnefelder, *Ethik. 1. Philosophisch*, bes. 658 f.

dizinischen Bereich, lässt zunächst auf eine Vielschichtigkeit der darin aufgegebenen Problemebenen und Operationen aufmerksam werden – typologisch skizziert in unterschiedlichen Konstellationen:

(a) In der Identifizierung und Wahrnehmung von Entscheidungs- und Handlungssituationen wird in den alltäglichen Aufgaben medizinischer Professionen üblicherweise der jeweils ethisch relevante und moralisch-praktisch zu bewältigende *Einzelfall* im Vordergrund stehen. Die Bemühung um Klärung und Wahl der Entscheidungsoptionen wird demgemäß in der Regel vornehmlich fokussiert auf den konkreten „Fall" erfolgen, und zwar mit mehr oder weniger intensiver Einbeziehung ethisch prinzipieller Dimensionen der gegebenen Entscheidungsproblematik, der zugehörigen Handlungsperspektiven und der damit verknüpften Intentionen und fallbezogenen wie generellen Konsequenzen. Dabei vollziehen sich die Prozesse sittlicher Reflexion und Beurteilung nicht unbeeinflusst von der Eigenart der infrage stehenden ‚Sache', von verfügbarer Zeit sowie von je involvierter Aufmerksamkeit und ethischer wie moralischer Kompetenz.

(b) Vor allem in solchen humanmedizinischen Entscheidungs- und Handlungskontexten, in denen in inhaltlicher Hinsicht (z. B. bei Entscheidungen in Bezug auf ungeborenes Leben oder am Lebensende, im Forschungsbereich etwa im Umgang mit embryonalem Leben, oder im Kontext der eigentümlich problemintensiven Organtransplantation[25]) eine ethisch besonders komplexe und gegebenenfalls sehr strittige Problematik vorliegt, wird den Entscheidungsprozess eine intensive *Verknüpfung von gegebenem Einzelfall und prinzipienethischen Erwägungen* prägen – zumindest liegt dies in solcher Konstellation als ethisch sachgerecht nahe. Als ein gewisses sichtbares Spiegelbild hiervon können etwa die erwähnten Fallberichte gesehen werden, in deren transdisziplinären fachlichen Kommentierungen sich zumeist eine differenzierte denkerische und argumentatorische Bemühung um angemessene normative Handlungsoptionen eben im Zueinander von Casus (mit seinen jeweiligen medizinischen, ökonomischen, juristischen und umfeldbezogenen Rahmenbedingungen) einerseits und relevanten prinzipienethischen Abwägungen andererseits zeigt.

(c) Eine nochmals andere Gewichtung des Verhältnisses von Fallentscheidung und Prinzipien kann sich ergeben anlässlich einer konkreten Entscheidungssi-

25 Vgl. die prinzipiellen Erwägungen zum Umgang mit Sterben bei W. Vossenkuhl, *Über vermeintlich aussichtslose Fälle. Gedanken zur Sterbepraxis*, in: F.-J. Bormann/C. Schröer (Hg.), *Abwägende Vernunft. Praktische Rationalität in historischer, systematischer und religionsphilosophischer Perspektive* (Festschrift für F. Ricken), Berlin 2004, 550 – 560, zu Organtransplantation und Hirntod N. Feinendegen/G. Höver, *Der Hirntod – Ein „zweites Fenster" auf den Tod des Menschen? Zum Neuansatz in der Debatte um das neurologische Kriterium durch den US-Bioethikrat*, Würzburg 2013.

tuation von sittlich besonderer Relevanz, deren Eigenart und Rahmengegebenheiten so beschaffen sind, dass jedwede Handlungsoption eine offensichtlich besondere grundsätzliche Dimension und so über den ‚Fall' offenkundig hinausweisende Weiterungen mit sich führt. Anstelle einer zunächst angezeigten fallbezogenen Klärung von Entscheidungsoptionen kann es in solcher Konstellation zu einer die generellen Implikationen aufnehmenden, weitgehenden *Konzentration primär auf relevante sittliche Prinzipien* kommen, worin ein ganzes Stück weit unabhängig von dem anstehenden Casus und über diesen hinaus die prinzipienethische Argumentation als gewissermaßen adaptationsfähiges normatives Muster für einen definierten Bereich bestimmter potentieller und insoweit ‚generalisierter' Entscheidungen genommen wird.

Auch wenn die hier naheliegende Einbeziehung prinzipienethischer Perspektiven grundsätzlich zu überzeugen mag, soll eine gegebenenfalls darin liegende Problematik immerhin vermerkt werden: dass nämlich, zumal wenn man eine mit dem auslösenden Einzelfall möglicherweise gegebene Dringlichkeit ethisch bedachter Problemlösung einbezieht, die nunmehr vornehmlich prinzipiell ansetzende Klärung von Entscheidungs- und Handlungsoptionen Gefahr läuft, ohne ausreichende Prüfung und Kenntnis wichtiger Einzelheiten des betreffenden Sachverhaltes (wie z. B. der lebensethischen Implikationen bestimmter Therapien im auch ethisch höchst komplexen Kontext der unabdingbaren Erstversorgung eines Vergewaltigungsopfers) zu erfolgen. Auf solche Details der Sachverhaltsanalyse kann es jedoch zumal in höchst strittigen und vielschichtigen Handlungsbereichen gerade ethisch ankommen, in besonderer Weise sind sie für ein handlungsrelevantes prinzipienethisches Votum in dem genannten normativen Sinne bedeutsam und sollten deswegen in die Inhaltlichkeit eines solchen Votums eingehen, anderenfalls und ohne weiteres dessen Tragfähigkeit unklar oder zumindest fraglich erscheint. Diese Problematik kann also selbst in prinzipienethischem Angang gegebenenfalls auf nur vermeintlich gelöste ethisch relevante ‚Problemreste' aufmerksam werden lassen, zumal in solchem Angang weitere vergleichbare Einzelfallentscheidungen in Orientierung an der prinzipiell begründeten Entscheidungsoption durchaus gemäß deren eigener normativer Intention – möglicherweise voreilig – als ethisch gewissermaßen unbedenklich gedeutet werden.[26]

---

26 Einige Strukturelemente des hier skizzierten Verhältnisses von Einzelfall und prinzipienorientierter Erwägung werden ersichtlich im Kontext der Problematik sachgerechter und verantworteter Versorgung eines mutmaßlichen Vergewaltigungsopfers, wo in der ethischen Diskussion ausdrücklich auch prinzipienethisch argumentiert wurde; vgl. dazu Erzbistum Köln, *Erklärung des Erzbischofs von Köln zur „Pille danach"* vom 31. Januar 2013: http://www.erzbistum-koeln.de/modules/news/news_1318.html (Zugriff am 01.02.2013); Erzbistum Köln, *Arzt muss zu verant-*

Auch aus solcher begrenzter Typologie erhellt ein zumindest systematisch-ethisch nicht hinterschreitbarer, in der ethischen Klärung und moralischen Gestaltung jeweiliger konkreter Entscheidung und Handlung spezifisch wirksamer bzw. (mehr oder weniger bewusst und ausdrücklich) einbezogener Zusammenhang einzelfall-bezogener und prinzipienethischer Komponenten. Dies leuchtet in beidseitiger Perspektive ein: aus dem Blick auf prinzipien*ethische* Bemühung, sofern diese eben als solche in zumindest grundsätzlicher Orientierung auf sittliche Praxis erfolgt, aber auch hinsichtlich einer wie immer gedachten Position dezidiert kasuistischer Fokussierung sittlichen Entscheidens, da diese eben als solch prinzipielle ethische Option zugleich explizit oder implizit ihre eigene quasi prinzipienethische Grundlage deutlich werden lässt. Zur Klärung der Komplexität sittlicher Entscheidungen im Kontext von Kasuistik und Prinzipienethik und der in diesem Kontext erforderlichen kognitiven Operationen – zumal bezogen auf den medizinischen Handlungsbereich – gehört sonach zunächst die Vergegenwärtigung und Verdeutlichung dieser stets inhärenten prinzipienethischen Implikationen einschließlich der Aufgabe der vergewissernden Diskussion des Grundkonzeptes beziehungsweise einer Leitidee von Sittlichkeit, die hinzugehörige sittliche Prinzipien inhaltlich zu orientieren sowie sittlich konkretes Handeln als solches zu motivieren vermögen. Weitere Klärung betrifft eine nähere Sichtung solcher Operationen, die für den Vollzug einer auf Sittlichkeit zielenden Gewissensentscheidung in der Verknüpfung von ethischen Prinzipien, fallbezogenen Handlungsansprüchen und Entscheidungsoptionen sowie Fall-Entscheidung bedeutsam sind; damit geraten insoweit einige Grundelemente einer prinzipienethischen Kriteriologie in den Blick.

So klar sich die Aufgabe solcher Verknüpfung darzustellen scheint, so deutlich zeigen sich auch darin liegende Probleme. Dies beginnt mit der Schwierigkeit, das offenkundig je verschiedenartige, wechselseitige Zueinander von Prinzip und fallbezogener Situation der Einzelentscheidung sachgerecht terminologisch zu klären und zu fassen; da hierfür der Begriff der ‚Adaptierung' nur begrenzt geeignet erscheint, ähnlich den Begriffen ‚Subsumierung' oder ‚Beziehung', weil sie nämlich in unterschiedlichem Maß das Missverständnis einer einfachen, sozusagen ‚automatisierten Einordnung' des Falles unter ein Prinzip nahelegen können und das stets auch durch gründliche Reflexion nicht ersetzbare Spezifische der konkreten Entscheidung zu verdecken vermögen, soll hier weiterhin ausdrücklich von ‚Verknüpfung' die Rede sein. Durchaus gespiegelt auch in dieser

wortungsvoller eigener Entscheidung kommen: http://www.opencms.erzbistum-koeln.de/modules/news/news_2283.html (Zugriff am 01.02.2013); EllaOne (ulipristal acetate). Emergency contraception: http://www.netdoctor.co.uk/sex-and-relationships/medicines/allaone.html (Zugriff am 02.02.2013); J. Schuster, *Pille danach*, in: *StZ* 231 (2013), 289f.

terminologischen Problematik stellen sich allerdings die größeren Probleme in inhaltlicher Betrachtung: Mag zwar ein Prinzip (z.B. Schutz des menschlichen Lebens) in seinem Inhalt und in seiner generellen Relevanz für bestimmte Handlungsfälle verstehbar und in seinem allgemeinen sittlichen Anspruch deutlich sein, so gilt dies in der Regel nicht ohne Weiteres für seine Verknüpfung mit einer bestimmten Entscheidungssituation (und *vice versa*) unter deren vielgestaltigen spezifischen Gegebenheiten. Die darin liegende Herausforderung weiterer Klärung ist offensichtlich, auch bereits ohne nähere Berücksichtigung jener Elemente solcher konkreten Gegebenheiten, die hinsichtlich des *moralischen Subjektes* einer Gewissensentscheidung nochmals eigens zu bedenken sind. Dies betrifft vor allem jenen ‚subjektiven', personal verantworteter Gewissensentscheidung geschuldeten ‚Spielraum' moralischer Entscheidungs- und Handlungsgestaltung, der sich neben sittlichen Prinzipien und Normen sowie sonstigen Besonderheiten des ‚Falles' gewissermaßen notwendigerweise auftut; mit ihm verknüpft ist die Frage, ob und inwiefern eine bestimmte gewissens-gemäße Abweichung von normativen Regeln und Sollensforderungen, die allgemeine Geltung beanspruchen, als berechtigt oder gar verpflichtend angesehen werden kann. Zu Letzterem wird später noch einiges anzufügen sein.

Soviel indes lässt sich bereits aus dem Blick auf die Aufgabe der Verknüpfung von Prinzip und Handlungssituation sagen: Schon hinsichtlich ihres zumindest generellen praktischen ‚Nutzens' für sittlich fundierte Gewissensentscheidung in je konkreter Entscheidungssituation sind offenbar zumindest allgemeine, gewissermaßen qualitative Kriterien für Prinzipien vonnöten. So leuchtet es etwa ohne Weiteres ein, dass Prinzipien, die für tatsächliche Entscheidung hilfreich und insofern dem Charakteristikum *sittlicher* Handlungsprinzipien überhaupt entsprechen sollen, zumindest einer gewissen erkennbaren Nähe nicht nur zur Realität als ganzer, sondern auch zu dem infrage stehenden sittlichen Entscheidungsfall bedürfen – anders erwiesen sie sich als gänzlich abstrakt und potentieller reflexiver Verknüpfung mit der Realität einer konkreten Fall-Entscheidung weitgehend entzogen, mithin in einem über jede ‚utilitaristische' Erwägung hinaus grundsätzlichen Sinne für Gewissensentscheidung als ‚unbrauchbar'; dies hängt auch mit der Eigenart der genannten, nicht einfach ‚ableitbaren' Verknüpfung und der ihr entsprechenden diesbezüglichen Offenheit und damit dem je Spezifischen konkreter Entscheidung zusammen. So gesehen gehört es zu den Operationen einer Gewissensentscheidung, eine Art (im Hinblick auf bestimmte Entscheidung interesselose) ‚Tauglichkeit' jeweils entscheidungsrelevanter Prinzipien zu prüfen – wie auch umgekehrt die Implikationen entsprechend orientierten Handelns im Hinblick auf den ethiktheoretischen Begründungsrahmen des jeweiligen Prinzips zu bedenken und zu beurteilen. Hierfür ist außerdem die Bemühung um Klarheit der Entscheidungssituation wie des ethisch-theoretischen

Rahmens, der Inhaltlichkeit und Reichweite des jeweiligen Prinzips erforderlich. Im Blick auf diese Reichweite besteht weiterhin die Herausforderung, sich der Geltung und gegebenenfalls der Geltungsgrenzen eines Prinzips für bestimmte, stets situationsgebundene und ‚individualisierte' Entscheidung zu vergewissern. Zu alledem, und für solche Einbeziehung des prinzipienethischen Zugangs unerlässlich, gehört die bereits erwähnte verästelte Klärung des infrage stehenden konkreten Sachverhaltes und aller damit zusammenhängenden fachlich-gesicherten und kasuistisch-ethisch relevanten Fakten (im genannten Beispiel der Gewährleistung des Lebensschutzes z. B. die differenzierte Kenntnis der Wirkung pharmazeutischer Mittel) zu verantworteter Gewissensentscheidung in der Verknüpfung von Einzelfall und Prinzipien unabdingbar hinzu.

Nach dem bisher Gesagten bedarf die evidente Kehrseite des unaufhebbaren Zueinanders von Prinzipien und Fall-Entscheidung und der Herausforderungen ihrer sachgerechten Verknüpfung zumindest noch ausdrücklicher Erwähnung: In gewissem Sinne erweist sich im Bedenken dieses Zueinanders auch ein ausschließlich prinzipienethischer Ansatz für sittlich verantwortetes Entscheiden und Handeln im humanmedizinischen Bereich als unzureichend – jedenfalls sofern es über ethische Grundlegungs- und Prinzipienreflexion als Teil sittlich fundierter Entscheidungsfindung hinaus in den medizinischen Professionen in der Regel um konkret zu verantwortendes ärztliches, pflegerisches und spirituell-begleitendes Handeln geht. Insofern müsste ein gänzlich ‚unverknüpfter' oder als ‚nicht verknüpfungsfähig' gedachter prinzipienethischer Zugang gerade medizinethisch als weithin ‚untauglich' weil gänzlich abstrakt erscheinen. Da jedoch Prinzipen*ethik* sich in ihrer *allgemeinen* theoretischen Klärungsbemühung ihrerseits stets zugleich praktisch-philosophisch und also in letztlich *praktischer* Absicht vollzieht, und da die Eigenart ethischer Prinzipienreflexion gerade darin besteht, im Blick auf umfassende Ziele und Entwürfe menschengemäßer Sittlichkeit *allgemeine* bzw. verallgemeinerbare *Handlungs*orientierung und -perspektiven zu verdeutlichen – zwar unabhängig vom spezifischen Einzelfall in all seinen Verästelungen oder zumindest diese jeweils überschreitend –, bleiben letztere in solcher Allgemeinheit doch grundsätzlich auf Entscheidung und Handeln bezogen; sie bedürfen eben *deswegen* ihrer prinzipiell praktischen Intention gemäß im Einzel-Fall und für bestimmte Handlungsbereiche komplexer Operationen der Verknüpfung, um der Findung prinzipiell bedachter, konkreter normativer Handlungsregeln für den Entscheidungs-Fall dienlich zu sein. So gesehen widerstreitet dies keineswegs, vielmehr erweist es sich als zumindest in seiner ‚intentionalen' Perspektive vergleichbar einem ‚offenen' kasuistischen Zugang, sofern dieser zugleich ethisch als tragfähig ausgewiesene, normative Handlungsregeln anzielt oder zumindest einbezieht.

4 Entlastung und Gefährdung von Gewissensentscheidung

In jeweils personal vollzogener Gewissensentscheidung, die im hier bedachten Kontext zumindest grundsätzlich auf ein wie immer gewichtetes und gestaltetes Zueinander von kasuistischer und prinzipienethischer Perspektive bezogen ist, werden in der Regel die *darin* aufscheinenden differenzierten Herausforderungen gewiss nicht je aktuell, vollumfänglich und gänzlich bewusst aufgenommen und fall-bezogen ‚angewandt'. Immerhin aber ist das menschliche Gewissen grundsätzlich, und zwar je gewichtiger die Entscheidungssituation umso deutlicher mit diesen Herausforderungen konfrontiert, eben weil und insofern darin sachgerechte, sittlich verantwortete und moralisch gute Entscheidung und demgemäßes Handeln angezielt werden. Hierzu sollen noch einige wenige Aspekte eigens bedacht werden – anknüpfend an das Bisherige, besonders an die Erwägungen zu Wahrnehmung und Distanzierung von Verantwortung.

Zunächst ist zurückzukommen auf den knappen einleitenden Hinweis zu den unterschiedlichen Ebenen der nun hier etwas näher zu bedenkenden und für die sittliche Qualität konkret verantworteten Handelns zentrale ‚Gewissensentscheidung'. Ausgangspunkt hierfür ist die phänomenologisch wie praktischer Vernunft zugängliche Einsicht, wonach in der für sittliches Handeln grundlegenden Vergewisserung des Gesollten und Gewollten das Gewissen als personale Instanz moralischer Urteilsbildung eine im wörtlichen Sinn entscheidende Bedeutung besitzt.[27] Sogleich ist im Rückbezug auf einen früheren Hinweis anzufügen: Selbstreflexiver Ansehung des Gewissens erschließt sich nicht nur der wahrgenommene und zu klärende, gewissermaßen ‚objektive' Sollensanspruch jeweils relevanter Prinzipien und konkretisierter Normen, sondern solches Sollen verdeutlicht sich nochmals im Verhältnis zu den Gegebenheiten des ‚objektiv' Möglichen und des ‚subjektiven' Vermögens hinsichtlich konkretem, gewissensgemäßem Handeln – in einer weiteren Perspektive auch bezüglich einer möglichen grundsätzlichen Zielorientierung menschlicher Sittlichkeit und darin gründender moralischer Handlungsmotivation. Aus diesem Zusammenhang erhellt ethisch der bedeutsame grundsätzliche Unterschied zwischen Gewissensentscheidung des moralischen Subjekts und Willkür, ebenso der sittliche Ver-

27 Vgl. A. J. Buch, *Vergewisserung des Gewissens. Zu Bedeutung und Deutung des sittlichen Urphänomens*, in: J. Schmidt/M. Splett/T. Splett/P.-O. Ullrich (Hg.), *Mitdenken über Gott und den Menschen* (Dialogische Festschrift für J. Splett), Münster 2001, 121–135.

pflichtungscharakter auch des sogenannten ‚irrenden Gewissens'.[28] Weiter ist hier eine grundsätzliche, *medizinethisch* besonders relevante Wechselbeziehung ausdrücklich zu erwähnen, worauf im bisherigen Gang der Überlegungen nur verschiedentlich hingewiesen wurde und die eine Grunddimension der erwähnten kognitiven Operationen betrifft: Wenn auch in jeweils unterschiedlicher Reflexivität und Ausprägung vollzieht sich verantwortungsbewusstes Entscheiden und Handeln der im Medizinbereich beteiligten Professionen und der darüber hinaus im konkreten Krankheitsfall Involvierten in der Regel nicht zuletzt unter besonderer Bezugnahme auch auf eher theoretische Bemühungen der Medizinethik, wie sich umgekehrt sittlich maßgebende Elemente der Moralität konkret wahrgenommener Gewissensentscheidung wiederum nicht unerheblich in professioneller medizinethischer Reflexion auswirken. Nach ihren beiden Seiten ist diese Wechselbeziehung ein Ausdruck der spezifischen, dem ‚Gegenstand' humanmedizinischen Handelns inhärenten sittlichen Relevanz wie auch der besonderen bereichsethischen Charakteristik der Medizinethik, und dies unabhängig von Art und Gewichtung eher kasuistischer oder prinzipienethischer Zugänge.

Angesichts dieser sittlich-praktischen wie bereichsethisch-prinzipiellen Bedeutung der Gewissensentscheidung zeigt sich allerdings eine Ambivalenz ihrer Rahmenbedingungen, die teilweise mit nicht unerheblichen Schwierigkeiten verknüpft ist – und zwar unabhängig davon, ob man ‚Gewissensentscheidung im Kontext von Prinzipienethik und Kasuistik' als These oder eher als Frage nimmt. Diese Schwierigkeiten betreffen den Vollzug von Gewissensentscheidung selbst, in Sonderheit ihre offenkundige Bedeutung und ihr bleibendes Gewicht für verantwortliche Gestaltung konkreten Handelns im Medizinbereich. Die zugehörigen, mit unterschiedlichen Konnotationen verknüpften Stichworte lauten: Entlastung, Gefährdung bzw. Anonymisierung, sowie Entwöhnung bzw. Abstumpfung von Gewissensentscheidung.

(a) Hierzu ist zunächst zu sehen: Die zuvor bedachte Einfügung des Handelns und der Handelnden in medizinischen Professionen in Vorgaben und Rahmenbedingungen unterschiedlicher Provenienz (u. a. Medizinökonomie, Recht, Ethikkomitees, geistesgeschichtliche Entwicklungen bzw. sozialgeschichtliche Situationen, ethisch prinzipielle Konzeptionen etc.) kann für sachgerechte sittliche Abwägung und Gewissensentscheidung zweifellos eine Entlastung bedeuten. Dies leuchtet jedenfalls in dem Sinne ein, dass dem Gewissen der jeweils unmittelbar in die konkreten Entscheidungen eingebundenen Akteure auf diese

---

28 Zur nicht zuletzt auch theologisch-ethischen Bedeutung des sogenannten ‚irrenden Gewissens' und zu den hierfür relevanten Differenzierungen vgl. E. Schockenhoff, *Wie gewiss ist das Gewissen? Eine ethische Orientierung*, Freiburg i. Br. 2003, 203–211; J. Fuchs, *Was heißt „Irriges Gewissen"?*, in: *StZ* 211 (1993), 795–803.

Weise nicht die gesamte Last der Sachverhaltsprüfung aufgebürdet bleibt und eine Reihe von Vorgaben, zumal diese durch die jeweils Handelnden nicht einfach veränderbar sind, zugleich die Komplexität sittlicher Urteilsbildung insoweit reduzieren. Als Hilfe wird dies vornehmlich gelten etwa für Entscheidungssituationen in besonders herausfordernden Erkrankungssituationen, hinsichtlich umstrittener Therapieverfahren, in projektmedizinischen Anforderungen und komplexen Gestaltungskontexten, nicht zuletzt auch bezüglich Zuschnitt und Grenzen von Forschungsvorhaben. Eigenes Gewicht kommt in solcher Entlastung gewiss auch Ethikkomitees zu, zumal mit ihnen zumindest grundsätzlich eine gewissermaßen institutionalisierte zusätzliche Ressource ethischer Reflexion und Klärung bereitsteht und je nach Gegebenheiten darin auch die kasuistisch ansetzende Erörterung überschritten und eine gewisse prinzipienethisch gegründete, wenn auch jeweils ihrerseits klärungsbedürftige Kriteriologie für konkrete Gewissensentscheidung im Einzelfall verfügbar wird. In etwas anderer Weise, nochmals unmittelbarer mit dem Handlungskontext und seinen sittlichen Anforderungen verknüpft, kann auch der sogenannten ethischen Fallbesprechung eine zweifellos ethisch hilfreiche Funktion zukommen.[29] In Summe: *Solche* ‚Distanzierung' vom unmittelbaren Handlungskontext und eine damit verbundene Unterstützung ethischer Reflexionsprozesse können abwägender, gewissenhafter Entscheidungsfindung dienlich sein.

(b) Allerdings ist auch die andere Seite nicht zu vernachlässigen: Die erwähnten vielgestaltigen Faktoren und Tendenzen, womit wie gezeigt gerade im Gesundheitswesen nicht selten eine Verlagerung der Wahrnehmung und Übernahme von Verantwortung einhergeht oder gar intendiert wird, wirken sich letztlich gegebenenfalls deutlich in moralisch-praktischer Gewissensentscheidung bezüglich konkreten Handlungen und darin abzuwägenden Sollensansprüchen aus. Dies betrifft nicht nur reduzierte Handlungsspielräume der betroffenen Professionen, sondern es entsteht so auch die Gefahr der zumindest partiellen, schrittweisen Entwöhnung von konkreter Gewissenspraxis. Letzteres ist jedenfalls als möglicher, wenn vielleicht auch nichtintendierter Effekt einer gewissen ‚Anonymisierung' bedeutsamer Elemente des ethischen Diskurses, einer institutionellen Festlegung handlungs-relevanter Rahmenbedingungen, einer (fall-)pauschalierten und zugleich bestimmte Therapien ökonomisch taxierenden Leistungsfinanzierung, vor allem auch einer Distanzierung der konkreten Handlungsebene und darin unmittelbar Handelnder von personal-unmittelbarem

29 Vgl. hierzu verdeutlichend bezüglich Fallbesprechungen im klinischen wie im altenpflegerischen Bereich: F.-J. Bormann, *Ein integratives Modell für die ethische Fallbesprechung*, in: *ZME* 59 (2013), 117–127, bes. 118 ff. und 124 f.

Entscheiden nicht von der Hand zu weisen. Ebenso ist zu fragen, inwieweit solche Prozesse in längerfristiger Perspektive letztlich die kompetenzbasierte Praxis einer ethisch differenziert abgewogenen und sittlich verantworteten Gewissensentscheidung der in Behandlung, Pflege, Begleitung und Betreuung Agierenden auch in den alltäglichen ‚normalen' Fällen humanmedizinischen Handelns gefährden und eine gewisse Entwöhnung von komplexer Gewissensentscheidung samt einer Abstumpfung dafür unverzichtbarer ethischer Sensibilität mit sich führen. Da zudem in der Komplexität der entscheidungsrelevanten Rahmenbedingungen ein kompetenter diskursiver Austausch oder gar eine konsensual orientierte Debatte besonders über jeweils relevante, in kasuistischem wie prinzipienethischem Zugang gefundene normative Elemente einer konkret anstehenden Entscheidung zwar erhofft werden können, nicht aber stets schon gewährleistet sind, wird das Problem einer schrittweise zunehmenden Verengung auf den ‚Casus' unter Vernachlässigung auch der kasuistisch wichtigen Suche nach allgemeinen Normen – pointiert formuliert: eines gewissen ‚kasuistischen Automatismus' zu Lasten differenzierter Gewissensentscheidung – jedenfalls kritisch zu bedenken sein.

In eigener Weise unterstreicht diese ein Stück weit wohl unvermeidbare Ambivalenz konkreter humanmedizinischer Handlungsbedingungen nochmals die besondere Bedeutung und Herausforderung der Gewissensentscheidung als ethischen Kern nicht nur abstrakt postulierter, sondern tatsächlich wahrgenommener Verantwortung. In ihr geht es nicht nur um Orientierung konkreten Entscheidens und Handelns am sittlich Richtigen, sondern sie ist darin zugleich Selbstvollzug und bejahter Ausdruck der Person als sittliches Subjekt. Sofern nämlich die sittliche Qualität ein wesentliches Kriterium jeden Handelns auch im Bereich der Humanmedizin darstellt und diese Qualität angesichts des stets sittlich hoch bedeutsame Güter und Werte (menschliches Leben, Gesundheit, naturale Gestaltungsbedingungen individuellen Lebens etc.) betreffenden Handlungskontextes auch vernünftig auszuweisen und zu kommunizieren ist, bleibt jedenfalls in und trotz aller Rahmenbedingungen letztlich die verantwortete Gewissensentscheidung als zentrale Herausforderung an personales Entscheiden und Handeln bestehen – auch nochmals für Beurteilung und gewissenhafte ‚Bewältigung' der Verlagerungen von Verantwortung und damit verbundene wirkliche oder nur vermeintliche Entlastung von Gewissensentscheidung. Die offenkundige Bedeutung des Gewissens für sittlich verantwortetes Handeln und damit das eigentlich Ethische der im Gesundheitswesen agierenden Professionen zu wahren, würde sonach vornehmlich bedeuten, aus der Einsicht in das spezifische Zueinander von prinzipienethischen und kasuistischen Zugängen gerade im medizinischen Bereich die *ethisch-theoretische Bemühung* um vergewissernde Einbeziehung beider Zugänge wie deren *sittlich-praktische ‚Verknüpfung'* im Hinblick auf sachgerechte Gewissensentscheidung als besondere Herausforderung anzunehmen und sich daraus auf Seiten der berufenen Professionen ‚ein Gewissen zu machen'. Zumal eingebunden in eine ausdrückliche prinzipienethische Reflexion über eine sie tragende und normativ-verpflichtende ethisch grundlegende Konzeption von Moralität, die als (jeweils nochmals kritisch reflektierte) generelle, leitende Idee und erstrebenswerte Zielperspektive von Sittlichkeit auch bereichsethisch konkretisierte Handlungsnormen zur Erreichung des sittlich Richtigen motiviert und orientiert, würde so nochmals in besonderer Weise verantwortete ‚Gewissensentscheidung' als zum Kern beanspruchter und gewollter Sittlichkeit des Handelns und des Handelnden gehörig deutlich werden. Dies würde zudem der ‚Sache' ethisch solider Entscheidung dienen, es könnte zugleich dazu beitragen, in dem öffentlich sehr beachteten, weil naturgemäß moralisch sensiblen Feld der Medizin(ethik) die Anstrengung moralischer Kompetenz zu verdeutlichen.[30] Deren Kommunikabilität erfordert in plural verfasster, den Kernelementen humaner Lebensgestaltung und Zusammenlebens verpflichteter Gesellschaft ebenfalls die stetige Einbeziehung und Vergewisserung des komplexen und in seinen Inhalten strittigen prinzipienethischen Diskurses – und zwar unabdingbar, schon weil ansonsten gerade die ethische Orientierung des humanmedizinischen Handlungsbereichs diskursiv nicht anschlussfähig bliebe.

5 Gewissensentscheidung und Verantwortungsbereitschaft

Abschließend sollen die erörterten Aspekte der Bedeutung und Herausforderung von Gewissensentscheidung im Kontext von Prinzipienethik und Kasuistik in einen nochmals etwas weiteren Rahmen eingefügt werden – lediglich als Ausblick, allerdings wiederum mit besonderer medizinethischer Akzentuierung. Anknüpfungspunkt hierfür ist die Frage nach umfassenden leitenden Konzepten von Sittlichkeit, die jegliche ethische Reflexion wie sittliche Pragmatik im Sinne einer je zu entfaltenden ethischen Theorie grundlegend orientieren und motivieren. Auf

30 Bezüglich der Verdeutlichung solcher Kompetenz wäre eigener Überlegung wert eine vor allem praxisorientierte kontinuierliche Akzentuierung von ‚Ethical Care' (Qualitätssicherung sittlicher Urteilsbildung und Gewissensentscheidung) auf Seiten der in der Humanmedizin beteiligten Professionen – ähnlich der seit geraumer Zeit beobachtbaren Akzentuierung von ‚Spiritual Care' in einer umfassenden professionellen Behandlung und Begleitung erkrankter Menschen (vgl. zu Letzterem H. A. Koenig, *Spiritualität in den Gesundheitsberufen. Ein praxisorientierter Leitfaden*, Stuttgart 2012; E. Frick/T. Roser [Hg.], *Spiritualität und Medizin. Gemeinsame Sorge für den kranken Menschen,* Münchner Reihe Palliative Care 4, Stuttgart 2009, bes. Teile C und E).

diese Dimension ethischer Reflexion wurde im bisher Erörterten nur vereinzelt hingewiesen, auch weil sie den hier primär medizinethisch bedachten Kontext von Kasuistik und Prinzipienethik nun nochmals inhaltlich übergreift und also eigener Thematisierung bedarf. Allerdings wäre eine vertiefte Einbeziehung der seit Langem beobachtbaren ethik-theoretischen Diskussion über gerade in der Medizinethik zugrunde liegende und in den von ihr bedachten Handlungsmodellen bzw. sittlichen Normierungen jeweils wirksame ethische Theorien gewiss sehr aufschlussreich – und zwar nicht nur als Erhellung der auch kasuistische wie prinzipienethische Zugänge jeweils prägenden vielgestaltigen Moralkonzeptionen, sondern vor allem als nochmals prinzipielle inhaltliche Gründung sittlicher Herausforderungen und verantworteter Gewissensentscheidung. Da letzterer, wie gezeigt, auch in dem medizinethisch besonders spannungsreichen und in gewisser Weise komplementären Kontext von Kasuistik und Prinzipienethik besonderes Gewicht zukommt, liegt die Bedeutung der weitergehenden Frage nach ihrer Einbindung in eine umfassendere Theorie menschlicher Sittlichkeit auf der Hand, zumal diese nicht zuletzt auch das jeweilige Verständnis von sittlich handelnder Person und Normativität des sittlich guten Handelns im Zueinander von Sollensanspruch und Wollen mit betrifft.

In seinen Überlegungen zur ‚Grundlegung der Ethik‘[31] hat E. Schockenhoff unter anderem auf Eigenart und konzeptionelle Stärken einer erneuerten, nochmals gründlich bedachten Tugendethik hingewiesen. Diese will er allerdings in kritischem Hinblick auch auf jüngere ethische Versuche nicht als eine „reine Tugendethik“[32] verstanden wissen, sofern darin „der Gedanke eines normativen Sollens“[33] aufgegeben wird, sondern – nun unter Bezugnahme vornehmlich auf antikes und mittelalterliches Tugenddenken – als eine Konzeption, worin „sowohl die Vorstellung des sittlichen Könnens, an der eine Tugendethik ansetzt wie auch diejenige eines entsprechenden Sollens, die in der normativen Ethik zum Tragen kommt“, integriert werden[34]. Möglich wird dies, da das einer Moralkonzeption in der Regel zugehörige ‚normative Prinzip‘ in diesem Falle der „Primat des Guten“[35]

---

31 E. Schockenhoff, *Grundlegung der Ethik. Ein theologischer Entwurf*, Freiburg i. Br. 2007.

32 E. Schockenhoff, *Grundlegung der Ethik*, 50.

33 Ebd.

34 Vgl. ebd. – Vgl. auch E. Schockenhoff, *Grundlegung der Ethik*, 54: „Eine reine Tugendethik, die meint, das Moment des Deontischen aus der Beschreibung der moralischen Erfahrung eliminieren zu können, vermag daher die tatsächlichen Wünsche einer tugendhaften Person nicht sachgerecht zu deuten.“

35 E. Schockenhoff, *Grundlegung der Ethik*, 52. – Dazu weiter unter Bezug auf Thomas von Aquin: „Wer die *ratio boni* erfasst und um das Sein-Sollen des Guten weiß, der hat darin zugleich den obersten Grundsatz des sittlichen Gesetzes miterfasst, in dessen Licht die praktische Vernunft ihre Urteile fällt: *Bonum faciendum, malum vitandum* [...].“ (ebd.).

ist: „In diesem Sinne ist die Idee des Guten auch gegenüber dem Begriff der Tugend vorrangig“[36]. Eben darin aber liegt ein wesentlicher Grund auch der theoretischen ‚Leistungsstärke‘ so verstandener Tugendethik, die sich zugleich als Kritik bedeutsamer kritischer Einwände zu tugendethischem Denken[37] erweist: „Die Tugendethik [...] gründet auf einer Anschauung des Guten, die den Antagonismus von Eigen- und Fremdinteresse, von Sinnlichkeit und Vernunft oder von Glück und Moral überwinden kann. [...] Tugendethische Konzeptionen beschreiben ein Ideal des Guten, das die sinnlichen Strebungen und persönlichen Handlungsmotive uneingeschränkt bejahen kann. Diese führen die Regie über das moralische Handeln und werden insofern selbst zu einer Quelle vernunftgemäßer Lebensgestaltung.“[38]

Es wäre gewiss vielversprechend, auf dem Hintergrund dieses Ansatzes der Eigenart und den ethik-theoretischen Ansprüchen einer inhaltlichen Gründung unterschiedlicher medizinethischer Konzepte nachzugehen und diese in der beschriebenen Differenzierung und Verschränkung von kasuistischen und prinzipienethischen Zugängen zu bedenken. Nur zwei weiterführende Linien sollen hier noch angedeutet werden:

(a) Wenn in tugendethischer Perspektive das sittliche Handeln der Person begriffen wird „als angemessene Antwort auf den Anruf des Guten und als Verwirklichung eines objektiv Wertvollen, das sein soll, nicht hingegen als Erfüllung subjektiver Vorlieben, die durch andere ersetzbar wären“[39], dann darf von hier aus Erhellendes besonders aus näherem, kritisch-vergleichendem Blick auf die in grundlegenden medizinethischen Konzepten jeweils gewählten und wirksamen ‚normativen Prinzipien‘ erwartet werden. Dies gilt auch und insbesondere für deren Verhältnis zu dem, was Schockenhoff typologisch als Unterschied charakterisiert zwischen einer (antiken und mittelalterlichen) Tugendethik, „in deren Mittelpunkt die Lebensziele des Handelnden und die Frage des guten Lebens steht“, und der (neuzeitlichen bzw. modernen) „Regelethik oder normative[n] Ethik“, worin das Handeln ethisch unter dem Kriterium der „Übereinstimmung mit bestimmten Regeln“[40] betrachtet wird.

(b) So sehr die hier herangezogenen Erwägungen zu ethischer Grundlegung die Prinzipienebene betreffen, so deutlich zeigt sich doch auch deren Bedeutung für die ethische Betrachtung der konkreten Handlungsebene, sofern im Gesamt-

---

36 Ebd.

37 Besonders wird dies in der Auseinandersetzung mit der grundsätzlichen Kritik von I. Kant und F. Nietzsche deutlich – vgl. E. Schockenhoff, *Grundlegung der Ethik*, 43–47, 55 ff., 59 f.

38 E. Schockenhoff, *Grundlegung der Ethik*, 47; vgl. auch 45.

39 E. Schockenhoff, *Grundlegung der Ethik*, 54.

40 E. Schockenhoff, *Grundlegung der Ethik*, 46.

rahmen solchen erneut bedachten Tugenddenkens nämlich Tugenden dem Menschen als sittlichem Subjekt „ein lohnendes Ziel“ aufzeigen; „sie beschreiben Facetten des Guten und individuelle Handlungsbilder, in denen die Arbeit an sich selbst und der Einsatz für die anderen nicht mehr gegensätzliche moralische Postulate bezeichnen [...]. Die Tugendethik gründet insofern auf einer anspruchsvollen Konzeption des Guten, als sie das ideale Selbstkonzept einer reifen moralischen Persönlichkeit voraussetzt.“[41] Es würde lohnen, diese fundamentalethische Perspektive für eine vertiefte, nun nochmals prinzipiell gegründete und inhaltlich näher bestimmte Annäherung an die für den Bereich humanmedizinischen Handelns erörterte Herausforderung von Gewissensentscheidung im Kontext von Prinzipienethik und Kasuistik fruchtbar werden zu lassen, zumal in Orientierung an den Grundphänomenen menschlicher Sittlichkeit und zugleich im Hinblick auf die Möglichkeit einer auch theoretisch vertieft grundgelegten Integration kasuistischer wie prinzipienethischer Zugänge.[42]

Schließlich kommt auch angesichts der soeben genannten Vermittlung von individualethischen und sozialethischen Perspektiven eine letzte hier zu erwähnende Weiterung in den Blick, wenn man nämlich solche tugendethischen Erwägungen verknüpft mit den oben skizzierten gesellschaftlichen Rahmenbedingungen von Gewissensentscheidung und gewissenhaftem Handeln, insbesondere auch im humanmedizinischen Bereich. Dies betrifft vor allem die Phänomene eines exklusiven ‚Neuen Individualismus‘ und eines selektiven interessegeleiteten Pragmatismus, deren je eigene quantitative bzw. qualitative (Selbst-)Begrenzung von Verantwortung nun tugendethisch nochmals in neuem Licht erscheint. So gesehen liegt es nahe, nunmehr ‚Verantwortungsbereitschaft‘, zumal für medi-

41 E. Schockenhoff, *Grundlegung der Ethik*, 47.

42 E. Schockenhoff hat im Kontext anders gelagerter, ebenfalls unterschiedlicher Konzepte ethischer Grundlegung auf diesbezügliche Integrationsfähigkeit von Tugendethik hingewiesen (bezogen auf die vornehmlich auch angelsächsische Diskussion über eine leitende „ethische Grundkategorie“): „Einigkeit wurde darin weitgehend erzielt, daß weder eine reine Haltungsethik noch eine bloße Pflichtenlehre oder Regelethik dem Phänomen der moralischen Erfahrung gerecht wird. Unter der Voraussetzung einer komplementären Zuordnung von Tugend und moralischem Gesetz verschiebt sich der Gegensatz auf die Frage, welcher Typos die größere Integrationsfähigkeit für die Erklärung des jeweils anderen hat. Dabei kann der Tugendgedanke für sich in Anspruch nehmen, daß er der Ethik [...] eine umfassende Fragestellung aus der Perspektive des handelnden Subjekts zurückgibt: Die Einzelhandlung kommt als Teil einer großen Handlungsstruktur und als symbolische Repräsentation eines zugrundeliegenden Lebensentwurfs in den Blick [...]. Die Frage: ‚Was soll ich tun?‘ wird der ethischen Grundfrage: ‚Wer will ich sein?‘ zugeordnet und die jeweilige Bestimmung des sittlich Richtigen in den Horizont der Frage nach dem guten Leben gestellt.“ – E. Schockenhoff, Art. *Tugenden und Laster*, in: H. Rotter/G. Virt (Hg.), *Neues Lexikon der christlichen Moral*, Innsbruck/Wien 1990, 804 f.

zinisches Handeln und Entscheiden, als eine Art Grundtugend zu bedenken, gewissermaßen als kritisch-positives Pendant des ‚Lasters' der Verantwortungsverweigerung – und zwar, den differenzierten Erfordernissen des zuvor skizzierten Tugenddenkens folgend, als *eine von mehreren Tugenden eingebunden in eine auch tugendethisch bedeutsame normative Dimension:* auch Verantwortungsbereitschaft also nicht als nur „generelle sittliche Grundhaltung oder eine dauerhafte Bereitschaft zur Pflichterfüllung"[43]. Denn zu Tugenden im hier gemeinten Sinne gehört „zwar immer die rechte Gesinnung des Handelnden, aber diese garantiert allein noch kein tugendhaftes Handeln. In seinem Vollsinn impliziert der Tugendbegriff vielmehr [...], dass die sittlich gute Gesinnung und das richtige Urteil in einer gegebenen Situation übereinkommen."[44]

Manches spricht sonach dafür, Verantwortungsbereitschaft in diesem Sinne als eine signifikante Grundtugend zu sehen, und zwar im gesellschaftlich-ethischen Kontext allgemein, wie insbesondere auch speziell für den bedeutsamen Bereich der Medizinethik. Denn in ihrer offenkundigen spezifischen Nähe zum Grundgefüge sittlichen Entscheidens und Handelns überhaupt samt der ihm zugehörigen Normativität, aber auch zu den Phänomenen sittlicher Erfahrung, kann eigene ethische Aufmerksamkeit für diese Tugend die Bedeutung der diesbezüglich fundamentalen, aller sittlich relevanten Entscheidung zugrunde liegenden Disposition des sittlichen Subjektes *und* des sich erschließenden Seinsollens des sittlich Guten unterstreichen.[45] Sie kann zugleich einen vertieften Zugang zum Kern von ‚Gewissensentscheidung' selbst eröffnen, deren Problematik und Relevanz sich in medizinethischer Hinsicht in besonderer Weise erschließt, geht es doch in solcher Gewissensentscheidung – zumal im Kontext von prinzipienethischer und kasuistischer Perspektive – um ein phänomenologisch wie operativ komplexes, gewissermaßen ‚dialogisches' Zueinander von sittlicher Beanspruchung und entschiedener *Ver-Antwortung*[46].

---

43 E. Schockenhoff, *Grundlegung der Ethik*, 48.

44 E. Schockenhoff, *Grundlegung der Ethik*, 58.

45 Hierzu näher: A. J. Buch, *Bereitschaft zur Verantwortung. Reflexionen über eine christliche Grund-Tugend*, in: STHSO 27 (2007), 125–139; A. J. Buch, *Moral Particularism and Individualism*, bes. 101–111.

46 Phänomen und Deutung des Gewissens wären deswegen in einer detaillierten Diskussion von Verantwortungsbereitschaft nochmals eigens näher in Betracht zu ziehen – siehe dazu A. J. Buch, *Vergewisserung des Gewissens*, bes. 121–126.

Stephan Ernst

Implikationen der traditionellen Mitwirkungslehre für die Gewissensentscheidung

Darf ein katholischer Arzt bei einem Schwangerschaftsabbruch assistieren oder muss er seine Mitarbeit verweigern? Machen sich katholische Beraterinnen mitschuldig an der Tötung eines Fötus, wenn sie einen Beratungsschein ausstellen, der nach deutschem Recht Voraussetzung für einen straffreien Schwangerschaftsabbruch ist? Darf ein katholisches Krankenhaus Belegbetten für Gynäkologen bereitstellen, die die „Pille danach" verschreiben oder die Spirale einsetzen? Dürfen deutsche Stammzellforscher humane embryonale Stammzellen aus dem Ausland importieren, die dort durch Embryonen verbrauchende Verfahren etabliert worden sind? Darf ein Arzt auf die Möglichkeiten künstlicher Befruchtung im Ausland hinweisen, wenn dort Verfahren angewendet werden, die in Deutschland verboten sind?

Bereits diese wenigen Fragen aus dem Bereich der Medizin und Biotechnik machen deutlich, dass menschliches Handeln nicht isoliert stattfindet, sondern immer schon mit dem Handeln anderer verwoben ist. Wir wirken mit anderen zusammen, ermöglichen und unterstützen deren Handeln, wir verhindern es oder lassen es zu, obwohl wir es verhindern könnten. Immer wieder sehen wir uns dabei auch in Handlungszusammenhänge verstrickt, die wir selbst als Unrecht bewerten, aus denen wir uns aber nicht ohne Weiteres herausziehen können. Die Rede von „Strukturen der Sünde", von „sündigen Strukturen" oder von „sozialer Sünde" soll diese Verstrickung zum Ausdruck bringen.[1] Dennoch bleibt die Frage, die mit dem Verweis auf die strukturelle Schuldverstrickung allein noch nicht beantwortet ist: Werden wir durch solche Verstrickung mitschuldig an diesem Unrecht oder nicht?[2]

---

1 Von „Strukturen der Sünde" spricht: Johannes Paul II., *Enzyklika „Sollicitudo rei socialis"* (30.12.1987), VApS 82, hg. vom Sekretariat der Deutschen Bischofskonferenz, Bonn 1988, Nr. 35–40. – Im *Katechismus der Katholischen Kirche*, Nr. 1869 ist von „sündigen Strukturen" und „sozialer Sünde" die Rede. – Vgl. zum Ganzen auch den grundlegenden Ansatz von P. Schoonenberg, *Theologie der Sünde. Ein theologischer Versuch*, Einsiedeln 1966, bes. 121. Dazu auch: M. Sievernich, *Schuld und Sünde in der Theologie der Gegenwart*, Frankfurt a. M. 1982, 69–103; K. Hilpert, Art. *Soziale Sünde*, in: NHThG, Bd. 5, München 1991, 93–100.

2 In der theologischen Ethik und auch in Lehramtlichen Dokumenten wird zwar die Interdependenz menschlichen Handelns durch die Rede von der „sozialen" oder „strukturellen" Sünde

Vielleicht kann man sich sagen, dass man selbst nichts für das Unrecht kann; man selbst ist nur ein „Rädchen im Getriebe", das am Ganzen nichts zu ändern vermag. Wenn man selbst nicht mitmacht, tut es ein anderer. Es hat deshalb gar keinen Sinn, sich herauszuziehen oder Widerstand zu leisten. Doch dann meldet sich das Gewissen: Sind das nicht Ausflüchte? Eigentlich sollte man nicht mitmachen. Doch das könnte erhebliche Nachteile – etwa den Verlust des Arbeitsplatzes – mit sich bringen. Sind es also Angst und Feigheit, der Mangel an Zivilcourage und Stehvermögen, die einen alle möglichen Entschuldigungen und Rationalisierungen finden lassen? Andererseits: Wer kann verlangen, dass man seine Existenzgrundlage aufs Spiel setzt? Gibt es nicht doch auch berechtigte Grenzen der Mitverantwortung und der Mitschuld? Kann man wirklich sagen, dass wir an allem Unrecht, mit dem unser eigenes Handeln irgendwie verwoben ist, mit schuld sind? Würde das – angesichts der globalen Vernetzung – den einzelnen nicht völlig überfordern und verantwortliches Handeln gänzlich unmöglich machen? Wären wir nicht zu einer Passivität verurteilt, die selbst auch nicht verantwortbar wäre? So bleibt die Frage: Lässt sich zwischen einem Mitwirken am Unrecht anderer, das mitschuldig macht, und einem Mitwirken, das nicht mitschuldig macht, klar unterscheiden? Gibt es rational einsichtige Kriterien für diese Gewissensfrage?

1 Die traditionelle Lehre von der Mitwirkung – Konzept und Anfragen

In der Tradition der katholischen Moraltheologie wurde versucht, diese Frage durch die Unterscheidung zwischen *direkter* und *indirekter*[3], bzw. – in der eta-

---

thematisiert. Auch wird hervorgehoben, dass es Situationen gibt, in denen eine Unrechtstat nur dadurch zustande kommt, dass alle Mitglieder einer Gemeinschaft durch ihr Handeln etwas dazu beitragen, auch wenn die Tat selbst nicht auf das Handeln eines Einzelnen zurückgeführt werden kann. Doch werden hier – über die Feststellung des Schuldzusammenhangs hinaus – keine klaren Kriterien entwickelt, wann die Verwobenheit in eine Unrechtstat mitschuldig macht und wann eine Mitwirkung verantwortet werden kann. Solche rationalen Kriterien aber scheinen – über ethische Intuitionen hinaus – notwendig zu sein, will man die Fragen nicht auf sich beruhen lassen oder nach Gutdünken entscheiden. – Es wundert daher, dass diese Thematik innerhalb der theologischen Ethik heute – anders als in der Tradition – kaum mehr eine Rolle spielt, obwohl durch die Arbeitsteiligkeit und die Komplexität der Produktionsprozesse, durch die Globalisierung und das rasante Zusammenwachsen der Welt die Verwobenheit der Handlungen der Einzelnen nicht geringer geworden ist, sondern dramatisch zugenommen hat.

3 In der wohl ersten ausdrücklichen Behandlung der Lehre von der Mitwirkung zur Sünde eines Anderen, die sich im *Opus morale in Praecepta Decalogi* (Ed.: Parma 1723) von T. Sanchez (1550 –

blierten Formulierung – zwischen *formeller* und *materieller* Mitwirkung zu beantworten.[4] Der Unterschied zwischen beiden Formen der Mitwirkung wurde dabei als *Wesensunterschied* bezeichnet.[5] Während formelle Mitwirkung immer und in jedem Fall sittlich schlecht ist und mitschuldig macht, kann bei bloß materieller Mitwirkung unter bestimmten Bedingungen keine Mitschuld vorliegen. Insgesamt ging es darum, Kriterien anzugeben, um die persönliche Verantwortung des Einzelnen zu begrenzen. Wie wurde diese Unterscheidung genauer verstanden?

1.1 Die Unterscheidung von formeller und materieller Mitwirkung

Schaut man in die traditionellen Handbücher[6], so liegt eine *formelle Mitwirkung* zunächst dann vor, wenn man die Unrechtstat des Anderen innerlich ausdrücklich bejaht (*cooperatio formalis explicita*), wenn man also die verwerfliche Absicht des Haupthandelnden teilt: Man hilft etwa beim Verbrechen eines Anderen zustimmend mit. Aber auch dann, wenn man das Unrecht des Anderen nicht ausdrücklich bejaht, kann es sich um formelle Mitwirkung handeln, dann nämlich, wenn die eigene Handlung *von ihrer Natur her* bereits eine Bejahung der schlechten Tat des Anderen mit einschließt (*cooperatio formalis implicita*). Als Beispiel für eine solche *implizite* formelle Mitwirkung (*cooperatio in actu pravo*) wurde etwa der Fall angeführt, dass ein Assistenzarzt bei einer Abtreibung mithilft, obwohl er die Abtreibung innerlich ablehnt.[7] Beide Fälle von formeller

---

1610) findet, wird noch ausschließlich die Unterscheidung von direkter und indirekter Mitwirkung verwendet. Vgl. dazu R. Roy, *La cooperation selon Saint Alphonse de Liguori*, in: *StMor* 6 (1968), 390.

4 Die folgende Darstellung bezieht sich exemplarisch auf die Ausführungen bei: J. Mausbach, *Katholische Moraltheologie*, Bd. I: *Die allgemeine Moral*, Münster [8]1954, 356–362, und bei: B. Häring, *Das Gesetz Christi. Dargestellt für Priester und Laien*, Freiburg i. Br. 1954, 913–928. – Während J. Mausbach die Frage der Mitwirkung im Rahmen der Allgemeinen Moraltheologie, näherhin im Abschnitt über die sittlich bösen Handlungen und Zustände, behandelt, widmet sich B. Häring dieser Frage innerhalb der Speziellen Moraltheologie im Rahmen der grundsätzlichen Überlegungen zur Weltverantwortung und Lebensgestaltung aus der christlichen Liebe. Die Mitwirkung wird hier – neben der Verführung und dem Ärgernis – unter den Sünden gegen die Nächstenliebe behandelt.

5 Vgl. J. Mausbach, *Katholische Moraltheologie*, 358.

6 Zur Bestimmung des Unterschieds zwischen formeller und materieller Mitwirkung und ihrer Unterarten vgl. J. Mausbach, *Katholische Moraltheologie*, 358 f.; B. Häring, *Das Gesetz Christi*, 914–918.

7 Vgl. J. Mausbach, *Katholische Moraltheologie*, 359.

Mitwirkung sind – wie gesagt – nach der Tradition immer und in jedem Fall schlecht und begründen eine Mitschuld. Das Maß dieser Mitschuld richtet sich dabei a) nach dem Maß der Schlechtigkeit derjenigen Handlung, zu der man einen Beitrag leistet, b) nach der Größe des Beitrags, den man leistet, oder auch c) nach dem Maß der Bestärkung des Anderen in seiner Schlechtigkeit.[8]

Eine *materielle Mitwirkung* liegt demgegenüber dann vor, wenn man etwas an sich Gutes oder Indifferentes tut, von dem man aber sicher oder auch nur wahrscheinlich voraussehen kann, dass es von einem Anderen missbraucht wird.[9] Auch eine solche Mitwirkung galt zunächst als sittlich schlecht, konnte aber erlaubt sein und *keine* Mitschuld begründen, wenn sie aus einem wichtigen, ernsten oder schwerwiegenden Grund (*causa gravis* bzw. *causa iusta*) erfolgte und nicht den Regeln über das indirekt Gewollte bzw. der Handlung mit Doppelwirkung widersprach.[10] In manchen Fällen konnte sie sogar als geraten oder verpflichtend gelten. Der Grund musste dabei umso schwerwiegender sein, a) je größer das Unrecht ist, zu dem die Handlung missbraucht werden kann, b) je näher der eigene Beitrag zur schlechten Handlung des Anderen ist und c) je sicherer vorauszusehen ist, dass die Handlung missbraucht wird.[11] In diesem Sinne wurde auch von einer *proportionate gravis causa* gesprochen.[12] Als Beispiel aus dem Bereich der Medizin wurde hier die OP-Schwester angeführt, die gleich bleibende Dienste – wie etwa Sterilisierung der Instrumente, Vorbereitung und Durchführung der Narkose, Anreichen der Instrumente – versieht, diese Arbeiten aber in manchen Fällen im Dienst einer unerlaubten Operation, etwa einer Abtreibung, stehen.[13] Unterschieden wurde dann noch weiter zwischen a) unmittelbarer und mittelbarer (*cooperatio immediata/mediata*), b) näherer und entfernter (*cooperatio proxima/remota*) sowie c) notwendiger und nicht-notwendiger Mitwirkung (*cooperatio necessaria/non necessaria seu mere contingens*)[14], wobei jeweils ein – im Verhältnis zum Unrecht, bei dem man mitwirkt – mehr oder weniger schwerwiegender Grund verlangt wurde, um von schuldfreier Mitwirkung auszugehen. So

---

8 Vgl. dazu J. Mausbach, *Katholische Moraltheologie*, 360; B. Häring, *Das Gesetz Christi*, 915.
9 Vgl. B. Häring, *Das Gesetz Christi*, 915.
10 Vgl. J. Mausbach, *Katholische Moraltheologie*, 360 f.; B. Häring, *Das Gesetz Christi*, 917. Von einem „ernsten“ Grund ist die Rede in: S. Rehrl, Art. *Mitwirkung zur Sünde*, in: *LThK*^{2}, Bd. 7, Freiburg i. Br. 1960, 504.
11 Vgl. J. Mausbach, *Katholische Moraltheologie*, 361; B. Häring, *Das Gesetz Christi*, 917.
12 Vgl. dazu: A. Vermeersch, *Theologiae moralis principia – responsa – consilia, t. II: De virtutum exercitatione*, Rom 1937, 114.
13 Vgl. B. Häring, *Das Gesetz Christi*, 921 f.
14 Vgl. J. Mausbach, *Katholische Moraltheologie*, 359.

galt die Tätigkeit des Pflegepersonals als entferntere Mitwirkung im Vergleich zur assistierenden Tätigkeit der OP-Schwester.[15]

Mit diesem begrifflichen Instrumentarium glaubte man, klare Kriterien benannt zu haben, mit deren Hilfe sich die Fragen von Mitwirkung und Mitschuld eindeutig beantworten ließen und angesichts der Verwobenheit des Handelns mit den Unrechtshandlungen anderer die persönliche Verantwortlichkeit begründet eingegrenzt werden konnte. Schaut man sich die Logik dieser Unterscheidung jedoch näher an, ergeben sich mindestens zwei Anfragen.

1.2 Anfragen an die traditionelle Unterscheidung

Eine *erste Anfrage* betrifft den genauen Unterschied zwischen formeller und materieller Mitwirkung. Dass eine ausdrückliche Bejahung und Beabsichtigung bzw. Unterstützung der schlechten Tat des Anderen eine Mitschuld begründet, ist klar. Doch wann genau schließt eine Handlung *von ihrer Natur her* bereits eine Bejahung der schlechten Tat des Anderen ein? In der Tradition wurde als Beispiel dafür der Apotheker angeführt, der empfängnisverhütende Mittel verkauft: Weil diese Mittel *ihrer Art nach* nur zur Sünde dienen können, macht er sich formeller Mitwirkung schuldig.[16] Doch – abgesehen vom Problem der moralischen Bewertung künstlicher Kontrazeption – kann die *physische* Art einer Handlung und die Beschaffenheit der dabei verwendeten Gegenstände tatsächlich bereits die *moralische* Art der Handlung bestimmen, ja eine Handlung in sich schlecht machen? Kann es nicht auch bei dem Apothekerbeispiel Gründe geben, die die Handlung ethisch rechtfertigen? Weiterhin kann man sich fragen: Ist derjenige, der einem Anderen, von dem er weiß, dass dieser einen Mord begehen will, einen Revolver verkauft, der also nur etwas tut, das missbraucht werden kann, wirklich weniger schuld als derjenige, der den Revolver am Tatort anreicht? Schließt nicht auch der Verkauf der Waffe aufgrund des Kontextes *von seiner Natur her* eine Bejahung der schlechten Handlung des Anderen mit ein? Wenn man dagegen nichts von dem geplanten Mord weiß,[17] kann gar nicht von Mitwirkung gesprochen werden.[18] Weiter: Ist man tatsächlich weniger schuld, wenn man ein Unrecht nicht verhin-

---

15 Vgl. B. Häring, *Das Gesetz Christi*, 921.

16 Vgl. B. Häring, *Das Gesetz Christi*, 920.

17 So J. Mausbach, *Katholische Moraltheologie*, 359.

18 Entsprechend bemerkt B. Häring, *Das Gesetz Christi*, 915: „Der Mitwirkende sieht mit Sicherheit oder wenigstens mit Wahrscheinlichkeit voraus, daß sein Tun mißbraucht wird, oder müßte es voraussehen; sonst würde seine Handlung in Bezug auf den Mißbrauch durch den anderen überhaupt keiner sittlichen Beurteilung unterliegen.“

dert, das man verhindern könnte, als wenn man bei einem Unrecht hilft? Kann man nicht auch durch Nichts-tun, etwa durch Schweigen, den Anderen in seinem Unrecht bestärken?[19] Und: Wann genau ist eine Mitwirkung entfernter als eine andere? Die in der Tradition gegebenen Beispiele sind teilweise fragwürdig. So wurde etwa argumentiert, ein Katholik dürfe – auch wenn er sonst arbeitslos wäre – in einer nichtkatholischen Kirche nicht das Küster- oder Organistenamt versehen, weil dies eine implizite Mitwirkung (*cooperatio in actu pravo*) an einem nichtkatholischen Ritus darstelle; er dürfe aber Arbeiten zur Reinigung des Versammlungsraums durchführen, weil es sich dabei bloß um eine entfernte materielle Mitwirkung handle.[20]

Eine *zweite Anfrage* betrifft die Bestimmung, dass bei materieller Mitwirkung dann keine Mitschuld vorliegt, wenn man einen wichtigen, ernsten oder schwerwiegenden Grund für das Mitwirken hat. Doch wann genau ist ein Grund ein wichtiger, ernster oder schwerwiegender Grund? Wann kann er die Mitwirkung ethisch rechtfertigen? Wie schwerwiegend muss er sein, um die Freiheit von Mitschuld begründen zu können? Geantwortet wurde: Wenn ein höheres Gut geschützt oder ein größeres Übel vermieden wird. Aber wann ist ein Gut ein *höheres* Gut und ein Übel ein *größeres* Übel? Wie lässt sich eine Vergleichbarkeit der Güter und Übel begründen?[21] Ist der Erhalt von Arbeitsplätzen in Deutschland nicht auch ein wichtiger und schwerwiegender Grund, der es rechtfertigen könnte,

---

19 Vgl. dazu J. Mausbach, *Katholische Moraltheologie*, 358. Einschlägig ist hier die Unterscheidung zwischen positiver und negativer Mitwirkung.

20 So J. Mausbach, *Katholische Moraltheologie*, 360 f.

21 Vgl. B. Häring, *Das Gesetz Christi*, 917. – Auch die jüngste Arbeit zur Mitwirkungslehre (K. Demmer, *Bedrängte Freiheit. Die Lehre von der Mitwirkung – neu bedacht*, Freiburg i. Ue. 2010; vgl. auch K. Demmer, Art. *Mitwirkung*, in: H. Rotter/G. Virt [Hg.], *Neues Lexikon der christlichen Moral*, Innsbruck 1990, 507–511) gibt auf diese Frage keine letztlich befriedigende Antwort. Zwar spricht K. Demmer von einer „Verhältnismäßigkeit", die in der Abwägung von Gütern und Übeln gewahrt werden müsse (K. Demmer, *Bedrängte Freiheit*, 83) und davon, dass die Schwere des rechtfertigenden Grundes auch von Nähe und Entfernung des Mitwirkenden zum Haupthandelnden abhängt (K. Demmer, *Bedrängte Freiheit*, 90). Er erläutert aber nicht, was genau ein schwerwiegender Grund ist und wodurch sich sein rechtfertigendes Gewicht begründet; er gibt dafür keine weiteren Kriterien an. Er bleibt hier der Tradition verhaftet. – Über die Tradition gehen die Ausführungen von K. Demmer zur Lehre von der *cooperatio* aber insofern hinaus, als er die traditionelle Lehre von der Mitwirkung vor dem Hintergrund interpretiert, dass heute im Rahmen einer pluralistischen Gesellschaft – im Unterschied zur Tradition – nicht mehr so eindeutig feststeht und gesagt werden kann, welche Handlungen des Anderen ethisch erlaubt und unerlaubt, gut oder schlecht sind, und dass darüber hinaus eine größere Vernetzung und Verwobenheit unseres Handelns mit dem Handeln Anderer, vor allem auch anonymer Institutionen und deren inneren Sachzwängen, und damit eine größere Unübersichtlichkeit und Undurchschaubarkeit gegeben ist.

sich an Embryonen verbrauchender Forschung zu beteiligen oder Waffen an Länder zu liefern, in denen Menschenrechte verletzt oder Kriegsverbrechen begangen werden, zumal all dies sehr weit entfernt von uns ist? Verstärkt wird diese Unklarheit noch durch die Frage, was angesichts der graduellen Abstufungen von Mittelbarkeit und Unmittelbarkeit, Nähe und Entfernung, Notwendigkeit und Nicht-Notwendigkeit jeweils ein ausreichend wichtiger und schwerwiegender Grund ist. Wann genau ist der Grund hier jeweils ein verhältnismäßiger bzw. entsprechend gewichtiger Grund (*causa proportionate gravis*)?

2 Neuinterpretation der Unterscheidung zwischen formeller und materieller Mitwirkung

Im Blick auf diese zweite Anfrage, wann nämlich ein Grund ein verhältnismäßiger bzw. ein entsprechender Grund ist, der das Mitwirken an fremdem Unrecht zu rechtfertigen vermag, kann die Überlegung weiterführend sein, dass die Mitwirkung am Unrecht eines anderen dann gerechtfertigt ist, wenn man *nur auf diese Weise* dazu beitragen kann, dass ebendieses Unrecht gemindert wird oder sich nicht noch weiter ausbreitet, wenn man also durch sein Mittun Schlimmeres verhindern kann.[22] Es genügt also nicht schon, dass man irgendein anderes Gut durch das Mitwirken erreichen kann, sondern es geht darum, dass das durch die Unrechtstat des Anderen verursachte Übel selbst verringert wird. Dadurch ist das Problem der Vergleichbarkeit von Gütern und Übeln umgangen.

2.1 Eine biblische Erzählung als Ausgangspunkt

Was gemeint ist, lässt sich gut an einem Abschnitt aus der biblischen Josefserzählung (Gen 37, 18 – 36) verdeutlichen. Weil die Brüder Josefs den Eindruck haben, dass ihr Vater Josef mehr liebt als sie selbst, beschließen sie aus Eifersucht, ihren Bruder zu erschlagen und in eine Zisterne zu werfen. Von Ruben jedoch heißt es ausdrücklich, dass er Josef retten wollte. Er macht den Vorschlag, ihn nicht zu töten, sondern nur in eine leere Zisterne zu werfen, wo er auch ohne ihr Zutun sterben würde. Juda macht schließlich den Vorschlag, Josef wieder aus der Zis-

22 Zum Folgenden vgl. die Interpretation der formellen und materiellen Mitwirkung auf der Basis einer Neuinterpretation des Prinzips der Handlung mit Doppelwirkung durch P. Knauer, *Handlungsnetze. Über das Grundprinzip der Ethik*, Frankfurt a. M. 2002, bes. 91 und 151–153.

terne herauszuholen und an eine vorüberziehende Karawane zu verkaufen. Auf diese Weise wird Josef gegenüber dem ursprünglichen Plan der Brüder gerettet.

Die Geschichte macht deutlich, dass es Situationen gibt, in denen die Mitwirkung bei der Verursachung eines Übels dazu genutzt werden kann, ein noch schlimmeres Übel zu verhindern oder ein fundamentaleres Gut zu schützen. Doch – so könnte man einwenden – wäre es nicht besser gewesen, wenn Ruben und Juda gegen den Plan der Brüder Protest erhoben und darauf gedrungen hätten, dass Josef nichts geschieht und er zu seinem Vater wieder zurückkehren kann. Vermutlich hätte dies jedoch den Hass der Brüder auf Josef nur noch geschürt. Josef wäre trotzdem erschlagen worden, und möglicherweise hätte sich der Zorn auch gegen Ruben und Juda selbst gerichtet. Aber auch wenn sie sich herausgehalten hätten oder fortgelaufen wären, um nichts mit der Sache zu tun zu haben, wäre Josef erschlagen worden. Durch ihr Nichts-Tun, obwohl sie etwas hätten tun können, wären sie mitverantwortlich gewesen.

2.2 Ethische Analyse der Erzählung

Für die ethische Analyse dieser Geschichte ist entscheidend, dass die Handlungen des In-die-Zisterne-Werfens bzw. des Verkaufens an die Karawane aus der Perspektive Rubens und Judas *der moralischen Art nach* anders zu bestimmen sind als aus der Perspektive der übrigen Brüder. Während das Handeln der eifersüchtigen Brüder jeweils als ein Unrecht – nämlich als „Mord“, „Freiheitsberaubung“ oder „Menschenhandel“ – bezeichnet werden muss, ist das Handeln Rubens und Judas, auch wenn sie an der Schädigung Josefs mitwirken, als „Lebensrettung“ zu charakterisieren.[23] Sie begehen auch nicht – wie man vielleicht aus Sicht eines traditionellen Verständnisses vom Prinzip der Handlung mit Doppelwirkung meinen könnte – *zuerst* ein Unrecht, um dadurch *anschließend* Josefs Leben zu retten. Ihr Mittun bei der Verursachung des Übels ist vielmehr – weil ihr Handlungsgrund die Minderung des Übels ist – ethisch gesehen im Ganzen als „Lebensrettung“ zu qualifizieren und begründet deshalb auch keine Mitschuld. Im Gegenteil wären sie schuldig geworden, wenn sie ihre Handlungsmöglichkeiten nicht ausgenutzt und Josefs Ermordung einfach zugelassen hätten. Während die Brüder die Schädigung Josefs *direkt* beabsichtigen, lässt sich dies von Ruben und Juda dagegen nicht sagen. Sie beabsichtigen *direkt* und *formell* die Lebensrettung Josefs. Dass sie ihm dazu – aufgrund der Gegebenheiten der Situation – zusam-

---

23 Vgl. P. Knauer, *Handlungsnetze*, 152f.

men mit den anderen einen Schaden zufügen müssen, bleibt dagegen bei Ruben und Juda wegen ihres Handlungsgrundes *außerhalb der Intention.*

So lässt sich allgemein sagen: Die Mitwirkung an der schlechten Tat eines Anderen ist dann bloß *materiell* und macht nicht schuldig, wenn die Mitwirkung das durch die Tat des Anderen verursachte Übel mindern kann oder wenn die Verweigerung der Mitwirkung das entsprechende Übel noch vergrößern würde. Genau dann ist ein verhältnismäßiger bzw. ein entsprechender Grund (*proportionate gravis causa*) gegeben und genau dann bleibt die schlechte Handlung des anderen *außerhalb der Intention*, ist sie also nicht *direkt* und *formell* beabsichtigt, sondern wird nur indirekt in Kauf genommen.[24] Gibt es dagegen keinen derartigen Grund, warum man sich an der schlechten Handlung eines Anderen beteiligt, handelt es sich um *formelle* bzw. *direkte* Mitwirkung, die schuldig macht.[25]

In diesem Sinne verstanden lässt sich dann auch tatsächlich von einem *ethischen Wesensunterschied* zwischen formeller und materieller bzw. direkter und indirekter Mitwirkung sprechen. Es geht um den Unterschied in der Artbestimmung bzw. im Objekt der Handlung. Zwar kann das Maß der Schuld dann noch durch die weiteren Umstände der Mitwirkung gemindert werden, etwa durch das Maß oder die Nähe der Beteiligung oder auch durch die Unüberschaubarkeit der Situation. Auch kann sich Zwang oder mangelndes Wissen Schuld mindernd auswirken. Hier können die von der Tradition genannten Unterscheidungen von

---

24 In Hintergrund dieser Argumentation stehen die Ausführungen, die Thomas von Aquin in seiner *Summa theologiae* II-II, q. 64, a. 7 zur Frage der Selbstverteidigung bietet. Für ihn ist es klar, dass man sein Leben gegen willkürliche Bedrohung durch Andere durchaus schützen kann. Dabei dürfe man im Extremfall – wenn die Gewaltanwendung verhältnismäßig (*proportionatus*) bleibt, wenn also der Schutz des Lebens auf andere Weise und unter Verursachung geringerer Übel nicht möglich ist – den Angreifer auch töten. In diesem Fall – so Thomas – bleibe die Tötung des Angreifers „außerhalb der Intention" (*praeter intentionem*). Die Absicht bzw. die Intention des Handelnden im ethischen Sinne richtet sich also in diesem Fall *direkt* auf die Lebensrettung, während die Tötung des Angreifers nicht direkt gewollt, sondern nur *indirekt* in Kauf genommen wird. Die Handlung im Ganzen sei daher auch *ihrer moralischen Art nach* als „Lebensrettung" und nicht als „Mord" zu bestimmen. Es wird hier also nicht etwas sittlich Böses getan, nämlich ein Mord begangen, um etwas Gutes, nämlich die Rettung des eigenen Lebens, zu erreichen, vielmehr ist die Handlung als Ganze, weil in ihr die Verhältnismäßigkeit gewahrt ist, als sittlich gute Lebensrettung zu verstehen.

25 Vgl. P. Knauer, *Handlungsnetze*, 91: „Eine Mitwirkung an fremder Verfehlung ist dann direkte oder formelle Mitwirkung, wenn das eigene Handeln beabsichtigt, die fremde Verfehlung zu ermöglichen und zu ihr beizutragen. Hat man jedoch für die Zulassung oder Verursachung der fremden Verfehlung einen entsprechenden Grund, dann bleibt sie außerhalb der Absicht (womit hier der beabsichtigte Gegenstand, das Handlungsziel gemeint ist). Es handelt sich dann und nur dann um eine rein indirekte oder materielle Mitwirkung, wenn sie notwendig ist, um noch mehr Schaden zu verhindern."

mittelbar und unmittelbar, näher und entfernter, notwendig oder nicht notwendig, oder auch die Lehre vom irrenden Gewissen zum Tragen kommen. Aber dies hat nichts mit der eigentlichen Begründung von Mitschuld durch Mitwirkung zu tun.

Aber – so ließe sich einwenden – ist es oft nicht sehr unsicher, ob es einem tatsächlich gelingen wird, das Schlimmste zu verhindern oder Gutes zu bewirken, während man am Unrecht anderer mitwirkt? Hier gilt es zwischen Wahrscheinlichkeiten abzuwägen. Die von der Tradition im Blick auf das zweifelnde Gewissen erarbeiteten Regeln des Tutiorismus und des Probabilismus wären hier anzuwenden. Spätestens aber wenn sich zeigt, dass keine Chance der Minderung des Bösen besteht, lässt sich die Mitwirkung nicht mehr rechtfertigen.

3 Konkretisierungen – Anwendung der neuen Kriteriologie

Versuchen wir nun die angestellten Überlegungen und die gewonnenen Kriterien für die Unterscheidung zwischen formeller und materieller bzw. direkter und indirekter Mitwirkung an einigen Beispielen zu veranschaulichen.

3.1 Beispiele aus verschiedenen Bereichen

Papst Pius XII. wurde immer wieder vorgeworfen, dass er während der Judenverfolgung durch die Nationalsozialisten geschwiegen und sich durch dieses Schweigen mitschuldig gemacht habe. Andererseits lässt sich sagen, dass Pius XII. offensichtlich – und das nicht ohne Grund – befürchten musste, dass die Judenverfolgung durch einen lautstarken Protest nicht verringert, sondern noch weiter intensiviert würde. Stattdessen ist bekannt, dass er im Geheimen zahlreichen jüdischen Flüchtlingen geholfen hat. Dann aber lässt sich im Blick auf das Schweigen des Papstes nicht von formeller Mitwirkung durch Nichts-Tun sprechen. Sein Verhalten scheint vielmehr durch einen entsprechenden Grund gerechtfertigt.

Nach dem Zweiten Weltkrieg wurden Ärzte vor Gericht gestellt, die in der Zeit des Nationalsozialismus bei Euthanasieprogrammen mitgearbeitet hatten, indem sie etwa Geisteskranke in Verlegungslisten eintrugen und damit für die Tötung freigaben, dabei aber zugleich zahlreichen Menschen dadurch das Leben retteten, dass sie sie nicht auf die Liste setzten bzw. entließen.[26] Tatsächlich hatten sie etwa

---

26 Vgl. dazu die Darstellung von R. Spaemann, *Die schlechte Lehre vom guten Zweck: Der korrumpierende Kalkül hinter der Schein-Debatte*, in: *FAZ* vom 23. Oktober 1999, Nr. 247, I.

25 Prozent der Kranken von den Verlegungslisten abgesetzt und andere Kranke vor dem Tod in der Gaskammer bewahrt. Im Gerichtsverfahren wurden diese Ärzte von den unteren Instanzen zunächst freigesprochen. Erst der Bundesgerichtshof hob den Freispruch auf. In der Argumentation hieß es, dass es der von der christlichen Sittenlehre bestimmten Kulturanschauung über Wesen und Persönlichkeit des Menschen widerspreche, „den für die Erhaltung von Sachwerten angemessenen Grundsatz des kleineren Übels anzuwenden und den rechtlichen Unwert der Tat nach dem sozialen Gesamtergebnis abzuwägen, wenn Menschenleben auf dem Spiel stehen". Die angeklagten Ärzte hätten sich durch eine „Nichtbeteiligung an der Tötung Geisteskranker um den Preis der völligen Einflusslosigkeit auf den Umfang dieser Vernichtungsmaßnahmen nicht in Widerspruch zu den damaligen Anschauungen verantwortungsbewusster Ärzte gesetzt". Viele hätten lieber ihre Anstellung als Anstaltsärzte aufgegeben, als an der Tötung unschuldiger Menschen auch nur in entfernter Weise mitzuwirken. Abgesehen davon, dass die Einschätzung durch die deutsche Justiz nach dem Krieg offensichtlich nicht einhellig war, lässt sich an das Urteil des Bundesgerichtshofs jedoch die Frage stellen, ob das Argument, im Blick auf Menschenleben könne keine Güter- und Übelabwägung in Frage kommen, in diesem Fall nicht verfehlt ist. Das kleinere Übel ergibt sich ja nicht daraus, dass *irgendein beliebiges* Übel durch die Mitwirkung an der Tötung von Geisteskranken vermieden wird, sondern gerade Menschen vor der Tötung gerettet werden.

Ein weiteres, aus einem anderen und uns heute vielleicht mehr betreffenden Bereich genommenes Beispiel ist das Folgende: Dass wir Kleidung kaufen, für deren Herstellung Menschen, wahrscheinlich sogar Kinder, ausgebeutet werden, lässt sich eigentlich nicht verantworten, auch dadurch nicht, dass das Geschehen weit entfernt ist und wir somit scheinbar nur entfernt mitwirken. Rechtfertigen lässt sich dies allenfalls dadurch, dass durch einen Boykott dieser Produktionsbedingungen die Lebensgrundlage der Menschen erst recht zerstört würde. Auch die plötzliche drastische Erhöhung der Löhne hätte vermutlich zur Folge, dass sich viele Menschen diese Artikel nicht mehr leisten könnten und damit die Nachfrage zurückginge. Der Verzicht auf die Mitwirkung hätte kontraproduktive Folgen, die aber auch verantwortet werden müssen und mitschuldig machen würden. Das alles entbindet jedoch nicht davon, dass man zugleich das bestehende Unrecht benennen und anklagen muss und sich nach Kräften dafür einsetzt, dass nach und nach gerechtere Arbeitsbedingungen in Drittweltländern geschaffen werden.

Von Mitwirkung lässt sich dagegen erst gar nicht sprechen, wenn man Ergebnisse, die auf moralisch bedenkliche oder verwerfliche Weise erzielt wurden, weiterverwendet. So können pharmazeutische Wirkstoffe, die etwa in der Nazi-Zeit mit Hilfe von grauenvollen Humanexperimenten entwickelt wurden, dennoch heute verwendet werden. Die ethische Verwerflichkeit der Art und Weise ihrer

Entwicklung haftet ihnen nicht an. In ähnlicher Weise lässt sich argumentieren, dass im Blick auf den Import von humanen embryonalen Stammzellen die derzeit seit 2002 in Deutschland geltende Stichtagsregelung dafür sorgt, dass durch den Import von Deutschland keine Förderung des Embryonenverbrauchs im Ausland ausgeht. Auch hier kann – weil keine kausale Beziehung vorliegt – im strikten Sinne nicht von Mitwirkung und damit auch nicht von Mitschuld am Tod menschlicher Embryonen gesprochen werden. Auch die 2008 vom Deutschen Bundestag beschlossene einmalige Stichtagsverschiebung muss noch keine Förderung des Embryonenverbrauchs im Ausland bedeuten, solange die Befürchtung, es könnte zu einem Automatismus einer regelmäßig, etwa alle fünf Jahre, erfolgenden Stichtagsverschiebung und damit zu jeweils erneuten Importanfragen aus Deutschland kommen, gegenstandslos ist.[27] Der Einwand, von einem Stammzellimport aus Deutschland gehe überhaupt keine Förderung des Embryonenverbrauchs im Ausland aus,[28] mag zwar die Stichtagsregelung in Frage stellen, bestätigt aber andererseits nur die Auffassung, dass der Stammzellimport überhaupt – auch ohne Stichtag – keine Mitwirkung darstelle. Unabhängig von der Frage der Mitwirkung lässt sich allerdings gegen die Stichtagsverschiebung das Argument vorbringen, dass diese Regelung die grundsätzliche Ablehnung der Embryonen verbrauchenden Methode der Gewinnung dieser Stammzellen nicht glaubwürdig erscheinen lässt.

3.2 Die Frage des Beratungsscheins

Im Blick auf die Frage des Beratungsscheins, ob sich also katholische Beraterinnen mitschuldig an Abtreibungen machen, wenn sie Beratungsscheine ausstellen, die nach deutschem Recht als Voraussetzung für einen straffreien Schwangerschaftsabbruch gelten, lässt sich nach diesen Überlegungen Folgendes sagen:

Die 1995 in Kraft getretene Neuregelung des § 218 hat mit der Einführung der Beratungspflicht nicht den Zweck verfolgt, die Möglichkeit einer Abtreibung zu erleichtern, sondern durch die Beratung und die dabei dargelegten Hilfsangebote und Unterstützungsmöglichkeiten Frauen bzw. Eltern für das Kind zu gewinnen und so Abtreibungen gerade zu verhindern, die bei einem strikten Verbot der

---

27 Zur entsprechenden Diskussion vgl. S. Ernst, *Mitschuld am Embryonenverbrauch? Das moraltheologische Prinzip der Mitwirkung und die Bewertung der Stichtagsverschiebung*, in: K. Hilpert (Hg.), *Forschung contra Lebensschutz? Der Streit um die Stammzellforschung*, QD 233, Freiburg i. Br. 2009, 303–317.

28 So etwa K. Demmer, *Bedrängte Freiheit*, 124 f. Anm. 44.

Abtreibung erfahrungsgemäß entweder heimlich und unter riskanten Bedingungen oder im Ausland doch durchgeführt würden. Dass die Beratung Straffreiheit garantiert, hat dabei den Grund, dass nur dann Frauen auch tatsächlich in die Konfliktberatung kommen und die Möglichkeit besteht, die Schwangere für das Kind zu gewinnen. Sie hat ihren Grund mithin darin, dass auf diese Weise die Abtreibungsrate – unter den gegebenen Bedingungen der Wirklichkeit unserer Gesellschaft – wirksam verringert werden kann.

Ausgehend von dieser Basis lässt sich dann sagen:[29] Das Ausstellen des Beratungsscheins stellt keine Mitwirkung beim Vorgang des Schwangerschaftsabbruchs selbst dar, sondern ein Mitwirken an einer gesetzlichen Regelung, wonach ein Schwangerschaftsabbruch straffrei bleibt, wenn vorher eine Beratung stattgefunden hat, die aber ihrerseits dazu dient, Schwangerschaftsabbrüche wirksam zu verhindern. Von daher handelt es sich beim Ausstellen des Beratungsscheins allenfalls um nicht mitschuldig machende materielle Mitwirkung. Zieht man sich dagegen – um sich nicht einer vermeintlichen Mitwirkung an der Tötung Ungeborener schuldig zu machen oder um glaubwürdig zu bleiben – aus dem Beratungssystem heraus, indem man keine Beratungsscheine mehr ausstellt, nimmt man sich die Möglichkeit, im Sinne für das Leben zu beraten und damit Abtreibungen real zu verhindern. Auch dies aber muss verantwortet werden und kann Mitschuld begründen, die ihrerseits wiederum die Glaubwürdigkeit in Frage stellt.

Gegen diese Argumentation hat Papst Johannes Paul II. in der Enzyklika „Evangelium vitae" darauf hingewiesen, dass auch dann, wenn eine Handlung nach der Tradition als bloße materielle, nicht mitschuldig machende Mitwirkung einzustufen sei, dennoch solches Mitwirken dazu verleiten könne, „immer mehr einer permissiven Logik nachzugeben"[30]. Entsprechend führt der Papst – über die Definition der klassischen Handbücher hinausgehend[31] – ein neues Kriterium für

29 Vgl. dazu P. Knauer, *Schwangerschaftskonfliktberatung und Beratungsschein. Ethische Analyse des kirchlichen Dilemmas und ein Lösungsvorschlag*, in: J. Reiter (Hg.), *Der Schein des Anstoßes. Schwangerschaftskonfliktberatung nach dem Papstbrief: Fakten – Dokumente – Perspektiven*, Freiburg i. Br. 1999, 113–123.

30 Johannes Paul II., *Enzyklika „Evangelium vitae"* (25. März 1995), VApS 120, hg. vom Sekretariat der Deutschen Bischofskonferenz, Bonn 1995, Nr. 74.

31 Der Papst konnte den Vorwurf der formellen Mitwirkung offensichtlich unter Rückgriff auf die traditionelle Erläuterung des Unterschieds zwischen formeller und materieller Mitwirkung nicht plausibel machen. Vgl. Päpstliches Staatssekretariat, *Kommentar zum Schreiben des Papstes an die deutschen Bischöfe*, in: J. Reiter (Hg.), *Der Schein des Anstoßes*, 45: „Der Papst geht nicht näher auf die moraltheologische Frage ein, welche Art der Mitwirkung an der Abtreibung hier genau vorliegt. Es scheint auch nicht leicht, die entsprechenden traditionellen Kriterien unverändert auf die Problematik des Beratungsscheins anzuwenden, zumal die Sachlage überaus komplex ist und es um eine institutionelle Mitwirkung der Kirche geht, in deren Auftrag

das Vorliegen einer formellen Mitwirkung ein. Formelle Mitwirkung liege nicht nur dann vor, wenn man die schlechte Handlung des anderen ausdrücklich billigt oder die Handlung von ihrer Natur her die Billigung der schlechten Tat des anderen einschließt, sondern könne auch „wegen der Form, die sie in einem konkreten Rahmen annimmt“[32], vorliegen. So könne das Mitwirken am staatlichen Konzept der Schwangerschaftskonfliktberatung wegen der möglichen Missverständlichkeit in der Öffentlichkeit doch als formelle Mitwirkung gelten.

Diese Möglichkeit des Missverständnisses ist sicher durchaus gegeben. Andererseits[33] scheint dieses neue Kriterium eher vage zu sein und beliebiger Deutung Raum zu lassen. Im Prinzip könnten nun auch all diejenigen Handlungen, die traditionell als bloß materielle Mitwirkung galten, zur formellen Mitwirkung erklärt werden. Damit aber wird der *Wesensunterschied* zwischen formeller und materieller Mitwirkung durch die *erweiterte* Umschreibung der formellen Mitwirkung unterlaufen,[34] so dass man – mit E. Schockenhoff – auf den Gedanken kommen könnte, dass mit der Neuinterpretation die argumentative Bemessungsgrundlage dem gewünschten normativen Ergebnis angepasst werden sollte.[35] Statt solche Umdeutungen zu unternehmen, könnte möglichen Missverständnissen auch durch entsprechende Erklärung und Bewusstseinsbildung entgegengewirkt werden. Man muss aus diffusen Befürchtungen nicht auf die reale Möglichkeit verzichten, durch Beratung Abtreibungen zu verhindern. Dies schließt zudem auch nicht aus, dass man, um falschen Eindrücken in der Gesellschaft entgegenzusteuern, immer wieder deutlich darauf hinweist, dass Abtreibung ein Unrecht ist, und dass man sich um eine entsprechende Bewusstseinsbildung bemüht.

3.3 Assistenz bei einer Abtreibung

Was lässt sich aber zur Frage der Assistenz bei einer Abtreibung sagen? Zunächst einmal gilt hier der Grundsatz, dass es im Fall eines Schwangerschaftsabbruchs keine Pflicht zur Mitwirkung gibt. Die Achtung der Gewissensfreiheit gebietet es

die Beraterinnen in vielen Fällen handeln.“ – Stattdessen verlegte sich die Argumentation darauf, dass durch das Ausstellen des Beratungsscheins „die Klarheit und Eindeutigkeit des Zeugnisses der Kirche und ihrer Beratungsstellen verdunkelt“ (ebd.) würde.

32 Ebd.

33 Vgl. dazu auch E. Schockenhoff, *Schwangerschaftskonfliktberatung – der Ernstfall der Ethik*, in: *Caritas* 98 (1997), 355–358.

34 Vgl. E. Schockenhoff, *Schwangerschaftskonfliktberatung*, 357.

35 Vgl. E. Schockenhoff, *Schwangerschaftskonfliktberatung*, 356.

vielmehr, dass jeder das Recht hat, seine Beteiligung zu verweigern, ohne dass ihm dadurch berufliche Nachteile entstehen. Dies zu garantieren, gehört zur Verantwortung der Einrichtung für ihre Mitarbeiter. Wenn es dann aber doch in der Praxis des Klinikalltags aus Sach- oder anderen Zwängen dazu kommt, dass man bei dem Eingriff mithelfen muss, kann sich dann die OP-Schwester wirklich damit entschuldigen, dass ihre Tätigkeit ja nur von anderen missbraucht werde und ihre Mitwirkung ja nur entfernter sei oder aus Gewohnheit erfolge?

Anders als in solchen Konstruktionen wäre die Frage zu stellen, inwieweit immer noch die Möglichkeit besteht, die eigene moralische Einschätzung einzubringen und bei ungerechtfertigen Schwangerschaftsabbrüchen auf das in der eigenen Sicht geschehende Unrecht hinzuweisen. Sowohl der Assistenzarzt als auch die OP-Schwester kann – entsprechend ihren Möglichkeiten – versuchen, die ethische Problematik zu thematisieren. Die Alternative, sich zu verweigern und damit die eigene Stelle oder Karriere zu riskieren, kann dagegen zur Folge haben, dass diese Stelle anschließend mit jemandem besetzt wird, der das System unterstützt und die geübte Praxis nicht mehr hinterfragt, sondern zur Selbstverständlichkeit werden lässt. Es ginge also darum, sich nicht einfach aus dem Unrechtszusammenhang herauszuziehen, sondern vielmehr Sand ins Getriebe zu streuen, sich einzumischen nach den Möglichkeiten, die man an seiner Stelle und seiner Zuständigkeit nach hat.[36] Eine Möglichkeit dazu wäre, sich etwa im Ethik-Komitee einer Klinik zu engagieren und hier entsprechende Fragen zur Sprache zu bringen. Überhaupt wäre es wichtig, dass Ethik-Komitees nicht ausschließlich der Stabilisierung des Kliniksystems dienen, sondern eine institutionelle Möglichkeit der Durchbrechung des Systems darstellen.

Im Blick auf den Assistenzarzt kommt hinzu, dass für ihn in der Ausbildung die Notwendigkeit besteht, auch die Durchführung eines Schwangerschaftsabbruchs zu erlernen, damit er diesen Eingriff im auch seiner Meinung nach ethisch gerechtfertigten Fall – etwa wenn das Leben der Mutter oder eines Zwillings gefährdet ist – durchführen kann.

4 Fazit: Mitwirken aus Mitverantwortung

Welches Fazit lässt sich ziehen? Situationen, in denen wir in Zusammenhänge verstrickt sind, die wir selbst in unserem Gewissen als Unrecht beurteilen, fordern uns zur Stellungnahme und zu möglichen, auch einschneidenden Konsequenzen heraus. Dabei sind die Verweigerung und der Protest nicht immer die beste Lö-

36 So auch K. Demmer, *Bedrängte Freiheit*, 122 f.

sung. Man kann sich dadurch auch die Möglichkeit nehmen, Schlechtes zu verhindern, und gerade so mitschuldig werden, ja man kann das Unrecht noch anfachen und vergrößern. Wenn sich etwa die Kirche um ihrer Glaubwürdigkeit willen aus allen auch mit Unrecht verbundenen Handlungszusammenhängen heraushalten will, führt dies vermutlich nicht dazu, dass sich die Gesellschaft besinnt und ihr Verhalten auf dieses Zeichen hin ändert, sondern eher dazu, dass die aus kirchlicher Sicht nicht verantwortbare Praxis selbstverständlich wird und unhinterfragt gilt. Umgekehrt kann dagegen Mitwirken am Schlechten ethisch gerechtfertigt sein, dann nämlich, wenn sich so Schlimmeres verhindern lässt. Nur dann, wenn es keine Möglichkeit mehr gibt, durch das Mitwirken das Unrecht zu mindern, müsste man – und darin besteht dann auch die Echtheitsprobe für die bestehende Gewissensnot – die Konsequenzen ziehen und jedes Mitwirken möglichst vermeiden.

Am Beispiel der katholischen Beratungsstellen und der Frage, ob sie einen Beratungsschein ausstellen sollen, der für die Durchführung eines straffreien Schwangerschaftsabbruchs verwendet werden kann, wird aber auch deutlich, dass sich die Kriterien für schuldig und nicht-schuldig machende Mitwirkung nicht nur im individualethischen Bereich auf die Handlungen einzelner Personen anwenden lassen, sondern auch auf die Kooperation von Institutionen mit anderen Institutionen oder Systemen, deren Ziele und Wertvorstellungen mit den Zielen und Wertvorstellungen der eigenen Institution oder Organisation in Konflikt stehen. Auch hier ließe sich das Kriterium anwenden, dass eine Mitwirkung dann ethisch vertretbar sein kann, wenn die Beendigung der Mitwirkung – das Sich-Herausziehen – kontraproduktive oder unverhältnismäßige Folgen im Blick auf die eigenen Ziele und Wertvorstellungen haben würde.

Schließlich wird an dieser Frage der Mitwirkung auch die grundlegende Einsicht deutlich, dass es in der Wirklichkeit dieser Welt zumeist keine nur gute Lösung gibt, die nicht auch Übel mitverursachen und durch das Unrecht anderer mitbestimmt würde. Wahrnehmung von Verantwortung bedeutet deshalb nicht einfach, sich herauszuhalten oder herauszuziehen und sich die Hände in Unschuld zu waschen, sondern sich in die ambivalente und schuldverstrickte Wirklichkeit hineinzubegeben, um dort zu versuchen, in dem Maß wie es einem selbst möglich ist, Gutes zu wirken und Schlimmeres zu verhindern. Bei der Frage der Mitwirkung geht es somit letztlich weniger um die Frage, wie man um jeden Preis Mitschuld vermeiden kann, sondern darum, seine *Mitverantwortung* für die Welt und die Gesellschaft *wirksam* wahrzunehmen.

Wilfried Härle

Das Gewissen und seine Bedeutung für die medizinethische Urteilsbildung aus evangelischer Sicht*

1 Verständigung über den Gewissensbegriff [1]

1.1 Ethische und verfassungsrechtliche Vorgaben

Zu den in unserem Kulturkreis weitgehend anerkannten normativen Instanzen der Ethik gehört das Gewissen. Das deutsche Grundgesetz zählt die *Gewissensfreiheit* sogar zu den Grundrechten, die nicht einmal durch Gesetz eingeschränkt werden können (ebenso wie die Menschenwürde nach Art. 1 GG und zusammen mit der Religionsfreiheit nach Art. 4 GG). Und im Blick auf den Kriegsdienst mit der Waffe wird die Bedeutung des Gewissensurteils eigens hervorgehoben (Art. 4.3 GG).

Als weitestgehend anerkannt dürften dabei folgende drei Annahmen bzw. Aussagen gelten:

– Man soll, ja man darf niemanden veranlassen (geschweige denn zwingen), gegen sein Gewissen zu handeln. Diese Einsicht enthält auch die Begründung

* Die Formulierung „aus evangelischer Sicht" besagt nicht, dass ich den Anspruch erhebe oder dazu befugt wäre, *die* Sicht der evangelischen Kirche oder der evangelischen Theologie auf das Thema darzustellen, falls es so etwas überhaupt gibt. Ich beabsichtige auch nicht, einen *Überblick* über die Positionen zu geben, die in der Gegenwart von Seiten evangelischer Kirchen oder Theologen vertreten wurden. Vielmehr beschränke ich mich darauf, *meine* Sicht als evangelischer Theologe auf das Thema vorzulegen und zur Diskussion zu stellen. Dass diese Sicht nicht völlig singulär ist, sondern zumindest von manchen kirchlichen und theologischen Texten geteilt wird, geht aus der Literatur hervor, die in der folgenden Anmerkung genannt wird.

1 Vgl. hierzu I. Kant, *Die Religion innerhalb der Grenzen der bloßen Vernunft*, Königsberg 1793, 4. Stück, § 4 sowie I. Kant, *Die Metaphysik der Sitten*, Königsberg 1797, Tugendlehre, A 37f. und A 99ff.; S. Freud, *Das Unbehagen in der Kultur (1930)*, in: S. Freud, *Fragen der Gesellschaft. Ursprünge der Religion, Freud-Studienausgabe*, Bd. 9, Frankfurt a.M. 1974, 197–270, bes. 249–259; H. Reiner, Art. *Gewissen*, in: HWP, Bd. 3, Basel 1974, 574–592; R. Preul, *Religion – Bildung – Sozialisation*, Gütersloh 1980, 187–214; H. J. Eckstein, *Der Begriff Syneidesis bei Paulus*, Tübingen 1983; G. Ebeling/T. Koch, *Was ist das Gewissen?*, EKD-Texte 8, Hannover 1984; A. Freund, *Gewissensverständnis in der evangelischen Dogmatik und Ethik im 20. Jahrhundert*, Berlin 1994; Kirchenamt der EKD (Hg.), *Gewissensentscheidung und Rechtsordnung. Eine Themenreihe der Kammer für Öffentliche Verantwortung der EKD*, EKD-Texte 61, Hannover 1997; W. Härle, Art. *Gewissen IV. Dogmatisch und ethisch*, in: *RGG*[4], Bd. 3, Tübingen 2000, 902–906; E. Schockenhoff, *Wie gewiss ist das Gewissen? Eine ethische Orientierung*, Freiburg i.Br. 2003.

für Luthers Verweigerung eines Widerrufs seiner Schriften auf dem Reichstag zu Worms im Jahr 1521: „Wenn ich nicht durch Schriftzeugnisse oder einen offensichtlichen Vernunftgrund widerlegt werde (denn allein dem Papst oder den Konzilien glaube ich nicht; es steht fest, dass sie öfters geirrt und sich auch selbst widersprochen haben), so bin ich durch die von mir angeführten Schriften überwunden. Und da mein Gewissen in den Worten Gottes gefangen ist, kann und will ich nichts widerrufen, weil es weder ratsam noch ehrlich ist, etwas gegen das Gewissen zu tun."[2]
- Das Gewissen kann in seinem Urteil irren, bleibt aber auch dann verbindlich. Gegen den ersten Satzteil hat Kant vehementen Einspruch eingelegt mit der Aussage: „ein *irrendes* Gewissen [ist] ein Unding."[3] Ob Kant mit dieser These Recht hat, wird gleich (in Abschnitt 1.3) zu prüfen sein.
- Nur das einzelne ethische Subjekt kann letztlich wahrnehmen und beurteilen, was ihm sein Gewissen sagt, ob es anklagt, tadelt, verbietet oder gebietet. Das war einer der Gründe, warum die Verfahren, die der Überprüfung der Kriegsdienstverweigerung aus Gewissensgründen gemäß Art. 4.3 GG dienen sollten, von Anfang an unter Kritik standen.

Diese drei Obersätze sind nicht leicht miteinander zu verbinden. So ist es z.B. naheliegend zu fragen: Warum soll oder darf man niemanden veranlassen, gegen sein Gewissen zu handeln, wenn doch das Gewissen irren kann? Warum ist das Gewissen auch von anderen zu respektieren, wenn doch nur der Handelnde selbst zu ihm einen Zugang hat? Was verleiht dem Gewissen seine Autorität und seinen hohen Rang?

1.2 Ein tiefsitzendes Missverständnis

Auf diese Fragen wird man m.E. keine zufriedenstellende Antwort geben können, solange man nicht einen Grundirrtum aufklärt, der die Geschichte des Gewis-

---

2 M. Luther, *Verhandlungen mit D. Martin Luther auf dem Reichstage zu Worms. 1521*, in: WA 7, Weimar 1897, 838, 4–8: „Nisi convictus fuero testimoniis scripturarum aut ratione evidente (nam neque Papae neque conciliis solis credo, cum constet eos et errasse sepius et sibiipsis contradixisse), victus sum scripturis a me adductis et capta conscientia in verbis dei, revocare neque possum nec volo quicquam, cum contra conscientiam agere neque tutum neque integrum sit." Das Wort „integrum", also „integer" lässt sich schwer in die Umgangssprache übersetzen, es wird aber in unseren Überlegungen über das Gewissen noch eine entscheidende Rolle spielen (siehe unten bei Anm. 19).

3 I. Kant, *Die Metaphysik der Sitten*, A 38.

sensbegriffs vom Anfang an bis heute begleitet hat und durchzieht.[4] Dieser Grundirrtum besteht in der Annahme, das Gewissen sei *insofern* eine normative Instanz, als es der Inbegriff der verbindlichen normativ-ethischen Überzeugungen eines Menschen sei. Das Gewissen wäre demzufolge die Instanz, die dem Menschen die Anweisungen zum ethisch richtigen Handeln gibt bzw. ihm ethisch falsches Handeln untersagt oder vorwirft. Dieser Grundirrtum kann seinerseits in mehreren Facetten auftreten, in einer *theo*nomen, *auto*nomen und *hetero*nomen.

- Theonom wird diese Überzeugung etwa schon bei Philon von Alexandrien und in der mittelalterlichen Scholastik,[5] aber auch bei Fichte[6] vertreten, wo das Gewissen als *Stimme Gottes im Menschen* verstanden wird, die als solche untrüglich ist und der Folge geleistet werden muss. Dagegen spricht freilich schon die Tatsache, dass sich die Gewissensurteile der Menschen untereinander, ja sogar im zeitlichen Verlauf ihrer eigenen Biographie einander grundlegend widersprechen können.
- Autonom wird sie überall dort begründet, wo – wie z. B. bei Hegel – Gewissen als Inbegriff der *subjektiv gewonnenen ethischen Überzeugungen* gilt, denen die objektiven Überzeugungen in Staat und Gesellschaft gegenüberstehen können. Im Blick auf diese Gewissensinterpretation erhebt sich jedoch die Frage: Warum sollte man solche subjektiv gewonnenen ethischen Überzeugungen nicht beeinflussen dürfen und zu korrigieren versuchen? Und was verleiht ihnen einen so hohen Rang?
- Heteronom taucht sie dort auf, wo – wie z. B. bei H. Spencer, F. Nietzsche und S. Freud – das Gewissen als *Resultat eines geschichtlich-gesellschaftlichen Erziehungs- und Beeinflussungsprozesses* verstanden wird, durch den Menschen moralisch konditioniert werden oder sich überwacht fühlen und dadurch unter Umständen abhängig, krank und deformiert werden. Dabei kann

4 Zu denen, die diesem Irrtum nicht erlegen sind, gehören M. Luther (*De votis monasticis Martini Lutheri iudicium. 1521*, in: WA 8, Weimar 1889, 606, 32–34: „Conscientia enim non est virtus operandi, sed virtus iudicandi, quae iudicat de operibus“, dt.: „Das Gewissen ist nämlich nicht eine Befähigung zum Wirken [des Guten], sondern eine Befähigung zum Urteilen, die über die Werke urteilt“) und T. Hobbes (*Leviathan*, Hamburg 1996, 274: „eines Menschen Gewissen ist sein Urteil“).

5 In Form der Lehre von der „Synteresis“ oder „Synderesis“. Diese – wahrscheinlich auf einen Abschreibfehler bei Hieronymus zurückgehende – Lehre besagt, dass es ein dem Menschen von Gott anerschaffenes Wissen um gut und böse gibt und die Fähigkeit, das als gut Erkannte auch zu tun. Siehe dazu K. Hilpert, Art. *Gewissen II. Theologisch-ethisch*, in: *LThK*^{3}, Bd. 4, Freiburg i. Br. 1995, 622f.

6 J. G. Fichte, *Die Bestimmung des Menschen (1800)*, in: J. G. Fichte, *Sämtliche Werke*, Bd. 2, Berlin 1965 [1845], 298.

es sich aber von der Begründung her nicht um eine gültige normativ ethische Instanz handeln, die zu respektieren wäre.

1.3 Kants entgegengesetzter Irrtum

Kant hat demgegenüber in aller Deutlichkeit gesagt, dass das Gewissen nicht zuständig sei für die Frage, ob eine Handlung oder eine Handlungsregel *ethisch richtig* sei, das sei vielmehr eine Aufgabe der praktischen Vernunft. Beim Gewissen gehe es hingegen nur um die Frage, ob ich eine Handlung „mit meiner praktischen [...] Vernunft zum Behuf [= Zweck] jenes Urteils verglichen habe" – und darin „kann ich nicht irren, weil ich alsdann praktisch gar nicht geurteilt haben würde".[7]

Kant geht mit dieser Aussage m. E. zwar in die richtige Richtung, dabei aber einen entscheidenden Schritt zu weit, und zwar dadurch, dass bei ihm der Anschein entsteht, als beurteile das Gewissen nur, *ob* eine innere Prüfung der Handlung anhand des eigenen Normbewusstseins (der praktischen Vernunft) überhaupt stattgefunden habe und ob diese gründlich, d. h. „mit aller Behutsamkeit", vorgenommen worden sei.[8] Aber wenn Kant damit Recht hätte, dann müssten wir z. B. dann ein *gutes* Gewissen haben, wenn wir eine Handlung *sorgfältig* auf ihr ethisches Gutsein hin geprüft hätten, auch wenn wir dabei zu einem *negativen* Ergebnis gekommen wären. Denn das hieße ja: Ich habe die Handlung sorgfältig anhand meiner ethischen Normen geprüft und bin zu dem Ergebnis gekommen, dass sie mit diesen Normen nicht übereinstimmt. Wenn es aber nur auf die *Tatsache* der sorgfältigen Prüfung und nicht auf deren *Ergebnis* ankäme, müsste ich folglich die Handlung mit gutem Gewissen vollziehen können. Aber das wirkt geradezu lächerlich und ist offensichtlich falsch. Das Gewissen bezieht sich eben nicht nur auf die Tatsache und Behutsamkeit der Prüfung, sondern auch auf ihr *Ergebnis*. Sollte Kant das gemeint und sich nur missverständlich ausgedrückt haben, dann müsste er allerdings auch zugeben, dass wir uns bei dieser inhaltlichen Prüfung irren können. Jedenfalls: Ein irrendes Gewissen ist *kein* Unding, es ist eine reale Möglichkeit und Wirklichkeit, also „ein Ding".

Wenn das Gewissen aber weder die Instanz ist, die dem Menschen die Anweisung zu ethisch richtigem Handeln gibt, noch die Instanz, die lediglich die

---

7 I. Kant, *Die Metaphysik der Sitten*, Tugendlehre, A 38.

8 So I. Kant, *Die Religion innerhalb der Grenzen der bloßen Vernunft*, A 288. Schon durch den Zusatz, dass diese Prüfung „mit aller Behutsamkeit" stattgefunden haben müsse, nennt Kant freilich eine Bedingung, im Blick auf deren Erfülltsein man sich sehr wohl irren kann.

Tatsache der Prüfung von Handlungen anhand von ethischen Überzeugungen konstatiert, was ist das Gewissen dann und stattdessen?

1.4 Die Bedeutung des Begriffs „Gewissen"

Auf die Frage nach der Bedeutung des Gewissensbegriffs gibt – wie oft – die Beachtung der Sprache und zwar vor allem der etymologischen Wurzeln der Begriffe wichtige Hinweise. Die griechischen[9] und lateinischen sowie die daraus abgeleiteten italienischen, französischen und englischen Begriffe für „Gewissen": συν-είδησις, con-scientia, con-scienza und con-science haben alle dieselbe Struktur, indem sie das Wort, das „Wissen" bedeutet, und die Vorsilbe „mit"[10] verbinden. Das ist ein Hinweis darauf, dass es sich beim Gewissen um ein *Mit-Wissen* handelt, aber – und das ist das Besondere am Gewissen – um ein Mit-Wissen nicht mit anderen, sondern (nur) mit *sich selbst.* „Ich habe ein Gewissen" bedeutet zunächst: „Ich bin mein eigener Mit-Wisser."

Wenn man die Einsicht in die Irrtumsfähigkeit des Gewissens jedoch nicht schon terminologisch ausschalten will, könnte es sich empfehlen, die Rede vom „Wissen" zumindest zu relativieren oder durch die Rede von der „Gewissheit" zu ersetzen. Denn der Begriff „Wissen" schließt nach den Regeln der deutschen Sprache das *Wahrsein* des Gewussten ein. Das gilt für die Begriffe „Gewissheit" und „Gewissen" aber nicht. Deshalb sollte man stets dessen eingedenk sein, dass die Rede vom Gewissen als einem Mit-Wissen mit sich selbst den Anspruch, dass das Mit-Gewusste wahr ist, nicht unbedingt einschließt. Wohl aber schließt es ein, dass das Mit-Gewusste für wahr *gehalten* wird.

Dieser m. E. dem Gewissensphänomen angemessene Ansatz der Begriffsbestimmung ist aber in der bisher angedeuteten Form noch zu undifferenziert formuliert. Im Gewissen ist ein Mensch nämlich genau besehen in dreifacher Weise sein eigener Mit-Wisser; denn *das Gewissen stellt fest, ob unsere Handlungen mit unseren ethischen Überzeugungen übereinstimmen oder ihnen widersprechen.* Und dieser komplexe Vorgang des Mit-Wissens mit sich selbst umfasst *drei* Aspekte:

9 Die hebräische Sprache der Bibel kennt noch keinen Begriff für „Gewissen". Aber sie kennt das Phänomen des (schlechten) Gewissens und beschreibt es mit der bildhaften, phänomennahen Wendung vom „schlagenden Herzen" (so z. B. 1 Sam 24,6 und 2 Sam 24,10).

10 Davon weicht der deutsche Begriff „Gewissen" ab.

1.4.1 Das Gewissen bezieht sich als Mit-Wissen um sich selbst auf das eigene[11] *Handeln*

Im Gewissen ist ein Mensch sich dessen gewiss, dass er *selbst* bestimmte Handlungen getan oder unterlassen hat, tut oder unterlässt, tun oder unterlassen will.[12] Er hat also ein Bewusstsein von seinen eigenen Handlungen. Das Gewissen ist insofern also ein *handlungsbezogenes Selbstbewusstsein.*

Mögliche Alternativen zu solchen eigenen Handlungen können sich etwa in folgenden Situationen ergeben:

- Jemand hat nur geträumt, dass er etwas getan hätte.
- Man hat jemandem eingeredet, dass er etwas (z. B. unter Drogeneinfluss) getan hätte, was er gar nicht getan hat.
- Aufgrund einer schweren psychischen Störung nach Art der Schizophrenie weiß jemand nicht, was er tatsächlich selbst getan hat.
- Aufgrund einer fortgeschrittenen Demenz kann jemand sich nicht mehr daran erinnern, was er getan oder unterlassen hat.

In all diesen Fällen könnte jemand – mit unter Umständen dramatischen Folgen – ein irriges Selbstbewusstsein davon haben, was er oder sie tatsächlich getan oder unterlassen hat. Und sofern sich das Gewissensurteil darauf stützt, wäre es das Urteil eines *irrenden* Gewissens.

1.4.2 Das Gewissen bezieht sich als Mit-Wissen um sich selbst auf die eigenen *ethischen Überzeugungen*

Im Gewissen ist ein Mensch sich dessen gewiss, dass er *selbst* bestimmte ethische Überzeugungen hat. Er weiß, dass er bestimmte Handlungen oder Unterlassungen für ethisch *gut oder böse, richtig oder falsch* hält. Er weiß also um seine eigenen ethischen Überzeugungen.[13] Das ist ein *normbezogenes Selbstbewusstsein.*[14]

---

11 Nur scheinbar kann sich das eigene Gewissen auch auf fremdes Handeln beziehen, z. B. dann, wenn wir uns an der Untat eines anderen (zu Recht) mitschuldig fühlen, weil wir sie nicht verhindert haben. Dann bezieht sich unser Gewissen aber nicht auf die fremde Untat, sondern auf unser Versäumnis, sie zu verhindern.

12 Sofern sich das Gewissen auf *geplante* Handlungen bezieht, spricht man von der „conscientia antecedens" (vorausgehendes Gewissen), sofern es sich auf *getane* Handlungen bezieht, spricht man von der „conscientia consequens" (nachfolgendes Gewissen).

13 Das schließt Unschärfen und Unsicherheiten nicht aus.

14 Das wird – wie oben gezeigt – häufig mit dem Gewissen verwechselt bzw. gleichgesetzt.

Mögliche Alternativen dazu wären dann gegeben, wenn jemand die Bedeutung der Worte „gut", „böse", „richtig" und „falsch" gar nicht (in seiner eigenen bzw. in einer ihm bekannten Sprache) kennt, weil sie etwa in seiner Erziehung und Bildung nicht vorkamen. Eine andere Alternative bestünde darin, dass jemand sich generell oder bezogen auf eine bestimmte Handlungsmöglichkeit ganz unsicher ist, was er für gut oder böse, richtig oder falsch hält oder halten soll. Solche Situationen treten besonders dann auf, wenn Menschen mit völlig neuen Handlungsmöglichkeiten konfrontiert werden oder wenn ihnen keine zureichende ethische Bildung zuteil wurde.

Und dasselbe gilt auch dann, wenn ein Mensch rückblickend erkennt, dass sein normbezogenes Selbstbewusstsein in einer bestimmten Situation oder Phase seines Lebens irregeleitet war. Das korrigiert zwar nicht die damalige Situation des Gewissensurteils, erweist sie aber aus der gegenwärtigen Sicht im Rückblick als irrend.

In all diesen Fällen kann jemand ein irriges oder gar kein bestimmtes Selbstbewusstsein davon haben, was er oder sie tatsächlich für ethisch richtig oder falsch hält. Und sofern sich das Gewissensurteil darauf stützt, wäre es das Urteil eines irrenden Gewissens.

1.4.3 Das Gewissen bezieht sich als Mit-Wissen um sich selbst auf das *Verhältnis*, das zwischen den *eigenen Handlungen* und den *eigenen ethischen Überzeugungen* besteht

Während die beiden Elemente, die in den Abschnitten 1.4.1 und 1.4.2 genannt wurden, nur „Bausteine" für das Gewissen (und darum auch für den Gewissensbegriff) sind, wird mit dieser dritten Aussage die *Gesamtstruktur des Gewissens* erfasst.[15] Bei der Gewissensprüfung richtet sich die Aufmerksamkeit einer Person auf das *Verhältnis*, das zwischen ihren vollzogenen oder geplanten Handlungen einerseits und ihren ethischen Überzeugungen andererseits besteht, und sie prüft, ob zwischen den Handlungen und den ethischen Überzeugungen *Übereinstimmung oder Widerspruch* besteht.

---

15 Von dieser Gesamtstruktur aus ist die vorliegende Darstellung entwickelt. Dabei muss ich in Kauf nehmen, dass der Modus der Darstellung den irreführenden Eindruck erwecken kann, als würden die einzelnen Elemente je für sich existieren und erst nachträglich im Phänomen und Begriff des Gewissens miteinander verbunden. In Wirklichkeit begegnen sie im Phänomen und Begriff des Gewissens als (untrennbar) miteinander verbunden, werden aber in der Darstellung aus Gründen der besseren Verständlichkeit abstrahierend voneinander *unterschieden*.

Alternativen dazu wären entweder Situationen, in denen das handlungsbezogene und/oder normbezogene Selbstbewusstsein einer Person ausfällt und sie schon *deshalb* auch kein (angemessenes) Bewusstsein vom Verhältnis beider Größen haben kann, oder Konstellationen, in denen bei einem Menschen die Fähigkeit nicht ausgebildet ist, ethische Normen auf Handlungen anzuwenden oder Handlungen ethischen Normen zuzuordnen, um beide miteinander vergleichen zu können.

Im Normalfall hat die Person hingegen ein Bewusstsein vom Verhältnis zwischen ihrem handlungsbezogenen und ihrem normbezogenen Selbstbewusstsein. Und genau darauf richtet sich auch die „Stimme des Gewissens", die sich häufig ungefragt dann meldet, wenn Menschen bemerken (oder spüren oder ahnen oder vermuten), dass eine eigene Handlung dem widerspricht, was sie selbst für ethisch gut, richtig und geboten halten bzw. dass sie dem entspricht, was sie selbst für ethisch verwerflich, falsch oder verboten halten. Kurz (noch einmal) gesagt: *Das Gewissen stellt fest, ob unsere Handlungen mit unseren ethischen Überzeugungen übereinstimmen oder ihnen widersprechen.*

Von daher kann nun auch klar werden, worin der geringfügig erscheinende (tatsächlich aber große) Unterschied dieses Gewissensverständnisses zu dem „traditionellen Missverständnis" vom Gewissen besteht und was er bedeutet: Das Gewissen beurteilt nicht die ethische Qualität von Handlungen an sich, sondern es beurteilt die ethische Qualität von *eigenen* Handlungen anhand des Kriteriums der *Übereinstimmung* oder *Nichtübereinstimmung* mit dem *eigenen* ethischen Normbewusstsein.

Graphische Darstellung in Skizzenform:

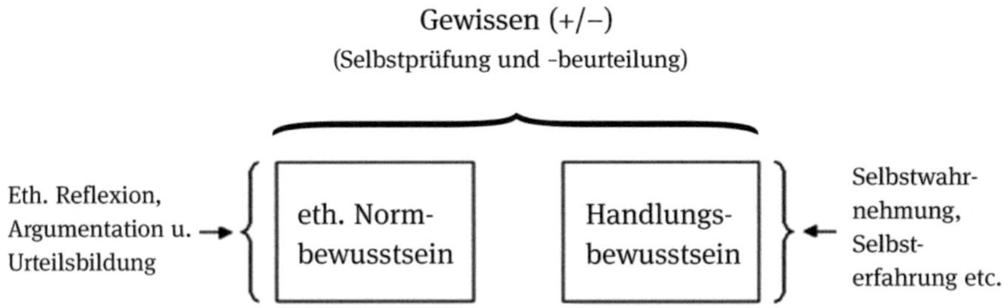

Abb. 1: Modell des Gewissens

2 Schlechtes und gutes Gewissen

Eine Tatsache wurde bisher von mir noch gar nicht erwähnt, obwohl sie den meisten Menschen aus Erfahrung bekannt ist und auch in vielen Gewissenstheorien ausdrücklich erwähnt (und teilweise auch begründet) wird: Das ist die Asymmetrie zwischen gutem und schlechtem Gewissen.

In vielen Kulturen gibt es Gewissenserfahrungen, die bildhaft oder szenisch beschrieben werden, obwohl in der Sprache (oft über viele Jahrhunderte hin) ein Begriff für „Gewissen" fehlt. Im antiken Griechenland steht für die Erfahrung des schlechten Gewissens die Vorstellung von Erynnien, die einen Menschen als Rachegöttinnen vorzugsweise nachts (also im Dunkeln, wo der Zugang zum Unbewussten unkontrolliert offen steht) heimsuchen und ihn mit Anklagen oder Attacken quälen. Im Alten Testament ist es die Vorstellung bzw. Erfahrung vom „klopfenden bzw. schlagenden Herzen", die das Phänomen des Gewissens, und nun müssen wir ebenfalls genauer sagen: das Phänomen des *schlechten* Gewissens, repräsentiert. So erinnern sich wahrscheinlich auch die meisten Menschen aus ihrer Kindheit an frühe oder erste Gewissenserfahrungen, die sich nach einer Untat einstellten.

Demgegenüber kenne ich keine Bilder, szenischen Beschreibungen oder Begriffe, die das „gute Gewissen" beschreiben oder repräsentieren, das es doch auch gibt.[16] Wie ist diese Asymmetrie zu erklären? Vermutlich sehr einfach:

Wenn das Gewissen in der konkreten Entscheidungs- und Handlungssituation überprüft, ob das, was ein Mensch tut (tat oder zu tun plant), dem entspricht oder widerspricht, was er selbst für ethisch richtig oder falsch hält, dann versteht es sich geradezu von selbst, dass sich dabei das *gute* Gewissen nicht zu Wort meldet. Das lässt sich daraus erklären, dass die *Übereinstimmung* zwischen dem, was wir tun, und dem, was wir für ethisch richtig halten, in der Regel nichts Besonderes ist und keiner erhöhten Aufmerksamkeit bedarf.[17] Sie stellt kein lösungsbedürftiges

---

16 Es gibt allerdings eine Erfahrung im *Umfeld* des schlechten Gewissens, die für die meisten Menschen aus (früher) Erfahrung bekannt sein dürfte: die Erfahrung der Gewissens*erleichterung*, wenn man den Mut gefunden hat, das einzugestehen, was einem durch das schlechte Gewissen als verkehrte Handlung bewusst geworden ist – zumal dann, wenn sich dieses Eingeständnis mit der Erfahrung verbindet, dass die befürchteten Sanktionen oder anderen Folgen wesentlich glimpflicher ausfallen, als man das erwartet, d.h. befürchtet hatte. Aber diese Gewissenserleichterung ist keine Form des *guten* Gewissens, sondern eine mögliche, positive Konsequenz des *schlechten* Gewissens.

17 Ausnahmen davon sind Situationen, in denen z.B. die Versuchung groß war oder ist, etwas zu tun, was man selbst für ethisch verkehrt hält, weil das Böse besonders verlockend oder das Gute besonders belastend war oder ist. In solchen Situationen wird sich das gute Gewissen unter Umständen als Gefühl der Dankbarkeit oder Erleichterung melden. Dies ist dann freilich eine

Problem dar, sondern ist der zu erwartende Normalfall. Dass wir selbst das tun, was wir selbst für ethisch richtig halten, bedarf keiner besonderen Erwähnung.

Das *schlechte* Gewissen hingegen signalisiert einen *inneren Zwiespalt und Widerspruch*, und deshalb meldet es sich in der Regel von selbst und zwar unter Umständen mit alarmierenden Symptomen, die weit in den körperlichen Bereich hineinreichen können (z.B. Herzklopfen, Erröten, Stottern, feuchte Hände, Schweißausbrüche, Schlaf- und Appetitlosigkeit oder sogar schwere organische Erkrankungen bis zu Lähmungserscheinungen).

Das heißt aber: Das Gewissen meldet sich in der Regel von sich aus als *Schuldgefühl*. Das hat in jedem Fall den Charakter einer Anklage, die besagt, dass der handelnde Mensch dem nicht gerecht geworden ist, was seiner eigenen Überzeugung nach in einer bestimmten Situation von ihm gefordert war oder gewesen wäre (Schuld als *debitum*). Das muss freilich nicht in jedem Fall heißen, dass er (mit gutem Willen) anders hätte handeln können. Es kann auch heißen, dass er zwar nicht anders handeln konnte, sich aber gleichwohl zu Recht schuldig fühlt, weil er einer bestehenden Verpflichtung (etwa einem gegebenen Versprechen) nicht gerecht wurde (Schuld als tragischer Konflikt).[18]

Spätestens an dieser Stelle wird nun auch einsichtig, *warum* kein Mensch genötigt werden darf, gegen sein Gewissen zu handeln. Das Handeln gegen das eigene Gewissen(surteil), also das Handeln im Wissen darum, etwas zu tun, was man selbst für ethisch verwerflich hält, stellt den Tatbestand eines *existentiellen Selbstwiderspruchs* dar. Es verletzt in jedem Fall die *moralische Integrität*[19] der Person und tangiert darum den *Kern der Persönlichkeit.*

Wenn ein solcher existenzieller Selbstwiderspruch eingetreten ist, so ist das nicht durch anderweitiges (normgemäßes) Tun von Gutem kompensierbar. Wenn ein Mensch keine dem ethischen Sollen übergeordnete Instanz kennt, dann kann

andere Form der Erleichterung als die in der vorigen Anmerkung beschriebene, weil sie nicht das ethische Fehlverhalten und dessen Eingeständnis voraussetzt, sondern aus der *Bewahrung* bzw. dem Bewahrt*werden* vor solchem Fehlverhalten resultiert.

18 Das Schuldgefühl steht dann vermutlich nahe beim *Scham*gefühl, wobei ich weder das Schuld- noch das Schamgefühl für pathologische Phänomene halte, die an sich und als solche therapiebedürftig wären. Eher würde ich sagen, dass das Fehlen bzw. der Verlust einer solchen Überprüfungsinstanz ein pathologisches Phänomen ist, wobei ich skeptisch bin, ob und inwieweit das durch Therapie behoben werden kann. Wohl aber bestreite ich natürlich keinen Augenblick, dass es pathologische Deformationen des Schuld- und Schamgefühls geben kann, die therapiebedürftig sind. Und dass davon Manches *ekklesiogen* ist, steht für mich (auch aufgrund eigener Erfahrung) außer Zweifel.

19 Siehe dazu die oben in Anm. 3 zitierte Rede Luthers vor Kaiser und Reich, in der er den Widerruf seiner Schriften ablehnt mit der Abschlussbegründung, dass es nicht „integer" sei, gegen sein Gewissen zu handeln.

ein solcher Selbstwiderspruch, wenn er nicht geleugnet oder verdrängt wird, wohl nur übernommen, ertragen und getragen werden. Spätestens an dieser Stelle erhält die Analyse der *Sünde* als *Verzweiflung*, wie S. Kierkegaard sie in seiner Schrift „Die Krankheit zum Tode"[20] vorgelegt hat, ihre unmittelbare Plausibilität. Das in sich zerrissene Ich ist nicht in der Lage, diesen Zwiespalt zu überwinden, wohl aber behält es – Gott sei Dank – die Fähigkeit[21], sich Vergebung zusprechen zu lassen und sie in Anspruch zu nehmen.

Aus therapeutischer Sicht kann dies in eine Situation führen, in der vorhandene Schuldgefühle von Klienten mit therapeutischen Mitteln nicht mehr (angemessen) weiterbearbeitet werden können. Das wäre für mich nicht schon dann der Fall, wenn der Therapeut das Schuldgefühl seines Klienten nicht nachvollziehen kann, weil er selbst in der geschilderten Situation kein schlechtes Gewissen hätte. Diese Grenze muss der Therapeut natürlich professionell überwinden können. Wohl aber wäre es für mich dann der Fall, wenn dieser Klient für die von ihm empfundene Schuld vom Therapeuten die Absolution, also Sündenvergebung erbäte. Als Psychotherapeut gerät er durch diese Bitte an eine Grenze, die er m. E. nicht überschreiten kann und sollte. Das schließt nicht aus, dass er jedenfalls als *katholischer* Christ die Inanspruchnahme der Beichte durch einen geweihten Priester anraten könnte und als *evangelischer* Christ sogar vorschlagen könnte, die Therapiesituation zu verlassen, um ihm als Mitchrist die Beichte abzunehmen und auch die Absolution vollgültig zu erteilen. Aber eine Integration von Beichte und Vergebung in die Therapie hielte ich für problematisch, weil dies dazu tendieren würde, Vergebung als eine psychologisch begründete und gestaltete Therapieform misszuverstehen.

3 Die Bedeutung des Gewissens für die medizinethische Urteilsbildung

Es sprechen gewichtige Sachgründe dafür, sich der Verbindung der Reflexion über das Gewissen mit der über die medizinische Urteilsbildung anzunehmen und die Aufmerksamkeit auf sie zu richten. Davon soll zunächst (in Abschnitt 3.1) in der

20 S. Kierkegaard, *Die Krankheit zum Tode*, *Gesammelte Werke und Tagebücher*, 24./25. Abt., Simmerath 2004 [1954], 8–10.

21 Diese Fähigkeit bezeichnet Luther in seiner Schrift *De servo arbitrio* von 1525, eine glückliche scholastische Begriffsprägung aufnehmend, als „passiva aptitudo" bzw. „dispositiva qualitas" (LDStA 1, Leipzig 2006, 292, 25). Nach Auskunft der StA 3, Leipzig ²1996, 208, Anm. 234, finden sich diese Termini sinngemäß bei Bonaventura, Sent.2 dist.29 art.1 qu.1 concl.; Q 2,695 f.

gebotenen Kürze die Rede sein, bevor (in Abschnitt 3.2) abschließend einzelne Themenaspekte des Zusammenhangs von Gewissenstheorie und Theorie der medizinethischen Urteilsbildung in den Blick genommen werden sollen. Dabei werde ich, weil Medizinethik primär[22] eine *öffentliche* Angelegenheit ist, die die gesamte Gesellschaft und ihre Strukturen betrifft, die *rechtlichen* Aspekte der Medizinethik ins Zentrum meiner Überlegungen rücken.

3.1 Medizinethik als exemplarischer Fall ethischer Urteilsbildung

Dass der Zusammenhang von Gewissenstheorie und Medizinethik (auch) aus *sachlichen* Gründen besondere Beachtung verdient, ergibt sich einerseits aus der Hochrangigkeit der Werte bzw. Güter, um die es dabei geht, andererseits aus den nur begrenzten Regelungs- und Normierungsmöglichkeiten auf diesem Gebiet.

3.1.1 Hochrangigkeit der medizinethisch relevanten Werte und Güter

Die Tatsache, dass mit und neben der Achtung und dem Schutz der *Menschenwürde* und dem Recht auf *freie Entfaltung der Persönlichkeit* auch *Leben* und *körperliche Unversehrtheit* in den *ersten beiden* Artikeln des Grundgesetzes genannt werden und dort als hochrangige, schutzwürdige Werte und Güter verankert sind, kann zumindest als ein Indiz dafür gewertet werden, dass gerade die Medizinethik es mit Werten und Gütern von fundamentaler Bedeutung zu tun hat. Und das gilt nicht nur im Blick auf „das Recht auf Leben und körperliche Un-

22 Das Wort „primär" ist dabei ernst zu nehmen. Es darf nicht im Sinne von „ausschließlich" verstanden werden, weil andernfalls wichtige Aspekte und Problembereiche der Medizinethik aus dem Blick gerieten. Dabei denke ich einerseits an den unübersehbar großen Bereich familiären und ehrenamtlichen Engagements im Bereich von Krankenpflege, das häufig im Verborgenen geschieht, aber in seiner Bedeutung gar nicht überschätzt werden kann – zumal damit in der Regel ein aufopferungsvoller Einsatz für hilfsbedürftige Menschen verbunden ist, der sich durch keine gesetzlich geregelte und finanziell angemessen vergütete Tätigkeit ersetzen ließe. Es ist aber auch eine gesamtgesellschaftliche und kirchlich-diakonische Aufgabe, darauf zu achten und nach Möglichkeit dafür zu sorgen, dass Menschen durch diesen caritativen Einsatz nicht innerlich und äußerlich „ausbluten" und so selbst zu Opfern werden.
Ebenso ist der in seiner Wichtigkeit inzwischen allgemein anerkannte Aspekt der Medizinethik in den Blick zu nehmen, der die persönliche medizinische Vorsorge des Einzelnen betrifft. Dies ist ein exemplarische Feld von Selbstverantwortung, bei dem das grundlegende ethische Prinzip der Subsidiarität in einer ganz elementaren Form zur Geltung kommt.

versehrtheit“ (Art. 2.2 GG), sondern auch für die Achtung und den Schutz der Menschenwürde und das Selbstbestimmungsrecht, die beide längst in ihrer Relevanz für die Medizinethik erkannt und anerkannt sind.

Dabei würde man freilich ein Problem verschweigen, wenn man nicht hinzufügte, dass es in der Medizinethik der letzten Jahrzehnte einen unverkennbaren Orientierungskonflikt gibt, der sich auf Menschenwürde *oder* Selbstbestimmungsrecht als „suprema lex“ bezieht.[23] Und die Bedeutung dieses Konflikts kann kaum überschätzt werden; denn ein Selbstbestimmungs*recht* (häufig unter dem irreführenden Begriff „Autonomie“ firmierend[24]) kann nur von Personen ausgesagt werden, die über Selbstbestimmungs*fähigkeit* verfügen. Im Unterschied dazu wird die – unantastbare – Menschenwürde von *allen Menschen* unabhängig von ihren Fähigkeiten und ihrer Ausstattung – geschweige denn von ihrer Leistung und ihren Verdiensten – ausgesagt. In dem Maß, in dem die Menschenwürde aus ihrer Spitzen- und Grundlagenstellung unserer Rechts- und Gesellschaftsordnung verdrängt und durch das Prinzip der Selbstbestimmung ersetzt wird, wird allen Menschen, die nicht zur Selbstbestimmung fähig sind, diese unantastbare Würde und der mit ihr verbundene Schutz *abgesprochen.*[25] Das ist bzw. wäre eine mehr als gefährliche Entwicklung.

Ich habe bisher vor allem im Blick auf Leben, körperliche Unversehrtheit und Selbstbestimmungsrecht von hochrangigen, aber nicht von den höchstrangigen Werten und Gütern gesprochen. Das war Absicht, um dem Gedanken Rechnung zu tragen, den F. Schiller in der Tragödie „Die Braut von Messina“ als letzten Satz formuliert: „Das Leben ist der Güter höchstes nicht, der Übel größtes aber ist die Schuld.“ Dieser – auch medizinethisch – äußerst relevante Satz zeigt jedenfalls, dass es Güter und Werte geben kann, um derentwillen es sinnvoll sein kann, sogar das Leben zu opfern.[26] Auf die Frage, welche Werte und Güter das sind, könnte man mit dem Apostel Paulus antworten: „Glaube, Hoffnung und Liebe, aber die Liebe ist die größte unter ihnen“ (1 Kor 13,13).

Aber auch wenn Leben und Gesundheit nicht die höchsten Werte und Güter sind, so sind sie doch schon deshalb hohe Werte und Güter, weil sie die *Voraussetzung* dafür bilden, dass andere Werte und Güter überhaupt realisiert, erlebt und in Anspruch genommen werden können. Hinzu kommt, dass Schäden, die in

23 Siehe dazu W. Härle, *Würde. Groß vom Menschen denken*, München 2010, 40–42.

24 Siehe dazu W. Härle, *Autonomie – ein vielversprechender Begriff*, in: W. Härle, *Menschsein in Beziehungen. Studien zur Rechtfertigungslehre und Anthropologie*, Tübingen 2005, 213–241.

25 Sie kann abgesprochen, aber nicht weggenommen und auch nicht beseitigt oder zerstört werden; denn das ist – Gott sei Dank – nicht möglich.

26 Das kommt im Neuen Testament an mehreren Stellen zum Ausdruck, z. B. Mk 8,35 par. sowie Joh 15,13 und 1 Joh 3,16.

diesem Bereich angerichtet werden, häufig irreversibel und auch nicht durch andere Werte oder Güter *kompensierbar* sind. Das alles verbindet den Umgang mit Leben, Gesundheit (und Selbstbestimmungsrecht) mit der berechtigten Erwartung von besonderer Sorgfalt und Gewissenhaftigkeit.

3.1.2 Die begrenzten Normierungsmöglichkeiten medizinethischer Sachverhalte

Im Handlungsbereich der Medizinethik geht es aber nicht nur um hochrangige Werte und Güter, sondern auch um Sachverhalte, die sich nur in relativ engen Grenzen rechtlich normieren lassen. So können etwa für die äußerst bedeutsame definitorische Frage nach der Feststellung des Todeseintritts nur Mindestbedingungen angegeben werden. Die Entwicklung von hinreichenden Kriterien bleibt hingegen dem jeweiligen Stand und der Entwicklung der medizinischen Wissenschaft und der ärztlichen Kunst überlassen.

Vor allem aber sind alle medizinischen *Prognosen*, die sich auf zu erwartende Heilungs- oder Sterbeprozesse beziehen, mit einem erheblichen Maß an Unsicherheit verbunden. Das ist nicht nur – wie in allen Wissenschaften – mit dem begrenzten Umfang verfügbaren fachlichen (also medizinischen) Wissens zu begründen, sondern vor allem mit der Tatsache, dass das therapeutische Handeln es mit einem *lebendigen Organismus*, genauer gesagt: mit der leib-seelischen Einheit eines lebendigen Menschen zu tun hat.

Diese Unsicherheit betrifft deshalb auch nicht nur die begrenzte Prognostizierbarkeit von Krankheitsverläufen und Gesundungsprozessen, sondern auch die Volatilität von Selbstbestimmungsakten der betroffenen Patienten. Hierüber lassen sich allenfalls statistische Aussagen machen, die auf Trends hinweisen, aber jeder Einzelfall muss hier sorgfältig, situationsbezogen und kontextuell beachtet und betrachtet werden. Und angesichts der Hochrangigkeit der Werte und Güter, die hierbei eine Rolle spielen, unterstreicht das nicht nur die gebotene Sorgfaltspflicht, sondern zeigt auch, dass in vielen Situationen *Einzelfallentscheidungen* getroffen werden müssen, die sich nicht aus einem vorgegebenen Normenkanon deduzieren lassen, sondern den Charakter von Einzelfall- oder Billigkeitsentscheidungen haben. Es dürfte wenige Berufsgruppen geben, in denen sich die professionell Handelnden so häufig auf nichts anderes als ihr „bestes Wissen und Gewissen" berufen können, wie das bei Ärzten der Fall ist. Da auch solche Entscheidungen gegebenenfalls rechtlich anfechtbar und justitiabel sind, resultiert aus dieser Tatsache häufig ein *tutioristisches* (d. h. „auf Nummer Sicher gehendes"), rechtliche Risiken möglichst vermeidendes ärztliches Handeln. Und das lässt sich m. E. auch sachlich gut begründen, entbindet aber Ärzte (oder Pflegende) nicht von Gewissensentscheidungen.

3.2 Gewissensentscheidung und Rechtsordnung in medizinethischer Hinsicht

Indem wir nun abschließend auf das Verhältnis von Gewissensentscheidung und Rechtsordnung im medizinethischen Handlungsfeld blicken, wird ein Thema – zumindest am Rande – relevant, das in den bisherigen Überlegungen noch keine explizite Rolle spielte: die weltanschaulich-religiöse Neutralität des neuzeitlichen Verfassungsstaates.[27] Sie besagt zwar nicht, dass die Rechtsordnung des Verfassungsstaates selbst *frei* wäre von weltanschaulich-religiösen Implikationen, aber sie verlangt vom Staat eine rechtliche Gleichbehandlung der unterschiedlichen Weltanschauungen und Religionen und insofern eine *Äquidistanz* zu ihnen.

Im Unterschied dazu verlangt das Gewissensurteil des Handelnden gerade keine *Distanz* zum eigenen weltanschaulich-religiösen Fundament, sondern dessen Beachtung und Respektierung insbesondere in Form des normativen Selbstbewusstseins. Damit zeichnet sich ein spannungsvolles Verhältnis zwischen Rechtsordnung und Gewissensentscheidung ab, das nicht kontraproduktiv sein muss, aber sehr wohl sorgfältige Beachtung und Wahrnehmung auf verschiedenen Ebenen und in verschiedenen Hinsichten erfordert. Von diesen verschiedenen Ebenen und Hinsichten soll nun die Rede sein.

3.2.1 Rechtssetzung und Gewissensurteil

Es ist eine irrige Annahme, wenn man davon ausgeht, dass lediglich sanktionsbewehrte rechtliche *Verbote* weltanschaulich-religiös gehaltvoll seien, die rechtliche *Zulassung* entsprechender Handlungen oder die *Aufhebung* solcher Verbote hingegen nicht. Diese Annahme ist sogar aus zwei Gründen irrig:

- Einerseits gibt es eine Vielzahl von Handlungsmöglichkeiten, deren Akzeptierbarkeit weltanschaulich-religiös umstritten ist, z.B. sexuelle Handlungen an und mit Kindern, Abtreibung von Föten mit einer Behinderung, Herstellung von menschlichen Forschungsembryonen, Tötung von Sterbenden auf deren Verlangen hin. In all diesen Fällen ist die rechtliche *Zulassung* der entsprechenden Handlungsmöglichkeit ebenso weltanschaulich-religiös gehaltvoll wie deren rechtlicher *Ausschluss*.

27 Siehe dazu E. Herms, *Die weltanschaulich-religiöse Neutralität von Staat und Recht aus sozialethischer Sicht*, in: *Der Staat* 40 (2001), 327–347 sowie C. Polke, *Öffentliche Religion in der Demokratie. Eine Untersuchung zur weltanschaulichen Neutralität des Staates*, Leipzig 2009.

– Andererseits verschließt und eröffnet eine Rechtsordnung nicht nur (legale) Handlungs*spielräume*, sondern sie erzeugt durch ihr „Zulassen" *eo ipso* auch Handlungs*erwartungen*, die insbesondere dort von großer Bedeutung sind, wo die rechtlich zugelassene Handlung für die Gesellschaft als kostengünstig und insofern als attraktiv erscheint.[28] So hat die Tatsache, dass die Abtreibung von Föten, bei denen eine Behinderung zu erwarten ist, zwar nicht durch unsere Rechts*ordnung* wohl aber durch unsere Rechts*praxis* zugelassen wurde, zu einer gesellschaftlichen Erwartung geführt, die in dem Satz zum Ausdruck kommt: „Solche Kinder muss man heutzutage nicht mehr zur Welt bringen". Deshalb ist auch schon im Blick auf die Rechts*setzung* das Gewissensurteil zu befragen und zu beachten. Und in dieser Hinsicht gibt es, wenn ich recht sehe, zwischen den christlichen Kirchen in Deutschland eine breite Gemeinsamkeit, wie sie etwa in dem gemeinsamen Plädoyer für das „Recht auf Nichtwissen" im Bereich der Pränataldiagnostik zum Ausdruck kommt.[29]

J. Rau hat dem – unter Berufung auf einen namentlich nicht genannten Arzt – in seiner Berliner Rede vom 18. Mai 2001 Ausdruck gegeben durch den Satz: „Wo das Weiterleben nur eine von zwei legalen Optionen ist, wird jeder rechenschaftspflichtig, der anderen die Last seines Weiterlebens aufbürdet."[30] Es ist eine Frage der von Menschen zu verantwortenden Rechtsordnung und Rechtspraxis, ob in einer Gesellschaft eine solche Situation entsteht.

28 Dieser Erfahrung gab der Rat der EKD am 9. Mai 1980 in seiner Erklärung zum Schwangerschaftsabbruch nach der Reform des § 218 mit folgenden Worten Ausdruck: „Nach wie vor berichten viele Beratungsstellen, Ärzte, Schwestern und Seelsorger von großen Gewissenskonflikten, von ausweglos erscheinenden Situationen und von dem Gefühl der Betroffenen, in einer wichtigen Lebenssituation allein gelassen zu sein. Insbesondere fühlen sich viele Frauen von ihrem Partner zu einem Abbruch gedrängt, den sie tief in ihren Herzen gar nicht wollen" (in: *Die Denkschriften der EKD*, Bd. 3, hg. von der Kirchenkanzlei der EKD, Gütersloh 1981, 241).
29 Siehe den gemeinsam vom Kirchenamt der EKD und vom Sekretariat der DBK herausgegebenen Text: *Wieviel Wissen tut uns gut? Chancen und Risiken der voraussagenden Medizin*, Gemeinsame Texte 11, Hannover/Bonn 1997.
30 J. Rau, *Wird alles gut? Für einen Fortschritt nach menschlichem Maß*, Frankfurt a. M. 2001, 27 f.

3.2.2 Gewissen und Rechtsbefolgung

Jede Gesellschaft, die nicht zu einem Polizeistaat[31] verkommen will, ist darauf angewiesen, dass es in der Bevölkerung ein funktionierendes Rechts*befolgungs*ethos gibt, das die Einhaltung rechtlich gültiger Normen zwar nicht vollständig, wohl aber weit über den Bereich von deren Kontrollierbarkeit und Kontrolle hinaus gewährleistet. Das ist als ein soziales Erfordernis und grundsätzlich als eine Wohltat zu beurteilen. Und in den medizinethisch relevanten Handlungsbereichen spielt dies, schon wegen der dort häufig erforderlichen und anzutreffenden Intimität und Vertraulichkeit und der damit gegebenen Unkontrollierbarkeit, eine besonders große Rolle.

Dass dies nur grundsätzlich, aber nicht ausnahmslos gilt, ergibt sich daraus, dass gesellschaftlich legitimierte Rechtsordnungen selbst in den Dienst des Unrechts und des Bösen treten können und dann aus ethischen Gründen nicht Befolgung, sondern Verweigerung oder sogar Widerstand erfordern.

Freilich sind solche Rechtsbrüche alles andere als harmlos. Dass sie für den Rechtsbrecher selbst mit erheblichen Risiken verbunden sein können, ist evident. Weniger offensichtlich (aber nichtsdestoweniger real) ist die Tatsache, dass jeder Rechtsbruch nicht nur einen Verstoß gegen eine *einzelne* rechtliche Norm darstellt, sondern zugleich eine Infragestellung oder sogar eine Beschädigung der Funktion der Rechtsordnung *im Ganzen*. Wer eine Rechtsordnung an *einer* Stelle bricht, legitimiert damit – in der Regel wider Willen – andere, die Rechtsordnung auch an *anderen* Stellen und damit ganz grundsätzlich in Frage zu stellen.[32] Eine Rechtsordnung, die als solche dem sozialen Frieden, d. h. der Gewaltminimierung im Umgang miteinander durch Respektierung des staatlichen Gewaltmonopols dient, ist ein Wert bzw. Gut in sich. Dessen Verletzung bedarf darum (über den einzelnen als ethisch legitim empfundenen Regelverstoß hinaus) einer Rechtfertigung von prinzipieller Bedeutung und Tragweite. Die Infragestellung des Rechtsbefolgungsethos durch die Legitimierung von Rechtsbrüchen, ist darum *doppelt* begründungspflichtig.

Dort, wo Menschen sich aus Gewissensgründen zur Verletzung der Rechtsordnung genötigt sehen, ist es deshalb mehr als eine symbolische Handlung, wenn sie ihre grundsätzliche Anerkennung der Rechtsordnung dadurch zum

31 Und selbst im Polizeistaat stellt sich noch das Problem, wie die überwachende Polizei ihrerseits überwacht und kontrolliert werden kann.

32 Wer Schülern beibringt, Rechtsverstöße (z. B. in Form der Ausübung von Gewalt gegen Sachen) seien legitim, wenn es für sie gute ethische oder politische Gründe gebe, wird sich schwer tun, solche Rechtsverstöße zu unterbinden oder zu ahnden, wenn sie sich (aus guten ethischen oder politischen Gründen) auch gegen die Schulordnung richten.

Ausdruck bringen, dass sie die Sanktion, mit der dieser Rechtsbruch bewehrt ist, anerkennen und auf sich nehmen. Hingegen wäre das Ausweichen vor den strafrechtlichen Konsequenzen oder die Beurteilung solcher Konsequenzen als erlittenes Unrecht ein Zeichen dafür, dass die Rechtsordnung in ihrer eigenen, für jede humane Gesellschaft unverzichtbaren Bedeutung nicht wirklich ernst genommen und anerkannt wird.

Es ist ebenfalls eine große soziale Wohltat, wenn eine Rechtsordnung selbst um die Missbrauchbarkeit aller Rechtsordnungen weiß und darum den – möglichst genau definierten – Widerstand gegen Rechtssetzung und Rechtspraxis in sich aufnimmt, wie dies Art. 20.4 GG tut in Form eines Widerstandsrechtes, „wenn andere Abhilfe nicht möglich ist" gegen „jeden, der es unternimmt, diese Ordnung zu beseitigen".

3.2.3 Gewissenentscheidung im rechtlichen Freiraum

Eine der wesentlichen Funktionen der Rechtsordnung in einer freien Gesellschaft ist ihre *Selbstbegrenzung* mit dem Ziel der Eröffnung von Handlungs- und Entscheidungsspielräumen, deren inhaltliche Ausgestaltung ihrer eigenen Willensentscheidung und Verantwortung überlassen bleibt. Neben dem, was aufgrund rechtlicher Vorgaben getan oder unterlassen werden *muss*, eröffnet sich damit ein weiter Spielraum für das, was getan und unterlassen werden *darf oder kann*, ohne dass dieses Tun oder Lassen mit irgendwelchen rechtlichen Sanktionen verbunden wäre. In diesen Bereich gehören auch gemeinschaftlich ausgehandelte Verhaltens- und Handlungsmöglichkeiten, wie sie etwa im Arzt-Patienten-Verhältnis in Form von Behandlungsvereinbarungen eine große Rolle spielen. Neben den allgemeinen rechtlichen Rahmenbedingungen und den Vorgaben der medizinischen Wissenschaft und ärztlichen Kunst spielen hierbei Prozesse der Selbstbestimmung und Gewissensentscheidungen aller Beteiligten eine große Rolle. Das kann auch den Beginn, die Fortsetzung oder die Beendigung einer für die Lebenserhaltung notwendigen Therapie betreffen. Der medizinethische Leitbegriff des „informed consent" als Zustimmung (oder Ablehnung) zu einem ärztlichen Behandlungsvorschlag formuliert hierbei die der Gewissensfreiheit (und Gewissenhaftigkeit) aller Beteiligten angemessene Form einer verantwortlichen Urteils- und Entscheidungsbildung. Ihr sind – zu Recht – durch das Recht Grenzen gesetzt, aber in diesen Grenzen sind Ärzte und Patienten nur ihrem Gewissen verantwortlich.

Das ist auch deshalb sachangemessen und gut, weil sich gerade im medizinethischen Bereich die verantwortbaren Entscheidungen häufig nicht alleine aus medizinethischen Normen[33] deduzieren lassen, sondern geradezu klassische Anwendungsfelder für das Aristotelische[34] – von Luther hochgeschätzte[35] – Prinzip der Epikie, also für die am Einzelfall orientierte Suche nach einer „gerechten" bzw. „billigen" Lösung, sind. Und man sagt wohl nicht zu viel, wenn man zwischen solchen Einzelfallentscheidungen und den Gewissensurteilen ein besonders nahes und enges Verhältnis konstatiert.

3.2.4 Gewissensbildung als gesamtgesellschaftliche Aufgabe

Alle bisher angesprochenen Aspekte des Verhältnisses von Medizinethik und Gewissen setzen Gewissens*bildung* voraus. Damit ist gemeint ein sensibler und sensibilisierender Umgang insbesondere von Kindern und Jugendlichen mit der Stimme ihres Gewissens, wobei sich die Zielorientierung solcher Gewissenbildung jedenfalls *zwischen* den beiden Extremen des *laxen* und des *skrupulösen* Gewissens bewegen wird. Diese Gewissensbildung im engeren Sinn wird freilich – sachlich völlig zu Recht und geradezu unvermeidlich – immer wieder übergehen in eine Sensibilisierung für das dabei stets mitlaufende und implizierte norm- und handlungs-bezogene Selbstbewusstsein (s. o., Abschnitt 1.4). Dies sind ja auch die Aspekte und Orte der Gewissensbildung, an denen ohne unstatthafte Eingriffe in die Integrität des eigenen Gewissensurteils als solchen Reflexions- und Veränderungsprozesse initiiert, begleitet und korrigiert werden können, die zu Veränderungen im Gewissensurteil der handelnden Personen führen können.

Solche Gewissensbildung ist primär eine Aufgabe der *Familie*, sekundär aber auch eine Aufgabe der in der Gesellschaft wirkenden *Bildungsinstitutionen:* Kirche, Kindergarten, Schule, Hochschule sowie beruflich-medizinische Aus- und Fortbildung. Ein nicht-unwesentlicher Beitrag zur Intensivierung und Verbesserung dieser Gewissensbildung könnte dadurch geleistet werden, dass einerseits in die medizinische Ausbildung, andererseits in die allgemeine Lehrerausbildung das eingeführt wird, was es in Baden-Württemberg seit vielen Jahren für alle

---

33 Zu denken wäre dabei etwa an die vier biomedizinethischen Prinzipien von T. L. Beauchamp und J. F. Childress (*Principles of Biomedical Ethics*, Oxford [5]2001) oder auch an eine an der Menschenwürde als oberstem Prinzip orientierten Medizinethik.

34 Aristoteles, *Nikomachische Ethik*, Buch V, Abschnitt 14.

35 So z. B. M. Luther, *Confitendi ratio. 1520*, in: WA 6, Weimar 1888, 166, 32; M. Luther, *Enarrationes epistolarum et euangeliorum, quas postillas vocant. 1521*, in: WA 7, Weimar 1897, 514, 7; M. Luther, *Ob Kriegsleute auch in seligem Stande sein können. 1526*, WA 19, Weimar 1897, 631, 12–632, 11; M. Luther, *Predigten des Jahres 1528. Predigt am 17. Sonntag nach Trinitatis (Nr. 74 am 4. Oktober 1528)*, in: WA 27, Weimar 1903, 363, 1; M. Luther, *Predigten des Jahres 1533. Predigt in Lochau gehalten (Nr. 39 am 1. Oktober 1533)*, in: WA 37, Weimar 1910, 157, 22.

Lehramtsstudiengänge gibt: ein obligatorisches ethisch-philosophisches Grundstudium (EPG), das dem verpflichtenden Erwerb sowohl ethischer Grundlagen als auch dem verpflichtenden Erwerb exemplarischer, konkreter Anwendung dient. Das käme nicht nur dem medizinethischen Bereich, sondern der ganzen Gesellschaft zugute. Für die Theologie besteht hierbei kein Monopol (und es darf auch keines angestrebt werden), wohl aber eine *Mitwirkungsaufgabe* und *-möglichkeit* von großer Ausstrahlungskraft.

Meine bisherigen Bemühungen, den Funken für diese effektive und effiziente Form der Gewissensbildung über die Grenzen der Lehrerausbildung in unserem Bundesland hinaus überspringen zu lassen, waren bisher – wenn ich das richtig sehe – noch von keinem Erfolg gekrönt. Ich sehe darin aber weiterhin eine große und lohnende Aufgabe.

Herbert Schlögel

Gewissensentscheidung in der Medizinethik aus katholischer Sicht

Wenn im Rahmen dieses Bandes nach dem evangelischen Beitrag[1] ein katholischer folgt, so liegt es nahe, zu Beginn auf einige bestehende Unterschiede einzugehen. Dies stellt nicht die Gemeinsamkeiten in Frage, die selbstverständlich vorhanden sind.

1 Unterschiedliche Zugangsweisen zum Gewissen

Auf die Unterschiede hinzuweisen ist schon deshalb angezeigt, weil der eine oder andere evangelische Ethiker sich von einem katholischen Gewissensverständnis abgrenzt, so zum Beispiel H. Kreß, wenn er bemerkt: „Die Position der katholischen Kirche, die die Bindung des Glaubens an die Vorgaben des Lehramtes fordert, lässt sich aus protestantischer Perspektive nicht nachvollziehen. In den 90er Jahren hat die katholische Seite die Verpflichtung des Gewissens von Theologen und Laien an das kirchliche Lehramt verstärkt und in den Mittelpunkt gerückt“[2]. U. H. J. Körtner weist in eine ähnliche Richtung, wenn er konstatiert, „daß ein christliches Ethos nicht nur in einer konfessionellen Pluralität, sondern auch in einer interkonfessionellen Variationsbreite auftritt“[3]. Darüber hinaus artikuliert er Vorbehalte „gegenüber einer Prinzipienethik, welche den Einzelnen in seiner konkreten Konfliktlage ausschließlich nach allgemeinen Gewissensregeln behandelt wissen will“[4]. Wenn man sich die neueren Gesamtdarstellungen zur Ethik auf evangelischer Seite anschaut, wird man unschwer die genannte Variationsbreite feststellen können, ob zum Beispiel das Gewissen in der Ethik thematisiert oder stärker der Dogmatik zugeordnet wird. Dies hängt damit zusammen, dass das Gewissen eng mit der Rechtfertigungslehre verbunden ist und von daher in Abgrenzung zu einem moralischen Verständnis des Gewissens gesehen wird. Den Hintergrund dafür bildet besonders die Interpretation der Gewissens-

---

1 Vgl. W. Härle, *Das Gewissen und seine Bedeutung für die medizinethische Urteilsbildung aus evangelischer Sicht*, in diesem Band, 327–346.

2 H. Kreß, *Gewissen und Gewissensfreiheit: Kristallisationspunkt protestantischer Theologie*, in: *IKZ* 96 (2006), 85.

3 U. H. J. Körtner, *Ethik im Krankenhaus. Diakonie – Seelsorge – Medizin*, Göttingen 2007, 109.

4 U. H. J. Körtner, *Ethik im Krankenhaus*, 124.

auffassung Luthers. Vor allem kommt dies bei G. Ebeling zum Ausdruck, der im Blick auf Luther festhält: „Luthers theologische Gewissensauffassung hält hingegen dazu an, scharf zu unterscheiden, was moraliter und was theologice gilt“[5]. Für Ebeling ist dies keine Aussage, die auf Luther und seine Zeit begrenzt ist, sondern bleibende Bedeutung für die Reformation hat[6]. Auch wenn der Umgang mit den Texten Luthers in der evangelischen Theologie, was nicht überrascht, nicht einheitlich ist, so ist insgesamt doch eine merkliche Zurückhaltung gegenüber dem Gewissensbegriff in der Ethik spürbar. Auffallend ist, dass zum Beispiel S. Andersen und W. Lienemann auf das Gewissen zu sprechen kommen, wenn sie in ihren „Ethiken“ auf die Darstellung der katholischen Moraltheologie eingehen[7]. In einem theologischen Zusammenhang bringt W. E. Müller das Gewissen, wenn er unter „Theonomie und Autonomie des Handelns“ im Anschluss an P. Ricœur „die Vermittlung zwischen der Autonomie des Gewissens und dem theologischen Anspruch des Kerygmas“[8] reflektiert. „Als ethische Überprüfungsinstanz“, die aber selbst keine „normative Instanz“[9] ist, sieht W. Härle das Gewissen. In eine ähnliche Richtung weist M. Mühling, wenn er das Gewissen als „relationale, urteilende Instanz zwischen Handlungsbewusstsein einerseits und Normbewusstsein andererseits“[10] beschreibt. Als das *„in Jesus Christus befreite Gewissen“*[11] kennzeichnet der Evangelische Erwachsenenkatechismus das Gewissen.

U. H. J. Körtner spricht von einem „gekränkten Gewissen“ und dem damit verbundenen Verlust des Selbstwertgefühls, „weil es den eigenen Idealvorstellungen und Größenphantasien nicht genügt“[12]. Diesem Gewissen stellt Luther das gute Gewissen als getröstetes Gewissen gegenüber.

---

5 G. Ebeling, *Das Gewissen in Luthers Verständnis*, in: G. Ebeling, *Lutherstudien*, Bd. III, Tübingen 1985, 113.

6 Vgl. H. Schlögel, *Nicht moralisch, sondern theologisch. Zum Gewissensverständnis von Gerhard Ebeling*, Mainz 1992; A. Beutel, *Gerhard Ebeling. Eine Biographie*, Tübingen 2012, 277–280.

7 Vgl. S. Andersen, *Einführung in die Ethik*, Berlin ^{2}2005, 309 f. mit Hinweis auf die Pastoralkonstitution „Gaudium et spes“ (GS) und W. Lienemann, *Grundinformation Theologische Ethik*, Göttingen 2008, 273–284 mit Hinweis auf die Enzyklika „Veritatis splendor“ (VS) (277).

8 W. E. Müller, *Evangelische Ethik*, Darmstadt ^{2}2011, 110.

9 W. Härle, *Ethik*, Berlin 2011, 117; erwähnenswert ist, dass Härle auch auf katholische Autoren verweist; vgl. ders., Art. *Gewissen IV. Dogmatisch und ethisch*, in: *RGG*^{4}, Bd. 3, Tübingen 2000, 902–906.

10 M. Mühling, *Systematische Theologie: Ethik. Eine christliche Theorie vorzuziehenden Handelns*, Göttingen 2012, 203.

11 A. Brummer et al. (Hg.), *Evangelischer Erwachsenenkatechismus. suchen – glauben – leben*, Gütersloh ^{8}2010, 337.

12 U. H. J. Körtner, *Ethik im Krankenhaus*, 140.

Auf katholischer Seite ist die Bandbreite nicht ganz so groß, obwohl nicht übersehen werden kann, dass es vor allem in den 70er Jahren renommierte Werke zur allgemeinen Moraltheologie gab, die auf den Gewissensbegriff verzichteten[13]. Wenn ich es richtig sehe, ist heute der Bezug auf die biblischen Texte durchgängig in den Gesamtdarstellungen vorhanden. Dies gilt ebenso für Thomas von Aquin, der das Gewissen als natürliche Anlage versteht. Meist findet auch der Hinweis auf Augustinus Erwähnung, der das Gewissen als Stimme Gottes interpretiert. Fast immer werden auch die einschlägigen Konzilsaussagen und/bzw. andere lehramtliche Texte angesprochen[14]. Von daher ist katholischerseits stärker eine Vermittlung von theologischer und ethischer Ausrichtung des Gewissens wahrzunehmen, als dies in den evangelischen Ethiken geschieht. Auch die humanwissenschaftlichen Bezüge werden in der Moraltheologie breiter erörtert.

Eine Schwierigkeit, die alle haben, die sich mit dem „Gewissen" theologisch-ethisch beschäftigen, ist, dass der Begriff immer weniger gebraucht wird und im psychologischen Umfeld durch andere Begriffe wie „moralisches Bewusstsein" (J. Piaget) oder „moralische Urteilsfähigkeit" (L. Kohlberg)[15] ersetzt wird. Dennoch bleibt das Gewissen – auch wegen seiner Verankerung im Grundgesetz (Artikel 4) – in unserer pluralistischen Gesellschaft präsent. Seine Interpretation stellt eine bleibende Herausforderung für Theologie und Ethik wie für andere Disziplinen (zum Beispiel die Rechtswissenschaft) dar.

In der Medizinethik gibt es zur Gewissensentscheidung eine klassische Konkretisierung aus katholischer Sicht. Hier wird man der prinzipienethischen Beobachtung von U. H. J. Körtner nicht widersprechen können. Diese Konkretisierung besteht, was auf den ersten Blick überrascht, darin, dass nicht positiv von einer Gewissensentscheidung gesprochen wird, sondern im Gegenteil davon, warum diese hier nicht möglich ist.

---

13 Vgl. z.B. F. Böckle, *Fundamentalmoral*, München ^{5}1991 (Erstveröffentlichung 1977); B. Schüller, *Die Begründung sittlicher Urteile. Typen ethischer Argumentation in der Moraltheologie*, Düsseldorf ^{3}1987 (Erstveröffentlichung 1973).

14 Vgl. J. Römelt, *Christliche Ethik in moderner Gesellschaft*, Bd. 1: *Grundlagen*, Freiburg i.Br. 2008, 76–112; S. Ernst, *Grundfragen theologischer Ethik. Eine Einführung*, München 2009, 98–132; G. Marschütz, *theologisch ethisch nachdenken*, Bd. 1: *Grundlagen*, Würzburg 2009, 73–96.

15 Vgl. E. Schockenhoff, *Wie gewiss ist das Gewissen? Eine ethische Orientierung*, Freiburg i.Br. 2003, 13–17.

2 Konkretion I: Das Verbot des Schwangerschaftsabbruchs und das Gewissen

Die Auffassung des Lehramts der katholischen Kirche, der in der moraltheologischen Literatur weitgehend gefolgt wird, ist knapp zusammengefasst im Hirtenwort der deutschen Bischöfe zur ethischen Beurteilung der Abtreibung: „Die Abtreibung kann auch nicht durch Berufung auf eine persönliche Gewissensentscheidung gerechtfertigt werden“[16]. So klar diese Aussage ist, so ist damit nicht das gesamte Themenfeld abgeschritten (was selbstverständlich ein solches Hirtenschreiben auch nicht will). Um bei aller Eindeutigkeit die Entwicklung und Differenzierung wahrzunehmen, soll auf die beiden Handbücher von B. Häring hingewiesen werden. Im Buch „Das Gesetz Christi“ (1. Auflage 1954) wird die Abtreibung mit deutlichen Worten („Verbrechen“, „moralischer Tiefstand“[17]) abgelehnt. Dies gilt auch für die vitale Indikation. „Die Kirche lehnt all diese sogenannten Indikationen ab und hält es nach dem Gesetz Gottes nicht für ‚angezeigt‘, sondern für absolut verpflichtend, und zwar für jedes einzelne Gewissen, sich vor jeder direkten Tötung eines unschuldigen und hilflosen Menschenwesens unbedingt zu hüten, vielmehr *jedes menschliche Leben unter den Schutz der Liebe zu nehmen*“[18]. 35 Jahre später in der Sonderausgabe „Frei in Christus“ werden die Akzente bei nach wie vor bestehendem Verbot des Schwangerschaftsabbruchs anders gesetzt. „Und es gilt, das Gewissen aller wachzurütteln, sonst wird kaum eine gute Gesetzgebung erreicht werden, doch gute Gesetze werden sich gegen allgemeinen Gewissensschwund kaum durchsetzen“[19]. Darüber hinaus spricht Häring nun vom „lebensrettenden Schwangerschaftsabbruch“. Davon wird unterschieden „der therapeutische Schwangerschaftsabbruch im weiteren Sinn“. Im damaligen Verständnis geht es darum, dass ein Abbruch „in frühen Stadien der Schwangerschaft bei offensichtlicher Gefahr einer schweren und dauernden Schädigung der Gesundheit der Frau [...] angezeigt oder doch moralisch statthaft sei“[20]. Häring bemerkt dazu, dass ihn die Argumente nicht überzeugen würden, dennoch sollte die Kirche „nicht versuchen, durch Sanktionen Ärzten und Müttern

---

16 Die deutschen Bischöfe, *Menschenwürde und Menschenrechte von allem Anfang an. Gemeinsames Hirtenwort der deutschen Bischöfe zur ethischen Beurteilung der Abtreibung*, Die deutschen Bischöfe 57, hg. vom Sekretariat der deutschen Bischofskonferenz, Bonn 1996, 6.

17 B. Häring, *Das Gesetz Christi. Dargestellt für Priester und Laien*, Freiburg i. Br. ^{4}1957 (Erstveröffentlichung 1954), 1008.

18 B. Häring, *Das Gesetz Christi*, 1012.

19 B. Häring, *Frei in Christus. Moraltheologie für die Praxis christlichen Lebens*, Bd. 3: *Die Verantwortung des Menschen für das Leben*, Freiburg i. Br. (Sonderausgabe) 1989, 49.

20 B. Häring, *Frei in Christus*, 59.

in schweren Konfliktsituationen ein offenes Handeln entsprechend ihrem Gewissen unmöglich zu machen"[21]. Auch wenn diese Äußerung selbst aus heutiger Sicht nicht uneingeschränkt Zustimmung in der Moraltheologie findet, so zeigt sie dennoch den Wandlungsprozess eines gewichtigen Vertreters des Faches in der zweiten Hälfte des letzten Jahrhunderts, der am Verbot des Schwangerschaftsabbruchs selbstverständlich festhält[22].

Aber auch in der Auffassung des Lehramtes gibt es unterschiedliche Perspektiven, je nachdem, ob man stärker die universalkirchliche Betrachtungsweise einnimmt oder partikularkirchliche Stellungnahmen berücksichtigt. Unstrittig ist das Verbot des Schwangerschaftsabbruchs als Tötung unschuldigen Lebens. Wie wird mit der Konfliktsituation der vitalen Indikation umgegangen?[23] Das universalkirchliche Lehramt reflektiert diese Konfliktsituation nicht explizit, sondern bekräftigt die Haltung, „daß die *direkte, d.h. als Ziel oder Mittel gewollte Abtreibung immer ein schweres sittliches Vergehen darstellt, nämlich die vorsätzliche Tötung eines unschuldigen Menschen*" (EV 62). Bei der Begründung wird unter anderem auf das Naturrecht und das geschriebene Wort Gottes verwiesen. Dahinter steht die lehramtlich immer wieder in Erinnerung gerufene Auffassung (zum Beispiel VS 52), dass es einige Handlungen gibt, die immer und unter allen Umständen aufgrund der in ihr angelegten Struktur ausnahmslos verboten sind[24]. Konflikte hier können nicht mit Berufung auf das Gewissen gelöst werden. Da das Gewissen auf das Tun des Guten ausgerichtet ist, kann es nicht Handlungen als gut ansehen, für die der Mensch – wie bei der Tötung eines Unschuldigen – keine Erlaubnis besitzt oder wie bei Verfehlungen im sexuellen Bereich diese als naturwidrig angesehen werden[25]. Heute wird beim Schutz des ungeborenen Lebens als Argument in der Moraltheologie vor allem darauf hingewiesen, dass das menschliche Leben ein Fundamentalwert ist, ohne den keine anderen Werte realisiert werden können. Dies entspricht auch einem Verständnis von Gerechtigkeit, dass das, was ich selbst erhalten habe, ich nicht einem anderen vorenthalten kann. Zugleich begründet dies die Gleichheit der Menschen untereinander.

---

21 B. Häring, *Frei in Christus*, 59.

22 Für die unterschiedlichen Formen der Mitwirkung siehe den Beitrag von S. Ernst, *Implikationen der traditionellen Mitwirkungslehre für die Gewissensentscheidung*, in diesem Band, 311–326.

23 Vgl. dazu E. Schockenhoff, *Ethik des Lebens. Grundlagen und neue Herausforderungen*, Freiburg i. Br. 2009, 528–530.

24 Vgl. dazu G. Marschütz, *theologisch ethisch nachdenken*, 225–229.

25 So die klassischen Begründungen in der Moraltheologie: vgl. dazu und zu der damit verbundenen Kritik E. Schockenhoff, *Grundlegung der Ethik. Ein theologischer Entwurf*, Freiburg i. Br. 2007, 414 f.

Anders als das universalkirchliche Lehramt gehen die deutschen Bischöfe im Erwachsenenkatechismus auf die vitale Indikation ein und weisen darauf hin, dass „in diesem extremen Ausnahmefall [...] von zwei sonst unrettbaren Leben wenigstens eines gerettet werden dürfe“. Zugleich wird Respekt gegenüber der „sorgfältige[n] Gewissensentscheidung des Arztes“[26] zum Ausdruck gebracht.

Zu Beginn des Jahres 2013 hat katholischerseits eine Diskussion über die „Pille danach“ bei Vergewaltigungen stattgefunden. Dabei wird eine abortative Wirkung möglicher Präparate, deren Gebrauch abzulehnen ist, von Präparaten mit nidationshemmender Wirkung, die erlaubt sind, in bischöflichen Äußerungen unterschieden. Im Pressebericht der Frühjahrsvollversammlung der Deutschen Bischofskonferenz heißt es nach Darstellung des Sachverhaltes und des Umgangs mit den betroffenen Frauen: „Auf jeden Fall ist die Entscheidung der betroffenen Frau zu respektieren“[27]. Bei klarer Ablehnung der Abtreibung wird noch einmal auf die Entscheidung der Frau abgehoben. Und Entscheidung heißt hier, ohne dass das Wort fällt, Gewissensentscheidung, bei der ein Spielraum möglich ist. Ähnlich wird in einer Erklärung der Pressestelle des Erzbistums Köln davon gesprochen, dass der einzelne Arzt „sich gewissenhaft kundig machen [muss]“[28], welche Wirkweise bei einem Präparat vorhanden ist. Bei den Bischöfen schwingt zurecht eine gewisse Unsicherheit mit, ob tatsächlich die Medikamente nur eine ovulationshemmende Wirkung haben, das heißt der Eisprung verhindert wird. Die Bischöfe selbst sind auf die Urteile der Medizin angewiesen, mit der weiterhin das Gespräch gesucht wird. Wir haben es deshalb mit einer gemischten Norm zu tun, das heißt medizinisch-empirische Fakten und ethisches Werturteil werden hier verknüpft. Mir ist bewusst, dass bei der Vergewaltigung andere, sehr drängende Fragen wie die Verletzung der Menschenwürde der Frau anzusprechen sind, was in der moraltheologischen Debatte geschieht[29]. In unserem Zusammenhang geht es aber konkret um die Frage der Gewissensentscheidung verschiedener Beteiligter.

---

26 Deutsche Bischofskonferenz (Hg.), *Katholischer Erwachsenenkatechismus*, Bd. 2: *Leben aus dem Glauben*, Freiburg i. Br. 1995, 292.

27 *Pressebericht des Vorsitzenden der Deutschen Bischofskonferenz, Erzbischof Dr. Robert Zollitsch, anlässlich der Pressekonferenz zum Abschluss der Frühjahrs-Vollversammlung der Deutschen Bischofskonferenz in Trier am 21. Februar 2013: 8. Moraltheologische Fragen im Zusammenhang von Vergewaltigung („Pille danach“)*, in: *Pressemitteilungen der Deutschen Bischofskonferenz* vom 21.02.2013, Nr. 038, unter: *www.dbk.de/presse/details/?presseid=2276&cHash=73788d3f228f85899fd2e4ce57816cc2* (Zugriff am 03.12.2013).

28 *Erläuterung der Pressestelle des Erzbistums Köln zu einer Stellungnahme des Erzbischofs von Köln zur „Pille danach“* vom 31.01.2013, unter: *www.domradio.de* (Zugriff am 03.12.2013).

29 Vgl. dazu S. Ernst, *Halbierte Hilfe? Ob die Notfallkontrazeption nach Vergewaltigung verboten sein muss*, in: *HerKorr* 67 (2013), 128–132; J. Schuster, *Pille danach*, in: *StZ* 231 (2013), 289–290.

Die Frage der Gewissensentscheidung in der Medizinethik ist oft unmittelbar mit Leben und Tod verbunden. Die konkreten Schwierigkeiten aus medizinischer wie ethischer Sicht werden in diesem Band eindrücklich dargestellt[30]. Komplexe ethische Entscheidungen stellen sich im Bereich der Medizin auf vielen Ebenen. Auf ein aktuelles Problem möchte ich aufmerksam machen: Die Entscheidungslösung bei der postmortalen Organspende[31].

3 Konkretion II: Organspende und Gewissensentscheidung

Das am 1. November 2012 in Kraft getretene Gesetz zur Änderung des Transplantationsgesetzes sieht vor, dass Jede und Jeder ab dem 16. Lebensjahr sich zur Frage äußern soll, ob sie bereit ist, als Organspenderin bzw. -spender zur Verfügung zu stehen. Die Freiheit der Entscheidung bleibt gewahrt, es besteht weder die Verpflichtung sich zu äußern noch sich positiv oder negativ zu entscheiden. Es ist also möglich, kein Votum abzugeben. Sollte dennoch eine Entscheidung notwendig sein, sind die nächsten Angehörigen diejenigen, die gefragt werden, und dann eine Entscheidung treffen müssen. Man wird im Zusammenhang unseres Themas fragen: Sind die Entscheidungen, die zu treffen sind, Gewissensentscheidungen? Fehlt nicht ein wesentliches Element, wie es zu Recht in einer Beschreibung des Gewissens zum Ausdruck kommt: „Gewissen bezeichnet sowohl das dem Menschen als rationalem Wesen vorbehaltene *Vermögen*, Handlungen und Handlungsziele unter sittlichen Kriterien zu beurteilen, als auch die subjektive *Erfahrung*, bezüglich des eigenen Handelns aus sich heraus und undelegierbar beansprucht zu sein“[32]. Wie steht es hier um das ‚undelegierbare Bean-

---

30 Vgl. z. B. in diesem Band den Beitrag von P. Fonk, *Die Patientenverfügungen und das Recht auf Selbstbestimmung – eine Herausforderung an das Gewissen von Ärzten und Pflegepersonal*, in diesem Band, 599–616 (aus theologisch-ethischer Sicht) und von V. von Loewenich, *Entscheidungen am Lebensanfang*, in diesem Band, 389–404 (aus medizinischer Sicht).

31 Selbstverständlich ist dies bei der postmortalen Organspende nur ein Aspekt. Das Thema ist angefangen von der Schwierigkeit, Spenderorgane zu erhalten, über das Hirntodkriterium bis hin zu Gerechtigkeitsfragen bei der Organverteilung wesentlich breiter gestreut. Vgl. dazu: H. Schlögel, *Organspende im Widerstreit. Theologisch-ethische Aspekte*, in: *StZ* 231,9 (2013), 597–606; N. Feinendegen/G. Höver, *Der Hirntod – Ein „zweites Fenster“ auf den Tod des Menschen? Zum Neuansatz in der Debatte um das neurologische Kriterium durch den US-Bioethikrat*, Würzburg 2013; H. Niederschlag/I. Proft (Hg.), *Wann ist der Mensch tot? Diskussion um Hirntod, Herztod und Ganztod*, Ostfildern 2012; Themenheft *Organtransplantation und Todesfeststellung*, *ZME* 58,2 (2012).

32 K. Hilpert, Art. *Gewissen. Theologisch-ethisch*, in: *LThK*^{3}, Bd. 4, Freiburg i. Br. 2006, 621.

spruchtsein'? Zu den sittlichen Kriterien gehört sicher – wie in *GS* 16 angeführt –, dass man im Gewissen „jenes Gesetz (erkennt), das in der Liebe zu Gott und dem Nächsten seine Erfüllung hat. Durch die Treue zum Gewissen sind die Christen mit den übrigen Menschen verbunden im Suchen nach der Wahrheit und zur wahrheitsgemäßen Lösung all der vielen Probleme, die im Leben der Einzelnen wie im gesellschaftlichen Zusammenleben entstehen". Diese eher personalen Aspekte des Gewissensverständnisses (die im Konzilstext unvermittelt neben sehr „gesetzestheoretischen" stehen[33]) sind bei der Frage nach der Bereitschaft zur Organspende vorhanden. Zu Recht ist auch von den Kirchen die Freiheit bei dieser Entscheidung hervorgehoben worden. Zugleich ist damit eine ethische Herausforderung verbunden. Wenn jemand keine Erklärung abgegeben hat, müssen andere – wenn es zu einer entsprechenden Krankheitssituation kommt – sich ein Urteil bilden. Eine andere oder ein anderer sind „undelegierbar beansprucht". Die Entscheidung ist verlagert worden. Meist ist davon auszugehen, dass diejenigen, die keine Entscheidung gefällt haben, dieses Problem in ihrem Umfeld auch nicht entsprechend thematisiert haben. Die Urteilsfindung wird dadurch nicht leichter. Dennoch muss eine Antwort auf die Frage gegeben werden, ob Organe entnommen und transplantiert werden dürfen oder nicht. Für denjenigen, der eine Entscheidung zu treffen hat, ist es eine Gewissensentscheidung. Er hat sowohl die mögliche Einschätzung des Verstorbenen wie die Erwartungshaltung derer, die auf ein Organ hoffen, mit seiner eigenen Grundüberzeugung in Übereinstimmung zu bringen.

Das, was in anderen medizinethischen Zusammenhängen sinnvoll ist, jemanden als Bevollmächtigten zu benennen, mit dem man sich beispielsweise über zentrale Fragen der Therapie am Lebensende ausgetauscht hat, liegt nicht vor. Insofern wäre es ganz im Sinne der im Konzilstext angesprochenen Nächstenliebe, die Angehörigen bei der Frage der Organspende über die eigene Haltung zu informieren. Dabei kommt ein Aspekt zum Vorschein, der ansonsten in der Medizinethik nicht immer genügend Beachtung findet. Der Mensch ist ein vielfältiges Beziehungswesen, bei dem die notwendige Autonomie von den Umgebungsbedingungen geprägt ist. Durch die Fokussierung auf die Patientenautonomie in der Medizinethik findet dieser Gesichtspunkt zu wenig Beachtung mit der Folge, dass Entscheidungen fast ausschließlich nur nach den persönlichen Folgen getroffen werden. Im medizinethischen Bereich geht es meist um Andere wie beim Lebensrecht des Ungeborenen und seinem Schutz. Bei der Bereitschaft zur Organ-

---

33 Vgl. F.-J. Bormann, *Gewissensentscheidung und moralische Intuition. Plädoyer für einen kohärenztheoretischen Ansatz in der Gewissenslehre*, in: *ThPh* 82 (2007), 369; zum Konzilstext insgesamt: K. Golser, *Das Gewissen als „verborgenste Mitte im Menschen"*, in: *Brixner Theologisches Jahrbuch* 3 (2012), 23–50.

spende scheint dies unmittelbar nicht der Fall zu sein, mittelbar aber schon. Denn das Offenlassen der Entscheidung bürdet einem anderen – wie gesagt – die Entscheidung auf, für den es dann ein echter Gewissenskonflikt werden kann, ob er oder sie bei einem Angehörigen einer Organspende zustimmen oder diese ablehnen soll. Von daher ist dieser relationale Aspekt der Gewissensentscheidung hier gegeben. Auch ein ‚Offenlassen' ist eine Entscheidung mit erheblichen Konsequenzen für die Angehörigen.

4 Fazit

Bei Gewissensentscheidungen in der Medizinethik ist zum einen der Lebensschutz, und damit verbunden das Verbot, unschuldiges Leben zu töten, zentral. Das Verbot zeigt deutlich, dass der/die Andere im Blickpunkt steht. Bei allen nötigen und angesprochenen Differenzierungen kann dieses Verbot nicht übergangen werden. Zum anderen gibt es aufgrund neuerer medizinischer Möglichkeiten ethische Fragen, die die Einzelnen vor Herausforderungen stellen, die als Gewissensentscheidungen verstanden werden können. Ein Beispiel dafür ist die postmortale Organspende. Als Organspender/-spenderin zur Verfügung zu stehen oder auch nicht, ist eine wichtige Entscheidung. Sich nicht zu einem Urteil durchringen zu können, verlagert diese Frage an andere, für die sie dann zu einer Gewissensentscheidung wird.

Als ein Zeichen der Nächstenliebe ist es zu sehen, diese ‚Last' den Angehörigen abzunehmen, und selbst sich dafür oder dagegen auszusprechen. Hier ergibt sich ein Anknüpfungspunkt zwischen Moraltheologie und evangelischer Ethik. Denn, um es mit W. Härle zu sagen, „dass die ethische Forderung nach christlichem Verständnis im Liebesgebot kulminiert – in dieser Frage gibt es auch keine erkennbaren Differenzen zwischen den unterschiedlichen Konfessionen"[34].

34 W. Härle, *Ethik*, 198.

III. Teil: **Sensible Handlungsfelder**

Wolfram Henn

Gewissenskonflikte von Ärzten in genetischer Beratung und Pränataldiagnostik

1 Besonderheiten der humangenetischen Medizin

Das Gewissen wird für den Menschen immer dann zur handlungsleitenden Instanz, wenn er mehr tun kann, als er tun darf, wenn also seine faktischen Handlungsräume größer sind als seine ethischen beziehungsweise rechtlichen.

Hieraus ergibt sich, dass jede Erweiterung dieser Handlungsräume die Gefahr von Gewissenskonflikten vergrößert. Naturwissenschaftliche und technologische Neuerungen in der Medizin stellen daher ihrem Wesen nach immer wieder das Gewissen des Arztes[1] auf die Probe, denn er muss die Grenze zwischen seinem Können und Dürfen immer wieder neu festlegen. Dies gilt umso mehr, wenn sich der tatsächliche oder vermeintliche Fortschritt auf Gebieten vollzieht, auf denen es in der Gesellschaft, oft sogar innerhalb der Ärzteschaft selbst, an gewachsenem ethischem Konsens fehlt, oder wenn gar technische Neuentwicklungen so überraschend und schnell Eingang in die Praxis finden, dass mit ihnen noch gar keine fundierte gesellschaftliche Auseinandersetzung stattgefunden hat.

Noch einigermaßen übersichtlich mag der Prozess der kollektiven Gewissensbildung, der letztlich in Rechtsnormen verfestigt wird, in denjenigen Bereichen der Medizin ablaufen, wo die Beziehungen von Handlung und Konsequenz offenkundig und für unsere Intuitionen erfassbar sind, gemäß dem Wort des Rechtsphilosophen H.-M. Pawlowski: „Moral ist das, was sich von selbst versteht, weil man nach seinen eigenen Voraussetzungen über sich selbst urteilt.“[2] Chirurgie, Intensiv- und Transplantationsmedizin mögen technologisch komplex sein, ihre Objekte und Handlungen verschließen sich aber nicht unserer unmittelbaren sinnlichen Wahrnehmung und den daraus abgeleiteten moralischen Einordnungen.

---

1 Zur besseren Lesbarkeit steht für „Arzt/Ärztin“ und „Patient/Patientin“ jeweils nur die männliche Form.

2 H.-M. Pawlowski, *Die Bedeutung der Philosophie für die Rechtswissenschaft – dargestellt am Beispiel der Menschenrechtskonvention für Biomedizin*, in: J. Taupitz (Hg.), *Die Bedeutung der Philosophie für die Rechtswissenschaft*, Berlin 2000, 32.

In Molekulargenetik und Reproduktionsmedizin hingegen liegen die Handlungsobjekte – Nukleinsäuren und Embryonen – wie auch die im Labor eingesetzten Methoden außerhalb üblicher lebensweltlicher Erfahrungsbereiche und sind damit auch dem intuitiven Verständnis dessen, was richtig oder falsch ist, nicht ohne Weiteres zugänglich. Dies gilt sogar für manche Ziele ärztlicher Handlungen auf diesen Gebieten, die außerhalb des üblichen Koordinatensystems von individueller Gesundheit und Krankheit eines aktuell präsenten Patienten liegen, beispielsweise wenn es um das Wohlergehen seiner abwesenden Familienangehörigen oder seiner noch gar nicht gezeugten künftigen Nachkommen geht.

Die Humangenetik unterscheidet sich in ihren Grundlagen und Rahmenbedingungen nicht kategorial von anderen Gebieten in der Medizin; insofern wäre ein „genetischer Exzeptionalismus“[3], der ein komplett eigenständiges Ethos ohne Analogien zu anderen Fächern implizieren könnte, fehl am Platze. Dennoch weist sie einige Eigenheiten auf, die für die ethische Einordnung ärztlichen Handelns sowie dessen Rezeption bei Patienten und Öffentlichkeit bedeutsam sind:

– Genetische Eigenschaften sind den Menschen bereits mit der Zeugung, genauer gesagt mit der Fusion der Vorkerne von Ei- und Samenzelle, angelegt und von der somatischen Ausprägung der von ihnen bestimmten oder beeinflussten Merkmale unabhängig. Dies ermöglicht in der genetischen Medizin nach der Geburt prädiktive Diagnosen oft Jahrzehnte vor der Manifestation eines Erbleidens, und vor der Geburt pränatale und präimplantative Diagnosen.
– Kaum irgendwo sonst in der Medizin ist die Diskrepanz zwischen diagnostischen und therapeutischen Möglichkeiten so groß wie in der Humangenetik. Deshalb wohnt genetischen Diagnosen oft eine Schicksalhaftigkeit inne – sei es postnatal bei einer erblichen Krebsneigung oder Demenz, sei es pränatal bei einer Organfehlbildung oder Chromosomenanomalie.
– Genetische Diagnosen können weit über die an der aktuellen Interaktion mit dem Arzt beteiligten Personen hinausreichen. Wenn beispielsweise bei einer jungen Frau erblich bedingter Brustkrebs nachgewiesen ist, so werden hierdurch auch Familienangehörige zu Risikopersonen, oft ohne dass sie dies bislang ahnten. Deshalb nimmt in der genetischen Beratung der von H.-E. Richter eigentlich psychosozial gemeinte Begriff „Patient Familie“[4] konkrete medizinische Gestalt an – bis hin zu konflikthaften Gesprächen zwischen Arzt

3 Vgl. M. J. Green/J. R. Botkin, *„Genetic Exceptionalism“ in medicine: clarifying the differences between genetic and non-genetic tests*, in: *Ann Intern Med* 138 (2003), 571–575.

4 Vgl. H.-E. Richter, *Patient Familie. Entstehung, Struktur und Therapie von Konflikten in Ehe und Familie*, Reinbek 1970.

und mehreren in ihren Wünschen und ethischen Vorstellungen zur gleichen Problematik untereinander uneinigen Familienmitgliedern.
- Im besonderen Kontext der Pränataldiagnostik werden in der fetomaternalen Einheit die Lebensinteressen von Mutter und ungeborenem Kind berührt, aus deren Widerstreit die Option des Schwangerschaftsabbruchs aus medizinischer Indikation resultieren kann. Bei ihm handelt es sich aus der Sicht des Arztes um einen rechtlich zulässigen, genauer: nicht rechtswidrigen aktiven Tötungsakt, der ihm gleichwohl nicht abgefordert werden darf.

2 Inkongruenzen von Handlungsräumen – Konstellationen von Gewissenskonflikten

Ausgangspunkte von Gewissenskonflikten in der Medizin sind immer unklare oder uneinheitliche Vorstellungen darüber, welche faktischen, rechtlichen und moralischen Handlungsspielräume in einer bestimmten Lebenssituation gegeben sind. Dabei sind verschiedene Konstellationen möglich, die hauptsächlich durch vier Fragen umrissen werden:
- Welches Handeln ist faktisch möglich? Dabei wird das Mögliche nicht alleine durch den wissenschaftlichen Stand bestimmt, sondern auch durch die Verfügbarkeit und Finanzierbarkeit der in Rede stehenden Maßnahmen.
- Welches Handeln ist zulässig? Dabei geht es in erster Linie um gesetzliche Vorgaben, aber auch um Kodizes niedrigerer Ordnung wie Leitlinien oder Konventionen.
- Wozu ist der Arzt bereit? Entscheidend hierfür sind seine individuellen moralischen Grenzziehungen; bedeutsam sind aber auch sozialethische Überlegungen beispielsweise hinsichtlich der Verteilungsgerechtigkeit im Gesundheitssystem.
- Was wünscht der Patient? Im Vordergrund stehen seine objektiven Bedürfnisse, die aber von persönlichen Präferenzen, ethischen und religiösen Vorstellungen beeinflusst werden.

Der Normalfall ärztlichen Handelns, der keine – zumindest keine als konflikthaft erlebten – Gewissensentscheidungen erfordert, sind kongruente Vorstellungen von Arzt und Patient über den Einsatz einer verfügbaren und zulässigen Maßnahme.

Im Folgenden will ich versuchen, exemplarisch an praktischen Fragestellungen aus der postnatalen und pränatalen Humangenetik die drei wichtigsten Formen inkongruenter Handlungsräume darzustellen, aus denen sich Gewissenskonflikte des Arztes ergeben:

- Der Patient teilt die Präferenzen des Arztes nicht.
- Der Arzt teilt die Präferenzen des Patienten nicht.
- Arzt und Patient haben gleiche Präferenzen, deren Umsetzung aber unzulässig ist.

2.1 Der Patient teilt die Präferenzen des Arztes nicht

Nach den beiden zentralen medizinethischen Geboten des Nutzens und des Nicht-Schadens soll der Arzt seinen Patienten nur solche medizinische Maßnahmen empfehlen, deren zu erwartender Nutzen eindeutig den zu erwartenden Schaden übersteigt und die insofern indiziert sind. Umgekehrt soll der Arzt den Patienten dazu anhalten, in ähnlicher Güterabwägung schädliche Verhaltensweisen zu unterlassen, was aber oft auf unbefriedigende *Compliance* stößt. Typische und geradezu alltägliche Konstellationen aus der üblichen ärztlichen Praxis sind der Verzicht auf empfohlene Vorsorgeuntersuchungen oder das Rauchen gegen die Warnung des Arztes.

Sofern es sich um einen einsichtsfähigen Patienten handelt, tut der Arzt seiner Pflicht dadurch Genüge, den Patienten in einer umfassenden und verständlichen Aufklärung über die möglichen Folgen seines Fehlverhaltens zu informieren. Sollte er damit keinen Erfolg haben, so mag beim Arzt Bedauern aufkommen, aber keine Gewissensnot, da der Patient lediglich von seiner Autonomie Gebrauch macht und in dieser einfachen Konstellation das Wohl anderer Personen nicht oder zumindest nicht unmittelbar berührt ist. Im Gegenteil: Der Arzt würde sich nach heutigem Verständnis von Patientenautonomie dem Vorwurf des Paternalismus aussetzen, wenn er über eindringliche Appelle an das eigene Gewissen des Patienten hinausgehen und durch Druck oder Täuschung das Verhalten des Patienten in seinem, wenn auch objektiv noch so gerechtfertigten Sinne manipulieren würde.

Anders sieht es allenfalls dann aus, wenn die vom Arzt für indiziert gehaltene Maßnahme für das Wohlergehen Dritter erforderlich ist, oder umgekehrt das Fehlverhalten des Patienten Dritte schädigt. Beispiele hierfür sind die Weigerung von Eltern, ihre Kinder zu den öffentlich empfohlenen Vorsorgeuntersuchungen oder Impfterminen zu schicken, oder ihr Rauchen in Gegenwart von Kindern. In diesem Zusammenhang greift das entlastende Moment des *volenti non fit iniuria* nicht mehr, und der Arzt macht sich gegenüber der gefährdeten oder geschädigten dritten Person moralisch, vielleicht sogar strafrechtlich schuldig, wenn er das medizinisch Erforderliche nicht durchsetzt. An dieser Stelle werden Güterabwägungen notwendig, welche die Größenordnung eines Gewissenskonfliktes annehmen können – beispielsweise hinsichtlich der Frage, ab welchem Maß elterlichen Fehlverhaltens beim Jugendamt interveniert werden muss. Für das richtige Verhalten des Arztes wegweisend und zugleich für sein Gewissen entlastend sind klare Vorschriften, auf die er sich in der Interaktion mit seinen Patienten berufen kann. Entgegen dem allgemeinen Siegeszug der Patientenautonomie in der Medizinethik hat es in den vergangenen Jahren einige durchaus hilfreiche legislative Klärungen gegeben, wie zum Beispiel die Einführung verpflichtender kinderärztlicher Vorsorgeuntersuchungen. Rechtsethisch steht dahinter die Erkenntnis, dass objektivierbare vitale Interessen insbesondere vulnerabler Dritter nicht im Bereich elterlicher und ärztlicher Gewissensentscheidungen verbleiben dürfen, sondern sanktionsbewehrt durchgesetzt werden müssen.

In der Humangenetik sind solche Konstellationen selten, wenngleich möglich. Schon wegen der in der Regel geringen therapeutischen und präventiven Optionen spielt in den Entscheidungsprozessen, ob eine genetische Diagnostik sinnvoll ist, das „Recht auf Nichtwissen" eine herausragende Rolle.

Postnatal kann gerade im Zusammenhang mit erblichen Krebsneigungen eine genetische Diagnostik für den Patienten durchaus lebensrettende Wege aufzeigen, beispielsweise jährliche Darmspiegelungen bei Menschen mit einer Anlage für familiären Darmkrebs. Wird nach angemessener Aufklärung eine solche empfohlene Untersuchung von einem einwilligungsfähigen Patienten abgelehnt, ist dies hinsichtlich des ärztlichen Gewissens unproblematisch. Schwierig wird es allerdings, wenn aus der Familienkonstellation hervorgeht, dass Familienangehörige ebenfalls als Risikopersonen in Betracht kommen. Vor dem Hintergrund der ärztlichen Schweigepflicht liegt es dann eindeutig in der Verantwortung des Patienten, von sich aus seine Angehörigen zu informieren. Unterbleibt dies, oder wird dies gar explizit verweigert, sieht sich der Arzt im Konflikt zwischen der Wahrung der Schweigepflicht und dem Schutz vitaler Interessen Dritter dadurch, dass diesen die Chance zu einer genetischen Risikoabklärung ihres möglicherweise extrem hohen Krebsrisikos gegeben wird. Allerdings sind die ahnungslosen, gefährdeten Personen in der Regel nicht Patienten desselben Arztes – anders als etwa in den gerichtlich geklärten Fällen, in denen vom Arzt verlangt werden kann, die von ihm mitbehandelte Partnerin eines HIV-positiven Patienten über ihr Infektionsrisiko aufzuklären, sofern der Partner dies verweigert.

Meiner Meinung nach darf sich im Zusammenhang mit Hochrisiko-Konstellationen wie erblichen Krebserkrankungen ein Humangenetiker in seinem Gewissenskonflikt auf einen rechtfertigenden Notstand berufen und die Schweigepflicht brechen; abverlangt werden kann dies aber nicht. Um die Störung des Vertrauensschutzes, der ja Hauptgegenstand der Schweigepflicht ist, möglichst gering zu halten, sollte aber ein Arzt, der diesen Weg im Konflikt mit seinem Patienten geht, dies zumindest ihm gegenüber offen und transparent vertreten.

In der Praxis kommen nur sehr selten solche Konflikte vor, in denen Eltern lebenswichtige genetische Untersuchungen bei ihren Nachkommen verweigern. Eine klare Indikation für genetische Untersuchungen im Kindes- und Jugendalter besteht, abgesehen vom seit Jahrzehnten zum Standard gehörenden Neugeborenenscreening auf behandelbare Stoffwechselstörungen, allenfalls bei den sehr seltenen, sich schon früh manifestierenden erblichen Krebsneigungen, beispielsweise dem erblichen Schilddrüsenkarzinom des Kindes.[5] Im Konfliktfall zwischen Arzt und Eltern wäre eine Abklärung, die entweder zu einer lebensrettenden Operation oder zur Vermeidung eines unnötigen Eingriffs führen würde, mit einer solchen Stringenz indiziert, dass sie notfalls auch gerichtlich durchsetzbar wäre, analog zu den spektakulär durch die Medien gegangenen Fällen ideologisch motivierter Behandlungsverweigerungen bei krebskranken Kindern durch ihre Eltern.

Pränatal hingegen ist die Ausgangssituation vollkommen anders, da es beim heutigen Wissensstand praktisch keine vorgeburtlichen genetischen Untersuchungen gibt, die zu einer für das Kind lebensrettenden oder es vor einer schwerwiegenden Schädigung schützenden Therapie führen könnten. Eine Ausnahme bildet allenfalls das adrenogenitale Syndrom, bei dem vom Ergebnis einer vorgeburtlichen Abklärung bei einer familiär belasteten Schwangeren die Indikation für eine nebenwirkungsträchtige, aber das Kind gegebenenfalls vor Fehlbildungen des Genitals schützende mütterliche Hormonbehandlung abhängt. In einem solchen Zusammenhang ist sicherlich ein Drängen des Arztes auf eine Klärung gerechtfertigt. Ob diese im Falle einer Weigerung der Mutter gegen ihren Willen durchgesetzt werden könnte oder gar müsste, ist aber doch zu bezweifeln, da es sich nicht um eine absolut lebensrettende Maßnahme handeln würde und sich diese zudem auf einen Feten im Mutterleib bezöge, der noch nicht den vollen rechtlichen Schutz eines geborenen Kindes genießt. Tatsächliche Fälle dieser Art sind mir weder aus der eigenen Praxis noch aus der Literatur bekannt.

Völlig unumstritten, auf der gesetzlichen wie auf der ethischen Ebene, ist das Weigerungsrecht jeder Schwangeren gegen vorgeburtliche Untersuchungen, die im Falle eines auffälligen Ergebnisses nicht zu einer Therapie, sondern zu einem Schwangerschaftsabbruch aus medizinischer Indikation hinleiten könnten. Sowohl für die medizinische als auch für die hier nicht weiter zu diskutierende Konfliktindikation zum Schwangerschaftsabbruch ist ausnahmslos der aktive Wunsch der Schwangeren rechtlich notwendige Voraussetzung. Ein *informed dissent* der Schwangeren zu einer genetischen Pränataldiagnostik, die über die im

5 Vgl. W. Henn, *Ethische Bedingungen für genetische Untersuchungen in der Schwangerschaft sowie im Kindes- und Jugendalter*, in: *Dtsch Med Wochenschr* 133 (2008), 147–150.

offenkundigen gemeinsamen Interesse von Mutter und Kind liegende allgemeine Schwangerschaftsüberwachung hinausgeht, steht daher immer über der Auffassung des Arztes zu ihrer Sinnhaftigkeit und muss sein Gewissen auch dann nicht belasten, wenn er die Position der Schwangeren nicht teilt. Der Schwangeren obliegt dann auch keine Begründungslast: Es genügt, wenn sie die Pränataldiagnostik nicht wünscht, ganz gleich aus welchen Gründen. Im Gegenteil halte ich es schon für problematisch, wenn der Arzt eine Schwangere, die sich gegen eine genetische Pränataldiagnostik ausspricht, nach ihren Gründen fragt, weil bereits diese Frage in der emotional sensiblen Situation der Schwangerschaft als manipulativer Versuch aufgefasst werden kann, die Schwangere umzustimmen.

Konsequenterweise gilt es an dieser Stelle, auch den in der Ärzteschaft weitverbreiteten Sprachgebrauch zu überdenken, nach dem immer wieder von einer „Empfehlung" zur genetischen Pränataldiagnostik die Rede ist. Dieser wertende Begriff impliziert aber, dass es ein Fehlverhalten der Schwangeren sei, darauf zu verzichten. Wenn dies aber generell nicht der Fall sein kann, sollte immer nur wertneutral vom „Angebot" einer Pränataldiagnostik gesprochen werden. Mitunter kann man sich allerdings des Eindrucks nicht erwehren, dass durch wertende Formulierungen defensivmedizinische Überlegungen, vielleicht sogar ökonomische Interessen des Arztes, in durchaus bequemer Weise zu Gewissensfragen der Schwangeren umgedeutet werden sollen.

Wenn es auch klar ist, dass beim Verzicht auf Pränataldiagnostik das Gewissen des Arztes hinter dem der Schwangeren zurücksteht, so kommt es doch immer wieder zu vor dem Arzt ausgetragenen Konflikten zwischen der Schwangeren und ihrem Partner, ob eine Fruchtwasseruntersuchung durchgeführt werden soll oder nicht. Entgegen verbreiteten Zuschreibungen ist es dabei keineswegs immer so, dass der Mann gegen den Willen der Frau auf eine Diagnostik mit der Option eines Schwangerschaftsabbruchs im Falle eines als behindert zu erwartenden Kindes drängt; nach meiner eigenen Erfahrung aus der genetischen Beratung verhält es sich ungefähr genauso häufig umgekehrt. Dabei findet sich der Arzt nicht selten in einer asymmetrischen Gewissenslage wieder, in der er die Position eines der uneinigen Partner inhaltlich teilt und Gefahr läuft, sich im Kommunikationsprozess mit ihm oder ihr in unangemessener Weise zu solidarisieren. Völlig unabhängig von den inhaltlichen Argumenten pro und contra Pränataldiagnostik in der gegebenen Schwangerschaft entscheidet – innerhalb des Rahmens des gesetzlich Zulässigen – allein die Frau, und der Arzt muss ihr dieses schon gesetzlich vorgegebene Privileg deutlich machen, auch wenn er ihre Position nicht teilt. Diese als „Nicht-Direktivität"[6] bezeichnete Neutralität des

6 Vgl. A. Clarke, *Is non-directive genetic counselling possible?*, in: *Lancet* 338 (1991), 998–1001.

Arztes im genetischen Beratungsprozess kann von ihm durchaus dann als Gewissensnot empfunden werden, wenn er in seiner eigenen Einstellung nicht neutral ist. Solange sich die Präferenzen der Schwangeren jedoch im Bereich des Legalen bewegen, muss der Arzt dies aber wohl oder übel aushalten.

2.2 Der Arzt teilt die Präferenzen des Patienten nicht

Wunscherfüllende Medizin hat sich in den vergangenen Jahren zu einem zentralen Thema des medizinethischen, aber auch des medizinökonomischen Diskurses entwickelt. Zur Gewissensfrage für den Arzt kann dabei zum einen werden, ob und in welchem Maße er über seinen Heilauftrag hinaus auch lukrative medizinische Maßnahmen von begrenztem oder gar fraglichem Nutzen anbieten darf, und zum anderen, wo er die Grenze zwischen legitimer Autonomie und Persönlichkeitsentfaltung des Patienten einerseits und inakzeptablem *consumerism*[7] andererseits zieht. Zur medienwirksamen Musterdebatte ist dabei die Frage nach der Vertretbarkeit medizinisch nicht notwendiger, aber vom Patienten gewünschter Schönheitschirurgie geworden. Das bei dieser Problematik am intensivsten zu hinterfragende ethische Prinzip ist das des Nicht-Schadens: Wo liegt die Grenze zwischen dem Respekt vor der Entscheidungsautonomie des Patienten und der Pflicht, den Patienten durch die Verweigerung einer Behandlung vor sich selbst zu schützen?

Ethisch und auch rechtlich ist der Arzt hier in einer günstigeren Ausgangslage als in der zuvor erörterten Konstellation einer von ihm als indiziert angesehenen, vom Patienten aber verweigerten Behandlung. Außerhalb von Notfallsituationen ist nämlich kein Arzt verpflichtet, einen bestimmten Patienten zu behandeln – jedenfalls dann nicht, wenn es sich um eine Maßnahme handelt, die er für medizinisch nicht indiziert hält oder die, wenngleich legal, gegen seine ethischen Auffassungen verstößt. Insofern ist die Begründungslast des Arztes, eine von ihm erbetene Behandlung nicht durchzuführen, viel geringer als die, auf eine aus seiner Sicht notwendige, aber vom Patienten nicht gewünschte Behandlung zu verzichten.

Explizit gilt dies für Schwangerschaftsabbrüche: „Niemand ist verpflichtet, an einem Schwangerschaftsabbruch mitzuwirken."[8] Hieraus leitet sich logisch auch ab, dass kein Arzt verpflichtet ist, eine Diagnostik durchzuführen, deren einzige

7 Vgl. T. Sorell, *Morality, consumerism and the internal market in health care,* in: *J Med Ethics* 23 (1997), 71–76.

8 Schwangerschaftskonfliktgesetz (SchKG), § 12.

aktive Konsequenz im Falle eines auffälligen Befundes ein Schwangerschaftsabbruch sein könnte. Ob dieses verbriefte Weigerungsrecht tatsächlich im ärztlichen Arbeitsleben bestehen kann, darf bezweifelt werden; es gehört für einen jungen Frauenarzt zumindest ein gehöriges Maß an Durchsetzungsvermögen dazu, sich aus Gewissensgründen vom OP-Plan nehmen zu lassen. Es ist sogar ein offenes Geheimnis, dass auch in vielen kirchlichen Krankenhäusern, sicherlich am Rande der ethischen Vorstellungen des Krankenhausträgers, routinemäßig Fruchtwasserpunktionen zur genetischen Diagnostik durchgeführt werden, wenngleich auch nicht die aus deren Ergebnis möglicherweise folgenden Schwangerschaftsabbrüche.

Anders als im Umgang mit Vorgesetzten und Klinikumsverwaltungen ist der Arzt im Umgang mit an ihn herangetragenen fragwürdigen Patientenwünschen schon deshalb in einer recht starken Position, weil das einzige „Druckmittel" des Patienten darin bestehen kann, sich einen anderen Arzt zu suchen, der ihm seinen Wunsch erfüllt. Besonders einfach und gewissensschonend, auch in der Argumentation gegenüber dem Patienten, ist die Verweigerung von Maßnahmen, die gesetzlich verboten sind oder die gegen ärztliche Richt- oder Leitlinien verstoßen. Gerade Leitlinien lassen aber durchaus die Möglichkeit zu, in begründeten Einzelfällen vom üblichen Vorgehen abzuweichen. Die hierfür erforderlichen individuellen Güterabwägungen können durchaus das ärztliche Gewissen auf die Probe stellen.

Die Humangenetik ist ihrem Wesen nach keine Notfallmedizin; praktisch immer ist es möglich, bei einem Dissens zwischen Arzt und Patient Alternativen zu erörtern, und sei es nur das Einholen einer zweiten Meinung bei einem Fachkollegen.

In der postnatalen genetischen Medizin richten sich problematische Patientenwünsche vor allem auf prädiktive Diagnosen. Bedenken des Arztes, die bis zur Weigerung reichen können, kommen beispielsweise dann auf, wenn eine technisch eigentlich mögliche Untersuchung nur ungenaue Aussagekraft hat und keine sinnvollen präventiven Konsequenzen nach sich zieht. So kam vor etwa zehn Jahren in der Grundlagenforschung die Erkenntnis auf, dass eine in der Bevölkerung millionenfach verbreitete genetische Variante im Fettstoffwechsel, nämlich das ApolipoproteinE4, mit einem erhöhten Risiko für die Alzheimer-Krankheit assoziiert ist. Der technisch recht einfache Test wurde danach von einigen Humangenetikern angeboten, von anderen mit der ethischen Begründung abgelehnt, dass ein solcher Test hauptsächlich unproduktive Zukunftsängste erzeuge und deshalb gegen das Gebot des Nicht-Schadens verstoße. Ich selbst habe mich gegenüber einigen Patienten – genauer: gesunden Ratsuchenden – mit diesem Argument geweigert, den ApoE4-Test zu veranlassen, habe aber darauf verwiesen, dass es andere Institutionen gibt, die dem Wunsch entsprechen. Es ist aus meiner

Sicht ethisch geboten, auf die Existenz legaler und technisch valider Angebote zu verweisen, auch wenn man diese aus Gewissensgründen nicht selbst vorhalten will, denn ein Verschweigen solcher Möglichkeiten entspräche einer paternalistischen Verabsolutierung der eigenen ethischen Position.

Wesentlich schwieriger ist die Lage dann, wenn es um die Frage geht, zu welchem Zeitpunkt im Leben eine im Grundsatz medizinisch eindeutig sinnvolle Diagnostik durchgeführt werden soll. Ein keineswegs seltenes Beispiel hierfür ist das Ansinnen von Eltern, ihre noch minderjährige Tochter prädiktiv auf eine aus der Familie bekannte Hochrisiko-Anlage für erblichen Brustkrebs untersuchen zu lassen. In den Beratungsgesprächen hierzu wird zwar oft in sehr eindrucksvoller Weise die emotionale Belastung der Eltern durch die Unsicherheit über das ihrer Tochter drohende Schicksal deutlich gemacht; da aber diese Art von erblichem Krebs praktisch nie vor dem 25. Lebensjahr ausbricht, gibt es kein sinnvolles medizinisches Argument für eine genetische Testung schon im Kindes- und Jugendalter. Auch wenn es hierzu keine gesetzliche Regelung gibt, existieren doch weltweit einheitliche Empfehlungen gegen verfrühte prädiktive genetische Testungen. Vereinzelt mag es vorkommen, dass Eltern ihren Arzt mit der Aussage unter Druck zu setzen versuchen: „Wenn Sie den Test nicht machen, werde ich irgendwo im Ausland schon jemanden finden.“ Damit liegen sie faktisch richtig, da über das Internet für praktisch jeden technisch verfügbaren genetischen Parameter, und sei er noch so unsinnig, irgendwo auf der Welt kommerzielle Anbieter zu finden sind. Zugegebenermaßen belastet die Vorstellung, dass sich eine emotional überforderte Familie in die Hände unkontrollierter humangenetischer Geschäftemacher mit dubiosen Qualitäts- und Aufklärungsstandards begibt, das eigene ärztliche Gewissen. Aber nur deshalb dem Ansinnen nachzugeben, käme eigener Erpressbarkeit und dem Aufgeben ethischer Standards gleich.

In der genetischen Pränataldiagnostik gab es über viele Jahre zwei geradezu klassische Anfragen von Schwangeren, die von Humangenetikern aus ethischen Gründen abgelehnt wurden, nämlich Geschlechtsbestimmung und Vaterschaftstest. Bei den Ärzten, jedenfalls hierzulande, gab und gibt es einen verlässlichen Konsens, dass gesundheitlich nicht relevante Eigenschaften eines werdenden Kindes prinzipiell keine Indikation für einen Schwangerschaftsabbruch darstellen dürfen. Ein gesetzliches Verbot pränataler Geschlechts- und Vaterschaftstests gibt es aber erst seit dem Inkrafttreten des Gendiagnostikgesetzes 2010; seither ist die Begründung einer Ablehnung für den Arzt einfach, wobei ich aber weiterhin den Anfragenden deutlich mache, dass ich dieses Verbot auch inhaltlich unterstütze.[9]

9 Vgl. T. Krones/D. Schmitz/W. Henn/C. Netzer, *Das neue Gendiagnostikgesetz. Implikationen für die Beratung von Schwangeren zur vorgeburtlichen Diagnostik*, in: *Ethik Med* 21 (2009), 333–340.

Gerade der elterliche Wunsch nach einer pränatalen Geschlechtsbestimmung ist aber nach wie vor nicht selten und wird mitunter durchaus aggressiv vertreten; in vielen Ländern insbesondere Asiens ist die unter dem Euphemismus *social sexing*[10] praktizierte blutige pränatale Geschlechtsselektion zwar weithin illegale, aber leicht zugängliche Praxis. Für die Präimplantationsdiagnostik stellt das Geschlecht des Kindes sogar die weltweit häufigste „Indikation" dar.

Vor einiger Zeit, noch vor Inkrafttreten des Gendiagnostikgesetzes, sah ich mich im genetischen Beratungsgespräch einer offenkundig verängstigten Schwangeren gegenüber, die mir mitteilte, sie habe bereits drei Töchter, und wenn das jetzt werdende Kind wiederum ein Mädchen sei, werde „mein Mann mich totschlagen". Sie illustrierte dies höchst eindrucksvoll, indem sie mir ihren von Striemen und Hämatomen übersäten Rücken zeigte. Ohne Zweifel versuchte die Schwangere damit gezielt, ihren Arzt in einen Gewissenskonflikt zu bringen. So menschlich verständlich ihr aus der Verzweiflung geborenes Vorgehen auch war: Es gab keinen anderen Weg, als abzulehnen und sie an eine soziale Beratungsstelle zu verweisen, die sich mit Gewalt gegen Frauen befasst. Ein ungutes Gefühl verblieb zugegebenermaßen aber doch, wie oft in Situationen, in denen ethische Prinzipien gegen individuelle Nöte abgewogen werden müssen.

Die für den Arzt wohl belastendsten Konflikte, die ihn auch an eigene emotionale Grenzen bringen können, sind die Entscheidungen über einen von der Schwangeren angestrebten Schwangerschaftsabbruch bei vorgeburtlich festgestellten Fehlbildungen oder Chromosomenstörungen des Kindes. Hier gilt die fast schon zynische Regel, dass die Entscheidung Arzt sowie Eltern umso leichter fällt, je schwerer das Krankheitsbild des Kindes ist. Kinder mit Trisomie 13 beispielsweise haben, sofern sie die Schwangerschaft überstehen, eine Lebenserwartung von durchschnittlich nur wenigen Tagen bis Wochen, allerdings mit seltenen eindrucksvollen Ausnahmen. Nach dem pränatalen Nachweis einer Trisomie 13 entscheiden sich die meisten Eltern zu einem Schwangerschaftsabbruch im Einvernehmen mit dem Arzt, wobei manche Eltern, vor allem aus religiösen Gründen, sich bewusst für die Fortsetzung der Schwangerschaft im Bewusstsein der sehr schlechten Prognose entscheiden. Die Begleitung solch belasteter Schwangerschaften ist für den Arzt eine Herausforderung, stürzt ihn aber nicht in Gewissensnot. Unter umgekehrten Vorzeichen unproblematisch für das ärztliche Gewissen, wenn auch mitunter nicht einfach zu handhaben, sind pränatale Befunde, die zwar auffällig sind, aber keine schwere Schädigung des Kindes erwarten

10 Vgl. G. Pennings, *Personal desires of patients and social obligations of geneticists: Applying preimplantation genetic diagnosis for non-medical sex selection*, in: *Prenat Diagn* 22 (2002), 1123–1129.

lassen. So kommt es vereinzelt vor, dass Eltern aufgrund des Nachweises einer Lippen-Kiefer-Gaumenspalte im Ultraschall auf einem Schwangerschaftsabbruch bestehen, obwohl mit hoher Wahrscheinlichkeit nach der Geburt eine funktionell und sogar kosmetisch gute Versorgung des Kindes erreicht werden kann. Eine Weigerung des Arztes, bei einem solchen Ansinnen die Indikation zum Abbruch zu stellen, ist einerseits ethisch leicht zu begründen, andererseits verbleiben ernst zu nehmende forensische Risiken, falls über die Spalte hinaus doch eine schwerwiegendere Behinderung des Kindes vorliegt. Eine Aussage der Eltern: „Wenn das Kind am Ende mehr hat als diese Spalte, werden wir Sie verklagen", ist für den Arzt sehr unangenehm und verlangt ihm sogar ein gewisses Maß an Mut ab, bei seinem Nein zum Schwangerschaftsabbruch zu bleiben.

Den schwierigsten Gewissensentscheidungen in der Pränataldiagnostik sieht sich der Arzt bei Befunden gegenüber, die eine objektivierbare, aber in ihrem Schweregrad nicht klar einzuordnende Behinderung des Kindes erwarten lassen. Dass bei Trisomie 21, also dem Down-Syndrom, eine geistige Behinderung sowie körperliche Einschränkungen des Kindes zu erwarten sind, ist unbestreitbar. Ebenso klar ist aber, dass angesichts der modernen medizinischen Möglichkeiten und Förderangebote die Lebensqualität von Menschen mit Down-Syndrom und auch ihrer Familien viel weniger eingeschränkt ist, als dies gemeinhin angenommen wird.[11] Dennoch entscheiden sich die weitaus meisten Schwangeren nach der pränatalen Diagnose „Down-Syndrom" für einen, zweifellos legalen, Schwangerschaftsabbruch. Auch hierbei hat der Arzt das Recht, aus Gewissensgründen die Durchführung des Schwangerschaftsabbruchs oder die Indikationsstellung dafür zu verweigern, nicht aber, seine eigene Position den Eltern aufzuzwingen zu versuchen, indem er sie wider besseres Wissen nicht auf Kollegen mit anderer Haltung hinweist. Unbenommen ist ihm jedenfalls, im Beratungsgespräch nach der Diagnosestellung die positiven Aspekte des Lebens mit Down-Syndrom zu betonen, was ihn allerdings durchaus an die Grenzen der Nicht-Direktivität führen kann.

Ein extrem seltener, aber äußerst problematischer Sonderfall sind erst spät in der Schwangerschaft gestellte Diagnosen schwerster Fehlbildungen, die typischerweise nicht im Rahmen einer geplanten genetischen Diagnostik, sondern bei Routine-Ultraschalluntersuchungen durch den Frauenarzt aufkommen. Erfolgt die Diagnose erst nach der 22. Schwangerschaftswoche, ist ein Schwangerschaftsabbruch zwar nach dem Strafrecht, das bei der medizinischen Indikation

---

11 Vgl. W. Lenhard/E. Breitenbach/H. Ebert/H. J. Schindelhauer-Deutscher/K. D. Zang/W. Henn, *Attitudes of mothers towards their child with Down syndrome before and after the introduction of prenatal diagnosis*, in: *Intellect Dev Disabil* 45 (2007), 98 – 102.

keine Befristung kennt, nicht rechtswidrig; er könnte aber bei „üblicher" Durchführung als induzierte Fehlgeburt vom Kind überlebt werden, mit der Folge einer Schädigung durch extreme Frühgeburtlichkeit zusätzlich zu der Fehlbildung. In einer solchen Extremsituation kommt die Frage des Fetozides auf, also der strafrechtlich zwar nicht vorgesehenen, aber zulässigen aktiven Tötung eines schon weit entwickelten werdenden Kindes im Mutterleib. Dieser Akt ist schon intuitiv derart weit vom ärztlichen Heilauftrag entfernt, dass er von vielen, wenn auch nicht allen Ärzten ohne Betrachtung des Einzelfalles fundamental abgelehnt wird.

Als ein Beispiel für eine zumindest menschlich verständliche Bitte eines Elternpaares nach einem Fetozid mag die Diagnose einer voll ausgeprägten thanatophoren Dysplasie in der 28. Schwangerschaftswoche dienen. Bei dieser Skelettfehlbildung sind die Rippen so stark verkürzt, dass sich die Lunge des Kindes nicht bis zur Funktionsfähigkeit entwickeln kann. Daher steht bei dieser Diagnose mittels Ultraschall definitiv fest, dass das Kind unmittelbar nach der Geburt qualvoll ersticken wird. Wenn in dieser Situation die Schwangere deutlich macht, dass sie es nicht ertragen könne, monatelang auf die Geburt ihres todgeweihten Kindes zu warten, ist eine Gewissensentscheidung der behandelnden Ärzte, vor allem des Frauenarztes, unausweichlich. Typischerweise wird die Option eines Fetozides unter äußerster Diskretion interdisziplinär im Rahmen einer ethischen Konsilrunde erörtert, wobei auch bei positivem Votum der beteiligten Humangenetiker, Kinderärzte, Ethiker und Hebammen die letzte Entscheidung ausschließlich beim Frauenarzt liegt, dem auch dann die Möglichkeit der Weigerung aus persönlichen Gründen offenbleiben muss. Wiederum stellt sich die Frage, inwieweit bei gegebener nachvollziehbarer Fragestellung von Kliniken, in denen Fetozide keinesfalls durchgeführt werden, auf Häuser mit anderer Politik verwiesen werden soll. Ich meine, dies muss im Sinne des Einholens einer Zweitmeinung geschehen, wenn auch darin die Gefahr der bequemen systematischen Verlagerung von Problemfällen an bestimmte Einrichtungen liegt, die für andere „die Kastanien aus dem Feuer holen" und sich dafür möglicherweise auch noch in Kollegenkreisen einen zweifelhaften Ruf einhandeln.

2.3 Arzt und Patient haben gleiche Präferenzen, deren Umsetzung aber unzulässig ist

Im Europa der offenen Grenzen kommt es gerade im Zusammenhang mit Techniken der Reproduktionsmedizin mitunter zu erheblichen Unterschieden hinsichtlich der im jeweiligen Land zulässigen und praktisch verfügbaren Verfahren. Über lange Zeit galt dies beispielsweise für die Präimplantationsdiagnostik (PID), die bis zur legislativen Klärung 2011 in Deutschland, anders als in den meisten Nachbarländern, aufgrund der unklaren Rechtslage nicht angeboten wurde. Im Zusammenhang mit einer frühkindlich tödlichen familiären spinalen Muskelatrophie mit 25 Prozent Risiko eines Elternpaares für ein betroffenes gemeinsames Kind war und ist eine „Schwangerschaft auf Probe“ mit Pränataldiagnostik und, im Falle eines betroffenen Kindes, Schwangerschaftsabbruch etwa in der 12. Woche zulässig und verfügbar. Sie wird sogar von den Krankenkassen finanziert. Für eine „Zeugung auf Probe“ mit PID im Rahmen einer eigens hierzu durchgeführten In-vitro-Fertilisation gab es bislang aber nur Einrichtungen in Belgien oder Spanien, zu denen das Paar für eine dort legale, aber hier unzulässige Behandlung allenfalls auf eigene Kosten reisen konnte. Durfte oder musste gar ein deutscher Arzt auf diese Möglichkeit hinweisen, vorausgesetzt dass er und das Elternpaar die Fragestellung als dafür medizinisch und ethisch geeignet ansahen? Gezielt verschärft wurde dieses Dilemma durch eine öffentliche Äußerung der damaligen Bundesjustizministerin H. Däubler-Gmelin, die eine Überweisung zur PID im Ausland durch deutsche Ärzte als Anstiftung oder Beihilfe zu einer Straftat einstufte.[12] Darin lag natürlich geradezu eine Einladung zu Umgehungstaktiken; zugegebenermaßen habe ich selbst einmal einem Elternpaar, das eine Hochrisiko-Konstellation für eine tödliche Stoffwechselerkrankung trug und schon ein Kind daran verloren hatte, einen Zeitungsartikel über die Äußerungen der Ministerin zu lesen gegeben, in der auch von einer bestimmten PID-Klinik an einer belgischen Universität die Rede war. Das Weitere nahm das Elternpaar dann selbst in die Hand, und mein eigener Gewissenskonflikt hielt sich in Grenzen.

Mitunter ist die Eigeninitiative gerade von Paaren mit Kinderwunsch größer, als die Handlungsspielräume oder sogar die Fantasie der behandelnden Ärzte es sind. Einer jungen türkischstämmigen Patientin mit Ullrich-Turner-Syndrom, die zwar eine Gebärmutter hatte, aber keine eigenen Eizellen bilden konnte, habe ich einmal als einzigen Weg zur Realisierung ihres Kinderwunsches eine Adoption nahegelegt. Einige Jahre später besuchte sie mich mit ihrer Tochter, die sie nach dort legaler Eizellspende in der Türkei geboren hatte – anders als die Samenspende ist die Eizellspende hierzulande ja verboten.

Konflikte dieser Art, bei denen sich der Arzt mit seinen Patienten hinsichtlich des gewünschten und als verantwortbar betrachteten Vorgehens einig ist, ihm aber aufgrund einer uneinheitlichen und oft sogar unklaren Rechtslage erhebliche forensische Risiken drohen, lassen sich nur auf der Ebene politischer Entscheidungen im großen Maßstab wirklich lösen.

---

12 Vgl. H. Däubler-Gmelin (2001), zit. nach U. P. Böcher, *Präimplantationsdiagnostik und Embryonenschutz*, Göttingen 2004, 136.

Im Einzelfall bleibt dem Arzt nur ein Vorgehen, bei dem er zunächst die faktischen Möglichkeiten und die medizinische Indikation für das in Rede stehende Verfahren überprüft und eine persönliche Gewissensentscheidung dahingehend trifft, ob er bereit ist, die im eigenen etablierten Gesundheitssystem vorgegebenen Handlungsräume bewusst zu überschreiten. Erst dann ist eine Grundlage dafür geschaffen, eine eventuelle praktische und in aller Regel äußerst schwierige und kostspielige Umsetzung mit seinen Patienten zu erörtern. Sicherlich kann niemand von ihm verlangen, in dieser rechtlichen Grauzone aktiv tätig zu werden und sich möglicherweise persönlichen Risiken auszusetzen; welche im Ausland verfügbaren Vorgehensweisen er im Beratungsgespräch ansprechen sollte, hängt ganz wesentlich auch von seiner individuellen Einschätzung ab, welche logistischen und finanziellen Potenziale seine Patienten hierfür überhaupt hätten.

Im Zeitalter der weltweiten Internet-Vermarktung auch dubioser medizinischer und pseudomedizinischer Angebote wäre es jedenfalls blauäugig, sich solchen Überlegungen durch einfaches Verschweigen zu entziehen. Im Gegenteil gehört es zur ärztlichen Verantwortung, alle faktisch gegebenen Handlungsräume auszuloten und sich, gemäß dem Prinzip des Nicht-Schadens, gegebenenfalls auch eindeutig negativ zu Optionen zu äußern, die der Mediziner für medizinisch fragwürdig oder ethisch unverantwortlich hält.

Auf der gesundheitspolitischen Ebene ist es eine Aufgabe der ärztlichen Standesorganisationen, von der Legislative klare Regelungen für ethisch schwierige Fragestellungen einzufordern, damit Ärzte nicht mit problematischen Gewissensentscheidungen in rechtlichen Grauzonen alleingelassen werden. Ein gesetzliches Verbot eines bestimmten Vorgehens ist ethisch betrachtet ja der Ausdruck eines breiten, wenn auch nicht umfassenden gesellschaftlichen Konsenses und damit die bestmögliche Argumentationshilfe für ein restriktives ärztliches Vorgehen.

Das Verbot pränataler Geschlechtsbestimmungen im Gendiagnostikgesetz, die im Vergleich zu anderen Ländern engen Grenzen für Indikationen zur Präimplantationsdiagnostik und, im internationalen Maßstab, das Verbot des reproduktiven Klonens, sind ermutigende Beispiele dafür, dass wir uns dann und nur dann nicht auf einer schiefen Ebene hin zur Beliebigkeit befinden, wenn wir uns frühzeitig gesellschaftlich und politisch mit neuen medizinischen Möglichkeiten befassen.

Katrin Bentele

Gewissensentscheidungen von Betroffenen im Kontext der Pränataldiagnostik

Werdende Eltern müssen im Laufe einer Schwangerschaft vielfach Entscheidungen treffen, die, zumal sie immer auch das Ungeborene betreffen, oft schwierig sind. Sie sind schwierig, weil bereits die Schwangerschaft selbst und das Erwarten des Kindes einen Umbruch im Leben des Paares bedeuten, – Entscheidungen, die insbesondere für die Frau, die mit den Veränderungen ihres Körpers und ihres Selbsterlebens konfrontiert ist, eine Ausnahmesituation darstellen. Das ist per se nichts Problematisches, sondern auch etwas sehr Schönes, ist als existenziell herausfordernde Ausgangssituation aber nicht zu unterschätzen. Solche Entscheidungen sind auch deshalb schwierig, weil bereits mit dem ersten Wissen um die Schwangerschaft eine Verantwortungsbeziehung zum ungeborenen Kind entsteht, die in den nächsten Wochen und Monaten immer wieder gesundheitsrelevante Aspekte umfasst. Von allen Seiten und nicht zuletzt aus der Medizin werden die werdenden Eltern in dieser Situation mit guten Ratschlägen und Angeboten eingedeckt, die nicht immer leicht einzuordnen sind, zumal wenn das Paar sich bislang noch wenig mit den Notwendigkeiten und Möglichkeiten in der Schwangerschaft auseinandergesetzt hat. Ganz selbstverständlich stellt sich daher von Anfang an die Frage: Was heißt verantwortlich handeln in diesem Zusammenhang? Was ist wichtig für mein Kind? Was ist wichtig für mich und warum? Sind beide Partner der gleichen Ansicht, oder gibt es hier Konflikte? Welcher Art sind die Konflikte? Wieviel Kontrolle ist notwendig? Bereits im Rahmen der regulären Schwangerenvorsorge ist eine Reihe von Untersuchungen enthalten, die nicht nur die Gesundheit der Schwangeren im Blick haben, sondern auch die des ungeborenen Kindes. Einige davon können hilfreich hinsichtlich des Verhaltens bereits in der Schwangerschaft oder während der Geburt sein, andere können schwerwiegende Konflikte nach sich ziehen, wenn beispielsweise in einem frühen Ultraschall die Nackenfaltendichte als ein mögliches Anzeichen für eine Trisomie 21 gemessen werden soll. Einerseits kann es beruhigend sein, wenn die Messergebnisse negativ sind, andererseits kann es beunruhigend sein und weitere Untersuchungen nach sich ziehen, wenn sie positiv ausfallen – und das, obwohl eine große Anzahl der auffälligen Ergebnisse mit einer Trisomie oder anderen gesundheitsrelevanten Fragen gar nichts zu tun haben. Neben dieser offensichtlichen Problematik ist damit aber auch sehr früh in der Schwangerschaft die Auseinandersetzung damit verbunden, ob und wie die werdenden Eltern sich ein Leben mit einem Kind mit Behinderung vorstellen können, was es für sie bedeutet und welche möglichen Konflikte dabei auftreten. Und: Wollen sie beide bereits während der Schwangerschaft damit konfrontiert sein? Es besteht die Möglichkeit, sich für oder gegen diesen Test zu entscheiden. Um das zu können, muss man allerdings auch schon eine Menge darüber wissen, was nicht in jedem Fall einfach vorausgesetzt werden kann. Und man muss darüber informiert sein, dass man überhaupt eine Entscheidungsmöglichkeit hat. Weitere Schwierigkeiten treten auf, wenn die angebotenen Untersuchungen das Kind gefährden können, wie z.B. bei der Chorionzottenbiopsie oder der Amniozentese. Die Entscheidungen, die in diesem Kontext getroffen werden müssen, sind selten nur auf den Umgang mit der einen konkreten Fragestellung beschränkt, sondern meistens in einen größeren Zusammenhang eingebettet, der sich auf das Selbst- und Weltbild der Betroffenen bezieht und ihre moralische Identität in ihrem Innersten betrifft. Daher ist es nur zu verständlich, warum in diesem Zusammenhang von Gewissensentscheidungen gesprochen wird.

In der Diskussion um den Einsatz pränataler Diagnostik ist das Gewissen ein viel gebrauchter Begriff, der für alle Akteure gerne in Anschlag gebracht wird. So gab es beispielsweise im Rahmen der gesetzgeberischen Aktivitäten zur Regelung der Präimplantationsdiagnostik eine Aufhebung des Fraktionszwangs, um eine freie Gewissensentscheidung für die Parlamentarier in der Abstimmung über Zulassung oder Verbot zu ermöglichen. Schaut man sich die verschiedenen Regelungsoptionen genauer an, so lässt sich zeigen, dass jeweils die Gewichtung des Gewissens der handelnden Personen (medizinisches Personal, betroffene Paare) und das, was man diesem zutraut im Hinblick auf die ethische Beurteilung der Zulässigkeit der Präimplantationsdiagnostik, einen wichtigen Unterschied ausmacht. Inhaltlich wird hauptsächlich darüber gestritten, ob es sich bei den verfügbaren pränataldiagnostischen Möglichkeiten um Angebote handelt, die Ärzte machen, indem sie ihrem Gewissen verpflichtet verantwortlich handeln, und über die die Paare wiederum in einer Gewissensentscheidung befinden (sollen, können, dürfen). Insbesondere in bioethischer Hinsicht liberale Haltungen bejahen dies. Auf der anderen Seite stehen diejenigen, die die Ansicht vertreten, dass die ethische Fragestellung in diesem Zusammenhang grundsätzlicher Natur ist und daher nicht jeweils in Einzelentscheidungen je neu entschieden werden darf. Im interkonfessionellen Kontext wird die liberalere Position gerne dem Protestantismus als expliziter „Religion des Gewissens", die restriktive dem Katholizismus zugeordnet.[1] Im Grunde geht es allerdings nicht um die Frage, ob Entscheidungen

---

1 Zum Beispiel H. Kreß, *Reproduktionsmedizin und Präimplantationsdiagnostik in protestantischer Sicht*. Referat auf dem Ferring Forum für alle reproduktionsmedizinischen Zentren in Zusammenarbeit mit dem Kinderwunschzentrum Dortmund, Hamburg 5. März 2011. Online verfügbar unter http://www.sozialethik.uni-bonn.de/kress/vortraege/kress_reprod.med_pid_5.3.2011.pdf (Zugriff am

in diesem Kontext dem Gewissen zugemutet werden können. Wesentlich geht es darum, ob es sich hier um eine *reine* Gewissensentscheidung handelt oder ob sich das ethische Problem darüber hinaus auch auf anderen Ebenen stellt und was das für die Rahmenbedingungen des Handelns im pränataldiagnostischen Kontext bedeutet. Denn dass es sich überhaupt um eine Gewissensentscheidung handelt, die von den anbietenden Ärztinnen und Ärzten und den sich dazu verhaltenden Paaren getroffen werden muss, ist, so denke ich, unbestreitbar, wenn man genauer betrachtet, worum es geht. Es sind nicht nur Aspekte der individuellen Lebensplanung, zu der der Kinderwunsch gehört, sondern darüber hinaus auch Fragen, die die moralischen Rechte der Frau wie auch des Ungeborenen betreffen, sowie soziale Grundhaltungen und Fragen, die die strukturellen Rahmenbedingungen betreffen, die die Gesellschaft für verschiedene Lebensentwürfe bietet. Für Ärztinnen und Ärzte besteht ebenfalls eine besondere Verantwortungsbeziehung in diesem Kontext, da zum einen nicht nur eine Patientin das Gegenüber im professionellen Verhältnis ist, sondern immer auch das Ungeborene und zu bestimmten Anteilen auch der Partner. Zum anderen geht es auch für Ärztinnen und Ärzte um Entscheidungen, die sie mit ihren Wertvorstellungen und denen ihres Professionsethos verbinden müssen.

Hier ist ein in besonderem Maße zu beachtender Aspekt die viel diskutierte Frage der Leidvermeidung, aber auch mögliche Leiderzeugung durch den Einsatz bestimmter Techniken wie der Präimplantationsdiagnostik sowie die (individuelle und soziale) Bedeutung des geringeren Risikos beim Einsatz neuer Techniken wie des Bluttests auf die Trisomien 21, 13 und 18, wie er seit vergangenem Jahr durch die Firma LifeCodexx angeboten wird (PraenaTest). Darüber hinaus verändert sich die Verantwortungsbeziehung insbesondere der Ärztinnen und Ärzte gegenüber dem Ungeborenen, wenn es nicht nur um eine Pränataldiagnostik *in utero*, sondern um eine die künstliche Befruchtung miteinschließende Präimplantationsdiagnostik geht, die seit kurzer Zeit in geregelten Fällen auch in Deutschland eingesetzt werden darf, sodass der Embryo *in vitro* mit in den Blick gerät.[2] Wichtig ist festzuhalten, dass es sich bei ethischen Fragen der Pränataldiagnostik sowohl um normativ-ethische als auch um strebensethische Aspekte handelt, die sich jeweils individual- wie auch sozialethisch ausbuchstabieren lassen. Die ver-

---

02.10.2013). Allerdings bleibt dabei unberücksichtigt, dass auch in der katholischen Kirche das Gewissen die oberste Instanz ist (vgl. schon Thomas von Aquin).

2 Vgl. dazu Deutscher Ethikrat (Hg.), *Präimplantationsdiagnostik. Stellungnahme*, Berlin 2011, 114 ff.

schiedenen ethischen Dimensionen werden in einem Modell integrativer Ethik[3] deutlich:

> Ethik ist die Theorie des menschlichen Strebens nach einem guten Leben sowie der Sollensansprüche, unter die das Streben gerechtfertigt zu stellen ist. Sie befasst sich mit Fragen der Selbstverwirklichung und mit sozialen Werten, die beide Ausdruck des individuellen und sozialen Strebens nach einem guten und gelungenen Leben sind. Darüber hinaus klärt die Ethik über Rechte auf, die von einzelnen eingefordert werden können und von anderen zu respektieren sind, und sie sucht Wege, die unterschiedlichen Interessen und Rechte einzelner wie auch Gruppen gerecht auszugleichen. Insbesondere Fragen der Gerechtigkeit beziehen sich auf Institutionen und die Gestaltungsmacht, die mit ihnen einhergeht, im Hinblick auf die Achtung und Förderung von Freiheit und Gleichheit.[4]

Die Ethik bezieht sich also grundsätzlich auf verschiedene Bereiche menschlichen Lebens, die in ihrem Zusammenspiel auch hinsichtlich der Pränataldiagnostik relevant sind: auf die individuellen Werthaltungen und Lebensgestaltungsvorstellungen, das soziale Miteinander, gemeinsame soziale Werte und die Gestaltung der Gesellschaft. Außerdem stehen das Verhältnis von Freiheit, Rechten und Pflichten beziehungsweise das Verhältnis von Rechten und Pflichten untereinander und die Reflexion auf die Rahmenbedingungen im Fokus, die sowohl einen für den strebensethischen Bereich wünschenswerten Pluralismus der Lebensentwürfe als auch die begründete Aufrechterhaltung normativer Prinzipien im Hinblick auf Recht und Gerechtigkeit gewährleisten können. Dabei sind auch die bestehenden Moralen in einer Gesellschaft sowie deren Vorbedingungen von einer Ethik als Reflexionstheorie der Moral in den Blick zu nehmen. Dies gilt insbesondere in einer Zeit, in der der weltanschauliche Pluralismus zu einem wesentlichen Merkmal der Gesellschaftsbeschreibung zählt und gerade im Hinblick auf die Pränataldiagnostik zu Konflikten führen kann und faktisch auch führt. Eine Auseinandersetzung mit den verschiedenen Moralen und ihren (oft narrativ verfassten) Vorbedingungen ist hilfreich, um Verständnis für die verschiedenen vertretenen Positionen zu entwickeln und gegebenenfalls zumindest gemeinsam gangbare Lösungsansätze zu finden. Das Arbeitsfeld der Ethik ist auf diese Weise vielfach mit den Human- und Sozialwissenschaften verschränkt, die sich mit dem einzelnen Individuum beschäftigen und die sozialen Strukturen und Institutionen einer Gesellschaft zum Thema haben.

---

3 Vgl. zum Fadenkreuz und der Definition zur Ethik H. Haker, *Ethik der genetischen Frühdiagnostik. Sozialethische Reflexionen zur Verantwortung am Beginn des menschlichen Lebens*, Paderborn 2002, 15–49.

4 H. Haker, *Ethik der genetischen Frühdiagnostik*, 17.

Die in diesem Verständnis von Ethik enthaltenen vier Dimensionen ethischer Urteilsbildung lassen sich anschaulich im folgenden Fadenkreuz nachvollziehen, welches insbesondere als Analyseinstrument für die Beschreibung eines ethischen Konflikts hilfreich sein kann und in das (ohne Anspruch auf Vollständigkeit) exemplarisch einige Aspekte eingefügt sind, die wesentlich für die ethischen Konflikte um die Pränataldiagnostik sind. Dabei wird schnell deutlich, dass Fragen der Anwendung pränataldiagnostischer Möglichkeiten nicht nur in *einem* der vier Bereiche verortet werden können, weil sonst die Gefahr besteht, dass die Problembeschreibung unterkomplex wird und die ethische Beurteilung zu kurz greift. Wie die unterschiedlichen Dimensionen zueinander gewichtet werden, ist allerdings gesondert zu betrachten.

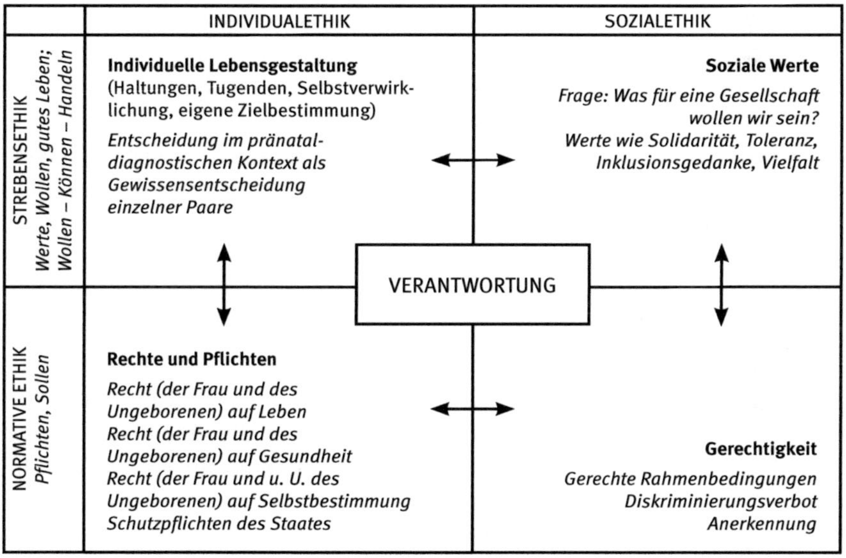

Um eine vollständige Problembeschreibung zu erhalten, ist es außerdem von Bedeutung, dass sowohl die Technik als solche und ihre Implikationen (dazu gehören beispielsweise die Abschätzung der neueren Entwicklungen der Gendiagnostik wie zum Beispiel schnelle und günstige und teils auch risikoarme Möglichkeiten der gleichzeitigen Erfassung verschiedener Merkmale oder gar Gesamtgenomsequenzierung und die Einbeziehung der eventuell schon bestehenden Erfahrungen in anderen Kontexten) als auch die konkrete Situation der handelnden Personen in ihrem individuellen wie sozialen Kontext im Blick sind. Da es mir im Folgenden allerdings nicht um eine grundsätzliche Beurteilung der pränatalen Diagnostik geht, sondern der Fokus auf der Gewissensentscheidung der Betroffenen liegt, müssen die eher allgemein gehaltenen Ausführungen hier als Hinweis für meinen Zugriff auf die Thematik genügen. Wichtig ist für unseren Zusammenhang, dass ethische Konflikte, die im Kontext der Pränataldiagnostik für die Betroffenen auftreten können, nicht ausschließlich individuelle Konflikte sind und damit nicht *nur* in den Bereich der eigenen Gewissensentscheidung gehören, sondern eingebettet in die vier genannten Dimensionen ethischer Urteilsbildung verstanden werden müssen. Dennoch handelt es sich fraglos um Gewissensentscheidungen, die in die gesamte Lebensgeschichte der handelnden Personen integriert werden können müssen, weshalb der Urteilsbildung und der dazu angebotenen Beratung in der Pränataldiagnostik eine nicht zu unterschätzende Bedeutung zukommt.

Warum sind die Gestaltung und Ausrichtung der Beratung so wichtig, und weshalb lohnt es sich, das Gewissen in diesem Zusammenhang näher anzusehen; was trägt der Begriff der Gewissensentscheidung eigentlich für die Pränataldiagnostik aus? Diese Aspekte sollen im Folgenden betrachtet werden. Auch wenn nämlich das Gewissen als Begriff viel und gern im Munde geführt wird, wird in der Debatte um die Pränataldiagnostik kaum thematisiert, was darunter verstanden wird, warum Gewissensentscheidungen besondere Entscheidungen sind, und was genau damit gemeint ist.

Wir reden vom Gewissen in verschiedenen Zusammenhängen: Wir sprechen vom guten und noch öfter vom schlechten Gewissen, von der Gewissenlosigkeit von Menschen, deren Handlungsweise wir verurteilen, von Gewissenhaftigkeit, Gewissensfragen und Gewissensentscheidungen. Wir fragen uns, ob dieser oder jener denn kein Gewissen habe und scheinen von aller weiteren Rechtfertigung befreit, wenn wir uns auf unser Gewissen berufen. Für die einen ist Gewissen nichts anderes als das persönliche Interesse, für die anderen ein anderes Wort für Gehorsam. Beides hat mit Gewissen weniger zu tun als es zunächst scheinen mag. Das Gewissen macht man nicht geltend, wenn es einem gerade passt, sondern das Gewissen macht sich selbst geltend – oft gerade dann, wenn es uns gar nicht passt. Was das Gewissen ist, ist uns nicht im Letzten verfügbar. Das Gewissen ist innovativ, es hat eine Geschichte und wandelt sich mit den Anforderungen, die an es gestellt werden. Wir wissen aus der Erfahrung, dass es ein Gewissen gibt, das Gewissen widerfährt uns. Diese Erfahrung hört nicht auf. Daraus lernen wir, dass das Gewissen im Werden ist, einen Prozess darstellt, der uns zugleich vorgegeben und aufgegeben ist.[5]

5 Vgl. dazu D. Mieth, *Gewissen*, in: J.-P. Wils/D. Mieth (Hg.), *Grundbegriffe der christlichen Ethik*, Paderborn 1992, 225–242.

Ein wesentlicher Aspekt des Gewissens wird in einer Geschichte deutlich, die sehr bekannt ist, allerdings eher selten im Zusammenhang mit dem Gewissen erzählt wird, in der aber deutlich wird, warum es so wichtig ist, die Rede von der Gewissensentscheidung ernst zu nehmen:

> Antiquariat [...] stand auf der Glastür eines kleinen Ladens. [...] Draußen war ein grauer kalter Novembermorgen, und es regnete in Strömen. Die Tropfen liefen am Glas herunter und über die geschnörkelten Buchstaben. [...]
> Plötzlich wurde die Tür so heftig aufgerissen, dass eine kleine Traube von Messingglöckchen, die über ihr hing, aufgeregt zu bimmeln begann und sich eine ganze Weile nicht wieder beruhigen konnte.
> Der Urheber dieses Tumults war ein kleiner, dicker Junge von vielleicht zehn oder elf Jahren. [...] Er war ein wenig blaß und außer Atem, aber ganz im Gegensatz zu der Eile, die er eben noch gehabt hatte, stand er nun wie angewurzelt in der offenen Tür.
> Vor ihm lag ein langer schmaler Raum, der sich nach hinten zu im Dämmerlicht verlor. An den Wänden standen Regale, die bis unter die Decke reichten und mit Büchern aller Formen und Größen vollgestopft waren. [...] Hinter einer mannshohen Mauer aus Büchern [...] war der Schein einer Lampe zu sehen. [...] Offenbar saß dort jemand, und tatsächlich hörte der Junge eine Stimme ziemlich barsch sagen: „Wundern Sie sich drinnen oder draußen, aber machen Sie die Tür zu. Es zieht."
> Der Junge gehorchte und schloß leise die Tür. Dann näherte er sich der Bücherwand und guckte vorsichtig um die Ecke. Dort saß in einem hohen Ohrenbackensessel aus abgewetztem Leder ein schwerer untersetzter Mann. [...] Auf den Knien hielt er ein Buch, in welchem er offenbar gerade gelesen hatte, denn er hatte beim Zuklappen den dicken Zeigefinger seiner linken Hand zwischen den Seiten gelassen [...].
> [...] „Hör zu, mein Junge, ich kann Kinder nicht leiden. Heutzutage ist es zwar Mode, dass alle Welt ein Mordsgetue mit euch veranstaltet – aber ich nicht. [...] Außerdem gibt es bei mir keine Bücher für Kinder, und andere Bücher verkaufe ich dir nicht. So, ich hoffe, dass wir uns verstanden haben!"
> [...] Nun klappte er sein Buch wieder auf und setzte seine Lektüre fort.
> Der Junge nickte stumm und wandte sich zum Gehen, aber irgendwie schien ihm, dass er diese Rede nicht unwidersprochen hinnehmen konnte, deshalb drehte er sich noch einmal um und sagte leise: „Alle sind aber nicht so."
> Der Mann blickte langsam auf [...]. „Du bist immer noch da? Was muß man eigentlich tun, um so einen wie dich los zu werden, kannst du mir das mal verraten?" [...]
> In diesem Augenblick klingelte das Telefon. Herr Koreander erhob sich mit einiger Anstrengung aus seinem Lehnstuhl und schlurfte in ein kleines Kabinett, das hinter dem Laden lag. [...]
> Bastian fiel plötzlich ein, dass er viel zu spät in die Schule kommen würde, ja, gewiß, er mußte sich beeilen, er mußte rennen – aber er blieb stehen, wo er stand und konnte sich nicht entschließen. Irgend etwas hielt ihn fest, er wußte nicht was.
> [...] Bastian wurde sich bewußt, dass er die ganze Zeit schon auf das Buch starrte, das Herr Koreander vorher in den Händen gehalten hatte und das nun auf dem Ledersessel lag. [...] Es war ihm, als ginge eine Art Magnetkraft davon aus, die ihn unwiderstehlich anzog.
> [...] Er hob das Buch hoch und betrachtete es von allen Seiten. Der Einband war aus kupferfarbener Seide und schimmerte, wenn er es hin und her drehte [...]. Als er den Einband [...]

> genauer betrachtete, entdeckte er darauf zwei Schlangen [...], die sich gegenseitig in den Schwanz bissen und so ein Oval bildeten. Und in diesem Oval stand in eigentümlich verschlungenen Buchstaben der Titel: Die unendliche Geschichte.
> [...] Er starrte auf den Titel des Buches, und ihm wurde abwechselnd heiß und kalt. Das, genau das war es, wovon er schon oft geträumt [...] hatte: Eine Geschichte, die niemals zu Ende ging! Das Buch der Bücher!
> Er mußte dieses Buch haben, koste es, was es wolle!
> Koste es, was es wolle? Das war leicht gesagt! [...] Dieser unfreundliche Herr Koreander hatte ja nur allzu deutlich zu verstehen gegeben, dass er ihm kein einziges Buch verkaufen würde. Und verschenken würde er es schon gar nicht. Die Sache war hoffnungslos.
> Und doch wußte Bastian, dass er ohne das Buch nicht weggehen konnte. Jetzt war ihm klar, dass er überhaupt nur wegen des Buches hergekommen war, es hatte ihn auf geheimnisvolle Art gerufen, weil es zu ihm wollte, weil es eigentlich schon seit immer ihm gehörte! [...]
> Ehe er sich's versah, hatte er plötzlich ganz schnell das Buch unter seinen Mantel gesteckt und preßte es dort mit beiden Armen an sich. Ohne ein Geräusch zu machen ging er rückwärts auf die Ladentür zu [...]. Er öffnete die Glastür nur so weit, dass er sich gerade eben durchzwängen konnte. Leise und behutsam schloß er die Tür von draußen.
> Erst dann begann er zu rennen.
> [...] Der Regen lief ihm übers Gesicht und hinten in den Kragen hinein. Kälte und Nässe drangen durch seinen Mantel, doch Bastian fühlte es nicht. Ihm war heiß, aber nicht nur vom Laufen.
> Sein Gewissen, das sich vorher in dem Buchladen nicht gemuckst hatte, war nun plötzlich aufgewacht. All die Gründe, die so überzeugend gewesen waren, erschienen ihm plötzlich völlig unglaubwürdig [...].
> Er hatte gestohlen. Er war ein Dieb![6]

In diesem Anfang der „Unendlichen Geschichte“ kann man gut nachvollziehen, wie es sich anfühlt, wenn sich das Gewissen meldet. Es kommen gleich zwei wesentliche Merkmale des Gewissensphänomens zum Ausdruck: erstens der akute Einbruch des schlechten Gewissens und zweitens die Reichweite des Gewissens, die sich nicht nur auf die einzelne Handlung, sondern auf das ganze Sein des Menschen erstreckt: „Er hatte gestohlen. Er war ein Dieb.“ Das Gewissen widerfährt uns, indem es plötzlich erwacht, auch wenn wir während der Handlung noch nicht daran denken, etwas Falsches zu tun. Bastian erschrickt geradezu, als sein Gewissen sich meldet, als ihm bewusst wird, dass er gestohlen hat. Es zeichnet das Gewissen aus, dass es unerwartet einbricht und unausweichlich da ist. Seine Erfahrung ist unmittelbar. Bastian fühlt den Regen nicht, nicht die Kälte. Die äußere Wirklichkeit ist zweitrangig gegen die Wirkmächtigkeit der inneren. Dies ist auch bezogen auf die Situation der Entscheidungsfindung im pränataldiagnostischen Bereich von Bedeutung. Die Entscheidungen, die hier getroffen werden müssen, haben die Gesundheit der werdenden Mutter und des ungebo-

6 M. Ende, *Die unendliche Geschichte*, Stuttgart 1979, 5–11.

renen Kindes im Fokus, und hier möchten weder die werdenden Eltern noch die behandelnden Ärzte einen Fehler machen. Zugleich geht es aber auch um Wertvorstellungen, um Vorstellungen vom guten Leben, um das Selbstbild der Betroffenen, womit die entsprechende Entscheidung in Einklang gebracht werden muss. Diesbezüglich können innere und äußere Wirklichkeit weit auseinanderklaffen; außerdem kann es passieren, dass die dadurch aufscheinenden Konflikte zuvor nie als solche wahrgenommen wurden und daher ebenso plötzlich auftreten wie bei dem erschreckenden Bastian. Zumal, weil die Betroffenen oft überrumpelt und immer wieder völlig überfordert sind mit dem, was medizinisch möglich ist, mit der Entscheidung darüber, was in ihrem Fall sinnvoll ist, und damit, was die entsprechende Entscheidung überhaupt für sie und ihr Leben bedeutet. Der zweite wichtige Punkt, der aus der Geschichte mitzunehmen ist, ist, dass das Gewissen zwar wegen einer einzelnen Handlung aufscheint, dabei aber viel mehr als nur die Beurteilung einer Einzelhandlung ist. Das Gewissen ergreift die Person in ihrem innersten Selbstsein, in ihrer Ganzheit, ihrem Wesen. Bastian erkennt im Gewissen nicht nur seine Handlung als Diebstahl und als falsch. Durch das Stehlen des Buches *wird* er zum Dieb. Er ist als Person in seinem Sein davon betroffen. Gewissenserfahrungen sind also nicht nur einzelne, unverbunden nebeneinanderstehende Erfahrungen. Sie sind miteinander verbunden, indem sie sich letztlich auf die Person, nicht auf die Handlung allein beziehen. Das hat damit zu tun, dass das Gewissen der Ort der Moralfähigkeit des Menschen ist und sich als letzte moralische Instanz ganz individuell bildet. Dieser Aspekt macht deutlich, dass man mit Entscheidungen, die tatsächlich Gewissensentscheidungen sind, ein ganzes Leben lang klarkommen muss, dass sie in die eigenen Moral- und Wertvorstellungen, in die bisherige Lebensgeschichte integriert werden müssen, weil sie nicht nur die Handlung betreffen, die aus der Entscheidung hervorgeht, sondern darüber hinaus die handelnde Person selbst, die die Entscheidung in Kontinuität mit sich treffen muss und gegebenenfalls ihr Selbstbild damit verändert. Umso notwendiger ist es, dass solche Entscheidungen unterstützt werden, dass die entscheidenden Personen Hilfe dabei bekommen, die möglicherweise verdeckten Konflikte explizit zu machen, die eigenen Wertvorstellungen überhaupt artikulieren zu können, um dann eine gute und mit sich selbst stimmige Entscheidung treffen zu können.

Das Gewissen bezeichnet ein das eigene Urteilen und Handeln moralisch wertendes (Mit-)Wissen. Im Gewissen nimmt der Einzelne Distanz zu sich ein, um zu prüfen, auf welche Weise moralisch relevante Entscheidungen und Handlungen zustande gekommen sind. Je nachdem, ob die Prüfung positiv oder negativ ausfällt, zeigt sich das Gewissen als gutes oder schlechtes Gewissen, wobei nicht zu unterschätzen ist, dass ein schlechtes Gewissen hier in schwer auszuhaltender Weise unter Umständen Lebensentscheidungen betrifft, weil die verfügbaren

Methoden der Pränataldiagnostik weitreichende Folgen haben können. Durch die Vorsilbe „Ge“ zeigt sich, dass es sich beim Gewissen um die Vorstellung eines zusammenfassenden, versammelnden Wissens handelt, das sowohl die persönlichen Motivationen, die bestehenden moralischen Maßstäbe und die Gegebenheiten der konkreten Situation abwägend umgreift. Es bezieht sich dabei auf die Integrität der eigenen Haltung.[7] Diese jedoch muss gerade im Fall werdender Eltern, die mit diagnostischen Möglichkeiten wie dem Fehlbildungsultraschall oder einer weitergehenden invasiven Diagnostik konfrontiert werden, die sie bei der ersten Begegnung womöglich weder medizinisch noch psychosozial oder moralisch einordnen können, oft erst herausgearbeitet werden.

Das Gewissen ist der Ort, an dem vor dem Einzelnen das aufscheint, was man die personale Wahrheit seines Daseins nennen könnte, das, was für den Einzelnen die persönliche Antwort auf die Fragen ist: Wer will ich sein? Und: Welchem Entwurf des guten Lebens, welchem Bild gelingenden Menschseins will ich folgen? Was verstehe ich unter Elternschaft? Was für eine Mutter/was für ein Vater möchte ich sein? Was für ein Menschenbild möchte ich leben? Wie möchte ich Gemeinschaft gestalten? Im Gewissen meldet sich das Vorzeichen zu Wort, unter das eine Person ihr Leben stellen will; wie ein roter Faden durchzieht das Gewissen in seiner unausweichlichen Anwesenheit das Gewebe der Handlungen, um an das zu erinnern, was die Person im Durcheinander ihrer wechselnden Pläne und Absichten eigentlich will. Dieser unaufhebbare Selbstbezug des Gewissens bringt es auch mit sich, dass ich die Gründe meiner Gewissensentscheidung weder vollständig durchschauen noch sie einem anderen bis ins Letzte erklären kann. So sehr das verantwortliche Gewissensurteil den Einzelnen dazu verpflichtet, sich der Gründe zu vergewissern, die sein Handeln bestimmen, so bleibt doch immer ein letzter Rest, der sich einer solchen Prüfung entzieht.[8] „Deshalb kann die letzte Antwort auf die Frage, warum ich so handle und handeln muss, über alle Gründe hinaus nur die sein, dass ich eben ich bin.“[9] Das Gewissen gehört also zum innersten Kern unserer Persönlichkeit, unserer Identität. Daher ist es geboten, weder fahrlässig inflationär von Gewissensentscheidungen zu sprechen, noch Gewissensentscheidungen, wo sie zu treffen sind, auf die leichte Schulter zu nehmen und die Urteilsbildung, auf deren Grundlage letztlich die Entscheidung getroffen wird, zu vernachlässigen.

---

7 Vgl. F.-P. Burkard, *Gewissen*, in: P. Prechtl/F.-P. Burkard (Hg.), *Metzler Philosophie Lexikon*, Stuttgart ^{2}1999, 213.

8 Vgl. E. Schockenhoff, *Wie gewiss ist das Gewissen? Eine ethische Orientierung*, Freiburg i. Br. 2003, 200–215.

9 L. Honnefelder, *Praktische Vernunft und Gewissen*, in: A. Hertz et al. (Hg.), *Handbuch der christlichen Ethik*, Bd. 3, Freiburg i. Br. 1993, 42.

Durch den Begriff der Gewissensentscheidung wird ein wichtiger Aspekt explizit in die ethische Debatte eingeführt, der vor allem bei an den gängigen medizinethischen Prinzipien nach Beauchamp und Childress ausgerichteten Ansätzen vielfach außen vor bleibt: die Perspektive der Ethik des guten Lebens und der damit verbundenen Wertvorstellungen. Gerade diese sind es aber, die maßgeblich bedingen, ob Personen mit den Entscheidungen leben können, die sie getroffen haben. Und ganz besonders der Kinderwunsch, die Entscheidung für eine verantwortliche Elternschaft, sind ganz wesentliche Teile der Lebensplanung und daher aufs Engste mit der Vorstellung eines Menschen vom guten Leben verbunden. Da nicht jede Frau, die in die Situation gerät, über bestimmte pränataldiagnostische Angebote entscheiden zu sollen, sich auf Anhieb ihrer eigenen Wertvorstellungen bewusst und diese zu artikulieren in der Lage ist, ist von besonderer Bedeutung, dass die vorgeschriebene Beratung nicht nur medizinische und psychosoziale, sondern auch explizit ethische Aspekte mit einbezieht, damit die individuellen Wertvorstellungen so angemessen berücksichtigt und auf die betroffenen moralischen Rechte und Güter bezogen werden können, dass eine Entscheidung wirklich als eine den ganzen Menschen betreffende Gewissensentscheidung getroffen werden kann. Auch wenn man meinen sollte, dass die viel zitierte Gewissensentscheidung allgemein so verstanden wird, eine mit Ethik verbundene Entscheidung zu sein, ist es keineswegs selbstverständlich, dass ethische Fragen in der pränataldiagnostischen Beratung explizit als solche benannt und besprochen werden. Dabei ist dies umso bedeutsamer, als es in hohem Maße die ethischen Implikationen medizinischer Angebote sind, die eigentlich entscheidungsrelevant sind. Und da die medizinischen Möglichkeiten selbst in vielen Fällen erst einmal neu für die werdende Mutter sind, ist es wichtig, ihr bei der ethischen Einordnung der Angebote zu helfen. Sonst kann es leicht passieren, dass sie im Nachhinein durch ihr Gewissen erfährt, dass es implizite Konflikte mit ihrer moralischen Identität gibt, die sie ohne Unterstützung leider zum Zeitpunkt der Entscheidung nicht wahrzunehmen imstande war. Dem sollte so weit wie möglich durch entsprechende Beratungsangebote vorgebeugt werden, die die Überforderung der Betroffenen gerade mit Blick auf die Ethik berücksichtigt.

In einem ersten Schritt einer Beratung, die im Sinne der Vorbereitung einer Gewissensentscheidung auch die Ethik berücksichtigt, geht es darum, die Situation selbst so wahrzunehmen, wie sie sich objektiv darstellt, und als ethisch relevante zu erschließen. Zunächst also muss eine ausführliche Information über den *Sachverhalt* stattfinden, die sowohl eine genaue Beschreibung der Situation als auch die unterschiedlichen Handlungsalternativen inklusive ihrer voraussichtlichen Folgen (medizinisch und psychosozial) beinhaltet. Dann muss herausgearbeitet werden, worin genau das *ethische Problem* besteht. Dabei ist es hilfreich, die oben gemachte Unterscheidung (normative Ethik, Ethik des guten

Lebens) kriteriologisch zu verwenden und zu fragen, welchem Bereich der Ethik sich die einzelne Fragestellung zuordnen lässt beziehungsweise wo das Problem welchen Bereich der Ethik betrifft. Das ist neben der Selbstklärung insbesondere deshalb von Bedeutung, weil die Reichweite des ethischen Urteils sehr unterschiedlich ist, je nachdem, ob es den normativen oder den strebensethischen Bereich betrifft. Während normativ ethische Urteile eine große Reichweite und daher einen hohen Begründungsbedarf haben, sind strebensethische Aspekte, die über das normativ zu Fordernde hinausgehen können, grundsätzlich nur als Rat formulierbar.

In einem zweiten Schritt ist zu fragen, welche Normen und Werte hinsichtlich der je eigenen Vorstellung vom guten Leben, der eigenen Identität und Lebensgeschichte, aber auch bezüglich der Interessen, Bedürfnisse, Wünsche und Rechte anderer betroffen sind. Die betroffenen Normen und Werte sollten formulierbar sein, sodass sie in ihren jeweiligen Begründungen angeschaut werden können, transparent und überprüfbar sind.

An dritter Stelle steht der Versuch, eine Abwägung zwischen den Werten und Normen dahingehend vorzunehmen, dass erstens deutlich wird, welche Normen und Werte warum jeweils im Vordergrund für die betroffene Person stehen (Überprüfung der Vorannahmen) und wie sich das zu den berechtigten Ansprüchen Dritter verhält, und zweitens nun Handlungsalternativen vor dem Hintergrund der besonderen Situation der konkreten Person formulierbar sind. Im Gegensatz zu den in Schritt 1 genannten Alternativen sind hier nur diejenigen Alternativen gemeint, die tatsächlich für die betroffene Person infrage kommen.

Eine Beratung, die solche Schritte mit einbezieht, soll den betroffenen Paaren dabei helfen, eine für sie gute Entscheidung zu treffen, die sie auch auf lange Sicht und unter Berücksichtigung des Umstands tragen können, dass sie nicht nur für sich, sondern auch für das Ungeborene entscheiden.

Zusammenfassend lässt sich sagen, dass Betroffene im Kontext der Pränataldiagnostik in Gewissenskonflikte geraten können und Gewissensentscheidungen zu treffen haben, die sie selbst und ihr ungeborenes Kind in besonderer Weise und umfassend betreffen. Da die Entscheidungen oft weitreichende Folgen haben und Betroffene gerade hinsichtlich pränataldiagnostischer Angebote immer wieder ungewollt in Situationen hineinstolpern, in denen solche Entscheidungen getroffen werden müssen, sind sie häufig überrascht und überfordert und dadurch nur wenig in der Lage, eine selbstbestimmte, gut informierte und auf die eigenen Wertvorstellungen abgestimmte Entscheidung zu treffen, die zugleich die moralischen Rechte, Interessen und Ansprüche Dritter angemessen berücksichtigt. Diese Entscheidungen können zweifelsohne als individuelle Gewissensentscheidungen im Hinblick auf die eigene Lebensvorstellung beschrieben werden; dennoch stehen sie nicht für sich alleine, sondern sind verbunden mit normativen

Fragen von Recht und Gerechtigkeit und eingebettet in einen sozialen Kontext. Letzteres nicht nur, weil das Gewissen selbst in Wechselwirkung mit dem sozialen Umfeld gebildet wird, sondern auch deshalb, weil die zu entscheidenden Fragen sowohl individual- als auch sozialethischer Natur sind. Da den Betroffenen niemand die Entscheidung abnehmen kann, ist es von besonderer Bedeutung, sie in ihrer Urteilsbildung durch eine auch die ethischen Dimensionen der Pränataldiagnostik umfassende Beratung zu unterstützen. Eine Gesellschaft wie auch eine Gemeinschaft muss daher Strukturen bereitstellen, in denen Gewissensentscheidungen möglich sind und in denen Gewissensbildung ermöglicht wird. Hier wird deutlich, dass das Gewissen, obwohl es wesentlich innerhalb einer Person seinen Geltungsbereich hat, durchaus nicht nur privat ist. Die soziale Verantwortung liegt in der strukturellen Ermöglichung. In unserem Zusammenhang bedeutet das eine entsprechende Gestaltung der Beratung im Hinblick auf Pränataldiagnostik, die die existenzielle Bedeutung der zu treffenden Entscheidungen ernst nimmt.

Für die Medizinethik wird durch die Auseinandersetzung mit dem Begriff der Gewissensentscheidung die wichtige, wenn auch keinesfalls absolut zu setzende Dimension der Ethik des guten Lebens zurückgewonnen, die insbesondere durch die Ablösung einer ärztlichen Tugendethik durch den Prinzipliismus in den Hintergrund getreten war.

Volker von Loewenich

Entscheidungen am Lebensanfang

1 Einleitung: Beschreibung der Fragestellungen

Als Neonatologe wird man mit Gesundheitsstörungen gerade geborener Kinder konfrontiert. Seit der Novellierung des Schwangerschafts-Konflikt-Gesetzes kommt allerdings noch die Pflicht zur Beratung bei pränatal festgestellten Gesundheitsstörungen des noch nicht geborenen Kindes hinzu (§ 2a SchKG). Gegenstand dieser Entscheidungen ist die Frage, ob mit allen uns zur Verfügung stehenden Mitteln Leben erhalten werden soll oder ob das Behandlungsziel im Interesse der Betroffenen geändert werden sollte zugunsten einer reinen Leidensminderung.

Grundlagen solcher Entscheidungen sind die mindestens in unserem Kulturkreis nicht in Frage gestellten Forderungen: den Betroffenen zu nützen, ihnen nicht zu schaden, ihre Würde zu achten, ihnen Gerechtigkeit widerfahren zu lassen, ihre oder ihrer Eltern Autonomie zu achten und Fürsorge walten zu lassen. Im einzelnen Fall ist es allerdings alles andere als einfach, sich darüber klar zu werden, wo Nutzen gewährt wird, wo Schaden zugefügt wird oder werden könnte, und wessen Autonomie wie zu achten ist.

Nicht weniger schwierig ist es, im Einzelfall zu definieren, was für den Patienten selbst, und, hier wird es Kontroversen geben, für Eltern und Geschwister erträglich oder zumutbar sein mag. Sind Grenzziehungen, z. B. des Reifegrades von Frühgeborenen, als Kriterien für Tun oder Unterlassen zu rechtfertigen?

Wie sollten wir bei der Entscheidungsfindung vorgehen? Unser Vorgehen war und ist: zunächst Vitalfunktionen stabilisieren, dann Diagnostik durchführen, und erst dann über das weitere Vorgehen nachdenken, d. h. nie eine primäre „hands-off“-Taktik verfolgen.

Wie kann die pädiatrische Beratung, die non-direktiv zu erfolgen hat, im Rahmen der Pränatal-Diagnostik gestaltet werden? Die Erörterung, wie wir als Neonatologen im gegebenen Fall beim geborenen Kind vorgehen würden, mag hier hilfreich sein.

2 Ethische Grundlagen von Entscheidungen in der Neonatologie

Das hier gestellte Thema soll im Folgenden aus der Sicht eines Neonatologen behandelt werden. Neonatologen sind Kinder- und Jugendärzte mit dem Schwerpunkt Neugeborenen-Medizin. Diese besteht zu etwa zwei Dritteln ihrer Aktivität aus Intensivmedizin, zu einem Drittel aus konservativer Medizin. Die Patienten sind kranke Neugeborene und Frühgeborene. Das Spektrum der Gesundheitsstörungen reicht von den Problemen der extremen Frühgeburt bis zu Krankheiten reif geborener Kinder mit Schädigungen während oder vor der Geburt, mit Infektionen, mit Fehlbildungen, mit Stoffwechselstörungen, und anderen mehr. Der Erfahrungshintergrund des Autors gründet sich auf den Aufbau einer universitären Neonatologie seit 1969 und deren Leitung bis 2002.

Wie auch sonst in der Intensivmedizin stellt sich immer wieder die Frage, wie weit die immer wirkungsvoller gewordenen Möglichkeiten der Medizin in jedem Falle ausgeschöpft werden sollen oder wann im Interesse des Patienten das Behandlungsziel geändert werden sollte, weg von einer lebenserhaltenden hin zu einer ausschließlich leidensmindernden Therapie. Hierfür gibt es rein medizinische Überlegungen, die aufgrund jeweils aktuellen Wissens eine Prognose erarbeiten lassen: Dies aber immer in dem Wissen, dass jede Prognose mit einem gewissen Maß an Unsicherheit belastet ist. Soziale Aspekte sind nicht außer Acht zu lassen, wobei deren Gewichtung schwierig und ebenfalls nicht sicher ist. Hieraus ergibt sich, dass Entscheidungen dieser Art nicht allein rein objektiv und distanziert zu treffen sind, sondern dass hier auch subjektive Momente mit hinein spielen oder spielen können. Damit werden solche Entscheidungen auch zu Gewissens-Entscheidungen. Immer wird sich nicht nur der leitende Therapeut, sondern das ganze Behandlungs-Team die Frage vorlegen, ob man in jedem Einzelfall im Einklang mit dem persönlichen Gewissen handelt oder gehandelt hat.

Es ist sehr verständlich, dass diese Problematik in der medizin-ethischen Literatur einen reichen Niederschlag fand und immer wieder findet.

Bereits 1975 wurde in der sogenannten Sonoma-Konferenz darüber verhandelt, wie und nach welchen ethischen Prinzipien Entscheidungen der geschilderten Art erarbeitet werden sollten. Es wurden bewusst keine Antworten angeboten, sondern nur Fragen formuliert.[1]

---

1 Vgl. A. R. Jonsen/R. H. Phibbs/W. H. Tooley/M. J. Garland, *Critical issues in newborn intensive care: a conference report and police proposal („Sonoma-Conference")*, in: *Pediatrics* 55,6 (1975), 756 – 768.

1981 fand in Tegernsee die wohl erste deutschsprachige Tagung über ethische Probleme in der Pädiatrie statt, u. a. auch solche der Neonatologie.[2] Besonders bekannt wurde die sogenannte Einbecker Empfehlung der deutschen Gesellschaft für Medizinrecht von 1986, die wegen missverständlicher Beispiele 1992 überarbeitet wurde und in dieser Form auch heute noch als gültig angesehen werden darf.[3]

Die Bundesärztekammer hat 1998 und 2004 u. a. zur Therapie-Begrenzung bei Neugeborenen Stellung genommen.[4]

2009 hat die Deutsche Akademie für Kinder- und Jugendmedizin (DAKJ) ein Positionspapier zur Begrenzung lebenserhaltender Maßnahmen publiziert.[5] Allen diesen und zahlreichen anderen Publikationen zur Begrenzung einer lebenserhaltenden Therapie zugunsten einer reinen Leidensminderung ist gemeinsam, dass dem Patientenwohl nicht in jedem Falle mit einer Lebenserhaltung gedient ist. Es wird überall betont, dass die Fortschritte der Medizin es erlauben, Leben immer weitergehender zu erhalten, dass dies aber bedeuten kann, dass Leiden verlängert wird, auch wenn der Tod letztlich nicht verhindert werden kann. Daher besteht heute Einigkeit darüber, dass eine hinsichtlich Heilung oder Verbesserung des Zustandes perspektivlose Behandlung nicht dem Wohle des Patienten dient. Aus diesen Einsichten heraus ist in den letzten Jahrzehnten das Fach Palliativmedizin entwickelt worden, dessen Ziel es ist, es todgeweihten Menschen zu ermöglichen, ihre letzten Tage und Wochen beschwerdearm und würdevoll durchleben zu können.

Auch von theologischer Seite wurde in diesem Sinne argumentiert. Papst Pius XII. hat sich in diesem Sinne bereits 1957 in seiner Ansprache auf dem Anästhesistenkongress in Rom geäußert.[6] Der theologische Ethiker H. Thielicke formulierte 1968 in der ihm eigenen pointierten Art: „Bei extremem Einsatz der

---

2 Vgl. H. Müller/H. Olbing (Hg.), *Ethische Probleme in der Pädiatrie und ihren Grenzgebieten (Symposiumsbericht, Tegernsee, 22.–24. Februar 1981)*, München 1982.

3 Vgl. H. Hepp/U. Schlaudraff/T. Schroeder-Kurth et al., *Grenzen ärztlicher Behandlungspflicht bei schwerstgeschädigten Neugeborenen. Einbecker Empfehlungen. Revidierte Fassung 1992*, in: *Ethik Med* 4 (1992), 103 – 104.

4 Vgl. Bundesärztekammer, *Grundsätze der Bundesärztekammer zur ärztlichen Sterbebegleitung*, in: *Dtsch Ärztebl* 101,19 (2004), A 1298 – A 1299 bzw. C 1040 – C 1041.

5 Vgl. DAKJ, *Begrenzung lebenserhaltender Therapie im Kindes- und Jugendalter. Positionspapier der Kommission für ethische Fragen der DAKJ*, 2007 (überarbeitet 2009), online verfügbar: http://dakj.de/pages/posts/begrenzung-lebenserhaltender-therapie-im-kindes–und-jugendalter-14.php?searchresult=1&sstring=Begrenzung+lebenserhaltender+Therapie (Zugriff am 20.11.2013).

6 Vgl. Pius XII., *Antwort des Heiligen Vaters, Papst Pius XII., über die „Wiederbelebung", am 24. November 1957 in Rom*, in: *Der Anaesthesist* 7,8 (1958) 243 – 244.

medizinischen Technik kann der Heilauftrag des Arztes in einen Terror der Humanität, in den Frevel des Inhumanen umschlagen".[7]

Früher gab es indessen auch andere Ansichten: Hufeland plädierte 1806 dafür, dass der Arzt Leben ohne Wenn und Aber zu erhalten habe. Ob dies für den Kranken tunlich sei oder nicht, „das gehe ihn nichts an". Anderenfalls werde er zum gefährlichsten Menschen im Staate.[8] Diese rigorose Ansicht vertritt mittlerweile so gut wie niemand mehr. Es mutet uns heute fast lächerlich an, dass Hufeland Leben um jeden Preis erhalten wollte. Was konnte die Medizin damals schon bewirken? Eher in guter Absicht unfreiwillig Leben verkürzen, siehe die so beliebten Aderlässe.

Allerdings gab es ähnliche, wenngleich nicht so krass formulierte Einstellungen unter Ärzten aus der Generation der Lehrer des Autors. Diese Ärzte standen unter den Eindrücken, die sie unter der nationalsozialistischen Diktatur und mit deren Umgang mit behindertem Leben hatten erfahren müssen. So hat sich in einer leider nicht mitgeschriebenen Diskussion auf der Tagung in Tegernsee 1981[9] einer der damals führenden und zu Recht hochangesehenen Lehrstuhlinhaber für Pädiatrie, K. Betke, für einen Lebenserhalt ohne Wenn und Aber eingesetzt, kontrovers übrigens zum dem diese Tagung sehr bereichernden Moraltheologen F. Böckle. Betke, selbst kein Intensivmediziner, hat diesen Standpunkt später noch einmal auf der Kinderärztetagung in Düsseldorf 1981 vorgetragen, erfuhr allerdings höflichen, wenngleich sehr deutlichen Widerspruch aus der Neugeborenen-Intensivmedizin.[10] Auch der Lehrstuhlinhaber für Innere Medizin in Erlangen, N. Henning, bei dem der Autor Vorlesung hörte, vertrat eine kompromisslose Erhaltung von Leben bzw. Versuche hierzu. Allerdings hatte diese Ärztegeneration noch nicht die sich erst kurz vor Beginn der 70er Jahre entwickelnde Intensivmedizin und, neben ihren Segnungen, auch die aus dieser erwachsenden Probleme kennen gelernt. A. Arndt, damals bekannt als der „Kronjurist der SPD", geprägt von den Schrecken eines verbrecherischen Regimes, das er hatte erleben müssen, verdammte noch 1976, hier unter rechtlichen Gesichtspunkten, ebenfalls

---

7 H. Thielicke, *Wer darf leben? Der Arzt als Richter*, Tübingen 1968, 42. Sowie: H. Thielicke, *Wer darf sterben? Grenzfragen der modernen Medizin*, Herderbücherei 170, Tübingen 1979, 35.
8 Vgl. C. W. Hufeland, *Die Verhältnisse des Arztes*, in: *Neues Journal der practischen Heilkunde* 16 (1806), 5–36.
9 Vgl. H. Müller/H. Olbing (Hg.), *Ethische Probleme in der Pädiatrie und ihren Grenzgebieten.*
10 Vgl. K. Betke, *Intensivmedizin. Indikation und Grenzen*, in: *Monatsschr Kinderheilkd* 130,6 (1982), 353–358; Kommentar V. von Loewenich: 357–358.

jede Abkehr von einer unbedingten Lebenserhaltung.[11] Diese Ansichten dürfen, wie oben dargestellt, heute als überwunden angesehen werden.

Vielmehr sind heute folgende Prinzipien so gut wie überall anerkannt und zur Grundlage medizinethischer Entscheidungen geworden: *Beneficence, Non-Maleficence, Respect for Autonomy, Justice.* So finden wir sie, immer wieder zitiert, im vielmals aufgelegten Lehrbuch der medizinischen Ethik von T. L. Beauchamp und J. F. Childress.[12] Diese Prinzipien werden inzwischen ergänzt durch *Dignity* und *Care*[13].

Wir sollen zum Wohle der Patienten wirken, ihnen nicht schaden, ihre Autonomie respektieren und Gerechtigkeit walten lassen. Wir sollen die Menschenwürde achten und fürsorglich sein. Gerade das letztgenannte Postulat haben K. Dörner[14] und W. T. Reich[15] hervorgehoben, lange vor ihnen übrigens auch F. Nightingale. Eine ausführlichere Behandlung dieser Prinzipien und ihrer Herleitung aus apriorischen Grundsätzen würde hier zu weit führen, es darf auf andere Publikationen u. a. des Autors verwiesen werden.[16]

3 Beispiele

Als Arzt hat man nicht primär die Aufgabe, philosophische und theologische Überlegungen zur Begründung der o. g. Postulate anzustellen. Man hat sie zu kennen und zu respektieren. Vielmehr bleibt den an der Front Arbeitenden die Aufgabe, darzustellen, in welchen konkreten Situationen medizin-ethische Überlegungen angestellt werden müssen, denn das kann ihnen kein Theologe und kein Philosoph abnehmen, der nicht selbst Hand anlegen muss. Daher seien jetzt einige Beispiele berichtet. Umberto Eco hat im Nachspann zu seinem Roman „Der

---

11 Vgl. A. Arndt, *Das Verbrechen der Euthanasie*, in: E.-W. Böckenförde/W. von Lewald (Hg.), *Gesammelte juristische Schriften*, München 1976, 269 – 284.

12 Vgl. T. L. Beauchamp/J. F. Childress, *Principles of Biomedical Ethics*, New York ^{6}2008.

13 Vgl. W. T. Reich, *The care based ethic of Nazi medicine and the moral importance of what we care about*, in: *Am J Bioeth* 1,1 (2001), 64 – 74.

14 Vgl. K. Dörner, *Der gute Arzt. Lehrbuch der ärztlichen Grundhaltung*, Stuttgart ^{2}2001, 23 – 26.

15 Vgl. W. T. Reich, *The care based ethic of Nazi medicine and the moral importance of what we care about.*

16 Vgl. V. von Loewenich, *Ethische Fragen in der Perinatal-Medizin aus neonatologischer Sicht*, in: R. Hegselmann/R. Merkel (Hg.), *Zur Debatte über Euthanasie. Beiträge und Stellungnahmen*, Frankfurt a. M. ^{2}1992, 128 – 152. Sowie: V. von Loewenich, *Sanctity of Life and the Neonatologist's Dilemma*, in: K. Bayertz (Hg.), *Sanctity of Life and Human Dignity*, Dordrecht 1996, 229 – 239.

Name der Rose“[17] sehr schön gesagt, es gebe Dinge, von denen man besser erzählt statt sie zu beschreiben.

3.1 Extrem frühgeborene Kinder

Vor Einführung einer Neonatologie mit Intensivtherapie lag die Sterblichkeit von zu früh geborenen Kindern mit einem Geburtsgewicht unter 1.500 g bei 70 Prozent. Von den überlebenden 30 Prozent waren rund 70 Prozent dauerhaft schwer geschädigt: Sie litten unter spastischen Lähmungen und unter mentalen Defiziten.[18] Es war noch in der zweiten Hälfte der 60er Jahre für den (werdenden!) Neonatologen nicht einfach, eine Intensivbehandlung von Frühgeborenen auszubauen, erhielt er doch von vielen pädiatrischen Kollegen energischen Gegenwind, die ihm diese inzwischen veralteten Ergebnisse vorhielten. Es war oft genug ein Kampf gegen Unverständnis und Animositäten sowie um Mittel und Personal zu bestehen. Diese sehr oder extrem kleinen Kinder (VLBWI's = very low birth weight infants und ELBWI's = extremely low birth weight infants) waren nach 30 Schwangerschaftswochen p. m. (= post menstruationem) oder noch früher geboren. Im Laufe der 70er Jahre verbesserten sich die Ergebnisse erst langsam, dann aber z. T. auch sprungweise.

Hatten wir bis 1975 bei Kindern mit einem Geburtsgewicht unter 1000 g entsprechend einem Gestationsalter von 26 bis 28 Wochen p. m. eine Sterblichkeit zwischen 80 und 100 Prozent, so fiel diese bis 1977 auf Werte unter ca. 30 Prozent ab, nachdem Mitte 1976 eine bessere Beatmungs-Methode eingeführt worden war. In den 90er Jahren sank die Sterblichkeit auf rund 20 Prozent ab. Allerding musste man jetzt differenzieren zwischen Kindern von 28 Wochen p. m. und mehr, deren Sterblichkeit auf unter 10 Prozent sank, und Kindern von weniger als 24 Wochen p. m., deren Sterblichkeit zunächst bei 80 Prozent, später wenig niedriger, lag. Nachdem die Methoden und vor allem das persönliche Wissen und Können in der neonatalen Intensivmedizin immer besser wurden, überlebten immer unreifere Kinder. Von diesem Zuwachs an Behandlungs-Qualität profitierten die mit höheren Gestationsaltern geborenen Frühgeborenen, die nicht nur seltener starben, sondern auch seltener bleibende Schäden davontrugen. Man kann umgekehrt pauschal sagen, dass mit größerer Unreife die Überlebensrate sinkt und Spätschäden häufiger und in schwererer Ausprägung auftreten.

---

17 U. Eco, *Der Name der Rose*, übers. von B. Kroeber, München [42]1986, 627–635.

18 Vgl. C. M. Drillien, *Growth and development in a group of children of very low birth weight*, in: *Arch Dis Child* 33 (1958), 10.

So ist es nicht verwunderlich, dass man sich bald fragte, ob man nicht eine Grenze bezüglich der Unreife ziehen müsse, unter der man eine lebenserhaltende Behandlung besser gar nicht anfangen solle. Die amerikanische Neonatologin S. Schechner überschrieb eine Publikation „How small is too small?" und plädierte dafür, Kinder mit weniger als 600 g Geburtsgewicht nicht intensiv zu behandeln.[19] Dies ist nur ein Beispiel von vielen anderen. Der Autor hat Grenzziehungen erlebt bei 2000 g, 1500 g, 1250 g, 1000 g, etc. Keine dieser Grenzen hielt. Wie kamen diese „Grenzen" zustande? Es sind willkürlich gesetzte Klassengrenzen, die man einführen muss, will man Statistiken rechnen. Das ist legitim, darf aber nicht zu dem Fehlschluss verleiten, hier handele es sich um echte, d. h. biologische Grenzen. Selbstverständlich fragt man sich als Therapeut und ebenso als therapeutisches Team immer wieder, was man möglicherweise anrichtet, wenn man beliebig unreife Frühgeborene am Leben erhält. So haben die Schweizer Neonatologen ihre eigenen Ergebnisse und die in der einschlägigen Literatur beschriebenen kritisch gesichtet. Sie sind nach ausführlichen Beratungen unter Einholung auch theologischen Rates zu dem Schluss gelangt, bei Kindern mit weniger als 24 Gestationswochen p. m. eine Intensivbehandlung gar nicht anzufangen und sich stattdessen auf eine Leidenslinderung zu beschränken.[20] Die niederländische Gesellschaft für Pädiatrie hat eine gleiche Grenze bei 25 Wochen gezogen (in einem nicht allgemein zugänglichen und daher nicht zitablen internen Papier, das dem Autor aber zur Verfügung gestellt wurde). Das Problem ist nur, dass die Natur sich nicht an mit dem Anspruch auf Allgemeingültigkeit gezogene Grenzen hält. Einen Überblick über die historische Entwicklung der Einstellung zur Behandlung extrem frühgeborener Kinder und über die verschiedenen Grenzziehungen in verschiedenen Ländern findet sich bei M. Obladen[21].

Ein Beispiel:
Zwillinge werden geboren. Das Gestationsalter beträgt 22 Wochen + 3 Tage. Die Schwangerschaft kam zustande durch In-vitro-Fertilisation (IVF) mit intracytoplasmatischer Spermien-Injektion (ICSI). Daher stand das Gestationsalter sozusagen auf die Minute genau fest. Das erste Kind wurde in erhaltener Fruchtblase geboren (die schonendste Arte geboren zu werden). Dieses Mädchen von knapp

---

19 Vgl. S. Schechner, *For the 1980's: How small is too small?*, in: *Clin Perinatol* 7,1 (1980), 135–143.

20 Vgl. T. M. Berger/V. Büttinger/J. C. Fauchère et al., *Empfehlungen zur Betreuung von Frühgeborenen an der Grenze der Lebensfähigkeit (Gestationsalter 22–26 SSW)*, in: *SÄZ* 83 (2002), 1589–1595.

21 Vgl. M. Obladen, *Historical notes on immaturity. Part 2: Surviving against the odds*, in: *J Perinat Med* 39,5 (2011), 571–577.

600 g war zwar beatmungs-bedürftig mit niedriger Dosierung, räkelte sich aber und hatte (jetzt wird es subjektiv!) irgendetwas von einer Ausstrahlung, leben zu wollen. Warum sollten wir es daran hindern? Dem zweiten Zwilling, einem Knaben, ging es schlechter: Seine Fruchtblase platzte und er erlitt, fragil wie ein so unreifes Kind ist, durch den Geburtsvorgang ausgedehnte Blutergüsse. Er hatte einen sehr hohen Beatmungsbedarf, sein Gehirn zeigte sich im Ultraschallbild geschädigt. Wie mit den Eltern zuvor besprochen und mit deren Zustimmung stellten wir die Beatmung ein, selbstverständlich unter Analgo-Sedierung, und das Kind verstarb nach etwa zehn Minuten. Das Mädchen überlebte, zeigte aber ein neurologisches Defizit im Sinne einer Apraxie, die sich im Laufe vieler Jahre aber besserte. Das Kind wird von den Eltern als ihr Sonnenschein bezeichnet, ist im Kindergarten gut integriert, kann allerdings nicht sprechen trotz guten Sprachverständnisses.

Dieses Beispiel zeigt die große Variationsbreite innerhalb auch eines extrem niedrigen Gestationsalters. Wir haben, nicht zuletzt aufgrund ähnlicher Erfahrungen, aber auch aus grundsätzlichen Erwägungen, uns nie darauf verstanden, von wem auch immer festgelegte Grenzen zu akzeptieren, sondern es vorgezogen, Entscheidungen ohne Ausnahme im Einzelfall zu treffen. Das mag sehr viel „unbequemer" sein, als sich an festgeklopfte Richtlinien zu halten. Wir haben daher mit den o.g. Schweizer Kollegen eine literarische Kontroverse geführt[22], deren Vorgehen wir indessen durchaus mit Respekt betrachten.

Ein weiteres Beispiel:
Es soll zeigen, dass eine einmal getroffene Entscheidung nicht unkorrigierbar ist: Ein Zwillingsfrühgeborenes von 24 Gestationswochen, dessen Geschwister bald nach der Geburt an einer massiven Gehirnblutung verstarb, erlitt eine etwas weniger ausgedehnte Blutung, wurde von uns beatmet, konnte aber nach einiger Zeit selbst atmen. Dann trat eine nekrotisierende Enterocolitis (NEC; eine in ihrer Ursache nicht völlig geklärte brandige Entzündung des hierdurch stellenweise zerfallenden Darmes) auf. Diese machte einen kinderchirurgischen Eingriff nötig, in dessen Folge das Kind wieder für einige Zeit beatmet werden musste. Dann gab es einen Rückfall der NEC, wieder wurde operiert und beatmet, ein künstlicher Darmausgang musste angelegt werden. Zu dieser Zeit wurde eine Frühgeborenen-Retinopathie diagnostiziert, eine für sehr junge Frühgeborene charakteristische Netzhaut-Erkrankung (die früher bei inadäquater Sauerstoff-Dosierung auch bei nicht so unreifen Kindern auftrat und zur Blindheit führen kann). Diese Retino-

---

22 Vgl. V. von Loewenich, *Ethische Probleme bei Frühgeborenen*, in: *Monatsschr Kinderheilkd* 151,12 (2003), 1263–1269.

pathie schritt innerhalb einer Woche rasant fort (sogenannte Rush-Disease), so dass jede Behandlung zu spät kommen musste, das Kind war blind. Ein sich als Folge der Hirnblutung ausbildender innerer Wasserkopf musste neurochirurgisch mit einer Drainage versorgt werden. Dann rezidivierte die NEC. Da schon bei der letzten Operation schwerste Verwachsungen im gesamten Bauchraum gesehen worden waren, war eine weitere Operation technisch nicht mehr möglich. Es kam zu einem Darmverschluss, das Kind wurde wieder beatmungspflichtig. Nach ausführlichen Gesprächen mit den Eltern entschlossen wir uns, unter tiefster Sedierung die Beatmung zu beenden. Das Kind hatte sechs Monate lang bei uns gelegen und war besonders den Pflegenden ans Herz gewachsen, die durch diese Entwicklung außerordentlich aufgewühlt waren, den Verzicht auf eine weitere perspektivlose und quälende Lebenserhaltung aber alle mittrugen. Wir haben hier von der perpetuierten Katastrophe gesprochen, die einen anderen Ausweg als die Einstellung der Lebenserhaltung für uns nicht mehr erkennen ließ.

3.2 Gehirnschäden

Je unreifer ein Frühgeborenes ist, umso häufiger treten Blutungen im Gehirn auf. Deren Ursache(n) sind bislang nicht hinreichend geklärt, auch wenn man Risikofaktoren kennt. Bei Früh- und Neugeborenen haben wir mit der Ultraschall-Technik eine sehr gute Möglichkeit, das Gehirn sichtbar zu machen und seine Durchblutung darzustellen, und zwar direkt am Krankenbett. Hirnblutungen sind sehr gut zu sehen. Sie können klein sein und sich auf die Wand der seitlichen Hirnkammern (Seiten-Ventrikel) beschränken. Dann muss man sich um Folgen nicht sorgen. Diese Blutungen können aber auch in die Seitenventrikel einbrechen (Grad II) und diese mitunter erweitern (Grad III). Dann ist mit Spätschäden zu rechnen, u. a. auch mit der Entwicklung eines inneren Wasserkopfes, der eine neurochirurgische Behandlung erforderlich macht. Katastrophal wird die Lage, wenn um die Seitenventrikel herum Gehirngewebe zugrunde geht und es in diese absterbenden Bezirke hinein blutet (Grad IV). Dann sind schwerste bleibende Schäden unausweichlich, zumal sich dann nicht selten eine Erhöhung des Druckes im Schädelinneren aufbaut, der die Durchblutung des Gehirns behindert. Dies können wir mittels Ultraschall messen. Ist das Kind, wie hier meistens, beatmungsabhängig, dann stellt sich die Frage, ob die Fortsetzung der lebenserhaltenden Beatmung noch verantwortbar ist. Die gleiche Überlegung steht an, wenn das kindliche Gehirn, auch bei reif geborenen Kindern, durch einen erheblichen Sauerstoffmangel unter der Geburt nachweisbar schwer beschädigt ist.

Auch hier noch ein Beispiel:
Ein Zwillingspaar von etwa 24 Wochen p. m. ist beatmungsabhängig und erleidet Gehirnblutungen mit Einbruch in das Hirngewebe. Wir besprechen mit den marokkanischen Eltern, ob wir die lebenserhaltende Beatmung einstellen sollen. Bei dem weiblichen Zwilling sind die Eltern dafür, bei dem Knaben nicht: Er ist unser erster Sohn, wir haben sonst „nur" Mädchen. Wir haben es, mit durchaus schlechtem Gewissen, nicht übers Herz gebracht, anders zu verfahren. Der Knabe überlebte schwerstgeschädigt, sein Gehirn wuchs nicht mehr, er konnte nicht sitzen, geschweige sich bewegen, er hatte fast keinen Kontakt. Mit vier Jahren verstarb er an einer Komplikation der Drainage seines gekammerten Hydrocephalus. Wir waren erleichtert, das geben wir zu.

3.3 Schwere Fehlbildungen

Ein Frühgeborenes kann nicht atmen, es muss beatmet werden. Auffällig ist ein großer Kopf auf einem kleinen Rumpf, die Extremitäten sind verkürzt und verbogen. Die radiologischen Untersuchungen zeigen einen eingebrochenen Brustkorb und vielfach gebrochene Extremitäten-Knochen mit der charakteristischen Form ziehharmonika-artiger Stauchungen. Es handelte sich um die schwerste Form einer Osteogenesis imperfecta (sogenannte Glasknochen-Krankheit). Die Pflegenden drängen auf Einstellung der Beatmung, die sie als Quälerei empfinden. Die Ärzte insistieren auf eine eindeutige Sicherung der Diagnose. Erst nachdem diese zweifelsfrei feststeht, wird unter tiefer Sedierung die maschinelle Beatmung beendet und nur noch Atemgas zugeführt, worauf das Kind nach Minuten verstirbt. Minderschwere Ausprägungen der Osteogenesis imperfecta werden meistens überlebt. Wir kennen Menschen, die trotz erheblich eingeschränkter Lebensqualität ein erfülltes Leben führen und ertragen konnten, aber, wie man von dem begnadeten Jazz-Pianisten M. Petrucciani hörte, schließlich doch nicht weiterleben wollten. Im hier geschilderten Beispiel war sicher, dass dieses Neugeborene nie von der Beatmungsmaschine hätte unabhängig werden können.

Weitere Beispiele:
Ein Neugeborenes weist die charakteristischen Merkmale einer Trisomie 13 (Pätau-Syndrom) auf. Diese Anomalie des Chromosomensatzes wird in aller Regel nur ganz kurze Zeit überlebt. Es finden sich Spaltbildungen des Gesichtsschädels und des Gehirns, typische Verformungen der Hände und eine verminderte Vitalität. Wir haben die Diagnose humangenetisch absichern lassen und uns beim Versagen der Atmung auf eine tiefe Sedierung beschränkt, da sich hier keinerlei Aussicht auf irgendeine Besserung bietet.

Ein anderes Neugeborenes hat ein auffälliges, für eine tödliche Stoffwechselstörung (hier: Zellweger-Syndrom) charakteristisches Gesicht. Das Kind ist völlig schlaff, hat keine Reflexe und eine zunehmend schwächer werdende Atmung. Auch hier haben wir wegen der Perspektivlosigkeit der Gesundheitsstörung keine Beatmung begonnen, die dem Kind allenfalls Beschwerden gemacht hätte. Die Diagnose wurde biochemisch bestätigt, einerseits zur eigenen Kontrolle und andererseits, um die Eltern über diese vererbliche Krankheit fundiert informieren zu können.

Unvergesslich ist für alle Involvierten ein Neugeborenes, das trotz gesunder Lungen nicht atmen konnte und daher beatmet werden musste. Die Muskulatur war universell schlaff, Spontanbewegungen fehlten. Es ergab sich der dringende Verdacht auf eine neuro-muskuläre Störung. Das Kind hatte den für diese Krankheiten anscheinend typischen wachen Blick (in der Literatur nicht beschrieben, aber immer wieder gesehen). Dieser ausdrucksvolle Blick war anrührend. Dem ganzen Team war klar, dass hier keine Besserung erwartet werden konnte. Aber die Beatmung unter tiefer Sedierung zu beenden brachte niemand übers Herz. Für alle von uns war es eine große Erleichterung, als das Kind an einem plötzlichen Herzversagen starb. Die patho-histologische Untersuchung ergab dann die Diagnose einer angeborenen Muskelerkrankung, die auch die Herzmuskulatur einschloss und daher tödlich war.

Immer wieder begegnen uns Kinder mit erheblichen Fehlbildungen ihres Gehirns, Kinder, bei denen mitunter kaum Gehirnsubstanz vorhanden ist. Diese Fehlbildungen sind mittels Ultraschall sehr gut darstellbar. In solchen Fällen haben wir nach Sicherung der Diagnose regelmäßig von einer lebenserhaltenden Behandlung abgesehen. Allerdings werden derartige Störungen in der Neonatologie immer seltener beobachtet, da sie heute fast immer im Rahmen der Pränatal-Diagnostik erkannt werden mit der Konsequenz eines Schwangerschafts-Abbruches.

Diese Beispiele mögen illustrieren, wann bei Neugeborenen Entscheidungen über Erhaltung des Lebens oder Rückzug auf eine nur mehr leidensmindernde Behandlung anstehen, wann man als Therapeut einer solchen Entscheidung nicht ausweichen kann. Diese Entscheidungen sind keineswegs selten. So ist die Mehrzahl der Todesfälle auf neonatalen Intensivstationen in immerhin mehr als 60 Prozent, z.B. bei uns, in einer der bedeutendsten deutschen Neonatologien, sogar in bis gut 80 Prozent, eingetreten nach Änderung des Behandlungsziels, weg von Lebenserhaltung hin zu reiner Leidensvermeidung, d.h. zu einer Palliativbehandlung.[23]

23 Vgl. R. L. Schößler/K. Bauer/V. von Loewenich, *Praktizierte Therapie-Begrenzung bei schwer-*

4 Entscheidungsfindung

Als Erstes müssen die Diagnose und damit auch die Prognose zweifelsfrei feststehen. Dazu gehört, dass zunächst einmal die Vitalfunktionen (Atmung, Kreislauf) stabilisiert werden, sollten sie ausgefallen sein. Eine vorgeburtlich gestellte Diagnose muss sich nicht in jedem Fall bestätigen, auch wenn heute die pränatale Diagnostik sehr weit entwickelt ist. Oder es gibt überhaupt keine vorgeburtlich gestellte Diagnose. Schließlich muss bei sehr unreifen Frühgeborenen auch das angegebene Schwangerschaftsalter nicht immer korrekt sein. Das bedeutet, dass mitunter auch bei Gesundheitsstörungen, bei denen Lebenserhalt nicht angebracht sein dürfte, zunächst einmal das ganze Spektrum der Intensivmedizin eingesetzt und z. B. maschinell beatmet wird, bis die Diagnose gesichert ist. Das kann besonders für die Pflegenden recht belastend sein, wie oben bereits beschrieben. Andererseits wäre eine Entscheidung für oder gegen das Weiterleben aufgrund einer unzutreffenden Diagnose bzw. Prognose ein furchtbarer Fehler.

M. Zimmermann hat im Rahmen ihrer theologischen Dissertation eine Umfrage unter deutschen Neonatologen durchgeführt.[24] Sie hat dabei u. a. danach gefragt, wie sich Neonatologen bei Geburten eines als vorgeburtlich schwer geschädigt bekannten Kindes verhalten. 43 Prozent der Antwortenden gaben an, dass sie dann nach Absprache mit den Geburtshelfern das Kind nicht behandeln und in der Regel gar nicht zu der Geburt gehen. Eine solche Umfrage hat es nach Kenntnis des Autors seither nicht mehr gegeben, so dass man nur hoffen mag, dass diese „hands-off“-Taktik inzwischen mehr und mehr verlassen wurde. Sie ist inakzeptabel, denn auch ohne lebensrettende Maßnahmen hat jeder Mensch, jedes Kind, ein Recht auf eine leidensmindernde Behandlung. Das haben u. a. auch die oben zitierten Schweizer Neonatologen unmissverständlich gefordert.[25]

Sind Diagnose und Prognose geklärt bzw. bestätigt, dann besprechen wir im Team, d. h. alle ärztlichen und pflegenden Personen, was im Interesse des Patienten zu tun oder zu lassen sei. Erst dann besprechen wir mit den Eltern das weitere Vorgehen. Dieses Verfahren hat den Zweck zu vermeiden, dass Eltern, die ja jede(n) aus dem Team ansprechen, verschieden lautende Auskünfte erhalten.

---

kranken Früh- und Termingeborenen auf einer Neonatologischen Intensivstation, in: *Monatsschr Kinderheilkd* 155,4 (2007), 362–369.

24 Vgl. M. Zimmermann/R. Zimmermann/V. von Loewenich, *Die Behandlungspraxis bei schwerstgeschädigten Neugeborenen und Frühgeborenen an deutschen Kliniken. Konzeption, Ergebnisse und ethische Implikationen einer empirischen Untersuchung,* in: *Ethik Med* 9 (1997), 57–77.

25 Vgl. T. M. Berger/V. Büttinger/J. C. Fauchère et al., *Empfehlungen zur Betreuung von Frühgeborenen an der Grenze der Lebensfähigkeit,* 20.

Diese Auskünfte müssen inhaltlich gar nicht verschieden sein. Es reicht, wenn nur verschiedene Worte oder Formulierungen gebraucht werden, um die Eltern massiv zu verunsichern.[26]

Die Entscheidung kann dann gemeinsam mit den Eltern erarbeitet werden („shared decision"), die Eltern können sich aber auch nach ausführlicher Information den Vorschlägen der Behandelnden einfach anschließen („informed consent"), oder sie können äußern, sie vertrauten darauf, dass das Richtige getan werde („assent"). Welche Form der gemeinsamen Entscheidungsfindung gewählt wird, hängt davon ab, was die Eltern verkraften, oder ob sie z. B. eine „shared decision" seelisch zu sehr belasten würde.

Vor was haben Eltern Angst? Von verschwindend wenigen Ausnahmen abgesehen hörte der Autor stets, dass Eltern sich heftig davor ängstigen, ein schwer geschädigtes Kind zu haben. Das fürchten sie mehr als den Tod des Kindes. Darüber kann man nicht hinweg gehen. Da wir über viele Jahre die Nachuntersuchungen unserer Patienten selbst durchgeführt haben, konnten wir erleben, wie manche Eltern an dem Kummer und den Belastungen, die eine schwere und bleibende Schädigung eines Kindes mit sich bringen, in bewundernswerter Weise wuchsen. Wir haben aber auch das Gegenteil beobachten müssen, dass Familien zerbrachen oder dass gesunde Kinder litten, da sich alle Sorge auf das kranke Kind fokussierte. Man kann nicht voraussehen, was Eltern bzw. Familien verkraften und wie sie mit der ihnen auferlegten Situation umgehen werden. Es kommt bei der Entscheidungsfindung wohl mehr darauf an, was verkraften zu können sie glauben. Wie das Schicksal dann gemeistert wird, ist schlecht vorauszusehen.[27]

Mit diesen Ausführungen ist eine Frage aufgeworfen, die äußerst schwer wiegt: Darf ich in die Entscheidung zwischen Erhaltung des Lebens oder Inkaufnahme des Todes einbeziehen, was ggf. auf die Eltern, die Geschwister, die Familie, d. h. auf Dritte zukommt? Nimmt man das Prinzip, nicht zu schaden, ernst, dann muss man auch erkennen, dass man nicht nur den Patienten selbst, sondern auch seine Angehörigen durch Tun oder Unterlassen schädigen kann. Der amerikanische Pädiater M. Mercurio[28] hat nach Kenntnis des Autors als einer der

26 Vgl. DAKJ, *Begrenzung lebenserhaltender Therapie im Kindes- und Jugendalter. Positionspapier der Kommission für ethische Fragen der DAKJ*, 2007 (überarbeitet 2009), 5.

27 Vgl. C. Carda-Döring/R. M. Manso-Arias/T. Misof/M. Repp/U. Schiessle/H. Schultz, *Berührt. Alltagsgeschichten von Familien mit behinderten Kindern*, Frankfurt a. M. 2006; J. Hollander, *When the Bough Breaks*, London 2008 (dt.: *Wenn du spürst, es geht nicht mehr. Eine Mutter und ihr schwerstbehindertes Kind. Die härteste Entscheidung ihres Lebens*, übers. von B. Döbert, Bergisch Gladbach 2008); sowie: M. M. Seltzer/J. S. Greenberg/F. J. Floyd/Y. Pettee/J. Hong, *Life course impacts of parenting a child with disability*, in: *Am J Ment Retard* 106,3 (2001), 265–286.

28 Vgl. M. Mercurio, *Physicians' Refusal to Resuscitate at Borderline Gestational Age*, in: *J Periantol* 25,11 (2005), 685–689.

ersten den Mut gehabt, dies offen anzusprechen. Dass man sich hier auf ein hochgefährliches Terrain begibt, ist dem Autor trotz seines erfahrungsbedingt weitgehend zustimmenden Verständnisses für diese Überlegungen durchaus klar. Immerhin wird hier die Frage aufgeworfen, ob es verantwortbar ist, unter anderem, nicht allein!, auch mit Rücksicht auf Dritte von Lebenserhaltung abzusehen.

4.1 Welchen Gefahren hat man bei solchen Entscheidungen ins Auge zu sehen?

Es ist heute nicht schwierig, sich über den aktuellen Stand des Wissens zu informieren. Es bleibt aber ein auch ethisches Gebot, Entscheidungen nur anhand aktuellen und umfassenden Wissens zu erarbeiten, mitunter auch interdisziplinär. Fehlentscheidungen aufgrund unvollständigen Wissens wären ein großes Unglück. T. Storm hat 1887 so etwas in seiner Novelle „Ein Bekenntnis" in ergreifender Weise geschildert.[29]

Vor allem in der US-amerikanischen Medizin-Ethik wurden in den 80er und 90er Jahren Algorithmen entwickelt, die einer alle wesentlichen Gesichtspunkte berücksichtigenden Entscheidungsfindung dienen sollten. Auch in der deutschen Neonatologie wurde ein solcher Weg vorgeschlagen.[30] Solche Algorithmen sind sicher nützlich für eine Reflexion, an was alles zu denken sein sollte. Andererseits bergen diese Schemata die Gefahr, dass Entscheidungen über Leben-Erhalten oder Sterben-Lassen distanziert und eher empathie-los, eventuell mittels eines Zahlen-Scores zustande kommen. Dieser würde dann geradezu das Gewissen des Therapeuten ersetzen.

Übrigens muss zugegeben werden, dass Entscheidungen nicht völlig unbeeinflusst sein können von zuvor Erlebtem: Eine wider Erwarten bessere Entwicklung eines Patienten wird möglicherweise zu einer etwas optimistischeren Einstellung führen, eine kürzlich erlebte Katastrophe zu einer mehr pessimistischen verleiten. Schließlich möchte man als Therapeut nicht später seinen Patienten in beklagenswertem Zustand und damit als so etwas wie einen lebenden Vorwurf erleben müssen. Die Gefahr, möglicherweise durch eine solche Furcht zum Handeln bestimmt zu werden, sollte man stets vor Augen haben. Noch schlimmer: Wegen des Todes eines Frühgeborenen wird fast nie Klage erhoben (bei

---

29 Vgl. T. Storm, *Ein Bekenntnis*, in: K. E. Laage/D. Lohmeier (Hg.), *Storm Theodor. Sämtliche Werke*, Bd. 3: Novellen: 1881–1888, Frankfurt a. M. 1988, 580–633.

30 Vgl. S. Anderweit/C. Licht/A. Kribs/C. Woopen/K. Bergdolt/B. Roth, *Das Problem der verantworteten Therapieentscheidung in der Neonatologie. „Kölner Arbeitsbogen zur ethischen Entscheidungsfindung in der Neonatologie"*, in: *Ethik Med* 16 (2004), 37–47.

reifen Neugeborenen schon eher). Beim Vorliegen eines schweren Defektzustandes sind Eltern viel eher geneigt, Haftungsansprüche zu erheben. Solche Verfahren sind für Beschuldigte außerordentlich belastend, auch dann, wenn ihnen wirtschaftlicher Schaden nicht droht. Nicht von ungefähr gibt es den Begriff der defensiven Medizin.

Ein Albtraum: Man stellt z. B. die Beatmung ein in der Erwartung, dass das Kind alsbald versterbe. Was, wenn das Kind nicht stirbt und durch das Absetzen der Beatmung dann umso mehr geschädigt überlebt? Nach einer im Jahre 2000 veröffentlichten anonymen Umfrage haben einige französische Kollegen bekannt, dann aktiv zu töten.[31] Man muss sich deshalb so sicher sein, wie das in der Medizin überhaupt möglich ist, dass die Krankheit den Verlauf nimmt, den man erwarten durfte.

4.2 Noch ein Wort zu pränatalen Entscheidungen

Aus seiner vieljährigen Tätigkeit als pädiatrischer Berater im Rahmen der Pränatal-Diagnostik kann der Autor sagen, dass nach Stellung einer gravierenden Diagnose beim noch nicht geborenen Kind werdende Eltern sich nur ausnahmsweise zum Austragen des Kindes entschließen. Diese Beratung hat non-direktiv zu erfolgen (§ 2a SchKG). Was kann und soll man sagen: Man kann nicht darum herum reden, dass ein Schwangerschaftsabbruch eine aktive Tötung des Ungeborenen darstellt. Diese ist unter Beachtung von § 218a Abs. 2 straffrei. Andererseits kann man nicht umhin, die Ängste der werdenden Eltern zu respektieren. Eine sachliche Schilderung dessen, was auf die Eltern zukommt, ist Aufgabe des pädiatrischen Beraters, der die Kompetenz besitzt, seine Langzeit-Erfahrungen mit der jeweiligen Gesundheitsstörung einbringen zu können. Hilfreich ist es, wenn der Berater schildert, was mit dem eventuell doch ausgetragenen Kind nach der Geburt geschehen kann. Hat es eine inkurable schwerste Gesundheitsstörung, etwa eine tiefgreifende Fehlbildung seines Gehirns, und weist es schwere Störungen seiner Vitalfunktionen auf, dann würde man hier nicht die Erhaltung des Lebens anstreben, sondern sich auf Leidensminderung zurückziehen mit der Folge des Versterbens des Kindes. Dies muss den Eltern gesagt werden, denn diese leben fast immer in der Furcht, die Aufnahme auf eine pädiatrische Station führe zu einem Automatismus der Lebenserhaltung. Bestehen keine Ausfälle von Vitalfunktio-

---

31 M. Cuttini/M. Nadai/M. Kaminski et al., *End-of-life decisions in neonatal intensive-care: physician's self reported practices in seven European countries* (EURONIC study group), in: *Lancet* 355 (2000), 2112–2118.

nen, dann wird allerdings kein Pädiater etwas gegen das Leben unternehmen, jedenfalls nicht hier zu Lande.

Matthias Volkenandt

Die Aufklärung von Patienten über eine schwerwiegende Erkrankung

Schon im normalen, täglichen ärztlichen Alltag gehört das Gespräch mit Patienten zu den wichtigsten und auch häufigsten ärztlichen Handlungen. Die Qualität der Kommunikation ist von größter Bedeutung für das Erleben und Empfinden von Patienten. Gelungene Kommunikation ist ein Hauptgrund der Zufriedenheit von Patienten. Misslungene Kommunikation ist ein Hauptgrund der Enttäuschung und Unzufriedenheit von Patienten – und dies gilt nicht selten unabhängig vom Behandlungsergebnis. Angesichts der überragenden Bedeutung der Kommunikation ist es umso erstaunlicher, dass diesem Aspekt in der ärztlichen Ausbildung bisher kaum oder viel zu wenig Beachtung geschenkt wurde.

Mit besonderer Brisanz stellt sich jedoch die Aufgabe und Bedeutung des Sprechens mit Patienten und aller weiteren Aspekte der Kommunikation im Prozess der Mitteilung des Vorliegens einer schwerwiegenden oder sogar lebensbedrohlichen Erkrankung. Für onkologisch tätige Ärzte ist auch diese Aufgabe nicht selten. Ein Onkologe, der seinen Beruf bis zum Rentenalter durchsteht, muss mehr als 20.000mal in seinem Berufsleben einem Patienten sagen: „Sie haben Krebs." Auch hier gilt leider, dass diesem so relevanten Aspekt der ärztlichen Tätigkeit in der Ausbildung weitaus zu wenig Gewicht gegeben wird.

Für den Arzt, der sich dieser Herausforderung stellt, eröffnen sich angesichts der Aufgabe einer wahrheitsgemäßen Aufklärung eines Patienten mit einer schwerwiegenden Erkrankung zahlreiche Fragen und Problemfelder, die sein Gewissen berühren. Seine Entscheidung zum wahrhaftigen Sprechen mit dem Patienten ist nicht nur eine medizinisch-fachliche Herausforderung, sondern wird in vielen Aspekten auch zu einer Gewissensentscheidung. Je existentieller die Bedrohung für den Patienten, je schwerer die Erkrankung, desto weniger greifen nämlich rechtliche Vorgaben zur Gestaltung solcher Aufklärungsgespräche. So wird beispielsweise die Einwilligung zu einer Operation mit vertretbarem Risiko durch Aufklärung, Erklärung der Risiken und Zustimmung des Patienten erreicht (*Informed Consent*) und alles dies ist juristisch klar geregelt. Geht es jedoch um die Grundfrage der Vermittlung der Diagnose einer schwerwiegenden, lebensbedrohlichen Erkrankung, ja letztlich einer unheilbaren Erkrankung zum Tode, um das Gespräch über Ängste und Sorgen, dann greifen diese mehr juristischen Vorgaben kaum noch allein – vielmehr wird es von entscheidender Bedeutung sein, wie diese Gespräche geführt werden und wie sie gelingen.

Zum einen stellt sich die Frage, ob ein Patient über eine schwerwiegende oder gar lebensbedrohliche Erkrankung überhaupt umfassend aufgeklärt werden sollte. Hier ist in den vergangenen Jahrzehnten ein erhebliches Umdenken zumindest in den westlichen Nationen geschehen. Während noch vor wenigen Jahrzehnten die Mehrzahl der Ärzte sagte, sie würden über einen bösartigen Befund grundsätzlich *nicht* aufklären, sagen heute die meisten Ärzte, sie würden dies grundsätzlich tun.

Diese Entwicklung hin auf ein wahrheitsgemäßes Sprechen über die Erkrankung ist richtig und wichtig, unter anderem aus folgenden Gründen:

- Eine Unterlassung der Aufklärung verhindert nicht, dass der Patient von der Schwere seiner Erkrankung erfährt – vielmehr führt sie zur Zerstörung des Vertrauensverhältnisses zwischen Arzt und Patient, nämlich spätestens dann, wenn das Netzwerk der Lügen und Halbwahrheiten zerbricht. (L. Tolstoi beschreibt dies bewegend in der Erzählung „Der Tod des Iwan Iljitsch“[1].)
- Eine Unterlassung der Aufklärung lässt den Patienten mit seinen doch vorhandenen Sorgen und Nöten allein. Aufgrund einer Sprachlosigkeit im Wesentlichen kommt es zu keiner wirklichen Begegnung zwischen Arzt und Patient und ebenso wenig zwischen Patient und Angehörigen. Auch die unnötigen Sorgen, die genommen werden könnten, bleiben unausgesprochen.
- Eine Unterlassung der Aufklärung widerspricht dem Gedanken vom Selbstbestimmungsrecht der Person. Für den Patienten hat dieses Selbstbestimmungsrecht besondere Bedeutung beispielsweise bezüglich einer kompetenten Entscheidung für oder gegen eine Therapie, aber auch bezüglich einer möglichen Änderung des Lebenskonzeptes angesichts der Bewusstwerdung der Begrenztheit der Zeit. Ein Mensch darf um diese Möglichkeit nicht betrogen werden.

Ist nun die Bereitschaft zu einer wahrhaftigen Aufklärung des Patienten gegeben, eröffnen sich jedoch weitere Problemfelder. Der Arzt muss nämlich sprechen und handeln unter der Bedingung vielfältigen Nichtwissens:

Ohne Zweifel ist das *Wissen der Medizin* insgesamt trotz allen wissenschaftlichen Fortschritts weiterhin sehr begrenzt. Wir wissen weiterhin nicht, wie viele Erkrankungen entstehen und wie sie kausal behandelt werden können. Doch nicht nur das Wissen der Medizin insgesamt, sondern auch das persönliche *Wissen des einzelnen Arztes* ist immer begrenzt. Angesichts der Zunahme des kollektiven Wissens der Medizin wird das individuelle *Wissen des einzelnen Arztes* relativ sogar immer kleiner. Auch besteht zunehmend die Schwierigkeit der Unter-

1 Vgl. L. Tolstoi, *Der Tod des Iwan Iljitsch*, übers. v. J. v. Guenther, Stuttgart 2011.

scheidung des individuellen Nichtwissens vom kollektiven Nichtwissen: „Weiß *ich* es nicht, oder weiß *man* es nicht?" Reichte früher die Nachfrage bei zwei oder drei Experten, so bleibt heute zunehmend die Ungewissheit, ob nicht doch noch ein weiterer *Search* im Internet weiterführend sein könnte. Reichte früher der Bezug auf die eigene Erfahrung oder die einzelner Experten, so ist heute zu Recht der Bezug auf Kriterien einer evidenzbasierten Medizin gefordert, die aber nur selten umfassend erfüllt werden können. Trotz dieses begrenzten Wissens muss der Arzt jedoch über die Erkrankung mit dem Patienten sprechen und ggf. therapeutische Schritte empfehlen und durchführen. Seine Entscheidungen geschehen letztlich immer unter Zeitdruck. Er kann sein Sprechen und Handeln und auch seine Empfehlungen nicht aufschieben, bis eine vollkommene Erkenntnis über die Erkrankung vorliegt.

Unausweichlich ist immer auch das *Wissen über den einzelnen Patienten* begrenzt. Grundprinzipien der Therapie einer diagnostizierten Erkrankung wurden aus Ergebnissen der Grundlagenforschung oder aus früheren Beobachtungen bei anderen Patienten gewonnen. Beim individuellen, konkreten Patienten, mit dem ein Aufklärungsgespräch zu führen ist, können jedoch in vielfältiger Hinsicht andere Bedingungen gegeben sein, die nicht bekannt sind, die jedoch große Bedeutung auch in prognostischer Hinsicht haben können. Niemals wird individuell umfassend vorhersehbar sein, wie die Erkrankung des einzelnen Patienten verlaufen wird, wie er die Therapie verträgt und wieweit sie wirksam sein wird. Auch bleibt es ungewiss, wie ein Patient die Mitteilung der Diagnose erleben wird, wie er seine Erkrankung annehmen kann, wieweit er einzelne Befunde tatsächlich wissen will und ob er Unterstützung durch Familie und Freunde erfahren wird. Die Mitteilung richtiger Fakten mag unabhängig von allen diesen Grenzen möglich sein. Das Bemühen um ein Sprechen in Wahrhaftigkeit als personales Geschehen zwischen Menschen wird sich dieser Grenzen jedoch bewusst sein.

In der Bewusstwerdung dieser Grenzen wird der Arzt auch seine eigenen *kommunikativen Fähigkeiten* im Prozess der Mitteilung einer schwerwiegenden Diagnose bedenken und hier mögliche weitere Grenzen erkennen. Er wird sich in allem medizinisch-wissenschaftlichen Bemühen auch fragen, wie in der gegebenen begrenzten Zeit ein Gespräch mit Patienten gelingen kann, wie er professionell und zugleich empathisch dem Patienten begegnen kann und auch, ob er sich in seiner Ausbildung neben dem Studium medizinischer Fakten auch um den Erwerb dieser kommunikativen Kompetenzen ausreichend bemüht hat.

Aufgrund dieser und weiterer Gründe wird sich ein Gespräch mit einem Patienten über seine Erkrankung immer unter der Bedingung vielfältigen Nichtwissens vollziehen.

Ein häufiges Reaktionsmuster von Ärzten auf diese Gegebenheit ist die weitgehende *Verdrängung* der Bewusstwerdung des Nichtwissens, ein Sich-Einrichten in einem Lebensgefühl ärztlicher Sicherheit. Zahlreiche „Gewissheiten" der klinischen Medizin wurden und werden bis heute nie ernsthaft in Frage gestellt. Dies ist eine Haltung, die Patienten häufig sehr schätzen („Endlich ein Arzt, der weiß, was zu tun ist."). Und auch die eigene Fähigkeit zur rechten Kommunikation mit Patienten wird manchmal kaum reflektiert. Mag diese Haltung für die pragmatische Bewältigung des ärztlichen Alltags hilfreich sein, so ist sie doch mit Gefahren verbunden. Auch die *Resignation* kann eine Form der Reaktion auf die Bewusstwerdung des Ausmaßes des Nichtwissens sein. Je nach Persönlichkeitsstruktur des Arztes gibt es hier den Zynismus, also die spöttische Kommentierung der Situation ohne innere Zugewandtheit oder auch den therapeutischen Nihilismus, der Verzicht auf ein ernsthaftes Bemühen und Durchführen der vermutlich besten Therapie, weil ja ohnehin unklar bleibe, was richtig ist.

Als angemessener Ausweg, der Aufklärungsgespräche mit Patienten auch unter den oben genannten schwierigen Bedingungen des vielfältigen Nichtwissens gelingen lässt, erscheint zunächst das intensive Bemühen um eine stetige Verbesserung der eigenen kommunikativen Fähigkeiten. Patienten erwarten zu Recht vor allem einen Arzt, der sich ernsthaft und gewissenhaft bemüht, ihre Sorgen und Nöte zu erkennen und ihnen empathisch zu begegnen. Kommunikative Kompetenz ist lehrbar und lernbar. Zu den Grundlagen gehört das Schweigen (verbale Eloquenz bedeutet nicht kommunikative Kompetenz), das „Aktive Zuhören" („Was meinen Sie damit? Bitte erzählen Sie mir mehr davon.") und die „Empathische Antwort" („Ja, es macht Ihnen jetzt große Sorgen, was kommen wird ..."), Elemente, die in emotional belastenden Situationen immer einer fachlichen Antwort, jeder „Lösung" und jedem Ratschlag vorausgehen sollten und die zu einer wirklichen und tiefen Begegnung mit dem Patienten und seinen Angehörigen führen können.

Weiterhin gefordert ist das stetige Bemühen um die Verbesserung des medizinischen Wissens insgesamt (Forschung) und auch des persönlichen fachlichen Wissens des Arztes über die Erkrankung (Fortbildung) sowie über den einzelnen Patienten. Dies ist ein Weg, der mit größter Anstrengung zu gehen ist und zu Recht den Großteil der Zeit und Kraft des gewissenhaften Arztes erfordert. Dennoch ist zu sehen, dass auch dieser Weg niemals grundsätzlich das Problem des ärztlichen Sprechens und Handelns unter den Bedingungen vielfältigen Nichtwissens wird lösen können. Es ist ein Irrtum, zu meinen, die Medizin müsse mehr forschen, der einzelne müsse mehr lernen, das Wissen müsse besser verfügbar werden, der Patient müsse noch besser untersucht werden, der ärztliche Entscheidungsprozess müsse klarer strukturiert werden (Leitlinien), – und dann, wenn dies alles erreicht ist, gibt es das Problem des ärztlichen Sprechens und Handelns unter den Bedingungen vielfältigen Nichtwissens nicht mehr.

Es bleibt das Eingeständnis, dass ärztliches Handeln und auch das Gespräch mit Patienten über seine Erkrankung prinzipiell geschieht im Rahmen von Unwissenheit, Unwägbarkeit, Unsicherheit und Zweifel. Der erkrankte Patient wird diese ärztliche Unsicherheit im Gespräch über seine Erkrankung kaum unmittelbar akzeptieren. Und hier eröffnet sich nun eine Dimension, die Sicherheit gewähren kann und zu deren Gelingen das Gewissen den Arzt anleiten kann. Ärztliche Praxis und vor allem auch das Gespräch mit Patienten über seine Erkrankung hat dort, wo sie recht ausgeübt wird, immer auch mit Haltungen und Tugenden zu tun. So kann der Arzt nicht zusichern, dass die medizinische Wissenschaft und auch er selbst über die Erkrankung und die Therapie sicheres und umfassendes Wissen besitzt, aber er kann zusichern: ehrlich zu sein, verschwiegen zu sein, erreichbar zu sein, nicht überstürzt zu handeln, neue Forschungsergebnisse anzunehmen und sich fortzubilden, die Präferenzen des Patienten achten zu wollen, die Sorgen und Nöte des Patienten immer hören zu wollen und empathisch kommunizieren zu wollen. Alles dies sind Haltungen, die, wenn sie denn verinnerlicht werden und zu einem ärztlichen Habitus werden, zu Tugenden heranwachsen können und letztlich zu dem gehören, was Patienten von einem guten Arzt erwarten.

Rita Katharina Schmutzler

Gewissensentscheidungen im Umgang mit Erkrankungsrisiken: medizinische, ethische und sozialrechtliche Aspekte

1 Medizinischer Hintergrund

Bei rund 20 Prozent der Erkrankten an Brust- oder Eierstockkrebs zeigt sich eine familiäre Häufung von Karzinomfällen als Hinweis auf eine genetische Ursache. In der Allgemeinbevölkerung liegt die Häufigkeit der Träger einer pathogenen Mutation bei 1:500 bis 1:1000. Die beiden am häufigsten veränderten Gene sind die Tumorsuppressorgene BRCA1 und BRCA2, die Schlüsselgene der DNA-Doppelstrangreparatur darstellen[1]. Mutationsträgerinnen erkranken im Laufe ihres Lebens zu 60 – 80 Prozent an einem Mamma- und zu 20 – 40 Prozent an einem Ovarialkarzinom. Für bereits an einem Mammakarzinom erkrankte Frauen besteht außerdem ein erhöhtes Zweiterkrankungsrisiko der anderen Brust von rund 40 Prozent.

Zur Beratung und Betreuung von Familien mit einer Hochrisikosituation für erblichen Brust- und Eierstockkrebs wurde 1995 unmittelbar nach Entdeckung der BRCA1- und BRCA2-Gene das Deutsche Konsortium für Familiäres Mamma- und Ovarialkarzinom bestehend aus zwölf universitären Zentren an den Standorten Berlin, Düsseldorf, Dresden, Hannover, Heidelberg, Kiel, Köln, Leipzig, München, Münster, Ulm, Würzburg, zwei Referenzradiologien in Kiel und Berlin, zwei Referenzpathologien in Köln und Hannover und einer Studienzentrale in Leipzig mit einer Förderung der Deutschen Krebshilfe gegründet[2]. Im Deutschen Konsortium wurden bisher 20.000 Familien beraten und bei 17.000 Familien eine molekulargenetische Untersuchung der BRCA1/2 Gene durchgeführt. Das Deutsche Konsortium für Familiären Brust- und Eierstockkrebs hat, basierend auf den genetischen

---

1 Vgl. Y. Miki/J. Swensen/D. Shattuck-Eidens/P. A. Futreal/K. Harshman/S. Tavtigian/Q. Liu/C. Cochran/L. M. Bennett/W. Ding et al., *A strong candidate for the breast and ovarian cancer susceptibility gene BRCA1*, in: *Science* 266 (1994), 66 – 71; R. Wooster/G. Bignell/J. Lancaster/S. Swift/S. Seal/J. Mangion/N. Collins/S. Gregory/C. Gumbs/G. Micklem, *Identification of the breast cancer susceptibility gene BRCA2*, in: *Nature* 378 (1995), 789 – 792.

2 Vgl. www.krebshilfe.de/brustzentren.html, Sprecherin R. K. Schmutzler; R. K. Schmutzler/M. Löffler/J. Windeler/S. Thomas/J. Bruns/T. Rath, *Familiärer Brust- und Eierstockkrebs: von der Forschung zur Regelversorgung*, in: *Dtsch Ärztebl* 102, 50 (2005), A–3486/B–2948/C–2461; A. Meindl/N. Ditsch/K. Kast/K. Rhiem/R. K. Schmutzler, *Hereditary breast and ovarian cancer: new genes, new treatments, new concepts*, in: *Dtsch Ärztebl Int* 108, 19 (2011), 323 – 330.

Untersuchungsergebnissen, empirische Mutationsnachweiswahrscheinlichkeiten für die Gene BRCA1 und BRCA2 erhoben und auf dieser Basis Einschlusskriterien für die Mutationsanalyse in den Hochrisikogenen festgelegt. Eine Gentestung wird angeboten, wenn die Wahrscheinlichkeit einer pathogenen Mutation ≥10 Prozent beträgt[3]. Kürzlich konnte aus dem Deutschen Konsortium heraus ein drittes hochpenetrantes Gen (RAD51C) für Brust- und Eierstockkrebs, welches jedoch deutlich seltener mutiert ist, identifiziert werden[4]. Neben Mutationen in weiteren, noch unbekannten Hochrisikogenen, wird eine Kombination von moderat- und niedrig-penetranten Genen für den größten Teil der restlichen familiär gehäuft auftretenden Karzinome verantwortlich gemacht. In Kooperationen mit internationalen Netzwerken (zum Beispiel CIMBA, BCAC) konnten bereits mehrere dieser moderat- und niedrig-penetranten Gene identifiziert werden. Moderate Risikogene mit einer 1,5- bis 5-fachen Risikoerhöhung und niedriger Heterozygotenfrequenz sind zum Beispiel CHEK2, ATM, PALB2 und BRIP1[5]. Im Sinne eines multifaktoriellen Erbgangs können diese mit mehreren Niedrigrisikovarianten und Umweltfaktoren bei der Krebsentstehung interagieren. Niedrigrisikovarianten mit einer 0,7 bis 1,5-fachen Risikoerhöhung und einer hohen Heterozygotenfrequenz sind zum Beispiel FGFR2, MAP3KI und TNRC9[6]. Diese Daten deuten darauf hin, dass wir in naher

3 Vgl. A. Meindl/N. Ditsch/K. Kast/K. Rhiem/R. K. Schmutzler, *Hereditary breast and ovarian cancer: new genes, new treatments, new concepts*, in: *Dtsch Ärztebl Int* 108, 19 (2011), 323 – 330.

4 Vgl. A. Meindl/H. Hellebrand/C. Wiek/V. Erven/B. Wappenschmidt/D. Niederacher/M. Freund/P. Lichtner/L. Hartmann/H. Schaal/J. Ramser/E. Honisch/C. Kubisch/H. E. Wichmann/K. Kast/H. Deissler/C. Engel/B. Müller-Myhsok/K. Neveling/M. Kiechle/C. G. Mathew/D. Schindler/R. K. Schmutzler/H. Hanenberg, *Germline mutations in breast and ovarian cancer pedigrees establish RAD51C as a human cancer susceptibility gene*, in: *Nat Genet* 42,5 (2010), 410 – 414.

5 Vgl. M. R. Dufault et al., *Limited relevance of the CHEK2 gene in hereditary breast cancer*, in: *Int J Cancer* 110 (2004), 320 – 325.

6 A. C. Antoniou/X. Wang/Z. S. Fredericksen/L. McGuffog/R. Tarrell/O. M. Sinilnikova/S. Healey/J. Morrison/C. Kartsonaki/T. Lesnick/M. Ghoussaini/D. Barrowdale/EMBRACE/S. Peock/M. Cook/C. Oliver/D. Frost/D. Eccles/D. G. Evans/R. Eeles/L. Izatt/C. Chu/F. Douglas/J. Paterson/D. Stoppa-Lyonnet/C. Houdayer/S. Mazoyer/S. Giraud/C. Lasset/A. Remenieras/O. Caron/A. Hardouin/P. Berthet/GEMO Study Collaborators/F. B. Hogervorst/M. A. Rookus/A. Jager/A. van den Ouweland/N. Hoogerbrugge/R. B. van der Luijt/H. Meijers-Heijboer/E. B. Gómez García/HEBON/P. Devilee/M. P. Vreeswijk/J. Lubinski/A. Jakubowska/J. Gronwald/T. Huzarski/T. Byrski/B. Górski/C. Cybulski/A. B. Spurdle/H. Holland/kConFab/D. E. Goldgar/E. M. John/J. L. Hopper/M. Southey/S. S. Buys/M. B. Daly/M. B. Terry/R. K. Schmutzler/B. Wappenschmidt/C. Engel/A. Meindl/S. Preisler-Adams/N. Arnold/D. Niederacher/C. Sutter/S. M. Domchek/K. L. Nathanson/T. Rebbeck/J. L. Blum/M. Piedmonte/G. C. Rodriguez/K. Wakeley/J. F. Boggess/J. Basil/S. V. Blank/E. Friedman/B. Kaufman/Y. Laitman/R. Milgrom/I. L. Andrulis/G. Glendon/H. Ozcelik/T. Kirchhoff/J. Vijai/M. M. Gaudet/D. Altshuler/C. Guiducci/SWE-BRCA/N. Loman/K. Harbst/J. Rantala/H. Ehrencrona/A. M. Gerdes/M. Thomassen/L. Sunde/P. Peterlongo/S. Manoukian/B. Bonanni/A. Viel/P. Radice/T. Caldes/M. de la Hoya/C. F. Singer/A. Fink-Retter/M. H. Greene/P. L. Mai/J. T. Loud/L. Guidugli/N. M. Lindor/T. V.

Zukunft auf der Basis genetischer Untersuchungen Menschen mit unterschiedlich hohem Erkrankungsrisiko identifizieren können.

Derzeit werden im Konsortium bei Nachweis einer Hochrisikosituation risikoadaptierte präventive Maßnahmen und Therapien im Rahmen einer multidisziplinären Betreuung der betroffenen Familien angeboten und deren Effekt evaluiert. Diese Maßnahmen und Therapien umfassen eine strukturierte Früherkennung, prophylaktische Operationen und zielgerichtete Therapien[7] und betreffen

---

Hansen/F. C. Nielsen/I. Blanco/C. Lazaro/J. E. Garber/S. J. Ramus/S. A. Gayther/C. Phelan/S. Narod/C. I. Szabo/MOD SQUAD/J. Benitez/A. Osorio/H. Nevanlinna/T. Heikkinen/M. A. Caligo/M. S. Beattie/U. Hamann/A. K. Godwin/M. Montagna/C. Casella/S. L. Neuhausen/B. Y. Karlan/N. Tung/A. E. Toland/J. Weitzel/O. Olopade/J. Simard/P. Soucy/W. S. Rubinstein/A. Arason/G. Rennert/N. G. Martin/G. W. Montgomery/J. Chang-Claude/D. Flesch-Janys/H. Brauch/GENICA/G. Severi/L. Baglietto/A. Cox/S. S. Cross/P. Miron/S. M. Gerty/W. Tapper/D. Yannoukakos/G. Fountzilas/P. A. Fasching/M. W. Beckmann/I. Dos Santos Silva/J. Peto/D. Lambrechts/R. Paridaens/T. Rüdiger/A. Försti/R. Winqvist/K. Pylkäs/R. B. Diasio/A. M. Lee/J. Eckel-Passow/C. Vachon/F. Blows/K. Driver/A. Dunning/P. P. Pharoah/K. Offit/V. S. Pankratz/H. Hakonarson/G. Chenevix-Trench/D. F. Easton/F. J. Couch, *A locus on 19p13 modifies risk of breast cancer in BRCA1 mutation carriers and is associated with hormone receptor-negative breast cancer in the general population*. in: *Nat Genet* 42 (2010), 885–892; K. Hemminki/B. Müller-Myhsok/P. Lichtner/C. Engel/B. Chen/B. Burwinkel/A. Försti/C. Sutter/B. Wappenschmidt/H. Hellebrand/T. Illig/N. Arnold/D. Niederacher/B. Dworni czak/H. Deissler/K. Kast/D. Gadzicki/T. Meitinger/H. E. Wichmann/M. Kiechle/C. R. Bartram/R. K. Schmutzler/A. Meindl, *Low-risk variants FGFR2, TNRC9 and LSP1 in German familial breast cancer patients*, in: *Int J Cancer* 126 (2010), 2858–2862.

7 Vgl. R. K. Schmutzler/K. Rhiem/P. Breuer/E. Wardelmann/M. Lehnert/S. Coburger/B. Wappenschmidt, *Outcome of a structured surveillance programme in women with a familial predisposition for breast cancer*, in: *Eur J Cancer Prev* 15 (2006), 483–489; K. Bosse/K. Rhiem/B. Wappenschmidt/M. Hellmich/M. Madeja/M. Ortmann/P. Mallmann/R. K. Schmutzler, *Screening for ovarian cancer by transvaginal ultrasound and serum CA125 measurement in women with a familial predisposition: a prospective cohort study*, in: *Gynecol Oncol* 103 (2006), 1077–1082; S. M. Domchek/T. M. Friebel/C. F. Singer/D. G. Evans/H. T. Lynch/C. Isaacs/J. E. Garber/S. L. Neuhausen/E. Matloff/R. Eeles/G. Pichert/L. Van t'veer/N. Tung/J. N. Weitzel/F. J. Couch/W. S. Rubinstein/P. A. Ganz/M. B. Daly/O. I. Olopade/G. Tomlinson/J. Schildkraut/J. L. Blum/T. R. Rebbeck, *Association of risk-reducing surgery in BRCA1 or BRCA2 mutation carriers with cancer risk and morality*, in: *JAMA* 304 (2010), 967–975; K. Rhiem/U. Flucke/C. Engel/B. Wappenschmidt/A. Reinecke-Lüthge/R. Büttner/R. K. Schmutzler, *Association of the BRCA1 missense variant R1699W with a malignant phyllodes tumor of the breast* in: *Cancer Genet Cytogent* 176 (2007), 76–79; M. K. Graeser/C. Engel/K. Rhiem/D. Gadzicki/U. Bick/K. Kast/U. G. Froster/B. Schlehe/A. Bechtold/N. Arnold/S. Preisler-Adams/C. Nestle-Kraemling/M. Zaino/M. Loeffler/M. Kiechle/A. Meindl/D. Varga/R. K. Schmutzler, *Contralateral breast cancer risk in BRCA1 and BRCA2 mutation carriers*, in: *J Clin Oncol* 27 (2009), 5887–5892; M. W. Audeh/J. Carmichael/R. T. Penson et al., *Oral poly(ADP-ribose) polymeraseinhibitor olaparib in patients with BRCA1 or BRCA2 mutations and recurrent ovarian cancer: a proof-of-concept trial*, in: *Lancet* 376 (2010), 245–251; A. Tutt/M. Robson/J. E. Garber/S. M. Domchek et al., *Oral poly(ADP-ribose) polymerase inhibitor olaparib in patients with BRCA1 or BRCA2 mutations and advanced breast cancer: a proof-of-concept trial*, in: *Lancet* 376 (2010), 235–244.

insbesondere Frauen mit nachgewiesener BRCA-Mutation. In Familien, in denen beim Indexfall keine BRCA-Mutation nachgewiesen wird (nicht-informativer Gentest), wird den betroffenen Frauen bei einem verbleibenden Lebensrisiko von 30 Prozent oder einer Wahrscheinlichkeit für das Vorliegen einer Mutation von 20 Prozent ebenfalls zur Teilnahme am Früherkennungsprogramm geraten. Die genetischen und klinischen Daten werden zentral in der EDV-Datenbank des Konsortiums an der Universität Leipzig erfasst. Folgende präventive Maßnahmen werden im Einzelnen angeboten:

Da Frauen mit erblicher Belastung bereits in jüngeren Jahren an Brustkrebs erkranken, wurden weltweit Programme zur intensivierten Früherkennung für Brustkrebs in diesem Risikokollektiv aufgelegt, die neben der Mammografie die Sonografie und Kernspintomografie, beginnend ab dem 25. Lebensjahr, beinhalten. Seit 2005 wird das im Konsortium erarbeitete Früherkennungsprogramm durch Selektivverträge mit den Krankenkassen unterstützt und validiert. Außerdem flossen die im Konsortium erhobenen Daten in die Empfehlungen der S3-Leitlinie „Früherkennung, Diagnostik und Therapie des Mammakarzinoms" ein. Derzeit befinden sich über 4.000 Frauen in der Früherkennung, von denen bisher 23.000 Früherkennungsuntersuchungen dokumentiert wurden. Es liegen erste Daten vor, die belegen, dass die intensivierte Früherkennung zu einer Vorverlagerung der Diagnosestellung mit günstigen Tumorstadien führt. Jedoch gibt es bisher nicht den Beleg einer Mortalitätsreduktion durch die Früherkennung.

Neben der Früherkennung stehen Mutationsträgerinnen auch risiko-reduzierende Operationsverfahren zur Verfügung. Da keine effiziente Ovarialkarzinomfrüherkennung existiert[8], wird BRCA-Mutationsträgerinnen ab dem 40. Lebensjahr die beidseitige prophylaktische Eierstock- und Eileiterentfernung (Salpingo-Oophorektomie) zur Reduktion des Ovarialkarzinomrisikos empfohlen. Dies geschieht auch vor dem Hintergrund, dass es keine effizienten Verfahren zur Früherkennung von Eierstockkrebs gibt. Die Salpingo-Oophorektomie reduziert das Eierstockkrebserkrankungsrisiko auf 1–2 Prozent und ebenfalls das verbleibende Mammakarzinomrisiko um 50 Prozent sowie die Gesamtmortalität um 75 Prozent, sofern sie vor der Menopause durchgeführt wurde[9]. Die beidseitige

8 Vgl. K. Bosse/K. Rhiem/B. Wappenschmidt/M. Hellmich/M. Madeja/M. Ortmann/P. Mallmann/R. K. Schmutzler, Screening for ovarian cancer by transvaginal ultrasound and serum CA125 measurement in women with a familial predisposition: a prospective cohort study, in: Gynecol Oncol 103 (2006), 1077–1082.

9 Vgl. S. M. Domchek/T. M. Friebel/C. F. Singer/D. G. Evans/H. T. Lynch/C. Isaacs/J. E. Garber/S. L. Neuhausen/E. Matloff/R. Eeles/G. Pichert/L. Van t'veer/N. Tung/J. N. Weitzel/F. J. Couch/W. S. Rubinstein/P. A. Ganz/M. B. Daly/O. I. Olopade/G. Tomlinson/J. Schildkraut/J. L. Blum/T. R.

prophylaktische Mastektomie senkt das Risiko für Brustkrebs um >95 Prozent und die brustkrebs-spezifische Letalität um 90 Prozent[10]. Aufgrund der starken physischen wie psychischen Belastungen, die mit einem solchen Eingriff einhergehen, und der alternativen Möglichkeit der Früherkennung von Brustkrebs, empfehlen wir diese Operationen nicht, diskutieren sie aber als mögliche Handlungsoption. Ziel ist es, den Ratsuchenden im Rahmen einer nicht-direktiven Beratung alle Informationen an die Hand zu geben, die ihnen erlauben, eine eigenständige und langfristig tragbare Entscheidung für oder gegen eine prophylaktische Brustdrüsenentfernung zu treffen. Die meisten Frauen, die eine solche Maßnahme in Betracht ziehen, sind bereits an einem ersten Brustkrebs erkrankt und wollen das Zweiterkrankungsrisiko reduzieren. Anhand einer Untersuchung an rund 2.200 bereits erkrankten Mutationsträgerinnen konnten wir zeigen, dass das Risiko für ein zweites kontralaterales Mammakarzinom maßgeblich vom Ersterkrankungsalter und dem betroffenen Gen abhängt[11]. Neueste Auswertungen an über 7.000 BRCA-negativ getesteten Familien mit erhöhtem Krebsrisiko belegen, dass das kontralaterale Erkrankungsrisiko für diese Frauen nur geringgradig erhöht ist[12]. Die Entscheidung für oder gegen eine sogenannte sekundär prophylaktische kontralaterale Mastektomie muss daher auf der Basis eines Gentestes und konkreter Risikozahlen getroffen werden. Diese Daten stehen in starkem Kontrast zu der derzeit massiv ansteigenden Zahl sekundär prophylaktischer beidseitiger Mastektomien, die offensichtlich auf eine unzureichende Aufklärung und Überschätzung der tatsächlichen Risiken zurückzuführen sind[13]. Dies ver-

---

Rebbeck, *Association of risk-reducing surgery in BRCA1 or BRCA2 mutation carriers with cancer risk and morality,* in: *JAMA* 304 (2010), 967–975.

10 Vgl. H. Meijers-Heijboer/B. van Geel/W. L. van Putten et al., *Breast cancer after prophylactic bilateral mastectomy in women with BRCA1 and BRCA2 mutation*, in: *N Engl J Med* 345 (2001), 159–164.

11 Vgl. M. K. Graeser/C. Engel/K. Rhiem/D. Gadzicki/U. Bick/K. Kast/U. G. Froster/B. Schlehe/A. Bechtold/N. Arnold/S. Preisler-Adams/C. Nestle-Kraemling/M. Zaino/M. Loeffler/M. Kiechle/A. Meindl/D. Varga/R. K. Schmutzler, *Contralateral breast cancer risk in BRCA1 and BRCA2 mutation carriers*, in: *J Clin Oncol* 27 (2009), 5887–5892.

12 Vgl. K. Rhiem/C. Engel/M. Graeser/S. Zachariae/K. Kast/M. Kiechle/N. Ditsch/W. Janni/C. Mundhenke/M. Golatta/D. Varga/S. Preisler-Adams/T. Heinrich/U. Bick/D. Gadzicki/S. Briest/A. Meindl/R. K. Schmutzler, *The risk of contralateral breast cancer in patients from BRCA1/2 negative high risk families as compared to patients from BRCA1 or BRCA2 positive families: a retrospective cohort study,* in: *Breast Cancer Res* 14 (2012), R156.

13 Vgl. K. Rhiem/U. Flucke/C. Engel/B. Wappenschmidt/A. Reinecke-Lüthge/R. Büttner/R. K. Schmutzler, *Association of the BRCA1 missense variant R1699W with a malignant phyllodes tumor of the breast*, in: *Cancer Genet Cytogent* 176 (2007), 76–79; S. M. Domchek/T. M. Friebel/C. F. Singer/D. G. Evans/H. T. Lynch/C. Isaacs/J. E. Garber/S. L. Neuhausen/E. Matloff/R. Eeles/G. Pichert/L. Van t'veer/N. Tung/J. N. Weitzel/F. J. Couch/W. S. Rubinstein/P. A. Ganz/M. B. Daly/O. I.

deutlicht, wie dringend notwendig evidenzbasierte Daten und eine adäquate Risikokommunikation sind. In einer derzeit laufenden Auswertung (im Rahmen einer Förderung der Deutschen Krebshilfe) erfassen wir daher die prospektiven Tumorinzidenzraten vor und nach prophylaktischer Operation und analysieren die Validität der Früherkennungsuntersuchungen in Abhängigkeit von der genetischen Risikosituation. Mittelfristiges Ziel ist es, den Effekt der verschiedenen präventiven Maßnahmen auf die Mortalität zu messen und die verschiedenen Maßnahmen zu vergleichen.

2 Rechtliche und gesundheitsökonomische Aspekte

Mit den Herausforderungen einer risiko-adaptierten Prävention hat sich der Nationale Krebsplan in seinem Papier zur risiko-adaptierten Früherkennung beschäftigt[14]. Von herausragender Bedeutung ist es, zu vermeiden, dass Personen mit einem erhöhten Erkrankungsrisiko Nachteile entstehen. Dies ist vor dem Hintergrund des seit Februar 2010 gültigen Gendiagnostikgesetzes zu diskutieren, welches das freiwillige Moratorium der Versicherer abgelöst hat. In diesem Gesetz ist klar geregelt, dass Versicherer keine Auskünfte aus einer genetischen Untersuchung verwenden dürfen. Eine Ausnahme gilt lediglich für Versicherungen mit einer Leistung von über 300.000 Euro beziehungsweise einer Jahresrente von über 30.000 Euro. Auch arbeitsrechtlich wird im Gendiagnostikgesetz klar geregelt, dass das Selbstbestimmungsrecht und der Schutz des Persönlichkeitsrechts über das Interesse des Arbeitgebers an leistungsfähigen und auch zukünftig gesunden Mitarbeitern gehen (Benachteiligungsverbot).

Dennoch sind viele offene Fragen bei der Umsetzung genetischer Befunde in klinische Handlungsoptionen geblieben. Ein Recht auf Prävention für Hochrisikopersonen ist bisher im SGB 5 nicht ausreichend geregelt. Es ist unklar, ab welchem Risiko welche präventiven Maßnahmen bei Risikopersonen ergriffen und durch die Solidargemeinschaft finanziert werden sollen. Schwellenwerte für die Gentestung, Früherkennung und prophylaktische Operation wurden zwar von

---

Olopade/G. Tomlinson/J. Schildkraut/J. L. Blum/T. R. Rebbeck, *Association of risk-reducing surgery in BRCA1 or BRCA2 mutation carriers with cancer risk and morality*, in: *JAMA* 304 (2010), 967–975.

14 R. K. Schmutzler et al. 2011: http://www.bmg.bund.de/praevention/nationaler-krebsplan/was-haben-wir-bisher-erreicht/querschnittsthema-risiko-adaptierte-krebsfrueherkennung.html (Zugriff am 04.12.2013).

Expertenseite vorgeschlagen und in Leitlinien verankert; diese sind aber bisher nicht rechtsverbindlich etabliert. Dies führt dazu, dass die verschiedenen Akteure des Gesundheitssystems über die Kostenerstattung willkürlich entscheiden. Auch herrschen unterschiedliche Vorgehensweisen in den gesetzlichen Krankenkassen, den Beihilfen und den privaten Krankenkassen vor. Eine wichtige offene Frage ist, ob dem Vorliegen eines hohen Erkrankungsrisikos eine Krankheitsbedeutung zukommt (Stichwort: *healthy ill*). Unklar ist ferner, ob die Durchführung präventiver Maßnahmen zur Verhinderung beziehungsweise Frühdiagnostik einer Zweiterkrankung bei einer bereits an einem ersten Tumor erkrankten Person als erstattungspflichtige kurative oder nicht erstattungspflichtige präventive Maßnahme anzusehen ist. Es stellt sich auch die Frage, ob eine Risikoperson, die eine genetische Analyse zur Konkretisierung ihres Erkrankungsrisikos ablehnt, dennoch ein Recht auf intensivierte präventive Maßnahmen hat, das heißt, ob das Recht auf Nichtwissen durch die Ablehnung präventiver Maßnahmen beeinträchtigt wird. Umgekehrt ist zu fragen, ob Risikopersonen bei Ablehnung effizienter präventiver Maßnahmen an den gegebenenfalls erhöhten Behandlungskosten zu beteiligen sind, das heißt, ob eine Gesundheitspflicht besteht und wie weit diese greifen soll.

Bisher gibt es keine soliden prospektiven Daten zur Kosten- beziehungsweise Schaden-Nutzen-Analyse, die eine gesundheitsökonomische Bewertung zum jetzigen Zeitpunkt zulassen. Es existieren lediglich Modellberechnungen, die größtenteils auf Markov-Modellierungen beruhen[15]. In diesen Modellberechnungen werden mehrere Handlungsalternativen hinsichtlich ihrer Kosten-Effektivität miteinander verglichen, die darauf hindeuten, dass präventive Maßnahmen im Hochrisikokollektiv tatsächlich kosteneffizient sein könnten.

---

15 Vgl. V. R. Grann/P. R. Patel/J. S. Jacobson/E. Warner/D. F. Heitjan/M. Ashby-Thompson/D. L. Hershman/A. I. Neugut, *Comparative effectiveness of screening and prevention strategies among BRCA1/2-affected mutation carriers*, in: *Breast Cancer Res Treat* 125 (2011), 837–847; J. M. Lee/ P. M. McMahon/C. Y. Kong/D. B. Kopans/P. D. Ryan/E. M. Ozanne/E. F. Halpern/G. S. Gazelle, *Cost-effectiveness of breast MR imaging and screen-film mammography for screening BRCA1 gene mutation carriers*, in: *Radiology* 254 (2010), 793–800; R. P. Norman/D. G. Evans/D. F. Easton/K. C. Young., *The cost-utility of magnetic resonance imaging for breast cancer in BRCA1 mutation carriers aged 30–49*, in: *Eur J Health Econ* 8 (2007), 137–144; S. K. Plevritis/A. W. Kurian/B. M. Sigal/B. L. Daniel/D. M. Ikeda/F. E. Stockdale/A. M. Garber, *Cost-effectiveness of screening BRCA1/2 mutation carriers with breast magnetic resonance imaging*, in: *JAMA* 295 (2006), 2374–2384; K. Anderson/J. S. Jacobson/D. F. Heitjan/J. G. Zivin/D. Hershman/A. I. Neugut/V. R. Grann, *Cost-effectiveness of preventive strategies for women with a BRCA1 or a BRCA2 mutation*, in: *Ann Intern Med* 144 (2006), 397–406.

3 Ethische Aspekte

Während bei den herkömmlichen Früherkennungs- und Präventionsprogrammen nur Alter und Geschlecht zur Einstufung als Risikoperson herangezogen werden und damit jeder gesetzlich Versicherte ab beziehungsweise in einem bestimmten Alter als Risikoperson zu betrachten ist, werden bei einem risikoadaptierten beziehungsweise -intensivierten Vorgehen weitere Faktoren herangezogen. Eine daraus resultierende Einstufung als Risikoperson betont daher die Abweichung von der Norm der Gleichaltrigen beziehungsweise Gleichgeschlechtlichen[16].

Eine wichtige Frage in diesem Zusammenhang ist, inwieweit verhindert werden kann, dass mit der Einstufung einer gesunden Person als Angehöriger einer Risikogruppe gesellschaftliche Nachteile verbunden sein können. Die Erfassung von Risikoindikatoren, wie Mutationen in Risikogenen, erlauben schon lange vor dem tatsächlichen Eintreten der Erkrankung eine Voraussage über die Eintrittswahrscheinlichkeit. Des Weiteren lassen Genanalysen gegebenenfalls Rückschlüsse auf den Genstatus von Verwandten zu, ohne dass diese ihre Einwilligung zu einer genetischen Untersuchung gegeben haben.

Bisher gibt es lediglich intensivierte Früherkennungsuntersuchungen und prophylaktische Operationen für gut definierte Hochrisikogruppen, bei denen einzelne Risikoindikatoren die Grundlage darstellen. Es ist aber zu erwarten, dass zukünftig eine Reihe weiterer Risikoindikatoren entdeckt wird, die nur mit einem moderat erhöhten Risiko einhergehen. In diesem Zusammenhang stellt sich die Frage, wer auf welcher Grundlage den Grenzwert für das persönliche Erkrankungsrisiko festlegen soll, ab dem eine Zuordnung zur Risikogruppe erfolgt, und wie mit Personen umzugehen ist, die zwar ein über dem Durchschnitt liegendes Risiko aufweisen, das jedoch nicht so hoch ist, als dass es über dem jeweils definierten Grenzwert liegt.

Unklar ist auch, wie perspektivisch mit dem Problem der verhaltens- beziehungsweise lebensstil-bedingten Risikoindikatoren beziehungsweise -faktoren umgegangen werden soll. Risikofaktoren wie Bewegungsmangel, Adipositas und Rauchen erhöhen oft das bestehende individuelle (Grund-)Risiko für bestimmte Erkrankungen. Das kann theoretisch dazu führen, dass bei Vorliegen bestimmter veränderbarer Risikofaktoren ein ähnlich hohes Risiko für eine bestimmte Erkrankung besteht wie in manchen genetisch definierten Risikogruppen. Gleichfalls denkbar ist, dass aufgrund der erhobenen Befunde zwar ein erhöhtes Risiko

---

16 R. K. Schmutzler et al. 2011: http://www.bmg.bund.de/praevention/nationaler-krebsplan/was-haben-wir-bisher-erreicht/querschnittsthema-risiko-adaptierte-krebsfrueherkennung.html (Zugriff am 04.12.2013).

besteht, der Grenzwert jedoch nicht erreicht wird, aber individuelle verhaltensbedingte Risikofaktoren eine weitere Risikoerhöhung mit sich bringen. Im Rahmen der Priorisierung präventiver Maßnahmen, die unumgänglich erscheint, stellt sich somit auch die Frage nach der Bedeutung der Eigenverantwortung.

4 Zusammenfassung

Derzeit werden die von Experten empfohlenen Schwellenwerte für die Gentestung, Früherkennung und für prophylaktische Operationen von verschiedenen Akteuren des Gesundheitssystems intensiv diskutiert und in Ermangelung rechtlicher Vorgaben willkürlich modifiziert. Daraus folgt sowohl eine Über- als auch Unterversorgung von Ratsuchenden und Patienten in der Prävention. Hinzu kommt eine stark gestiegene Aufmerksamkeit für genetisch bedingte Erkrankungsrisiken sowohl bei den betroffenen Risikopersonen als auch den behandelnden Ärzten, die gegenwärtig zu einer übersteigerten Risikobewertung zu führen scheint. So wird zum Beispiel in den USA aktuell eine Steigerung der prophylaktischen Mastektomien auch bei Brustkrebserkrankten ohne BRCA-Mutationsnachweis beobachtet[17]. Ein ähnlicher Trend ist derzeit auch in Deutschland zu verzeichnen und wird durch den Medienwirbel um die Schauspielerin A. Jolie, die sich kürzlich als BRCA1-Mutationsträgerin einer beidseitigen Brustdrüsenentfernung unterzogen hat, weiter verstärkt. Auch wird eine Ausweitung der intensivierten Früherkennung bei nur moderater Risikosituation propagiert und bereits durchgeführt. An diesen Beispielen wird die Notwendigkeit zur Festlegung von Schwellenwerten offensichtlich. Aufgrund der individuellen wie gesellschaftlichen Relevanz dieser Schwellenwerte und der zu erwartenden Konsequenzen sollte die Definition der Schwellenwerte nicht allein aufgrund empirischer Evidenzen erfolgen, sondern im Rahmen eines öffentlichen Entscheidungsprozesses, der kriteriengeleitet, transparent sowie evaluierbar und in Bezug auf die weiteren Fortschritte in der genetischen Forschung modifizierbar ist.

---

17 T. A. King/R. Sakr/S. Patil/I. Gurevich/M. Stempel/M. Sampson/M. Morrow, *Clinical management factors contribute to the decision for contralateral prophylactic mastectomy*, in: *J Clin Oncol* 29 (2011), 2158–2164.

Markus Zimmermann-Acklin

Zur Bedeutung der ärztlichen Gewissensentscheidung bei der Allokation knapper Güter

> Kontrolle ist in Vertrauen einzubetten, wie Hufeland es gefordert hatte. [...] Dazu mag etwa gehören: [...] dass ich als Arzt mehr der feministischen Moralphilosophie folge, nach der die Verteilungsgerechtigkeit zwischen selbstbestimmten Individuen in der Verantwortung und Sorge (care) für mein Gegenüber, für den Andern eingebettet ist [...].[1]

> Hence, a conscientious physician ought to aim, first and foremost, to help her patients. To use a common phrase, a conscientious physician ought to exhibit 'fidelity to the interests of the individual patient'.[2]

1 Ressourcenknappheit und ärztliches Ethos – zur Problemstellung

Die Einführung ökonomischer Steuerungselemente in der Gesundheitsversorgung, beispielsweise die Abrechnung ärztlicher Leistungen nach Fallpauschalen, die Einführung von *Managed Care* oder die Berücksichtigung der Kosteneffektivität medizinischer Maßnahmen, deuten auf die zunehmende Herausforderung der Allokation knapper Güter im Gesundheitswesen hin. Der damit verbundene finanzielle Druck verändert nicht zuletzt auch die Beziehung zwischen Arzt und Patient bzw. Ärztin und Patientin, auch wenn dies aus Sicht des traditionellen Ärzteethos nicht der Fall sein sollte. Nicht zufällig sind Allokationsfragen, meist unter dem Globalbegriff der negativ konnotierten „Ökonomisierung der Medizin", in den letzten Jahren auch zum Gegenstand der deutschsprachigen medizin- bzw. gesundheitsethischen Debatten geworden.[3]

In einem wichtigen Punkt unterscheiden sich allokationsethische Beiträge von vielen anderen medizinethischen Überlegungen: Geht es um die gerechte

---

1 K. Dörner, *Der gute Arzt. Lehrbuch der ärztlichen Grundhaltung*, Stuttgart 2001, 21.

2 N. Tavaglione/S. A. Hurst, *Why Physicians Ought to Lie for Their Patients*, in: *Am J Bioeth* 12,3 (2012), 6.

3 In den USA haben entsprechende Debatten bereits in den siebziger und achtziger Jahren des letzten Jahrhunderts begonnen, vgl. den guten Überblick in G. Marckmann/P. Liening/U. Wiesing (Hg.), *Gerechte Gesundheitsversorgung. Ethische Grundpositionen zur Mittelverteilung im Gesundheitswesen*, Stuttgart 2003.

Verteilung der vorhandenen Ressourcen, werden unterschiedliche Entscheidungsebenen, deren Interdependenzen und, damit verbunden, auch verschiedene Perspektiven und Rationalitäten (Denkweisen) wichtig. So ist es ein gravierender Unterschied, ob auf der Ebene des Krankenhausmanagements im Rahmen einer Neuausrichtung der Institution darüber entschieden wird, bestimmte Leistungen abzubauen, ob auf politischer Ebene bei der Festlegung zukünftiger Schwerpunkte der Gesundheitsversorgung beispielsweise über den Ausbau von *Palliative Care* zuungunsten anderer Aufgaben beraten wird, oder ob von einem Behandlungsteam am Krankenbett erwogen wird, einer Patientin eine für sie nur bedingt nützliche, jedoch sehr teure Maßnahme anzubieten oder nicht. Aspekte der klinischen, Organisations-, Management- und politischen Ethik sind zwar zunächst getrennt zu untersuchen, müssen anschließend aber zusammengeführt werden, um realistische Handlungsszenarien entwerfen zu können. Entscheidungen am Krankenbett lassen sich angemessen nur im Kausalzusammenhang mit Entscheidungen auf der institutionellen Meso- und der politischen Makroebene verstehen und beurteilen. Wenngleich es legitim und auch nötig ist, zunächst einmal nur eine der Entscheidungsebenen näher zu beleuchten, wie es im Folgenden geschieht, bleibt stets im Hinterkopf zu behalten, dass Entscheidungen auf einer Ebene in der Regel komplementäre Maßnahmen auf den anderen Ebenen notwendig machen. Entscheidet sich beispielsweise ein Behandlungsteam, eine neue und kostenintensive Maßnahme, zum Beispiel eine Chemotherapie, eine Beatmungstechnik oder spezielle neurochirurgische Eingriffe bei Tumorpatienten für alle behandlungsbedürftigen Patientinnen und Patienten einzuführen, bedarf es korrespondierender Umverteilungsmaßnahmen auf der institutionellen (zum Beispiel den Verzicht auf ebenfalls erwünschte zusätzliche Intensivbetten) und/oder der politischen Ebene (zum Beispiel Verzicht auf den Neubau einer Schule oder eine Steuererhöhung). Die traditionell vertretene Aufgabenteilung sieht vor, dass sich ein Arzt bei seinen Entscheidungen durch die Bedürfnisse eines einzelnen Patienten leiten lässt, ein Krankenhausmanager an den möglichst positiven Jahresabschluss und den ausgewogenen Ausgleich unterschiedlicher Einzelinteressen denkt, während eine Politikerin angemessen zwischen unterschiedlichen (sozial-)politischen Bedürfnissen abwägen und insbesondere das Problem der Opportunitätskosten im Auge behalten sollte. Diese Aufteilung scheint heute aufgrund der vielen neuen und oftmals kostenintensiven Möglichkeiten in der Medizin nicht mehr so recht zu funktionieren.

Dazu kommt, dass in den letzten Jahren das Nachdenken über das ärztliche Selbstverständnis, die ärztliche Identität und das damit verbundene ärztliche Ethos in der Medizinethik offensichtlich vernachlässigt wurde. Gründe dafür waren sicherlich der Nachholbedarf in Sachen Patientenautonomie, aber auch Tendenzen zur Spezialisierung und Verrechtlichung ärztlichen Handelns in den

Hochlohnländern der Welt. In der Schweiz beispielsweise wurden in den letzten Jahren viele Bereiche ärztlichen Handelns rechtlich verbindlich gemacht, die bisher lediglich in ethischen Richtlinien geregelt waren. Jüngstes Beispiel ist das Gesetz zur Regelung der Forschung am Menschen (HFG, Humanforschungsgesetz), das 2014 in Kraft treten wird, in welchem große Teile des traditionellen ärztlichen Ethos gesetzlich eingefordert werden und durch Ethikkommissionen zu prüfen sind.[4] Schwierige ärztliche Entscheidungen, schwindende intuitive Gewissheiten infolge der Globalisierung und Technisierung, allem voran aber die Demontage der ärztlichen Autorität in der Gesellschaft[5] haben zu einem wiedererwachten Interesse an Fragen der ärztlichen Identität geführt. Bereits vor einigen Jahren erhob K. Dörner in gleichsam prophetischer Manier seine Stimme gegen eine hoffnungslos einseitige Medizinethik, welche das wichtigste, nämlich die ärztliche Grundhaltung, ignoriere:[6] Gängige Medizinethiken bezeichnete er als „Pfropf-Ethiken", die den Ärztinnen und Ärzten, nachdem diese zunächst demontiert und zu moralischen Monstern gemacht, von Außen übergestülpt worden wären.[7] Dagegen verlangte er, dass eine Medizinethik von der alltäglichen Sittlichkeit einer Ärztin bzw. eines Arztes oder auch des ärztlichen Standes ausgehend entwickelt werden sollte und zudem in diese Moralität eingebettet bleiben solle, wobei auch ihm im Sinne einer ethischen Gleichgewichtstheorie klar war, dass eine „Ethik von unten" nicht ohne eine „Ethik von oben" zu haben ist.[8]

Mit Blick auf einen angemessenen Umgang mit der Ressourcenknappheit auf der Mikroebene bzw. am Krankenbett wird die ärztliche Gewissensentscheidung insofern zum Thema, als die ärztliche Grundhaltung, Anwalt einer Patientin oder eines Patienten und deren Bedürfnisse zu sein, mit der Aufgabe, vorhandene Ressourcen auf unterschiedliche Patienten sowie Patientengruppen gerecht zu verteilen, in Konflikt geraten kann. In den Fachdiskursen weitgehend unbestritten ist heute, dass trotz bestehender Überbehandlungen und der Verschwendung von Mitteln angesichts der zunehmend vorhandenen, teilweise enorm kostenintensi-

---

4 Vgl. die Angaben zum Legiferierungsprozess auf der Website des Bundesamts für Gesundheit (BAG): http://www.bag.admin.ch/themen/medizin/00701/00702/07558 (Zugriff am 23.08.2013).

5 Vgl. dazu kurz und prägnant O. Oelz, *Antreten zur Visite. Ein stolzer Stand verliert das Elitäre, wird gewöhnlich und verbeamtet. Aus Berufung wird Job. Die Bilanz eines ehemaligen Chefarztes*, in: *NZZ Folio* vom Juni 2010, Nr. 6, 24–28, bzw. das gesamte *NZZ Folio* von Juni 2010 zum Thema „Die Ärzte. Ein Berufsstand wird seziert".

6 Vgl. K. Dörner, *Der gute Arzt*.

7 Vgl. K. Dörner, *Der gute Arzt*, 9.

8 Vgl. ebd. Zur Methode einer ethischen Gleichgewichtstheorie („reflective equilibrium") vgl. T. L. Beauchamp/J. F. Childress, *Principles of Biomedical Ethics*, Oxford ^{7}2013, 404–410 (in früheren Ausgaben des Lehrbuchs von den Autoren auch als ethischer Kohärentismus bezeichnet).

ven Möglichkeiten der modernen Medizin eine Situation der Knappheit entstanden ist, die es unmöglich macht, allen alles zu geben.[9] Vorauszuschicken ist, dass das Gewissen keine normgebende, sondern eine Prüfungs- und Weisungsinstanz ist, welche ein bestimmtes, autonom oder autoritär vorgegebenes Set von Normen voraussetzt.[10] „Das Gewissen ist so etwas wie die sittliche Identität des Menschen, die diesem in relativer Eigenständigkeit Verantwortung zuweist."[11] Im Sinne dieses Zitats von D. Mieth geht es um eine Instanz im Menschen, die vorausschauend prüft, ob eine Entscheidung mit den vorausgesetzten Idealen und Normen übereinstimmt, oder die sich im Nachhinein in Form des berühmten „schlechten Gewissens" meldet, wenn eine bereits geschehene Handlung offensichtlich mit internalisierten Vorstellungen des beruflichen Ethos kollidiert.

Obgleich eine enge Verbindung zwischen Gewissen und Ich-Ideal, ärztlichem Selbstverständnis und Ethos besteht, setzt die Prüfung der Frage, inwieweit die Allokationsaufgabe das ärztliche Gewissen herausfordert, normative Überlegungen zur gerechten Allokation am Krankenbett sowie evaluative Erwägungen zu Vorstellungen zum ärztlichen Ethos voraus. Im Zentrum steht dabei die folgende Frage: Lässt sich das ärztliche Ethos der Sorge um individuelle Patientinnen und Patienten mit den Aufgaben einer gerechten Ressourcenverteilung und den damit verbundenen Leistungsbegrenzungen vereinbaren? Zugespitzt formuliert: Können Ärztinnen und Ärzte gleichzeitig Anwalt ihrer Patienten und des Krankenhausbudgets sein?

2 Ärztliches Ethos und Leistungsbegrenzungen – ein Widerspruch?

Die Musterberufsordnung der deutschen Bundesärztekammer sieht zu Beginn im sogenannten „Gelöbnis" vor, dass Ärztinnen und Ärzte ihren Beruf in Gewissenhaftigkeit und Würde ausüben.[12] Auch die Standesordnung der Schweizerischen Ärzteverbindung FMH fordert, dass Ärzte und Ärztinnen keine Handlungen vornehmen, die sie mit ihrem Gewissen nicht vereinbaren können, sowie alle

---

9 Vgl. M. Zimmermann-Acklin, *„When not all services can be offered to all patients" – Ethische Überlegungen zur Finanzierung medizinischer Maßnahmen bei Patienten am Lebensende*, in: G. Duttge/M. Zimmermann-Acklin (Hg.), *Gerecht sorgen – Verständigungsprozesse über den Einsatz knapper Ressourcen bei Patienten am Lebensende*, Göttingen 2013, 177–200.

10 Vgl. H. Reiner, Art. *Gewissen*, in: *HWP*, Bd. 3, Basel 1974, 574–592.

11 D. Mieth, Art. *Gewissen/Verantwortung*, in: P. Eicher (Hg.), *NHThG*, Bd. 2, München 1991, 222.

12 Vgl. Bundesärztekammer, *(Muster-)Berufsordnung*, in: U. Wiesing (Hg.), *Ethik in der Medizin. Ein Studienbuch*, Stuttgart ^{4}2012, 82.

Patientinnen und Patienten mit gleicher Sorgfalt und ohne Ansehen der Person zu betreuen haben.[13] E. Pellegrino war der Meinung, dass ein gewissenhafter Arzt stets von den Bedürfnissen seines individuellen Patienten ausgehen und dessen Wohl im Normalfall sogar altruistisch über das eigene stellen sollte.[14] Auch im Zusammenhang mit der Rationierungsdebatte forderte der 2013 im Alter von 92 Jahren verstorbene, mit der katholischen Tradition vertraute US-amerikanische Philosoph und Medizinethiker im Fall eines Konflikts zwischen systemischen Zwängen und individuellen Ansprüchen eines Patienten die altruistische Aufgabe ärztlicher Eigeninteressen: „When the system harms the patient then the question of the physician's primary agency arises. If he is primarily the patients advocate, agent and minister (rather than a bureaucratic pawn of the system), then he must protect the patient's interests against the system even at some risk and damage to his own self-interest."[15] Für ihn hat die individuelle Patientin und deren Ansprüche stets Vorrang vor übergeordneten Interessen oder systemischen Zwängen, selbst wenn die Berücksichtigung dieser individuellen Ansprüche zu Nachteilen für den behandelnden Arzt führen sollte. Ähnlich sieht dies der Tübinger Medizinethiker U. Wiesing, wobei er ausblendet, dass Entscheidungen oberhalb der unmittelbaren Arzt-Patient-Beziehung zwangsläufig Konsequenzen für die ärztliche Vorgehensweise nach sich ziehen, insofern mögliche Leistungsbeschränkungen von einer Ärztin ihrer Patientin gegenüber erklärt und vor allem verantwortet werden müssen: „Hingegen ist dem Arzt auf keinen Fall die Verantwortung für Rationierungen zuzuschreiben, weil ihn dies in den Konflikt bringen würde, einzelnen Patienten zu schaden. Wenn Rationierungen im Gesundheitssystem für notwendig erachtet werden, dann sollte der Arzt diese Aufgabe von sich weisen. Die Instanz der Verteilung, der Kostenträger, sollte die Verantwortung für die Verteilung übernehmen und sie oberhalb der Arzt-Patient-Beziehung regeln."[16] Der inzwischen emeritierte Schweizer Herzchirurg P. Stulz beschreibt in seiner Stellungnahme zur Rationierungsdebatte aus ärztlicher Sicht zwar die zunehmenden Spannungen, die zwischen der ärztlichen Zuständigkeit für den Patienten und Aufgaben in der Ressourcenallokation bestehen, bleibt jedoch ebenfalls strikt

---

13 Vgl. Verbindung der Schweizer Ärztinnen und Ärzte (FMH), *Standesordnung FMH*, in: A. Bondolfi/H. Müller (Hg.), *Medizinische Ethik im ärztlichen Alltag*, Basel 1999, 444f.

14 Vgl. E. D. Pellegrino, *Der tugendhafte Arzt und die Ethik in der Medizin*, in: H.-M. Sass (Hg.), *Medizin und Ethik*, Stuttgart 1989, 52; dazu M. Zimmermann-Acklin, *Bioethik in theologischer Perspektive. Grundlagen, Methoden und Bereiche*, Freiburg i.Ue. [2]2010, 77–85.

15 E. D. Pellegrino, *Rationing Health Care. The Ethics of Medical Gatekeeping*, in: *J Contemp Health Law Policy* 2 (1986), 31, hier zitiert nach N. Tavaglione/S. A. Hurst, *Why Physicians Ought to Lie for Their Patients*, 6.

16 U. Wiesing, *Ärztliche Verantwortung bei der Allokation*, in: U. Wiesing (Hg.), *Ethik in der Medizin*, 310.

der Meinung, dass Ärzte ausschließlich für den individuellen Patienten Partei zu ergreifen haben und die Rationierung von Leistungen vehement abzulehnen hätten.[17] Soweit das historisch verankerte Idealbild oder Ich-Ideal einer Ärztin oder eines Arztes.

Die heutige ärztliche Realität hat sich weit entfernt von diesem Ideal. Nicht zufällig absolvieren heute viele Ärztinnen und Ärzte Zusatzausbildungen im Managementbereich. Es besteht eine Praxis der sogenannten impliziten Rationierung am Krankenbett, die aus ethischer Sicht insbesondere darum problematisch ist, weil sie auf intransparenten Kriterien beruht und diejenigen benachteiligt, die sich am wenigsten zu wehren wissen. Selbst P. Stulz erwähnt als gängige klinische Praktiken das Kaschieren oder Vorenthalten wichtiger Informationen beispielsweise zu Qualitätsunterschieden von Implantaten, die „Übersetzung" ökonomischer Motive in medizinische Begründungen, die sich Ärzte aufgrund ihres Wissensmonopols erlauben könnten, sowie die Zeitnot bzw. den Personalmangel als beliebte Lösungsstrategien bei ökonomischen Engpässen im klinischen Alltag.[18] In einer in Deutschland durchgeführten Studie konnte kürzlich für die onkologische Versorgung gezeigt werden, dass Ärztinnen und Ärzte durchschnittlich mehr Zeit für besser bezahlende Patientinnen und Patienten mit Privatversicherung als für diejenigen mit lediglich einer gesetzlichen Krankenversicherung aufbringen; da Zeit eine ausschlaggebende Voraussetzung für ärztliche Empathie darstellt, resultiert aus dieser Bevorzugung schließlich eine qualitativ hochwertigere medizinische Versorgung.[19]

Auch die in vier europäischen Ländern durchgeführte „Values at the Bedside Study" hat Einblicke in alltägliche Rationierungsentscheidungen von Ärztinnen und Ärzten ermöglicht:[20] Auf die Frage, wie häufig ihre Patientinnen und Pati-

---

17 Vgl. P. Stulz, *Rationierung aus ärztlicher Sicht*, in: M. Zimmermann-Acklin/H. Halter (Hg.), *Rationierung und Gerechtigkeit im Gesundheitswesen. Beiträge zur Debatte in der Schweiz*, Basel 2007, 148.

18 Vgl. P. Stulz, *Rationierung aus ärztlicher Sicht*, 151 f. Er verweist dabei auf: E. Kuhlmann, *Im Spannungsfeld zwischen Informed Consent und konfliktvermeidender Fehlinformation: Patientenaufklärung unter ökonomischen Zwängen. Ergebnisse einer empirischen Studie*, in: *Ethik Med* 11 (1999), 146–161.

19 Vgl. M. Neumann/C. Scheffer/M. Wirtz/P. Heusser/C. Woopen/F. Edelhäuser, *Wie finanzielle Anreize die ärztliche Empathie beeinflussen. Eine Studie zur Perspektive onkologischer Patienten mit gesetzlicher und privater Krankenversicherung*, in: G. Brudermüller/K. Seelmann (Hg.), *Zweiklassenmedizin?*, Würzburg 2012, 149.

20 Vgl. S. A. Hurst/S. C. Hull/G. Du Val/M. Danis, *Physicians' Responses to Resource Constraints*, in: *Arch Intern Med* 165 (2005), 639–644; S. A. Hurst/R. Forde/S. Reiter-Theil/A.-M. Slowther/A. Perrier/R. Pegoraro/M. Danis, *Physicians' views on resource availability and equity in four Eu-*

enten während der letzten sechs Monate eigentlich notwendige Leistungen nicht erhalten hätten, antworteten die Mehrheit der befragten Ärztinnen und Ärzte, sie hätten dies durchschnittlich einmal im Monat erlebt. Als Beispiele genannt wurden das Fehlen indizierter Rehabilitationsmaßnahmen, von Pflegeheimplätzen, mangelnder Zugang zu Spezialisten und eine mangelhafte Lebensende-Versorgung. Zudem hat sich herausgestellt, dass geistig eingeschränkte Personen, chronisch Kranke sowie Patientinnen und Patienten, welche teure Behandlungen benötigten, stärker benachteiligt werden als andere.[21] Ein weiteres und auf den ersten Blick verblüffendes Ergebnis besteht darin, dass der Rationierungsdruck auf die Behandlungsteams in denjenigen nationalen Kontexten am stärksten empfunden wird, in welchen die meisten Ressourcen zugänglich sind und die wenigsten Regelungen bestehen.[22] Hier wird deutlich, dass die Allokationsproblematik in den Hochlohnländern der Welt in erster Linie Folge der zunehmenden medizinischen Möglichkeiten und des zunehmenden Wohlstands ist. Stimmt diese Analyse, dann wird sich bei gleichbleibendem Fortschritt und Wirtschaftswachstum der Druck am Krankenbett, Behandlungen zu begrenzen, in Zukunft weiter verstärken.

Von einem typischen Rationierungsbeispiel aus dem ärztlichen Alltag berichtet der US-amerikanische Arzt und Ethiker P. A. Ubel unter dem vielsagenden Titel „Confessions of a Bedside Rationer“:[23] Während der Behandlung eines Patienten, der über lang anhaltendes Kopfweh klagte, erwog er zusammen mit dem Patienten die Möglichkeit, eine Computertomographie (CT) zu erstellen. Schließlich entschieden sie sich gemeinsam zugunsten einer alternativen Vorgehensweise, nämlich zunächst ein Medikament abzusetzen, das der Patient seit einiger Zeit einnahm und welches die Kopfschmerzen eventuell mit verursacht haben könnte. Ein CT behielten sie sich als eine später eventuell sinnvolle Möglichkeit vor. Für den Arzt war im Nachhinein klar, dass er allein aus Kostengründen auf das CT verzichtet hatte: Hätte er das Ergebnis einer solchen Aufnahme auf kostengünstige Weise erhalten können, hätte er auf jeden Fall zugunsten einer solchen Maßnahme entschieden. Zudem machte er dieses Motiv im Gespräch mit

---

ropean health care systems, in: *BMC Health Serv Res* 7 (2007), 137 (www.biomedcentral.com/1472–6963/7/137; Zugriff am 23.08.2013).

21 Vgl. S. A. Hurst/R. Forde/S. Reiter-Theil/A.-M. Slowther/A. Perrier/R. Pegoraro/M. Danis, *Physicians' views on resource availability and equity in four European health care systems.*

22 Vgl. S. A. Hurst/R. Pegoraro/A.-M. Slowther/A. Perrier./R. Forde/S. Reiter-Theil/M. Danis, *The Values at the Bedside Study. What Can We Learn From Physicians' Perceptions of and Contribution to Rationing in Four European Health Systems?*, Unpublished Symposium Paper, Brocher Foundation, Geneva, July 2009, 10.

23 Vgl. P. Ubel, *Confessions of a Bedside Rationer: Commentary on Hurst and Danis*, in: *Kennedy Inst Ethics J* 17 (2007), 267–269.

seinem Patienten nicht explizit, sondern verbarg die Kostengründe hinter medizinischen Erklärungen.

Widersprüche zwischen dem ärztlichen Ideal der alleinigen Ausrichtung an den Bedürfnissen der Patientinnen bzw. Patienten und den Ansprüchen eines verantwortlichen Umgangs mit knappen Ressourcen liegen heute auf der Hand. In den Grundsätzen der FMH-Standesordnung selbst ist zu lesen, dass Ärztinnen und Ärzte das Gebot der Wirtschaftlichkeit zu berücksichtigen hätten, womit nicht nur an eine bestehende gesetzliche Regelung im Krankenversicherungsgesetz (KVG) erinnert, sondern gleichzeitig ein gewisser Realitätssinn angemahnt wird.[24] Wenigstens erwähnt werden muss, dass Ärztinnen und Ärzte mit ihrem Handeln legitimerweise immer auch ökonomische Interessen, beispielsweise die Erwirtschaftung ihres Einkommens, verfolgen, die durchaus in Widerspruch zu Patienteninteressen, ganz sicher aber zu dem von E. Pellegrino geforderten Altruismus-Ideal treten können.[25] Diese Thematik soll hier aber nicht weiter verfolgt werden.

Welche Strategie können und sollen Ärztinnen und Ärzte in der angesprochenen Konfliktsituation zwischen Patienteninteressen und übergeordneten ökonomischen Zwängen verfolgen? Es bestehen folgende drei idealtypische Handlungsmöglichkeiten:

1. Sie verweigern die Berücksichtigung übergeordneter ökonomischer Aspekte und richten sich einzig an den individuellen Interessen und Bedürfnissen ihrer Patientinnen und Patienten aus. Dies könnte so weit führen, dass sie für den Fall, dass eine Versicherung eine in ihren Augen notwendige Behandlung nicht zu bezahlen bereit ist, eine moralische Pflicht zur Lüge gegenüber einer Krankenversicherung hätten.[26] Diese Möglichkeit erscheint *prima vista* naiv und mit Blick auf die Folgen – die Versicherungen würden solche ‚Lücken' rasch identifizieren und wirksame Gegenmaßnahmen schaffen – auch praktisch untauglich zu sein.[27]
2. Sie lassen sich in ihren Entscheidungen in erster Linie von übergeordneten ökonomischen Ansprüchen (Systemvorgaben) leiten und finden Mittel und

---

24 Vgl. Verbindung der Schweizer Ärztinnen und Ärzte (FMH), *Standesordnung FMH*, 444.

25 Vgl. dazu beispielsweise mögliche Interessenkonflikte, die zwischen Ärzteschaft und Pharmaindustrie handlungsleitend werden können, angesprochen in den Richtlinien der Schweizerischen Akademie der Medizinischen Wissenschaften, *Zusammenarbeit Ärzteschaft – Industrie*, Basel 2013 (www.samw.ch; Zugriff am 23.08.2013).

26 Diese Pflicht zu lügen wird in Ausgabe 3/2012 des *Am J Bioeth* ausführlich diskutiert, vgl. den zustimmenden Hauptartikel von N. Tavaglione/S. A. Hurst, *Why Physicians Ought to Lie for Their Patients*, und das skeptische Editorial von H. Morreim, *Dodging the Rules, Ruling the Dodgers*, in: *Am J Bioeth* 12,3 (2012), 1–3.

27 So auch H. Morreim, *Dodging the Rules, Ruling the Dodgers*.

Wege, diese Haltung auch strategisch umzusetzen. In der Literatur wird eine mögliche Methode unter dem Begriff „muddling through elegantly", dem eleganten Durchwursteln, ethisch kontrovers diskutiert.[28] Dieses Vorgehen erscheint unter anderem daher gefährlich, weil das Vertrauensverhältnis zwischen Ärztin und Patientin massiv gestört werden kann und letztlich Willkür- und Zufallsentscheide gefällt würden.

3. Sie wählen ein pragmatisches Vorgehen, bei welchem sowohl die individuellen Bedürfnisse der Patientinnen und Patienten als auch übergeordnete Ansprüche einer gerechten Allokation verfolgt und somit Kompromisslösungen gesucht werden, welche ärztliche Erfahrung, Urteilskraft und Einfallsreichtum mit der Berücksichtigung öffentlich ausgehandelter Regeln kombiniert. Dieses dritte Vorgehen scheint aus ethischer Sicht am ehesten vertretbar zu sein.

Um die spontane Einschätzung einsichtiger zu machen, wird im nächsten Schritt die Knappheitsproblematik näher beleuchtet und analysiert, auf welche die genannten Strategien zu reagieren versuchen.

3 Knappheitsproblem und Verteilungskriterien – eine kurze Analyse

Auch wenn aufgrund der teilweise enormen Gewinne, die heute im System der Gesundheitsversorgung erwirtschaftet werden, der Vorwurf einer Überformung des medizinischen (inklusive ärztlichen) Handelns durch ökonomische Kalküle und Ziele unter dem Stichwort „Ökonomisierung der Medizin" durchaus zu Recht erhoben wird[29], lässt sich die Erfahrung von Ressourcenknappheit und der damit entstehende Handlungsdruck nicht vorschnell mit diesen Vorgängen identifizieren und negativ beurteilen. Versuche von Ärzten und Ärztinnen, auch unter Berücksichtigung ökonomischer Effizienzkriterien auf diese Verteilungsprobleme zu reagieren, sind daher nicht per se als Symptom einer Gefährdung des traditio-

28 Vgl. die differenzierte Diskussion bei J. H. Sommer, *Muddling Through Elegantly. Rationierung im Gesundheitswesen*, Basel 2001.

29 Als Folge befürchtet A. Manzeschke eine Umkehrung der Zweck-Mittel-Relation, so dass Geld nicht mehr als Mittel zur Versorgung Kranker, sondern die Versorgung Kranker zwecks Optimierung von Gewinnen eingesetzt würde, vgl. A. Manzeschke, *Zum Einfluss der DRG auf Rolle und Professionsverständnis der Ärztinnen und Ärzte*, in: *SGBEbulletinSSEB* 59/2009, 11–13.

nellen Ärzteethos zu verstehen.[30] Bei der Allokationsfrage geht es letztlich um das klassische Problem der Verteilungsgerechtigkeit, welches sich angesichts der vorgegebenen Knappheit aller Ressourcen grundsätzlich in jedem nationalen Gesundheitssystem stellt, wenn dies auch angesichts der weltweit ungleich verteilten Mittel auf sehr unterschiedlichen Versorgungsniveaus geschieht.

In den Hochlohnländern der Welt sollte eine Problemanalyse bei den unerhörten Erfolgen der medizinischen Forschung, den daraus resultierenden, stetig zunehmenden und teilweise sehr teuren ärztlichen Handlungsmöglichkeiten und dem seit Jahrzehnten steigenden wirtschaftlichen Wohlstand ansetzen. In dieser Herangehensweise erweist sich das Allokationsproblem in erster Linie als Folge grundsätzlich *erwünschter* Ursachen, gleichsam als ein aufgrund des Erfolgs systemintern hervorgerufenes Problem, das darum manchmal – ebenfalls vereinfachend und einseitig wertend – anhand des Begriffs der „Fortschrittsfalle“ beschrieben wird. Gemäß dieser Sichtweise lässt sich der zunehmende Druck auf Behandlungsteams, Leistungen am Krankenbett begrenzen zu müssen, nicht in erster Linie auf einen Mangel an Solidarität, Ungleichbehandlungen oder ungerechte politische Entscheidungen zurückführen.

Darüber hinaus häufig für den Rationierungsdruck angeführte Kausalursachen wie die demographische Entwicklung, der Mangel an ärztlichem und pflegerischem Fachpersonal und die zunehmenden individuellen Ansprüche der sogenannten *Baby-Boomer* an das System der Gesundheitsversorgung sind aus heutiger Sicht noch sekundär, da sie sich voraussichtlich erst mittel- und langfristig auswirken werden. Auch wenn diese Ursachen in den gegenwärtigen Konflikten noch eine untergeordnete Rolle spielen, dürfte insbesondere der Mangel an Fachpersonal und die zunehmende Pflegebedürftigkeit von Menschen in sehr hohem Alter dazu beitragen, dass der Rationierungsdruck in den nächsten Jahren auf allen Ebenen zunehmen wird.

Angesichts dieser Entwicklungen, die als einen erwünschten Effekt eine seit Jahrzehnten ansteigende durchschnittliche Lebenserwartung mit sich bringt, wird die prima vista selbstverständliche Unterscheidung zwischen einer *existenziellen* und einer *hergestellten* Knappheit zunehmend klärungsbedürftig: Während das menschliche Leben stets begrenzt und die Lebenszeit schlechthin knapp ist, was aus individueller Sicht im Sinne einer existenziellen Knappheit schlicht anzuerkennen bleibt („vitam brevem esse, longam artem“[31]), wird aufgrund einer kri-

30 Zu dieser Sichtweise tendiert der Freiburger Medizinethiker G. Maio, vgl. z. B. G. Maio, *Hilfe nach Berechnung und Kalkül? Von der Infragestellung des sozialen Grundgedankens der Medizin durch die Ökonomie*, in: G. Brudermüller/K. Seelmann (Hg.), *Zweiklassenmedizin?*, 31–40.

31 L. A. Seneca, *De brevitate vitae*, in: L. A. Seneca, *Philosophische Schriften*, Bd. 2, hg. von M. Rosenbach, Darmstadt 1971, 176 (Seneca zitiert hier Hippokrates), vgl. auch O. Marquard, *Zeit*

teriengeleiteten Ressourcenallokation Knappheit stets auch willentlich herbeigeführt, wobei es aus ethischer Sicht gilt, diese Verteilung möglichst gerecht zu gestalten. Auch wenn diese Unterscheidung notorisch unterbestimmt bleibt, wie beispielsweise in der zu Recht umstrittenen Rede von einer natürlich vorgegeben Lebensspanne im Rahmen der Debatten um die Altersrationierung deutlich wird[32], ist ihre möglichst präzise Bestimmung für unsere Frage grundlegend, namentlich dann, wenn es um die Bestimmung von sogenannten sinnlosen Maßnahmen („futile treatments") geht. Falls in einer Entscheidungssituation am Krankenbett plausibel gemacht werden kann, dass die Anwendung einer bestimmten Maßnahme Ausdruck der Verdrängung menschlicher Endlichkeit und Angst vor der Konfrontation mit der Sterblichkeit ist, würde es verpasst, in einem humanen Sinn existenzielle Knappheit anzuerkennen und damit ein „gutes Sterben" verhindert.[33] Wie komplex und schwierig diese Verständigungsprozesse sind, belegen beispielsweise neuere Ergebnisse der *Palliative Care*-Forschung, insofern gezeigt wurde, dass Patienten mit einem metastasierenden Lungenkrebs, welche *rechtzeitig* palliative Maßnahmen erhielten, nicht nur qualitativ besser und länger lebten als Patienten einer Vergleichsgruppe mit einer Standardversorgung, sondern dass deren Behandlung gleichzeitig auch signifikant kostengünstiger war.[34]

Steht dagegen nicht die Anerkennung menschlicher Endlichkeit, sondern die Verteilung endlicher Ressourcen zur Debatte, stehen die Verteilungskriterien zur Debatte. Werden diese öffentlich diskutiert und begründet, ist die Rede von *expliziter* oder geregelter Rationierung, werden sie von Ärztinnen und Ärzten am Krankenbett im Einzelfall getroffen, wird von *impliziter* Rationierung gesprochen. Im Schweizer Recht bereits etablierte Kriterien für Maßnahmen, die über Sozialversicherungen bezahlt werden, sind medizinische Wirksamkeit, Zweckmäßigkeit und Wirtschaftlichkeit. Verfassungsrechtlich kommen als Kriterien die Achtung der Menschenwürde und das daraus resultierende Verbot jeglicher ungerechtfertigter Ungleichbehandlung (Diskriminierung) als wesentliche Grundlagen für

---

und Endlichkeit, in: O. Marquard, *Endlichkeitsphilosophisches. Über das Altern*, Stuttgart 2013, 40 – 54; G. Maio (Hg.), *Abschaffung des Schicksals? Menschsein zwischen Gegebenheit des Lebens und medizinisch-technischer Gestaltbarkeit*, Freiburg i. Br. 2011.

32 Vgl. M. Zimmermann-Acklin, *Grenzen setzen? Altersrationierung und Gerechtigkeit im Gesundheitswesen*, in: S. Schicktanz/M. Schweda (Hg.), *Pro-Age oder Anti-Aging? Altern im Fokus der modernen Medizin*, Frankfurt a. M. 2012, 215 – 230.

33 Als Beispiel begegnet in der Literatur und in persönlichen Gesprächen immer wieder der manchmal fragliche Einsatz von Herzschrittmachern mit eingebauten Defibrillatoren, vgl. z. B. S. R. Kaufman/P. S. Mueller/A. L. Ottenberg/B. A. Koenig, *Ironic technology: Old age and the implantable cardioverter defibrillator in US health care*, in: *Soc Sci Med* 72 (2011), 6 – 14.

34 Vgl. J. Temel/J. A. Greer/A. Muzikansky et al., *Early Palliative Care for Patients with Metastatic Non-Small-Cell Lung Cancer*, in: *N Engl J Med* 363 (2010), 733 – 742.

eine gerechte Behandlung hinzu. Die Berücksichtigung sozialer Kriterien wie dem Alter, der gesellschaftlichen Stellung eines Patienten oder des sozialen Nutzens einer Maßnahme sind daher ethisch zu Recht umstritten und in der Regel abzulehnen. Alle erwähnten Kriterien sind ethisch klärungsbedürftig, insbesondere das Verständnis und die Berücksichtigung der „Zweckmäßigkeit" und „Wirtschaftlichkeit" medizinischer Maßnahmen. Wie umstritten die Interpretation der Kosteneffektivität von Maßnahmen ist, hat beispielsweise die Stellungnahme des Deutschen Ethikrats zu Kosten und Nutzen im Gesundheitswesen deutlich gezeigt: Beim Versuch, die beiden Kriterien der Gleichbehandlung und der Kosteneffektivität in ein vertretbares Gleichgewicht zu bringen, also eine strikt deontologische Ethik mit Nutzenüberlegungen zu verbinden, ist ein grundlegender Dissens zutage getreten.[35]

Trotz dieser Probleme haben S. Hurst und M. Danis versucht, eine ethische Kriteriologie für Rationierungsentscheidungen am Krankenbett zu entwerfen, weil sie zu Recht davon ausgehen, dass Ärztinnen und Ärzte in der klinischen Praxis heute nolens volens mit der Aufgabe der Mittelbegrenzung konfrontiert werden.[36] Sie unterscheiden drei Möglichkeiten: Erstens Situationen akuter Knappheit, in welchen es im Sinne der Triage darum geht, beispielsweise darüber zu entscheiden, wer der Betroffenen ein verbleibendes Intensivbett erhält und wer nicht; zweitens Situationen, in denen aufgrund eines vorgegebenen Pauschalbudgets die Mittel allgemein limitiert und Begrenzungen darum unvermeidlich sind; drittens Entscheidungen, in welchen Ärzte der Meinung sind, dass der Nutzen einer Maßnahme für eine bestimmte Patientin in keinem Verhältnis zu den dafür aufzuwendenden Kosten steht.[37] In ihrer Kriteriologie kombinieren sie prozedurale und inhaltliche Elemente in folgenden sechs Bedingungen: Ärztinnen und Ärzte sollten (1) über eine generelle Kenntnis einschlägiger Gerechtigkeitstheorien verfügen, bei konkreten Entscheidungen aber gleichzeitig (2) individuelle Unterschiede bei Patientinnen und Patienten angemessen berücksichtigen; Entscheidungen sollten (3) auf Reziprozität, einer Balance zwischen Geben und Nehmen basieren, Entscheidungsprozesse sollten (4) konsistent und in jedem Fall gleich

---

35 Vgl. Deutscher Ethikrat, *Nutzen und Kosten im Gesundheitswesen. Zur normativen Funktion ihrer Bewertung. Stellungnahme*, Berlin 2011, vgl. darin das skeptisch-ablehnende Sondervotum der auf Allokationsfragen spezialisierten Philosophin W. Lübbe (98–124); dazu M. Zimmermann-Acklin, *Deontologische und teleologische Begründungsfiguren am Beispiel von Nutzenbewertungen von Gesundheitsleistungen*, in: A. Holderegger/W. Wolbert (Hg.), *Deontologie – Teleologie. Normtheoretische Grundlagen in der Diskussion*, Freiburg i.Ue. 2012, 269–287.

36 Vgl. S. Hurst/M. Danis, *A Framework for Rationing by Clinical Judgment*, in: *Kennedy Inst Ethics J* 17 (2007), 247–266, dazu: P. Ubel, *Confessions of a Bedside Rationer.*

37 Vgl. S. Hurst/M. Danis, *A Framework for Rationing by Clinical Judgment*, 249 f.

angewendet werden, sie sollten darüber hinaus (5) ausreichend explizit und für alle Betroffenen verständlich sein, schließlich (6) iterativ evaluiert und auf diese Weise verbessert werden.[38] Die Autorinnen betonen, dass die Anwendung dieser Kriterien praktikabel sein und auf klinisch brauchbaren Begründungsstrategien beruhen sollten. Genau diese Praxistauglichkeit bezweifelt jedoch P. A. Ubel in seinem kurzen Kommentar, aus dem bereits oben zitiert wurde:[39] Der Arzt und Medizinethiker findet es zwar wichtig, zu überlegen, wie den klinisch Tätigen bei Rationierungsentscheidungen konkret geholfen werden könne, stellt jedoch im Selbstversuch fest, dass er in seiner eigenen ärztlichen Praxis die genannten sechs Kriterien kaum beachtet. Einige Elemente hält er aus praktischen Gründen für nicht umsetzbar, die Idee, Entscheidungen den Betroffenen gegenüber explizit zu machen, überdies für fraglich, da die damit verbundenen Risiken, namentlich der drohende Vertrauensverlust zwischen Arzt und Patient, zu hoch seien.[40]

4 Pragmatik – wie können und sollen Ärztinnen und Ärzte vorgehen?

Offensichtlich bieten weder die Verweigerung noch die Anpassung an Systemzwänge akzeptable ärztliche Strategien im Umgang mit den genannten Herausforderungen. Wie kann dann eine gewissenhafte ärztliche Haltung praktisch aussehen, welche sowohl die individuellen Bedürfnisse von Patientinnen und Patienten als auch die überindividuellen Ansprüche einer gerechten Allokation bei Entscheidungen berücksichtigen? Zwei Beobachtungen sollen hier weiterhelfen.

Die erste besteht in einem methodischen Hinweis von L. M. Fleck:[41] Ausgehend von der Feststellung, dass es Entscheidungsbereiche gebe, die sehr komplex seien, sich nicht überblicken ließen und zu viele Unsicherheiten in sich bergen würden, entwickelt der US-amerikanische Philosoph im Anschluss an J. Rawls die Theorie einer „nicht-idealen" Gerechtigkeit, die jedoch angesichts der Unübersichtlichkeit der Verteilungsproblematik besser als bestehende Missstände und in diesem Sinne in einem ausreichenden Maße gerecht sei („not perfectly just", jedoch „just enough"[42]). Auf dieser theoretischen Basis und anhand einer Fülle

38 Vgl. S. Hurst/M. Danis, *A Framework for Rationing by Clinical Judgment*, 253–255.
39 Vgl. P. Ubel, *Confessions of a Bedside Rationer.*
40 Vgl. P. Ubel, *Confessions of a Bedside Rationer*, 269.
41 Vgl. L. M. Fleck, *Just Caring. Health Care Rationing and Democratic Deliberation*, Oxford 2009.
42 L. M. Fleck, *Just Caring*, 102.

konkreter Beispiele aus dem klinischen Alltag sucht er zunächst nach Entscheidungen, die eindeutig gerecht und richtig waren, bei welchen beispielweise grundlegende Kriterien wie medizinische Wirksamkeit, Zweckmäßigkeit und Wirtschaftlichkeit unbestritten erfüllt waren. Dem stellt er anschließend Fälle gegenüber, welche gewöhnlich oder intuitiv genauso eindeutig als ungerecht und falsch, als Verschwendung, sinnlos oder unwirtschaftlich beurteilt werden. Anschließend plädiert er dafür, Entscheidungen in der so entstehenden mittleren Grauzone genauer anzuschauen und sich sowohl in den medizinethischen als auch öffentlichen Debatten auf diese Fälle zu konzentrieren.[43] Mit dieser pragmatischen Vorgehensweise lenkt er die Aufmerksamkeit auf wirklich umstrittene Entscheidungen und Kriterien, vor allem aber verhindert er, dass Triage-Situationen – also Situationen mit absoluter Knappheit, die beispielsweise im Fall einer Grippeepidemie bei der Verteilung von Beatmungsplätzen in Intensivstationen eintreten können – als Ausgangsmodell für öffentliche Verteilungs- und Priorisierungsdiskurse gewählt werden. In Situationen absoluter Knappheit wird nämlich ungefragt ein utilitaristisches Maximierungskalkül zugrunde gelegt, das dem Grundsatz der Gleichbehandlung aller widerspricht und das darum in Situationen relativer Knappheit zu Recht auf Ablehnung stößt. Anstelle der Katastrophenszenarien geraten zum einen Fragen der *Angemessenheit* oder Proportionalität von Maßnahmen, zum andern *Sinnfragen* bzw. Fragen des guten Lebens ins Zentrum der Aufmerksamkeit: Ist es beispielsweise angemessen, bei einem hochaltrigen Patienten mit einer fortgeschrittenen Alzheimer-Demenz, der künstlich ernährt wird und voll pflegebedürftig ist, bei einem Nierenversagen eine Hämodialyse oder bei einer Tumorerkrankung mit einer Chemo- und Bestrahlungstherapie zu beginnen, weil damit eine Lebensverlängerung verbunden ist?

Die zweite Beobachtung betrifft die ärztliche Expertise. Erfahrene Ärztinnen und Ärzte verfügen typischerweise über eine besondere Problemlösungskompetenz. Sie müssen in ihrem Berufsalltag ständig Entscheidungen unter Unsicherheit und Zeitdruck fällen, wobei sie sich im Idealfall zum einen auf ihre mit der Zeit entstehende Sachkompetenz stützen, zum andern auf Grundhaltungen wie Einfühlsamkeit, Mitleid, Fürsorge, Gerechtigkeit, Maßhalten und Klugheit. Auf diese Weise entsteht eine durch Lebenserfahrung und praktische Übung geschulte *Urteilskraft*, die mehr beinhaltet als Intuition, Empfindung und Gefühl, wie T. Rehbock in Auseinandersetzung mit Entscheidungen in Grenzsituationen hervorhebt.[44] Diese Urteilskraft versetze vielmehr in die Lage, so die deutsche Phi-

---

43 Vgl. L. M. Fleck, *Just Caring*, Kap. 4, bes. 108; ähnlich auch H. Morreim, *Dodging the Rules, Ruling the Dodgers*, 1.

44 Vgl. T. Rehbock, *Personsein in Grenzsituationen. Zur Kritik der Ethik medizinischen Handelns*, Paderborn 2005, 263.

losophin, eine individuelle Situation im Horizont allgemeiner Normen umfassend wahrzunehmen, zu erkennen und zu beurteilen.[45] Die Bedeutung dieser ärztlichen Wahrnehmungs- und Problemlösungskompetenz für ethisch vertretbare Entscheidungen am Krankenbett wird in den politisch geprägten Rationierungsdebatten häufig unterschätzt oder ganz ausgeblendet. Diese in erster Linie praktisch erworbene Kompetenz ist besonders im erwähnten mittleren Graubereich erforderlich, in Entscheidungssituationen also, in welchen keine gesellschaftlich vereinbarten Regeln vorliegen oder in welchen die Relevanz bestehender Regeln für einen spezifischen Fall unklar ist.

5 Fazit

Die eingangs gestellte Frage, ob sich das ärztliche Ethos der Sorge um individuelle Patientinnen und Patienten mit Aufgaben einer gerechten Ressourcenverteilung und den damit verbundenen Leistungsbegrenzungen vereinbaren lässt, lässt sich aufgrund der angestellten Überlegungen zumindest insoweit beantworten, als Ärztinnen und Ärzte heute unweigerlich mit beiden Aufgaben konfrontiert werden. Falls die oben angestellte Analyse der Bedingungen für die am Krankenbett erfahrene Knappheit und den Rationierungsdruck zutrifft, sind beide ärztlichen Aufgaben, sowohl das Eingehen auf die Bedürfnisse einzelner Patientinnen und Patienten als auch die Sorge um eine gerechte Verteilung der vorhandenen Mittel, Teil des ärztlichen Ethos und nicht einfach Widersprüche. Das, was ein kluger, einfühlsamer und gerechter Arzt jeden Tag bei der Verteilung seiner Aufmerksamkeit und Zeit auf unterschiedliche Patientinnen als Herausforderung erlebt, gilt auch für die Allokation anderer Ressourcen der Gesundheitsversorgung. Darum scheint weder eine Verweigerungshaltung noch eine vorschnelle Anpassung an systemische Ansprüche eine gute Lösung zu sein.

Die Alternative, nämlich die Bestimmung eines gewissenhaften, gerechten und darum ethisch vertretbaren Umgangs mit den unterschiedlichen ärztlichen Aufgaben, ist eine echte ethische Herausforderung, das Problem, das sich hier zusehends stellt, ein wirkliches moralisches Problem, welches die ärztliche Identität betrifft und Gewissensentscheide erforderlich macht. Das ärztliche Ideal der alleinigen Orientierung an den Bedürfnissen der Patienten ist insofern zu ergänzen, allerdings nicht um utilitaristische Maximierungsstrategien oder ökonomisches Knowhow, sondern mit Gerechtigkeitssinn, dem Willen, Überlegungen zur Angemessenheit und zum Sinn von Maßnahmen zu erwägen und anzuspre-

45 Vgl. ebd.

chen. Um diese Ansprüche reflektieren, diskutieren und im klinischen Alltag auf gute Weise etablieren zu können, bedarf es sowohl einer öffentlichen Debatte und politischer Entscheidungen als auch einer medizinethischen Auseinandersetzung um mögliche Kriterien, wie sie beispielsweise von S. Hurst, M. Danis und P. A. Ubel angestoßen wurde. Ärztliche Gewissensentscheide können diese deliberativen Aufgaben nicht ersetzen, sie sind vielmehr Voraussetzung zur Ausbildung des ärztlichen Gewissens.

Martin Runge

Geriatrie im Horizont des vierten Gebots

1 Aufgabenstellung und Grenzen des Textes

Medizinische Entscheidungen finden oft in Grenzbereichen des Lebens statt, greifen in die Unversehrtheit des Körpers ein, bestimmen Lebensdauer und Lebenschancen, und werfen damit Fragen auf, die über biologische Fakten hinausgehen und nicht durch direkten Bezug auf medizinisches Wissen oder allgemein akzeptierte Normen und Gesetze beantwortet werden können. Die hohe Komplexität der Situationen kann den Rückgriff auf allgemeine Regeln und Routinen erschweren und verlangt persönliche Urteilsbildung sowie individuelle Gewissensentscheidungen.

Daran wird die Notwendigkeit erkennbar, Ethik in Theorie und täglicher Praxis als integralen Teil der Medizin zu sehen.[1] Die Notwendigkeit, den Akteuren der Medizin die Fähigkeiten zum ethischen Diskurs und zu begründeten Gewissensentscheidungen zu vermitteln, ergibt sich in diesem Kontext. Die Geriatrie (Altersmedizin) arbeitet dabei unter spezifischen Bedingungen, die es prima vista gerechtfertigt erscheinen lassen, spezielle ethische Fragestellungen dieses Feldes zu diskutieren.

Es geht über den Anspruch dieses Textes hinaus, ein vollständiges Bild von der proprietären Rolle der Ethik in der Geriatrie vorzulegen. An typischen geriatrischen Situationen soll der besondere Hintergrund für ethische Entscheidungen dargestellt werden. Dabei sind die vorgestellten Situationen nicht exklusiv auf die Geriatrie beschränkt. Sie kommen hier aber in besonderer Häufung vor und prägen mehr als in anderen Fachgebieten den klinischen Alltag. Außerdem kann die in der Geriatrie in besonderer Weise entwickelte interdisziplinäre Kommunikation und Kooperation einen Beitrag zur konzeptionellen Bearbeitung ethischer Fragen leisten.[2]

Die Geriatrie hat, ausgehend von ihren historischen Wurzeln und ihrer Aufgabenstellung, mehr als andere organmedizinisch oder technologisch geprägte Teilbereiche ihre Zuständigkeit für eine umfassende bio-psycho-soziale Perspek-

---

1 Vgl. als zwei Belege unter vielen möglichen G. Maio, *Mittelpunkt Mensch: Ethik in der Medizin,* Stuttgart 2012, Einleitung; ebenso H.-M. Sass (Hg.), *Medizin und Ethik,* Stuttgart 1999, Einführung.

2 Vgl. die Darstellung des Therapeutischen Teams in: M. Runge/G. Rehfeld, *Geriatrische Rehabilitation im therapeutischen Team,* Stuttgart [2]2001.

tive erarbeitet, in der der Alltag die Arena ist, in der sich Medizin bewähren muss.[3] Die besonderen Instrumente der Geriatrie, das geriatrische Assessment und das interdisziplinäre geriatrische Team, sind vor diesem Hintergrund entwickelt worden. Aus der umfassenden Perspektive ergibt sich eine breitere medizinische Aufgabenverteilung auf nicht-ärztliche Berufsgruppen als in anderen medizinischen Teilbereichen. Die Dyade Arzt – Patient ist offen geworden auf weitere Akteure hin.[4] Aus dieser Perspektive ergeben sich ethisch relevante Aufgaben und Möglichkeiten. Im geriatrischen Alltag zeigt sich, dass eine echte, auf Augenhöhe stattfindende Teilung der Verantwortung in ethisch relevanten Situationen möglich, ja geradezu sinnvoll und erforderlich ist. Dies enthebt den einzelnen Arzt/die einzelne Ärztin nicht von der persönlichen Verantwortung, sondern fördert den diskursiven Charakter der ethischen Entscheidungsfindung.

Die wichtigen und vielfach diskutierten Themen „Sterbenlassen/Sterbehilfe“ und „Nahrungsmangel/PEG bei Nahrungsverweigerung“ werden in diesem Text zugunsten anders gewählter Schwerpunkte nicht behandelt.[5]

2 Geriatrie als spezifischer Bereich für ethische Fragestellungen

Die Altersmedizin ist ein spezielles Umfeld für ethische Fragestellungen. Um zu bedenken, unter welchen besonderen Bedingungen Gewissensentscheidungen in der Geriatrie gefällt werden, sollen zur Einleitung relevante Besonderheiten der Geriatrie vorgestellt werden.

Die geriatrische Situation ist charakterisiert durch ältere Patienten, die aufgrund von Multimorbidität und Altersveränderungen in ihrer funktionellen Selbständigkeit und Selbstbestimmung eingeschränkt oder bedroht sind, und die durch erhöhte biologische Vulnerabilität in einem begrenzten Zeithorizont leben.[6] Im Hinblick auf das Thema dieses Textes sind geriatrische Patienten oft in Einsichtsfähigkeit, Urteilskraft und Willensbildung und damit in ihrer Selbstbe-

---

3 Vgl. das ICF-Konzept der WHO: Deutsches Institut für Medizinische Dokumentation und Information (DIMDI) (Hg.), *Internationale Klassifikation der Funktionsfähigkeit, Behinderung und Gesundheit (ICF)*, Genf 2005.

4 Vgl. W. Wieland, *Strukturtypen ärztlichen Handelns*, in: H.-M. Sass (Hg.), *Medizin und Ethik*, 75 ff.

5 Zu diesen Themen siehe zum Beispiel G. Maio, *Mittelpunkt Mensch: Ethik in der Medizin*, sowie Beiträge in den Sammelbänden von H.-M. Sass (Hg.), *Medizin und Ethik* und U. Wiesing (Hg.), *Ethik in der Medizin. Ein Studienbuch*, Stuttgart [4]2012.

6 Vgl. M. Runge/G. Rehfeld, *Geriatrische Rehabilitation im therapeutischen Team.*

stimmung relevant beeinträchtigt. Damit entstehen besondere Bedingungen für ethische Fragestellungen. Zudem modifizieren Hochaltrigkeit und damit ein veränderter Zeithorizont sowie Multimorbidität die Basis für ethische Entscheidungen.

Aus der geriatrischen Situation ergibt sich die medizinische Notwendigkeit einer speziellen ärztlichen und pflegerischen Diagnostik und Behandlung. Dies erfordert besondere Strukturen und Abläufe, realisiert durch eine spezielle Form der Diagnostik, das geriatrische Assessment, und ein Behandlungskonzept, in dem in Ergänzung zu organ- oder methodenorientierten Fächern der Medizin die Verbesserung von Funktionen durch rehabilitative Maßnahmen und in der irreversiblen Sterbephase palliativmedizinische Ansätze eine prominente Rolle spielen.

Geriatrie verlangt die Integration von kurativen, rehabilitativen und palliativen Ansätzen. Um dieses Konzept anzuwenden, sind die Akteure und Abläufe der Geriatrie im interdisziplinären therapeutischen Team organisiert. Die fachübergreifende Vielfalt der Aufgaben verlangt gegenüber traditionellen hierarchischen Strukturen besondere Formen der interdisziplinären Zusammenarbeit.

Im Gegensatz zu einem primär nosologisch dominierten Medizinmodell, in dem die Probleme der Patienten als Krankheitsentitäten respektive Organkrankheiten kategorisiert werden, die dann auf Fachgebiete verteilt als Grundlage der Behandlung dienen, werden in der Geriatrie Krankheiten und funktionelle Krankheitsfolgen gleichermaßen zur Grundlage der diagnostischen und therapeutischen Prozesse gemacht (International Classification of Diseases = ICD versus International Classification of Functioning, Disability and Health = ICF).[7]

So wie sich kurative Behandlungen auf Heilung und Kontrolle von Krankheiten und ihren Manifestationen beziehen, zielen rehabilitative Behandlungen auf Besserung der funktionellen Krankheitsfolgen und letztlich auf die soziale Partizipation. Palliative Ziele kommen dann zum Tragen, wenn eine irreversibel terminale Lebensphase eingetreten ist, und sich die Therapieziele sich nicht mehr an Heilung, sondern Begleitung unter medizinischer Symptomenkontrolle orientieren.

In der Geriatrie gehören altersspezifische Veränderungen zum diagnostischen und therapeutischen Repertoire, zum Beispiel Demenz, Frailty oder Sarkopenie.[8] Konzeptionell entscheidend am geriatrischen Ansatz sind die nicht-linearen,

7 Vgl. DIMDI (Hg.), *Internationale Klassifikation der Funktionsfähigkeit, Behinderung und Gesundheit (ICF).*

8 Zu Frailty (Gebrechlichkeitssyndrom) beziehungsweise Sarkopenie (altersspezifischer Muskelverlust) vgl. M. Runge/G. Hunter, *Determinants of Musculoskeletal frailty and the Risk of Falls in Old Age*, in: *J Musculoskelet Neuronal Interact* 6 (2006), 167–173.

multifaktoriellen Interaktionen der einzelnen Systemkomponenten. Der Gesundheitszustand geriatrischer Patienten ist nicht durch die Diagnose einer einzelnen Krankheit oder mehrerer einzelner Krankheiten zu erfassen, die segmental aufgeteilt und abgearbeitet werden könnten, sondern ergibt sich durch Interaktionen von multiplen Krankheiten, ihre funktionellen Folgen, und die physiologischen Altersveränderungen als komplexes Wechselwirkungsprodukt.[9] Dies führt zu besonderen epistemologischen Herausforderungen.

Die Interaktionen im Geflecht der ätiopathogenetischen Pfade und ihrer funktionellen Ergebnisse sind auf mehreren Ebenen multifaktoriell und nicht-linear. Als Beispiel: Die Unfähigkeit, ohne Hilfe sicher gehen zu können, ist im Alter in der Regel ein kombiniertes Resultat von Muskelschwäche, Schmerzen, verminderter Balance, eingeschränkter Gelenkbeweglichkeit und weiteren neuromuskulären Altersveränderungen. Diese Krankheitsfolgen wiederum ergeben sich auf einer pathogenetisch tieferen Ebene, zum Beispiel aus der Interaktion von Herzleistungsschwäche, Zuckerkrankheit (Diabetes mellitus) und Gelenkarthrosen. Es besteht keine lineare Proportionalität zwischen multiplen verursachenden Faktoren und dem funktionellen Resultat (= multifaktorielle Ätio-Pathogenese); es gibt kritische Schwellen (= nicht-lineare Proportionalität). Unter Umständen kann somit eine mäßige Reduktion der Schmerzen plus einer mäßigen Kraftsteigerung die Situation grundlegend ändern. Hier liegt der Ansatzpunkt geriatrischer Rehabilitation.[10]

Die Vielheit und Komplexität der Interaktionen bedingt eine *größere Un-Eindeutigkeit* von Chancen und Risiken. Die Abwägung von Zielen, Nutzen und Risiko wird dadurch schwieriger und ungewisser. Eitrige Gallenblasen sind einander ähnlicher als geriatrische Patienten.

Für die Diskussion des Begriffs „Gewissen“, das ja allgemein als interne individuelle moralische Instanz gedacht wird, ist der hohe Individualisierungsgrad der geriatrischen Situationen wichtig. Die Vielfalt von medizinisch relevanten Patientenmerkmalen führt zur Vielfalt möglicher medizinischer Ziele (= Polytelie). Entscheidungen innerhalb der Polytelie müssten eigentlich die Patienten selbst treffen, wenn sie denn dazu fähig sind. Viele ethische Entscheidungen variieren entsprechend der Priorisierung der vorliegenden Vielheit und den daraus abgeleiteten Zielen. Diese Bedingungen verlangen die Einbeziehung der Wünsche, Lebenseinstellungen und Entscheidungen der Patienten.

---

9 Vgl. M. Runge/G. Rehfeld, *Geriatrische Rehabilitation im therapeutischen Team.*

10 Vgl. M. Runge, *Die multifaktorielle Pathogenese von Gehstörungen, Stürzen und Hüftfrakturen im Alter*, in: *Z Gerontol Geriatr* 30 (1997), 267–275.

Daraus ergibt sich die in der Geriatrie systematisch implementierte Notwendigkeit, von Beginn der Behandlung an alle diagnostischen und therapeutischen Maßnahmen im Dialog mit Patienten und Angehörigen zu treffen. Dies setzt eine verständliche Aufklärung über den medizinischen Status voraus – im Fall der Geriatrie oft genug für mehrere Personen einer Familie, die unter Umständen in spannungsvollen Beziehungen zueinander stehen. In der geriatrischen Praxis ergibt sich in besonderer Regelmäßigkeit, dass durch den Eintritt der Pflegebedürftigkeit besondere Herausforderungen auf die Familie zukommen.

Gewissensfragen entstehen in den Familien mit geriatrischen Patienten auch dann, wenn dem Einzelnen nicht klar ist, wie weit seine moralischen Pflichten gehen, wie er konkurrierenden familiären Verantwortungen entsprechen soll, wie viel er vom eigenen Leben abgeben muss, um einen Angehörigen zu pflegen. Deshalb ist der Eintritt der Pflegebedürftigkeit oft stärker von Gewissensfragen begleitet als der Tod. Der Tod befreit von vielen Dilemmata, der Eintritt von Pflegebedürftigkeit generiert sie.

3 Zu den Grundbedingungen der geriatrischen Situation

3.1 Die zeitliche Dimension als Konstitutivum der geriatrischen Situation

Die zeitliche Dimension ist naturgemäß *das* ins Auge springende primäre Konstitutivum der Altersmedizin. Geriatrie findet vor einem begrenzten Zeithorizont mit erfahrbarer Nähe zum Verlust von Selbstständigkeit und Leben statt.

Wenn sich denn der gesellschaftliche Sonderstatus von medizinischen Leistungen daraus ergibt, dass Gesundheit als Vorbedingung für Chancengleichheit zur Lebensplanung ein in gleichem Maße jedem zustehendes Gut ist,[11] bleibt bei Hochaltrigkeit oft nicht viel zeitlicher Spielraum für Lebensplanung und Gestaltung von Lebenszielen.

Die aktuell erfahrene Endlichkeit des Lebens oder der bisherigen Lebensform prägt das Bewusstsein aller Beteiligten und begrenzt ihre Möglichkeiten (gerade auch im Modus der Verdrängung). Diese Situation drängt zur Auseinandersetzung mit „letzten Fragen", zur Reflexion über das ablaufende Leben. Dies trifft nicht nur angesichts der unabweisbaren Größe und Tragik des Todes zu, sondern auch im

11 Vgl. J. F. Childress, *Prioritäten in der Gesundheitsfürsorge*, in: H.-M. Sass, (Hg.), *Medizin und Ethik*, 311–327.

Zusammenhang mit dem scheinbar banaleren Übergang von einem funktionell selbständigen, selbstbestimmten Leben in die Abhängigkeit von anderen in der Pflege.

Die Majestät des Todes führt zur gesellschaftlichen und philosophischen Auseinandersetzung mit der palliativen Medizin, der vergleichsweise banale Verlust des selbstständigen Lebens dagegen deutlich weniger. Auf diesem Feld liegt meines Erachtens eine erhebliche Bringschuld einer medizinischen Ethik. Der Autor – als Geriater tätig in Baden-Württemberg – erlebt im Alltag der Geriatrie eine erschreckende Abwertung eines Lebens in Abhängigkeit („Ich bin nichts mehr wert. Ich kann nicht mehr schaffen.") Und dies liegt sicher nicht nur an der dunklen Kehrseite der schwäbischen Hochachtung für materielle Leistungen. Das abhängige Leben im Alter in seiner Würde und seinem Wert darzustellen, ist eine Aufgabe für Medizin, Kunst und Philosophie.

Die Zeitachse modifiziert die möglichen medizinischen Erfolge sowie auch die Maßnahmen, in deren Rahmen ethisch relevante Entscheidungen gefällt werden müssen, und führt zu einer Reihe besonderer Bedingungen. Hochaltrigkeit in Kombination mit Multimorbidität bedingt reale Todesnähe mit erhöhter biologischer und psychischer Vulnerabilität. Dies begrenzt bewusst und unbewusst die Reichweite, Verfügbarkeit und Auswahl der medizinischen Maßnahmen, die in den Entscheidungsprozessen eine Rolle spielen. Das „nil nocere" einzuhalten, wird immer schwieriger, dadurch auch die individuelle Konkretisierungen des „Patientenwohls".

3.2 Besondere Kommunikationsstrukturen in der Geriatrie

Geriatrische Situationen sind statistisch signifikant häufiger assoziiert mit verminderter Kognition und Konation (= persönliche Einstellungen und konstante Muster der Willensbildung) der Betroffenen und deshalb mit beeinträchtigter funktioneller und psychosozialer Autonomie.

Dies bedingt einen erhöhten Bedarf an externer Hilfe, und in der Folge eine Übertragung von Funktionen, die üblicherweise dem Individuum vorbehalten sind, auf Andere. Im Falle beeinträchtigter Entscheidungsfähigkeit wird die Beteiligung von Angehörigen an Entscheidungsprozessen unausweichlich notwendig.

Dies erhöht die Komplexität der Kommunikation. Es ist zweifellos schwieriger und irrtumsanfälliger, sich mit einer Gruppe von Menschen über den mutmaßlichen Willen eines Patienten zu einigen, als einen einzelnen kognitiv, emotional und konativ kompetenten Menschen aufzuklären und seine Entscheidung abzurufen.

Dabei sind die Familienangehörigen als maßgebliche Quelle des mutmaßlichen Patientenwillens oft durch verdeckte psychodynamische Prozesse beeinflusst und von sehr unterschiedlichen Interessen und Einstellungen bestimmt. Das intellektuelle, emotionale und kommunikative Niveau von Familienangehörigen ist jeweils sehr unterschiedlich. Psychisch aktualisierte Familienprozesse mit Schuldgefühlen, moralischen Pflichten, Versprechungen, Lebensprägungen, Lebenslügen und Verpflichtungen tragen nicht immer zu einer geordneten Klärung der Situation bei. Die Vielfalt der Interessen und Tiefe der Emotionen führen zu emotional hochaufgeladenen Situationen. Die „Emotionen im ethischen Diskurs" werden zu einem vorrangigen Thema.[12]

Dies alles generiert die Notwendigkeit und Möglichkeit individuell zu verantwortender Maßnahmen, die auf einen ganz bestimmten Einzelfall zugeschnitten sind und nicht eindeutig durch Leitlinien und allgemeine Prinzipien abgedeckt werden können. Die Beziehungen zwischen medizinischer Datenlage und ethischen Entscheidungen werden vieldeutiger. Die Notwendigkeit von Gewissensentscheidungen nimmt also zu.

Wie oben dargestellt, hat die geriatrische Situation eine erhöhte Zahl von professionellen Akteuren, die „auf Augenhöhe" zu Entscheidungen beitragen. Geriatrie ist medizinisch fachübergreifend, das heißt, Diagnostik und Therapie überschreiten die üblicherweise segmental und technisch dominierten medizinischen Entscheidungswege. Die bereits vorgestellte Polytelie muss ebenfalls fachübergreifend ausbalanciert werden. Eine segmental limitierte Kompetenz ist bei interagierender geriatrischer Multimorbidität nicht ausreichend, da fachübergreifend priorisiert werden muss.

Insgesamt entstehen dadurch in der Geriatrie häufiger als in anderen medizinischen Strukturen offene Entscheidungsräume, die nicht durch medizinische Routine, gesellschaftlichen Konsens oder zwingende Anwendung allgemeiner Prinzipien abgedeckt sind. Die dadurch erforderlichen Gewissensentscheidungen müssen üblicherweise in einer Gruppe von Menschen zu einem Konsens gebracht werden, die emotional hoch belastet sind und einen sehr unterschiedlichen psychischen und kognitiven Hintergrund haben. Es muss zudem bedacht werden, dass bei einem Durchschnittsalter von 82 Jahren und vielen Patienten über 90 Jahren geriatrische Patienten Kinder haben, die selbst schon im geriatrischen Alter und in geriatrischer Verfassung sind.

---

12 Hilfreich dazu die Beiträge in: A. Frewer/F. Bruns/W. Rascher (Hg.), *Medizin, Moral und Gefühl. Emotionen im ethischen Diskurs,* Würzburg 2012.

3.3 Autonomie, Nicht-Schaden und Benefizienz in der Geriatrie

Unter Zuhilfenahme der von T. L. Beauchamp und J. F. Childress formulierten Prinzipien können ethische Besonderheiten der Geriatrie folgendermaßen angeordnet werden:[13]

3.3.1 Autonomie: der mutmaßliche Wille bei kognitiv und konativ beeinträchtigten Menschen

Die Freiheit des Einzelnen, realisiert in seinem Recht auf Selbstbestimmung und gekoppelt mit seiner individuellen Verantwortung, gehört zu den konsensfähigen Grundlagen der abendländischen Kultur. Der Respekt vor der Autonomie der Menschen erfordert es, die persönlichen Wünsche, Willensäußerungen, Vorlieben, Lebenseinstellungen und Entscheidungen zum primären Maßstab zu nehmen. Nur in legitimationspflichtigen Ausnahmefällen dürfen ethische Entscheidungen gegen den Patientenwillen, über ihn hinweg oder an ihm vorbei getroffen werden.

Die Anwendung dieses Prinzips setzt jedoch voraus, dass die Patientin oder der Patient in der Lage ist, den persönlichen Willen zu bilden und zu äußern, nachdem sie oder er zu einem nachvollziehbaren, medizinisch, rational und ethisch akzeptablen Urteil gelangt sind. Im Rahmen geriatrischer Polytelie muss das (persönliche) Ziel identifiziert werden, auf das sich Entscheidungen beziehen.

Die Kommunikation in der geriatrischen Praxis findet mit Menschen statt, die durch Alter, Multimorbidität und dadurch verminderte Kognition und Konation oft nicht auf epistemologischer und kommunikativer Augenhöhe stehen. Dies führt zu erhöhten Anforderungen an Angehörige, einer erschwerten Kommunikation und veränderten Bedingungen der Aufklärung. Erkennen des Patientenwillens und Erreichen einer gültigen Einwilligung (*informed consent*) sind erschwert.

Es ist längst nicht immer eindeutig, inwieweit ein Patient in der Lage ist, die anstehenden Entscheidungen zu verstehen und daraus eine gültige Willensbildung abzuleiten; denn selbst schwere Beeinträchtigungen von Kognition, Emotion und Konation begründen nicht automatisch das Recht Anderer, zu entscheiden. Auch psychisch beeinträchtigte Menschen haben das Recht, den ihnen noch möglichen Teil zur Selbstbestimmung beizutragen. Es genügt also nicht, eine allgemeine Minderung der psychischen Funktionen nachzuweisen. Entscheidungen und Willensäußerungen sind in ihrer rechtlichen und moralischen Gül-

---

13 Vgl. G. Marckmann/M. Bormuth/U. Wiesing, *Allgemeine Einführung in die medizinische Ethik*, in: U. Wiesing (Hg.), *Ethik in der Medizin*, 23–37.

tigkeit immer fallspezifisch zu klären. Hierfür gibt es keine allgemein akzeptierte psychopathometrische Methode.

Das Thema „Willensbildung/Entscheidungsfindung“ wird in der Forschung zur Psychopathometrie auch nicht oft bearbeitet. Die in diesem Text benutzte Aufteilung psychischer Funktionen in Kognition (Wahrnehmung/Denken/Erinnerung), Emotion und Konation (Willensbildung/Einstellungen) macht auf die Differenziertheit der psychischen Funktionen aufmerksam. Die in der jüngeren Hirnforschung betonten Befunde zu nicht-bewussten Anteilen bei Entscheidungen harren (nach Wissen des Autors) noch des Transfers in den pragmatischen Bereich der Demenzversorgung.[14]

Wenn bei geistig gesunden Menschen wesentliche Phasen ihrer Entscheidungsprozesse als nicht-bewusste Hirnvorgänge ablaufen: Welche Veränderungen erleiden diese Vorgänge dann bei Menschen mit demenziellen Entwicklungen in ihrer Entscheidungsfindung?

In der Geriatrie, zumal der rehabilitativen, stehen für diese Entscheidung mehr Zeit und mehr eingespielte Beobachtungs- und Kommunikationsstrukturen zur Verfügung. Die Atmosphäre auf einer Reha-Station ist geeigneter, sich zur Entscheidungsfähigkeit und Willensbildung ein zutreffendes Bild zu machen, als die artifizielle Situation einer neuropsychologischen Testung oder die hektischen perioperativen Tage auf einer chirurgischen Station. Während der Rehabilitation kann in der täglichen Beobachtung von Entscheidungsprozessen und im Dialog mit Patient und Angehörigen die persönliche „medizinische Entscheidungsgeschichte“ eines Menschen herausgearbeitet werden. So ist es oft möglich, konkret und individuell begründet und in gutem Konsens nachvollziehbar einen mutmaßlichen Willen herauszuarbeiten.

3.3.2 Das Prinzip Nicht-Schaden

Dieses Prinzip hat seit dem Corpus Hippocraticum von seiner überragenden Bedeutung nichts eingebüßt. Im Zweifel nicht schaden, könnte man leger formulieren. Die erhöhte Vulnerabilität geriatrischer Patienten führt zu erhöhten, schwer kalkulierbaren Risiken. Ein gut erforschtes Beispiel soll dies demonstrieren: Die Anzahl ärztlich verordneter Medikamente ist ein Indikator für Multimorbidität und Vulnerabilität. Ihre Zahl liegt bei der Mehrzahl der geriatrischen Patienten ungefähr zwischen 4 –9 (KODAS-Daten der Landesarbeitsgemeinschaft

14 Vgl. D. Kahneman, *Schnelles Denken, langsames Denken,* München 2012; G. Gigerenzer, *Bauchentscheidungen,* München ^{6}2008.

Geriatrie Baden-Württemberg, eigene unveröffentlichte Daten). Zur Abschätzung der Zahl von Interaktionen (= i) zwischen Medikamenten in Abhängigkeit von der Anzahl der verordneten Medikamente (= n) dient folgende Formel: $i = (n^2 - n)/2$. Für $n = 4$ ist $i = (16 - 4)/2 = 6$. Für $n = 6$ schon $i = (36 - 6)/2 = 15$. Für $n = 10$ $i = (100 - 10)/2 = 45$ usw.

Dieses Beispiel illustriert die zunehmende Komplexität durch Interaktionen. Diese finden gleichzeitig auf vielen Ebenen statt: den Ätiologien, Pathogenesen, Reaktionen auf Therapien, Mitwirkung bei Therapien, funktionellen Krankheitsfolgen, sozialen Umständen. Dieser Mechanismus, um das Selbstverständliche noch einmal zu betonen, ist natürlich kein exklusives Merkmal der Geriatrie, ist hier aber besonders alltagsüblich.

Die Situation wird also bei der Vielheit der Krankheiten und ihren Interaktionen zunehmend komplexer und damit epistemologisch ungewisser. Damit ist auch die Nutzen-Risiko-Abwägung komplexer und ungewisser.

Wenn das Prinzip „primum non nocere“ ernst genommen wird, erfahren Handlungsoptionen im geriatrischen Feld zunehmend Einengungen. Damit wird die empirische Datenlage für moralische Entscheidungen vager, die medizinischen Entscheidungen als Grundlage für moralische Entscheidungen werden unsicherer.

Die professionellen Akteure können auch der Versuchung erliegen, intuitive moralische Einstellungen undiskutiert auf die Sachebene zu verschieben. Eine kleine Verschiebung oder geringfügig veränderte Auswahl oder Priorisierung der Fakten bei Aufklärungsgesprächen – auch unbewusst – kann die Faktenbasis für ethische Entscheidungen maßgeblich verändern; dies gilt gleichermaßen für Nutzen-Risiko-Abwägungen wie für die medizinische Beurteilung der Urteilskraft älterer Menschen.

3.3.3 Das Prinzip Fürsorge/Benefizienz

Wohl und Nutzen von Patienten festzustellen, scheint eine triviale Aufgabe zu sein. Gesund werden, Leiden lindern, Symptome kontrollieren, das weiß doch jeder. Wenn Heilung jedoch nicht mehr möglich ist und die Kontrolle der Symptome durch die Kürze der zur Verfügung stehenden Zeit an Eindeutigkeit verliert, wenn sich aus Multimorbidität und Komplikationsgefahr konkurrierende Ziele ergeben, ist das „Wohl“ nur noch dann bestimmbar, wenn die Präferenzen des Betroffenen feststehen.

Das Wohl des Patienten festzustellen und danach zu handeln, ist im bereits bemühten Beispiel der eitrigen Gallenblase eben übersichtlicher als im typisch geriatrischen Fall. Bei geriatrischen Patienten, zumal kognitiv beeinträchtigten, gelten andere Bedingungen.

Jeder denkbare medizinische Erfolg hat eine zeitlich und biologisch begrenzte Reichweite. Der übliche Nutzen medizinischer Therapien wird in der Geriatrie durch die Kürze der zur Verfügung stehenden Lebenszeit relativiert. Dem gegenüber steht ein erhöhtes Risiko als typisches geriatrisches Merkmal. Auch hier wird durch die Vielfalt der Interaktionen die empirische und ethische Gemengelage zunehmend ungewisser, das heißt, es entstehen mehr Räume für individuelle fachliche Entscheidungen. Es gibt zudem wenig *evidence-based medicine* für die geriatrische Situation. Hochaltrige und Vielfacherkrankte werden von medizinischen Studien meist ausgeschlossen.

Da man das „Patientenwohl" also nicht mehr so klar von extern her bestimmen kann wie bei einzelnen nosologischen Entitäten, ist bei vielfältigen Zielen, die sich zum Teil widersprechen, eine umfassende Zielsuche unter vielen Beteiligten erforderlich.

Selbst die Verlängerung des Lebens ist kein selbstverständliches Ziel mehr – auch außerhalb typischer finaler Situationen. Es gibt, so die klinische Erfahrung des Autors und vieler Kollegen, eine nicht unbeträchtliche Anzahl alter Menschen, die wirklich nicht mehr leben wollen, ohne dass dies im Rahmen einer Depression oder einer leidgeprägten Sterbephase zu erklären wäre. Es sind oft Menschen, deren Urteilskraft ungebrochen oder sogar gereift erscheint. „Ich habe ein gutes Leben gehabt, aber jetzt ist es auch genug." Diese Haltung – alt und lebenssatt – gibt es innerhalb und außerhalb religiöser Einstellungen, in anhaltender Entschlossenheit oder mit gewisser Ambivalenz.

Ambivalenz spielt bei Eintritt der Pflegebedürftigkeit eine größere Rolle als beim Thema Sterben, so die Erfahrung des Autors. Gerade in der Situation, in der das selbstständige Leben oder die pflegerische Versorgung in der Familie aufgegeben werden muss, gibt es hochgradig spannungsvolle Zustände, wenn intensive Lebenswünsche mit sachlichen Notwendigkeiten oder Lebensplänen anderer kollidieren.

Fürsorge/Benefizienz wird selbstverständlich auch von Familienangehörigen erwartet, so zum Beispiel die häusliche Pflege, hier oft unter dem Druck sozialer Sanktionen („Sie hat ihre Mutter in ein Heim gesteckt!"). Es entstehen lang anhaltende Gewissenskonflikte, bei denen Beistand eine professionelle Aufgabe ist.

3.3.4 Das Prinzip Gerechtigkeit

Auf das Problem der Verteilungsgerechtigkeit auf der Makro- und Mikroebene wird in diesem Text nur kursorisch eingegangen. Rein empirisch ist eine objektive

Reduktion therapeutischer Maßnahmen in Abhängigkeit von zunehmendem Alter festzustellen. Andererseits wird eine zum Teil wirtschaftlich bedingte Übertherapie von geriatrischen Patienten kritisiert. Therapielimitierungen können durchaus medizinisch und moralisch adäquate Gründe haben. In der innerärztlichen Kommunikation trifft man aber noch immer häufig auf einen Therapieverzicht, der allein mit dem Alter begründet wird. Dies ist unzulässig. Die primitivste Variante dieser Einstellung ist es, dem Patienten die statistische Lebenserwartung vorzurechnen, einer Frau von 84 Jahren also ins Gesicht zu sagen: „Ich sage nur: 78 plus 6." Auch so kann ärztliche Kommunikation ablaufen.

Aus aktuellem Anlass sei angemerkt, dass ein politisches Bewusstsein für die besondere Situation der geriatrischen Patienten im Jahr 2013 in Baden-Württemberg und weithin auch in der restlichen Republik fehlt. Wie anders ist es zu erklären, dass nach einem vorbildlichen Start mit dem Geriatriekonzept des Landes Baden-Württemberg 1998 jetzt, im Jahr 2013, die fünfte der 44 geriatrischen Rehabilitationskliniken die Schließung aufgrund chronischer Unterfinanzierung erklären musste? Vor dem Hintergrund der dramatisch steigenden Zahlen pflegebedürftiger Älterer und fehlender professioneller Pflegepersonen ist dies eine absurde Entwicklung. In Nordrhein-Westfalen und Bayern leiden die geriatrischen Rehabilitationseinrichtungen ebenfalls an struktureller Unterfinanzierung, wie die aktuelle gesundheitspolitische Diskussion zeigt.

4 Gewissen vor dem Hintergrund komplexer Vielfalt und Ungewissheit

Es sollte deutlich geworden sein, dass unter den hier beschriebenen Bedingungen in der Geriatrie Raum für Freiheit und Verantwortung der professionellen Akteure sowie spezifische Bedingungen für Gewissensentscheidungen entsteht.

Man braucht Gewissensentscheidungen als innere Instanz nicht, wenn es durch Eindeutigkeit der Situation oder öffentlichen Konsens hinsichtlich der ethischen Fragen keine Konflikte gibt, wenn die Abläufe transparent und im fachlichen Konsens determiniert sind. Je individueller und vielfältiger, je komplexer und damit unüberschaubarer jedoch die Situation wird, desto häufiger tritt der „Gewissensfall" ein. Diese hier für die Geriatrie reklamierten besonderen Bedingungen der Vielfalt und Komplexität bedingen eine Individualisierung der medizinischen und moralischen Entscheidungen – übrigens auch die Versuchung, moralische Fragen dadurch zu erledigen, dass sie verhohlen in den Faktenbereich verschoben werden.

5 Philosophie des Alters

Die sogenannte „Weisheit des Alters" ist ein selten zu beobachtendes Phänomen – vielleicht deshalb, weil unsere Neuronen den Wettlauf der Zeit mit erfolgreichen Lernprozessen verlieren. Viele von uns werden eben schneller dement als weise. Das S. Freud zugeschriebene Diktum, der Mensch glaube nicht an seinen Tod, kann mühelos modifiziert werden zu dem Satz, dass „der Mensch" noch weniger an sein eigenes Altwerden glaubt.

Es sind auch die Alten selbst, die ein Bewusstsein für die eigene Würde entwickeln müssen. Es ist ein typisches Ereignis auf geriatrischen Stationen, dass sichtlich von Defiziten des Alters geprägte Menschen auf die Station kommen, und lauthals dagegen protestieren, „hier bei den Alten" sein zu müssen. Selten wird die Fähigkeit des Menschen, statt des Balkens im eigenen den Splitter im Auge der anderen zu erkennen, so deutlich. Selbstkritik ist nicht signifikant mit Altern korreliert.

Regressive und projektive psychische Mechanismen sind häufiger mit Altern korreliert als Weisheit. Dies ist ein Phänomen, an dem professionelle Akteure besonders schwer zu tragen haben.

Es ist offenkundig eine hohe moralische Herausforderung, das eigene Alter angemessen und würdevoll zu tragen. Um es persönlich zu formulieren: Mir wird Angst um mich selbst, wenn ich erleben muss, wie oft alte Menschen von unangemessenen Erwartungen, Selbsttäuschung, Vorwürfe, Verbitterung oder Schuldzuweisungen geprägt werden.

Die nachlassenden psychischen Kräfte führen zu Defiziten und Verlusterlebnissen, auf die oft mit ungerechtfertigten Schuldvorwürfen reagiert wird. Alte Menschen vergessen Ereignisse oder können sie nicht mehr richtig einordnen („Ich habe hier noch keinen Arzt gesehen!" „Ich habe noch keine Krankengymnastik bekommen!") und tragen diese Erfahrungen als unkorrigierbare Überzeugungen nach außen. Positive Erfahrungen scheinen seltener zu werden. So ist eine explizite Dankbarkeit gegenüber respektvoller und warmherziger Zuwendung durch professionelle Helfer oft genug so defizitär wie viele andere Funktionen. Dies ist eine Bürde des geriatrischen Berufsfeldes, die es zu tragen und aufzuarbeiten gilt.

Die hinlänglich bekannten Ereignisse der mnestisch Beeinträchtigten („Man hat mein Gebiss/meine Brille/meine Geldbörse gestohlen!") sind nur in der Rückschau oder im Kabarett lustig. Wenn zwei Leberwurstscheiben im Brillenetui gefunden werden, liegt die Vermutung nahe, dass die Brille wohl nicht gestohlen wurde. Wie oft werden als gestohlen beklagte Geldbörsen in Koffern, unter Kopfkissen, in Toilettenbeuteln gefunden. Für die Pflegepersonen können solche

Vorfälle hochgradig belastend sein, vor allem dann, wenn sich Angehörige einmischen, die die kognitiven Defizite nicht wahrnehmen.

Natürlich erleben wir auch immer wieder den in Würde, Dankbarkeit und sogar Weisheit gealterten Menschen, durchaus auch gelassen resignierend, „alt und lebenssatt". „Es kann jetzt gut sein. Ich habe ein gutes Leben gehabt!" Aber auch: „Ich bin schon 89, aber habe noch wirklich Spaß am Leben."

Altwerden ist eine der großen intellektuellen und moralischen Herausforderungen des Lebens, vielleicht die schwerste Etappe der Lebenskunst (um nicht von einer *ars moriendi* zu sprechen). Es ist eine Aufgabe der intellektuellen und kulturellen Meinungsführer, eine „Philosophie des Alters" zu entwickeln, möglichst bevor sie selbst durch den geistigen Abbau dazu nicht mehr in der Lage sind.

6 Die Rolle der Angehörigen in der Geriatrie

Der bekannte Scherz, Medizin wäre ohne Patienten doch so einfach und angenehm, greift zu kurz. In der Altersmedizin müsste er lauten: Medizin wäre bedeutend übersichtlicher und angenehmer ohne Angehörige. In der Kommunikation mit den Angehörigen liegt eines der größten Konfliktpotenziale der Altersmedizin. Dies wird besonders deutlich, wenn es um die pflegerische Versorgung geht, weil hier Aufgaben entstehen, die die Lebensgestaltung der Familie verändern können.

Das Altern eines Elternteiles oder Lebenspartners stellt die nächsten Angehörigen vor eine Fülle materieller und moralischer Herausforderungen. Es gehört zu den einschneidenden Ereignissen unseres Lebens, wenn Eltern oder Partner in Alter und Krankheit ihre Selbstständigkeit verlieren, dann auf Pflege angewiesen oder in ihre letzte Lebensphase eingetreten sind. Diese Situation kommt auf viele Familien oder Partnerschaften zu. Wie Modellrechnungen des Statistischen Bundesamtes (www.destatis.de) zeigen, kann durch den demografischen Wandel in Deutschland die Zahl der Pflegebedürftigen von 2,2 Millionen im Jahr 2007 auf etwa 3,4 Millionen im Jahr 2030 ansteigen, eine Zunahme von rund 50 Prozent. In einer langfristigen Betrachtung bis zum Jahr 2050 ergibt sich eine Verdopplung der Zahl der Pflegebedürftigen auf dann 4,5 Millionen.[15]

Wenn ein Angehöriger pflegebedürftig wird, werden die bisherigen Lebensgewohnheiten der gesamten Familie infrage gestellt; das Leben aller Beteiligten ist

15 Vgl. Statistisches Bundesamt, Pressemitteilung Nr. 429 vom 22.11.2010, online: https://www.destatis.de/DE/PresseService/Presse/Pressemitteilungen/2010/11/PD10_429_224.html (Zugriff am 30.11.2013).

neu zu ordnen. Wenn auch die grundsätzliche moralische Verpflichtung, „in guten und in schlechten Zeiten“ für unsere Eltern und Partner zu sorgen, für alle gleich ist, so sind die konkreten Bedingungen doch in hohem Maße unterschiedlich. Die Aufgabe, für einen Familienangehörigen zu entscheiden oder für ihn zu sorgen, kommt für viele unvorbereitet.

In jeder Kultur gilt das nahezu unantastbare Gebot der Fürsorge für die Eltern, in der christlichen Tradition mit den machtvollen Worten des vierten Gebotes im Dekalog: „Du sollst Vater und Mutter ehren, auf dass es dir wohlergehe und du lange lebest auf Erden.“[16] Es ist das einzige Gebot, das unmittelbar mit einer Verheißung verbunden ist, und es folgt unmittelbar auf die ersten drei Gebote, die sich direkt auf Gott beziehen.

Das Gebot, für die Eltern zu sorgen, hat in unzähligen Geschichten, Gedichten, Märchen und Erzählungen seinen Niederschlag gefunden. Es geht um Treue und Loyalität zu den beiden Menschen, denen wir unsere Existenz verdanken. Hier gibt es kein Entkommen. Wer Vater und Mutter nicht ehrt, ist im Wortsinn nicht des Lebens wert, das sie uns geschenkt haben. Wer hier versagt, nimmt sich heraus aus dem Strom der Generationen, begeht die ultimative Undankbarkeit und Charakterlosigkeit. Der Philosoph Peter Sloterdijk spricht von der „Milchschuld“, einer mächtigen Kraft, die von der Mutter auf die Kinder übergeht, und die abzutragen die unverzichtbare Pflicht der folgenden Generation ist.

Die trockene Amtssprache nennt dieses Gebot „Generationenvertrag“, Solidarität, aber die Sprache des Herzens ist hier von einem angemessenen Pathos. Es ist eine „heilige Pflicht“, der man sich nicht ohne Verlust der Ehre entziehen kann. Wer Vater oder Mutter im Stich lässt, hat eigentlich ausgespielt – auch bei Menschen ohne einen religiösen Kontext.

Das vierte Gebot ist eine Grundlage unserer Erziehung und unseres gesellschaftlichen Lebens. Die Mutter, die uns geboren und ernährt, der Vater, der uns gezeugt und großgezogen hat, diese Menschen sollen und wollen wir ehren. Die entstandenen Bande sind, ob positiv oder negativ, nicht zu lösen. Auf diese Bande beziehen sich Moral und Gesetze unserer Gesellschaft. Mit dem Generationenvertrag ist dies in unserem Land auch gesetzlich festgeschrieben. In den Familien werden durch die Erziehung Grundlagen für das Miteinander in der Gesellschaft gelegt. Zu diesen Grundlagen oder Grundwerten zählen Dankbarkeit, Liebe, Pflicht, Solidarität. Wie die Eltern selbstverständlich für ihre Kinder sorgen, haben im Alter die Kinder für ihre Eltern zu sorgen. Deren Ansprüche können sehr weit gehen und sehr direkt eingefordert werden. Zum Ausdruck kommt dies zum

---

16 Vgl. Ex 20,12.

Beispiel in dem bitteren Satz: „Eine Mutter kann für 10 Kinder, aber 10 Kinder nicht für eine Mutter sorgen."

Es ist für viele eine Gewissensfrage, wie weit die Verpflichtung den Eltern gegenüber gehen sollte. Wie viel meines eigenen Lebens muss/soll ich hergeben, um die Wünsche meiner Eltern zu erfüllen? Deren Forderungen nehmen nicht selten keine Rücksicht auf das Leben der Kinder.

In einer funktionellen Betrachtungsweise sorgen Eltern für ihre Kinder auch im Wissen, dass die Kinder zu einem späteren Zeitpunkt für die Eltern sorgen werden. So ist die Familie eine Säule in unserer Gesellschaft, die hilfebedürftige Menschen schützt, sie pflegt und ihre Würde bewahrt. Die Lebensverhältnisse der modernen Gesellschaft sorgen aber für viele Probleme und Hindernisse. Die Wohn- und Arbeitsverhältnisse haben sich geändert. Kinder haben ihre eigenen Familien oft weit entfernt von den Eltern gegründet, sind wirtschaftlichen Zwängen ausgesetzt, haben kleine Wohnungen, sind zunehmend schon selbst alt und gebrechlich. Zerbrochene Ehen und Familien machen die Versorgung der älteren Generation nicht leichter. Die Situationen, in denen sich die Aufgabe der häuslichen Pflege stellt, sind also sehr vielfältig und unterschiedlich. Letztlich stellt sich die Frage, ob die Pflege zu Hause oder in einer Institution geleistet werden soll, von der Familie selbst oder teilweise oder ganz von professionellen Diensten. Sicher ist es auch bei häuslicher Pflege eine Option, die familiäre Pflege von professionellen ambulanten Pflegediensten ergänzen zu lassen. In dieser Kombination können auch komplexe Pflegesituationen bewältigt werden, eine hinreichende Verfügbarkeit häuslicher Ressourcen vorausgesetzt.

Oft tauchen aber viele Herausforderungen und Hindernisse auf, wenn die Pflege in der Familie geleistet werden soll. Fachkundige Beratung wird nötig. Äußere Probleme sind dabei klarer zu erkennen und zu lösen als die inneren Konflikte. Die Pflege selbst zu leisten geht oft über die eigene körperliche und seelische Grenze hinaus, kann oftmals nur um den Preis der eigenen Gesundheit geleistet werden.

Der innere und äußere Druck, die Pflege eines geliebten Menschen selbst in Situationen zu leisten, die eigentlich gar nicht bewältigt werden können, ist den mächtigen seelischen und moralischen Kräften geschuldet, die uns mit den Eltern (oder dem Partner) verbinden. Dabei gibt es in der Vergangenheit nicht selten auch konkrete Versprechungen: „Ich werde dich niemals in ein Heim weggeben!" Liebe, Dankbarkeit und Pflicht sind der Motor dieses Handelns. Aber solche Versprechen sind oft in einer ganz anderen Lebenssituation gegeben worden, zudem ohne notwendige Kenntnis der genauen Umstände, unter denen die Einlösung dieses Versprechens aktuell wird. Solche Versprechen bauen einen großen inneren Druck auf, und Druck kann auch von außen kommen: „Was werden die Leute denken, wenn ich ...?"

So kommt es oft, wenn die Pflege in der Familie und im häuslichen Bereich nicht mehr zu erbringen ist, zu schweren Gewissenskonflikten. Darf man sich eingestehen, etwas nicht mehr leisten zu können, was doch eigentlich selbstverständliche Kindespflicht ist? Soll man Entscheidungen treffen, die im Umfeld als egoistisch bezeichnet werden? Darf man dem zu Pflegenden die räumliche Trennung und die Versorgung durch „fremde Menschen" zumuten?

In der Geriatrie wird diese Situation immer wieder aktuell. An der Schnittstelle zur professionellen stationären Altenhilfe brechen vielfältige Gefühle und Erinnerungen über die Familien herein, unter Umständen auch Konflikte, die jahrzehntelang verborgen geblieben waren. Unausweichlich und alles dominierend sind das Schuldgefühl und daraus hervorgehende Vorwürfe an sich selbst oder andere.

Kann eine 70-jährige Tochter mit Gelenkverschleiß nach zwei Herzinfarkten ihre demente Mutter 24 Stunden lang sieben Tage in der Woche beaufsichtigen und versorgen? Jede Vernunft spricht hier für eine stationäre Versorgung in einem Pflegeheim. Trotz aller vernünftigen Überlegungen, die für eine solche Entscheidung sprechen, sind aber die Schuldgefühle nicht auszurotten. Das Gefühl, versagt zu haben, bleibt hartnäckig präsent.

Nicht selten werden diese Schuldgefühle auch gezielt von dem zu Pflegenden manipulierend ins Spiel gebracht. Selbst Menschen mit Demenz haben erstaunliche Fähigkeiten, wenn es darum geht, die eigenen Ansprüche zu formulieren und grob verbal oder subtil die Kinder unter Druck zu setzen. Viele Ältere, die hilflos und immobil sind, oder aufgrund des geistigen Abbaus ihre Tage nicht mehr selbst gestalten können, verbringen ihr Leben im Warten auf die Kinder, und werden nicht müde, ihr Verlassensein zu Gehör zu bringen. „Warum lässt Du mich so lange allein?" „Warum bin ich nicht gestorben ...?" „Nehmt mich wieder nach Hause ...!" Andauernde Kommunikation im Modus des Vorwurfs. Immer wieder sind wir erstaunt, wenn auch Menschen mit schwerer Demenz immer noch ein Gespür für die Gefühle ihrer Angehörigen haben, und punktgenau die Familie unter Druck setzen können. Offensichtlich ist die „soziale Intelligenz" stabiler als andere Denkvorgänge.

7 Abschließender Kommentar zur Bedeutung von Ethik im Bereich der Altersmedizin

Der Text versucht, anhand einiger für die Geriatrie typischer Situationen die speziellen Rahmenbedingungen für ethische Diskurse zu beschreiben.

Sicher gibt es in der Medizin eine nicht dispensierbare Verantwortung für den einzelnen behandelnden Arzt/die einzelne behandelnde Ärztin, aber in der Geriatrie ist die Dyade Arzt – Patient, wie dargestellt, strukturell erweitert zu einem eigenständigen Konzept: der Patient mit seinen Angehörigen in einem therapeutischen Team.[17] In der Geriatrie werden spezielle Instrumente, Abläufe und Kommunikationsformen entwickelt und eingeübt, die bei ethischen Fragen eingesetzt werden können.

Diese Struktur ist weiter entfernt von ärztlich dominierter Hierarchie und Paternalismus als andere Handlungsfelder der Medizin. Sie wird in der Geriatrie nicht nur theoretisch diskutiert, sondern praktisch eingeübt, und ist auch geeignet, durch Strukturierung des Diskurses in moralischen Fragen einen tragfähigen Konsens zu finden. Verantwortung und ethisch relevante Prozesse auf mehrere Schultern zu verteilen, ist keine Flucht vor der Verantwortung. Das Wahre und Gute im Diskurs zu finden ist beste wissenschaftliche Tradition. Die Praxis der Kommunikation in geriatrischen Teams ist hierfür ein erprobtes Forum.

Dies ist ein weites Feld (um ein weithin bekanntes Zitat zu verwenden), und weist noch viele unbearbeitete Möglichkeiten auf. Die Geriatrie ist ein Bereich, der den ethischen Diskurs im praktischen Alltagsvollzug sowie in Forschung und Lehre mehr als bisher benötigt, und deren Akteure offen sind für diese Impulse. Geriatrie ist ein geeigneter Partner für Ethik in der Medizin.

Im Bereich der persönlichen Gewissenserforschung möge sich jeder fragen, wie er sich auf sein Alter vorbereitet: physisch, psychisch und sozial. Die Konfrontation mit dem Gelingen und Versagen des Älterwerdens kann uns lehren, die eigene Haltung zur Bewältigung des Alterns zu reflektieren und im Alltag einzuüben.

---

17 Vgl. M. Runge/G. Rehfeld, *Geriatrische Rehabilitation im therapeutischen Team.*

Franz-Josef Bormann

Gewissensentscheidungen im Umgang mit Wachkoma-Patienten

Ein wichtiger Kristallisationspunkt der öffentlichen Diskussion um den Abbruch lebenserhaltender Maßnahmen waren in den vergangenen Jahren zumeist spektakuläre Fälle eines sogenannten Wachkomas[1], deren angemessene Bewältigung insofern besondere Anforderungen an alle beteiligten Akteure stellt, als es sich hierbei um eine außerordentlich vielschichtige Problemkonstellation handelt: Neben rein medizinischen Fragen etwa der diagnostischen Sicherheit und des optimalen Therapiedesigns sowie verschiedenen sozialen und ökonomischen Herausforderungen stellen sich hier auch eine Reihe grundlegender normativer Fragen, die teils die Sphäre des Rechts, teils aber auch die Sphäre der Ethik sowie des Umgangs mit kirchlich-lehramtlichen Vorgaben betreffen.

Die folgenden Überlegungen nähern sich diesem Problemfeld aus moraltheologischer Perspektive und beleuchten mit der Gewissensthematik einen bislang zu Unrecht weithin vernachlässigten Aspekt, dem vor allem im Selbsterleben der mittelbar Betroffenen eine große existentielle Bedeutung zukommt. Um zu klären, wie der Abbruch lebenserhaltender Maßnahmen bei Wachkoma-Patienten handlungstheoretisch einzuordnen und moralisch zu bewerten ist, soll zunächst das Phänomen des Wachkomas noch einmal kurz skizziert werden. Ein zweiter Argumentationsschritt ist der Auslotung der normativen Problematik und der Kritik einer m. E. unzulässigen Lösungsstrategie gewidmet. Im Anschluss daran soll der Bezug zur Gewissensthematik bedacht werden, wobei neben der Situation desjenigen, der etwa im Kontext einer Patientenverfügung den Abbruch lebenserhaltender Maßnahmen im Falle des Wachkomas rechtswirksam verlangt, auch die Gewissenentscheidung der von einer solchen Willensbestimmung betroffenen Ärzte, Pflegekräfte und Betreuer ausdrücklich zu bedenken ist.

---

1 Besonders bekannt wurden in den USA die Fälle von K. Quinlan (*1954; Koma 1975; †1985; 10 Jahre langes Koma), S. von Bülow (*1932; Koma 1980; †2008; 28 Jahre langes Koma) und T. Schiavo (*1963; Koma 1990; †2005; 15 Jahre langes Koma). In Europa hat dagegen in jüngster Zeit vor allem der Fall der Italienerin E. Englaro (*1970; Koma 1992; †2009; 17 Jahre langes Koma) viel Aufsehen erregt.

1 Zur Phänomenologie des Wachkomas

Unter den Begriffen ‚Wachkoma', ‚apallisches Syndrom' bzw. dem im angelsächsischen Bereich üblichen Ausdruck *‚vegetative state'* wird ein Zustand verstanden, der durch eine schwere Gehirnschädigung (z. B. durch einen Sauerstoffmangel infolge eines Unfalls, einer Gehirnblutung, eines Medikamentenmissbrauchs o. ä.) verursacht wird, bei dem es zu einem kompletten oder weitgehenden Ausfall der Großhirnfunktionen kommt, während die evolutionär älteren Hirnregionen wie der Hirnstamm und die von ihm gesteuerte Regulation wichtiger Vitalfunktionen noch weitgehend intakt sind. Die Patienten zeigen meist das folgende *charakteristische Bild:* Sie haben „oft einen erhaltenen Schlaf-Wach-Rhythmus, atmen spontan, regulieren selbstständig Blutdruck, Herztätigkeit und Hormonhaushalt und zeigen komplexe Hirnstammreflexe wie etwa bestimmte Augenbewegungen, Lidschlussreflex, Würgen, Gähnen, Stöhnen oder Lächeln. Es finden sich aber keine Hinweise auf ein Bewusstsein ihrer selbst oder der Umwelt, keine eindeutig willkürlichen, intentionalen Bewegungen oder Äußerungen und keine Zeichen einer Reaktion oder Interaktion mit der Umwelt"[2].

Differentialdiagnostisch ist das sogenannte *Wachkoma* i. S. eines *‚persistent vegetative state'* nicht nur vom eigentlichen Koma[3], von einer fortgeschrittenen Demenz[4], vom sogenannten *‚locked in*-Syndrom'[5] oder gar dem ‚Hirntod'[6], sondern auch von einem sogenannten *‚minimalbewussten Zustand'* (*minimally conscious*

---

2 R. Jox, *Zum Sterben von Wachkomapatienten*, in: F.-J. Bormann/G. D. Borasio (Hg.), *Sterben. Dimensionen eines anthropologischen Grundphänomens*, Berlin 2012, 212 f. Vgl. dazu auch R. Jox/K. Kühlmeyer/G. D. Borasio (Hg.), *Leben im Koma. Interdisziplinäre Perspektiven auf das Problem des Wachkomas*, Stuttgart 2011.

3 Unter dem eigentlichen ‚Koma' ist eine Bewusstseinsstörung zu verstehen, bei der Wahrnehmung und Wachheit aufgehoben sind. Es handelt sich um einen schlafähnlichen Zustand. Je nach Komatiefe sind unterschiedliche motorische Reaktionen auf Schmerzreize möglich; der Patient ist jedoch nicht erweckbar. In den meisten Fällen geht das Wachkoma bzw. apallische Syndrom (gewissermaßen als erste Remissionsstufe) aus dem Koma hervor.

4 Auch die Demenz kann mit schwersten kognitiven Einschränkungen verbunden sein und im Endstadium in ein Wachkoma einmünden.

5 Im Gegensatz zu Wachkoma-Patienten sind ALS-Patienten, deren Kopf-, Hals-, Rumpf- und Extremitätenmuskulatur vollständig gelähmt ist, in vollem Umfang wahrnehmungsfähig, so dass auch eine Kommunikation mittels Bewegungen der Augenlieder und entsprechender Code-Vereinbarungen möglich ist.

6 Der Hirntod ist durch den irreversiblen Ausfall aller Hirnfunktionen gekennzeichnet, was das Erlöschen der Hirnstammfunktionen einschließt, die jedoch beim Wachkoma-Patienten gerade nicht ausgefallen sind.

state) abzugrenzen[7], bei dem der Betreffende „Gegenstände mit seinen Augen fixieren und ihnen nachfolgen, gezielt nach Werkzeugen greifen und diese auch manchmal ansatzweise benutzen, mit Gesten oder Worten auf bestimmte Stimuli reagieren, zuweilen sogar einfache Aufforderungen befolgen oder eine Ja-Nein-Kommunikation führen kann“[8]. Da die meisten Kliniken keine ausreichende Erfahrung mit der genauen Diagnose dieser nur scheinbar ähnlichen Phänomene haben, ist verschiedenen Studien zufolge davon auszugehen, „dass bis zu 40 % aller Wachkoma-Diagnosen *Fehldiagnosen* sind und es sich zumeist um Patienten im minimalbewussten Zustand handelt“[9]. Diese extrem hohe Fehlerrate ist vor allem deswegen problematisch, weil nicht nur die jeweiligen Anfangszustände beider Krankheitsbilder unterschiedliche Anforderungen an Pflege und Rehabilitation stellen, sondern auch unterschiedliche prognostische Verläufe aufweisen. Anders als beim sogenannten *minimalbewussten Zustand*, bei dem eine vergleichsweise hohe Wahrscheinlichkeit besteht, jemals das Bewusstsein wiederzuerlangen, liegt die Wahrscheinlichkeit beim verletzungsbedingten *Wachkoma* nach zwölf Monaten und bei allen anderen Formen des Wachkomas nach drei bzw. sechs Monaten bei unter einem Prozent[10]. Zwar wurden in Einzelfällen partielle Erholungen auch noch nach längeren Zeiträumen beschrieben, doch waren die später erreichten Situationen in der Regel mit erheblichen neurologischen oder psychopathologischen Defektzuständen verbunden. Bei den allermeisten Patienten, die ihr Bewusstsein wiedererlangt haben, dürfte überdies davon auszugehen sein, dass sich diese nicht in einem *wachkomatösen*, sondern in einem *minimalbewussten* Zustand befunden haben[11]. Eine genaue *Prognose* neurologischer Funktionsverbesserungen ist oftmals ebenso schwer abzugeben wie eine präzise Bestimmung der *Lebenserwartung*, da beides von einer Fülle verschiedener Faktoren abhängt. Die Antwort auf die Frage, wie lange ein Mensch im Wachkoma überlebt, hängt „nämlich nicht nur von patientenbezogenen Faktoren ab – von seinem Alter, seinen Vorerkrankungen und Komorbiditäten, der Art und Schwere seiner Hirnschädigung –, sondern ganz entscheidend von der Qualität

---

7 Vgl. S. Dehaene/J.-P. Changeux, *Experimental and Theoretical Approaches to Conscious Processing*, in: *Neuron* 70 (2011), 200–227, bes. 218.

8 R. Jox, *Zum Sterben von Wachkomapatienten*, 214.

9 Ebd.; vgl. C. Schnakers et al., *Diagnostic accuracy of the vegetative and minimally conscious state: clinical consensus versus standardized neurobehavioral assessment*, in: *BMC Neurol 9* (2009), 35.

10 Vgl. R. Jox, *Zum Sterben von Wachkomapatienten*, 214 sowie L. Tshibanda et al., *Magnetic resonance spectroscopy and diffusion tensor imaging in coma survivors: Promises and pitfalls*, in: *Prog Brain Res* 177 (2009), 215–229.

11 Vgl. H. U. Voss et al., *Possible axonal regrowth in late recovery from the minimally conscious state*, in: *J Clin Invest* 116 (2006), 2005–2011.

der Versorgung und den Therapieentscheidungen Anderer für ihn. Veröffentlichungen aus den USA vor 15 Jahren bezifferten die Sterblichkeitsrate auf 70 Prozent nach drei Jahren und 84 Prozent nach fünf Jahren, das heißt 30 Prozent leben noch nach drei und 16 Prozent noch nach fünf Jahren"[12] – wobei in Einzelfällen auch noch bedeutend längere Überlebenszeiträume berichtet werden, die mehrere Jahrzehnte umfassen. „Je schlechter die Prognose eingeschätzt wird, desto eher werden die Beteiligten in ihren rehabilitativen Bemühungen nachlassen [...], was wiederum zu einer Senkung der statistischen Lebenserwartung führt. Durch diese *self-fulfilling prophecy* kann also eine Spirale entstehen, die dem therapeutischen Nihilismus Vorschub leistet"[13]. Während dieser therapeutische Nihilismus tatsächlich bis in die 1990er Jahre noch relativ weit verbreitet war, nahm die Forschung über das Wachkoma in den letzten 10–20 Jahren – nicht zuletzt durch die Verfügbarkeit neuer funktioneller bildgebender Verfahren in der Neurologie – deutlich zu, so dass die Situation Wachkomatöser heute bisweilen günstiger eingeschätzt wird[14]. Freilich drohen auch hier unrealistische Verzerrungstendenzen. Wenn nämlich „in wissenschaftlichen Studien nur Patienten mit besonders günstigen Ausgangsbedingungen eingeschlossen werden und die medizinische Betreuung während der Studie unrealistisch intensiv ist, wird die Lebenserwartung in der Studie viel zu hoch angesetzt, was wiederum Ärzte und Angehörige täuschen kann"[15]. Obwohl die Wissenslücken im Bereich des Verständnisses wachkomatöser Zustände derzeit noch vergleichsweise groß sind und daher die jeweils anstehenden Entscheidungen zwangsläufig unter *großer Unsicherheit* getroffen werden müssen, darf die Dramatik des wachkomatösen Zustandes weder für die betroffenen Patienten selbst noch für ihr soziales Umfeld in irgendeiner Weise verharmlost werden[16]. Dies ist völlig unabhängig davon zu

---

12 R. Jox, *Zum Sterben von Wachkomapatienten*, 215.

13 Ebd.

14 W. Schaupp betont in diesem Zusammenhang: „Bei einigen Patienten, die sich in der klinischen Vollform des Wachkomas befanden, konnten Anzeichen einer kognitiven Verarbeitung von sprachlichen Reizen nachgewiesen werden, was von den Studienautoren als Hinweis auf minimale Bewusstseinszustände und auf eine rudimentäre Kommunikation dieser Patienten mit ihrer Umgebung gedeutet wurde" (*Entscheidungen unter Ungewissheit – am Beispiel von Wachkomapatienten*, in: F.-J. Bormann/G. D. Borasio [Hg.], *Sterben*, 399 f.; Vgl. auch F. Faugeras et al., *Probing consciousness in clinically defined vegetative patients with event-related potentials*, in: *Neurology* 77,3 [2011], 264–268).

15 Ebd.

16 A. Zieger, der sich für die Rechte wachkomatöser Menschen in Deutschland einsetzt, weist selbst darauf hin, dass zwei Studien der europäischen Verkehrsunfallopferhilfe (EU-Studien 1993 und 1995) zufolge „ein Jahr nach dem Ereignis über 90 Prozent der Familien emotional ausgebrannt, sozial isoliert und finanziell ruiniert sind" (*Beziehungsmedizinisches Wissen im Um-*

berücksichtigen, für welchen konkreten Umgang mit wachkomatösen Menschen man jeweils im Einzelnen zu argumentieren versucht.

2 Zur normativen Problematik des Wachkomas

Angesichts der relativ geringen Fallzahlen des sogenannten Wachkomas, das gegenwärtig in Deutschland jährlich etwa 400 bis 2000 Personen betrifft, wobei insgesamt etwa 8000 wachkomatöse Menschen in Deutschland leben[17], könnte es zunächst überraschend erscheinen, dass ausgerechnet dieses seltene Phänomen die Öffentlichkeit derart in ihren Bann zu schlagen vermag. Bei näherer Betrachtung wird jedoch rasch deutlich, dass sich gerade in diesem Zusammenhang grundlegende ethische und rechtliche Fragen stellen, die zunehmend kontrovers diskutiert werden. Dem Kölner Staatsrechter W. Höfling zufolge lässt sich die „Diskursgeschichte des Wachkomas [...] auch als eine Geschichte des Deutungskampfes um verfassungsrechtliche Großformeln [wie] Menschenwürde, Lebensschutz [und] Selbstbestimmung"[18] lesen.

Um jedoch zu verstehen, warum sich ausgerechnet die Debatte um das Wachkoma zu einem privilegierten Schlachtfeld ethischer und rechtlicher Grundsatzentscheidungen entwickelt hat, muss man sich klarmachen, unter welchem konkreten Umständen sich die hier diskutierten Fragen um den moralischen und rechtlichen Status wachkomatöser Menschen gewöhnlich stellen. Tatsächlich handelt es sich nämlich beim sogenannten Wachkoma um einen höchst artifiziellen Zustand, dessen Vollbild sich überhaupt nur unter den Bedingungen einer modernen Notfallmedizin entwickeln kann. Wachkomatöse Patienten sind zumeist jüngere Menschen, die durch ein traumatisierendes Erlebnis (Unfall, Hirnblutung o. ä.) mitten aus dem Leben gerissen werden und dann notfallmedizinisch mittlerweile so effizient versorgt werden, dass nach der eigentlichen – auf Lebensrettung ausgerichteten – Akutphase ein *stabiler Zustand* erreicht wird, der dann sowohl aus diagnostischen wie auch aus prognostischen

---

gang mit so genannten Wachkomapatienten, in: W. Höfling [Hg.], *Das sog. Wachkoma. Rechtliche, medizinische und ethische Aspekte*, Münster 2005, 73).

17 Von diesen 8000 direkt Betroffenen leben A. Zieger zufolge (*Beziehungsmedizinisches Wissen im Umgang mit so genannten Wachkomapatienten*, 50) etwa 1000 in ca. 150 qualifizierten Schwerstpflegeeinrichtungen, weitere 2000 in normalen Altenpflegeeinrichtungen (auch wenn die Patienten unter 30 Jahre alt sind!) und etwa 5000 Patienten in häuslich-ambulanter Langzeitversorgung, wobei sie von den Angehörigen selbst – häufig unterstützt von ambulanten Pflegediensten – gepflegt werden.

18 W. Höfling, *Wachkoma – eine Problemskizze aus verfassungsrechtlicher Perspektive*, in: W. Höfling (Hg.), *Das sog. Wachkoma*, 4.

Gründen über einen längeren Zeitraum aufrechterhalten werden muss. Zur Ermittlung der Wahrscheinlichkeit der *Irreversibilität* des Bewusstseinsverlustes und damit der Möglichkeit der Diagnosestellung eines *persistierenden* vegetativen Zustandes ist es nämlich zwingend erforderlich, dass je nach Ursache der Traumatisierung ein Zeitraum von drei, sechs oder zwölf Monaten verstreicht, in dem der Patient mit allen medizinischen und pflegerischen Mitteln versorgt werden muss. Kommt man am Ende dieser Phase zu einer ungünstigen Prognose, die eine Rückkehr zu einem bewussten Leben extrem unwahrscheinlich macht, dann stellt sich die Frage, wie man mit dieser Situation ethisch und rechtlich reflektiert umgehen soll.

Eine naheliegende, jedoch wenig überzeugende Lösung des Problems besteht darin, den wachkomatösen Patienten einfach kurzerhand zum ‚*Sterbenden*' – oder gar ‚*(Hirn-)Toten*'[19] – zu erklären, dessen Sterben durch die medizinischen Maßnahmen lediglich aufgehalten oder unterbrochen worden sei. Da der Abbruch lebenserhaltender Maßnahmen einschließlich der (künstlichen) Ernährung bei Sterbenden nicht nur unzweifelhaft erlaubt, sondern sogar strikt geboten ist[20], hängt die Plausibilität dieser Strategie entscheidend davon ab, ob ein wachkomatöser Patient tatsächlich als *sterbend* zu etikettieren ist.

Davon kann bei näherer Betrachtung jedoch allein schon deswegen keine Rede sein, da sich ein Wachkoma-Patient zumindest immer dann, wenn sich Fragen der Therapiebegrenzung in der Praxis überhaupt stellen (sc. nämlich nicht in der lebensbedrohlichen Akutphase der Traumatisierung, sondern Monate später nach intensivmedizinischer Intervention), zumeist im Blick auf wesentliche Vitalfunktionen[21] in einem *stabilen* Zustand befindet, der – geeignete Pflege vorausgesetzt – *sehr lange* (nämlich über Monate und Jahre, wenn nicht sogar Jahrzehnte!) fortbestehen kann, also keinerlei Ähnlichkeit mit einem normalen (zeitlich eng befristeten) Sterbeprozess aufweist[22]. Ein weiterer Nachteil dieser Strategie besteht darin, das Wachkoma entweder für einen singulären Zustand *sui generis* erklären zu müssen, für den ganz eigene moralische Grundsätze gelten

---

19 Zum Konzept einer sogenannten „Grenzzonen-Definition" des Todes, der zufolge auch der ‚persistent vegetative state' individuell als ‚Tod' des Menschen betrachtet werden könne, vgl. L. Emmanuel, *Reexamining Death. The Asymptotic Model and a Bounded Zone Definition*, in: *Hastings Cent Rep* 25,4 (1995), 27 ff.

20 Vgl. G. D. Borasio, *Ernährung und Flüssigkeit am Lebensende aus palliativmedizinischer Sicht*, in: F.-J. Bormann/G. D. Borasio (Hg.), *Sterben*, 150–158, bes. 152.

21 Wie z. B. Atmung und Herz-Kreislaufsystem.

22 Der wachkomatöse Patient vermag – anders als z. B. der Hirntote – unter der Voraussetzung einer zureichenden Ernährung und Wasserversorgung die funktionale Einheit seines Gesamtorganismus *aus sich heraus* aufrechtzuerhalten, was ein untrügliches Zeichen dafür ist, dass es sich um einen Lebenden und nicht um einen Sterbenden oder gar Toten handelt.

sollen, oder aber einer extremen Ausweitung des Begriffs des ‚Sterbenden' das Wort zu reden, da es ja viele Patientengruppen gibt, die ihr Über- und Weiterleben allein einer bestimmten Form der medizinischen Intervention verdanken. Wenn jedoch alle Schlaganfall-, Herzinfarkt- und Dialyse-Patienten, die allesamt ihr Über- und Weiterleben bestimmten hochkomplexen Therapiemaßnahmen (mit zumeist entsprechender Dauermedikation) verdanken, allein schon deswegen im Grunde ‚Sterbende' sein sollen, da sie ohne die entsprechenden medizinischen Interventionen schon längst gestorben wären, führt das zu einer *inflationären* Verwendung des Begriffs des ‚Sterbenden', die letztlich nicht nur auf einem naturalistischen Missverständnis des Todes beruht[23], sondern auch zu kontraintuitiven Folgerungen führt.

Eine überzeugende Analyse der vielfältigen Probleme des Umgangs mit wachkomatösen Patienten wird deswegen davon auszugehen haben, dass diese Menschen keine *Sterbenden*, sondern *schwerkranke Patienten* sind, die wie manch andere schwerst neurologisch geschädigte Menschen auch – nach Ablauf bestimmter Fristen – mit größter Wahrscheinlichkeit nie mehr zu Bewusstsein kommen werden. Der Umgang mit Wachkoma-Patienten sollte sich daher zunächst einmal an *denselben* Standards orientieren, die auch sonst das ärztliche und pflegerische Handeln leiten: Zu diesen Standards gehört vor allem die Sorge um das *Wohl* des Patienten und der Respekt vor dessen *Selbstbestimmungsrecht*, der allerdings – wie wir noch sehen werden – die Akteure im Falle bestimmter Vorabverfügungen vor besondere moralische Herausforderungen stellen kann[24]. Doch so wichtig es sein mag, das Nachdenken über einen verantwortlichen Umgang mit Wachkoma-Patienten von problematischen Vorannahmen zu befreien, die sich zumeist rein strategischen Interessen verdanken und dem tatsächlichen Phänomenbestand nicht gerecht zu werden vermögen, als so notwendig dürfte es sich gerade auf diesem Feld erweisen, die rechtliche und moralische Dimension

---

23 Zur Problematik dieses sogenannten *Robinson Crusoe*-Argumentes, demzufolge allein jener Tod als ‚natürlich' zu bezeichnen wäre, den ein Mensch auf einer einsamen Insel ohne jegliche medizinisch-technische Infrastruktur erleiden würde, vgl. F.-J. Bormann, *Ist die Vorstellung eines ‚natürlichen Todes' noch zeitgemäß?*, in: F.-J. Bormann/G. D. Borasio (Hg.), *Sterben*, Berlin 2012, bes. 347–349.

24 In diesem Sinne hat A. Simon zu Recht festgestellt: „Wachkomapatienten haben – wie alle anderen Patienten – ein Recht auf Behandlung, Pflege und Zuwendung. Sie haben aber auch das Recht, nicht gegen ihren geäußerten oder mutmaßlichen Willen behandelt oder am Leben erhalten zu werden. Die Irreversibilität des Wachkomas allein stellt hingegen keinen hinreichenden Grund für den Abbruch lebenserhaltender Maßnahmen dar" (*Was ist der rechtlich und moralisch angemessene Umgang mit Wachkomapatienten? Die medizinethische Perspektive*, in: W. Höfling [Hg.], *Das sog. Wachkoma*, 111).

der Fragestellung noch genauer zu analysieren und klar voneinander abzugrenzen.

2.1 Berücksichtigungsrelevante Aspekte des Rechts

Aus rechtlicher Perspektive geht es beim Umgang mit Wachkoma-Patienten neben der Wahrung der verfassungsmäßig garantierten Grundrechte wie des Schutzes der *körperlichen Integrität* sowie des *Selbstbestimmungs*rechtes des Patienten vor allem um den konsistenten Ausgleich mit bestimmten *strafrechtlichen* Normierungen (wie z. B. dem Verbot der unterlassenen Hilfeleistung und der sogenannten Tötung auf Verlangen).

Der Staatsrechtler W. Höfling hat im Blick auf verschiedene höchstrichterliche Entscheidungen in diesem Zusammenhang zu Recht folgende grundsätzliche verfassungsrechtliche Gesichtspunkte in Erinnerung gerufen:

> Zunächst eine – scheinbare! – Selbstverständlichkeit: Apalliker sind lebende Menschen, d. h. Träger (u. a.) der Grundrechte des Art. 2 Abs. 1 GG, haben also Anspruch auf Achtung und Schutz ihres Lebens und ihrer körperlichen Unversehrtheit.
> [...] Wenn aber der Wachkomapatient – so jedenfalls die verfassungsrechtliche Perspektive – Träger des Lebensgrundrechts ist, so ist er auch Subjekt der Würdegarantie des Art. 1 Abs. 1 GG; denn: „Wo menschliches Leben existiert, kommt ihm Würde zu" – wie das Bundesverfassungsgericht lapidar, aber völlig zutreffend formuliert hat (BVerfGE 88 203 [252]; 39, 1 [41]). [...] Menschenwürde ist – um nochmals mit dem Bundesverfassungsgericht zu sprechen – „nicht nur die individuelle Würde der jeweiligen Person, sondern die Würde des Menschen als Gattungswesen. Jeder besitzt sie, ohne Rücksicht auf seine Eigenschaften, seine Leistungen und seinen sozialen Status. Sie ist auch dem eigen, der aufgrund seines körperlichen oder geistigen Zustandes nicht sinnhaft handeln kann. [...] Sie kann keinem Menschen genommen werden" (BVerfGE 87, 209 [228])[25].

Die Annahme, dass wachkomatöse Menschen nicht einfach eine besondere Spezies von Patienten darstellen, für die die üblichen Richtlinien ärztlichen Handelns keine Gültigkeit besitzen, hat auch die Empfehlungen der Bundesärztekammer geleitet, die in ihren 2004 verabschiedeten ‚Grundsätzen zur ärztlichen Sterbebegleitung' festgestellt hat:

> Patienten mit schwersten zerebralen Schädigungen und anhaltender Bewusstlosigkeit (apallisches Syndrom; auch sogenanntes Wachkoma) haben, wie alle Patienten, ein Recht auf Behandlung, Pflege und Zuwendung. Lebenserhaltende Therapie einschließlich – gegebenenfalls künstlicher – Ernährung ist daher unter Beachtung ihres geäußerten Willens

25 W. Höfling, *Wachkoma – eine Problemskizze aus verfassungsrechtlicher Perspektive*, 5–7.

> oder mutmaßlichen Willens grundsätzlich geboten. [...] Die Dauer der Bewusstlosigkeit darf kein alleiniges Kriterium für den Verzicht auf lebenserhaltende Maßnahmen sein[26].

Die revidierte Fassung dieser Grundsätze aus dem Jahre 2011, mit der die Bundesärztekammer nicht zuletzt auf die zwischenzeitlich durch das *Dritte Gesetz zur Änderung des Betreuungsrechts* erfolgte Aufwertung von Patientenverfügungen reagiert, deren Bestimmungen „unabhängig von Art und Stadium einer Erkrankung"[27] gelten sollen, eröffnet dem individuellen Arzt allerdings auch für den Fall, dass keine rechtswirksame Patientenverfügung vorliegt, einen etwas größeren Entscheidungsspielraum, wenn es dort jetzt heißt:

> Patienten mit schwersten zerebralen Schädigungen und kognitiven Funktionsstörungen haben, wie alle Patienten, ein Recht auf Behandlung, Pflege und Zuwendung. Art und Ausmaß ihrer Behandlung sind gemäß der medizinischen Indikation vom Arzt zu verantworten; eine anhaltende Bewusstseinsbeeinträchtigung allein rechtfertigt nicht den Verzicht auf lebenserhaltende Maßnahmen.[28]

Der ausdrückliche Hinweis auf die ‚medizinische Indikation' darf uns freilich nicht übersehen lassen, dass es sich hierbei keineswegs um eine völlig wertneutrale *Tatsachenfeststellung* handelt, sondern um ein vielschichtiges *Konstrukt*, in das neben bestimmten naturwissenschaftlich ermittelbaren Daten auch kulturell bedingte Wertüberzeugungen einfließen. Gerade die überaus kontroverse Debatte um die *Indikation* einer gegebenenfalls künstlichen Ernährung von Wachkoma-Patienten zeigt, dass hier nicht nur die technische Möglichkeit und physiologische Wirksamkeit einer bestimmten Maßnahme der Heilbehandlung, sondern auch die Zielperspektive und damit bestimmte – mehr oder weniger reflektierte – Kriterien der *Lebensqualität* in die Indikationsstellung eingehen[29].

---

26 Bundesärztekammer, *Grundsätze der Bundesärztekammer zur ärztlichen Sterbebegleitung*, in: *Dtsch Ärztebl* 101,19 (2004), A 1299.

27 *Drittes Gesetz zur Änderung des Betreuungsrechts* (29. Juli 2009): § 1901 a (3).

28 Bundesärztekammer, *Grundsätze der Bundesärztekammer zur ärztlichen Sterbebegleitung*, in: *Dtsch Ärztebl* 108,7 (2011), A-347/B-278/C-278.

29 Die aus der deutschen Altersforschung bekannte Tendenz, Zustände von Abhängigkeit generell negativ zu bewerten, da sie dem in unserer Leistungsgesellschaft vorherrschenden kulturellen Leitbild von größtmöglicher Selbstständigkeit widerstreiten, dürfte sich in der Debatte um das Wachkoma noch einmal erheblich verstärken. Allerdings ist in diesem Zusammenhang zu betonen, dass es sich hier wie dort um *Fremd*bewertungen von außen handelt, die auf keinen Fall einfach *unkritisch* übernommen werden dürfen. Gerade im Fall des Wachkomas ist es nämlich besonders fraglich, ob die direkt Betroffenen überhaupt unter ihrem Zustand *subjektiv leiden* oder zu einer solchen reflexiven Erlebnisform gar nicht mehr in der Lage sind.

Die Bundesärztekammer reagiert mit dieser Fortschreibungspraxis ihrer Empfehlungen letztlich auf einen gesellschaftlichen Wandel, der auch die jüngere Gesetzgebungspraxis und die höchstrichterliche Rechtsprechung nachhaltig bestimmt und *de facto* zu einer immer einseitigeren Begünstigung des Selbstbestimmungsrechtes des Patienten geführt hat. Die in den 1980er Jahren einsetzende Tendenz der Rechtsprechung[30], einen Abbruch lebenserhaltender Maßnahmen ausnahmsweise auch *außerhalb* der eigentlichen Sterbephase immer dann zu legitimieren, wenn dies dem ausdrücklich erklärten oder mutmaßlichen Willen des betroffenen Patienten entspricht, hat inzwischen nicht nur zu einer entsprechenden gesetzlichen Aufwertung von Patientenverfügungen, sondern auch zu einer rechtspolitisch motivierten Infragestellung traditioneller normativer Begrifflichkeiten – wie der Unterscheidung zwischen ‚aktiver' und ‚passiver' Sterbehilfe – und deren Ersetzung durch die bewusst handlungstheoretisch vage Kategorie des ‚Behandlungsabbruchs' geführt[31], deren rechtsdogmatischen Konsequenzen bislang nur unzureichend kritisch reflektiert worden sind.

2.2 Ethische Aspekte

Aus ethischer Perspektive ist im Blick auf eine überzeugende Bewertung des Abbruchs lebenserhaltender Maßnahmen bei Wachkoma-Patienten ein wenigstens dreifacher Reflexionsbedarf anzumelden, der erstens die nähere Bestimmung des spezifischen moralischen Status des Wachkomatösen selbst, zweitens die zumeist nur selektive Betrachtung der einschlägigen lebenserhaltenden Maßnahmen und drittens die handlungstheoretische Interpretation der jeweiligen lebensbeendenden Akte betrifft.

Bei der rein phänomenologisch naheliegenden Bestimmung des Wachkoma-Patienten als *Schwerkranken* bzw. *Nicht-Sterbenden* handelt es sich lediglich um eine erste grobe Orientierung, die der weiteren Differenzierung bedarf. Tatsächlich stellt uns nämlich gerade die sorgfältig erhobene Diagnose eines persistierenden vegetativen Zustandes vor das grundsätzliche *identitätstheoretische* Problem, wie die Einheit des individuellen Lebens als *Person*, *Selbstzweck* und *Träger unveräußerlicher Menschenwürde* angesichts eines möglichen zeitlichen Auseinanderfallens von biologisch-vegetativer Existenz und kognitiv-bewusster Erlebnisform

30 Vgl. dazu W. Höfling, *Die Entwicklung des sogenannten Sterbehilferechts in der (höchstrichterlichen) Judikatur*, in: F.-J. Bormann/G. D. Borasio (Hg.), *Sterben*, Berlin 2012, 444–462.
31 Vgl. BGH-Urteil zum Abbruch lebenserhaltender Behandlungen vom 25.06.2010.

zu denken ist[32]. Auch wenn der wachkomatöse Patient aufgrund seiner spezifischen Beeinträchtigungen sicher nicht einfach aus der Gattungsgemeinschaft herausfällt und damit unstreitig an all denjenigen Rechten partizipiert, die jedem Artgenossen unabhängig von seinem aktuellen Gesundheitszustand als Inhaber einer entsprechenden Gattungswürde zukommen, stellt der dauerhafte Verlust all derjenigen kognitiven und moralischen Fähigkeiten, die den eigentlichen Sachgrund seines personalen Status darstellen, doch auf jeden Fall eine einschneidende Zäsur dar, die nicht verharmlost werden darf. Der Wachkomatöse scheint nach allem, was wir gegenwärtig wissen, weder handlungsfähig noch Adressat moralischer Pflichten zu sein. Zwar unterscheidet er sich grundlegend von all denjenigen Entitäten, die insofern bloße *Objekte der Moralität* sind, als ihnen infolge grundsätzlicher artbedingter Ermangelung der Fähigkeit zur Verantwortungsübernahme und damit zur sittlichen Subjektivität zwar ein intrinsischer Wert, aber kein personaler Status zukommt. Doch selbst wenn der Wachkoma-Patient – einem terminologischen Vorschlag F. Rickens[33] zufolge – immer eine *Instanz* bleibt, vor der wir unser Handeln verantworten (können) müssen, so ändert dies doch nichts daran, dass er in dieser Lebensphase eben nicht mehr als eigentliches *Subjekt der Moralität* in dem Sinne verstanden werden kann, dass er selbst handlungs- und verantwortungsfähig wäre. Es scheint sich bei ihm vielmehr um ein *spezielles Objekt der Verantwortung* zu handeln, das aufgrund seiner Zugehörigkeit zur Art- und Solidargemeinschaft zwar Träger von grundlegenden Rechten bleibt, sich aber dennoch in einer Grenzsituation befindet, die sich von normalen entwicklungsbedingten Einschränkungen der sittlichen Subjektivität etwa am Lebensbeginn substantiell unterscheidet[34].

---

32 Hier drängen sich zwei komplementäre Denkmodelle auf, die beide problematisch erscheinen: Das eine Modell bindet Personalität an aktuelle Bewusstseins- und kommunikative Vollzüge und versucht entsprechend, solche Aktivitäten auch bei Menschen im persistierenden Wachkoma nachzuweisen. Das andere Modell geht davon aus, dass eine rein somatische Verbindung mit früheren biographischen Phasen der Bewusstheit und Kommunikationsfähigkeit bereits ausreicht, die notwendigen Voraussetzungen für die Personalität von Wachkomatösen zu sichern, gerät damit aber in die Schwierigkeit, ungewollt einer möglichen Lebenserhaltung um jeden Preis das Wort reden zu müssen.

33 Vgl. F. Ricken, *Warum moralisch sein? Beiträge zur gegenwärtigen Moralphilosophie*, Stuttgart 2010, bes. Kap. VIII: ‚Mensch' und ‚Person', 98–101.

34 Die Deutung der spezifischen Existenzform des Wachkomas sollte allerdings sowohl von problematischen dualistischen Vorstellungen wie auch vom schillernden Begriff der ‚qualitativen Todesnähe' absehen, der handlungstheoretisch in die Irre führt. Beide Aspekte finden sich in folgender Aussage W. Schaupps: „Auch wenn Patienten im tiefsten Wachkoma also keine Sterbenden sind, sind sie doch dem Tod als vollständiger ‚Dissoziation von Körper und Geist', um einen Ausdruck von A. Zieger zu gebrauchen, höchst nahe, nicht zeitlich, sondern qualitativ,

Ein zweiter Problembereich betrifft die sogenannten *lebenserhaltenden Maßnahmen*, um deren Aufrechterhaltung bzw. Abbruch im Falle eines persistierenden Wachkomas erbittert gerungen wird. In diesem Zusammenhang dürften zwei Aspekte der jüngeren Diskussion besonders auffällig erscheinen: erstens die thematische Verkürzung auf die Frage der Nahrungs- und Flüssigkeitszufuhr und zweitens deren kontroverse Bewertung. Da die angemessene Versorgung von Wachkoma-Patienten ein ganzes Bündel von ärztlichen und pflegerischen Maßnahmen umfasst, zu dem u. a. auch Fragen der Medikation (z. B. bei interkurrenten Infektionserkrankungen) sowie des Umfangs komplexer medizinischer Interventionen bei schwerwiegenderen organischen Erkrankungen gehört, stellt die einseitige Fixierung der bisherigen Debatte auf die Ernährungsproblematik eine unsachgemäße Vereinfachung dar, die hinter den tatsächlichen Erfordernissen einer langfristigen Versorgung von Menschen im persistierenden Wachkoma zurückbleibt.

Ein wesentlicher Grund für diese Engführung dürfte in der überaus kontroversen Bewertung der künstlichen Ernährung von Wachkoma-Patienten insbesondere durch sogenannte PEG-Sonden bestehen, die nicht zuletzt durch bestimmte autoritative Einlassungen des kirchlichen Lehramtes um einige nicht unproblematische Facetten bereichert worden ist. Gegenüber den gewiss fragwürdigen Versuchen, innerhalb der verschiedenen medizinischen Interventionen zur Sicherstellung einer ausreichenden Ernährung strikt „zwischen ‚natürlichen' und ‚künstlichen' zu unterscheiden" und damit den „steigenden Grad technischer Substitution"[35] begrifflich zu unterlaufen, hat die Kongregation für die Glaubenslehre jüngst kurzerhand festgestellt, die Verabreichung von Nahrung und Wasser sei „auch auf künstlichem Wege, [...] prinzipiell ein gewöhnliches und verhältnismäßiges Mittel der Lebenserhaltung", die in dem Maß verpflichtend sei, „in dem und solange sie nachweislich ihre eigene Zielsetzung erreicht, die in der Wasser- und Nahrungsversorgung des Patienten besteht"[36]. Vor allem der Hinweis, die dem Patienten geschuldete „gewöhnliche und verhältnismäßige Pflege" schließe „prinzipiell die Verabreichung von Wasser und Nahrung [...] auch auf künstlichen Wegen [ein]"[37], ist insofern zu Recht von ärztlicher Seite kritisiert worden, als gerade die Anlage einer PEG-Sonde zwingend an einen chirurgischen

von ihrem Zustand her." (*Entscheidungen unter Ungewissheit – am Beispiel von Wachkomapatienten*, 404).

35 W. Schaupp, *Entscheidungen unter Ungewissheit – am Beispiel von Wachkomapatienten*, 402.

36 Kongregation für die Glaubenslehre, *Antworten auf Fragen der Bischofskonferenz der Vereinigten Staaten bezüglich der künstlichen Ernährung und Wasserversorgung (1. August 2007)*, in: *L'Osservatore Romano. Wochenausgabe in deutscher Sprache* 37/39 (2007), 8.

37 Ebd.

Eingriff gebunden ist und damit zwangsläufig aus der sogenannten Grundpflege und Basisversorgung herausragt.

Wichtiger als die terminologisch unglückliche Subsumtion der künstlichen Sonden-Ernährung unter die *remedia ordinaria* scheint aus ethischer Perspektive jedoch die Frage zu sein, ob es sich etwa bei der PEG-Anlage um ein *verhältnismäßiges* Mittel der Lebenserhaltung handelt oder nicht. Aufgrund der geringen operationsbedingten Risiken und der relativ leichten Handhabbarkeit dieser nachweislich dauerhaft effizienten Maßnahme zur Sicherstellung einer ausreichenden Ernährung dürfte die Behauptung ihrer Verhältnismäßigkeit in der Sache wohlbegründet sein. Da sich das Lehramt an anderer Stelle zudem ausdrücklich gegen einen „therapeutischen Übereifer"[38] bzw. eine „therapeutische Verbissenheit"[39] verwahrt hat, sollte man hinter der Forderung des Einsatzes aller verhältnismäßigen Mittel zur Sicherstellung einer ausreichenden Ernährung keineswegs den fragwürdigen Versuch erblicken, einem ‚Überleben um jeden Preis' das Wort zu reden. Stattdessen geht es dem Lehramt um die Einhaltung bestimmter normativer Grenzen, die sich aus einer vorurteilsfreien handlungstheoretischen Analyse der einschlägigen Handlungsalternativen nahelegen, womit bereits der dritte hier einschlägige Problembereich genannt ist.

Wenn es stimmt, dass Wachkoma-Patienten keine Sterbenden sind, sondern sich im Blick auf ihre biologischen Vitalfunktionen in einem stabilen Zustand befinden, der bei geeigneter Pflege über einen sehr langen Zeitraum aufrechterhalten werden kann, dann ist klar, dass die Handlung des Abbruchs lebenserhaltender Maßnahmen keineswegs als *‚Sterbenlassen'* des Patienten bezeichnet werden kann, sondern allein schon deswegen auf eine *Tötungshandlung* hinausläuft, weil sie von ihrer kausalen Wirksamkeit her die nicht nur *notwendige*, sondern die *allein hinreichende* Bedingung für den Eintritt des Todes des Patienten darstellt[40]. Die Frage des ‚Sterbenlassens' mag sich möglicherweise dem Rettungsmediziner in der Situation der initialen Traumatisierung des Patienten stellen, wo sie infolge der diagnostischen Unsicherheit des Sachverhaltes jedoch kaum handlungsleitend werden dürfte[41]. Völlig fehl am Platze erscheint sie jedoch

---

38 Johannes Paul II., *Evangelium vitae*, Nr. 65.

39 Päpstlicher Rat für die Seelsorge im Krankendienst (Hg.), *Charta der im Gesundheitsdienst tätigen Personen*, Vatikanstadt 1995, Nr. 119.

40 Vgl. zum kausalitätstheoretischen Hintergrund dieser Problematik F.-J. Bormann, *Töten oder Sterbenlassen? Zur bleibenden Bedeutung der Aktiv-Passiv-Unterscheidung in der Euthanasiediskussion*, in: *ThPh* 76 (2001), 63–99, bes. 73–93.

41 W. Schaupp konstruiert diesen hypothetischen Fall, um eine problematische Beweislastumkehrung zu statuieren, wenn er feststellt: „Die Sichtweise, dass die tiefste Form des Wachkomas einen Grenzfall eigener Art darstellt, wird auch dadurch gestützt, dass es zum Beispiel bei einem Unfall kaum eine absolute moralische Verpflichtung gäbe, die ursprünglich lebensretzu dem wesentlich späteren Zeitpunkt, zu dem auf der Grundlage einer validen Diagnose der *Persistenz* eines Wachkomas überhaupt erstmalig sinnvollerweise ein möglicher Abbruch lebenserhaltender Maßnahmen in Erwägung gezogen werden kann. Wer einem hinsichtlich seiner Vitalfunktionen stabilen schwerkranken Patienten die zur Lebenserhaltung notwendigen Güter (wie z. B. Nahrung, Flüssigkeit oder Medikamente) vorenthält oder entzieht, der *tötet* diesen Patienten, weil er durch sein Handeln zu diesem Zeitpunkt die alleinige hinreichende Bedingung für den Todeseintritt schafft. Solche Tötungshandlungen können sehr unterschiedlich motiviert sein und auf ganz unterschiedliche Art und Weise (z. B. unter optimaler palliativmedizinischer Begleitung) ausgeführt werden, was in der öffentlichen Berichterstattung nicht immer in der gebotenen Sorgfalt berücksichtigt wird. Doch so wichtig der Hinweis auf diese Faktoren auch für eine umfassende moralische Bewertung solcher Handlungen sein mag, so wenig ändert deren Berücksichtigung irgendetwas daran, dass wir es hier – kausalanalytisch betrachtet – mit Handlungen zu tun haben, die als *Tötung* eines anderen Menschen zu qualifizieren sind.

Statt daher fragwürdige handlungstheoretische Konstruktionen wie die eines ‚künstlich aufgehaltenen Sterbens'[42] zu bemühen oder aber die hier sowohl aus ethischer wie auch aus strafrechtlicher Perspektive notwendigen begrifflichen Unterscheidungen (sc. zwischen ‚aktiver' und ‚passiver Sterbehilfe' bzw. zwischen ‚töten' und ‚sterbenlassen') in der bewusst vagen Kategorie eines etwa einvernehmlichen ‚Behandlungsabbruchs'[43] zu verdrängen, legt sich eher ein Vorgehen nahe, das den einschlägigen Sachverhalt zunächst handlungs- und kausalitätstheoretisch präzise rekonstruiert, um dann durch eine umfassende Würdigung aller entscheidungsrelevanten weiteren Gesichtspunkte zu einer überzeugenden moralischen und rechtlichen Bewertung der jeweiligen Handlungen zu gelangen. Denn mit der Feststellung, dass der Abbruch lebenserhaltender Maßnahmen im Falle eines persistierenden Wachkomas auf eine *Tötungs*handlung hinausläuft, ist im Wissen darüber, dass es eine ganze Reihe legitimer Ausnahmen vom Tötungsverbot geben kann, noch nichts darüber entschieden, ob solche Handlungen unter den speziellen Bedingungen eines persistierenden Wachkomas erlaubt sein können oder nicht. Es ist lediglich die Tragweite der solchen Handlungen zugrundeliegenden Entscheidungen markiert und die Frage der Verantwortung gestellt, die jeder der daran beteiligten Personen vor seinem eigenen Gewissen zu

---

tende Intervention zu unternehmen, wenn von vorneherein klar wäre, dass keine Chance auf eine wenigstens minimale Rehabilitation besteht." (*Entscheidungen unter Ungewissheit – am Beispiel von Wachkomapatienten,* 405).

42 Vgl. Ebd.

43 Vgl. BGH-Urteil zur Sterbehilfe vom 25.06.2010.

beantworten hat. Diesem Gewissensbezug wollen wir uns daher abschließend noch etwas genauer zuwenden.

3 Die Gewissensdimension bei Entscheidungen im Umgang mit Wachkoma-Patienten

Die bisherigen Überlegungen haben gezeigt, dass die beiden möglichen Handlungsalternativen im Falle eines persistierenden Wachkomas – nämlich die Aufrechterhaltung und der Abbruch der verschiedenen lebenserhaltenden Maßnahmen – aus ethischer Perspektive keineswegs gleichwertig sind: Während deren Fortsetzung zumindest immer dann sowohl rechtlich als auch moralisch geboten erscheint, wenn keine abweichende Willensbestimmung des Patienten vorliegt, stellt sich die Situation im Falle eines vom Patienten durch entsprechende rechtswirksame Vorabverfügungen verlangten Behandlungsabbruchs ungleich konfliktreicher dar.

Die Entscheidung zur Weiterführung der lebenserhaltenden Maßnahmen kann sich angesichts noch immer bestehender gravierender Wissensdefizite im Blick auf das Phänomen des Wachkomas und die somatischen Grundlagen der Bewusstseinsbildung nicht nur rein *tutioristisch* auf den bewährten Grundsatz des Lebensschutzes (*in dubio pro vita*), sondern auch auf die einschlägigen geltenden Empfehlungen der Bundesärztekammer stützen, die den Arzt dazu verpflichten, das jeweilige Therapiedesign dem sich verändernden Gesundheitszustand des Patienten durch eine situationsadäquate Indikationsstellung so anzupassen, dass dieser weder durch eine gezielte Unterversorgung getötet noch im Falle einer zum Wachkoma hinzutretenden letalen Erkrankung durch eine nicht minder fragwürdige Übertherapie am Sterben gehindert wird[44]. Die Erfüllung dieser kom-

44 Die geltende Position der Ärztekammer hat der frühere Präsident J.-D. Hoppe anlässlich des BGH-Urteils zur Sterbehilfe vom 25.06.2010 zu Recht folgendermaßen zusammengefasst: „Die Ärzteschaft hat mit den ‚Grundsätzen der Bundesärztekammer zur ärztlichen Sterbebegleitung' jeder Form aktiver Strebehilfe eine klare Absage erteilt. Die Grundsätze stellen klar, dass Patienten mit schwersten cerebralen Schädigungen und anhaltender Bewusstlosigkeit – also sogenannte Wachkoma-Patienten – wie alle Patienten ein Recht auf Behandlung, Pflege und Zuwendung haben. Lebenserhaltende Therapie einschließlich künstlicher Ernährung ist daher unter Beachtung ihres geäußerten Willens oder mutmaßlichen Willens grundsätzlich geboten. In Fällen, in denen der Patientenwille nicht eindeutig zu ermitteln ist, hat die Erhaltung des Lebens absoluten Vorrang. Es darf nicht dazu kommen, dass Menschen allein wegen ihres Wachkomas als lebensmüde angesehen werden." (*Statement zum Urteil des BGH zur Sterbehilfe*, Berlin 2010; Quelle: http://www.aekno.de/page.asp?pageId=8386&noredir=True [Zugriff am 17.01.2014]).

plexen Aufgabe mag vom einzelnen Arzt durchaus phasenweise als belastend erlebt werden, doch bewegt sie sich im Rahmen jener generellen Anforderungen an *Sorgfalt* und *Fürsorge*, die auch sonst zu Recht an die ärztliche Gewissensbildung und ein ihr folgendes professionelles Handeln gestellt werden.

Völlig anders liegen die Dinge in der zweiten Konstellation, die dadurch gekennzeichnet ist, dass ein Patient im Geltungsbereich des deutschen Rechts vermittels einer rechtswirksamen Patientenverfügung für den Fall der Diagnose eines persistierenden Wachkomas den Abbruch sämtlicher lebenserhaltender Maßnahmen verlangt. Hinsichtlich dieser in der Praxis immer häufiger auftretenden Konstellation sind jedoch im Blick auf die damit aufgeworfene Gewissensproblematik zwei ganz unterschiedliche Problemlinien sorgfältig gegeneinander abzugrenzen: erstens die Frage der moralischen Anforderungen an die Gewissensentscheidung seitens des Patienten und zweitens deren Konsequenzen für den notwendigen Schutz der Gewissensfreiheit von Betreuern, Ärzten und Pflegenden, die als Adressaten der Verfügung von einer solchen Willensbestimmung ihrer Patienten direkt betroffen sind.

Schauen wir zunächst auf den Patienten selbst, der sich im Rahmen seiner Vorsorgeüberlegungen mit der Frage konfrontiert sieht, ob und wenn ja welche Anweisungen er in seiner Patientenverfügung für den Fall eines persistierenden Wachkomas treffen soll. Da der deutsche Gesetzgeber keine sogenannte Reichweitenbegrenzung für Patientenverfügungen vorgesehen hat, dem Patienten also ausdrücklich das Recht einräumt, Verfügungen bezüglich medizinischer und pflegerischer Maßnahmen „unabhängig von Art und Stadium der Erkrankung“[45] zu treffen, steht rein rechtlich außer Frage, dass der Patient den Abbruch lebenserhaltender Maßnahmen selbst dann verlangen kann, wenn dies aus medizinischer Sicht nicht sinnvoll erscheint. Zwar zeigt die der derzeit geltenden rechtlichen Regelung vorausgegangene Diskussion, dass die einseitige Privilegierung der Selbstbestimmung des Patienten in dieser Form sowohl rechtlich wie auch moralisch durchaus problematisch erscheint[46], doch beeinträchtigen derlei Bedenken die rechtliche Bindungswirkung entsprechender Patientenverfügungen in keiner Weise.

Der Vorsorge treffende Patient ist jedoch vor seinem Gewissen verpflichtet, sorgfältig zu überprüfen, ob er auch moralisch dazu berechtigt ist, den ihm rein rechtlich eröffneten Gestaltungspielraum maximal auszunutzen. Bei der Prüfung

---

45 *Drittes Gesetz zur Änderung des Betreuungsrechts* (vom 29. Juli 2009), § 1901 a (3).

46 Vgl. dazu T. Verrel/A. Simon, *Patientenverfügungen. Rechtliche und ethische Aspekte*, Freiburg i. Br. 2010; D. Mieth, *Grenzenlose Selbstbestimmung? Der Wille und die Würde Sterbender*, Düsseldorf 2008 sowie F.-J. Bormann, *Selbstbestimmung bis zum Schluss? Chancen und Grenzen von Patientenverfügungen*, in: *ThQ* 191 (2011), 168 – 181, bes. 169 – 172.

dieser existentiell bedeutsamen Frage spielt sicher neben den persönlichen Lebensumständen des Einzelnen sowie persönlichen religiös-weltanschaulichen Überzeugungen auch die spezifische Einschätzung der Lebensqualität einer Existenz im persistierenden Wachkoma eine Rolle. Angesichts der Komplexität der hier notwendigen Abwägungen scheint es fraglich, ob es nur eine einzige richtige Antwort auf die Frage geben kann, zu welchem Ergebnis eine verantwortliche Gewissensentscheidung kommen wird. Nicht ohne Grund ist es jedenfalls nicht nur gesamtgesellschaftlich, sondern auch zwischen den christlichen Konfessionen umstritten, wie eine solche Antwort aussehen sollte[47]. Obwohl sich DBK und EKD in ihrer gemeinsamen Handreichung zur Christlichen Patientenvorsorge[48] immerhin noch darauf verständigen konnten, dass Wachkoma-Patienten „keine Sterbenden"[49] seien, der Mensch keineswegs eine grenzenlose Verfügungsmacht über sein eigenes Leben besitze[50] und die „Selbstbestimmung [...] nicht als völlige Unabhängigkeit missverstanden werden"[51] dürfe, konnte man sich in der heiklen Frage des Abbruchs lebenserhaltender Maßnahmen nicht mehr auf eine gemeinsame Position verständigen, sondern beließ es dabei, „zwei sehr unterschiedlich akzentuierte Erfahrungen im Umgang mit Wachkoma-Patienten"[52] zum Ausdruck zu bringen. Während die katholische Seite darauf bestand, „dass für den Fall des so genannten Wachkomas im Blick auf die Behandlung nichts anderes gilt als für jeden anderen Patienten" – eine Änderung des Therapieziels also erst dann moralisch gerechtfertigt erscheint, wenn „der Tod in absehbarer Zeit eintritt bzw. eine akute Zweiterkrankung hinzukommt"[53] –, stellte die evangelische Seite die Frage, „ob es mit dem christlichen Glauben nicht durchaus vereinbar ist, durch Behandlungsbeschränkung und/oder durch die Beendigung künstlicher Ernäh-

47 Während der Zwischenbericht der Enquetekommission „Ethik und Recht der modernen Medizin" – Patientenverfügungen vom 13.09.2004 unter ausdrücklicher Einbeziehung des Wachkomas für eine Reichweitenbegrenzung von Patientenverfügungen plädierte, hat selbst der sich dieser Argumentationslinie ansonsten weithin anschließende sogenannte Bosbach-Entwurf das Wachkoma ausdrücklich von diesem Vorbehalt ausgenommen.

48 *Christliche Patientenvorsorge durch Vorsorgevollmacht, Betreuungsverfügung, Behandlungswünsche und Patientenverfügung. Handreichung und Formular der Deutschen Bischofskonferenz und des Rates der Evangelischen Kirche in Deutschland in Verbindung mit weiteren Mitglieds- und Gastkirchen der Arbeitsgemeinschaft Christlicher Kirchen in Deutschland*, Hannover/Bonn/Frankfurt a.M. 2010.

49 *Christliche Patientenvorsorge*, 13.

50 *Christliche Patientenvorsorge*, 11.

51 *Christliche Patientenvorsorge*, 12.

52 *Christliche Patientenvorsorge*, 21.

53 Ebd.

rung bei Beibehaltung des Stillens von Hunger- und Durstgefühlen das Sterben zuzulassen“[54].

Ich halte diese Frage selbst dann für legitim, wenn ich ihrer begrifflichen Einkleidung aus den oben genannten Gründen widersprechen muss[55]. Die Brisanz der hier einschlägigen Gewissensentscheidung des Patienten besteht nämlich gerade darin, dass er im Falle des verlangten Abbruchs lebenserhaltender Maßnahmen eine *andere* Person (sc. den Arzt) dazu beauftragt, seinem Leben durch dessen höchst persönlich zu verantwortendes eigenes Handeln ein Ende zu setzten. Für eine solche Entscheidung mag es gute Gründe geben, die sich ganz wesentlich aus der besonderen Natur des persistierenden Wachkomas selbst ergeben und nichts mit einem vermeintlichen Egoismus des Betroffenen zu tun haben. Obwohl der verlangte Abbruch sämtlicher lebenserhaltender Maßnahmen durchaus auf eine Handlung hinausläuft, die man als ‚*aktive* Sterbehilfe‘ zu interpretieren hat, muss diese Handlung in moralischer Hinsicht jedoch klar von jener klassischen Form der ‚Tötung auf Verlangen‘ unterschieden werden, die in der sogenannten *Standardsituation der Sterbehilfe* vorliegt, bei der ein noch aktuell handlungsfähiger Patient um eine vorzeitige Beendigung seines (sc. bewussten) Lebens durch ein ärztliches Tötungshandeln bittet. Aufgrund der besonderen Handlungsumstände (infolge des irreversiblen Bewusstseinsverlustes und der Unmöglichkeit einer weiteren Entfaltung von eigenen Handlungspotentialen) könnte man sich – etwa in Analogie zu den sogenannten *gemischten Handlungen* bei Aristoteles[56]– daher vielleicht vorstellen, dass wir es hierbei mit

54 *Christliche Patientenvorsorge*, 22.

55 Höchst problematisch erscheint nicht nur die Formulierung, durch die Beendigung der künstlichen Ernährung werde bei dem (sc. nicht sterbenden) Patienten „das Sterben zu[ge] lassen“, sondern auch der vorausgehende Hinweis, in „einem juristisch weit gefassten Sinn [werde] verschiedentlich auch dann von passiver Sterbehilfe gesprochen, wenn der Sterbeprozess oder das Endstadium einer tödlich verlaufenden Krankheit noch nicht begonnen hat und eine lebenserhaltenden medizinische Maßnahme nicht durchgeführt oder beendet wird, weil der Patient seine Einwilligung in die medizinische Maßnahme nicht erteilt oder widerrufen hat“ (*Christliche Patientenvorsorge*, 8). Der dann folgende lakonische Hinweis, dies könne „besondere ethische Probleme aufwerfen“, verharmlost das Problem insofern, als man sich kirchlicherseits die bewusst ‚weit gefasste‘ Redeweise von einer ‚passiven Sterbehilfe‘ insofern gar nicht zu eigen machen dürfte, als sie begriffspolitisch eindeutig darauf abzielt, Tötungshandlungen zu verschleiern. Vgl. dazu F.-J. Bormann, *Vorsorge treffen – aber wie?*, in: *ThQ* 193 (2013), 81–95, bes. 92–94.

56 Aristoteles diskutiert im Rahmen seiner Überlegungen zur Freiwilligkeit von Handlungen in EN III 1, 1110a 23–26 auch den Grenzfall, dass man für „manche Dinge [...] zwar kein Lob, aber Verzeihung [erhält], wenn man nämlich tut, was man nicht sollte, aus Furcht vor Dingen, die über das Vermögen der menschlichen Natur hinausgehen und von niemandem ertragen werden könnten“. Ob sich die hier von Aristoteles genannte Bedingung auch auf den Fall eines voreiner ganz speziellen Art von ‚Tötungshandlungen' zu tun haben, die nicht nur im strafrechtlichen Sinne *straffrei* gestellt werden, sondern bei denen wir uns auch im *moralischen* Sinne entweder eines Werturteils (i. S. von Lob oder Tadel) vollständig *enthalten* oder aber aufgrund der besonderen Umstände *Verzeihung* gewähren.

Dessen ungeachtet bleibt auf jeden Fall zu berücksichtigen, dass nicht nur der Patient in diesem Zusammenhang vor einer schwierigen Gewissenentscheidung steht, sondern seine jeweils vorab getroffene Patientenverfügung auch dramatische Auswirkungen auf die Gewissenentscheidungen Dritter hat. Vor allem Ärzte und Pflegekräfte erleben den Abbruch lebenserhaltender Maßnahmen bei stabilen Wachkoma-Patienten regelmäßig vor allem deswegen als besonders belastend, weil sie dabei zwangsläufig in ganz spezifischer Weise in die Herbeiführung des Todes dieses Patienten involviert sind: Sie *begleiten* nicht nur einen Sterbeprozess, dessen Ursache in einem letalen Krankheitsprozess besteht, sondern sie *initiieren* diesen Sterbeprozess bewusst auf das Verlangen des betroffenen Patienten hin. Da die zur Sicherstellung des Handlungserfolges dabei notwendigen Akte nicht mehr vom Patienten selbst ausgehen können, sondern bewusst vom jeweiligen Arzt angeordnet und von Pflegekräften realisiert werden müssen, lassen sich ihre Handlungen auch nicht als bloße Mithilfe an der Realisierung eines Selbsttötungswunsches des Patienten i. S. einer ärztlichen oder pflegerischen *Suizidbeihilfe* interpretieren. Von den involvierten Ärzten und Pflegekräfte wird vielmehr verlangt, in einer Art und Weise zu handeln, die allein schon deswegen im direkten Widerspruch zu ihren üblichen professionellen Zielen (sc. der Heilung, der Leidensminderung und der Lebenserhaltung) steht, weil sie das *Tötungs-Tabu* relativiert, das zweifellos zu den am tiefsten in der moralischen Persönlichkeitsentwicklung verankerten moralischen Barrieren gehört. Aufgrund der daraus resultierenden besonderen moralischen Belastung ergibt sich die strenge Forderung, dass niemand aufgrund seiner professionellen Rolle zu einem solchen Handeln *gezwungen* werden darf. Die Mitwirkung an der Ausführung solcher Tötungs-Handlungen muss im Blick auf alle involvierten Personen (insbesondere Ärzte und Pflegekräfte) *strikt freiwillig* erfolgen, da sie das handelnde Subjekt ansonsten in einen schwerwiegenden *Gewissenskonflikt* stürzen kann. Das Selbstbestimmungsrecht des Patienten stellt keineswegs das einzige hier zu schützende (Rechts-)Gut dar. Daneben ist auch die *Gewissensfreiheit* von Ärzten und Pflegekräften zu respektieren und so institutionell abzusichern, dass keinerlei Nachteile aus der individuellen Inanspruchnahme dieses Grundrechts für den Einzelnen Arzt oder Pfleger resultieren.

---

ausverfügten Abbruchs lebenserhaltender Maßnahmen im Falle des persistierenden Wachkomas bruchlos übertragen lässt, bedarf freilich der weiteren Analyse.

Was aber bedeutet dies für Gesundheitseinrichtungen in kirchlicher Trägerschaft, die sich nicht als wertneutrale Dienstleister verstehen, sondern in besonderer Weise einer ‚Kultur des Lebens' (und des Sterbens!) verpflichtet fühlen? Sollten Patienten bzw. Bewohner mit einer entsprechenden Patientenverfügung grundsätzlich von vorneherein abgewiesen werden, um kompromittierenden Konflikten mit dem eigenen Leitbild der Einrichtung frühzeitig aus dem Wege zu gehen und die eigenen Mitarbeiter vor möglichen Verstrickungen in Gewissenskonflikte zu bewahren? Oder ist es besser, die Entscheidung den einzelnen Mitarbeiterinnen und Mitarbeitern selbst zu überlassen und damit eine flexible einzelfallbezogene Reaktion zu ermöglichen, die gerade unter den Bedingungen der Einbindung der Einrichtungen in die Regelversorgung der gängigen Praxis eher entgegen kommen dürfte? Wie aber wäre unter solchen Bedingungen dann noch die moralische Identität der Einrichtung als ganzer zu wahren und ein kohärentes Handeln des dort tätigen Personals sicherzustellen? Die Beantwortung dieser und ähnlicher Fragen überschreitet bereits eine rein individualethische Perspektive und verweist auf die Notwendigkeit einer institutionellen und gesamtsystemischen Verankerung von moralischen Standards in Einrichtungen des Gesundheitswesens, deren immense praktische Bedeutung auch für den Umgang mit Wachkoma-Patienten an dieser Stelle zwar angesprochen, aber nicht mehr im Einzelnen entfaltet werden kann.

Ulrich Eibach

Tötungswünsche und Beihilfe zur Selbsttötung – Überlegungen aus der Sicht der Krankenseelsorge

1 Zum kulturellen Hintergrund der Debatte über Sterbehilfe

Zu keiner Zeit mussten Menschen so wenig an Krankheiten leiden wie in der Gegenwart, vor allem dank der Fortschritte der Medizin. Im Antoniter-Hospital zu Isenheim, für das M. Grünewald das Altarbild malte, wurden die an Mutterkornvergiftung schwer leidenden, bei lebendigem Leibe „verfaulenden" Menschen palliativmedizinisch behandelt, gepflegt und seelsorgerlich begleitet. Vor dem Altar wurden zum Beispiel Amputationen ohne wirksame Narkotika durchgeführt. Der Grund für die gegenwärtige Debatte über „Beihilfe zur Selbsttötung" liegt nicht darin, dass Menschen besonders schwer leiden müssen, sondern vor allem in der Individualisierung und Säkularisierung der Lebens- und Wertvorstellungen. Der Mensch, der kein „Jenseits" dieses „Diesseits" mehr glaubt, sieht nicht mehr ein, warum er das Leben bis zum bitteren Ende erleiden soll. Und weil er nicht mehr glaubt, dass er sein Leben Gott verdankt, betrachtet er sein Leben als seinen Besitz, über den er nach seinem Ermessen verfügen darf. Im Zuge dieses Wandels der Lebensvorstellungen wurde die *Autonomie* zum moralischen und rechtlichen Leitbegriff, ja zum allein maßgeblichen Inhalt der *Menschenwürde* nach Artikel 1 des Grundgesetzes. Daraus wird von vielen abgeleitet, dass der Mensch ein positives Recht auf Selbsttötung hat und dazu die Hilfe anderer in Anspruch nehmen darf.

Das Verbot der Beihilfe zur Selbsttötung und der Tötung auf Verlangen erscheint immer mehr Menschen als eines der letzten religiös begründeten Tabus, von denen sich der postmoderne Mensch endgültig befreien sollte. Das beeinflusst auch die Gesetzgebung, die Rechtsprechung und die ethischen Richtlinien der Ärzteschaft. Dies spiegelt sich in den „Grundsätzen der Bundesärztekammer zur ärztlichen Sterbebegleitung" wider.[1] Wurde in den Fassungen von 1998 und 2004 noch betont, dass die Beihilfe zum Suizid dem „ärztlichen Ethos widerspricht", so

---

1 Vgl. *Dtsch Ärztebl* 95 (1998), A-2366 f.; *Dtsch Ärztebl* 101 (2004), A-1298 f.; *Dtsch Ärztebl* 108 (2011), A-346 – A-348.

wird in der Fassung von 2011 nur noch gesagt, dass sie „keine ärztliche Aufgabe" ist. Als „Privatperson" könnte ein Arzt demnach Beihilfe zum Suizid leisten. Gegen diese Formulierung beschloss der Ärztetag 2011 mit deutlicher Mehrheit, in die für ärztliches Handeln verbindliche *Berufsordnung* die Formulierung aufzunehmen, dass es Ärzten verboten ist, „Patienten auf deren Verlangen zu töten. Sie dürfen keine Hilfe zur Selbsttötung leisten."[2] Dies entspricht den ethischen Positionen, die auch die katholische Kirche[3] und – bis jetzt noch offiziell – die evangelischen Kirchen[4] dazu einnehmen. Es ist allerdings die Frage, wie lange die organisierte Ärzteschaft sich der Beihilfe zur Selbsttötung verschließen wird.

Die Vorstellung vom selbstbestimmten Tod ist bei gesunden und sich autonom wähnenden Menschen weit verbreitet. Die Hintergründe dafür sind verschieden. Wesentlich dürfte die Angst vor einem schweren Sterben sein, das völlig von anderen Menschen abhängig macht und das daher „unwürdig" erscheint. Unausweichlich stellt sich am Krankenbett die Frage, ob angesichts der Realität des Sterbens die Vorstellung vom selbstbestimmten Tod, in dem der Mensch seine Autonomie im Sinne eines „Herrseins" über sein Leben bewährt, nicht eine realitätsfremde Fiktion ist. Seelsorgerinnen müssen für sich klären, was sie vom christlichen Glauben her zu sagen haben, wenn sie mit Tötungswünschen konfrontiert sind. Sie sollten eine ethische Entscheidung fällen, auf deren Basis sie das Gespräch mit diesen Menschen führen. Das besagt nicht, dass man deren Autonomie nicht ernst nimmt, denn Menschen, die Tötungswünsche äußern, wissen, dass Seelsorgerinnen ihr Ansinnen zunächst in Frage stellen und versuchen, eine andere Perspektive zu eröffnen. Es kommt darauf an, dass es im Gespräch gelingt, eine vertrauensvolle Beziehung aufzubauen, in der der Mensch sich in seiner Not verstanden fühlt und in der er spürt, dass die Seelsorgerin mit ihm und für ihn nach einer Lösung sucht, die einen Verzicht auf den problematischen Weg der Tötung ermöglicht. Ob und wie man diese eigene ethische Basis in das Gespräch direkt und offen einbringt, das kann von Fall zu Fall verschieden

---

2 Bundesärztekammer, *114. Deutscher Ärztetag. Beschlussprotokoll*, Berlin 2011, Anlage 1 zum Beschlussantrag III–01 des Vorstands der Bundesärztekammer, 3 (online unter: http://www.bundesaerztekammer.de/downloads/114Beschlussprotokoll20110704.pdf; Zugriff am 19.11.2013).

3 Vgl. Kongregation für die Glaubenslehre, *Erklärung zur Euthanasie*, Verlautbarungen des Apostolischen Stuhls 20, hg. vom Sekretariat der Deutschen Bischofskonferenz, Bonn 1980; Johannes Paul II., *Enzyklika Evangelium vitae*, Verlautbarungen des Apostolischen Stuhls 120, hg. vom Sekretariat der Deutschen Bischofskonferenz, Bonn 1995, 78–84.

4 Vgl. Evangelische Kirche in Deutschland, *Wenn Menschen sterben wollen – Eine Orientierungshilfe zum Problem der ärztlichen Beihilfe zur Selbsttötung*, EKD-Texte 97, Hannover 2008; Gemeinschaft Evangelischer Kirchen in Europa, *Leben hat seine Zeit, Sterben hat seine Zeit. Eine Orientierungshilfe des Rates der GEKE zu lebensverkürzenden Maßnahmen und zur Sorge um Sterbende*, Wien 2011.

sein. Sie sollte aber im Laufe des Gesprächs in der Regel für die Patienten durchsichtig und verständlich werden.

2 Umgang mit Tötungswünschen in der Seelsorge – Beispiele

Bei den folgenden Beispielen wird davon ausgegangen, dass kein grundsätzlicher Unterschied zwischen einer Beihilfe zur Selbsttötung und einer Tötung auf Verlangen besteht.[5] Dieser Unterschied ergibt sich primär aufgrund juristischer Konstruktionen. In Deutschland ist, weil der Suizid straffrei ist, auch die Beihilfe zur Selbsttötung straffrei, sofern die „Tatherrschaft", also die Letzthandlung, die in einer Kette von zum Tode führenden Entscheidungen und Handlungen den Tod letztendlich verursacht, beim Suizidanten liegt. Dagegen lassen sich viele Einwände geltend machen. Warum sollte zum Beispiel einem Menschen, der den Wunsch um Beihilfe zur Selbsttötung in einer Patientenverfügung niedergelegt hat, er dann aber plötzlich in einen Zustand gerät, in dem er die Tatherrschaft nicht mehr selbst ausüben kann, die Tötung durch andere verweigert werden? Entscheidend ist doch, dass ich dem Wunsch eines Menschen, seinem Leben ein Ende zu setzen, zustimme und ihm daraufhin aktiv die Mittel zugänglich mache, durch die der Tod verursacht wird. Ob ich sie ihm dann auch noch verabreiche, macht wenigstens ethisch gesehen keinen entscheidenden Unterschied aus.

Beispiel 1: Frau K. liegt mit fortgeschrittenem Krebs auf einer onkologischen Station. Bei den Besuchen klagt sie über unerträgliche Schmerzen. Der Oberarzt sagt, sie sei schmerzmäßig gut eingestellt. Wiederholt äußert sie, sie möchte tot sein. Nachdem eine vertrauensvolle Beziehung entstanden ist, sagt sie eines Abends: „Herr Pfarrer, ich kann und will nicht mehr. Es soll da eine Organisation geben, die einem hilft, zu sterben. Da kann man Mittel bekommen. Können Sie mir die besorgen!?" Ich schweige. Beim nächsten Besuch sagt sie: „Können Sie mir denn wenigstens die Adresse der Organisation besorgen?!" Nach einer Weile sage ich: „Frau K., was ist denn das Schlimmste, das sind doch nicht nur die Schmerzen?!" Sie beginnt laut zu weinen. Als sie sich beruhigt hat, sagt sie: „Herr Pfarrer, ich habe vier Kinder, die wohnen alle in der Umgebung, aber in dieser Woche (es ist Freitag) hat mich nur eins besucht." Ich sage: „Das ist das Schlimmste?!" Sie nickt. Wir sprechen über diese Enttäuschung, über ihre Angst

5 Vgl. E. Schockenhoff, *Ethik des Lebens. Grundlagen und neue Herausforderungen*, Freiburg i. Br. 2009, 545–550.

vor dem Tod, die insbesondere abends ihre Seele massiv erfasst, und über die dadurch gesteigerten Schmerzen. Beim Abschied sagt sie: „Jetzt sind meine Schmerzen fast weg." Nach diesem Abend hat Frau K. die Thematik „Tötung" nicht mehr angesprochen und ihre Schmerzen immer als „erträglich" bezeichnet.

Die wesentlichen Fragen, die sich aus diesem Beispiel ergeben, sind folgende: Unter welchen Umständen wird ein Wunsch nach Erlösung vom Leiden durch den Tod, also ein Todeswunsch, zum Tötungswunsch, und wie kann ich ermitteln, welche Motive wirklich hinter einem Tötungswunsch stehen?[6] Todeswünsche, bis hin zu Tötungswünschen, sind bei der Mehrzahl der Menschen Durchgangsstadien im längeren Prozess der tödlichen Krankheit. Bei einigen verfestigen sie sich zu Suizid- oder Tötungswünschen. Die Gründe für solche Tötungswünsche sind vielfältig und den Menschen oft auf der Bewusstseinsebene nicht klar. Es sind nicht nur physische Schmerzen und Ängste, seine Autonomie und Würde zu verlieren, sondern auch Ängste vor der Vernichtung im Tod. Verlassenheits-, Vernichtungs- und Auflösungsängste gehören zu den tiefsten und zerstörerischsten Ängsten, die der Mensch erlebt. Es sind auch Enttäuschungen über das eigene Leben und andere Menschen und Konflikte mit Menschen, also häufig seelische und geistige Probleme, die nicht mehr lösbar und aushaltbar erscheinen. Die Frage, inwiefern es sich bei diesen Tötungswünschen um wirklich „freie" Willensentscheidungen handelt, drängt sich notwendig auf. Von Selbstbestimmung kann man nur sprechen, wenn der Mensch seine Ängste vor dem Sterben und dem Tod durchgearbeitet hat und den Tod annehmen kann. Dann schwindet allermeist auch der Tötungswunsch. Der Mensch kann sich in sein Geschick ergeben, ohne nur von Angst und Depression bestimmt zu sein. Jedem wird einleuchten, dass Frau K. in diesem Sinne eher unfrei als frei war.

Beispiel 2: Ein General a. D. ist mit einem metastasierten Prostata-Karzinom in die Klinik eingewiesen worden. Gleich nach Beginn des Gesprächs sagt er: „Herr Pfarrer, machen sie sich keine Mühe, ehe es so weit ist, werde ich in Ehren abtreten!" Ich sage: „Sie wollen nicht auf die Hilfe anderer angewiesen sein!" Er: „Das sehen sie richtig. Man darf nicht von anderen abhängig werden!" Nach einer Weile greife ich zu einer konfrontativen Intervention und sage: „Und Ihre Frau, wenn die einen Brustkrebs hat, die soll auch in Ehren abtreten bevor sie auf ihre Hilfe angewiesen ist!?" Der General ist sichtlich verunsichert, ringt mit sich und antwortet dann nach einer längeren Pause: „Ich würde sie schon gerne pflegen!"

6 Vgl. U. Eibach, *Sterbehilfe – Tötung aus Mitleid? Euthanasie und „lebensunwertes" Leben*, Wuppertal 1998, 197–206.

Die Antwort macht die Widersprüchlichkeit des Ideals vom selbstbestimmten Tod deutlich. Es ergab sich ein offenes Gespräch zwischen dem Patienten und mir. Ich versuchte ihm zu vermitteln, dass die Angst vor Hilfebedürftigkeit zwar verständlich ist, dass der Ausweg einer „Selbsttötung" aber nicht Ausdruck von Freiheit, sondern von Angst und mithin – psychologisch gesehen – von Unfreiheit ist, dass er erst frei sei, wenn er von dieser Angst befreit sei. Ferner verdeutlichte ich ihm, dass das Angewiesensein auf andere Menschen das Leben nicht entwürdigen kann, zumal er ja selbst seine Frau gerne pflegen wolle. Sein Angewiesensein auf die *Liebe* und *Fürsorge* seiner Frau und anderer lasse seine Würde in einer liebevollen Pflege geradezu aufscheinen. Wahre *Freiheit* bewähre sich darin, dass der Mensch von der Angst, seine Würde zu verlieren, befreit wird dazu, sein Leben in die Hand Gottes und anderer Menschen *loszulassen*, sich der liebenden Fürsorge Gottes und von Menschen anzuvertrauen, so dass er sich nicht mehr nur an seine Möglichkeiten klammern müsse. Die Herausforderung des Sterbens könne für ihn gerade darin bestehen, diese Liebe anzunehmen, die Autonomie ihr unterzuordnen und so die Angst vor dem Verlust der Würde zu überwinden. Bald nach seiner Entlassung teilte er telefonisch mit, dass er sich vom Gedanken, „rechtzeitig in Ehren abzutreten", „verabschiedet" habe.

Die Angst vor Hilfsbedürftigkeit ist eine der häufigen Hintergründe von Selbsttötungsabsichten bei somatisch schwer kranken Menschen. Sie ist insbesondere bei Menschen anzutreffen, die sehr selbstbestimmt gelebt, sich immer als „Herren" ihres Lebens gewähnt und sich nie auf andere wirklich angewiesen empfunden haben. Das ist vor allem bei Männern der Fall. Neben dem Verlust der Autonomie kann aber auch die Sorge, Angehörigen zu einer schweren Last zu werden, ein Grund für Tötungswünsche sein. Hätte der Mann sich selbst getötet, so wäre das juristisch gesehen eine selbstbestimmte, aber immer noch primär eine von Ängsten bestimmte Tat gewesen. Und wäre diese Tat verantwortbar, genauer: vor wem verantwortbar? Vor seinen persönlichen Lebensanschauungen vielleicht „ja", aber nicht vor der Familie. Das hat er eingesehen, das wollte er daraufhin seiner Frau und seinen Kindern nicht antun.

Beispiel 3: Nach einem Vortrag spricht mich eine Krankenschwester an, die in Deutschland ein Pflegeheim leitet. Sie berichtet, dass ihr Vater vor einem Jahr in Holland durch „Euthanasie" gestorben sei. Er sei krebskrank gewesen, hätte in der letzten Zeit stark abgenommen, aber keine schweren Schmerzen, wohl aber Angst gehabt, die verbleibende Lebenszeit könne „unwürdig" werden. Er bat den Hausarzt um „Sterbehilfe". Die Familie versammelte sich am Krankenbett. Der Hausarzt gab dem Vater ein Zäpfchen, das ihn langsam bewusstlos werden ließ. Nach sieben Stunden kam er wieder und setzte eine tödliche Spritze. Die Frau sagte, dass sie den Schritt ihres Vaters bis heute nicht billigen könne. „Aber ich hatte doch nicht das Recht, meinen Vater davon abzuhalten, es ist doch sein Leben und seine Entscheidung gewesen!“ Auf die Frage, warum der Hausarzt dieses Verfahren gewählt habe, sagte sie: „Damit die Familie Abschied nehmen und den Vater im Sterben begleiten konnte.“ Meine Rückfrage, ob es auch den Grund hatte, dass der Schein eines natürlichen Sterbens gewahrt wurde, bejahte sie. Im weiteren Gespräch stellte sich heraus, dass sie die Frage bewegte, ob nicht viele der Bewohner des Heims, das sie leitet, in einem „unwürdigeren“ Zustand sind, als ihr Vater es war, ob sie noch leben wollten, wenn man ihnen die Möglichkeit der Euthanasie eröffnete. Auf meine Frage, wann denn das Leben „unwürdig“ sei, sagte sie, dass das in Holland jeder für sich entscheiden müsse. Ich wies darauf hin, dass der Schritt zur gesetzlichen Billigung der aktiven Lebensbeendigung in Holland durch eine intensive gesellschaftliche Diskussion vorbereitet wurde, dass die Bevölkerung und die Ärzte dieses Vorgehen großenteils bejahten und praktizierten und dass Euthanasie dann schließlich durch das Gesetz erlaubt wurde. Daher sei es verständlich, dass sich Menschen in ihrem Krankheitsprozess irgendwann sehr bewusst mit dieser Möglichkeit auseinandersetzen und sich fragen: Warum nicht einem möglicherweise „unwürdigen“ Leben durch eine Tötung zuvorkommen? Irgendwann werde die Beschäftigung mit dieser Möglichkeit dann zum Entschluss und – da dieser ja von allen Beteiligten als ein „freier“ Entschluss des Kranken respektiert werden solle – auch zur Tat. Auf die Frage, was wäre, wenn dieser Weg nicht rechtlich eröffnet worden wäre, antwortete die Frau: „Dann hätte mein Vater sein Leben anders beendet. Vielleicht wäre es gar nicht so schlimm geworden, wie er dachte. Bei uns im Heim müssen die Menschen auch damit klar kommen!“

Das Gespräch macht auf einige, für die Beihilfe zum Suizid wichtige Aspekte aufmerksam. (1) Der Mensch soll die Freiheit haben, über sein Leben ein „Lebensunwerturteil“ zu fällen. (2) Dieses Urteil ist angeblich von anderen zu respektieren, weil es sich nur um sein eigenes Leben handelt. (3) Das Urteil soll der entscheidende rechtfertigende Grund für die Hilfen zum Tode durch andere sein.

Es gibt aber neben der Perspektive des Vaters auch die der Tochter, die dessen Schritt nicht billigen konnte und die erst nach dem Geschehen die ganze Tragweite der ihr zugemuteten Tötung auf Verlangen begriff und die daran leidet, die diesen Schritt nicht mit ihrem Berufsethos vereinbaren kann und die sich in ihrem Altenheim nun vor die Frage gestellt sieht: Warum erhalten wir das Leben dieser Menschen, die zu einem erheblichen Teil ein unwürdigeres Leben als mein Vater führen? Diese Perspektive macht darauf aufmerksam, dass der alleinige Blick auf den Willen des Patienten eine verkürzte individualistische Sicht darstellt, der ein allein an der Autonomie orientiertes Menschenbild zugrunde liegt. Dabei wird oft übersehen, dass Leben immer in mitmenschliche Beziehungen eingebettet ist, die auch ein todkranker Mensch nicht aus dem Auge verlieren sollte. Auch in schwerer

Krankheit trägt der Mensch noch Verantwortung für seine Angehörigen. Diese Seite des Suizids bekam ich in meiner 35-jährigen Tätigkeit als Klinikseelsorger erst in den Begegnungen mit Angehörigen in den Blick, die durch Suizidhandlungen schwer belastet waren. Der Suizid, die Beihilfe zum Suizid und die Tötung auf Verlangen sind eben kein natürlicher Tod, und das seelische Leid, das sie bei Angehörigen hinterlassen, ist entsprechend auch meist viel größer.

Auch die berufsethische Perspektive muss berücksichtigt werden. Seit der Euthanasie des Vaters ist die Krankenschwester in ihrem Berufsethos verunsichert. Kann der Wunsch eines Menschen, getötet zu werden, für einen Berufsstand, der sich zur Heilung und Linderung von Krankheiten und zur Pflege von Menschen verpflichtet hat, ein hinreichender Grund sein, ihm bei dieser Selbsttötung zu helfen? Und kann Derartiges, wenn es rechtlich und auch durch das Berufsrecht geduldet wird (wie etwa der Schwangerschaftsabbruch), den Heil- und Pflegeberufen zugemutet werden, so dass sie auch Helfer zum Tode werden dürfen? Oder kann er sogar Angehörigen zugemutet werden? Diesen Fragen muss sich auch die Seelsorge im Krankenhaus stellen, wenn sie mit Tötungswünschen konfrontiert wird. Sie darf dabei nicht nur den einzelnen Patienten und sein schweres Geschick, sondern muss auch die Angehörigen, das medizinische und pflegerische Personal und die ethischen und rechtlichen Rahmenbedingungen eines Krankenhauses im Blick haben.

3 Autonomie und das Recht auf Selbsttötung und Beihilfe zur Selbsttötung

Die ethische Bewertung der Beihilfe zum Suizid hängt maßgeblich von der des Suizids ab. Dass der Mensch seinem Leben selbst ein Ende setzen *kann*, ist unbestreitbar. Umstritten ist, ob er ein *Recht* dazu hat. In der christlichen Tradition wird ein Recht auf Selbsttötung hauptsächlich mit dem Argument bestritten, dass der Mensch sich das Leben nicht selbst gegeben, er es von Gott empfangen hat, es deshalb aber noch nicht zum Besitz des Menschen wird, über den er nach Belieben verfügen darf, sondern dass es eine *Leihgabe* Gottes ist und bleibt, mit der der Mensch entsprechend der göttlichen Bestimmung verantwortlich vor Gott und Menschen umgehen soll. D. Bonhoeffer[7] hat betont, dass die Ablehnung eines Rechts auf Selbsttötung letztlich nur „religiös“ dadurch begründbar ist, dass „es

7 D. Bonhoeffer, *Ethik*, München [7]1966, 179; vgl. U. Eibach, *Autonomie, Menschenwürde und Lebensschutz in der Geriatrie und Psychiatrie*, Münster 2005, 67–75; E. Schockenhoff, *Ethik des Lebens*, 257–259.

über dem Menschen einen Gott" und Schöpfer seines Lebens gibt. Diese religiös begründete Ablehnung bestimmte auch noch Philosophen wie I. Kant[8] und ihm folgend bis in die Gegenwart die Gesetzgebung und das ihr entsprechende ärztliche Handeln. Wenn allerdings das Leben seine Rückbindung an Gott oder – nach Kant – an das Sittengesetz verliert, dann ist der Mensch nur noch auf sich selbst bezogen, dann ist er autonom, im Sinne von *Herr* und *Besitzer* seines Lebens. Er verdankt sein Leben nur sich selbst und ist daher nur sich selbst verantwortlich. F. Nietzsche zog aus seiner Rede von der „Tötung" Gottes durch die Menschen und der Behauptung, dass der Mensch deshalb sein eigener Gott sei, die Folgerung, dass man die „dumme physiologische Thatsache"[9] des naturbedingten Todes zur Tat der Freiheit werden lassen solle: „Meinen Tod lobe ich euch, den freien Tod, der mir kommt, weil i c h will"[10], und nicht, weil die „Natur" oder „ein Gott" es will. Der amerikanische Ethiker J. Fletcher[11] hat das so ausgedrückt: „Die Kontrolle des Sterbens ist wie die Geburtenkontrolle eine Angelegenheit menschlicher Würde. Ohne sie wird der Mensch zur Marionette der Natur", und das sei des Menschen *unwürdig*.

Diejenigen, die den Inhalt der Menschenwürde primär in einer empirischen Autonomie gegeben sehen und aus ihr ein verfassungsrechtlich legitimiertes Recht auf Selbsttötung ableiten, werden nicht müde zu betonen, dass ein weltanschaulich neutraler Staat die Interpretation des Grundgesetzes nicht von religiösen Vorgaben abhängig machen dürfe, die von sehr vielen Bürgern nicht mehr geteilt werden, dass die Verfassung vielmehr rechtspositivistisch im Horizont der jeweils herrschenden und angeblich rein rational begründbaren Lebensanschauungen zu interpretieren sei.[12] Das Verbot der Beihilfe zur Selbsttötung und Tötung auf Verlangen sei ein religiös begründetes Tabu, das die Freiheit des Menschen unbegründet einschränke. Die Forderung nach einem Recht auf Selbsttötung ist dann ein deutlicher Ausdruck dessen, dass der säkulare Mensch sein eigener Gott sein will und muss.

Fast alle Befürworter eines Rechts auf Selbsttötung rechtfertigen dies damit, dass Umstände eintreten können, aufgrund deren das eigene Leben nicht mehr

---

8 Vgl. H. Wittwer, *Selbsttötung als philosophisches Problem. Über die Rationalität und Moralität des Suizids*, Paderborn 2003.

9 F. Nietzsche, *Nachgelassenes Fragment 25[226]*, in: F. Nietzsche, *Sämtliche Werke. Kritische Studienausgabe*, Bd. 15, Berlin 1980, 73.

10 F. Nietzsche, *Also sprach Zarathustra*, in: F. Nietzsche, *Sämtliche Werke. Kritische Studienausgabe*, Bd. 4, Berlin 1980, 94.

11 J. Fletcher, *The Patient's Right to Die*, in: A. B. Downing (Hg.), *Euthanasia and the Right to Death. The Case of Voluntary Euthanasia*, London 1969, 69 (Übers. Verf.).

12 Vgl. z. B. N. Hoerster, *Sterbehilfe im säkularen Staat*, Frankfurt a. M. 1998, 12–26.

zumutbar und wert ist, gelebt zu werden, also mit einem *Lebensunwerturteil*. Wenn der primäre Inhalt der Menschenwürde in einer empirischen Autonomie gesehen wird, dann ist es selbstverständlich, dass dem Menschen Lebenswerturteile über sein eigenes Leben zugestanden werden, in denen er sein Leben als „menschenunwürdig" einstufen darf. Gerade ein solches Urteil stellt eine geistige Totalverfügung, ein „Letzturteil" über das eigene Leben dar. Wenn sich dieses Recht aus der Autonomie ergibt, dann schließt es auch ein, dass der Mensch befugt ist, das Urteil zu vollziehen, also dem Leben selbst ein Ende zu setzen. Und wenn er es nicht mehr selbst vollziehen kann, dann muss er dazu auch die Hilfe anderer in Anspruch nehmen dürfen, wenigstens sofern die Helfer diese Hilfe freiwillig gewähren.

Das eigentliche Problem eines Rechts auf Selbsttötung liegt also in der grundsätzlichen Anerkennung dessen, dass der Mensch sein Leben in einem geistigen Akt letztgültig als *menschenunwürdig* einzustufen das Recht haben soll. Denn wenn es nach subjektivem Ermessen „lebensunwertes Leben" gibt, dann muss man auch anerkennen, dass es dies auch objektiv gesehen gibt und dass es die Tötung objektiv rechtfertigt. Dies ist, wenn man den Inhalt des Begriffs „Menschenwürde" primär mit „Autonomie" füllt, ein konsequenter Standpunkt, aber zugleich ein ethisch wie rechtlich problematischer Schluss, der weitgehende Folgen vor allem für den Schutz des Lebens unheilbar kranker Menschen haben kann.

4 Ein anderes Menschenbild: Angewiesensein als Grunddimension des Menschseins

Das Menschenbild der Aufklärung rückt in einseitiger Weise das autonome Individuum in den Mittelpunkt, so dass des Menschen höchste Vollkommenheit letztlich darin besteht, dass er Gottes und des Mitmenschen nicht mehr bedarf, er aus sich selbst lebt. Das Angewiesensein auf Gott und andere Menschen ist dann eine unreife Form des Menschseins. Aber der Mensch begründet sich weder in seinem Dasein noch in seiner Würde durch sein Entscheiden und Handeln. Er wird ohne sein Zutun ins Dasein „geworfen", ob er es will oder nicht. Er empfängt sein Leben von seinen Eltern, letztlich aber aus dem schöpferischen Handeln Gottes. Leben gründet daher primär im *Angewiesensein* auf andere. Der Mensch ist, um überhaupt leben zu können – nicht nur im Kindesalter und meist auch am Lebensende, sondern bleibend das ganze Leben hindurch – auf *Beziehungen* zu Anderen angewiesen. Er lebt in und aus ihnen und nicht aus sich selber, er verdankt also in erster Linie Anderen und nicht sich selbst sein Leben. Daher ist das

Mit-Sein Bedingung der Möglichkeit des *Selbstseins*, hat seinsmäßigen Vorrang vor dem Selbstsein. Dem Angewiesensein entspricht das *Für-Sein* der Anderen, ohne das Leben nicht sein, wenigstens aber nicht wirklich gelingen kann.[13] Es ist kein Modus des Daseins, den der Mensch als Stadium der Unmündigkeit hinter sich lassen kann und soll, damit er sein Leben und seine Würde aus sich selbst konstituiert. Leben gründet in der aller selbsttätigen Lebensgestaltung als Bedingung der Möglichkeit vorausgehenden *Leben und Würde schenkenden Liebe und Fürsorge Gottes und anderer Menschen*. Der Mensch wird in erster Linie in solchen Beziehungen der Liebe in seiner ihm von Gott geschenkten Würde geachtet (vgl. Beispiel 2). Der autonome Mensch, der selbst in schweren Lebenskrisen sich nur selbst bestimmt und aus und durch sich selber leben kann, ist weitgehend ein theoretisches Konstrukt.

Wer von einem personal-relationalen Menschenbild ausgeht, das dem Leben mit Krankheiten und Altersgebrechen besser als das „autonomistische" Menschenbild entspricht, der wird auch in der Beurteilung des Suizids zu anderen Auffassungen kommen. Der sich autonom wähnende Mensch vergisst oft, dass er sein Leben immer primär anderen verdankt, dass er deshalb auch den anderen gegenüber *Verantwortung* trägt. Er sollte sich daher immer bewusst bleiben, was er anderen Menschen mit einem Suizid antut, welche seelische Last, nicht zuletzt Schuldgefühle, er ihnen auferlegt (vgl. Beispiel 3).

Bei vereinsamten alten Menschen ist die Suizidrate besonders hoch und die Erfolgsrate der Suizidversuche noch höher.[14] Diese Menschen bestätigten mit ihren Suizidversuchen, dass Leben nur in Beziehungen gelingen kann und wie sehr der Mensch auf Hilfe anderer angewiesen ist. Immer mehr betagte Menschen haben Angst, anderen zur Last zu fallen. Seit einiger Zeit äußern alte Menschen aufgrund der Diskussionen über die finanziellen Probleme unseres Sozial- und Gesundheitssystems immer häufiger die Sorge, dass die Gesellschaft chronisch kranke und betagte Menschen in Zukunft hauptsächlich als eine kaum noch tragbare Belastung betrachten wird. Das könnte in die Auffassung umschlagen, dass der Suizid solcher Menschen gesellschaftlich wünschenswert ist, es auf keinen Fall zu verhindern sei, wenn Menschen sich den „Gnadentod" geben wollen. Es könnte sich mit wachsendem sozialökonomischen Druck und daraus resultierender gesellschaftlicher Billigung des Suizids und gleichzeitiger Behauptung, es gebe ein verfassungsrechtlich garantiertes Recht auf Selbsttötung, ein gesellschaftlicher Druck zum „Frühableben" durch verborgene oder offene

---

13 Vgl. U. Eibach, *Autonomie, Menschenwürde und Lebensschutz in der Geriatrie und Psychiatrie*, 9–38.

14 Vgl. R. D. Hirsch et al. (Hg.), *Suizidalität im Alter*, Schriftenreihe der Deutschen Gesellschaft für Gerontopsychiatrie und -psychotherapie 4, Bonn 2002.

Formen der Selbsttötung, der Beihilfe zur Selbsttötung und irgendwann auch der Tötung auf und dann auch ohne Verlangen ergeben. Die eindeutige Überordnung des Schutzes der Autonomie über den Schutz des Lebens vermag dagegen keinen wirksamen Schutzdamm aufzurichten.

Auch der Suizid bei somatischer Krankheit ist ein Schrei nach mitmenschlicher Zuwendung und Hilfe, ja letztlich nach dem grundlegenden „Lebensmittel", von dem und aus dem alle Menschen leben, den von der *Liebe* bestimmten Beziehungen (vgl. Beispiel 1). Den Menschen, die sich das Leben meinen nehmen zu müssen, geht es in der Regel nicht darum, ein uneingeschränktes Verfügungsrecht über ihr Leben auszuüben, sondern sie tun kund, was ihnen fehlt, um leben zu können. Die Aufgabe der Mitmenschen ihnen gegenüber besteht nicht primär darin, festzustellen, ob sie in ihrem Willen frei oder krankhaft eingeschränkt sind, sondern ihnen die Mittel zum Leben anzubieten, die sie brauchen, um ein schweres Leben zu bestehen. Dazu gehört zunächst die *Achtung der Würde* des Menschen. Diese besteht nicht in erster Linie darin, dass man dem Menschen eine rationale Entscheidungsautonomie zuspricht und diese dann in jeder Hinsicht meint als für andere verbindlich akzeptieren zu müssen. Entscheidend ist in der Behandlung von schwer kranken lebensmüden Menschen, dass ihnen Hilfen zum Leben angeboten werden, wie eine gute palliativmedizinische und pflegerische Betreuung und nicht zuletzt ein Leben in mitmenschlichen Beziehungen, durch die die Würde des Menschen geachtet und bestätigt wird (vgl. Beispiel 2).[15]

Ein Menschenbild, in dem der Mensch primär von seiner Autonomie her betrachtet wird, verfehlt den Menschen sowohl in seinen mitmenschlichen Beziehungen wie als leib-seelisches Subjekt, das in schweren Krankheiten stark von Gefühlen beherrscht, oft hin- und hergerissen und immer nur mehr oder weniger frei ist, diese durch seine rationalen Fähigkeiten zu lenken (vgl. Beispiel 1). Der mehr oder weniger freie Wille kann daher nicht primär den Ausschlag geben, wie ein suizidaler Mensch zu behandeln ist. Vielmehr wird die Würde des Menschen dadurch geachtet, dass man ihn als ganzheitliches Subjekt mit all seinen Gefühlen und Bedürfnissen wahrnimmt, also primär dadurch, dass man eine Beziehung zu ihm aufbaut.[16] Zu dieser Kommunikation mit dem Subjekt darf es auch gehören, dass seine oft eingeengte und verzerrte Sicht für andere Perspektiven geöffnet wird, ohne ihm damit jede Entscheidungsfähigkeit über sein Leben grundsätzlich abzusprechen. Wenn man die mitmenschlichen Beziehungen als die Grunddimension des Lebens betrachtet, dann ist das Urteil jedes Menschen über sein

---

15 Vgl. E. Schockenhoff, *Sterbehilfe und Menschenwürde. Begleitung zu einem „eigenen Tod"*, Regensburg 1991, 82–92.

16 Vgl. D. Hell, *Seelenhunger. Der fühlende Mensch und die Wissenschaften vom Leben*, Bern 2003, 111–184.

Leben im Horizont dieser, das Individuum übergreifenden Beziehungen zu betrachten, mithin auch der todkranke und seelisch kranke Mensch auf seine Verantwortung vor und für Mitmenschen anzusprechen.

Jeder Selbsttötungsversuch ist mit einer Einengung des Blickwinkels auf sich selbst verbunden, der zu dem Urteil des Menschen führt, dass sein Leben nicht mehr wert ist, gelebt zu werden, weil es zum Beispiel für ihn und auch für die Mitmenschen nur eine Last sei. Aufgabe derer, die in Beziehungen zu solchen Menschen stehen und zur Hilfe aufgerufen sind, ist es nicht, ein derartiges Urteil einfach zu übernehmen und zur Leitlinie des eigenen Handelns werden zu lassen. Vielmehr sind sie herausgefordert, diesem Urteil als *Anwalt des Lebens* zu begegnen, nicht primär dadurch, dass man das Urteil mit rationalen Mitteln widerlegt, sondern dadurch, dass man dem Menschen das anbietet, was ihm fehlt, um das Leben auch in schweren Krisen bestehen zu können. Mehr können Menschen nicht tun, denn wie einem Menschen aus christlicher Sicht kein „Letzturteil" und uneingeschränktes Verfügungsrecht über das eigene Leben zusteht, so steht natürlich erst recht keinem ein Letzturteil über das Leben anderer zu. Es kann also kein moralisches *Recht* auf Selbsttötung geben, das von anderen Menschen zu respektieren wäre und an dessen Umsetzung sie sogar mitwirken dürfen. Es kann aber auch keine Pflicht geben, einen Menschen dauerhaft zum Leben zu zwingen, wenn ihm nicht wirklich zum Leben geholfen werden kann. Der Suizid aufgrund psychischer und physischer Leiden ist und bleibt eine ethisch nicht zu billigende menschliche Möglichkeit und Wirklichkeit, aber meist auch eine „Tragödie", die immer zu verhindern die Grenzen menschlicher Möglichkeiten übersteigt und deren letzte Beurteilung dem Menschen entzogen bleibt, die allein Gott zu überlassen ist.[17] Es gibt kein Recht auf Selbsttötung, das von anderen zu bejahen ist, und keine Selbsttötung, an der andere zu beteiligen sind, sondern nur ein Gebot, Menschen vor der Selbsttötung zu bewahren, aber auch nur mit Mitteln, die nicht mehr schaden als helfen, also mit Mitteln, die zu einem Ja zum Leben, einem tragbaren Leben verhelfen.

5 Glaubenshilfe als Lebenshilfe im Sterben

D. Bonhoeffer[18] schrieb in seinen Überlegungen zum Suizid: „Wer nicht leben kann, dem hilft auch der Befehl, dass er leben soll, nicht weiter, sondern allein [...]

17 Vgl. U. Eibach, *Seelische Krankheit und christlicher Glaube. Theologische, humanwissenschaftliche und seelsorgerliche Aspekte,* Neukirchen-Vluyn 1992, 252–262.
18 D. Bonhoeffer, *Ethik,* 180 f.

das Angebot eines neuen Lebens." Es kann nicht bestritten werden, dass tödliche Krankheiten oft mit die Persönlichkeit zerrüttenden, in Verzweiflung und auch tiefe Anfechtung des Glaubens stürzenden Umständen einhergehen, von denen wir theologisch sagen müssen, dass sie von Gott nicht gewollt und geschaffen, sie reine Negation von Gottes Schöpfung sind. Was haben der christliche Glaube und die Seelsorge den Menschen anzubieten, die Angst vor diesen Seiten des Todes haben und die sich dagegen durch ein rechtlich abgesichertes positives Recht auf Selbsttötung und Tötung auf Verlangen absichern wollen?

Wir leben in einer Zeit, in der das Vertrauen sich immer mehr nur auf die Planbarkeit des Lebens nach menschlichen Wünschen und deren Machbarkeit ausrichtet. Charakteristikum des Sterbens ist es aber, dass es nicht nur die Macht der Medizin, sondern auch die aktiven Möglichkeiten des Menschen überhaupt zunehmend entmächtigt. Wir werden daher mit dem Leiden und Sterben nur in menschlicher Weise umgehen können, wenn wir neben den medizinischen Möglichkeiten der Bekämpfung von Krankheiten auch bereit und fähig bleiben, Leiden anzunehmen und zu tragen. Der christliche Glaube bewährt sich nicht zuletzt als Lebenshilfe im Leiden und Sterben und damit als *Leidensfähigkeit* (Röm 5,2–4; 8,17–19; 2 Kor 4,7–9). Das Sterben werden wir nie in ein harmloses Geschehen verwandeln können. Ein Ideal vom selbstbestimmten Sterben in Würde ohne physische und psychische Leiden steht in der Gefahr, ungewollt den Ruf nach Tötung auf Verlangen für die Menschen zu verstärken, deren Leben einem solchen Idealbild nicht entspricht und die ihr Leben nicht unter palliativmedizinischer Betreuung und in Hospizen beenden können. Das Sterben ist nicht der Ort, wo der Mensch vor sich, anderen und Gott die „Kunst des Sterbens" erweisen und Leistungen erbringen, wo er sein Selbstbild vom „autonomen Menschen" unbedingt aufrechterhalten muss (vgl. Beispiel 2), sondern wo er in erster Linie gefragt ist, wie er mit der stetigen Abnahme seiner aktiven Möglichkeiten umgehen und das Sterben ohne Verzweiflung bestehen kann. Dass der Mensch das Sterben primär als „Widerfahrnis" und „Schicksal" erleidet, mitunter so sehr, dass er aller autonomen körperlichen wie seelisch-geistigen Fähigkeiten beraubt und ganz auf die Hilfe anderer angewiesen ist, das entwürdigt das Menschenleben nicht. Zum menschlichen Umgang mit dem Sterben gehört daher auch die Bereitschaft, mit der Ohnmacht gegenüber der Übermacht des Todes zu leben. Sich selbst den Tod zu geben oder geben zu lassen, ist überwiegend Folge eines verzweifelten, von Angst bestimmten Aktivismus, mit dem die Ohnmacht gegenüber der Übermacht des Todes überspielt werden soll.

Die primäre Aufgabe der Seelsorge bei schwer kranken Menschen besteht daher darin, die heilsame Kraft des Glaubens zu bestärken und zu erschließen. Der Glaube bewährt sich als Befreiung von der Angst, einmal der Angst, im Sterben seine Autonomie und Würde zu verlieren, ihm nicht „gewachsen" zu sein, und zum anderen der Angst vor dem totalen Verlassensein und der Vernichtung im Tod. Dieser „metaphysischen“ Dimension des Todes versucht der Mensch zu begegnen, einmal, indem er sich an das Leben klammert und alle, auch diejenigen medizinischen Maßnahmen in Anspruch nimmt, die seine Leidenszeit nur verlängern und vergrößern, oder auch dadurch, dass er sich von dieser Angst „erlöst“, indem er sich den Tod gibt. Der Glaube kann den Menschen von diesen Folgen der Angst befreien dazu, dass er sich nicht mehr verzweifelt ans Leben klammern muss, er sein Leben loslassen und sein Sterben annehmen kann, indem er darauf vertraut, dass Gott ihm die tägliche Kraft und die Menschen schenkt, die ihm helfen, jeden Tag des Sterbens zu bestehen, und vor allem darauf vertraut, dass sein Leben im Tod nicht der Gottverlassenheit und Vernichtung anheim fällt, sondern dass er im Tod in „Gottes Hand“ fällt und geborgen ist, der Tod das Tor zur Vollendung seines Lebens zur Gottebenbildlichkeit in Gemeinschaft mit Gott ist. In diesem Glauben kann der Mensch darauf verzichten, selbst zu bestimmen, wann sein Leben durch Menschenhand zu einem Ende kommt. Ein solcher Verzicht ist eine Bewährung der im Glauben ermöglichten Freiheit und Selbstbestimmung, der Bindung an und des Vertrauens auf Gott und auch des Vertrauens in die helfende Liebe von Mitmenschen.

6 Grenzfälle: Ethisch und rechtlich nicht normierbare Hilfe zum Sterben?

Ziel der Seelsorge bei Menschen, die Tötungswünsche haben, kann es nur sein, den Menschen Perspektiven und „Kraft“ zu vermitteln, damit sie auf solche Tötungswünsche verzichten. Es muss nicht bestritten werden, dass es auch heute noch – wenn auch wirklich selten – „tragische Grenzfälle“ gibt, in denen die Leiden durch die Mittel der Palliativmedizin und mitmenschliche und seelsorgerliche Zuwendung nur schwer erträglich gestaltet werden können, vielleicht auch nicht durch eine *palliative Sedierung*. Allerdings sind Menschen, die sich in solchen Zuständen befinden (zum Beispiel im Bereich der Neurologie und Geriatrie) meist nicht mehr entscheidungs- und handlungsfähig. Eine grundsätzliche ethische Entscheidung gegen jede Form der Hilfe zum Sterben kann dann zu einem Gewissenskonflikt werden, insbesondere, wenn man mit den Reformatoren das Verbot der Tötung positiv als Gebot auslegt, dem Nächsten „in allen Leibesnöten“[19] zu helfen. Solche „tragischen“ Grenzfälle setzen die Geltung normativ-

19 M. Luther, *Kleiner Katechismus*, in: BSLK, Göttingen 1967, 508; vgl. J. Calvin, *Unterricht in der christlichen Religion*, übers. von O. Weber, Neukirchen-Vluyn 1955, II 8.39, 242f.

ethischer Überlegungen, zum Beispiel des Tötungsverbots, nicht außer Kraft. Aber es stellt sich die Frage, ob sie mit normativ-ethischen und rechtlichen Regeln überhaupt hinreichend erfasst und beurteilt werden können. Man sieht sich herausgefordert, zu helfen, ohne andere Mittel als die Hilfe zum Tode anbieten zu können. Wenn diese dann erwogen wird, dann ist der, der sie erbringen soll, auf sein eigenes *Gewissen* zurückgeworfen.[20] Es ist zwar möglich und vielleicht auch angeraten, aber nicht unproblematisch, vor einer Entscheidung ein *ethisches Konsil* einzuholen, doch kann dieses niemand von einer Gewissensentscheidung und der Verantwortung für ihre Folgen entbinden. Sie schließt die Möglichkeit des Schuldigwerdens und die Bereitschaft zur *Schuldübernahme* vor Gott und auch vor Menschen ein.[21] Weder der Wunsch des Patienten noch seine schwere Lebenssituation oder eine wie auch immer geartete rechtliche Erlaubnis entlasten ihn von einer solchen Gewissensentscheidung und der Verantwortung für sie. Die Fragen, die sich daraus ergeben, sind vor allem folgende: Wem kann ein solches Handeln zugemutet werden? Kann und sollte es für Grenzfälle, die normativ-ethisch und erst recht rechtlich nicht oder kaum allgemeingültig erfasst werden können, trotzdem rechtliche Regelungen geben?

Die Ärzteschaft lehnt mehrheitlich noch mit guten Gründen jede Beihilfe zur Selbsttötung für ihre Berufsgruppe ab (vgl. Kap. 1). Für sie ist, im Unterschied zur Tötung auf Verlangen, medizinische Kompetenz auch nicht unbedingt nötig. Wenn Heilberufe an der Hilfe zum Sterben aktiv beteiligt würden, könnte das unabsehbare Folgen für deren Berufsethos (vgl. Beispiel 3), für das Vertrauen der Menschen in diese Berufe und für den Umgang mit unheilbar kranken Menschen in Institutionen und der Gesellschaft überhaupt haben. Dieses Argument ist nicht mit dem Hinweis zu widerlegen, dass die Straffreiheit für Ärzte bei Schwangerschaftsabbruch ja auch nicht zu einer generellen Verunsicherung im ärztlichen Ethos geführt habe, denn hier handelt es sich um eine eng begrenzte Gruppe der Ärzteschaft. Bei der Beihilfe zur Selbsttötung wären jedoch große Bereiche der Ärzteschaft involviert. Daher könnte eine nicht zu unterschätzende Verunsicherung des Vertrauens in die Ärzteschaft die Folge sein, insbesondere bei wachsendem sozialökonomischen Druck, der von der zunehmenden Zahl unheilbar kranker Menschen ausgeht. Die Ärzteschaft kann viele gute Gründe dafür anführen, dass ihre Mitwirkung an der Tötung nicht zum rechtlich erlaubten und geregelten Gegenstand ärztlicher Aufgaben und Fürsorgepflichten gehören soll.[22]

---

20 Vgl. U. Eibach, *Sterbehilfe*, 207–226.

21 Vgl. D. Bonhoeffer, *Ethik*, 255–263.

22 Vgl. J. Fischer, *Warum überhaupt ist Suizid ein ethisches Problem? Über Suizid und Suizidbeihilfe*, in: *ZME* 55 (2009), 243–256.

Ethisch noch problematischer ist die Absicht, *Angehörigen* die Beihilfe zur Selbsttötung rechtlich zu ermöglichen. An sich liegt es nahe, dass gut vertraute Personen diese Hilfe leisten. Aber sind in das Geschehen des Sterbens eingebundene Angehörige und Freunde wirklich die Personen, die man solchen Erwartungen seitens der Sterbenden aussetzen darf (vgl. Beispiel 3). Nicht auszuschließen ist, dass die Angehörigen in diesen auch sie belastenden Situationen solche Gedanken von sich aus unterschwellig oder offen bei den schwer kranken und pflegedürftigen Menschen verstärken oder auch auslösen. Das sensible Verhältnis von schwer Kranken und Angehörigen sollte durch eine rechtliche Billigung der Beihilfe zur Selbsttötung nicht solchen Erwartungen ausgesetzt und durch sie zusätzlich verunsichert werden. Die Angehörigen sind meist schon mit von ihnen oft erwarteten Entscheidungen über den Verzicht auf lebensverlängernde Maßnahmen überfordert und oft langfristig seelisch belastet, insbesondere weil sie empfinden, dass sie damit über Leben und Tod entscheiden. So bleibt die ernsthafte Frage, wer denn diese Hilfe zum Tode leisten kann und soll.

Wenn man der Meinung ist, dass der Begriff *Menschenwürde* inhaltlich primär mit *Autonomie* zu füllen ist und dass sich daraus ein Recht auf Selbsttötung und Beihilfe zur Selbsttötung ableiten lässt, dann kann man auch folgern, dass diese Beihilfe rechtlich geregelt werden müsse und diejenigen, die den Wunsch nach Beihilfe erfüllen, wenigstens rechtlich so abgesichert sein müssen, dass sie nicht strafrechtlich verfolgt werden. Damit werden aus Grenzfällen unter der Hand Regelfälle und aus der Straffreiheit für diejenigen, die die Beihilfe erbringen, letztlich eine rechtliche Erlaubnis und für Patienten ein gesetzlicher Anspruch, entsprechend dem allgemeinen Verständnis der Regelungen für den Schwangerschaftsabbruch.

Problematisch ist auch, dass der Mensch in der Lage sein muss, die Selbsttötung noch selbst durchzuführen. Damit scheiden die meisten wirklich bedrückenden Grenzfälle aus, bei denen schwer kranke Menschen zur „Tatherrschaft" nicht mehr fähig sind, und diejenigen, die eine Beihilfe zur Selbsttötung zum Beispiel in einer Patientenverfügung für solche Fälle verfügt haben, aktuell aber nicht mehr in der Lage sind, sie noch selbst durchzuführen. Wenn ihnen die Hilfe zum Tode trotzdem gewährt wird, so ist die Linie zur Tötung auf Verlangen überschritten und wird auch die Tötung ohne aktuell geäußertes ausdrückliches Verlangen schwerlich vermeidbar sein, weil dann eine Verweigerung der Hilfe zum Sterben mit guten Gründen als unbarmherzig, ungerecht und inkonsequent eingestuft werden kann. Ein unerträgliches Leiden und Sterben wird ja nicht dadurch erträglich, dass Menschen nicht mehr um „Erlösung" vom Leben bitten können und entscheidungs- und handlungsfähig sind. So entstehen wieder Grenzfälle, die nach rechtlichen Regelungen rufen, die es jedoch unter der Voraussetzung, dass nur der betroffene Mensch selbst über sein Leben zum Tode verfügen darf, rechtlich gesehen gar nicht geben dürfte, auf jeden Fall aber rechtlich nicht regelbar sind.

Diejenigen, die aufgrund einer Gewissensentscheidung Hilfen zum Tode erbringen, haben den berechtigten Wunsch, nicht Angst haben zu müssen, strafrechtlich verfolgt zu werden. Unsere Gesetzgebung kennt die „Rechtsfigur" des „übergesetzlichen Notstands", bei dem von Strafe abgesehen werden kann und bei dem Staatsanwälte und Richter eine Verurteilung meist gar nicht erwägen. Die Frage ist, ob diese „Rechtsfigur" auch auf die tragischen Grenzfälle übertragen werden kann, die zur Beihilfe zur Selbsttötung und zur Tötung auf und ohne aktuell geäußertes Verlangen herausfordern. Dann bedürfte es auch keiner normativ ethischen und erst recht nicht rechtlichen Billigung und Regelung solcher ganz seltenen Grenzfälle, dann blieben sie wirklich der Gewissensentscheidung einzelner Menschen überlassen. Bedingung dafür ist jedoch, dass der, der diese Handlung durchführt, über genügend Erfahrung in diesen Bereichen des Lebens verfügt, er in einer längerfristigen Beziehung zu dem leidenden Menschen steht und er ihn wirklich gut kennt, nicht nur in seiner Krankheitssituation. Eine solche konkrete Beihilfe zur Selbsttötung erfordert in der Regel keine speziellen medizinischen Fertigkeiten. Nur wenn der betroffene Mensch die tödliche Handlung nicht mehr letztendlich selbst durchführen kann, ihre sachgerechte Durchführung aber medizinische Fertigkeiten erfordert, könnten Ärzte sich doch herausgefordert sehen, diese Handlung durchzuführen.

Eine solche Hilfe zum Sterben ist kein Akt der *Nächstenliebe*, denn die Liebe ermöglicht, schafft, erhält, aber zerstört nicht Leben. Nur die Hilfen zum Leben und damit auch das Tötungsverbot sind die sachgemäßen Konkretisierungen des Liebesgebots. Die Tötung in solchen Grenzfällen ist Ausdruck der Ohnmacht des Menschen, die daraus entsteht, dass er sich durch das Leiden eines Menschen zur Hilfe herausfordert sieht, er der Übermacht des zerstörerischen Leidens aber hilflos gegenüber steht und keinen anderen Ausweg sieht, das Leiden wirksam zu lindern, als das Leben des Menschen mithilfe seiner oder durch seine Tat zu beenden. Vordergründig betrachtet kann man die Selbsttötung, die Beihilfe zur Selbsttötung und die Tötung auf oder auch ohne Verlangen als Ausdruck dessen verstehen, dass der Mensch autonom ist und die Macht hat, über sein Leben total, auch zum Tode zu verfügen. Im Grunde aber sind die Tötungen Ausdruck dessen, dass die Übermacht des Todes den Menschen seiner Autonomie beraubt, ihn zur Ohnmacht verurteilt und zu einer Tat der Verzweiflung nötigt, die nur den Schein der Macht über den Tod aufrechterhält.

Gerhild Becker

Gewissensentscheidungen am Lebensende

1 Hintergrund

In den westlichen Industrienationen beträgt die jährliche Sterberate etwa ein Prozent der Bevölkerung. Im Gegensatz zur Situation in Entwicklungsländern stirbt der Großteil der Menschen in den Industrienationen nicht im Säuglings- oder Kindesalter und nicht an Infektionskrankheiten oder Unterernährung, sondern Herz-Kreislauf- und Tumor-Erkrankungen stellen die häufigsten Todesursachen dar. Tumorerkrankungen, aber auch Krankheitsbilder wie Herzinsuffizienz, Schlaganfall, chronisch-obstruktive Lungenerkrankungen und andere typische Todesursachen im fortgeschrittenen Alter haben jedoch in der Regel einen protrahierten Krankheitsverlauf, sodass zwei Drittel aller Todesfälle in der westlichen Welt absehbar sind und sich überwiegend nicht plötzlich und unerwartet, sondern nach einer längeren Behandlungsphase ereignen.[1] Der rasante Fortschritt der Medizin seit Mitte des letzten Jahrhunderts hat eine beeindruckende Zunahme an Behandlungsmöglichkeiten und medizinischen Maßnahmen zur Lebensverlängerung hervorgebracht. Gleichzeitig führen die zunehmenden Möglichkeiten moderner Medizintechnik dazu, dass auf sogenannten Intensivstationen bei bis zu 80 Prozent der Versterbenden dem Tod ein bewusster Therapieabbruch oder Therapieverzicht vorausgeht.[2] Eine Befragung bei den Mitgliedern der Deutschen Gesellschaft für Palliativmedizin zeigte, dass auch die Todesfälle auf Palliativstationen in bis zu 70 Prozent mit einer Begrenzung medizinischer Maßnahmen verbunden sind.[3] Das Thema Gewissensentscheidungen am Lebensende soll daher fokussiert auf den Aspekt der Therapiebegrenzung am Lebensende und aus der Perspektive des behandelnden Arztes[4] betrachtet werden.

---

1 Vgl. G. Rosen, *A history of public death*, Baltimore 1993.

2 Vgl. S. P. Keenan/K. D. Busch/ L. M. Chen/R. Esmail/K. J. Inman/W. J. Sibbald, *Withdrawal and withholding of life support in the intensive care unit: A comparison of teaching and community hospitals*, in: *Crit Care Med* 26 (1998), 245–251; vgl. J. L. Vincent/J. Berré/J. Creteur, *Withholding and withdrawing life prolonging treatment in the intensive care unit: A current European perspective*, in: *Chron Respir Dis* 1 (2004), 115–120.

3 Vgl. J. Schildmann/J. Hoetzel/C. Müller-Busch/J. Vollmann, *End-of-life practices in palliative care: a cross sectional survey of physician members of the German Society for Palliative Medicine*, in: *Palliat Med* 24 (2010), 820–827.

4 Zur besseren Lesbarkeit wird in diesem Aufsatz meist die männliche Form verwendet; bei Bezeichnungen wie Arzt oder Patient sind in der Regel sowohl Männer als auch Frauen gemeint.

2 Normative Grundlagen ärztlichen Handelns

Grundlage jeder ärztlichen Behandlung ist grundsätzlich ein zwischen dem Arzt als Behandelndem und dem Patienten als Behandeltem geschlossener Behandlungsvertrag.[5] Dieser stellt in der Regel einen Dienstvertrag gemäß § 611 BGB dar; das heißt, dass der Arzt im Rahmen des Vertrags eine *lege artis* durchgeführte Behandlung schuldet, jedoch anders als bei einem Werkvertrag gemäß § 631 BGB keinen Behandlungserfolg, da es aufgrund der Komplexität des menschlichen Organismus auch bei fachgerechter Behandlung nicht immer möglich ist, den gewünschten Behandlungserfolg zu erzielen.[6] Führt der Arzt die Behandlung so durch, wie es dem Standard eines durchschnittlich erfahrenen Facharztes entspricht, hat er den Patienten *lege artis* behandelt und seine vertragliche Pflicht erfüllt.[7] Wie jeder andere Vertrag auch, so kommt der Behandlungsvertrag zwischen Arzt und Patient durch ein Angebot und eine darauf bezogene Annahme zustande.[8] Mit dem Abschluss eines Behandlungsvertrags bestimmen Arzt und Patient das Ziel des ärztlichen Behandlungsauftrags und vereinbaren, dass der Arzt zum Zwecke der Behandlung des Patienten tätig sein darf.[9] Dabei kann die Einwilligung des Patienten in den Behandlungsvertrag unter Umständen auch konkludent erfolgen. In vielen Fällen ist das Ziel der ärztlichen Tätigkeit für Patient und Arzt offenkundig; wer sich mit Beschwerden zum Arzt begibt, erwartet in der Regel deren ärztliche Behandlung. Der in diesem Falle konkludent geschlossene Behandlungsvertrag zwischen Patient und Arzt bildet die zivilrechtliche Basis jeder ärztlichen Behandlung.

Neben dem Behandlungsvertrag bedarf jedoch jede medizinische Maßnahme zweier Voraussetzungen: Sie muss erstens medizinisch indiziert sein, und zweitens muss der Patient gemäß § 630d Abs. 1 S. 1 BGB [zitiert nach Lipp] nach adäquater Aufklärung in die Maßnahme einwilligen.

Zunächst muss die Frage der Indikation geklärt sein. Aufgrund seiner fachlichen Qualifikation trägt der Arzt die Verantwortung für eine sachgerechte Untersuchung und Diagnose sowie die Stellung der Indikation für oder gegen

---

5 Vgl. V. Lipp/D. Brauer, *Behandlungsbegrenzung und „Futility" aus rechtlicher Sicht*, in: *Palliativmedizin* 14 (2013), 121–126.

6 Vgl. D. Brauer, *Die Bewertung menschlichen Lebens durch die Grenzen der Lebenserhaltungspflicht von Ärztinnen und Ärzten bei der Behandlung am Lebensende*, in: K. M. Einhäupl (Hg.), *Chancen und Grenzen (in) der Medizin*, Köln 2012, 171–179.

7 Vgl. ebd.

8 Vgl. ebd.

9 Vgl. V. Lipp/D. Brauer, *Behandlungsbegrenzung und „Futility" aus rechtlicher Sicht*.

Durchführung einer medizinischen Maßnahme.[10] Ist eine medizinische Maßnahme nach fachlichem Urteil des Arztes indiziert, muss er aufgrund seiner Verpflichtung aus dem Behandlungsvertrag diese Behandlung dem Patienten anbieten.[11] Ist eine Maßnahme nicht indiziert, muss der Arzt diese Behandlung auch nicht anbieten beziehungsweise kann er sie gegebenenfalls verweigern.[12] Ist eine Behandlung kontraindiziert, so muss der Arzt die Behandlung verweigern.[13] Bietet der Arzt dem Patienten eine medizinisch indizierte Behandlung an, obliegt es dem Patienten, zu entscheiden, ob er in die Durchführung der aus ärztlicher Sicht indizierten medizinischen Maßnahme einwilligt oder aber diese ablehnt. Dabei kommt es nicht darauf an, ob die Entscheidung des Patienten aus medizinischer Sicht vernünftig oder unvernünftig ist. Es entspricht der Rechtsprechung des Bundesgerichtshofs, dass die Wahrung der persönlichen Entscheidungsfreiheit des Patienten nicht begrenzt werden darf durch das, was aus medizinischer Sicht erforderlich oder sinnvoll wäre.[14] Damit der Patient sein Selbstbestimmungsrecht sinnvoll ausüben kann, muss der Arzt den Patienten adäquat über sowohl Chancen als auch Risiken der medizinischen Maßnahme aufklären, damit der Patient eine sogenannte „informierte Entscheidung" (*informed consent*) treffen kann.[15] Aus dem Selbstbestimmungsrecht des Menschen folgt also, dass der Patient ein Abwehrrecht auch für die Durchführung gesundheitserhaltender oder lebensverlängernder medizinischer Maßnahmen hat. Umgekehrt kann jedoch vom Patienten nicht die Durchführung medizinischer Maßnahmen gefordert werden, wenn diese nach dem Urteil des behandelnden Arztes medizinisch nicht indiziert sind. Besteht für eine medizinische Maßnahme keine Indikation, so kann der Arzt diese dem Patienten verweigern.[16] Die Stellung der medizinischen Indikation obliegt dabei dem fachlichen Urteil des behandelnden Arztes.

---

10 Vgl. ebd.

11 Vgl. M. Burchardt, *Vertretung handlungsunfähiger volljähriger Patienten durch Angehörige*, Göttinger Schriften zum Medizinrecht 9, Göttingen 2010. Zit. nach: D. Brauer, *Die Bewertung menschlichen Lebens durch die Grenzen der Lebenserhaltungspflicht von Ärztinnen und Ärzten bei der Behandlung am Lebensende.*

12 Vgl. ebd.

13 Vgl. ebd.

14 Vgl. u.a. Urteil vom 18. März 2003, Az. VI ZR 266/02, abgedruckt u.a. in: *MedR* 2003, 685; *NJW* 2003, 1862. Zit. nach: B. Zypries, *Patientenwille in der Intensivmedizin. Die Sicht der Legislative*, in: R. Kuhlen/C. Putensen/M. Quintel (Hg.), *Jahrbuch Intensivmedizin 2006*, Berlin 2006, 385–395.

15 Vgl. V. Lipp/D. Brauer, *Behandlungsbegrenzung und „Futility" aus rechtlicher Sicht.*

16 Vgl. V. Lipp, *Selbstbestimmung und Vorsorge*, in: *Die Freiheit zu sterben. Selbstbestimmung durch Sterbehilfe und Patientenverfügungen*, hg. von der Heinrich-Böll-Stiftung, Berlin 2007, 45–64.

3 Therapieentscheidungen am Lebensende und *Medical Futility*

Der durch das dritte Gesetz zur Änderung des Betreuungsrechts im Jahr 2009 neu eingeführte § 1901b Abs. 1 S. 1 BGB formuliert: „Der behandelnde Arzt prüft, welche ärztliche Maßnahme im Hinblick auf den Gesamtzustand und die Prognose des Patienten indiziert ist".[17] Die medizinische Indikation ist also stets abhängig vom konkreten Ziel der ärztlichen Tätigkeit bei einem individuellen Patienten.[18] Daher handelt es sich bei der Indikationsstellung durch den Arzt um einen *dialogischen Prozess*. Das Ziel der Behandlung und die Zumutbarkeit der damit verbundenen Belastungen müssen mit dem betroffenen Patienten oder seinem gesetzlichen Vertreter individuell besprochen werden. Gerade bei der Behandlung am Lebensende sind die persönlichen Vorstellungen des Patienten und die konkreten Ziele der ärztlichen Tätigkeit besonders relevant.

Seit Jahren findet im angloamerikanischen Raum unter dem Begriff *Medical Futility* eine medizinethische Debatte zur Behandlungsbegrenzung statt, die von nahezu allen namhaften medizinischen Fachzeitschriften aufgegriffen wurde.[19] Der Terminus *Futility* ist nicht einfach ins Deutsche übersetzbar. Der Ausdruck ist abgeleitet von lat. *futilis* = undicht, auslaufend, vergeblich, unnütz. Ursprünglich entstammt er der griechischen Mythologie und bezieht sich auf die Töchter des Danaos, die ihre Ehemänner in der Hochzeitsnacht erschlagen hatten und sich zur Strafe im Tartaros vergeblich bemühen mussten, ein Fass ohne Boden mit Wasser zu füllen. Mit *Medical Futility* wird die Aussichtslosigkeit und Sinnlosigkeit einer medizinischen Intervention bezeichnet, die aller Voraussicht nach nicht zum Ziel führen wird. Obgleich diese Einschätzung prinzipiell bei jeder ärztlichen Handlung getroffen werden kann, wird der Begriff der *Futility* in der Literatur fast ausschließlich beim Finalstadium von Erkrankungen angewandt. Das *Futility*-Konzept geht davon aus, dass ein Arzt anhand seines klinischen Urteils und seiner medizinischen Kenntnisse entscheiden kann, ob eine spezielle Therapie unnütz *(futile)* ist oder nicht, und dass dem Arzt aufgrund seiner Fachkompetenz darüber hinaus eine Entscheidung zur Therapiebegrenzung gestattet sein soll. Entsprechend dem *Futility*-Konzept kann ein Arzt nicht gezwungen werden, eine Therapie

17 BGBl. I, Jg. 2009, 2286. Zit. nach: D. Brauer, *Die Bewertung menschlichen Lebens durch die Grenzen der Lebenserhaltungspflicht von Ärztinnen und Ärzten bei der Behandlung am Lebensende*, 5.

18 Vgl. V. Lipp/D. Brauer, *Behandlungsbegrenzung und „Futility" aus rechtlicher Sicht.*

19 Für die folgenden Ausführungen vgl. meine früheren Überlegungen in: G. Becker/H. E. Blum, *Medical Futility: Der Arzt im Spannungsfeld von Behandlungsauftrag und Behandlungsbegrenzung*, in: *Dtsch Med Wochenschr* 129 (2004), 1694–1697.

durchzuführen, die vom Patienten zwar gefordert wird, aber medizinisch sinnlos ist. Am Anfang der vor allem in den USA geführten Diskussion wurden wiederholt Versuche unternommen, quantitative oder qualitative *Futility*-Kriterien zu definieren. Als Beispiel für den Versuch einer *quantitativen* Definition von *Futility* kann die oft zitierte Publikation von Schneiderman et al. gelten: Eine Therapie soll dann als *futile* erachtet werden, wenn die Wahrscheinlichkeit für das Erreichen des Therapiezieles unter einen definierten Schwellenwert sinkt. Als Richtwert wurden von den Autoren 100 vorhergehende erfolglose Fälle vorgeschlagen.[20] Bei 100 konsekutiven erfolglosen Fällen liegt das obere Limit des 95 Prozent-Konfidenzintervalls statistisch bei 3,6 möglichen Behandlungserfolgen, sodass bei vergleichbaren Behandlungsfällen von einer Erfolgsquote von etwa drei Prozent auszugehen ist. Gegen diese Definition wurde angeführt, dass die Wahl quantitativer Schwellenwerte willkürlich sei: Warum zum Beispiel sollte eine Therapie nicht erst nach 1000 konsekutiven erfolglosen Fällen als nutzlos erachtet werden, statt die Grenze wie Schneiderman bei 100 Fällen anzusiedeln? Eine Untersuchung in den USA belegte, dass der Schwellenwert, ab dem eine Therapie als quantitativ *futile* betrachtet wurde, innerhalb der Ärzteschaft sehr heterogen definiert wurde.[21]

Andere Vertreter des *Futility*-Konzepts versuchten daher, statt quantitativer nun *qualitative* Kriterien für *Futility* zu definieren und unterschieden deshalb zwischen Wirksamkeit und Nutzen.[22] Eine Behandlung wie zum Beispiel die maschinelle Beatmung eines Patienten kann sehr wohl physiologisch wirksam sein, indem sie das Blut des Patienten ausreichend mit Sauerstoff anreichert, hat aber möglicherweise für den Patienten keinen Nutzen mehr, wenn dieser das Bewusstsein bereits irreversibel verloren hat. Die qualitative Definition orientiert sich also nicht an physiologischen Parametern, sondern an der Lebensqualität, die durch die Behandlung erreicht wird. Lebensqualität ist jedoch ein vielschichtiges Konstrukt, von außen nur unzureichend zu definieren und kaum adäquat zu messen. Zudem ist Lebensqualität eine subjektive Erfahrung, die auch intraindividuellen Schwankungen unterliegt. Weiterhin konnte in Untersuchungen belegt werden, dass sowohl Ärzte als auch Patienten Lebensqualität höchst unterschiedlich beurteilen.[23] Eine Bewertung der Lebensqualität von außen als

---

20 Vgl. L. J. Schneiderman/N. Jecker/A. Jonsen, *Medical Futility. Its meaning and ethical implications*, in: *Ann Intern Med* 112 (1990), 949–954.

21 Vgl. J. Curtis/D. R. Park/M. R. Krone/R. Pearlman, *Use of the medical futility rationale in Do-Not-Attempt-Resuscitation Orders*, in: *JAMA* 273 (1995), 124–128.

22 Vgl. R. Veatch/C. Spicer, *Medically futile care. The role of the physician in setting limits*, in: *Am J Law Med* 18 (1992), 15–36.

23 Vgl. S. J. Youngner, *Medical futility*, in: *Crit Care Clin* 12 (1996), 165–178.

Kriterium für qualitative *Futility* birgt außerdem die Gefahr, zur Spielart der nicht nur unlösbaren, sondern auch gefährlichen Frage nach dem sogenannten „lebenswerten Leben" zu werden.

Als drittes Modell neben der Definition quantitativer oder qualitativer Kriterien für *Futility* wurde das Kriterium der sogenannten Verteilungsgerechtigkeit diskutiert.[24] Aufgrund der begrenzten medizinischen Ressourcen (zum Beispiel begrenzte Anzahl von Beatmungsplätzen auf einer Intensivstation) müsse der Nutzen einer Therapie aus Gründen der Gerechtigkeit bei jedem einzelnen Patienten abgewogen werden. Dem wurde jedoch vielfach entgegengehalten, dass bei dieser Argumentation zwei verschiedene Themenbereiche unzulässig vermengt werden: Während bei der *Futility*-Diskussion die Sinnhaftigkeit einer spezifischen Therapie für einen individuellen Patienten im Mittelpunkt steht, treten bei Allokationsüberlegungen die Interessen Anderer hinzu, zum Beispiel die Interessen von anderen Patienten oder das Interesse von Kostenträgern, sodass hier die Gefahr eines Missbrauchs des *Futility*-Begriffs besteht. Auch wenn der Arzt als Leistungserbringer im System der gesetzlichen Krankenkassen dem sogenannten Wirtschaftlichkeitsgebot unterliegt,[25] soll eine medizinische Indikation grundsätzlich nicht durch Kostenerwägungen beeinflusst sein.

Mit unterschiedlichen Versuchen, allgemeingültige Kriterien für die Nutzlosigkeit einer medizinischen Behandlung zu definieren, konnte in der unter der Bezeichnung *Medical Futility* geführten medizinethischen Debatte kein Konsens erreicht werden. Die *Futility*-Debatte zeigt vielmehr, dass keine zweifelsfreien externen Kriterien für *Futility* definiert werden können, sondern dass die Einschätzung einer Therapie als sinnlos letztlich immer auch eine subjektive Wertung beinhaltet.

In der *Futility*-Debatte zeigt sich auch das ethische Dilemma der modernen Medizin. Noch vor 100 Jahren waren Möglichkeiten der Medizin im Vergleich zur heute zur Verfügung stehenden Technik so gering, dass, *cum grano salis*, eine maximale Therapie als im Zweifelsfall richtig gelten konnte. Heute hingegen stehen wir in der Medizin immer öfter vor der Frage: Sollen wir alles tun, was wir technisch tun können? Dieses Dilemma der modernen Medizin kann nicht dadurch gelöst werden kann, dass bei jedem Behandlungsfall die Maximaltherapie angestrebt wird im Sinne eines „macht man alles, versäumt man nichts". Die optimale Therapie ist nicht die maximale, sondern die adäquate Therapie. Speziell bei schwerstkranken und sterbenden Patienten geht es um ein sorgsames Ab-

24 Vgl. M. Cotler/D. Gregory, *Futility: is definition the problem? Part I*, in: *Camb Q Healthc Ethics* 2 (1993), 219–224; vgl. R. Gatter/J. Moskop, *From futility to triage*, in: *J Med Philos* 20 (1995), 191–205.

25 Sozialgesetzbuch V, §§ 2 Abs. 1 S. 1, 12 Abs. 1, 70 Abs. 1.

wägen aller möglichen Behandlungen und ein differenziertes Stellen der Indikation.

4 Ist die Indikation immer zweifelsfrei zu stellen?

Die Indikation nimmt innerhalb der ärztlichen Tätigkeit eine Sonderstellung ein, da sie nicht ausschließlich naturwissenschaftlich zu begründen ist. So schreibt der Internist F. Anschütz: „Die naturwissenschaftlich begründete theoretische Medizin erlaubt im Ablauf ihrer Entscheidungs- und Handlungsprozesse in Diagnose und Therapie keine Abweichungen. [...] Die Indikationsstellung ist jedoch der einzige Ort, wo in den fast zwanghaften naturwissenschaftlich logischen Gedankenvorgang von Anamnese, Befund, Diagnose und Therapie ethische Gedankengänge eingebracht werden können".[26] Der Jurist P. Holtappels führt aus, dass der Arzt bei der Indikationsstellung die folgenden Fragen berücksichtigen muss: Welchem konkreten Behandlungsziel soll die Maßnahme dienen? Ist die Maßnahme geeignet, dieses Ziel zu erreichen? Ist das Ziel ethisch und rechtlich akzeptabel?[27] Bei der Stellung der Indikation unterscheidet der Medizinethiker G. Neitzke zu Recht zwischen *medizinischer* und *ärztlicher* Indikation.[28] Während die medizinische Indikation aus objektiv-fachlicher Sicht gewährleisten soll, dass eine medizinische Maßnahme allgemein indiziert ist, umfasst die ärztliche Indikation die Abwägungen und Überlegungen, die eine medizinische Indikation im individuellen Einzelfall rechtfertigen. Bei der medizinischen Indikation geht es um die kausale Begründbarkeit einer medizinischen Maßnahme. Eine solche kausale Begründung erfolgt in der Medizin idealerweise aufgrund klinisch kontrollierter Erfahrungen, wie dies im Begriff *Evidence-Based Medicine* (EBM) zum Ausdruck kommt.[29] Allerdings muss berücksichtigt werden, dass die Medizin, anders als die Chemie oder die Physik, keine sogenannte exakte Naturwissenschaft ist. Sie beruht vielmehr auf theoretisch oder empirisch fundierten Prämissen, vor allem aber

---

26 F. Anschütz, *Indikation zum ärztlichen Handeln. Lehre, Diagnostik, Therapie, Ethik*, Berlin 1982, 3, 178. Zit. nach: G. Neitzke, *Unterscheidung zwischen medizinischer und ärztlicher Indikation*, in: R. Charbonnier/K. Dörner/S. Simon (Hg.), *Medizinische Indikation und Patientenwille. Behandlungsentscheidungen in der Intensivmedizin und am Lebensende*, Stuttgart 2008, 53–66, 54.

27 Vgl. P. Holtappels, *Die Indikation als Einfallstor für Recht und Ethik in der Palliativmedizin*, in: *PMR* 2010, online verfügbar unter: http://www.pflegerecht-zeitschrift.de/Holtappels_Die_Indikation_als_Einfallstor_2010.pdf (Zugriff am 13.08.2013).

28 Vgl. G. Neitzke, *Unterscheidung zwischen medizinischer und ärztlicher Indikation*, in: R. Charbonnier/K. Dörner/S. Simon (Hg.), *Medizinische Indikation und Patientenwille*, 53–66.

29 Vgl. ebd.

auf Erfahrungsbeobachtungen. Wie schon der Philosoph K. Popper wissenschaftstheoretisch begründete, kann auch durch die Methodik der Naturwissenschaften immer nur eine denkerische Annäherung an die Wirklichkeit erreicht werden, da streng genommen keine Verifizierung von Hypothesen, sondern nur ihre Falsifizierung und daher nur ein vermutetes Wissen möglich ist.[30] Dies gilt erst recht für die Medizin als Erfahrungswissenschaft. Wenn durch klinische Studien von hoher methodischer Qualität (zum Beispiel durch sogenannte randomisierte kontrollierte Studien oder, besser noch, Metaanalysen von mehreren solcher Studien) mit statistischer Signifikanz belegt werden kann, dass Patienten von einer Therapie profitieren, so ist dies eine nachvollziehbare rationale Grundlage für eine medizinische Indikation. Allerdings ist nicht jeder Behandlungsfall per se völlig identisch mit den anderen, bereits erfahrenen Behandlungsfällen. Bestenfalls ist die Menge der in einer klinischen Studie untersuchten Behandlungsfälle bei Annahme einer Gauß'schen Verteilung eine im statistischen Sinn normalverteilte Menge, sodass eine klinische Studie statistische Aussagen über den Durchschnitt aller Behandlungsfälle machen kann. Die Gauß'sche Normalverteilung besagt, dass sich etwa 95 Prozent aller Fälle innerhalb einer zweifachen Standardabweichung vom Mittelwert befinden. Je weiter sich der körperliche und psychische Gesamtzustand eines individuellen Patienten vom Durchschnitt aller Behandlungsfälle entfernt, desto höher wird die Irrtumswahrscheinlichkeit bei der Übertragung des Erfahrungswissens über den Durchschnitt aller Behandlungsfälle auf den jeweiligen Einzelfall. Mit der Anwendung des medizinischen Fachwissens alleine ist es daher nicht getan. Nicht umsonst spricht man zwar einerseits von der medizinischen Wissenschaft, andererseits jedoch von der „ärztlichen Kunst", wobei in dem feststehenden Ausdruck von der ärztlichen Kunst im Gegensatz zu den zur Wissenschaft gehörenden Kriterien wie Objektivität, Validität und Reliabilität eine inhärente Dimension einer gewissen Unschärfe, Subjektivität und Einmaligkeit zum Ausdruck kommt. Die sogenannte *ärztliche Kunst* liegt unter anderem in der richtigen Anwendung der *medizinischen Wissenschaft* auf einen individuellen Patienten. Hier sind neben dem medizinischen Faktenwissen (Pathophysiologie von Krankheiten, evidenzbasiertes Wissen im Rahmen klinischer Studien, *state of the art*) individuelle Faktoren wie Organismus, Persönlichkeit, soziales Umfeld des Patienten und die konkret vorhandenen medizinischen Möglichkeiten etc. zu berücksichtigen. Zwar kann und soll überprüft werden, ob und wie die medizinische Wissenschaft durch den Arzt angewandt wurde, aber eine zweifelsfreie Garantie für die Richtigkeit seiner Entscheidung kann es für den Arzt aufgrund der erkenntnistheoretischen Vor-

30 Vgl. K. Popper, *Logik der Forschung*, Tübingen 1989.

aussetzungen nicht geben. Bei vielen Entscheidungen bleibt eine Restunsicherheit, und sei sie auch noch so gering.

5 Gewissensentscheidungen am Lebensende

Auf den Gewissensbegriff und seine philosophischen sowie theologischen Implikationen kann an dieser Stelle nicht eingegangen werden; hierzu finden sich Beiträge von Experten in anderen Kapiteln des vorliegenden Buchs. Im Rahmen dieser Betrachtung zu den Gewissensentscheidungen am Lebensende wird das Gewissen im Sinne des alltäglichen Wortgebrauchs verstanden als dem Menschen inhärente Fähigkeit, die ethische Qualität von Handlungen im Sinne einer Übereinstimmung oder Nicht-Übereinstimmung mit dem eigenen ethischen Normbewusstsein zu prüfen, so wie es W. Härle detailliert dargestellt hat.[31] Legt man diesen Gewissensbegriff zugrunde, so wird meines Erachtens zweierlei deutlich: Zum einen ist das Gewissen in dieser Definition grundsätzlich Bestandteil aller ärztlichen Entscheidungen, da es als normative Instanz der Ethik immer vorhanden ist. Je mehr man sich in der Medizin jedoch im Bereich der medizinischen Wissenschaft bewegt, also zum Beispiel im Bereich der evidenzbasierten Medizin beim „Ranking" verschiedener Studien hinsichtlich ihrer methodischen Qualität oder bei der Bewertung von Laborwerten oder bei der Interpretation bildgebender Diagnoseverfahren, desto weniger muss das Gewissen als alleinige Entscheidungsgrundlage angefragt werden. Zwar läuft es sozusagen als *basso continuo* bei allen ärztlichen Entscheidungen mit, da die Gewissensfreiheit als Grundrecht gemäß unserer Verfassung nicht eingeschränkt wird (vgl. Art 4 GG); handlungsleitend ist für den tätigen Arzt im Alltag zunächst jedoch vor allem der Bereich des Wissens, das heißt, übertragen auf die Frage der Indikation, die sogenannte medizinische Indikation. Da es in diesem Bereich überwiegend um klares Faktenwissen geht, werden Handlungsentscheidungen in erster Linie basierend auf Wissen und klaren Vernunftgründen getroffen; sie sind überprüfbar und bewertbar im Sinne eines *state of the art*. Zwar mag es auch in diesem Bereich Unsicherheiten geben; jedoch handelt es sich dann vor allem um Ermessensfragen, die nicht mit Gewissensentscheidungen verwechselt werden sollten. Je unsicherer jedoch die Übertragung des medizinischen Wissens auf den individuellen Einzelfall wird (ärztliche Indikation), desto mehr bewegt man sich im Bereich von „Entweder – Oder", und desto mehr werden bei dieser Entscheidungsfindung

31 Vgl. W. Härle, *Das Gewissen und seine Bedeutung für die (medizin-)ethische Urteilsbildung*, in diesem Band, 327–346.

auch persönliche Wert- und Normvorstellungen des Arztes einbezogen. Studien konnten zeigen, dass es bei den Therapieentscheidungen am Lebensende eine hohe Variationsbreite bei den behandelnden Ärzten gibt.[32] Statistische Analysen machen deutlich, dass diese Variationsbreite nicht nur mit Unterschieden hinsichtlich der Präferenzen der behandelten Patienten, unterschiedlichem Alter und körperlichem Gesamtzustand der Patienten, verschiedenen lokalen medizinischen Möglichkeiten vor Ort oder unterschiedlichen regionalen Behandlungsmustern erklärbar sind.[33] Untersuchungen zeigen, dass der behandelnde Arzt selbst ein wichtiger Faktor bei der Entscheidung hinsichtlich Fortführung oder Beendung bestimmter Therapiemaßnahmen am Lebensende ist.[34] Qualitative Untersuchungen bei britischen[35], niederländischen[36] und deutschen[37] Onkologen konnten belegen, dass die jeweiligen persönlichen Wert- und ethischen Normvorstellungen des behandelnden Arztes besonders die Therapieentscheidungen am Lebensende des Patienten beeinflussen.

Wo der Bereich des Wissens und unmittelbar nachvollziehbarer Vernunftgründe schmaler wird, so könnte man folgern, wird der Bereich des Ge-Wissens als innere Instanz, die die personale Identität des vor Entscheidungen stehenden Arztes mitkonstituiert, immer wichtiger. Bezogen auf den aristotelischen Begriff

---

32 Vgl. E. J. Emanuel/Y. Young-Xu/N. G. Levinsky et al., *Chemotherapy use among Medicare beneficiaries at the end of life,* in: *Ann Intern Med* 138 (2003), 639–643; vgl. A. C. Kowk/M. E. Semel/S. R. Lipsitz et al., *The intensity and variation of surgical care at the end of life. A retrospective cohort study,* in: *Lancet* 378 (2011), 1408–1413; vgl. A. S. Kelley, *Treatment intensity at end of life. Time to act on the evidence,* in: *Lancet* 378 (2011), 1364–1365; vgl. B. Gielen/A. Remacle/R. Mertens, *Patterns of health care use and expenditure during the last 6 months of life in Belgium. Differences between age categories in cancer and non-cancer patients,* in: *Health Policy* 97 (2010), 53–61.

33 Vgl. A. C. Kowk/M. E. Semel/S. R. Lipsitz et al., *The intensity and variation of surgical care at the end of life;* vgl. B. Gielen/A. Remacle/R. Mertens, *Patterns of health care use and expenditure during the last 6 months of life in Belgium.*

34 Vgl. E. C. Winkler/W. Hiddemann/G. Marckmann, *Ethical assessment of life-prolonging treatment,* in: *Lancet Oncol* 12 (2011), 720–722; vgl. S. Kao/J. Shafiq/J. Vardy et al., *Use of chemotherapy at end of life in oncology patients,* in: *Ann Oncol* 20 (2009), 1555–1559.

35 Vgl. J. Schildmann/J. Tan/S. Salloch/J. Vollmann, *„Well, I think there is great variation ...". A qualitative study of ontologists' experiences and views regarding medical criteria and other factors relevant to treatement decisions in advanced cancer,* in: *Oncologist* 18 (2013), 90–96.

36 Vgl. H. M. Buiting/M. L. Rurup/H. Wijsbek et al., *Understanding the provision of chemotherapy to patients with end stage cancer. Qualitative interview study,* in: *BMJ* 342 (2011), 1–9.

37 Vgl. J. Schildmann/J. Vollmann, *Treatment decisions in advanced cancer. An empirical-ethical study on physicians' criteria and the process of decision making,* in: *Dtsch Med Wochenschr* 135 (2010), 2230–2234.

der *phronesis* (ausführlich dazu der Beitrag von F. Ricken in diesem Band)[38] könnte man argumentieren, dass der behandelnde Arzt im Bereich der ärztlichen Indikation nicht nur über medizinisches Wissen, sondern auch über ein „kluges Situationsverständnis" verfügen muss, das ihm subjektiv bindend vorschreibt, in einer bestimmten Situation ärztliche Handlungen als „gut" zu tun beziehungsweise als „böse" im Sinne des Menschendienlichen zu unterlassen. Freilich kann das Gewissen hier als Situationsgewissen (*syneidesis*) im Sinne einer subjektiven Instanz, welche ethische Qualität von Handlungen im Sinne einer Übereinstimmung oder Nicht-Übereinstimmung mit dem eigenen ethischen Normbewusstsein prüft, fehlbar sein und irren. Darauf hat unter anderem auch M. Luther hingewiesen.[39] Jedoch wird der Arzt bei Therapieentscheidungen am Lebensende immer wieder vor Situationen stehen, denen er sich nicht entziehen kann, zumal auch das Nicht-Handeln eine Form von zu verantwortendem Handeln ist, sodass der Arzt immer in irgendeiner Form eine Entscheidung treffen muss. Eine Garantie für die Richtigkeit aller Entscheidungen kann es für den behandelnden Arzt aufgrund der geschilderten erkenntnistheoretischen Voraussetzungen jedoch nicht geben, denn die Medizin bleibt eine Erfahrungswissenschaft. Die Frage „Kann ich das verantworten?" stellt eine Gewissensfrage dar, die manchmal nur schwer zu beantworten ist. Hierbei ist es wichtig, darauf hinzuweisen, dass Irrtumsfreiheit kein ärztliches, sondern ein göttliches Attribut darstellt. Wer sie von Ärzten verlangt, macht sie zu Ersatzgöttern. Für Menschen kann es keine Irrtumsfreiheit geben. Wie aber soll der Arzt nun handeln bei unklaren Therapieentscheidungen am Lebensende eines Patienten? Erstens nach bestem Wissen, das heißt, dass das wissenschaftliche medizinische Wissen im Sinne eines *state of the art* zu berücksichtigen ist. Gerade bei Therapieentscheidungen am Lebensende sind neben den medizinischen Optionen für eine adäquate Indikationsstellung jedoch auch die persönlichen Ziele und Vorstellungen des Patienten relevant, da sie wichtig sind für die Festlegung des konkreten Ziels der ärztlichen Tätigkeit bei einem individuellen Patienten. So kann ein und dieselbe medizinische Maßnahme bei Patienten mit gleicher Grunderkrankung und vergleichbarem Gesundheitszustand in dem einen Fall indiziert sein und in dem anderen nicht. Auch im Endstadium einer unheilbaren und zum Tode führenden Tumorerkrankung können lebens-

---

38 F. Ricken, *Das platonisch-aristotelische Erbe: Der Begriff der Technê und die Tugenden der Phronesis und der Epikie*, in diesem Band, 139–152.

39 Vgl. M. Luther, *De votis monasticis Martini Lutheri iudicium. 1521*, in: WA 8, Weimar 1889, 606, 32–34: „Conscientia enim non est virtus operandi, sed virtus iudicandi, quae iudicat de operibus (dt: „[D]as Gewissens ist nämlich nicht eine Befähigung zum Wirken, sondern eine Befähigung zum Urteilen, die über die Werke urteilt"). Zit. nach: W. Härle, *Das Gewissen und seine Bedeutung für die (medizin-)ethische Urteilsbildung*, 329.

verlängernde Maßnahmen in besonderen Fällen indiziert sein, wenn eine sterbende Patientin zum Beispiel noch einmal ihren Sohn sehen oder „unerledigte Geschäfte" wie zum Beispiel entlastende klärende Gespräche mit Angehörigen führen möchte. Erst wenn das konkrete Ziel der ärztlichen Tätigkeit definiert ist, kann in einem zweiten Schritt bestimmt werden, ob und mit welchen Chancen und Risiken eine konkrete medizinische Maßnahme geeignet ist, dieses definierte Ziel zu erreichen. Das zweite aber neben dem Handeln nach dem besten Wissen ist das Handeln nach bestem Gewissen. Gespräche sowohl mit dem Patienten und seinen Angehörigen wie auch mit den anderen Berufsgruppen können bei Therapieentscheidungen am Lebensende ebenso hilfreich sein wie sogenannte „Ethikkonsile" von klinischen Ethikkomitees. Ärztliche und pflegerische Ver*antwort*ung besteht nicht zuletzt auch in der Bereitschaft zum Dialog, zur *Antwort*; die semantische Ähnlichkeit kann hier durchaus als wegweisend betrachtet werden. Dennoch verbleibt die Letztverantwortung für jede therapeutische Entscheidung bei dem behandelnden Arzt; denn gemäß Berufsordnung dürfen Ärzte hinsichtlich ihrer ärztlichen Entscheidungen keine Weisungen von Nichtärzten entgegennehmen.[40] Wie bereits ausgeführt, kann es dabei für den Arzt keine Garantie auf Irrtumsfreiheit geben. Selbst Entscheidungen nach bestem Wissen und Gewissen können sich als falsch erweisen.

---

40 Vgl. *(Muster-)Berufsordnung für die in Deutschland tätigen Ärztinnen und Ärzte in der Fassung der Beschlüsse des 114. Deutschen Ärztetages in Kiel 2011*, § 2, Abs. 4, online verfügbar unter: http://www.bundesaerztekammer.de/downloads/MBO_08_20111.pdf (Zugriff am 29.10.2013).

Tobias Hack

Zumutbare Entscheidung oder entschiedene Zumutung? Postmortale Organentnahme bei nicht entscheidungsfähigen Kindern

1 Verzicht auf die Frage nach einer stellvertretenden Entscheidung?

Für den Fall, dass in der Frage nach einer möglichen Organ- oder Gewebespende keine eindeutige Willenserklärung des Verstorbenen vorliegt, sieht die bundesdeutsche Gesetzgebung die Regelung einer erweiterten Zustimmungslösung vor, nach der die nächsten Angehörigen eines hirntoten Menschen eine stellvertretende Entscheidung treffen. Das deutsche Transplantationsgesetz (TPG) formuliert in § 4 Abs. 1, dass der „nächste Angehörige [...] bei seiner Entscheidung einen mutmaßlichen Willen des möglichen Organ- oder Gewebespenders zu beachten“[1] hat. Gestaltet sich schon bei verstorbenen Erwachsenen, deren Haltung weder dokumentiert noch bekannt ist, die Rekonstruktion ihres mutmaßlichen Willens äußerst schwierig,[2] ist eine entlastende Absicherung durch einen mutmaßlichen Willen bei jenen Kindern nicht möglich, deren Reifegrad dafür offensichtlich nicht ausreicht.[3] Die Bedeutung, die dem mutmaßlichen Willen für den Prozess der

---

1 Die Berechtigung zur Entscheidung ist gemäß § 4 Abs. 2 TPG zudem an die vom Arzt zu überprüfende Bedingung geknüpft, dass der Angehörige mit dem potenziellen Spender in dessen letzten beiden Lebensjahren persönlich Kontakt hatte.

2 Meist werden dafür deren generelle Lebenseinstellung mit Blick auf ihre Mitmenschen, Charakterzüge oder Bestattungspräferenzen herangezogen (vgl. V. Kalitzkus, *Dein Tod, mein Leben. Warum wir Organspenden richtig finden und trotzdem davor zurückschrecken*, Frankfurt a.M. 2009, 73).

3 Gemäß § 2 Abs. 2 TPG ist die Einwilligung in eine Organentnahme sowie die Übertragung der Entscheidung ab dem vollendeten sechzehnten Lebensjahr möglich, wohingegen ein Widerspruch ab dem vollendeten vierzehnten Lebensjahr erklärt werden kann. In diesem Beitrag soll das Augenmerk hingegen auf jene frühe Lebensphase gerichtet werden, in der ein mutmaßlicher Wille des Kindes nicht rekonstruiert werden kann. Ab wann Kinder als einwilligungs- bzw. selbstbestimmungsfähig gelten, wird kontrovers diskutiert (vgl. J. Vollmann, *Konzeptionelle und methodische Fragen bei der Feststellung der Einwilligungsfähigkeit bei Kindern*, in: C. Wiesemann/ A. Dörries/A. Simon [Hg.], *Das Kind als Patient. Ethische Konflikte zwischen Kindeswohl und Kindeswille*, Frankfurt a.M. 2003, 49). Man wird hier je nach Einzelfall individuell entscheiden müssen (vgl. J. Vollmann, *Konzeptionelle und methodische Fragen bei der Feststellung der Einwilligungsfähigkeit bei Kindern*, 54 f.).

Entscheidungsfindung durch Angehörige weithin zukommt,[4] lässt erahnen, welche zusätzliche Last auf den Schultern jener Eltern liegen muss, denen eine Entscheidung über eine mögliche Organ- oder Gewebespende ihres verstorbenen unmündigen Kindes abverlangt wird, bei dem ein mutmaßlicher Wille nicht eruiert werden kann. Beachtet man zudem jene spezifischen Faktoren, die infolge des Todes eines Kindes zusätzlich hinzutreten, insofern die elterliche Trauer über ein verstorbenes Kind besonders intensiv ausfällt, wird die besondere Problematik sichtbar, die mit der Befragung von Eltern nach einer möglichen Organentnahme bei ihrem Kind einhergeht.

Die sich durch die Todesnachricht einstellende Schocksituation, in der der Tod des Kindes zunächst nur schwer realisiert werden kann, lässt daher Zweifel daran aufkommen, ob in dieser Situation eine freie und überlegte Entscheidung überhaupt getroffen werden kann. Vorbehalte gründen etwa in der von Angehörigen rückblickend geäußerten Einschätzung, die damalige Situation als Überforderung erlebt zu haben.[5] Erschwerend kommt die auch im Fall eines verstorbenen Erwachsenen sich zeigende Überzeugung hinzu, dass derart weitreichende Entscheidungen wie die einer möglichen Organ- oder Gewebespende nur autonom und selbstbestimmt getroffen werden könnten.[6] Daraus wird verschiedentlich die Forderung nach einer sogenannten engen Zustimmungslösung abgeleitet, wodurch die Angehörigen bei fehlender Willensbekundung des Verstorbenen von einer stellvertretenden Entscheidung über eine mögliche Organspende entbunden wären.[7]

Vor dem Hintergrund der verschärften Situation, wie sie im Fall einer Entscheidung von Eltern über die Organspende ihres nicht entscheidungsfähigen Kindes gegeben ist, stellt sich daher die Frage, ob Eltern eine solche Entscheidung in dieser Situation abverlangt werden kann, bzw. ob ihnen diese Bitte überhaupt vorgetragen werden darf. Zweifellos stellt eine solche Entscheidung eine immense Belastung für betroffene Eltern dar. Gleichwohl darf nicht übersehen werden, dass neben kritischen Stellungnahmen von Eltern, die die damals getroffene Entscheidung zugunsten einer Organentnahme im Rückblick bereuen und als Fehler bezeichnen, unter Eltern auch eine bleibende Stabilität hinsichtlich der damals erteilten Einwilligung existiert. Schließlich dürfen in einer ethischen Analyse auch

---

4 Vgl. V. Kalitzkus, *Leben durch Tod*, Frankfurt a.M. 2003, 124 und V. Kalitzkus, *Postmortale Organspende im Erleben der Angehörigen*, in: S. Graumann/K. Grüber (Hg.), *Grenzen des Lebens*, Berlin 2007, 157.

5 Vgl. V. Kalitzkus, *Leben durch Tod*, 113 f.

6 Vgl. V. Kalitzkus, *Leben durch Tod*, 126 f.

7 Vgl. V. Kalitzkus, *Leben durch Tod*, 127, 253.

jene nicht unberücksichtigt bleiben, deren weiteres Leben von der Übertragung eines gesunden Organs abhängt.

Im Folgenden soll der sich für Eltern stellende moralische Entscheidungskonflikt daher einer eingehenden ethischen Untersuchung unterzogen werden. Es wird dabei die These vertreten, dass mit Blick auf die mögliche Rettung von auf Spenderorgane angewiesenen Kindern eine Entscheidung von den Eltern des toten Kindes erbeten werden darf. Die ethische Legitimität setzt allerdings voraus, dass die Entscheidung eine größere Würdigung erfährt als dies bisher weithin der Fall ist, was sich letztlich auch darin niederzuschlagen hat, dass der Entscheidungsfindungsprozess durch ein intensives Betreuungsangebot begleitet und unterstützt wird. Dafür werden nicht nur einzelne, eine Entscheidung in der akuten Situation erleichternde Faktoren zu erörtern sein, sondern das Augenmerk ist insbesondere auch auf jene Aspekte zu richten, die der getroffenen Entscheidung über den unmittelbaren Moment hinaus dauerhaft Stabilität verleihen.

2 Die unglücklichste Frage zum ungünstigsten Zeitpunkt

Ein grundlegendes Problem für die Erörterung der Thematik der stellvertretenden Entscheidung über die Organspende eines Kindes durch dessen Eltern stellt die dürftige empirische Datenbasis aufgrund fehlender repräsentativer Studien dar. Wenn in der Literatur schon eine repräsentative Analyse der Situation von Angehörigen allgemein als Desiderat gewertet wird,[8] kann es nicht verwundern, dass insbesondere die spezielle Frage der Entscheidung von Eltern über eine mögliche Organspende ihres Kindes der sozialempirischen Aufarbeitung harrt. Eine ethische Analyse bleibt daher im Augenblick auf die Betrachtung von Einzelfällen verwiesen.[9] Neben Befragungen in Verbindung mit der Deutschen Stiftung Organtransplantation (DSO)[10] wird in diesem Beitrag auf die qualitative Studie von V.

---

8 Vgl. V. Kalitzkus, *Dein Tod, mein Leben*, 80; F. A. Muthny/C. Wesslau/H. Smit, *Organspende-bezogene Entscheidungsprozesse der Angehörigen nach plötzlichem Hirntod*, in: *Transplantationsmedizin* 15 (2003), 116; F. A. Muthny/H. Smit/M. Molzahn, *Das Gespräch mit den Angehörigen plötzlich Verstorbener und die Bitte um Organspende*, in: *Intensivmedizin* 41 (2004), 261.

9 Vgl. N. Schindler/D. Vagts, *Hirntod bei Kindern. Wie gehe ich mit den Eltern um?*, in: *AINS* 43, 7–8 (2008), 552.

10 Vgl. F. A. Muthny/C. Wesslau/H. Smit, *Organspende-bezogene Entscheidungsprozesse der Angehörigen nach plötzlichem Hirntod*, 115–120, wobei die Rücklaufquote der angeschriebenen Angehörigen bei nur 20 Prozent lag. Daneben ist auf F. A. Muthny/H. Smit/M. Molzahn, *Das*

Kalitzkus rekurriert, in der die Autorin anhand von Interviews nicht nur das Erleben der Angehörigen eines Organspenders analysiert, sondern auch die Situation der Organempfänger auswertet.[11] Der Fokus soll im vorliegenden Beitrag insbesondere auf jene Aspekte gerichtet werden, die hinsichtlich der stellvertretenden Entscheidung durch die Eltern relevant sind.

Wie schwierig sich die Situation gestaltet, in der Eltern aufgefordert sind, eine Entscheidung über eine Organentnahme bei ihrem hirntoten Kind zu treffen, kann leicht nachempfunden werden, wenn man sich bewusst macht, dass diese Bitte die „unglücklichste Frage zum ungünstigsten Zeitpunkt an die unglücklichste Familie“[12] bedeutet. Aufgrund der geltenden Regelung § 4 Abs. 1 TPG bleibt die Klärung dieser unzeitigen Frage indes weder Eltern noch Ärzten erspart. So trifft die Angehörigen nicht nur der meist unerwartete Verlust eines geliebten Menschen, sondern auch ein Entscheidungskonflikt in einer Frage, der sich viele Betroffenen bisher nicht gestellt hatten. „Die für die Angehörigen seelisch meist traumatisierend wirkende Situation verschärft sich dadurch, dass überwiegend sie selbst gemäß den Bestimmungen des TPG eine Entscheidung über die Organentnahme zu fällen haben. Daraus kann sich ein schwerwiegender seelischer und ethischer Konflikt ergeben zwischen den Bedürfnissen der Angehörigen, den geliebten Menschen bis zu seinem ‚natürlichen‘ Ende zu begleiten, und der Herausforderung, die Zustimmung zur Organentnahme zu geben.“[13]

Das eigene Erleben von Betroffenen nach Übermittlung der Todesnachricht wird von diesen als Ohnmacht und Schockzustand charakterisiert, was zu einer weiteren Belastung für das Treffen einer Entscheidung wird, können doch Infor-

---

Gespräch mit den Angehörigen plötzlich Verstorbener und die Bitte um Organspende zu verweisen, in der 131 von Ärzten anonym dokumentierte Angehörigengespräche ausgewertet wurden.

11 Vgl. V. Kalitzkus, *Leben durch Tod*. Die darin deutlich hervortretende Problematik der stellvertretenden Entscheidung über die Organentnahme eines Angehörigen deckt sich weithin mit den Aussagen, wie sie etwa von der Initiative „Kritische Aufklärung über Organtransplantation e.V.“ (www.initiative-kao.de) vorgetragen werden, in der sich Eltern engagieren, die ihre damalige Zustimmung zur Organentnahme heute bereuen und auf Aspekte aufmerksam machen wollen, deren Kenntnis sie damals von einer Freigabe der Organe ihres Kindes abgehalten hätten.

12 V. Kalitzkus, *Dein Tod, mein Leben*, 67. Die besondere Problematik eines angemessenen Umgangs mit dieser Frage zeigt sich auch darin, dass nicht nur die Befragten einer großen Belastung ausgesetzt sind, sondern auch bei den mit dieser Frage betrauten Ärzten großes Unbehagen besteht (vgl. N. Schindler/D. Vagts, *Hirntod bei Kindern*, 554 und V. Kalitzkus, *Leben durch Tod*, 110).

13 U. Eibach, *Organ- und Gewebespende. Ethische und rechtliche Überlegungen zum beratenden Gespräch mit Angehörigen über Organentnahmen*, in: *MedR* 23,4 (2005), 217. Allerdings ist Angehörigen zum Zeitpunkt der Entscheidung oft nicht bewusst, dass eine Organentnahme verhindert, das „natürliche Ende“ dessen zu erleben, bei dem der Hirntod diagnostiziert wurde.

mationen nicht mehr in angemessener Weise aufgenommen und verarbeitet werden, infolgedessen die Bitte um eine stellvertretende Entscheidung auch als Überforderung gewertet wird.[14] Stirbt ein Kind – zumal unerwartet – fällt nicht nur die Trauer der Eltern besonders intensiv aus, sondern auch die Tatsache, dass das eigene Kind gestorben ist, kann zunächst nur schwer realisiert werden.[15] Die Schwierigkeit der Realisierung wird zusätzlich durch die der Todesfeststellung entgegenstehende Wahrnehmung durch die Angehörigen verschärft, für die der beatmete Leib den Eindruck erweckt, ihr Verwandter werde „bestimmt wieder die Augen aufmachen"[16]. Nicht nur Eltern fällt es schwer, von den einzelnen Lebensfunktionen des Leibes zu abstrahieren, der nach wie vor eine lebendige Person zu repräsentieren scheint, obwohl sämtliche Funktionen von Groß- und Kleinhirn sowie des Hirnstamms irreversibel ausgefallen sind.[17] In diesem Kontext ist wohl auch das Unbehagen darüber zu suchen, für jemanden eine stellvertretende Entscheidung zu treffen, die anscheinend noch in dessen Sterbeprozess fällt und seinen endgültigen Tod erst herbeiführt.

Aus den Zweifeln daran, ob das Kind auf dem Weg zur Organentnahme tatsächlich schon tot gewesen ist, können bei erteilter Einwilligung im Nachhinein Schuldgefühle aufkommen, das Kind gerade dann im Stich gelassen zu haben, als es am meisten der elterlichen Fürsorge bedurft hätte. Das Bewusstsein einer besonders ausgeprägten Fürsorgepflicht dem eigenen Kind gegenüber kann daher als ein weiteres, die Situation verschärfendes Spezifikum ausgemacht werden, insofern die Zustimmung zur Organentnahme später als verantwortungslose Preisgabe des Kindes empfunden werden kann. Dieses Empfinden verstärkt sich vor dem Hintergrund, dass ein Abschiednehmen nicht in der Weise erfolgen kann, wie es die enge Beziehung zwischen den Eltern und ihrem Kind angezeigt erscheinen lässt.[18]

Schließlich ist auch die Achtung der leiblichen Integrität ein Argument, das Angehörige und auch Eltern davon abhält, eine Entscheidung zugunsten einer Organentnahme zu treffen. Negative Erfahrungen mit einem nach der Explantation entstellten und nicht ordentlich hergerichteten Leichnam führen mitunter im

---

14 Vgl. V. Kalitzkus, *Leben durch Tod*, 114.

15 Vgl. N. Schindler/D. Vagts, *Hirntod bei Kindern*, 553f. und H. Znoj, *Komplizierte Trauer*, Göttingen 2004, 27–30.

16 V. Kalitzkus, *Leben durch Tod*, 108.

17 Auf die kontroverse Debatte um die Zuverlässigkeit der Hirntoddiagnostik sowie die Frage, ob der Hirntod zu Recht als Symptom für den bereits eingetretenen Tod des Menschen gilt, kann an dieser Stelle nicht näher eingegangen werden.

18 Vgl. V. Kalitzkus, *Leben durch Tod*, 131f.; V. Kalitzkus, *Dein Tod, mein Leben*, 74.

Nachhinein zu Selbstvorwürfen, die falsche Entscheidung getroffen zu haben.[19] Auch hier mag sich das Gefühl einer elterlichen Fürsorgepflicht auf das persönliche Erleben verstärkend auswirken. In diesem Kontext ist auch die von Angehörigen zu einem späteren Zeitpunkt formulierte Kritik zu nennen, nicht darüber informiert worden zu sein, dass die Freigabe zur Organentnahme erhebliche Konsequenzen für das Abschiednehmen vom Verstorbenen impliziert, insofern die Angehörigen nicht dabei sein können, wenn die vermeintlichen Lebenszeichen von Atmung oder Herzschlag endgültig erlöschen.

Schließlich wird die in der akuten Situation getroffene Entscheidung zugunsten einer Organentnahme später mitunter auch deshalb in Zweifel gezogen, weil die Angehörigen unter dem Einfluss von Beruhigungsmitteln standen und daher im Nachhinein urteilen, in diesem Moment nicht entscheidungsfähig gewesen zu sein.[20] Wird der Arzt zudem mehr als „Organhändler" wahrgenommen, ist der persönliche Eindruck nicht mehr fern, in dieser Situation überrumpelt worden zu sein.[21]

Leichter gestaltet sich die Bitte um eine stellvertretende Entscheidung über die Organspende daher naturgemäß dort, wo Eltern von sich aus das Gespräch auf eine mögliche Organspende ihres Kindes lenken. Als maßgebliche Gründe für eine positive Entscheidung werden sowohl die Hilfe benannt, die dadurch anderen Kindern zugute kommt und damit andere Eltern vor der Erfahrung bewahrt, die sie selbst als Betroffene aktuell durchleiden müssen. Daneben artikulieren Eltern die Hoffnung, mit der Einwilligung in die Organspende dem Tod ihres Kindes einen letzten Sinn abzuringen.[22]

Umgekehrt kann der altruistische Hinweis auf die Bedürftigkeit wartender kranker Kinder jedoch dort als erheblich belastende Aussage aufgenommen werden, wo er vom Arzt selbst formuliert wird. Der damit aufgebaute moralische Druck wird als markantes Hindernis dafür gewertet, in der stellvertretenden Entscheidung noch eine *freie* Entscheidung erkennen zu können, da die mit Blick auf das eigene Kind getroffene Entscheidung nun auch eine Entscheidung über Leben und Tod anderer Kinder bedeutet.[23]

---

19 Vgl. V. Kalitzkus, *Leben durch Tod*, 141 f. Die in diesem Kontext immer wieder gebrauchten Begriffe „ausweiden" oder „ausschlachten" zeugen davon, wie Eltern das Prozedere der Explantation aus ihrer Perspektive wahrgenommen haben.

20 Vgl. V. Kalitzkus, *Leben durch Tod*, 120 f.

21 Vgl. N. Schindler/D. Vagts, *Hirntod bei Kindern*, 555.

22 Vgl. ebd.; F. A. Muthny/H. Smit/M. Molzahn, *Das Gespräch mit den Angehörigen plötzlich Verstorbener und die Bitte um Organspende*, 259.

23 Vgl. V. Kalitzkus, *Leben durch Tod*, 116 f.

3 Die Legitimität der Frage nach einer stellvertretenden Entscheidung

Die extreme Belastung, der sich Eltern in der Situation des Hirntodes ihres Kindes ausgesetzt sehen, stellt somit eine ernsthafte Anfrage an die Praxis dar, ihnen eine Entscheidung darüber abzuverlangen, ob sie einer Organentnahme bei ihrem eben erst verstorbenen Kind zustimmen. Zumindest aus rechtlicher Perspektive ist die Legitimität einer stellvertretenden Entscheidung im Falle eines verstorbenen, nicht entscheidungsfähigen Kindes gewährleistet. Die Regelung § 4 Abs. 1 TPG, wonach einem nächsten Angehörigen die Entscheidung über eine Organentnahme dann zukommt, wenn eine Erklärung des Verstorbenen auch dem Angehörigen nicht bekannt ist, gilt auch für ein nicht entscheidungsfähiges Kind. Da in diesem Fall auch die sonst geforderte Beachtung des mutmaßlichen Willens mangels des psychischen Reifegrades des Kindes nicht möglich ist, wird die Entscheidung der Eltern maßgeblich von ihrer eigenen Haltung zur Organspende sowie den oben genannten besonderen Umstände geprägt sein.[24] Zwar bestimmt § 4 Abs. 2 TPG, dass bei mehreren gleichrangigen Angehörigen die Entscheidung eines einzigen ausreicht, doch scheint es aufgrund der besonderen Situation – etwa mit Blick auf die von Eltern besonders empfundene Fürsorgepflicht – angezeigt, dass der Organentnahme bei nicht entscheidungsfähigen Kindern beide Elternteile zustimmen sollten.[25]

Daneben ist eine Entscheidung der Eltern rechtlich auch dadurch legitimiert, dass den nächsten Angehörigen das Totensorgerecht zukommt, das ihnen nicht nur „die Sorge um den Toten und damit auch die Verantwortung für einen wür-

---

24 U. Eibach, *Organ- und Gewebespende*, 217, weist darauf hin, dass die Entscheidung nicht ausschließlich auf dem mutmaßlichen Willen des Verstorbenen basiert, sondern in die Entscheidungsfindung auch die Überzeugung dessen miteinfließen kann, der die Frage über eine mögliche Organentnahme endgültig zu entscheiden hat. J. P. Beckmann, *Ethische Aspekte der Organtransplantation*, in: J. P. Beckmann/G. Kirste/H.-L. Schreiber (Hg.), *Organtransplantation. Medizinische, rechtliche und ethische Aspekte*, Freiburg i. Br. 2008, 103, betont demgegenüber, dass zumindest aus ethischer Sicht ein festgestellter mutmaßlicher Wille für die Entscheidung der Angehörigen unbedingt verbindlich ist. Dass die Haltung der Angehörigen indes den entscheidenden Ausschlag zu geben scheint, belegen F. A. Muthny/H. Smit/M. Molzahn, *Das Gespräch mit den Angehörigen plötzlich Verstorbener und die Bitte um Organspende*, 259.

25 Freilich ist hier nicht nur die § 2 Abs. 2 TPG getroffene Regelung zu beachten, nach der Einwilligung und Übertragung der Entscheidung ab dem sechzehnten Lebensjahr, Widerspruch jedoch vom vierzehnten Lebensjahr an erklärt werden können. Berücksichtigt werden muss auch ein nach dem Tod weiterwirkendes Persönlichkeitsrecht, insofern je nach Reifegrad des Kindes dessen eigene Haltung womöglich Rückschlüsse auf einen mutmaßlichen Willen zulässt.

devollen Umgang mit dessen sterblichen Überresten“[26] zuschreibt, sondern auch die Entscheidung über einen fremdnützigen Einsatz der Leiche in jenen Fällen zubilligt, in denen der Wille des Verstorbenen nicht bekannt ist.[27]

Davon zu unterscheiden ist die *ethische* Legitimität einer Entscheidung über eine mögliche Organentnahme bei nicht einwilligungsfähigen Kindern. H. Kreß hat dazu bedenkenswerte Überlegungen vorgelegt, die eine Organexplantation gerechtfertigt erscheinen lassen.[28] Trotz einiger die elterliche Entscheidungskompetenz einschränkender Gerichtsurteile – etwa zur Frage der Beschneidung oder des Stechens von Ohrlöchern, in denen die Rechte von Kindern gegenüber Eltern gestärkt wurden – plädiert Kreß für die Legitimität einer elterlichen Entscheidung über eine Organexplantation bei ihrem Kind. Entscheidend in seiner Argumentation ist, dass er in sein Urteil den kindlichen Organempfänger miteinbezieht, kommt doch in dieser zu Recht erweiterten Situationsanalyse nicht nur die bestehende Fürsorgepflicht für das verstorbene Kind in den Blick, sondern auch diejenige für solche Kinder, deren Erkrankung nur mittels einer Organtransplantation therapierbar ist.[29] Gerade auch für sie besteht eine starke Fürsorgepflicht, deren Bedeutung in der Formulierung der UN-Kinderrechtskonvention von 1989 besonders prägnant zum Ausdruck kommt.[30] Da es für das erkrankte Kind in der Frage der Organspende um Leben und Tod geht, ist es Kreß zufolge legitim, dass Eltern im Falle eines nicht einwilligungsfähigen Kindes zugunsten einer Organentnahme entscheiden. „Weil es sich hierbei um fundamentale Güter handelt, lässt es sich rechtfertigen, einem anderen, hirntoten Kind Organe zu entnehmen, obwohl dieses nicht hatte selbst einwilligen können und nur eine stellvertretende Entscheidung der Eltern vorlag.“[31] Das im TPG geltende Hirntodkriterium vorausgesetzt, ist in dieser Güterabwägung entscheidend, „dass dem

---

26 D. Groß/B. Tag/M. Thier, *„Menschenwürde“ und normative Grundfragen im Hinblick auf den Verstorbenen*, in: J. C. Joerden/E. Hilgendorf/F. Thiele (Hg.), *Menschenwürde und Medizin. Ein interdisziplinäres Handbuch*, Berlin 2013, 698.

27 Vgl. D. Groß/B. Tag/M. Thier, *„Menschenwürde“ und normative Grundfragen im Hinblick auf den Verstorbenen*, 706.

28 Vgl. H. Kreß, *Transplantationsmedizin. Aktuelle Fragen der Organentnahme nach dem Hirntod – Reflexionsbedarf zur Organübertragung bei Kindern*, in: *ZEE* 57 (2013), 3 – 9. Auch Kreß mahnt darin weiteren Reflexionsbedarf in der pädiatrischen Transplantationsmedizin an (vgl. H. Kreß, *Transplantationsmedizin*, 8).

29 Zur Situation schwerkranker Kinder und der Bedeutung für deren Eltern und Geschwister vgl. K. Hasselbach, *Transplantierte oder auf ihre Transplantation wartende Kinder in der Krankenhausseelsorge – Über die Erfordernis von Seelsorgenden in Kinderkliniken*, in: *WzM* 62 (2010), 598 – 601.

30 Vgl. H. Kreß, *Transplantationsmedizin*, 7.

31 Ebd.

hirntoten Kind durch die Entnahme weder Schaden noch Leid oder Schmerzen zugefügt werden“[32].

Damit ist allerdings noch nichts darüber ausgesagt, ob die von Leid und Schmerz erfüllten Eltern des verstorbenen Kindes einer weiteren Belastung ausgesetzt werden dürfen, insofern ihnen eine Entscheidung über die Freigabe des kindlichen Leibes abverlangt wird. Dass der Blick auf mögliche Empfänger, deren weiteres Überleben von der Übertragung eines lebenswichtigen Organs abhängt, einen gewissen moralischen Druck verursacht, lässt sich weder leugnen noch umgehen, weshalb weiter unten zu bedenken sein wird, wie deren Hilfsbedürftigkeit angemessen zur Sprache kommen kann. Daraus jedoch abzuleiten, mit dem Verzicht auf die Frage nach einer möglichen Organspende diese zweifellos äußerst belastende Abwägung zu umgehen, scheint mit Blick auf das hohe Gut von Gesundheit und Leben möglicher kindlicher Organempfänger mindestens genauso unbefriedigend. Nimmt man hinzu, dass Eltern die Entscheidung zugunsten einer Organentnahme auch eine bleibende Hilfe in der Verarbeitung des Todes ihres Kindes bedeuten kann, scheint es nicht gerechtfertigt, auf die Befragung der Eltern von vornherein zu verzichten. Die erhobene Forderung, diese Situation dadurch zu vermeiden, die Organspende nur innerhalb einer engen Zustimmungslösung zu legitimieren, würde bedeuten, dass Organentnahmen bei nicht entscheidungsfähigen Kindern kategorisch ausgeschlossen wären. Damit jedoch würden künftig auch all jene Konstellationen verhindert, in denen bisher nicht nur Eltern mit einer positiven Entscheidung gut leben können, sondern auch zahlreichen Kindern ein Weiterleben ermöglicht wird.

4 Voraussetzungen für eine ethisch legitimierte Bitte um Entscheidung

Die besondere Situation verlangt allerdings eine besondere Berücksichtigung und Behandlung jener, denen eine solch belastende Entscheidung zugemutet wird. So stehen dem Gut des Lebens und der Gesundheit, die einem kranken Kind durch ein Spenderorgan geschenkt werden können, die Bedürfnisse von Angehörigen und Eltern gegenüber. Nur wenn deren Situation hinreichend Berücksichtigung findet, scheint es ethisch legitim, sie mit einer Entscheidung über eine Organentnahme

---

32 Ebd. Auch für J. P. Beckmann, *Ethische Aspekte der Organtransplantation*, 145, ist neben anderen Gründen der vergleichsweise geringe Schaden für den Spender gegenüber dem hohen Nutzen für den Mitmenschen ausschlaggebend für eine positive Bewertung der postmortalen Organspende.

bei ihrem Kind zu konfrontieren. Gleichwohl darf das Bemühen und die Sorge um die Angehörigen nicht nur durch eine mögliche Zustimmung zur Organentnahme motiviert sein. Die Betroffenen müssen auch um ihrer selbst willen im Fokus der Sorge und Begleitung stehen, sind sie doch – zumal in dieser Entscheidungssituation – selbst der Unterstützung bedürftig, nicht zuletzt hinsichtlich der Tatsache, dass sie mit ihrer getroffenen Entscheidung weiterleben müssen.[33] Angehörige dürfen daher nicht nur als periphere Randphänomene betrachtet werden, die erst nach diagnostiziertem Hirntod ihres Angehörigen aufgrund der möglichen Organentnahme in den Fokus der klinischen Akteure geraten, sondern müssen als Beteiligte mit eigenen Interessen, etwa der Bewältigung ihrer Trauer, wahr- und ernst genommen werden.[34] Die Sorge des behandelnden Arztes hat auch der Ermöglichung der Einleitung einer gesunden Trauerarbeit zu gelten.[35]

Es kann daher nicht verwundern, dass getroffene Entscheidungen zugunsten einer Organentnahme zu einem späteren Zeitpunkt gerade dort von Angehörigen in Zweifel gezogen werden, wo ihrer prekären Situation nicht in adäquater Weise entsprochen wurde. Ein sensibler Umgang mit dem Leid, den Nöten und den Interessen trauernder Angehöriger trägt wesentlich zur kontinuierlichen Stabilität der getroffenen Entscheidung bei.[36]

4.1 Realisierung des Todes und Entscheidung über die Organentnahme

Gehört die Begleitung der Angehörigen von potenziellen Organspendern schon an sich „zu den sensibelsten und wichtigsten Phasen einer postmortalen Organspende“[37], tritt diese Notwendigkeit im besonderen Fall von Eltern in der Ent-

33 Vgl. M. Bobbert, *Ärztliches Urteilen bei entscheidungsunfähigen Schwerkranken. Geschichte – Theorie – Ethik*, Münster 2012, 478. Bobbert plädiert zu Recht insgesamt für eine größere gesellschaftliche Unterstützung und Wertschätzung von Angehörigen, die in die Pflege und Sorge schwerkranker Patienten eingebunden sind (vgl. M. Bobbert, *Ärztliches Urteilen bei entscheidungsunfähigen Schwerkranken*, 479–481).

34 Vgl. J. S. Ach/M. Anderheiden/M. Quante, *Ethik der Organtransplantation*, Erlangen 2000, 62.

35 Vgl. D. Bösebeck, *Umgang mit postmortalen Organspendern und deren Angehörigen*, in: *Intensivmedizin* 38 Suppl. 1 (2001), 62 und E. Weiher/K. H. Feldmann, *Seelsorge und Krisenbegleitung bei Hirntod und Organentnahme*, in: *ZME* 56 (2010), 63.

36 Vgl. T. E. Burroughs/B. A. Hong/D. F. Kappel/B. K. Freedman, *The Stability of Family Decisions to Consent or Refuse Organ Donation: Would You Do It Again?*, in: *Psychosom Med* 60,2 (1998), 161 und E. Weiher/K. H. Feldmann, *Seelsorge und Krisenbegleitung bei Hirntod und Organentnahme*, 60.

37 D. Bösebeck, *Umgang mit postmortalen Organspendern und deren Angehörigen*, 62.

scheidung über ihr zu Lebzeiten nicht entscheidungsfähiges Kind besonders deutlich hervor. Stellen sich Erfahrungen von Schock und Ohnmacht als Reaktion der Angehörigen auch im Falle verstorbener Erwachsener ein, kommt angesichts verstorbener Kinder erschwerend hinzu, dass bei Eltern die Trauer besonders intensiv ausfällt.[38] Zum einen geht mit dem Tod des Kindes der Verlust der eigenen Rolle und Funktion als Eltern sowie der eigenen Lebenspläne einher, zum anderen wird der Tod des Kindes auch deshalb so schockierend erlebt, „weil die zu erwartende Lebenszeit des Nachwuchses die der Eltern weit übersteigt. Viele Eltern erleben den Tod eines Kindes wie das Wegsterben eines Teils ihrer selbst, wie eine Amputation."[39]

Die Begegnung mit den Eltern bedarf daher besonderer Sensibilität, sowohl was die Überbringung der Todesnachricht betrifft, als auch hinsichtlich der belastenden und daher unangenehmen Frage nach einer möglichen Organspende. Da das Faktum des Todes zunächst oft geleugnet und verdrängt wird, ist die Frage nach einer möglichen Organentnahme von der Todesnachricht zeitlich und inhaltlich zu trennen.[40] Erst wenn Eltern den Tod ihres Kindes realisiert haben, ist in zeitlicher Distanz dazu ein weiteres Gespräch zu führen, in dem auf die Möglichkeit der Organspende hingewiesen wird.[41] Eine tragfähige Vertrauensbasis zwischen dem behandelnden Arzt und den Angehörigen scheint sich auch hier nicht nur auf eine positive Bewältigung der unmittelbaren Leidsituation, sondern auch auf die langfristige Stabilität der getroffenen Entscheidung über die Organentnahme auszuwirken.[42] Nicht zu leugnen ist indes die Gefahr, dass der Arzt, der die Frage nach einer möglichen Freigabe für die Organentnahme stellt, in den Verdacht kommt, Begehrlichkeiten hinsichtlich der Organe zu hegen. Nicht nur

38 Vgl. H. Znoj, *Komplizierte Trauer*, 27.

39 H. Znoj, *Komplizierte Trauer*, 28.

40 Wie kritisch die Trauersituation der Eltern ist, zeigt die Gefahr einer komplizierten Trauer, in die der Verarbeitungsprozess angesichts einer solchen Risikotrauer führen kann (vgl. E. Weiher/K. H. Feldmann, *Seelsorge und Krisenbegleitung bei Hirntod und Organentnahme*, 63 und H. Znoj, *Komplizierte Trauer*, 35–40).

41 E. Weiher/K. H. Feldmann, *Seelsorge und Krisenbegleitung bei Hirntod und Organentnahme*, 63, verweisen auf Empfehlungen, den „Angehörigen 12–24 Stunden Bedenkzeit einzuräumen". Für den angemessenen Gesprächsrahmen vgl. die Hinweise bei D. Bösebeck, *Umgang mit postmortalen Organspendern und deren Angehörigen* und N. Schindler/D. Vagts, *Hirntod bei Kindern*, 554 f.

42 Vgl. T. E. Burroughs/B. A. Hong/D. F. Kappel/B. K. Freedman, *The Stability of Family Decisions to Consent or Refuse Organ Donation*, 161.

deshalb ist ernsthaft in Erwägung zu ziehen, den Eltern in dieser Entscheidungssituation einen „neutralen Berater“ an die Seite zu stellen.[43]

4.2 Stellvertretende Entscheidung als Gewissensentscheidung

Auch der Entscheidungsprozess der Angehörigen selbst bedarf der besonderen Aufmerksamkeit und Unterstützung sowie des Respekts von Seiten der Ärzte und des Pflegepersonals. Dies gilt umso mehr im Fall einer stellvertretenden Entscheidung, für die nicht auf den mutmaßlichen Willen des Verstorbenen rekurriert werden kann. Die enorme Belastung, der sich Angehörige in der Situation der überbrachten Todesnachricht und der zu entscheidenden Organspende ausgesetzt sehen, führt zu einem späteren Zeitpunkt nicht selten zu erheblichen Zweifeln nicht nur bezüglich der Richtigkeit der damals getroffenen Entscheidung, sondern auch an der grundsätzlichen Berechtigung, eine solche überhaupt treffen zu dürfen. Die Basis für eine stabile Entscheidung muss daher bereits dort gelegt werden, wo die Frage nach einer Entscheidung durch die Angehörigen sich zu konkretisieren beginnt.

Ein wichtiges Moment stellt dabei die Vergewisserung über die Gründe dar, die für das Fällen der Entscheidung leitend sind, unabhängig davon, ob diese zugunsten oder gegen eine Organentnahme ausfällt. Das Vermögen, die getroffene Entscheidung überzeugend begründen zu können, birgt die Chance der eigenen Rückversicherung, sollten zu einem späteren Zeitpunkt Zweifel daran aufkommen. Das einer rationalen Überlegung entgegenstehende Erlebnis von Schock, Ohnmacht und Benommenheit wird auch hier nur durch die intensive Betreuung eines neutralen Anwalts aufzufangen sein, der nicht nur die von den Angehörigen vorgebrachten Aspekte zu ordnen weiß, sondern daneben auch jene möglichen kritischen Momente zur Sprache bringt, die aus der Angehörigenperspektive noch zu wenig bedacht sind. Dabei sollte innerhalb der Entscheidungsfindung stets bedacht werden, dass die Angehörigen mit der getroffenen Entscheidung dauerhaft leben können, weshalb möglichst viele relevanten Aspekte in den Entscheidungsprozess miteinzubeziehen sind, etwa dass „die psychosoziale Verträglichkeit gewährleistet und die Dominanz fremder Interessen ausgeschlossen

43 U. Eibach, *Organ- und Gewebespende*, 221, hält den Krankenhausseelsorger aufgrund seiner Unabhängigkeit und unverdächtigen Rolle für eine dafür geeignete Person. Ob der von D. Bösebeck, *Umgang mit postmortalen Organspendern und deren Angehörigen*, 62, daneben genannte Transplantationskoordinator ein ähnlich großes Vertrauen genießt, ist zumindest fraglich. V. Kalitzkus, *Leben durch Tod*, 122, kann sich auch einen Medizinethiker vorstellen.

ist"[44]. Diese und weitere von K. Hilpert mit Blick auf eine explizite Gewissensentscheidung formulierten Charakteristika leiten zu einem weiteren wichtigen Aspekt zur langfristigen Stabilisierung der getroffenen Entscheidung insbesondere im Fall einer stellvertretenden Entscheidung bei nicht bekanntem mutmaßlichen Willen über.

Die ausdrückliche Qualifizierung einer stellvertretenden Entscheidung als Gewissensentscheidung der Eltern für Kinder, die zu Lebzeiten nie entscheidungsfähig gewesen sind, könnte in mehrfacher Hinsicht zu ihrer Stabilität beitragen. Zwar stellt zunächst jedes praktische Urteil eine Gewissensentscheidung dar, insofern es von der Reflexion im Gewissen begleitet wird. Neben dieser Bedeutung soll das Herausstellen als Gewissensentscheidung im engeren Sinn jedoch die besondere Dignität und Integrität der meist sehr mühsam errungenen Entscheidung betonen, wurde sie doch in einer komplexen sowie uneindeutigen Situation unter erheblichen emotionalen Belastungen getroffen. Die Kennzeichnung als Gewissensentscheidung verfolgt hier somit nicht die Intention, eine von der Norm abweichende Handlung zu rechtfertigen, sondern es soll damit die Unvertretbarkeit der zu treffenden Entscheidung markiert werden. Da weder eine Pflicht zur Freigabe der Organe des Kindes, noch eine Verpflichtung zur Bewahrung von dessen körperlicher Integrität besteht, bedeutet die Situation auch keine Pflichtenkollision. Daher fällt die Schwierigkeit der zu treffenden Gewissensentscheidung letztlich auch nicht unter die traditionelle Kategorie des perplexen oder zweifelnden Gewissens. Vielmehr ist sie gekennzeichnet durch das gegenseitige Abwägen mehrerer möglicher Handlungsalternativen, weshalb auch nicht die Gefahr eines Gewissensirrtums besteht,[45] handelt es sich doch um „einen Bereich individueller Gewissenskompetenz [...], auf den dieser Gedanke keine Anwendung finden kann, da hier die Pluralität möglicher Gewissensurteile als gültiger Ausdruck der Freiheit anzusehen ist"[46].

D. Witschen zufolge liegt die ausdrückliche Qualifizierung als Gewissensentscheidung gerade in derart komplexen Handlungssituationen nahe, in denen normative Unsicherheit „es dem Individuum erschwert, sämtliche relevanten Elemente gegeneinander abzuwägen"[47], weshalb dann nach „bestem Wissen und

---

44 K. Hilpert, Art. *Gewissen*, in: W. Korff/L. Beck/P. Mikat (Hg.), *Lexikon der Bioethik*, Bd. 2, Gütersloh 2000, 160.

45 Auch dieser entlastende Aspekt sollte in der Begleitung der Eltern angemessen zur Sprache kommen.

46 E. Schockenhoff, *Wie gewiss ist das Gewissen? Eine ethische Orientierung*, Freiburg i. Br. 2003, 209.

47 D. Witschen, *Gewissensentscheidung. Eine ethische Typologie von Verhaltensmöglichkeiten*, Paderborn 2012, 28.

Gewissen" zu entscheiden ist. Im Fall der stellvertretenden Entscheidung über eine Organspende treten zudem weitere Charakteristika wie Zeitdruck und tragische Umstände hinzu. „In derartigen oder vergleichbaren Situationen wird der Handlungsentschluss bewusst der Gewissensentscheidung des Akteurs überlassen, und zwar auch in dem Bewusstsein, eine Einmischung, die wie eine Anmaßung empfunden werden kann, vermeiden zu müssen. Und es wird der getroffenen Gewissensentscheidung auch nicht die Anerkennung als solche versagt, ist doch bewusst, in welch' schwieriger Entscheidungssituation der Akteur sich befunden hat."[48]

Während die referierten Merkmale einer Gewissensentscheidung zweifellos auf die Entscheidungssituation über eine postmortale Organentnahme beim eigenen Kind zutreffen, ist noch die Frage offen, inwiefern von der Gewissensentscheidung *eines* Akteurs gesprochen werden kann, wo doch zumindest aus psychosozialer Perspektive eine *gemeinsame* Entscheidung der Eltern angeraten erscheint, unbeschadet der Gesetzeslage, nach der die Entscheidung nur eines Elternteils ausreicht. Da eine Gewissensentscheidung immer nur von einem Individuum für sich selbst und mit Blick auf sein Gewissen getroffen werden kann,[49] haben daher auch beide Elternteile eine solche mit Blick auf die mögliche Organentnahme je für sich zu treffen. Angesichts der erheblichen Gefahr einer möglichen Trennung, der Paare nach dem Tod eines Kindes ohnehin unterliegen,[50] sollte ungeachtet der Qualifizierung als *individuelle* Gewissensentscheidung an einer *einvernehmlichen* Entscheidung zumindest im Fall einer Zustimmung zur Organentnahme festgehalten werden, weil in diesem Fall massiv in die körperliche Integrität des Kindes eingegriffen wird. Die dadurch entstehende psychische Belastung eines Elternteils, der einer Organexplantation nicht zustimmen kann, scheint ungleich höher zu sein als diejenige, die sich aus dem Verzicht auf eine Organentnahme ergibt, der ein Elternteil umgekehrt seine Zustimmung gerne erteilt hätte.

Auf die Stabilität der getroffenen Entscheidung kann sich auch die Wechselwirkung zwischen der kategorialen Einzelentscheidung und einer transzendentalen Lebensentscheidung auswirken, insofern die Einzelentscheidung in der Kontinuität eines umfassenden Lebenskonzepts steht. „Die Einzelentscheidung muss mit dem vereinbar sein, wie das Individuum insgesamt als Person sein will oder soll."[51] Mit der getroffenen Entscheidung wird sich gerade dann auch noch

---

48 Ebd.

49 Vgl. D. Witschen, *Gewissensentscheidung*, 13.

50 Vgl. J. W. Worden, *Beratung und Therapie in Trauerfällen. Ein Handbuch*, Bern 1987, 127 f. und H. Znoj, *Komplizierte Trauer*, 29.

51 D. Witschen, *Gewissensentscheidung*, 19.

nach Jahren leben lassen, wenn sie sich in das eigene Lebenskonzept integrieren lässt. An dieser Stelle wird offenbar, dass insbesondere eine stellvertretende Entscheidung über eine mögliche Organentnahme bei einer verstorbenen Person, deren Haltung dazu zu Lebzeiten nicht bekannt ist, die Perspektive des stellvertretend Entscheidenden nicht nur einbeziehen darf, sondern im Sinn einer stabilen Entscheidung geradezu darauf angewiesen ist, will der die Entscheidung treffende Akteur auch trotz aufkommender Bedenken zu einem späteren Zeitpunkt an ihr festhalten können. Eine angemessene Begleitung des Entscheidungsprozesses der Eltern wird daher auch diese Dimension zu berücksichtigen haben.

Die Einstufung der Entscheidung als explizite Gewissensentscheidung trägt zuletzt auch der Verantwortung Rechnung, die auf den die Entscheidung treffenden Eltern lastet. Sie betrifft indes nicht nur die Sorge um ihr verstorbenes Kind, sondern wird auch von der Lebenschance tangiert, die einem kranken Kind aus dem Empfang eines Spenderorgans erwachsen könnte. Erfahrungsberichte bestätigen, dass der ohnehin mit dem Hinweis auf den Organempfänger aufgebaute unumgängliche moralische Druck womöglich noch stärker empfunden wird, wenn ein Arzt diesen Gesichtspunkt einbringt.[52] Daher scheint es angezeigt, das Einbringen dieser Perspektive ebenfalls einer neutralen Begleitperson zu überlassen. Mit Blick auf den Wert des Lebens und der Gesundheit schwerkranker Kinder kann deren Interesse nicht einfach übergangen werden. Hinzu kommt, dass auch ein Ausblenden zu späteren Schuldvorwürfen führen kann, sollten betroffene Eltern einmal zu der Erkenntnis gelangen, dass sie mit den Organen ihres toten Kindes einem anderen Kind hätten helfen können, sie diese Hilfe aber aufgrund der Verdrängung dieses Gedankens verhindert haben. Es muss nicht eigens betont werden, dass das Einbringen dieser Perspektive – freilich immer in Abwägung zu den einer Organentnahme entgegenstehenden Argumenten – vonseiten des Begleiters ein Höchstmaß an Sensibilität erfordert. Der Einsatz eines neutralen Anwalts gewährleistet jedoch für alle Beteiligten, dass die für die Entscheidungsfindung relevanten Dimensionen tatsächlich eingebracht und erörtert werden, unterliegt ein solcher Prozess doch immer auch der Gefahr, wichtige Aspekte zu übersehen, zumal in Situationen, die als Überforderung erlebt werden. Doch „[d]urch das Einlassen auf einen derartigen dialogischen Prozess wird das

---

52 V. Kalitzkus, *Leben durch Tod*, 117, verweist auf den sich dadurch ergebenden moralischen Konflikt zwischen dem individuellen Schicksal der Angehörigen und „der moralischen Verpflichtung zu Solidarität“. Zudem komme das Schicksal fremder Menschen in den Blick, deren weiteres Leben von der zu treffenden Entscheidung abhängt.

Individuum ebenfalls seiner Verantwortung vor anderen gerecht, auch wenn die letzte Entscheidung ihm allein obliegt“[53].

Schließlich bedeutet die ausdrückliche Qualifizierung als Gewissensentscheidung, die auch nach außen als solche zu kommunizieren ist, einen Appell an das beteiligte Umfeld, insofern die einmal getroffene Entscheidung unbedingten Respekt verlangt. Für jene, die im Gespräch mit den Eltern stehen, bedeutet dies der Verzicht auf jegliche Kommentierung oder erneute Nachfrage. Die Betonung, dass es sich bei der von den Eltern getroffenen Entscheidung um eine Gewissensentscheidung handelt, beinhaltet allerdings nicht nur eine Schutzfunktion für die Eltern nach außen, sondern auch für ihr eigenes Gewissen und ihre Selbstachtung, sollten sie aufgrund neu gewonnener Einsichten einmal in die Situation kommen, ihre damals getroffene Entscheidung in Zweifel zu ziehen. Eine Rückversicherung können ihnen freilich die offengelegten Gründe bieten, die sie damals ihre Entscheidung so und nicht anders haben treffen lassen. Doch ist der Rekurs auf rationale Gründe zusätzlich durch die Überzeugung zu flankieren und zu stützen, dass sie als Eltern eine Gewissensentscheidung nach „bestem Wissen und Gewissen“ getroffen haben. Eine Berufung auf die Gründe zugunsten oder gegen eine Entscheidung zur Freigabe des Kindes zur Organentnahme reicht womöglich nicht aus, denn „[s]o sehr das verantwortliche Gewissens*urteil* des Einzelnen nämlich dazu verpflichtet, sich der Gründe zu vergewissern, die sein Handeln bestimmen, so bleibt doch immer ein letzter Rest, der sich solcher Prüfung entzieht“[54]. In diesem „letzten Rest“ sind all die emotionalen Aspekte der Eltern ihrem Kind gegenüber aufbewahrt, die einer objektiven Rationalität unzugänglich bleiben. Die Qualifizierung ihrer Entscheidung als Gewissensent-

---

53 D. Witschen, *Gewissensentscheidung*, 20. Diese in der Gewissensentscheidung zum Ausdruck kommende Verantwortung wird für religiöse Menschen auch ihre Verantwortung vor Gott beinhalten (vgl. D. Witschen, *Gewissensentscheidung*, 21). Dabei ist zu beachten, dass auch der Christ trotz des Gebots der Nächstenliebe nicht einer Pflicht zur Organspende unterliegt, stellt diese doch keinen eigentlichen Akt der Nächstenliebe dar, der als Liebestat zudem freiwillig zu geschehen hat (vgl. dazu U. Eibach, *Organ- und Gewebespende*, 218). Gleichwohl kann daraus die ethische Verpflichtung abgeleitet werden, für sich selbst zu Lebzeiten eine Entscheidung darüber zu treffen (vgl. E. Schockenhoff, *Ethik des Lebens. Grundlagen und neue Herausforderungen*, Freiburg i. Br. 2009, 426 f.). In diesem Sinn plädiert auch J. P. Beckmann, *Ethische Aspekte der Organtransplantation*, 147, dafür, dass eine Entscheidung für oder gegen Organspende unbedingt gefordert ist, während die Entscheidung zugunsten der Organspende nur einem bedingten Sollen unterliegen kann.

54 E. Schockenhoff, *Wie gewiss ist das Gewissen?*, 202.

scheidung vermag daher auch diesen „letzten Rest“ der Eltern-Kind-Beziehung zu schützen und zu bewahren.[55]

4.3 Respektvoller Umgang mit der elterlichen Fürsorgepflicht

Ein letzter Aspekt, der insbesondere für Eltern erhebliche Risiken hinsichtlich der Stabilität einer getroffenen Entscheidung zugunsten einer Organentnahme birgt, stellt die von Eltern natürlich empfundene besondere Fürsorgepflicht ihrem Kind gegenüber dar. Die darin erkannte Verantwortung führt oft gerade dort zu Schuldgefühlen und Selbstvorwürfen, wo Eltern aufgrund ihrer Zustimmung zur Organexplantation im Nachhinein zur Überzeugung gelangen, ihr nicht nur nicht gerecht geworden zu sein, sondern sie massiv verletzt zu haben.[56] Solche Schuldgefühle können sowohl aus der besonderen Situation des Abschieds von ihrem toten Kind, das noch beatmet wird, resultieren als auch durch die mit der Explantation herbeigeführten Veränderungen am Leichnam, die zum schuldbehafteten Eingeständnis führen, die Integrität des kindlichen Leibes preisgegeben zu haben. Da die von Eltern empfundene Fürsorgepflicht, die auch über den Tod des Kindes hinausreicht, ein natürliches Phänomen darstellt, muss sie gerade dort angemessen Berücksichtigung finden, wo das weitere Vorgehen im Explantationsprozess als massive Verletzung empfunden werden könnte. Wenigstens drei Aspekte scheinen notwendig, um der Gefahr zu wehren, dass Eltern die Freigabe ihres verstorbenen Kindes als Missachtung ihrer besonderen Fürsorgepflicht begreifen:

a) Auch auf die Gefahr hin, dass eine Zustimmung zur Organentnahme verweigert wird, sind die Eltern in umfassender Weise über das weitere Vorgehen aufzuklären, was auch dessen Konsequenzen, vor allem die Frage des Abschieds und mögliche Veränderungen am Leichnam nach der Explantation, miteinschließt. Kalitzkus weist zurecht darauf hin, dass erst dann „von einer *informierten Einwilligung* gesprochen werden“[57] kann. An dieser Stelle könnte

55 U. Eibach, *Organ- und Gewebespende*, 222, diskutiert die Möglichkeit, die Entscheidung einem Ethik-Konsil zu übertragen. Es ist indes zu befürchten, dass eine Delegation dieser stellvertretenden Entscheidung zu einer noch größeren Fragilität der elterlichen Entscheidung führt.

56 Vgl. V. Kalitzkus, *Leben durch Tod*, 131 f.

57 V. Kalitzkus, *Leben durch Tod*, 119. Der Hinweis auf die Belastung, die auf Angehörige aufgrund der stark veränderten Situation des Abschiednehmens in jedem Fall zukommt, ist daher unbedingt auch in das Aufklärungsmaterial über die Organspende aufzunehmen (vgl. V. Kalitzkus, *Leben durch Tod*, 111).

es mit Blick auf die notwendige ärztliche Vertrauensbasis ratsam erscheinen, eine vollumfängliche Aufklärung nicht dem neutralen Anwalt zu überlassen, sondern in dessen Beisein die weiteren möglichen Schritte und deren Implikationen vom Arzt selbst erläutern zu lassen.

b) Gerade der Prozess des Abschiednehmens bedarf daher besonderer Aufmerksamkeit,[58] insbesondere vonseiten einer seelsorglichen Begleitung. Die für Angehörige ungewohnte und fremde Situation, sich vom Verstorbenen in zwei unterschiedlichen Stadien zu verabschieden – einmal vor der Explantation und dann noch einmal danach, wo dieser dann auch die natürlichen Todeszeichen zeigt –, verlangt nach einer den Angehörigen anzubietenden und sämtliche Phasen einschließenden Abschiedsgestaltung. „Die ist erst recht wichtig, wenn einem Kind Organe entnommen werden. Hier ist das Fürsorgebedürfnis der Angehörigen als Eltern besonders stark."[59]

c) Zuletzt ist zu betonen, dass der Leichnam des Verstorbenen nach der Explantation ordentlich hergerichtet und von einem respektvollen und pietätvollen Umgang auch vonseiten des Explantationsteams begleitet wird,[60] ist doch gerade ein guter Zustand des Leichnams „für das endgültige Abschiednehmen der Angehörigen von großer Bedeutung"[61]. Zwar gilt diese Forderung nicht nur mit Blick auf Kinder und sollte in jedem Fall eine Selbstverständlichkeit darstellen,[62] doch kommt ihr vor dem Hintergrund der elterlichen Fürsorgepflicht besondere Bedeutung zu.

---

58 Vgl. N. Schindler/D. Vagts, *Hirntod bei Kindern*, 554 f.

59 E. Weiher/K. H. Feldmann, *Seelsorge und Krisenbegleitung bei Hirntod und Organentnahme*, 65. Für die Gestaltung dieser unterschiedlichen Abschieds- und Trauerphasen vgl. E. Weiher/K. H. Feldmann, *Seelsorge und Krisenbegleitung bei Hirntod und Organentnahme*. Auch D. Bösebeck, *Umgang mit postmortalen Organspendern und deren Angehörigen*, 63, betont, dass die Begleitung nicht an der „OP-Schleuse" enden darf.

60 Vgl. E. Weiher/K. H. Feldmann, *Seelsorge und Krisenbegleitung bei Hirntod und Organentnahme*, 66.

61 V. Kalitzkus, *Leben durch Tod*, 141. Umgekehrt führt ein als schwere Agonie interpretierter entstellter Gesichtsausdruck nicht selten zur Forderung nach einer engen Zustimmungslösung, da hier die Explantation als Eingriff in den noch stattfindenden Sterbeprozess aufgefasst wird (vgl. V. Kalitzkus, *Leben durch Tod*, 142).

62 Dass dem bedauerlicherweise nicht generell so ist, zeigt ein Interview mit einer Ärztin, in dem sie ihre Beteiligung an einer 15 Jahre zurückliegenden misslungenen Explantation als traumatisches Erlebnis schildert (vgl. V. Zastrow/A. von Kittlitz, *Herzschmerz*, in: *FAS* vom 18. August 2013, Nr. 33, 3). Der entwürdigende Umgang mit dem Leichnam im OP führte sie zum Widerruf ihrer Organspendebereitschaft. Erst der Blick auf ihre eigenen Kinder als mögliche Organempfänger lässt sie erneut über eine Spendebereitschaft nachdenken.

5 Klärung der eigenen Haltung zur Organspende

Abschließend sei daran erinnert, dass die Situation der Entscheidung über eine mögliche Organspende meist unvermittelt und unerwartet über die Angehörigen hereinbricht. Eine prinzipielle und rechtzeitige Entscheidung über die *eigene* Haltung zur Organspende, in die bestenfalls auch die Perspektive der nächsten Angehörigen einzugehen hat, noch bevor das akute Entscheidungsszenario auftaucht, kann sich angesichts der hier erörterten Komplexität und psychischen Belastung als wertvoll erweisen.[63] Da Eltern in der Entscheidung über ihr Kind, dessen mutmaßlicher Wille nicht rekonstruierbar ist, letztlich ihre eigene Haltung zur Geltung bringen werden, bedeutet ein bereits gefasster Entschluss mit Blick auf die eigene Person auch ein hilfreiches Moment für den glücklicherweise sehr selten eintretenden Fall, dass über eine Organentnahme beim eigenen Kind zu entscheiden ist.

63 In diesem Sinn ist die jüngste Modifizierung des TPG zu begrüßen, insofern nach § 2 Abs. 1a TPG alle Bundesbürger ab dem sechzehnten Lebensjahr vonseiten der Krankenkassen unaufgefordert Informationsmaterial mit der Bitte erhalten, eine Entscheidung über die Organspendebereitschaft zu treffen, die im Sinne der Freiwilligkeit gemäß § 2 Abs. 2a TPG auch verweigert werden darf.

IV. Teil: **Akteursspezifische Perspektiven**

Klaus Bergdolt

Das Gewissen in der Medizin – Kulturgeschichte und ärztliche Moral

1 Einführung

Die ärztliche Ethik ist nicht vom Himmel gefallen. Ein langer Prozess der Formung und Beeinflussung hat sie geprägt.[1] Philosophische Diskurse, religiöse Trends, gesellschaftliche Spannungen, politische Entwicklungen, die berühmte Aufklärung, Kriege und Katastrophen, Paradigmenwechsel in der Medizin- und Wissenschaftsgeschichte, das Charisma einzelner Persönlichkeiten und nicht zuletzt die *political correctness* unserer Tage formten und formen sie auf höchst unterschiedliche Weise.[2] Der vorliegende Beitrag konzentriert sich auf einige historische Implikationen des ärztlichen Ethos, die kaum noch wahrgenommen werden. Für mich ist ein solches Thema keine Frage rückwärtsgewandter Beschaulichkeit, sondern von höchster Aktualität.

Vergegenwärtigt man sich die nationale wie internationale Entwicklung der *Bioethik*, unter die wir die *ärztliche Ethik* subsumieren, so fällt auf, dass *historische* Aspekte, auch im weitesten Sinne, seit den Neunzigerjahren so gut wie keine Rolle mehr spielen. Es wird suggeriert, dass, was die alltäglichen Entscheidungen und Gewissensorientierungen von Ärzten, Schwestern und Pflegern, Seelsorgern, Sozialarbeitern oder Physiotherapeuten angeht, das Idealverhalten allein durch kühles Nachdenken, durch Analyse und Abwägung in Leitlinien oder Empfehlungen definiert und bestimmt, vielleicht sogar *normiert* werden kann. Bestenfalls gewisse Anleihen aus der *Philosophie*geschichte scheinen diskussionswürdig.[3] Ich möchte in diesem Kontext die Frage stellen, ob ein bioethischer Diskurs ohne medizin- und – im weiteren Sinne – kulturhistorische Akzente, zumindest in einigen Problembereichen, nicht defizitär bleiben muss.

---

1 Vgl. etwa D. von Engelhardt, *Erklären und Verstehen in der Psychiatrie. Genese und Bedeutung im Kontext der Medizin- und Philosophiegeschichte*, in: *ZME* 57 (2011), 99–112; ferner R. Jütte, (Hg.), *Geschichte der Abtreibung. Von der Antike bis zur Gegenwart*, Beck'sche Reihe 1018, München 1993.

2 Zur Einführung in diese Frage eignet sich sehr gut H. D. Kittsteiner, *Gewissen und Geschichte. Studien zur Entstehung des moralischen Bewusstseins*, Heidelberg 1990.

3 So etwa bei Aristoteles; vgl. L. Honnefelder, *Die ethische Entscheidung im ärztlichen Handeln. Einführung in die Grundlagen der medizinischen Ethik*, in: L. Honnefelder/G. Rager (Hg.), *Ärztliches Urteilen und Handeln. Zur Grundlegung einer medizinischen Ethik*, Frankfurt a. M. 1994, 149–154.

Sie kann natürlich nur beantwortet werden, wenn man sich über den Sinn der Beschäftigung mit der Geschichte der Medizin und der naturwissenschaftlichen Forschung überhaupt Gedanken macht. Ich stehe B. Duden, was ihre Thesen zur Körpergeschichte und den Status des Föten angeht, durchaus skeptisch gegenüber, doch stimme ich mit ihr überein, dass es bei der Erforschung der Vergangenheit – man müsste ergänzen: vor allem im weltanschaulichen und ethischen Bereich – nicht auf deren *Bewältigung* ankommt, sondern auf die „Distanz zur eigenen Selbstverständlichkeit“[4]. Ohne das Corrigens kulturgeschichtlichen Bewusstseins riskiert man, Zeittrends und Mainstreams mit wissenschaftlicher Objektivität oder gar Wahrheit zu verwechseln. Selbst die von Beauchamp und Childress beschworenen, angeblich global gültigen bioethischen Prinzipien *beneficence*, *non-maleficence*, *justice* und *autonomy* (1977)[5] sind – in ihrer Offenheit und (scheinbaren) Liberalität – ohne die „kulturelle Tradition“ der USA kaum denkbar.[6] Die Frage Foucaults, ob man auch anders denken und wahrnehmen kann als man denkt und wahrnimmt, lässt sich, ungeachtet ihrer Komplexität, vor allem durch den Blick zurück beantworten.[7]

2 Rückblick versus Innovation

Bis zur Etablierung des – es wäre wenig übertrieben zu sagen – *Kultes* der Innovation mit all seinen unbestreitbar positiven Konsequenzen im späten 18. und frühen 19. Jahrhundert – der französische Philosoph Réne Girard hat den damaligen Paradigmenwechsel eindrucksvoll gezeigt![8] – war der *Rückblick*, das heißt die demonstrative, durchaus dankbare Respektierung dessen, was die Autoritäten der Vergangenheit geleistet hatten, eine unverzichtbare Komponente europäischen Wissenschaftsverständnisses, ja unseres kulturellen Diskurses. Entgegen einem bis heute verbreiteten Vorurteil, dass die Wissenschaftsgeschichte – auf direktem Weg oder über Umwege – in einer Aneinanderreihung von Innovationen bestanden hätte, war das „Neue“ zunächst nur ausnahmsweise positiv konnotiert,

4 B. Duden, *Der Frauenleib als öffentlicher Ort. Vom Mißbrauch des Begriffs Leben*, München 1994, 17.

5 Vgl. T. L. Beauchamp/J. F. Childress, *Principles of Biomedical Ethics*, Oxford [6]2008.

6 Vgl. L. Honnefelder, *Die ethische Entscheidung im ärztlichen Handeln*, 145.

7 Vgl. B. Duden, *Der Frauenleib als öffentlicher Ort*, 17.

8 Vgl. hierzu R. Girard, *Nachricht von Neuerung, die drauf und drunter geht*, in: *FAZ* vom 13.11.2004, Nr. 266, 41.

etwa in Kopernikus' *De revolutionibus orbium caelestium* (1543)[9], in Johannes Keplers *Astronomia Nova* (1609)[10] oder in Galileis *Discorsi e dimostrazioni matematiche intorno à due nuove scienze* (1638).[11] Ungeachtet der Tatsache, dass das „Zeitalter der Entdeckungen" geografisch wie wissenschaftlich *novos mundos* ins Blickfeld gerückt hatte,[12] öffnete sich die Frühe Neuzeit, worauf J. Mittelstraß hingewiesen hat, dem *Neuen* aber weniger durch spektakuläre Entdeckungen, etwa der Grundstruktur der menschlichen Anatomie durch Vesal oder der Fallgesetze durch Galilei, sondern durch eine *methodische* Umorientierung, die eine fruchtbare Synthese von Wissenschaft und Technik ermöglichte.[13] Die Sehnsucht nach wirklich neuen, von den antiken Autoritäten völlig unabhängigen Inhalten, war bis zur Aufklärung weniger groß, als man gemeinhin annimmt. Die genannten Forscher sahen sich in der Regel als Fortentwickler beziehungsweise Vollender von Gedankengängen, die andere konzipiert hatten, als „Zwerge auf den Schultern von Riesen", wie noch Newton bescheiden sagte.[14] (Dass er damit auf mittelalterliche Bilder zurückgriff, wie sie etwa der scholastische Gelehrte Johannes von Salisbury im 12. Jahrhundert[15] oder der Chirurg Guy de Chauliac im 14.[16] entwickelt hatten, sei nur am Rande vermerkt![17])

Manche, wie Montaigne oder zwei Generationen später Thomas Hobbes hassten geradezu wissenschaftliche Ergebnisse, die nach Innovationen klangen.[18] In der *Querelle des Anciens et des Modernes* hatte man im 17. Jahrhundert zwar

---

9 So bittet Nikolaus von Schönberg, Kardinal von Capua, Kopernikus 1536 um eine Abschrift der „neuen Weltauffassung", vgl. G. Wolfschmidt, *Copernicus als Astronom*, in: G. Wolfschmidt (Hg.), *Nicolaus Copernicus (1473–1543). Revolutionär wider Willen,* Stuttgart 1994, 42.

10 Keplers Vorlage ist das Werk des Kopernikus, das er an mehreren Stellen verbessert; vgl. V. Bialas, *Kepler als Vollender der copernicanischen Astronomie,* in: G. Wolfschmidt (Hg.), *Nicolaus Copernicus,* 197 f. Übrigens nahmen Galilei und Descartes keine Notiz von diesem Werk (ebd.).

11 Das Werk erschien, nach vielen Schwierigkeiten, 1638 in Leiden.

12 Vgl. M. Kraus/H. Ottomeyer (Hg.), *Novos mundos. Neue Welten. Portugal und das Zeitalter der Entdeckungen* (Ausstellungskatalog), Berlin 2007.

13 Vgl. J. Mittelstraß, *Leonardo-Welt. Über Wissenschaft, Forschung und Verantwortung,* Frankfurt a. M. 1992, 15.

14 In einem Brief an Robert Hooke vom 5. Februar 1676.

15 Johannes von Salisbury, *Metalogicon* 3, 4, 46–48: „Dicebat Bernardus Carnotensis nos esse quasi nanos gigantum umeris insidentes, ut possimus plura eis et remotiora videre ..."

16 Vgl. G. de Chauliac, *Chirurgia Magna Guidonis de Gauliaco. Mit einem Vorwort von G. Keil,* Darmstadt 1976, 1 *(pueri enim sumus in collo gigantis).*

17 Dass es auch, vor allem im 20. Jahrhundert, eine Fülle von Arbeiten weniger prominenter Forscher gab, auf die große Wissenschaftler, etwa Einstein, verwiesen haben, zeigt Jürgen Renn auf; vgl. J. Renn, *Auf den Schultern von Riesen und Zwergen. Albert Einsteins unvollendete Revolution,* Weinheim 2006.

18 Vgl. R. Girard, *Nachricht von Neuerung, die drauf und drunter geht.*

ebenfalls um die Rolle der Autoritäten gestritten, doch waren sich selbst die Parteigänger Ludwigs XIV. einig, dass große Gestalten der Geschichte als Vorbilder unverzichtbar erschienen.[19] Das *Neue* war den meisten nur dann unverdächtig, wenn es mit dem *Alten* kompatibel erschien. Philosophen wie Condorcet, der den wissenschaftlichen Fortschritt und die philosophische Emanzipation als eigentliche Triebfeder der Kulturgeschichte betrachtete, oder der Abbé Raynal, der bereits 1770 in seiner *Histoire philosophique et politique* seine Hoffnung explizit auf das Neue setzte, stellten die berühmte Ausnahme von der Regel dar.[20]

Ausgerechnet zur Zeit der Romantik – was viele überraschen mag – änderte sich das Bild. So sehr man damals in Deutschland und Frankreich die Vergangenheit, etwa das Mittelalter und die Höhepunkte der nationalen Geschichte liebte (vor allem im Frankreich der Revolution war die „Historisierung aller Lebensbereiche" zum Schlagwort geworden[21]), so sehr setzte man gleichzeitig, nicht ohne irrationalem Touch, auf die Zukunft, die – es erscheint vor allem aus *heutiger* Sicht paradox – im Zeichen der *Rückwende*, der „*Re*volution" stehen sollte: ein schillernder Begriff, der einen angeblich idealen Urzustand in der Vergangenheit voraussetzt.[22] Jules Michelet (1798 – 1874), einer der einflussreichsten Historiker des 19. Jahrhunderts, kritisierte an der Revolution bezeichnenderweise, dass sie, ungeachtet aller Köpfe, die gerollt waren, nicht radikal genug erneuert hatte, indem sie nur *Reformen* produziert hatte, aber keine wirklichen *Innovationen*, das heißt echte Umwälzungen.[23] Der die *Gloire* Frankreichs predigende Nationalist stand damit für eine einflussreiche Fraktion der intellektuellen Avantgarde. Man wollte Gesellschaft und Wissenschaft mit allem Optimismus, den der Zeitgeist des Positivismus vermittelte, voranbringen und nahm dabei ein ideales Bild der Urgesellschaft zum Maßstab.[24] In den Dreißigerjahren des 19. Jahrhunderts wurde auf diese Weise in Paris eine neue, provokante Geschichtsphilosophie geboren. Die Situation verkomplizierte sich dadurch, dass *Natur* und *Geschichte* auch in

---

19 Vgl. etwa A. M. Lecoq (Hg.), *La querelle des Anciens et des Modernes. XVIIe-XVIIIe siècles*, Paris 2001.

20 Vgl. S. Lüchinger, *Das politische Denken von Condorcet (1743 – 1794)*, Bern 2002; ferner W. Lepenies, *Historisierung der Natur*, in: W. Lepenies, *Gefährliche Wahlverwandtschaften. Essays zur Wissenschaftsgeschichte*, Reclams Universalbibliothek 8550, Stuttgart 1989, 7 f.

21 Vgl. W. Lepenies, *Historisierung der Natur*, 26.

22 Vgl. R. Girard, *Nachricht von Neuerung, die drauf und drunter geht*; zur Romantik und ihrer Beziehung zur Medizin und Naturwissenschaft allgemein vgl. D. von Engelhardt, *Romantische Mediziner*, in: D. von Engelhardt/F. Hartmann (Hg.), *Klassiker der Medizin*, Bd. 2, München 1991, 95 – 118.

23 Vgl. R. Girard, *Nachricht von Neuerung, die drauf und drunter geht.*

24 Vgl. J. Michelet, *Histoire de la Révolution Française* (7 Bde.), Paris 1847 – 1853.

Deutschland eine besondere Bindung eingingen.[25] Anstelle der *Revolution* wurde diesseits des Rheins allerdings eher die „fortgehende, natürliche, vernünftige *Evolution* der Dinge" (Herder) beschworen.[26] Schon Kant hatte, nach anfänglicher Begeisterung für die Jakobiner, betont, die moralische, friedliche Vereinigung des Menschengeschlechts sei „das Phänomen nicht einer Revolution, sondern der Evolution einer naturrechtlichen Verfassung".[27] Die Ablehnung des Revolutionsgedankens gipfelte schließlich in Franz von Baaders Schrift *Über den Evolutionismus und Revolutionismus* (1834). Bemerkenswerterweise wurde der Begriff „Evolution" hier nicht naturwissenschaftlich verstanden, sondern auf die allgemeine Kultur- und Rechtsentwicklung übertragen.[28]

In Frankreich hatte die Idee der *Re*volution einen bemerkenswerten Bruch mit der tradierten Vorstellung von Geschichte und Natur bedeutet. Noch Georges Buffon hatte in seiner berühmten 44-bändigen *Naturgeschichte* (1749 – 1788) das gesamte Wissen über die Natur ganz selbstverständlich als „Natur*geschichte*" zusammenzufassen versucht, deren tieferen Sinn er in der Zähmung und Veredelung der Natur durch den Menschen sah.[29] Jeder andere Zugang zur Wissenschaft wäre aus seiner Sicht defizitär erschienen, hielt der glänzende Stilist doch alles, was man im Lauf der Vergangenheit an Wissen aufgehäuft hatte, für wissens- und druckenswert! Noch zur Mitte des 18. Jahrhunderts unterschieden die Gebildeten, nach dem Vorbild der „Polyhistoren", kaum zwischen Geschichte und Naturforschung – und damit zwischen Geistes- und Naturwissenschaften. Der genannte Bruch wirkt in der naturwissenschaftlichen Medizin, aber auch in der Bioethik bis heute nach.

3 Der Positivismus

Das 19. Jahrhundert hat den historisierenden, jahrhundertelang gültigen Wissenschaftsbegriff, der inhaltlich auch die Erkenntnisse (und natürlich Irrtümer!) der Vergangenheit einschloß, am Ende radikal hinterfragt. Jeremy Bentham, einer der bekanntesten englischen Utilitaristen (1748 – 1832), erhob die Innovation als

25 Vgl. F. Wagner, *Biologismus und Historismus im Deutschland des 19. Jahrhunderts*, in: G. Mann (Hg.), *Biologismus im 19. Jahrhundert*, Stuttgart 1973, 31.

26 E. Benz, *Theologie der Evolution im 19. Jahrhundert*, in: G. Mann (Hg.), *Biologismus im 19. Jahrhundert*, 43.

27 I. Kant, *Der Streit der Facultäten und kleinere Abhandlungen*, Werke, Bd. 6, Köln 1995, 104 – 106 (2. Abschnitt, 6 und 7).

28 Vgl. E. Benz, *Theologie der Evolution im 19. Jahrhundert*, 43.

29 Vgl. W. Lepenies, *Historisierung der Natur*, 10 – 12.

einer der ersten zum Qualitätskriterium.[30] Durch den englisch-schottischen Utilitarismus und die französische Philosophie und Soziologie wurde gerade in naturwissenschaftlich-medizinischen Universitätskreisen die Degradierung der Vergangenheit salonfähig – sowohl was Sachfragen anging als auch in ethisch-philosophischen Fragen! Wer anders dachte, wer Kritik übte, galt für Virchow und die neue Elite der Medizin als reaktionär im übelsten Sinn des Wortes. „Der fanatische Mystizismus der Theologie und der apathische Formalismus der Jurisprudenz“ wurden nun – so der dänische Medizinprofessor Julius Petersen, ein Schüler Virchows, 1877 – von einem neuen „positivistischen“ Zeitalter abgelöst[31], das Auguste Comte in seinem berühmten Drei-Zeiten-Modell als Krönung der beiden älteren Menschheitsepochen rühmte, die – so der einflussreiche französische Denker – jahrtausendelang im Zeichen der Metaphysik und dann, zur Zeit der Aufklärung, der Philosophie gestanden hatten. Etwa um 1830 war für Comte das dritte, positivistische Zeitalter ausgebrochen, in dem – so seine Prospektive – unter dem Banner des medizinisch-naturwissenschaftlichen Paradigmas in absehbarer Zeit alle großen Menschheitsprobleme gelöst würden.[32] Für Virchow, Du Bois-Reymond, für Pasteur und Claude Bernard war *Geschichte* nur noch insofern interessant, als sie als Mittel beziehungsweise Vergleichsgegenstand diente, um die eigene Zeit und die eigene, persönliche Leistung im Sinne Comtes aufzuwerten. Indem man die Natur nachhaltig veränderte, wurde sie allerdings selbst historisiert, das heißt, man erkannte die Folgelasten und ökologischen Veränderungen, die der wissenschaftliche Fortschritt mit sich brachte.[33] Die „Leonardo-Welt“ (Mittelstraß) war durch die „Gefährdung der Natur, der Umwelt, wie man heute sagt“, plötzlich selbst zum Problem geworden.[34]

„Sollte man nicht von neuem die Tragödie von Galilei aufführen?“ fragte Virchow spöttisch 1853. Viele Zeitgenossen machten sich ein Vergnügen daraus, „das scheinbar so ehrfurchtsgebietende, a priorische Gewissen zu zersetzen und historisch zu relativieren“. Jeder „denkende Kopf, von Feuerbach bis Paul Rée, von Nietzsche bis zu Freud“ hat sich, wie der verstorbene H. D. Kittsteiner in seinem Buch *Gewissen und Geschichte* bemerkt hat, „an diesem Sport beteiligt“.[35] Wann

---

30 Vgl. R. Girard, *Nachricht von Neuerung, die drauf und drunter geht;* zu Bentham vgl. D. G. Long, *Bentham on Liberty. Jeremy Bentham's Idea of Liberty in Relation to His Utilitarianism,* Toronto 1977.

31 Zit. nach H. Schipperges, *Utopien der Medizin. Geschichte und Kritik der ärztlichen Ideologie des 19. Jahrhunderts,* Salzburg 1968, 83.

32 Vgl. H. Schipperges, *Utopien der Medizin,* 73–76; zu Comtes Theorie siehe W. Lepenies, *Auguste Comte. Die Macht der Zeichen,* Akzente 505, München 2010.

33 Vgl. W. Lepenies, *Gefährliche Wahlverwandtschaften,* 33.

34 Vgl. J. Mittelstraß, *Leonardo-Welt,* 20 f.

35 H. D. Kittsteiner, *Gewissen und Geschichte,* 16.

immer sich dagegen die katholische Kirche zu Wort meldete, um an der Demontage des Gewissens und der radikalen Säkularisierung der Ethik Kritik zu üben (sie hatte, historisch gesehen, keineswegs Unrecht – man denke nur an die vielen fatalen anthropologischen Theorien, die um 1900 – unter Berufung auf den Positivismus – entwickelt wurden und später die NS-Ideologie beflügelten![36]), wurde sie mit dem Epitheton des ewig Gestrigen zurechtgebügelt.[37] Aus der Sicht von J. Moleschott, E. Haeckel, W. Schallmeyer, A. Jost, C. Vogt und anderen Apologeten des neuen Biologismus, der durch und durch positivistisch geprägt war,[38] erschienen traditionelle ethische Argumente – darunter das Verbot aktiver Sterbehilfe und der sogenannten Euthanasie – obsolet, ja gerade aufgrund ihres christlichen Ursprungs lächerlich. Es galt, so die Meinung der medizinischen Avantgarde, das Gewissen vom Ballast der Vergangenheit zu befreien, „von den staubigen Pergamenten der Philosophen und Theologen“, wie der Physiologe Emil Du Bois-Reymond in einem Gedächtnisvortrag anlässlich des 100. Todestages des nun überaus geschätzten Materialisten und Freundes Friedrichs des Großen Julien Offray de La Mettrie 1851 betonte.[39] „Der Naturforscher kennt nur Körper und Eigenschaften von Körpern. Was darüber ist, nennt er transzendent, und die Transzendenz betrachtet er als eine Verirrung des menschlichen Geistes“, erklärte Virchow.[40] Für Schopenhauer verbarg sich hinter dem sogenannten „Gewissen“ nichts als Menschenfurcht, Deisidämonie, Vorurteil, Eitelkeit und bloße Gewohnheit.[41]

Die medizinisch-naturwissenschaftliche Forschung, gegenwarts- und zukunftsorientiert, wurde zur neuen Religion. Sie hatte von etwa 1850 bis zum Ersten Weltkrieg, ja darüber hinaus, ihre eigenen Dogmen, ihre Märtyrer und ihre Gläubigen, ihre (seltenen) Proselyten und Abtrünnigen, ihre Kirche und ihre Ikonografie (ein Gang durch Jena klärt hier noch heute auf!). Schon 1836 hatte der Psychiater Dietrich Georg Kieser, ein Theologensohn, anlässlich des Kongresses der Deutschen Naturforscher und Ärzte in Jena über die „in Tempeln verehrte

36 Hierzu K. Bergdolt, *Das Gewissen der Medizin. Ärztliche Moral von der Antike bis heute*, München 2004, 259–275; vgl. auch H. Schipperges, *Utopien der Medizin*, 118–126.

37 Vor allem Du Bois-Reymonds und Virchows Spott, der natürlich auch durch die Kulturkampfsituation bestimmt war, wurde berühmt, vgl. H. Schipperges, *Utopien der Medizin*, 36f. und 126f.; ferner E. Benz, *Theologie der Evolution im 19. Jahrhundert*, 53f.; E. Du Bois-Reymond, *La Mettrie. In der Friedrichs-Sitzung der Akademie der Wissenschaften am 28. Januar 1875 gehaltene Rede*, Leipzig 1912 online verfügbar unter: http://vlp.mpiwg-berlin.mpg.de/library/data/lit28638/index_html?pn=1&ws=1.5 (Zugriff am 25.10.2013).

38 Vgl. K. Bergdolt, *Das Gewissen der Medizin*, 242–248.

39 Vgl. E. Du Bois-Reymond, *La Mettrie*, 528.

40 Zit. nach H. Schipperges, *Utopien der Medizin*, 37.

41 Vgl. H. D. Kittsteiner, *Gewissen und Geschichte*, 16.

göttliche Weltidee" der Alten reflektiert, die in der neuen Medizin ihre Vollendung erfahre.[42] Die große antike Kultur war für den Physiologen Emil Du Bois-Reymond untergegangen, weil die damalige Elite keine Naturforschung „in unserem Sinn" betrieben habe. Die neue Naturwissenschaft lösche endlich „die Scheiterhaufen der Hexen und Ketzer", begeisterte sich der Berliner Star-Physiologe,[43] der die Abschaffung des Religions- und Griechisch-Unterrichts sowie der allgemeinen Literaturgeschichte an Preußens Schulen forderte, deren Zustand er mit dem klagenden Ausruf „Goethe und kein Ende" anprangerte, dem Titel seiner berühmten Berliner Rektoratsrede von 1882.[44] Dass in den Sechzigerjahren in Preußen das *Tentamen Philosophicum* durch das sehr fachbezogene *Physicum* als Voraussetzung für das Medizinstudium ersetzt wurde, passte in den Kontext. Weg von der Geschichte, weg von den Geisteswissenschaften, lautete die Devise!

Marie Curie sprach für diese neue, aufgeklärte und höchst selbstbewusste Forschergeneration, als sie 1902 schrieb: „Ich beschäftige mich nicht mit dem, was getan worden *ist*. Mich interessiert, was getan werden *muß*." Auch die Psychoanalyse sah die Vergangenheit kritisch. Freud bezweifelte im Kontext der Neurosenlehre die Objektivität des eigenen wie des kollektiven Gedächtnisses, auch (und gerade) wenn dieses von Fachleuten, etwa den Historikern, konstruiert wurde: „Jedesmal, wenn ein Mensch über Vergangenes berichtet, und sei er auch ein Geschichtsschreiber, haben wir in Betracht zu ziehen, was er unabsichtlich aus der Gegenwart oder aus dazwischenliegenden Zeiten in die Vergangenheit zurückversetzt, so daß er das Bild derselben fälscht."[45] Der wirkungsmächtige Foucault zerlegte die Ideengeschichte weiter in Segmente, die nichts miteinander zu tun haben.[46] U. Wehler und andere einflussreiche Historiker unserer Zeit schlossen sich an.[47] Für die meisten hat die Geschichte ihre Rolle als *magistra vitae* (Cicero) eingebüßt. So liegt die Schlussfolgerung nahe: In der Vergangenheit nach ethischen Impulsen zu suchen bedeutet doch nur, mit fadenscheinigen Argumenten eigene moralische Präferenzen absichern zu wollen!

Ethik, das heißt auch *ärztliche* Ethik, bedeutete seit dem Ende des 19. Jahrhunderts zunehmend moralische Normensuche auf der Basis analytisch-rationalen Nachdenkens, wogegen nichts zu sagen wäre. Sie war damit aber auch – das war sogar der Anspruch! – allen historischen und kulturellen Kontexten entrückt,

---

42 Vgl. H. Schipperges, *Utopien der Medizin*, 93.
43 Vgl. H. Schipperges, *Utopien der Medizin*, 127.
44 Vgl. H. Schipperges, *Utopien der Medizin*, 130.
45 Zit. nach H. Schott, *Die Chronik der Medizin*, Dortmund 1993, Vorwort.
46 R. Girard, *Nachricht von Neuerung, die drauf und drunter geht.*
47 Hierzu ausführlich die Kritik von A. Epple, *Natura Magistra historiae? Reinhart Kosellecks transzendentale Historik*, in: *GeGe* 32 (2006), 201–213.

Persönlichkeiten wie Luther und Galilei ausgenommen, mit denen man sich gerne verglich (die Rede ist natürlich, um das klarzustellen, vom *ärztlichen* Selbstverständnis und vom wissenschaftlich-philosophischen Diskurs, nicht vom karitativen Engagement z. B. Tausender katholischer Nonnen, evangelischer Diakonissen und vieler Rote-Kreuz-Schwestern, die das Leiden der Kranken zu lindern suchten und deren Zahl – als bewusste Gegenreaktion zum säkularen Positivismus – gegen 1900 in beeindruckender Weise zunahm[48]). Dass es auch sonst genug besorgte Stimmen gab – Nietzsche warnte angesichts der zunehmenden Menschenversuche, Menschen seien „keine denkenden Frösche, keine Objektivier- und Registrierapparate mit kalten Eingeweiden“[49] – darf nicht zu Fehlschlüssen verleiten: Die Ärzte, vor allem die Mitglieder der medizinischen Fakultäten, dachten um 1900 in ihrer überwiegenden Mehrheit im Sinne Virchows und Du Bois-Reymonds!

4 Der Sinn des Rückblicks

Der unerschütterliche Glaube an das Paradigma der Naturwissenschaft bestimmt, ungeachtet einiger prominenter Warner, bis heute die medizinische Szene. Schon um dieses Phänomen zu verstehen, ist der Rückblick auf die kulturgeschichtlichen und wissenschaftlichen Strömungen des 19. und 20. Jahrhunderts, aber auch der Frühen Neuzeit unerlässlich. V. Hösle bemerkt 2012 in der *Zeitschrift für Ideengeschichte*, der gute Philosoph ziehe seine Schlüsse auf doppelter Basis: einmal durch kühles, analytisches Nachdenken, und dann, durchaus gleichwertig, durch eine kritisch-demütige Zurkenntnisnahme des Wissens, das die Philosophie- und Wissenschaftsgeschichte – beginnend mit den Vorsokratikern – präsentiert.[50] Hösle deutet an, dass die Analyse der Geschichte, das Verständnis dessen, was große Philosophen, aber auch Literaten, Ärzte und Naturforscher der Vergangenheit zu konkreten, zeitlosen Problem des Menschseins – und damit auch zu Krankheit, Tod, Leiden, Endlichkeit – zu sagen hatten, vielen heutigen Philosophen, Ethikern und „Analytikern“ (nicht zuletzt aufgrund mangelnder Geschichts- und Sprachkenntnisse) zunehmend schwerer fällt als das direkte „Durchdenken“ eines Problems. Das „Wegbrechen“ von Bildung, das „Abnehmen beziehungsweise der Verlust von Vertrautheit“ mit den Klassikern der Disziplinen stellt für ihn

---

48 Vgl. M. Reimer, *Die Geschichte des St. Franziskus-Hospitals in Köln-Ehrenfeld von seiner Gründung bis zum Ende des Zweiten Weltkriegs (1866–1945)*, Med. Diss., Köln 1999, 17.

49 F. Nietzsche, *Die Fröhliche Wissenschaft (Vorrede)*, in: F. Nietzsche, *Werke*, Bd. 2, Darmstadt 1994, 12.

50 Vgl. V. Hösle, *Zur Lage der Philosophie (Gespräch)*, in: *ZIG* 6 (2012), 58–72.

ein „Alarmzeichen" dar (wobei er allerdings darauf verweist, dass in den USA ein Gegentrend erkennbar sei).[51] Das berühmte Diktum von H. Heimpel, der sich in Freiburg habilitiert hat, „Quellenkenntnis schützt vor Neuentdeckung", hat seine Aktualität keineswegs verloren.[52]

Hat V. Hösle mit seiner These recht, so muss ein bioethisch interessierter und versierter Philosoph, beschäftigt er sich mit der Geschichte seines Fachs, *eo ipso* auch auf die Geschichte der Medizin stoßen. Tatsächlich waren für Philosophen von Platon bis zu Albertus Magnus, Thomas von Aquin, Montaigne, Pascal und Descartes medizinische Themen nicht nur im metaphorischen Sinn von höchster Bedeutung.[53] Auch die medizinische Theorie und die ethischen Problemfelder der Heilkunde blieben solchen Denkern, ungeachtet zahlreicher Schwankungen und Brüche, nicht verborgen. Andererseits gehörte die ethische Reflexion selbstverständlich zum Themenspektrum medizinischer Fachbücher. Es gibt kaum ein Werk zur Medizin der Antike, des Mittelalters und der Renaissance, wo nicht auch Verhaltensregeln und ethische Grundsätze besprochen worden wären. Immer wieder ging es darum, ob und wie man Schwerkranke aufklärt, woran man Sterbende erkennt (und wie man sich ab diesem Moment verhält), wonach man das Honorar bemisst, wie man sich in Empathie übt, ohne den Verstand – Voraussetzung jeder effektiven Therapie – außer Kraft zu setzen, oder ob es legitim ist, alternative Therapiemethoden anzuwenden. Gabriele Zerbis Buch *Opus perutile de cautelis medicorum* (1495) war hier für Jahrhunderte wegweisend.[54]

Wie schon Arnald von Villanova und anderen Autoren des Mittelalters[55] ging es Zerbi, einem Paduaner Medizinprofessor und Philosophen, um das *Vertrauen* der Patienten, das der Arzt durch souveräne Beherrschung seiner Kunst, durch ständige Weiterbildung und Übung, also Erfahrungsgewinn erwirbt. Verstöße gegen das ärztliche *Decorum* untergraben den Erfolg der Behandlung, weil dieses Vertrauen zerstört wird. Zerbi denkt psychosomatisch: Die richtigen Worte, das Atmosphärische, die Autorität des Arztes tragen mindestens so viel zum Heilungserfolg bei wie die eigentliche Therapie. Er respektiert neben den antiken und arabischen *auctoritates* die „Zehn Gebote" sowie die im Matthäusevangelium

---

51 Vgl. V. Hösle, *Zur Lage der Philosophie*, 68 f.

52 Hierzu auch K. Bergdolt, *Innovationen – Für einen kritischen Umgang mit einem ökonomischen Terminus in der Medizin*, in: V. Schumpelick/B. Vogel (Hg.), *Innovationen in Medizin und Gesundheitswesen. Beiträge des Symposiums vom 24. bis 26. September 2009 in Cadenabbia*, Freiburg i. Br. 2010, 443–458 (zu Heimpels Zitat: 456).

53 Vgl. K. Bergdolt, *Das Gewissen der Medizin*, 25–38.

54 Man denke nur an die großen Ärzte der italienischen Renaissance, vgl. K. Bergdolt, *Das Gewissen der Medizin*, 133–137.

55 Vgl. K. Bergdolt, *Das Gewissen der Medizin*, 88.

erwähnten *Taten der Barmherzigkeit*, weshalb er Arme kostenlos behandelt – die Praxis sah erheblich anders aus![56] Zerbis Buch entstand in einer Epoche, in der die Früchte humanistischer Philologie – nunmehr in gedruckter Form – nicht zuletzt die medizinische Welt bereicherten. Unter Berufung auf Hippokrates, Galen, Alkindi, Avicenna und andere *auctoritates* entwirft der Autor das Bild des *physicus prudens*, des vorausschauenden Arztes, den beruflich wie privat ein vorbildlicher Lebenswandel auszeichnet (das Wort *prudens* lässt sich auf Thomas von Aquin, ja auf Cicero zurückführen – unter den vier Kardinaltugenden *iustitia*, *temperantia*, *fortitudo* und *prudentia* ist für Thomas eben die *prudentia*, die verantwortungsvolle Vorausschau (*providentia*), die wichtigste!).[57] Ein solcher Arzt, der stets bedenkt, was seine Aktionen und Handlungen am Ende bewirken, ist nicht neidisch, nicht ruhmsüchtig, schmeichelt niemandem und spricht über keinen „mit zwei oder drei Zungen". Er bleibt diskret, beim Essen maßvoll, beim Trinken ganz besonders. Niemals würde er ein öffentliches Amt annehmen, „denn hier liegt der Kern zur Vernachlässigung seines Berufs"[58]. Beim Krankenbesuch liegt ihm jeder unzüchtige Gedanke fern. Ein fachlich schlechter Arzt gilt Zerbi auch *moralisch* als anrüchig, da er seine Kompetenz ja nur vortäuscht. Zerbi verlangt ein hohes ärztliches Ethos, mehr Leitlinie allerdings als Regel oder gar Vorschrift, wobei er in Wirklichkeit hauptsächlich Forderungen zahlreicher Autoritäten des Altertums kompiliert.[59] Unzählige Traktate dieser Art folgen im 16. und 17. Jahrhundert. Man blickte ethisch-moralisch vor allem zurück! Der Gedanke, dass ethische Maßstäbe hier und jetzt *ex nihilo*, gleichsam geschichtslos, kreiert werden könnten, erschien vor der Aufklärung absurd.

5 Der Einfluss des Utilitarismus

Nun gibt es selbst heute, in einer weitgehend geschichtslosen Gesellschaft, ethische Problemfelder, welche – auch mit Billigung der Feuilletons – die Beschäftigung mit der *Geschichte* der ärztlichen Ethik legitimieren, ja geradezu herausfordern. Ich spiele hier nicht nur auf das Versagen der deutschen Medizin im Dritten Reich an. Warum in angloamerikanischen Ländern die Embryonenforschung viel „großzügiger", wie manche bewundernd sagen, abläuft, ohne die

56 Vgl. K. Bergdolt, *Das Gewissen der Medizin*, 133–137.
57 Vgl. J. Pieper, *Das Viergespann. Klugheit, Gerechtigkeit, Tapferkeit, Maß*, Die Bücher der Neunzehn, Bd. 113, München 1964.
58 Dieses sowie das vorhergehende Zitat finden sich bei K. Bergdolt, *Das Gewissen der Medizin*, 133 und 134.
59 Vgl. K. Bergdolt, *Das Gewissen der Medizin*, 133–137.

Kommentare zahlloser „Bedenkenträger", ist allein historisch verständlich, nicht etwa durch Analyse des Sachverhalts. Wer den Utilitarismus der schottischen und englischen Medizinschule, die gleichzeitig eine philosophische war, um John Gregory, um Jeremy Bentham, um John Stuart Mill nicht kennt, wird die Bewunderung, die heutzutage in Amerika, Kanada, Australien usw. immer wieder moralisch umstrittenen naturwissenschaftlichen Pioniertaten entgegenschlägt, nicht verstehen, selbst wenn er weiß, dass die Medizingeschichte des Dritten Reichs in der Genforschung, in der Stammzellforschung, in der Präimplantationsdiagnostik usw. uns in Deutschland besondere Skrupel nahelegt.[60] Gab der amerikanische Molekularbiologe S. Mitalipov – lassen wir den inzwischen gegen ihn erhobenen Betrugsvorwurf einmal beiseite![61] – vor kurzem vor, Menschen klonen zu können[62], hörte man bei uns den verständlichen Satz: „Unter den Nazis ist so viel Schlimmes in der Medizin passiert, dass gerade wir Deutschen ganz strenge Maßstäbe anlegen müssen." Das stimmt natürlich. Es ist aber nicht nur das Dritte Reich, es ist auch und vor allem die Denktradition des Utilitarismus, die uns hier von den Amerikanern, Briten oder Australiern unterscheidet. Wenn der Staat beziehungsweise die Obrigkeit die Aufgabe hat, für möglichst viele Mitglieder der Gesellschaft möglichst viel Glück und Wohlergehen *(welfare)* zu organisieren (eine uralte utilitaristische Forderung!), dann muss – logischerweise, das ist die andere Seite der Medaille! – eine Minderheit zurückstecken. Ist es dann nicht übertrieben, argumentierte schon C. Venter, für Embryonen in die Bresche zu springen? Er wusste nicht, dass diese (aus seiner Sicht so vernünftig und unabhängig klingende) Aussage ein typisches Denkprodukt der utilitaristischen Philosophietradition darstellt.

6 Zwei Beispiele: Beschneidung und Babyklappe

Nicht nur, was Venter betrifft, klärt der historische Kontext auf. Auch der Streit um die Beschneidung hat jüngst zu Irritationen geführt. Offensichtlich unbelastet von Kenntnissen der Religions- und Philosophiegeschichte und auf provozierende Weise unmusikalisch in religiösen Dingen, sah eine starke Fraktion der deutschen

---

60 Vgl. O. Höffe, *Einführung in die utilitaristische Ethik. Klassische und zeitgenössische Texte*, Tübingen ^{2}1992.

61 Vgl. S. Stockrahm/L. Klöckner/D. Lüdemann, *Zellbiologe gibt Fehler in Klonstudie zu*, in: Zeit Online, online verfügbar unter: http://www.zeit.de/wissen/gesundheit/2013 – 05/klonen-studie-fehler-mitalipov-reaktion (Zugriff am 25.10.2013).

62 Online verfügbar unter: http://www.bild.de/news/ausland/news-ausland/der-forscher-hinter-der-klon-sensation-30425212.bild.html (Zugriff am 25.10.2013).

Gesellschaft (ausgerechnet oder bezeichnenderweise der *deutschen* Gesellschaft) in der seit Jahrtausenden praktizierten Zirkumzision jüdischer Jungen nicht mehr und nicht weniger als – eine Körperverletzung. Dass sie, obgleich man wusste, dass die Kinder dadurch später „gezeichnet" waren, unter höchstem Risiko selbst im Warschauer und Theresienstädter Ghetto durchgeführt worden war, störte nicht mehr. Die politische *Correctness* siegte über die in Reaktion auf die NS-Verbrechen erzeugten traditionellen Skrupel: ein Phänomen, das den meisten Deutschen wohl gar nicht klar geworden ist. Ohne historisches Wissen knüpften Kritiker der Beschneidung, nicht zuletzt in Leserbriefen an die großen Zeitungen, teilweise an Argumente an, die schon in der antisemitischen NS-Presse eine Rolle spielten.[63] Die geschichtslose Medizin und die geschichtslose Ethik triumphierten. Der Berufsverband deutscher Pädiater zeigte sich nicht weniger positivistisch als die Ärzte des 19. Jahrhunderts,[64] wobei es allein schon interessant war, von welch unterschiedlichen Komplikationsraten die Befürworter und Gegner der Beschneidung ausgingen. Je nachdem, ob man dafür oder dagegen war, bewegten sich die angeblichen Komplikationsraten der Beschneidung in Deutschland und den westlichen Ländern zwischen Bruchteilen eines Promille und 25 Prozent. Das ist schon deshalb bemerkenswert, weil viele auf eine moderne Ethik bauen, die sich statt auf die Geschichte auf „Fakten", das heißt auf angeblich hieb- und stichfeste Studien der Medizin oder der Sozialwissenschaften stützt, auf die man dann mit dem Anspruch naturwissenschaftlicher Objektivität zurückgreift.

Ohne kulturhistorische Einordnung kann man der ethischen Problematik der Beschneidung nicht gerecht werden. Bei anderen ethischen Streitfragen, etwa der Diskussion um die Babyklappe, hatte ich sogar den Eindruck, dass die Tatsache, dass diese in Süd- und Mitteleuropa seit etwa 700 Jahren nachweisbar ist und somit fast einen kleinen Erinnerungsort der alteuropäischen Gesellschaft darstellt, die Ablehnung eher verstärkte. Immerhin wurde in der Stellungnahme des Deutschen Ethikrats die historische Dimension des Problems kurz skizziert.[65] Nicht immer stand in der gesellschaftlichen Debatte allerdings logisches Nachdenken im Mittelpunkt, wenn man sich nur an das angeblich schlagkräftige Ar-

63 Zu den diversen Stellungnahmen, die im Deutschen Ethikrat vorgetragen wurden, vgl. Deutscher Ethikrat, *Dokumente der Plenarsitzung vom 23. August 2012*, online unter: http://www.ethikrat.org/sitzungen/2012/dokumente-plenarsitzung-23-08-2012 (Zugriff am 25.10.2013).

64 Vgl. o. V., *Beschneidung. Pädiater entsetzt über Eckpunkte*, in: *ÄZ online* vom 26.09.2012, online unter http://www.aerztezeitung.de/politik_gesellschaft/gp_specials/beschneidung/article/822738/beschneidung-paediater-entsetzt-eckpunkte.html (Zugriff am 09.11.2013).

65 Vgl. Deutscher Ethikrat, *Das Problem der anonymen Kindesabgabe. Stellungnahme*, Berlin 2009, 11–15, online verfügbar unter: http://www.ethikrat.org/dateien/pdf/stellungnahme-das-problem-der-anonymen-kindesabgabe.pdf (Zugriff am 25.10.2013).

gument erinnert, dass mit der Neuetablierung der Babyklappen die Zahl der Tötung von Neugeborenen keineswegs abgenommen habe und somit, wie auch der Text des Ethikrats suggeriert, diese Option zur Rettung nicht angenommen würde.[66] Da zudem jeder Mensch ein Recht auf Wissen über seine Herkunft habe, müsste die Babyklappe, so die spontane Forderung zahlreicher *Opinion Makers* in Politik und Gesellschaft, schleunigst abgeschafft werden. Man schloss kühn, dass die betroffenen verzweifelten Mütter ein politisch korrektes, angeblich frauenfreundlicheres Prozedere akzeptieren könnten und die Kinder am politisch gewünschten Ort ablieferten. Die Diskussion um die Baby-Klappe war ein Paradebeispiel für einen politisch korrekten ethischen Konsens durch alle Parteien und Konfessionen, jedenfalls bei denen, die diese in der Öffentlichkeit zu vertreten beanspruchen. Bevor entsprechende, mit staatlichen Drittmitteln unterstützte Studien abgeschlossen waren, die dieses Ergebnis erwartungsgemäß stützten, hatten sich schon die Bundeskanzlerin, mehrere Ministerinnen, feministische Gruppen, die Vorsitzende des Katholischen Deutschen Frauenbundes, der Katholische Sozialdienst sowie die meisten Politiker negativ-kritisch geäußert. Erst in allerjüngster Zeit gab es wieder mehr Pro-Stimmen, obgleich der Bundesrat inzwischen der „Reform" zugestimmt hat.[67] Die Baby-Klappe, seit Jahrhunderten als Werkzeug christlicher Nächstenliebe verstanden, ist offensichtlich noch nicht ganz vom Tisch. Angesichts unzähliger Diskussionen über die psychologischen und sozialen Folgen für Mutter und Kind hatte man nur vergessen, dass es hier zunächst einmal um Lebensrettung ging!

7 Exkurs: Der Eid des Hippokrates und der Humanismus

Würde man unter Ärzten und Laien eine Umfrage anstellen, wodurch das ärztliche Gewissen in der Vergangenheit besonders geprägt worden sei, würde man wohl vor allem eine Antwort hören: durch den *Eid des Hippokrates*. Tatsächlich überlebte der Eid unter den alteuropäischen Ethik-Dokumenten auf erstaunliche Weise, nachdem er – eine Frucht humanistischer Begeisterung! – allerdings erst in

66 Dazu Deutscher Ethikrat, *Das Problem der anonymen Kindesabgabe*, 23: „Immerhin ist festzustellen, dass die Tötungen und Aussetzungen von Neugeborenen seit der Einrichtung anonymer Abgabemöglichkeiten nicht zurückgegangen sind." Weiter oben wird allerdings angegeben, dass statistisch verwertbare Zusammenhänge kaum herzustellen sind.
67 Vgl. C. Merkel, *Auslaufmodell Babyklappe*, in: *Nachrichtenportal Rhein-Neckar*, online verfügbar unter: http://www.morgenweb.de/nachrichten/politik/auslaufmodell-babyklappe-1.528604 (Zugriff am 14.11.2013).

den Jahren nach 1508 an der neu gegründeten Universität Wittenberg erstmals *in die Fakultätsstatuten aufgenommen* worden war. Zuvor spielte dieser heute so bekannte Text eine völlig marginale Rolle – er wurde erstmals überhaupt in *nachchristlicher* Zeit erwähnt, also rund 450 Jahre nach seiner Entstehung! Im Übrigen hatte er, ohne dass ich hier näher auf den Forschungsstand eingehen möchte, mit der ärztlichen Ethik der Griechen wohl wenig zu tun und spiegelte höchstwahrscheinlich nur das Ethos einer pythagoräisch orientierten medizinischen Sekte wider.[68] Das Abtreibungsverbot, die Ablehnung jeder Sterbehilfe beziehungsweise von aktiver Tötung aus Mitleid – diese Kernforderungen passten allerdings wie angegossen zur christlichen Moral. Man musste nur die Anrede (an Apollon, Asklepios und die Göttinnen Hygieia und Panakeia) durch Christus ersetzen. In einigen mittelalterlichen Handschriften wurde der Text, um diese Kompatibilität zu unterstreichen, sogar kreuzförmig auf einer Manuskriptseite zusammengefasst.[69] Immerhin wurden – das ist sicher zutreffend – die letzten 500 Jahre der europäischen Medizin vom hippokratischen Ethos mit bestimmt. Dieses war allerdings so sehr christlich verfärbt, dass man sich fragen kann, ob die ärztliche Moral im alten Europa, jedenfalls bis zum 19. Jahrhundert, soviel anders ausgesehen hätte, wenn es den Eid des Hippokrates *nicht* gegeben hätte.

Der Nukleus der Medizin, das delikate Verhältnis von hilfesuchendem Patienten und kompetentem Heiler, das durch Empathie getragene Gespräch zwischen Arzt und Patient erschien allerdings schon in der Antike schutzbedürftig. Besonders kritisch beäugten die frühen italienischen Humanisten das ärztliche Verhalten, woraus, unter Verweis auf Cato und Plinius, die großen Ärztekritiker der Antike, die man außerordentlich schätzte, ein regelrechtes kulturpolitisches Programm entstand, ja fast eine literarische Gattung. Medizin wurde mit Begriffen wie scholastisch, rückständig, verkrustet und autoritativ verbunden.[70] Eines können wir daraus getrost ableiten: Den unangreifbaren, humanen, edlen, höchst kompetenten, mitleidsvollen Arzt, dem nichts vorzuwerfen gewesen wäre, hat es offensichtlich nie gegeben, weder in der Antike noch im Mittelalter noch in der Frühen Neuzeit. Für Petrarca, den wohl einflussreichsten Intellektuellen des 14. Jahrhunderts, waren Medizin und Ethik sogar natürliche Gegensätze („medicinae nihil commune cum ethica"). Es war klar, zu welcher Seite sich ein moralisch hoch stehender Mensch bekannte![71] Die frühhumanistische Kritik am Arztberuf hatte

68 Vgl. K.-H. Leven, *Hippokratischer Eid*, in: K.-H. Leven (Hg.), *Antike Medizin. Ein Lexikon*, München 2005, 420–423.

69 Vgl. K. Bergdolt, *Das Gewissen der Medizin*, 48–51.

70 Vgl. K. Bergdolt, *Arzt, Krankheit und Therapie bei Petrarca. Die Kritik an Medizin und Naturwissenschaft im italienischen Frühhumanismus*, Weinheim 1992.

71 Vgl. K. Bergdolt, *Arzt, Krankheit und Therapie bei Petrarca*, 33–54.

karikierende Züge, reflektierte aber auch moralische Schwächen der damaligen Ärzteschaft.

8 Resümee

Hat die Geschichte der ärztlichen Ethik, so darf man am Ende nochmals fragen, haben die unzähligen Ethik-Traktate der vergangenen Jahrhunderte, auch wenn sie nicht von Philosophen, sondern von Ärzten, Geistlichen oder sogar schöngeistig tätigen Literaten verfasst wurden, wirklich nichts zur aktuellen Ethik-Debatte beizutragen, die ja eine Angelegenheit der ganzen Gesellschaft ist? Nicht nur die Zirkumzisionsproblematik stimmt hier nachdenklich. Es bedarf, so möchte ich abschließend feststellen, eines umfassenden medizinethischen Diskurses, in den auch medizinhistorische, ältere philosophische, theologische und transkulturelle Akzente einfließen sollten. „Keine Welt ist völlig neu; jede neue Welt baut mit alten Steinen", gibt J. Mittelstraß zu bedenken.[72] Unsere lange Ethiktradition ist nun einmal kulturgeschichtlich geprägt.[73] Wir können, wie der Literaturnobelpreisträger M. Vargas Llosa in seinem jüngsten Buch „Alles Boulevard" schreibt, nicht einfach alle ethischen Differenzen einebnen.[74] Der südamerikanische Nobelpreisträger attackiert die westliche Unsensibilität, die im Egalisieren kultureller Unterschiede den Beweis geistiger Souveränität sehen will. Blenden wir die Vergangenheit, den kulturhistorischen Kontext und die kulturellen Diversitäten aus, die sich historisch entwickelt haben, kann die ärztliche Ethik belanglos werden, ein akademisches Konstrukt, das Professoren und Theoretikern nutzt, aber nicht den Betroffenen. Für leidende, kranke Menschen kann es sogar entwürdigend sein, wenn im Moment höchster Not ihre eigene kulturelle Tradition ausgeblendet wird. Am Krankenbett ist es weniger wichtig, ob es gelungen ist, ein Problem global zu vereinheitlichen, auch nicht, was Plinius und Petrarca kritisch über die Ärzte sagten, sondern ob man in der Lage ist, den Patienten aus seiner Biografie, aus seiner gewachsenen Kulturtradition heraus zu verstehen und somit – auch im übertragenen Sinn – seine *Sprache* zu sprechen.[75]

---

72 Zit. nach J. Mittelstraß, *Leonardo-Welt*, 222.

73 Hierzu etwa H. D. Kittsteiner, *Gewissen und Geschichte*.

74 Vgl. M. Vargas Llosa, *Alles Boulevard. Wer seine Kultur verliert, verliert sich selbst*, Berlin 2013, 9–30.

75 Vgl. K. Bergdolt, *Götter, Kranke und Gelehrte – das komplizierte Verhältnis von Ärzten und Patienten*, in: V. Schumpelick/B. Vogel (Hg.), *Innovationen in Medizin und Gesundheitswesen*, 20–35.

Gunnar Duttge

Das Gewissen im Kontext des modernen Arztrechts

1 Ewige Wiederkehr des Gleichen?

„Der Beruf des Arztes ist [...] in einem hervorragenden Maß ein Beruf, in dem die Gewissensentscheidung des einzelnen Berufsangehörigen im Zentrum der Arbeit steht. In den entscheidenden Augenblicken seiner Tätigkeit befindet sich der Arzt in einer unvertretbaren Einsamkeit, in der er – gestützt auf sein fachliches Können – allein auf sein Gewissen gestellt ist. [...] Die Freiheit der Gewissensentscheidung bildet als ein Kernstück der ärztlichen Ethik eine immanente und wesenseigene Beschränkung der berufsständischen Rechtssetzungsgewalt“[1]. Zusammen mit der Feststellung, dass die Arzt-Patienten-Beziehung „weit mehr [sei] als eine [bloß] juristische Vertragsbeziehung“[2], wird damit ein ärztlicher Handlungs- und Beurteilungsspielraum fern jedweder externen Einflussnahme (insbesondere per Regulierung) in Anspruch genommen (und von Rechts wegen durchaus zugestanden), der heute in den aktuellen Debatten im Spannungsfeld von Recht und Medizin eine bemerkenswerte Renaissance erfährt. Gleich, welche aktuellen Themen und Kontroversen gerade in Frage stehen: Selten fehlt es an einer dezidierten Bezugnahme auf jene Instanz, der nach E. Schockenhoff eine spezifische („letzte“) „Unvertretbarkeit“ immanent ist,[3] der also das Potential zugeschrieben wird, eine „Fremdbestimmung“ bzw. „Instrumentalisierung“ des ärztlichen Beistands abzuwehren. So wird das „ärztliche Gewissen“ heute beispielsweise ins Feld geführt gegen

– das von der Mehrheit der Ärzteschaft und insbesondere der Bundesärztekammer verfochtene strikte Verbot des ärztlich assistierten Suizids (vgl. § 16 S. 3 MBO-Ä),[4]

---

1 *BVerwGE* 27, 303 ff. = *NJW* 1968, 218, 219 (Notärztlicher Dienst).

2 So *BVerfGE* 52, 171 ff. = *NJW* 1979, 1925, 1931 (Arzthaftung).

3 E. Schockenhoff, *Testimonium conscientiae. Was ist norma proxima des sittlichen Urteils?*, in: G. Höver/L. Honnefelder (Hg.), *Der Streit um das Gewissen*, Paderborn 1993, 73, 79.

4 Z. B. P. Holtappels, *Rechtsfolgen beim ärztlich assistierten Suizid*, in: *Angewandte Schmerztherapie und Palliativmedizin* (2012), 19, 23; H. Kreß, *Ärztliche Beihilfe zum Suizid? Ethische Aspekte*, Vortragsmanuskript, 7–8 (online: http://www.sozialethik.uni-bonn.de/kress/vortraege/kress_assistierter_suizid_23.5.2012.pdf [Zugriff am: 02.12.2013]); plakativ M. de Ridder, *Das Gewissen der Ärzte wird gleichgeschaltet*, in: *Der Spiegel* 20/2011, 115.

- eine Bindung an Patientenverfügungen, soweit der Arzt dadurch „zu einer seinem Gewissen widersprechenden Behandlung [...] gezwungen wird“ (Ziff. 8 der Empfehlungen der Bundesärztekammer und ihrer Zentralen Ethikkommission zum Umfang mit Vorsorgevollmacht und Patientenverfügung in der ärztlichen Praxis vom März 2007),[5]
- eine stärkere Kontrolle der Transplantationsmedizin oder gar Herausnahme aus der ärztlichen Selbstverwaltung („Verstaatlichung“) in der Folge der auf diesem Betätigungsfeld bekannt gewordenen Fälle ärztlichen Fehlverhaltens (sogenannter „Organspende-Skandal“),[6]
- ein Überhandnehmen von Budgetierung und Ökonomisierung der Gesundheitsversorgung[7] oder
- eine „Bürokratisierung“, Juridifizierung (Beispiel: Patientenrechtegesetz) und Justizialisierung (Beispiel: Arzthaftpflichtrechtsprechung) ärztlichen Handelns nach Art einer „Leitlinien- und Notarmedizin“[8].

Geradezu programmatisch betonen die ersten Sätze des Beschlussprotokolls vom jüngsten Deutschen Ärztetag (2013), dass die Ärztinnen und Ärzte sich „auf der Grundlage medizin-ethischer Werte in der besonderen Verantwortung gegenüber dem Patienten“ sehen, diese „Selbstverpflichtung“ aber durch eine „wachsende Überregulierung, [...] Kommerzialisierung des Gesundheitswesens [...] und Ökonomisierung ärztlicher Tätigkeit“ zunehmend in Frage gestellt werde.[9] Der hierin mit besonderem Nachdruck sich Ausdruck verschaffende Akt des Sich-Bekennens und Sich-Versicherns des eigenen Gebundenseins an ethische Grundprinzipien, was eine externe Reglementierung (teilweise) entbehrlich werden lasse oder einer solchen gar entgegenstehe, ist freilich nur eine Bekräftigung dessen, was schon die zentralen Eingangspassagen der Muster- und Landesberufsordnung(en) deklarieren: „Der ärztliche Beruf ist kein Gewerbe. Er ist seiner Natur nach ein freier Beruf“ (§ 1 Abs. 1) – „Ärztinnen und Ärzte üben ihren Beruf nach ihrem Gewissen,

5 In: *Dtsch Ärztebl* 104 (2007), A-891–896 unter Verweis auf OLG München *MedR* 21,3 (2003), 174 ff. (Zeugen Jehovas): „Ein Arzt [...] wird damit nicht zu einem willenlosen Spielball dieser Verfügung, bar jeden ärztlichen Gewissens“.

6 So etwa der Präsident der Bundesärztekammer F. Montgomery, vgl. E. A. Richter-Kuhlmann/H. Stüwe, *Interview mit Dr. med. Frank Ulrich Montgomery: „Wir müssen enger mit Behörden zusammenarbeiten“*, in: *Dtsch Ärztebl* 109,35–36 (2012), A-1737–1738.

7 Siehe TOP I-24 des Deutschen Ärztetages 2013: *„Schutz des Patienten-Arzt-Verhältnisses vor Ökonomisierung und Misstrauensbürokratie“*, online: http://www.bundesaerztekammer.de/downloads/116Beschlussprotokoll20130604.pdf (Zugriff am 05.12.2013).

8 D. Heinrich, *Heilkunst oder Leitlinienmedizin: Verantwortung braucht Freiheit*, in: *Dtsch Ärztebl* 104 (2007), A-3312 ff.

9 Deutscher Ärztetag 2013, Beschluss TOP 1–01 des Deutschen Ärztetages 2013 (Fn. 7).

den Geboten der ärztlichen Ethik und der Menschlichkeit aus; sie dürfen keine Grundsätze anerkennen und keine Vorschriften oder Anweisungen beachten, die mit ihren Aufgaben nicht vereinbar sind oder deren Befolgung sie nicht verantworten können" (§ 2 Abs. 1). Und gerade in dieser Selbstverpflichtung mit Blick auf ein vorgegebenes „sittlich Gutes" scheint sich nach dem Selbstverständnis der Ärzteschaft die besondere Qualität des vielbeschworenen „guten Arztes"[10] zu manifestieren. Ein solcher zeichnet sich, wie der renommierte US-amerikanische Kardiologe und Friedensnobelpreisträger B. Lown in seinem Bestseller „Die verlorene Kunst des Heilens" resümiert, als eine Person aus, bei der es dem Patienten „leicht fällt, seine Klagen zu schildern, ohne Angst zu haben, anschließend zahlreichen Prozeduren unterzogen zu werden": „Man hält Ausschau nach einem Arzt, für den der Patient niemals nur eine statistische Größe ist, nach einem Arzt, der keine das Leben gefährdenden Maßnahmen empfiehlt mit der Absicht, das Leben zu verlängern, nach jemandem, der weder die Risiken von harmlosen Erkrankungen übertreibt noch sich von schweren Krankheiten irritieren lässt; vor allen Dingen sucht man aber nach einem Anteil nehmenden menschlichen Wesen, dessen Sorge für seine Patienten geleitet ist von einer Freude am Dienen, die in seinen Augen ein unvergleichliches Privileg ist"[11].

Mit diesem Selbstverständnis sind jenseits seiner Idealität und jenseits diverser Detailaspekte schon im Grundsätzlichen eine Reihe von schwierigen Fragen aufgeworfen, von denen die bedeutsamsten lauten: 1. Wer ist eigentlich Träger des „ärztlichen Gewissens"? Ist es der einzelne Berufsangehörige oder aber (auch) die Berufs- und Standesgemeinschaft der Ärztinnen und Ärzte im Ganzen? 2. Gibt die Berufung auf ein „ärztliches Gewissen" lediglich ein Recht oder resultiert hieraus weitergehend sogar eine Verpflichtung? Und 3. bildet schließlich den Kern der gesamten Problematik die Fundamentalfrage nach dem Verhältnis zur Geltung der staatlichen Rechtsordnung, was sich strukturell nochmals differenzieren lässt nach dem jeweiligen Modus des ärztlichen Verhaltensspielraums: Gibt die „Gewissensfreiheit" lediglich die Befugnis (oder eine Pflicht) zur Mitwirkungsverweigerung (= Unterlassen) oder aber ein Recht (bzw. eine Pflicht) zu „gewissenskonformen" Eingriffen in Rechte anderer wie zum Beispiel in das Selbstbestimmungsrecht von Patienten? Wie es gelingen kann, den Besonderheiten ärztlicher Tätigkeit die nötige Eigenverantwortung zuzugestehen, ohne dabei aber rechtsfreie Räume zum Schaden des Gemeinwohls zu eröffnen, er-

---

10 Zu diesem Idealbild in historischer Perspektive näher A. W. Bauer, *Realität – Ideal – Projektion? Der „gute" Arzt in medizinhistorischer Perspektive*, in: *Ärzteblatt Baden-Württemberg* (2005), 23–28.

11 B. Lown, *Die verlorene Kunst des Heilens. Anleitung zum Umdenken*, Frankfurt a.M. [11]2012, 393.

scheint prima vista geradezu wie eine Quadratur des Kreises. Die folgenden Überlegungen suchen dieses grundlegende Spannungsfeld näher in den Blick zu nehmen und anhand von aktuellen Fragestellungen thesenartig aufzulösen.

2 „Gewissensfreiheit" und Rechtsgehorsam: Ein unauflösliches Spannungsverhältnis?

a) Unumstrittener Ausgangspunkt ist, dass die Zuschreibung des Arztberufs mit dem besonderen Signum der „Freiheitlichkeit" (vgl. § 1 Abs. 2 BÄO) normative Relevanz hat: Nach der Rechtsprechung des Bundesverfassungsgerichts qualifiziert sich ein „freier Beruf" vor allem durch das Bestehen einer „speziellen Sachkunde", die eine spezifische „eigene Verantwortlichkeit bei der Ausübung des Berufes" in „regelmäßig unabhängiger und eigenverantwortlicher Stellung" begründet, häufig – aber nicht notwendig[12] – ergänzt um „ein hohes Maß an Verantwortlichkeit und eigenem Risiko [auch] in wirtschaftlicher Beziehung.[13] Diese Qualität hat zwar nicht zur Folge, dass den Angehörigen dieses Berufes „grundsätzlich und von vornherein ein irgendwie bestimmbarer Anspruch auf Freiheit vor gesetzgeberischen Eingriffen rechtlich verbürgt sei"[14]; je mehr jedoch ein Akt hoheitlicher Gewalt das jeweilige Berufsbild zu prägen geeignet ist, um so größeres Gewicht kommt bei der Anwendung des verfassungsrechtlichen Verhältnismäßigkeitsgebotes der Berufsfreiheit aus Art. 12 GG zu. Dabei darf insbesondere nicht übersehen werden, dass die Verleihung von Satzungsautonomie ihren guten Sinn darin findet, „gesellschaftliche Kräfte zu aktivieren, den entsprechenden gesellschaftlichen Gruppen die Regelung solcher Angelegenheiten, die sie selbst betreffen und die sie in überschaubaren Bereichen am sachkundigsten beurteilen können, eigenverantwortlich zu überlassen", um dadurch „den Abstand zwischen Normgeber und Normadressat zu verringern"[15]. Auch jenseits dessen, was im Widerstreit von Berufsfreiheit und gesetzgeberischem Gestaltungsspielraum der verfassungsrechtlichen Kontrolle unterliegt, zeugt es von gesetzgeberischer Klugheit, das Selbstverständnis jenes Berufsstandes zuvörderst der berufsständischen Selbstverwaltung (einschließlich des hieraus resultieren-

12 Zur begrifflichen Trennung zwischen dem „freien Beruf" und der „Freiberuflichkeit" näher V. Lipp, in: A. Laufs/C. Katzenmeier/V. Lipp (Hg.), *Arztrecht*, NJW Praxis 29, München ⁶2009, Kap. II Rn. 3.

13 Vgl. *BVerfGE* 9, 339, 351; 16, 286, 294; 33, 367, 381.

14 *BVerfGE* 10, 354, 364.

15 *BVerfGE* 33, 125, 156 ff. (Facharzt).

den Standesrechts) zu überlassen und im Namen der Gesamtgesellschaft nur dann zu intervenieren, wenn und soweit dies unverzichtbar ist, um Rechte Dritter (z. B. der Patienten) oder bedeutsame Interessen der Allgemeinheit (z. B. an einer flächendeckenden effektiven Gesundheitsversorgung) zu schützen.

Damit ist zugleich klargestellt, dass die Freiheitlichkeit der Berufsausübung prima vista in den Schutzbereich der Berufs- (Art. 12 GG), nicht aber der (ärztlichen) Gewissensfreiheit (Art. 4 GG) fällt: Auf erstgenanntes Grundrecht können sich sowohl institutionell verfasste Gesamtheiten (wie vorliegend die Ärztekammern) als auch die einzelnen Berufsangehörigen berufen, letztere sowohl gegenüber staatlichen wie standesrechtlichen Beschränkungen. Von einer gewissen Erfolgsaussicht ist dies allerdings nur dann getragen, wenn die Berufstätigkeit des Einzelnen bzw. des gesamten Berufsstandes substanziell eingeengt wird, ohne dass sich dies durch ein überragend bedeutsames Gemeinwohlinteresse rechtfertigen lässt. Hierin liegt also der Anknüpfungspunkt, um etwa gegen ein eventuelles Übermaß an wirtschaftlich motivierter Steuerung des Gesundheitswesens durch den Sozialgesetzgeber anzugehen; das Bundesverfassungsgericht hat allerdings die finanzielle Stabilität des GKV-Systems zu einem überragend wichtigen Gemeinschaftsgut erklärt und damit bislang nahezu jeden Eingriff in die Berufsfreiheit akzeptiert.[16] Es bleibt freilich abzuwarten, ob sich dies auch in Zukunft noch wird halten lassen, wenn Ärzte sich zunehmend zu einer „impliziten Rationierung"[17] unterhalb des „Maß[es] des Notwendigen" i. S. d. § 12 SGB V gezwungen sehen, was im konkreten Schadensfall je nach Konkretisierung des jeweiligen (Facharzt-)„Standards" u. U. haftungs- oder gar strafrechtliche Folgen nach sich ziehen kann. Wenn in einer derartigen konkreten Problemlage allerdings der einzelne Verantwortliche eine Handlungsoption innerlich als für sich zwingend, d. h. unbedingt sittlich geboten und bindend erlebt, dann lässt sich von einer „Gewissensentscheidung" im Sinne einer besonderen, jenen berufsspezifischen Handlungsraum überschreitenden Betroffenheit des Einzelnen sprechen. Zum Nachweis einer „echten Gewissensnot" in Abgrenzung von bloß dahinge-

---

16 Vgl. nur *BVerfGE* 103, 172, 184 f. m. w. N.; näher dazu bspw. C. Hillgruber, *Fremdbestimmung des Arztes durch Politik und Gesetzgeber,* in: H. Thomas (Hg.), *Ärztliche Freiheit und Berufsethos,* Dettelbach 2005, 155, 167 ff.; W. Kluth, *Ärztliche Berufs- und Gewissensfreiheit im Rahmen eines ökonomisch gesteuerten Gesundheitswesen,* in: H. Thomas (Hg.), *Ärztliche Freiheit und Berufsethos,* 127–154, insbes. 140 ff., der wegen einer „kumulativen Abwälzung ökonomischer Risiken und Steuerungsverantwortlichkeiten" auf die Ärzteschaft zwar eine „Nachbesserung des Systemrahmens" für geboten hält, jedoch in Bezug auf konkrete Regelungen einen Verfassungsverstoß zu erkennen glaubt.

17 Allgemein zur Problematik statt vieler etwa die Beiträge in G. Duttge/M. Zimmermann-Acklin (Hg.), *Gerecht sorgen. Verständigungsprozesse über den Einsatz knapper Ressourcen bei Patienten am Lebensende*, Göttinger Schriften zum Medizinrecht 15, Göttingen 2013.

henden Schutzbehauptungen darf dieser innere Tatbestand zwar nicht einer „objektiven" Richtigkeitskontrolle unterworfen werden; das Bundesverfassungsgericht verlangt jedoch eine substantielle Plausibilisierung, warum sich der Einzelne zwecks Bewahrung seiner „sittlichen Persönlichkeit" tatsächlich zu einem an den Kategorien von „gut" und „böse" ausgerichteten Handeln gezwungen gesehen hat.[18] Von hier aus lässt sich nun leicht einsehen, dass Träger der so verstandenen Gewissensfreiheit ihrer Natur nach nur natürliche Personen und nicht Personengesamtheiten, Körperschaften oder Institutionen sein können.[19] Mag die Gewissensbildung und -entscheidung häufig auch erst durch Rückbindung an und Stabilisierung innerhalb eines Kollektivs mit seinem hierin näher ausgebildeten und die Einzelnen mehr oder weniger prägenden Ethos erfolgen: Am Ende erfordert sie stets eine höchstpersönliche Reflexion und Einnahme eines konkreten Standpunktes durch den Einzelnen, d.h. einen in die Transzendenz gerichteten personalen Akt.

Wo ethisch brisante Konstellationen nicht nur in Einzelfällen eintreten, sondern generaliter zu erwarten sind, hat der Gesetzgeber punktuell durch Einfügung sogenannter „Gewissensklauseln" Freiräume für einen „gewissenskonformen" Ausgang aus eventuellen Dilemmata geschaffen. So ist etwa niemand verpflichtet, an einer künstlichen Befruchtung oder an der jüngst freigegebenen Präimplantationsdiagnostik (vgl. § 3a ESchG) mitzuwirken (§ 10 ESchG). Den wohl bekanntesten Anwendungsfall bildet das Mitwirkungsverweigerungsrecht von Ärztinnen und Ärzten bei der Vornahme eines Schwangerschaftsabbruchs, das allerdings ausweislich § 12 SchKG nur insoweit rechtliche Anerkennung erfahren hat, als nicht der Abbruch vorgenommen werden muss, um eine „nicht anders abwendbare Gefahr des Todes oder einer schweren Gesundheitsschädigung abzuwehren". Da es im Kern um die gezielte Tötung werdenden Lebens geht, beschreibt § 12 Abs. 1 SchKG im Lichte des Hippokratischen Eides eigentlich nichts weiter als eine pure „Selbstverständlichkeit"[20]; doch schon die keineswegs trennscharf markierte Ausnahmeregelung des Abs. 2[21] offenbart jedoch, dass die Toleranz der Gesellschaft gegenüber sich verweigernden Ärzten keineswegs

18 Vgl. *BVerfGE* 12, 45, 55; 48, 127, 173; siehe auch *BVerwGE* 7, 242, 247; 41, 261, 268; 127, 302 ff.
19 Herrschende Meinung, statt vieler nur M. Germann, in: V. Epping/C. Hillgruber (Hg.), *Beck'scher Onlinekommentar Grundgesetz*, Edition 18, Stand: 15.05.2013, Art. 4 Rn 93 m.w.N.
20 R. Merkel, *Der Schwangerschaftsabbruch*, in: C. Roxin/U. Schroth (Hg.), *Handbuch des Medizinstrafrechts*, Stuttgart [4]2010, 295, 380; grundlegend R. Walley, *A Question of Conscience*, in: *BMJ* (1976), 1456–1458.
21 Deshalb hat die *Bundesärztekammer* in ihrem gemeinsam mit der *DGGG* präsentierten Reformentwurf zum Schwangerschaftskonflikt 2006 eine restriktivere Fassung des § 12 Abs. 2 SchKG (durch Beschränkung auf eine „unmittelbare" Gefahr) vorgeschlagen, vgl. http://www.bundesaerztekammer.de/downloads/Vorschlag_Schw_recht.pdf (Zugriff am 05.12.2013).

grenzenlos ist. Obgleich das Bundesverfassungsgericht deutlich erklärt hat, dass aus der Weigerung, Schwangerschaftsabbrüche vorzunehmen, „grundsätzlich keine rechtlichen oder tatsächlichen Nachteile“ erwachsen dürfen,[22] soll es nach höchstrichterlicher Auffassung unbedenklich sein, wenn sich ein öffentlicher Krankenhausträger der erwarteten Mitwirkung dadurch versichert, dass er die dahingehende Bereitschaft zum eignungsrelevanten Merkmal bei der anstehenden Besetzung der Chefarztstelle einer Frauenklinik bestimmt: Es sei einem Bewerber ohne Verstoß gegen seine grundrechtlich geschützte Gewissensfreiheit zuzumuten, zur Vermeidung späterer Gewissenskonflikte von der Bewerbung Abstand zu nehmen.[23] Da dies aber nichts am Verweigerungsrecht des § 12 SchKG ändert, wird den Bewerbern/Bewerberinnen auf diese Weise – in den treffenden Worten Hillgrubers – die „Flucht in die Mentalreservation mit anschließender (Neu-)Entdeckung des Gewissens“ [24], d. h. de facto ein infames Täuschungsmanöver nahegelegt. Und rechtsgrundsätzlich erscheint im Lichte des bundesverfassungsgerichtlich dekretierten „Sicherstellungsauftrages“ die Mitwirkungsverweigerung des doch unverzichtbaren Arztes („Arztvorbehalt“, vgl. §§ 218a Abs. 1 Nr. 2, 218b Abs. 1 S. 1, 218c Abs. 1 StGB) natürlich als ein „störendes“ Moment,[25] was unweigerlich Bestrebungen nach einer weiterreichenden Durchbrechung des Weigerungsrechts[26] oder gar nach seiner gänzlichen Abschaffung wie jüngst im sogenannten „Estrela-Bericht“ des EU-Ausschusses für Frauen und Gleichstellungsfragen formuliert[27] wachruft. Fraglich ist jedoch, ob eine derartige „Vereinnahmung“[28] der Ärzteschaft überhaupt verfassungsrechtlich haltbar wäre oder nicht wenigstens gegen die Maximen rechtspolitischer Klugheit verstieße.

---

22 *BVerfGE* 88, 203, 294.

23 *BVerwGE* 89, 260, 264 f.

24 C. Hillgruber, *Fremdbestimmung des Arztes durch Politik und Gesetzgeber,* 177 Fn 9.

25 Siehe etwa die Leitlinie der *DGGG* zur „Ausübung des Rechts, die Mitwirkung an einem Schwangerschaftsabbruch zu verweigern“, online: http://www.dggg.de/fileadmin/public_docs/Dokumente/Leitlinien/015 – 034-S1-Abbruch-verweigern-2010.pdf (Zugriff am 05.12.2013), 5: „Eine unangekündigte, von Fall zu Fall ausgeübte Verweigerung kann den Betrieb [...] im Krankenhaus in große Schwierigkeiten bringen; deshalb wird der Krankenhausträger von seinem Personal erwarten dürfen[...]“.

26 In diesem Sinne zuletzt T. Hillenkamp, *Zum Mitwirkungsvergleich beim Schwangerschaftsabbruch,* in: D. Dölling/B. Götting/B.-D. Meier/T. Verrel, *Verbrechen – Strafe – Resozialisierung* (Festschrift H. Schöch), Berlin 2010, 511, 522 ff.

27 Vgl. KNA-Nachrichten (Katholische Nachrichtenagentur) vom 08.11.2013, online: http://www.katholisch.de/de/katholisch/themen/news/page_news.php?id=22662 (Zugriff am 04.12.2013).

28 W. Kluth, *Die Neufassung des § 218 StGB – Ärztlicher Auftrag oder Zumutung an den Ärztestand?,* in: *MedR* 14 (1996), 546, 547.

b) Die verfassungsrechtliche Aufklärung dahin, dass es sich bei der ärztlichen Gewissensfreiheit um eine menschenrechtliche Garantie zugunsten des je einzelnen Berufsangehörigen handelt, mündet nahtlos in die Einsicht, dass auf eine dahingehende Entscheidungsoption je nach Gestimmtheit des jeweils individuellen Gewissens de jure auch verzichtet werden kann. Die verpflichtende Kraft, die ggf. zu einer Gewissenstat führt, ist also stets von außerrechtlicher (wenngleich nicht notwendig religiöser)[29] Natur. Allenfalls mittelbar ließe sich an eine verpflichtende Wirkung auch nach rechtlichen Maximen denken, wenn im konkreten Fall der Anschein entsteht, als werde die Gewissensfreiheit im Zeitlauf wiederkehrender Situationen willkürlich gehandhabt (z.B. bei sprunghafter Handhabung der Mitwirkung an Schwangerschaftsabbrüchen). Dann könnten sich in der Tat Zweifel einstellen, ob der Einzelne seine „sittliche Identität" wirklich mit der Existenz unbedingt verbindlicher Sollensforderungen „höherer Art" verknüpft sieht. Jedoch erhöht sich dadurch lediglich das Maß an geschuldeter Glaubhaftmachung und begründen jene Zweifel nicht eine Art von Konsistenzgebotsverletzung dergestalt, dass eine Berufung auf das individuelle (ärztliche) Gewissen per se versperrt („verwirkt") wäre. Soweit das Kollektiv allerdings ein berufliches (ärztliches) „Ethos" ausgebildet hat, besteht selbstredend die Erwartung, dass sich die einzelnen Berufsangehörigen daran gebunden sehen; Verstöße gegen das Standesrecht berechtigen daher zur Verhängung berufsrechtlicher Sanktionen (z. B. nach §§ 60 ff. Nds. Kammergesetz für die Heilberufe – HKG). Gewiss beansprucht die individuelle Gewissensfreiheit auch gegenüber den berufsständischen Instanzen grundsätzliche Beachtung, wenngleich die Reichweite dieser Beachtenspflicht (sogleich im Anschluss, 3.) noch zu klären sein wird. Sofern es sich allerdings um einen tragenden, prägenden Teil des beruflichen (ärztlichen) „Ethos" handelt (z.B. die ärztliche Schweigepflicht, § 9 MBO-Ä), lässt sich die Berechtigung des Interesses auf Seiten der berufsständigen Gesamtheit nicht von der Hand weisen, dass der einzelne Repräsentant seine berufliche Rolle nicht in einer Weise interpretiert und praktiziert, die mit dem sonst allgemein vorherrschenden Grundverständnis unvereinbar ist. Freilich darf nicht vergessen werden, dass auch und gerade das Berufsbild des Arztes keine starre Größe darstellt, sondern einem fortwährenden Wandel unterworfen ist.

c) Wenn aus der inneren Bindung des Einzelnen an ein „höheres Sollen" somit im Außenverhältnis für alle Instanzen eine grundsätzliche Respekt- und Toleranzpflicht resultiert, mithin prima facie ein Raum freier, ungestörter Gewis-

---

29 Zur verfassungsrechtlich gebotenen Deutung des Gewissensbegriffs aus weltanschaulich neutraler Perspektive siehe R. Herzog, in: T. Maunz/G. Dürig, *Grundgesetz. Kommentar*, Stand: 69. Erg.Lfg. 2013, Art. 4 Rn 124 ff.

sensbetätigung eröffnet ist, so stellt sich unweigerlich die Frage nach dessen Reichweite: Ist damit ein Handeln aus „echter Gewissensnot" gleichsam sakrosankt und ein Arkanum grenzenloser, entfesselter Freiheit von Rechts wegen garantiert, wie es die Gewissens-Metaphern vom „Gesetz der Gesetze"[30] oder von „Gottes Gegenwart im Menschen"[31] nahelegen? Immerhin setzt der Hippokratische Eid, wenngleich von manchen heute als überholt angesehen,[32] in seiner Präambel bekanntlich mit einem Anruf an die Götter ein, die sicherstellen mögen, dass der Eid von allen Ärztinnen und Ärzten nach besten Kräften erfüllt werde. Es liegt geradezu auf der Hand, dass eine so verstandene (ärztliche) Gewissensfreiheit in letzter Konsequenz die Basis jeder Rechtsordnung, nämlich deren Allgemeinverbindlichkeit, sprengen würde; denn in einer säkular verfassten, auf den Grundprinzipien der gleichen Freiheit aller gegründeten Rechtsordnung kann die Geltung der ihr inhärenten konkreten Ge- und Verbote nicht von deren tatsächlicher Billigung durch jeden einzelnen Rechtsadressaten („Rechtsunterworfenen") abhängig sein. Die bedrängende Frage geht somit dahin, wie sich die nötige „Harmonisierung"[33] bewerkstelligen lässt zwischen der unhintergehbaren Individualität des Gewissens auf der einen sowie auf der anderen Seite der Generalität jener für ein sozialverträgliches Miteinander ebenso unverzichtbaren Regeln, so dass die Berufung auf die Gewissensfreiheit nicht letztlich einer „Selbstermächtigung zur Aufkündigung des Rechtsgehorsams"[34] gleichkommt. Zwei Wege, die rasch zu diesem Ziele führten, erweisen sich dabei von vornherein als abschüssig: Weder ist die Gewissensfreiheit des Einzelnen auf ein bloßes „forum internum" beschränkt, weil eine derartige Restriktion auf die „tatenlose Atmosphäre des stillen Kämmerleins" unter Ausschluss jedweder „Vollzugsfreiheit"[35] wohl kaum der eigentlichen Bedeutung dieses Menschenrechts (die sich doch erst in der „Gewissenstat" äußert) gerecht würde. Noch wäre es angemessen, die inhaltliche Ausrichtung des individuellen Gewissens *ab ovo* einer Art von „Objektivitätsvor-

---

30 A. de Lamartine, *Geschichte der Girondisten*, Leipzig 1847.

31 E. von Swedenborg, *Himmlische Geheimnisse*, Bd. 6, übers. v. J. F. I. Tafel, Tübingen 1845, 1866 ff., Ziff. 4299.

32 Zur Debatte vgl. im Überblick J. Brenn, *Ein neuer Hippokratischer Eid?*, in: *Rheinisches Ärzteblatt* (12/2002), 22; F. W. Eigler, *Der hippokratische Eid. Ein zeitgemäßes Gelöbnis?*, in: *Dtsch Ärztebl* 100,34–35 (2003), A-2203–2204.

33 H. L. Schreiber, *Gewissen im Recht. Gilt das allgemeine Gesetz nur nach Maßgabe des individuellen Gewissens?*, in: G. Höver/L. Honnefelder (Hg.), *Der Streit um das Gewissen*, 29.

34 J. Isensee, *Gilt das allgemeine Gesetz nur nach Maßgabe des individuellen Gewissens? (Koreferat)*, in: G. Höver/L. Honnefelder (Hg.), *Der Streit um das Gewissen*, 52.

35 R. Herzog, in: T. Maunz/G. Dürig (Hg.), Art. 4 Rn 135.

behalt" (wie etwa mit der *Hegel*schen Unterscheidung zwischen dem „formellen" und dem „wahrhaften" Gewissen)[36] zu unterwerfen.

Der verbleibende dritte Weg kann somit nur dort zu finden sein, wo einerseits die Subjektivität der Gewissensentscheidung prima facie anerkannt wird, jedoch das „irrende Gewissen"[37] innerhalb der „überindividuellen Sozialordnung" an seine Grenzen stößt, wenn bedeutsame Belange der Allgemeinheit und/oder die Rechte Dritter substantiell beeinträchtigt werden.[38] Wo dabei genau die Grenze verläuft, kann jedenfalls abstrakt-generell schlechterdings nicht antizipiert werden. Vielmehr spricht alles für die Vermutung, dass sich aus dem Dilemma zwischen Gesetz und Gewissen erst in der jeweiligen Lebenspraxis mögliche – und deshalb nicht starr vorgegebene, sondern problembezogen näher zu diskutierende – Auswege zeigen.[39] Daher gilt es im Folgenden, nicht weiter nach einer allgemeinen Formel zu suchen, sondern näher zu analysieren, welche Pfade denn das geltende Arztrecht in entsprechenden Konfliktlagen bislang beschritten hat.

a) Zum Kernstück ärztlicher Profession zählt die „Therapiefreiheit", die es in die Hände des jeweils verantwortlichen Arztes legt, zu befinden, ob und ggf. welche Therapie im konkreten Erkrankungsfall angezeigt ist. Daraus folgt insbesondere: „Kein Arzt darf zu einer seinem Gewissen widersprechenden Methode oder zu einer bestimmten Arzneimitteltherapie gezwungen werden; denn schließlich bleibt es stets seine Aufgabe, die ihm geeignet erscheinende diagnostische oder therapeutische Methode auszuwählen"[40]. Die medizinisch wie juristisch vorangetriebene Standardisierung der Behandlungsmethoden im Banner der „evidence based medicine", die Sorge vor einer ex post dekretierten haftungsrechtlichen Inanspruchnahme wegen eines evtl. Diagnose- oder Behandlungsfehlers und nicht zuletzt die zunehmende Dichte von Verschreibungsregeln im Rahmen des GKV-Systems (sei es durch die Richtlinien des Gemeinsamen Bundesausschusses, sei es durch Festlegungen der Krankenkassen oder durch das Krankenhausmanagement) lassen von dieser „Freiheit", die als

36 G. W. F. Hegel, *Grundlinien der Philosophie des Rechts*, 1821, § 137.

37 Grdl. H. Welzel, *Vom irrenden Gewissen. Eine rechtsphilosophische Studie*, Recht und Staat in Geschichte und Gegenwart, Tübingen 1949.

38 Siehe dazu etwa E.-W. Böckenförde, *Das Grundrecht der Gewissensfreiheit*, in: *VVDStRL* (1970), 33–81 sowie dessen „Leitsätze" (82–88, insbes. 84).

39 So auch J. Isensee, *Gilt das allgemeine Gesetz nur nach Maßgabe des individuellen Gewissens*, 59; ähnlich im Sinne eines prozessualen Ansatzes die Stellungnahme des britischen *General Medical Councils* zu *„Personal Beliefs and Medical Practice"* 2008, näher referiert bei W. Schaupp, *Gewissen – ein verzichtbarer Begriff der medizinischen Ethik?*, in: W. Kröll/W. Schaupp (Hg.), *System – Verantwortung – Gewissen in der Medizin*, Schriftenreihe Recht der Medizin 36, Wien 2012, 1–16, bes. 13.

40 A. Laufs, in: A. Laufs/B.-R. Kern (Hg.), *Handbuch des Arztrechts*, München [4]2010, § 3 Rn 14.

dienende ja stets dem Wohl des Patienten verpflichtet ist, allerdings immer weniger übrig. Gewiss gibt es ein überragend wichtiges Interesse der Allgemeinheit, dass Ärzte ihre therapeutischen Überzeugungen nicht beliebig und fern jedweder empirischen Belegbarkeit oder gar allen negativen Erfahrungen zum Trotz beharrlich zum Nachteil ihrer Patienten praktizieren; doch ist der Pluralismus in der Medizin zum Wohle des medizinischen Fortschritts wie auch mit Rücksicht auf die Individualität der Patienten grundsätzlich etwas Begrüßenswertes und darf deshalb nicht durch zu starre Vorgaben eingezwängt werden.[41] Eben deshalb steht das Recht einer Anwendung sogenannter „Außenseitermethoden"[42] oder einem Heilversuch bzw. (im Arzneimittelbereich) *Off-label-* bzw. *Compassionate use* (= Anwendung eines Arzneimittels jenseits seines Indikationsbereiches bzw. ohne bisherige Zulassung)[43] nicht rundweg ablehnend gegenüber, mögen auch die jeweiligen (erhöhten) Anforderungen an die Begründetheit eines solchen Vorgehens und an die konkrete Weise der Durchführung im Detail noch nicht restlos geklärt sein. Ganz in diesem Sinne bilden auch die inzwischen mehr und mehr Überhand nehmenden Leitlinien der jeweiligen medizinischen Fachgesellschaften nur eine Orientierungshilfe für den behandelnden Arzt und dürfen auch von Rechts wegen nicht etwa sklavisch und blind gegenüber den konkret-situativen Erfordernissen befolgt werden.[44]

In gleicher Weise gibt es de jure auch keinen blinden Gehorsam gegenüber Patientenwünschen, sofern eine „Therapie" erbeten wird, die aus Sicht des verantwortlichen Arztes nicht oder gar kontraindiziert ist.[45] Denn die Achtung der „Patientenautonomie" darf nicht in der Weise verabsolutiert werden, dass die ärztliche Professionalität verloren geht.[46] Das gilt etwa auch für die zuletzt immer

---

41 Dazu grundlegend U. Wiesing, *Pluralismus in der Medizin – Pluralismus in der Therapieevaluation?*, in: S. Michl/T. Potthast/U. Wiesing (Hg.), *Pluralität in der Medizin. Werte – Methoden – Theorien*, Freiburg i. Br. 2008, 459–470.

42 Zum Sorgfaltsmaßstab eines „besonders vorsichtigen Arztes" siehe BGH *MedR* 2008, 87 ff. m. Anm. A. Spickhoff; zu den erhöhten Anforderungen an die ärztliche Aufklärung vgl. BGH *NJW* 2011, 1088 ff.; OLG Koblenz *NJW* 1996, 1600 ff.

43 Siehe dazu E. Deutsch/A. Spickhoff, *Medizinrecht*, Berlin [6]2008, Rn 957 ff., 1287 ff.

44 Die Rechtsprechung ist bei der Heranziehung von Leitlinien zur Feststellung des „Standards" mit Recht eher zurückhaltend, vgl. BGH *GesR* 2008, 361 ff.; OLG Hamm *OLGReport* 2002, 176 ff.; OLG Koblenz *MedR* 2008, 511; OLG Naumburg *MedR* 2002, 471 f.

45 Klassiker: BGH *NJW* 1978, 1206 (Zahnextraktionsfall) – zur intrikaten rechtsdogmatischen Problematik siehe näher G. Duttge, *Zum Unrechtsgehalt des kontraindizierten ärztlichen „Heileingriffs"*, in: *MedR* 23 (2005), 706–710.

46 Fragwürdig ist daher die neuerdings aus der Palliativmedizin vorgeschlagene Idee, Patientenwünsche als „co-indizierenden Faktor" anzusehen, vgl. F. Nauck/B. Alt-Epping, *Der Wunsch des Patienten – ein eigenständiger normativer Faktor in der klinischen Therapieentscheidung*, in: *Ethik Med* 24,1 (2012), 19–28, bes. 24 ff.

konfliktreicheren Auseinandersetzungen im Kontext der Impfung von Kindern: Immer noch ist es der Kinderarzt, der unter Beachtung der STIKO-Empfehlungen (= Ständige Impfkommission beim Robert-Koch-Institut) über das (natürlich für das jeweilige Kind geeignete) Impfschema befindet, und nicht die Eltern.[47] Im Falle der Behandlungsnotwendigkeit besteht allerdings die ärztliche Pflicht, für eine ordnungsgemäße Übertragung der Verantwortung an andere Sorge zu tragen; im Falle einer akuten Notlage geht das Lebensrecht des Patienten der eigenen Gewissensüberzeugung vor.

b) Wie liegt es aber, wenn nicht ein ärztliches Sich-Verweigern, sondern ein aktives Eingreifen „aus Gewissensgründen" in Rede steht? Der Bundesgerichtshof war in der Vergangenheit vor allem mit der offenbar sehr praktisch relevanten Konstellation konfrontiert, dass Verantwortliche eines Pflege- oder Altenheimes das Beenden einer bestehenden lebenserhaltenden Therapiemaßnahme (insbesondere der künstlichen Ernährung mittels PEG-Sonde), sei es durch den Heimbewohner selbst oder – wie meist – durch Stellvertreter (Betreuer oder Gesundheitsbevollmächtigte) verlangt, unter Verweis auf ihre Gewissensfreiheit, den Heimvertrag bzw. die „corporate identity" des Hauses nicht akzeptieren. Dabei zählt es doch seit langem zu den gesicherten Einsichten des Medizinrechts, dass die Fürsorgepflicht des Arztes wie des gesamten Pflege- und Hilfspersonals ihre unüberwindbare Grenze im Behandlungsveto des Patienten findet, und dies auch dann, wenn die Maßnahme vital indiziert, d. h. mit dem sicheren Todeseintritt im Falle der Ablehnung zu rechnen ist.[48] Nach der gesetzlichen Verankerung der Patientenverfügung, der Beachtlichkeit des „mutmaßlichen Patientenwillens" und der Rechtsstellung von Betreuern und Gesundheitsbevollmächtigten (vgl. § 1901a Abs. 1, 2 und 5 BGB) ist auch für einwilligungsunfähige Patienten inzwischen (jedenfalls dem Grundsatz nach) zweifelsfrei geklärt, dass deren Selbstbestimmungsrecht nicht etwa verlorengeht, sondern nur auf andere Weise zum Ausdruck und zur Geltung gebracht werden muss.[49] Wie der Bundesgerichtshof nun unmissverständlich klargestellt hat, beansprucht die besondere Wertigkeit des körperbezogenen Selbstbestimmungsrechts auch dann vorrangige Beachtung, wenn auf der anderen Seite neben der allgemeinen Fürsorgepflicht dezidiert die

---

47 Dazu näher G. Duttge, *Schutzimpfungen, abweichend von den STIKO-Empfehlungen – juristische Aspekte*, in: *Pädiatrische Praxis 81,1* (2013), 24–64.

48 Seit *BGHSt* 11, 111 ff.; statt vieler nur G. Duttge, in: J. Eckart/H. Forst/J. Briegel (Hg.), *Repetitorium Intensivmedizin (Loseblatt Handbuch)*, 39. Erg.-Lfg., 2010, Kap. XIV – 13, 1 ff.

49 Grdl. *BGHZ* 154, 205 ff.; zu den Details statt vieler T. Wagenitz, *Selbstbestimmung am Lebensende. Zu den Möglichkeiten und Grenzen privatautonomer Vorsorge de lege lata et ferenda*, in: G. Duttge (Hg.), *Perspektiven des Medizinrechts im 21. Jahrhundert*, Göttinger Schriften zum Medizinrecht 1, Göttingen 2007, 21–36.

Gewissensfreiheit in Anspruch genommen wird: Denn auch „die Gewissensfreiheit [...] verleiht [...] kein Recht, sich durch aktives Handeln über das Selbstbestimmungsrecht des durch seinen Betreuer vertretenen Patienten hinwegzusetzen und seinerseits in dessen Recht auf körperliche Unversehrtheit einzugreifen“[50]. Daher kann auch in den Fällen der verweigerten Bluttransfusion durch Angehörige der „Zeugen Jehovas“ nicht mehr wie früher auf den seinerzeit offenbar häufig benutzten Trick zurückgegriffen werden, dass bis zum Eintritt der Einwilligungsunfähigkeit zugewartet wird, ehe die Gabe des Blutes kraft Notstandslage durch den behandelnden Arzt selbst oder durch einen per Eilverfügung berufenen Betreuer autorisiert wird, wobei die Auswahl des letzteren natürlich nicht im Kreis der „Zeugen Jehovas“ erfolgte. Heute ist weithin anerkannt, dass deren weltanschaulich fundiertes Veto gegen eine Bluttransfusion[51] jede Zwangstransfusion verbietet und insbesondere kein Raum besteht, um über den „mutmaßlichen Willen“ oder den Inhalt einer dahingehenden Patientenverfügung noch irgendeinen Zweifel zu hegen.

Aus dieser höchstrichterlichen Grundsatzentscheidung lässt sich nahtlos folgern, dass die Gewissensentscheidung des Arztes (ebenso wie die der Pflegekräfte) „dort ihre Begrenzung erfährt, wo seine Grundrechtsausübung in Grundrechte des Patienten eingreift“[52]. Das lässt sich einerseits als Resultat einer Abwägung der widerstreitenden Berechtigungen herleiten, wenn angenommen wird, dass mit dem körperbezogenen Selbstbestimmungsrecht des Patienten ein derart gewichtiger Wertbelang betroffen ist, dass spiegelbildlich eine ärztliche Zwangsbehandlung letztlich in die Nähe einer menschenunwürdigen Instrumentalisierung (vgl. Art. 1 Abs. 1 GG) geraten würde. Gute Gründe sprechen jedoch dafür, die sachliche Reichweite der ärztlichen Gewissensfreiheit von vornherein auf eine Mitwirkungsverweigerung (= Unterlassen) zu beschränken (analog dem Recht auf Kriegsdienstverweigerung, vgl. Art. 12a Abs. 2 GG), um der Gefahr zu entgehen, dass die Gewissensfreiheit zu einem „Supergrundrecht“ mutiert.[53] In diesem Sinne heißt es bei Dirksen, dass es sich in Wahrheit gar „nicht um eine wirkliche Grundrechtskollision handelt, die im Sinne einer praktischen Konkordanz einer Lösung zugeführt werden muss, damit jedes von ihnen Wirklichkeit

---

50 BGH *NJW* 2005, 2385, 2386.

51 Zur Verstärkung des Selbstbestimmungsrechts durch die Glaubens- und Gewissensfreiheit siehe zuletzt EGMR *NJOZ* 2011, 1502ff.; zur Problematik im Ganzen vgl. T. Hillenkamp, *Zur Strafbarkeit des Arztes bei verweigerter Bluttransfusion,* in: M. Hettinger et al. (Hg.), *Festschrift für Wilfried Küper zum 70. Geburtstag,* Heidelberg 2007, 123–148.

52 H. H. Dirksen, *Arzt, Patient und Gewissen – Handlungspflicht oder Ablehnungsfreiheit,* in: G. Kern (Hg.), *Arzt und Gewissen,* 2010, 45, 64.

53 Zu dieser Gefahr R. Herzog, in: T. Maunz/G. Dürig (Hg.), Art. 4 Rn 136.

gewinnt"; vielmehr gilt: „Die Gewissensnot des Arztes berechtigt ihn ausschließlich und nur dazu, die Behandlung seines Patienten von vornherein zu unterlassen oder später abzubrechen, nicht aber ohne Einwilligung in die körperliche Integrität einzugreifen." Anders als häufig behauptet wird das ärztliche Gewissen dadurch keineswegs ausgeschaltet, weil der Arzt „seine ethischen Vorbehalte gegenüber dem Patientenwillen während des Aufklärungsgesprächs zum Ausdruck bring[en] und die Übernahme der Behandlung bei Uneinigkeit konsequenterweise ablehnen [kann]"[54]. Der Patient hat keinerlei Recht, seinen Arzt zu einer Behandlung zu zwingen, die mit dessen ethischem Selbstverständnis unvereinbar ist.[55]

c) Vorstehendes Votum zugunsten eines Konzepts der sogenannten „obstruction" (= Blockierung) und nicht einer „objection" (= Anfechtung)[56] ist freilich nicht unumstritten, wie die aktuelle Debatte um den ärztlich assistierten Suizid illustriert: Bekanntlich hatte hier nach einer Phase der tendenziellen Lockerung der Verbotslösung zugunsten der Gewissensfreiheit des einzelnen Arztes (so die Empfehlungen der Bundesärztekammer zur ärztlichen Sterbebegleitung vom Februar 2011: „keine ärztliche Aufgabe")[57] der Deutsche Ärztetag mehrheitlich für ein klares striktes Verbot plädiert, um zu verdeutlichen, dass die Mitwirkung an einer zielgerichteten (Selbst-)Tötungshandlung dem ärztlichen Selbstverständnis generaliter zuwiderlaufe (vgl. § 16 S. 3 MBO-Ä). Die höchst unterschiedliche Umsetzung dieser Empfehlung durch die Landesärztekammern zeigt jedoch, dass es in dieser Frage offensichtlich keinen Konsens innerhalb der deutschen Ärzteschaft (mehr) gibt.[58] Vor diesem Hintergrund hat das Verwaltungsgericht Berlin – allerdings noch zum vorherigen Standesrecht – „gute Gründe" gesehen, „in einer Konfliktsituation, in der das Gebot der Lebenserhaltung mit dem Gebot der Leidenslinderung und dem Selbstbestimmungsrecht des Patienten in Streit steht, die Gewissensentscheidung eines Arztes [...] zu respektieren, wenn er sich dazu entschließt, dem Betroffenen die gewünschten Medikamente für einen Suizid zu überlassen". Denn: „Neben der Freiheit der Berufsausübung des Arztes streitet in

---

54 H. H. Dirksen, *Arzt, Patient und Gewissen – Handlungspflicht oder Ablehnungsfreiheit*, 61 f.

55 Statt vieler nur F. Kliesch, *Der halboffene Kreislauf ärztlicher Standesethik*, in: A. Klein/B. Görder (Hg.), *Werte und Normen im beruflichen Alltag*, 2011, 179, 192.

56 Dazu näher W. Schaupp, *Zwischen personal beliefs und professional duties: Weltanschaulich-religiöser Pluralismus als neue Herausforderung für das ärztliche Gewissen*, in diesem Band, 3–23.

57 *Dtsch Ärztebl* 108 (2011), A-346 ff.; dazu die Erläuterungen von V. Lipp/A. Simon, *Beihilfe zum Suizid: Keine ärztliche Aufgabe*, in: *Dtsch Ärztebl* 108 (2011), A-212 ff.

58 In diesem Sinne auch die Ergebnisse der Allensbacher Umfrage vom Juni 2010, online: http://www.bundesaerztekammer.de/downloads/Sterbehilfe.pdf (Zugriff am 05.12.2013).

diesen Konfliktlagen auch seine in Art. 4 Abs. 1 GG geschützte Gewissensfreiheit für eine Ausnahme vom generellen Verbot der ärztlichen Beihilfe zum Suizid“[59].

Hier wird also die ärztliche Gewissensfreiheit gleichsam als Verstärkung des patientenseitigen Willens zur Selbstbestimmung ins Feld geführt, um ein Handeln zu rechtfertigen, das mit dem grundsätzlichen ärztlichen Selbstverständnis zugunsten der Lebenserhaltung (vgl. § 1 Abs. 2 MBO-Ä) an sich kollidiert. Die Problematik dieser Position resultiert nicht allein daraus, dass die „Sozialadäquanz“ des Gesamtgeschehens, also des Suizids als solchen, selbst im Falle der erforderlichen – freilich selbst unsicheren – „Freiverantwortlichkeit“[60] noch immer sehr umstritten ist,[61] sondern dass ungeachtet der u.U. höchst bedrängenden Umstände des Einzelfalls eine abstrakt-generelle Regelung – sei es kraft Berufs- oder gar allgemeinen Bundesrechts – stets die soziale Rolle des Arztes aus Sicht der Gesellschaft generaliter verändert. Der ärztliche Beruf stünde im Falle einer Freigabe der Suizidbeihilfe eben nicht mehr allein für die Lebensrettung und Leidminderung, ohne das unausweichliche Sterben künstlich zu verlängern, sondern auch dafür, an der zielgerichteten Beendigung des Lebens aktiv mitzuwirken. Daran ändert nichts, dass die Ärzteschaft im Ganzen hierzu natürlich nicht verpflichtet werden könnte, sondern wiederum zugunsten der ärztlichen Gewissensfreiheit ein Weigerungsrecht zugestanden werden müsste (so der Alternativentwurf [AE] eines Sterbebegleitungsgesetzes 2005)[62]. Dies belegt noch einmal, wie sehr die Berufung auf das ärztliche Gewissen die allgemeine Ordnung zu untergraben geeignet ist, wenn selbige auf die Sphäre des aktiven Eingreifens erstreckt wird und kraft des Gleichbehandlungsprinzips dann natürlich für alle Fälle gleichermaßen zugestanden werden müsste, was am Ende unweigerlich den Ruf nach einer klaren („rechtssicheren“) Regelung weckt. Im Übrigen geht es im vorliegenden Kontext zuvörderst um das ärztliche „Berufsbild“ nach ärztlichem Selbstverständnis; es ist daher prima vista eine Angelegenheit der berufsständischen Selbstverwaltung, über die Vereinbarkeit des ärztlich assistierten Suizids mit dem ärztlichen Ethos zu befinden, und infolgedessen eine „Kompetenzanmaßung“ des Rechts, wenn es der Ärzteschaft ein „Mitmachen“ aufdrängen will.[63]

---

59 VG Berlin *MedR* 2013, 58, 63 f.

60 Im Überblick G. Duttge et al., *Der interessante Fall – Suizid in palliativer Betreuung*, in: *Palliativmedizin* (2006), 123–127.

61 Bis heute im Sinne einer grds. „Rechtswidrigkeit“: *BGHSt* 46, 279, 285 f. (m. abl. Anm. G. Duttge, in: *NStZ* 2001, 546 ff.; D. Sternberg-Lieben, in: *JZ* 2002, 153 ff.).

62 H. Schöch/T. Verrel, in: *GA* 2005, 553 ff., insbes. 580 f. und 586.

63 So bereits G. Duttge, *Rechtliche Typenbildung: Aktive und passive, direkte und indirekte Sterbehilfe*; D. Kettler/A. Simon et al. (Hg.), *Selbstbestimmung am Lebensende*, Göttingen 2006, 36, 46.

Zwar kann das Standesrecht nicht erlauben, was allgemein-rechtlich verboten ist (z. B. die aktiv-direkte Tötung, vgl. § 216 StGB); doch muss dasjenige, was nicht mit einer Strafsanktion bedroht ist, noch längst nicht für den in besonderer Weise auf das gesamtgesellschaftliche Vertrauen angewiesenen Berufsstand der Ärzteschaft akzeptabel sein.[64]

3 Abschließende Thesen und Zukunftsperspektiven

Im Ganzen zeigt sich somit, dass die Berufung auf eine „ärztliche Gewissensentscheidung" nicht von der Verpflichtung eines jeden Bürgers zum Rechtsgehorsam entbindet: Denn die „rule of law" kennt keine „rechtsfreien Räume"[65]; in einem Rechtsstaat gilt das Recht vielmehr „flächendeckend"[66] und erlaubt einen Dispens nur innerhalb der Reichweite des Art. 4 GG. Allerdings ist das Recht nicht nur lebensklug beraten, sondern im Lichte der Berufsfreiheit sogar verfassungsrechtlich verpflichtet, das ärztliche Selbstverständnis zu respektieren und mit eigenen Regeln nur dort einzugreifen, wo gewichtige Belange der Allgemeinheit auf dem Spiele stehen. Das Verhältnis zwischen Arzt und Patient ist eben weit mehr als eine juristische Vertragsbeziehung.[67] Erst unlängst hat der Große Strafsenat des Bundesgerichtshofs, anlässlich der Frage nach der Rechtsstellung von Vertragsärzten im Kontext der Bestechungsdelikte (vgl. §§ 331 ff. StGB), ganz in demselben Sinne vom „Gesichtspunkt der individuell geprägten, auf Vertrauen sowie freier Auswahl und Gestaltung beruhenden persönlichen Beziehung"[68] gesprochen. Man kann diesen bedeutsamen Aspekt mit H.-L. Schreiber auch in der Weise beschreiben, dass es in der Verantwortung der Rechtspolitik liegt, gleichsam „gewissensfähig" zu sein[69] und diese „Kompatibilität" fortlaufend zu beobachten und ggf. nachzubessern.

---

64 Zum Verhältnis dieser beiden Rechtskreise näher G. Duttge, *Der assistierte Suizid aus rechtlicher Sicht. „Menschenwürdiges Sterben" zwischen Patientenautonomie, ärztlichem Selbstverständnis und Kommerzialisierung*, in: *ZME* 55 (2009), 257–270.

65 Dazu aus rechtstheoretischer Sicht: G. Duttge, *Zum „rechtsfreien Raum" nach Lothar Philipps*, in: B. Schünemann/R. Wittmann/M.-T. Tinnefeld (Hg.), *Gerechtigkeitswissenschaft – Kolloquium aus Anlass des 70. Geburtstages von Lothar Philipps*, Berlin 2005, 369–384 m.w.N.

66 R. Zuck, *Biomedizin als Rechtsgebiet*, in: *MedR* 26 (2008), 57, 60.

67 *BVerfGE* 52, 131, 169 f.

68 BGH (GS) *NJW* 2012, 2531 ff.

69 H. L. Schreiber, *Gewissen im Recht. Gilt das allgemeine Gesetz nur nach Maßgabe des individuellen Gewissens?*, in: G. Höver/L. Honnefelder (Hg.), *Der Streit um das Gewissen*, 29, 39.

Aktuellen Anlass, mit Blick auf das geltende Arztrecht an jener „Gewissensfähigkeit" zu zweifeln, gibt es zur Genüge: Erwähnt sei nur der „Kampf um die Deutungshoheit der Patientenverfügung", mit der sich die Ärzteschaft verständlicherweise dagegen wehrt, zum „willfährigen Helfer oder blinden Vollstrecker des Patientenwillens" herabzusinken.[70] Denn der Gesetzgeber hat es versäumt, zur Abfassung der Patientenverfügung ein Prozedere zu implementieren, das Ärzte auf ein wohlerwogenes Ausüben des Selbstbestimmungsrechts vertrauen ließe. Da es von Gesetzes wegen weder auf eine ärztliche Beratung noch auf eine Aktualisierung ankommt,[71] braucht man nicht überrascht zu sein, wenn das bloße Schriftstück eines Unbekannten, in unbekannter Situation[72] zu einem unbekannten Zeitpunkt entstanden, bei den (mit)verantwortlichen Ärzten eher auf ambivalente Gefühle und ggf. auf Misstrauen trifft. Da die Ärzteschaft aber auf dem Boden des geltenden Rechts nicht mehr die Bindungswirkung einer Patientenverfügung in Frage stellen kann,[73] ohne ihren „Ungehorsam" offen zu demonstrieren, hat sie einen anderen Ausweg gefunden: Bei „eindeutigen Patientenverfügungen" bedürfe es gar nicht der Bestellung bzw. Heranziehung eines Betreuers oder Gesundheitsbevollmächtigen, sondern dürfe das Dokument durch den behandelnden Arzt selbst interpretiert werden.[74] Es liegt auf der Hand, dass durch diese Handhabung, wie sie in der klinischen Praxis offenbar ganz üblich ist, die Adressaten der Rechtspflicht über die Reichweite ihrer Pflichtenstellung selbst disponieren könnten, was sich mit dem Hohelied auf das Selbstbestimmungsrecht der Patienten schlechterdings nicht verträgt.[75] Eine kluge, vorausschauende, vertrauensbildende Rechtspolitik sieht sicher wesentlich anders aus!

Ein zweites, nicht minder bedeutsames Konfliktfeld betrifft die schon seit langem kontrovers diskutierte ärztliche Aufklärungspflicht: Sollten sich die bisherigen Studienergebnisse über den sogenannten „Noceboeffekt" weiter erhärten

---

70 Siehe etwa J.-D. Hoppe, *Patientenverfügung: eine Stellungnahme aus ärztlicher Sicht,* in: *FPR* 6 (2010), 257, 260: „Denn ein Arzt kann nicht zu einer seinem Gewissen und Ethos widersprechenden Behandlung gezwungen werden".

71 Dazu näher (vor Inkrafttreten des Patientenrechtegesetzes) G. Duttge et al., *Preis der Freiheit*, Thüngersheim ²2006, 35 ff.

72 Die gesetzlich vorgegebene Einwilligungsfähigkeit (vgl. § 1901a Abs. 1 BGB) kann in praxi gar nicht überprüft werden.

73 So noch die Empfehlungen der Bundesärztekammer 2007 in: *Dtsch Ärztebl* 104 (2007), A-891–896: „grundsätzlich verbindlich".

74 So die Empfehlungen der Bundesärztekammer zum Umgang mit Vorsorgevollmacht und Patientenverfügungen aus den Jahren 2010 und 2013 (*Dtsch Ärztebl* 107 [2010], A-877 ff. und 110 [2013], A-1580 ff.).

75 Dazu näher G. Duttge, *Advance patient directives under medical authority of translation?*, in: *Intensivmedizin und Notfallmedizin* 48,1 (2011), 34 ff.

lassen,[76] besteht dringender Anlass, das Verfahren der Aufklärung und Einwilligung grundlegend neu zu durchdenken. Und ganz sicher greift es viel zu kurz, wenn sich der Gesetzgeber in seinem Patientenrechtegesetz darauf beschränkt, die bisherige höchstrichterliche Rechtsprechung in ihren Grundzügen zu kodifizieren (vgl. §§ 630c-e BGB), ohne die Kritik hieran und die aktuellen sozialwissenschaftlichen Einsichten zur Kenntnis zu nehmen, wonach die ärztliche Aufklärung jedenfalls in ihrer üblichen Handhabung das Idealbild eines „informierten" Patienten in der Lebenswirklichkeit weit verfehlt.[77] Und drittens schließlich bleibt generell die Sorge, dass die in manchen Kontexten augenfällig Überhand genommene Regelungsdichte die Ärzteschaft immer stärker in die sogenannte „Defensivmedizin" drängt. Die Konsequenzen sind fatal – noch einmal in den Worten Lowns: „Zum einen setzt sie in großem Umfang Prozeduren ein, die mit möglichen Komplikationen belastet sind, und zum anderen sieht sie jeden Patienten als potentiellen Gegner an. Defensive Medizin beeinträchtigt die Berufsausübung und beraubt die ärztliche Tätigkeit jeder Menschlichkeit"[78]. Mit dem Medizinrechtler A. Laufs lässt sich daher konstatieren, dass „eine behutsame Rechtspolitik nicht alle Lebensbereiche gleichermaßen mit juristischem Regelwerk überziehen" und schon gar nicht mit einem Spinnennetz an Vorschriften strangulieren, sondern darauf achten wird, dass der Arzt seiner Berufung möglichst konform mit seinem Ethos nachgehen kann.[79] Denn wie sagte schon Konfuzius: „Wenn man durch Erlasse leitet und durch Strafe ordnet, so weicht das Volk aus und verliert sein Gewissen"![80]

---

76 Siehe etwa W. Häuser et al., *Nocebophänomene in der Medizin. Bedeutung im klinischen Alltag*, in: *Dtsch Ärztebl* 109,26 (2012), A-463 ff. m.w.N.

77 Weiterführende Kritik: G. Duttge, in: J. M. Jehle/K. Yamanaka (Hg.), *Präventive Tendenzen in Staat und Gesellschaft zwischen Sicherheit und Freiheit*, 2014 [im Erscheinen].

78 B. Lown, *Die verlorene Kunst des Heilens. Anleitung zum Umdenken*, Frankfurt a. M. [11]2012, 188.

79 A. Laufs, in: A. Laufs/C. Katzenmeier/V. Lipp (Hg.), *Arztrecht*, NJW Praxis 29, München [6]2009, Kap. 1 Rn 49.

80 Zit. nach W.-K. Sun, *Der Idealmensch des Konfuzius in paulinischer Betrachtung*, Tübingen 2011, 51.

Constanze Giese

Zwischen Medizin, Ökonomie und Qualitätskontrolle: Hat das Gewissen – noch – einen Ort in der Pflege?

1 Einstieg: Entscheidungen der anderen Art

Medizinische Ethik und die Frage nach Gewissensentscheidungen in der Medizin fokussieren traditionell und tendenziell bis heute Fragen punktueller Entscheidungsfindung. Dies betrifft beispielsweise das legitimierbare Vorgehen bei einer Entscheidung über mögliche Therapieziele und entsprechende Therapieangebote im Sinne von kurativem Handeln oder eher palliativem Vorgehen.

Hierbei setzen zunehmend unterschiedliche und widersprüchliche Gesetzmäßigkeiten medizinisches Handeln unter Druck, wenn zum Beispiel ökonomische Vorgaben[1], Zielvereinbarungen, Ausbildungs- und Forschungsinteressen oder andere handlungsleitende Motive jenseits des Patienteninteresses das ärztliche Handeln beeinflussen[2].

Im Bereich der Pflege stellt sich die Thematik ähnlich und zugleich ganz anders dar. Pflegeethik beschäftigt sich heute ebenfalls mit dem Einfluss pflegefremder Gesetzmäßigkeiten auf die Praxis der Patientenversorgung; dabei dominiert die Frage nach dem Einfluss der Ökonomie gerade in komplexen Pflegesituationen. Die Möglichkeit, pflegerische Verantwortung in einem als überreguliert und als fremdbestimmt wahrgenommenen Setting zu übernehmen, wird problematisiert. Das wird umso deutlicher, wenn Pflegeethik „bottom up"[3] betrieben wird, wenn also versucht wird, den drängenden Fragen der Praxis und ihrem ethischen Selbstverständnis auf die Spur zu kommen. Die Möglichkeiten, als Pflegende dem eigenen Gewissen zu folgen und das heißt auch, pflegefachlich korrekt sowie dem berufsethischen Anspruch folgend arbeiten zu können,[4] wer-

---

1 Vgl. B. Braun, *Wunsch und Wirklichkeit der berufsgruppenübergreifenden Kooperation im Krankenhaus,* in: *Pflege & Gesellschaft* 16 (2011), 309.

2 Vgl. exemplarisch O. Höffe, *Medizin ohne Ethik*, Frankfurt a.M. 2002, 14–17.

3 Vgl. A. Riedel/S. Lehmeyer, *Konzeptentwicklung: Theoretische Fundierung und Prämissen zur Konzeptualisierung ethischer Fallbesprechungen*, in: A. Riedel/S. Lehmeyer/A. Elsbernd, *Einführung von ethischen Fallbesprechungen: Ein Konzept für die Pflegepraxis*, Lage [3]2013, 76–78.

4 „Nach bestem Wissen und Gewissen" soll im Folgenden, was das „beste Wissen" angeht, verstanden werden als das Wissen um die berufsethischen Ansprüche, wie sie z.B. im ICN-Ethikkodex niedergelegt sind, und das aktuelle Pflegewissen, wie es etwa in den Berufsausden derzeit sehr kritisch diskutiert. Diese Problematik ist Teil der Krise, in der sich die berufliche Pflege derzeit befindet, und sollte in ihren Konsequenzen für die Attraktivität des Berufs bis hin zur Berufsflucht nicht unterschätzt werden.[5] Um diese Entwicklung genauer zu verstehen, ist ein Einblick in die Bedingungen nötig, unter denen sich die Gewissensfreiheit Pflegender realisiert.

Anzumerken ist, dass das Thema „Gewissen und Gewissensfreiheit" in pflegeethischen Diskursen immer wieder aufscheint, dass jedoch die verwendete Terminologie und konkrete Fragestellungen in der Regel andere sind. Es geht aktuell um Themen wie die Autonomie der Berufsgruppe, Handlungsfreiheit und Weisungsgebundenheit, Verantwortungsübernahme und -zuschreibung, und darum, überhaupt als Akteur in ethischen Fragestellungen wahr- und ernst genommen zu werden.[6] Im Hintergrund steht dabei letztlich die Frage nach der Möglichkeit, seinem eigenen Gewissen als Person und in der Rolle und Funktion einer Pflegekraft folgen zu können.

2 Bedingungen, unter denen die Freiheit des Gewissens Pflegender realisiert wird

Die Möglichkeit, *nach bestem Wissen und Gewissen* zu handeln, ist nicht nur für Angehörige der Heilberufe von essenzieller Bedeutung. Gerade diese Berufe verfügen aber im heutigen Gesundheitswesen über ein sehr unterschiedliches Maß an beruflicher Autonomie, die im Folgenden auch als Gradmesser für die Möglichkeit der einzelnen Akteure ihrem Gewissen zu folgen, gelten soll.[7] Allerdings ist es nicht nur die faktische, rechtlich geregelte berufliche Autonomie, die hier relevant wird, sondern es sind auch die Erwartungshaltung, die sich an Mitglieder einer

---

bildungen und Fachweiterbildungen gelehrt wird. Das Gewissen ist dann diejenige Instanz, in der das Individuum die Verpflichtung wahrnimmt, diesen für die Berufsgruppe verbindlichen Ansprüchen zu folgen, sie also in seinen persönlichen Gewissensentscheid integriert.

5 Vgl. C. Giese, *Pflegeethik in Zeiten der Krise: aktuelle Anforderungen an eine Ethik der Pflege*, in: *zur debatte* (2/2009), 43–44.

6 Vgl. exemplarisch dazu J. Liaschenko, *„to take one's place ... and the right to have one's part matter"*, in: H. Remmers/H. Kohlen (Hg.), *Bioethics, care and gender*, Göttingen 2010, 35–42.

7 Damit soll nicht in Abrede gestellt werden, dass es einzelnen Individuen auch in einem wenig förderlichen Umfeld gelingt, ihrem Gewissen zu folgen. Dass die „Umstände" in den Einrichtungen, Arbeitsverhältnissen und Kooperationsbeziehungen hier jedoch eine Rolle spielen, ist unübersehbar. Vgl. dazu für die Pflege: I. E. Thompson et al., *Nursing Ethics*, Edinburgh ^{5}2006, 81–82.

bestimmten Berufsgruppe richtet, die soziale Erwünschtheit und die Zuschreibung von Verantwortung.

Im Folgenden wird ein Einblick in maßgeblichen Bedingungen des Pflegehandelns gegeben, beginnend mit der geschichtlichen Entwicklung, die bis heute Konsequenzen für das Berufsrecht hat. Neben den rechtlichen Vorgaben prägen inzwischen die stark steuernden Einflüsse der Ökonomie und deren Vorstellungen von Effizienz das Pflegehandeln in der Praxis. Grundlegend sind auch die Ausbildungssituation und berufliche Sozialisation sowie die Erwartungshaltungen, mit denen Pflegende sich konfrontiert sehen. Solche Erwartungshaltungen beeinflussen maßgeblich die spätere Möglichkeit und Disposition Pflegender, ihrem Gewissen zu folgen.

2.1 Berufshistorische Voraussetzungen

Die Berufshistorie der Pflegeberufe findet ihren Niederschlag in den heutigen gesellschaftlichen Vorstellungen von Aufgaben und Verantwortung der Pflege, mit Konsequenzen bis hinein in aktuelle politische Diskurse und in die für Pflegende bisweilen unbefriedigende Rechtslage.[8] In der Geschichte der Pflege lassen sich mehrere Entwicklungsphasen unterscheiden[9], die – möglicherweise bis heute – bei aller Unterschiedlichkeit der jeweils vorherrschenden Paradigmen in einem Punkt übereinkommen: Pflege ist ein Dienst; die Unterordnung unter verschiedenartige Autoritäten gehörte über Jahrhunderte zur beruflichen Identität und war Kernbestandteil des Berufsethos.[10]

In aller Kürze: Die ethischen Normierungen des Pflegehandelns entstammten zunächst in Europa fast ausschließlich dem religiösen Wertehorizont als *christliche Pflege*, die bis ins späte 19. Jahrhundert primär in Ordenshand lag. Dabei war innerhalb des kirchlichen Rahmens und christlichen Liebesdienstes mit einer relativen Autonomie der Pflegeorden und einer gewissen Gestaltungsmacht ihrer Ordensoberen zu rechnen.[11] Das Leben der Schwestern und Brüder folgte den evangelischen Räten und dem Ideal des Dienstes am Nächsten. Mit der Um-

---

8 Vgl. P.-A. Wagner, *Interdisziplinäre Kooperation zwischen Ethik und Recht*, in: S. Monteverde (Hg.), *Handbuch Pflegeethik*, Stuttgart 2012, 76–77.

9 Vgl. H. Lubatsch, *Pflegeethik. Definition und Geschichte*, 3, online verfügbar unter: http://www.ekd.de/sozialethik/download/Pflegeethik_red-1_24_8_.pdf (Zugriff am 22.07.2013).

10 Vgl. C. Giese, *Wissen – Können – Sollen: Ethik in der Pflegebildung als Ethik eines Careberufes. Vorüberlegungen zur Förderung (pflege-)ethischer Kompetenz*, in: C. Uzarewicz/E. Linseisen (Hg.), *Aktuelle Pflegethemen lehren*, Stuttgart 2013, 61–62.

11 Vgl. M. Bobbert, *Patientenautonomie und Pflege*, Frankfurt a.M. 2002, 23f.

strukturierung der Pflege auch in Folge der Säkularisation und dem zunehmenden Erfolg einer sich als naturwissenschaftlich verstehenden Medizin wurde die Pflege maßgeblich verändert. In der Ordenspflege kam es zu Neugründungen primär von Frauenorden; pflegende Brüder gerieten zunehmend in die Minderheit.

In der weltlichen Pflege entwickelte sich die inzwischen fast ausschließlich weiblich gedachte Pflegetätigkeit primär in Zu- und Unterordnung unter den männlich gedachten Arzt. Treffend fasst Fölsch die traditionellen Wertvorstellungen der Pflege aus der ersten Hälfte des 20. Jahrhunderts zusammen: „Eigenschaften wie Selbstdisziplin, Gehorsam, Barmherzigkeit, ‚häubchentragende Verfügbarkeit', ‚zurückhaltende Genügsamkeit', ‚emsige Präsenz', Übernahme jedweder Tätigkeit nach Dienstschluss anderer Berufsgruppen"[12], prägten die Pflege in dieser Zeit der beginnenden Verberuflichung. Bis heute relevant ist die Entwicklung der Vorstellung, die für die Pflege einschlägigen Eigenschaften und Talente seien insbesondere bei Frauen anzutreffen.[13]

Pflege als Beruf war gekennzeichnet durch das Ideal des Gehorsams gegenüber der Ärzteschaft analog der auch gesellschaftlich und familiär vorausgesetzten selbstverständlichen Unterordnung der Frau unter den Mann.[14] Dieser fast blinde Gehorsam führte in der NS-Zeit so weit, dass Pflegende – zum Teil sehr bereitwillig – an den als Euthanasie bezeichneten Selektionen und Tötungen ihnen anvertrauter, psychisch kranker und/oder behinderter Menschen mitwirkten – schlicht, weil dies angeordnet war.[15]

Für die Frage nach einer möglichen Zurechenbarkeit dieser Tötungshandlungen[16] und damit auch der Möglichkeit einer Gewissensentscheidung der Täter aus den Reihen der Pflegenden interessant sind die Einschätzungen der Richter in Euthanasieprozessen der Nachkriegszeit. So kam es beispielsweise in dem Prozess um Patiententötungen in der Anstalt Meseritz-Obrawalde gegen die Pflegerinnen, die an den Tötungen beteiligt waren, zu keiner Verurteilung, denn das Gericht vertrat die Auffassung: „Wer von den geistig unbeweglichen Angeklagten verlangen wollte, sie hätten gleichwohl zusammen bei genügendem Nachdenken zu

12 D. Fölsch, *Ethik in der Pflegepraxis*, Wien 2008, 15–16. Die Zitate im Zitat entnimmt Fölsch (dort Anm. 8) H. Wagner, *Ethik und Berufsverständnis der Pflegeberufe*, Berlin 1994, 20.

13 Vgl. D. Fölsch, *Ethik in der Pflegepraxis*, 16.

14 Vgl. ebd.

15 Vgl. D. Fölsch, *Ethik in der Pflegepraxis*, 16–17; vgl. D. Siewert, *Historische Annäherung*, in: C. Giese/C. Koch/D. Siewert (Hg.), *Pflege und Sterbehilfe*, Frankfurt a.M. 2006, 58–71.

16 Die Patiententötungen wurden von Pflegenden zum Teil selbst durchgeführt, zum Teil wirkten sie auch an verschiedenen Phasen der Vor- und Nachbereitung mit. Vgl. D. Siewert, *Historische Annäherung*, 58–59.

der richtigen Entscheidung kommen müssen, der würde [sie] nach der Überzeugung des Schwurgerichts in unzumutbarer Weise überfordern."[17]

Erst Mitte bis Ende des 20. Jahrhunderts wurde das Gehorsamsideal der Pflege auch in Deutschland offen problematisiert,[18] und seit den 1990er Jahren entwickelte sich so etwas wie eine pflegeethische Diskussion. Im Fokus stand dann schon sehr bald die Frage nach der Rolle, nach Aufgabe und Verantwortung der Pflege im Kontext der interdisziplinären Zusammenarbeit. Angesichts des inzwischen selbstverständlich vorausgesetzten, gesellschaftlich akzeptierten und grundrechtlich geschützten Ideals der Gewissenfreiheit kommt es vor dem Hintergrund der „Weisungsgebundenheit" pflegerischen Handelns insbesondere im Bereich dessen, was man „Behandlungspflege" nennt, zu einer Auseinandersetzung mit den resultierenden Gewissenskonflikten der Pflegenden.[19]

2.2 Zur Rechtslage

Nachfolgend werden nur zentrale gesetzliche Grundlagen des Pflegehandelns aufgegriffen, soweit sie Beschränkungen oder Handlungsspielräume der Pflegenden direkt benennen oder beeinflussen.

2.2.1 Das Grundrecht auf Gewissensfreiheit

Für die Frage nach der Gewissensfreiheit gilt für Pflegende selbstverständlich das, was in Art. 4 GG geregelt ist und für jeden Bürger gilt. Darüber hinaus ist das Recht auf Gewissensfreiheit beispielsweise dann konkretisiert, wenn es um die Mitwirkung an Schwangerschaftsabbrüchen geht, zu der gemäß § 12 Schwangeren- und Familienhilfeänderungsgesetz niemand verpflichtet werden kann. Hier werden für die Pflege zugleich arbeitsrechtliche Aspekte relevant.[20] Umgekehrt stellt sich die Situation bei Unterlassungen dar, zu der Pflegende auch gegen ihr Gewissen

---

17 Urteilsbegründung Bl. 1588, zit. nach: H. Steppe, *Krankenpflege im Nationalsozialismus*, Frankfurt a. M. 2001, 104 f.

18 Vgl. D. Fölsch, *Ethik in der Pflegepraxis*, 17; vgl. auch M. Bobbert, *Patientenautonomie und Pflege*, 41–46, 77 f.

19 Vgl. D. Fölsch, *Ethik in der Pflegepraxis*, 24–27; vgl. auch P.-A. Wagner, *Interdisziplinäre Kooperation zwischen Ethik und Recht*, 78 f.

20 Vgl. ausführlich dazu: M. Weber, *Arbeitsrecht für Pflegeberufe*, Stuttgart 2007, 180 f.

verpflichtet sein können, da das Selbstbestimmungsrecht des Patienten eine Intervention gegen dessen Willen untersagt.[21]

2.2.2 Verantwortung und Aufgaben Pflegender gemäß dem Krankenpflegegesetz

Gemäß dem Gesetz sind examinierte Pflegefachkräfte eigenverantwortlich zuständig für die „sach- und fachkundige, umfassende, geplante Pflege des Patienten“[22], und damit letztlich für das, was auch als Grundpflege oder inzwischen besser als direkte Pflege beschrieben wird.

Unter dem Oberbegriff der Mitwirkung kennt das Krankenpflegegesetz die Tätigkeiten, die auf ärztliche Anordnung durchgeführt werden („Behandlungspflege“). Pflege hat hier – primär – eine sogenannte Durchführungsverantwortung nach § 3 Abs. 2 Krankenpflegegesetz. Bei unterschiedlicher Einschätzung der Situation eines Patienten führen solche Weisungen nicht selten zu Gewissenskonflikten als Folge einer gefühlten Pflichtenkollision.[23]

2.2.3 Arbeitsrechtliche Grundlagen zu Weisungsgebundenheit und Remonstrationspflicht

Pflegende sind zumeist Arbeitnehmerinnen, die vertraglich verpflichtet sind, bestimmte Aufgaben und Weisungen zu erfüllen. Dabei gilt selbstverständlich Art. 4 GG. Dennoch ist eine Entscheidung, wann eine Weisung nicht ausgeführt werden muss oder gar darf und inwiefern eine solche Weigerung arbeitsrechtlich Konsequenzen haben kann, für die einzelnen Pflegenden oft schwer zu treffen. Insbesondere Weisungen, die gegen das eigene Wissen und Gewissen ausgeführt werden, belasten Pflegende zum Teil jahrelang. Als belastend berichtet werden beispielsweise Situationen, in denen sterbende Menschen zur Diagnostik gefahren oder reanimiert werden sollen, oder Situationen, in denen gerade ältere und gebrechliche Patienten ohne erkennbare Rücksicht auf ihr Selbstbestimmungsrecht zur Diagnostik oder zu Operationen vorbereitet oder begleitet werden sollen.[24]

21 Vgl. M. Weber, *Arbeitsrecht für Pflegeberufe*, 181 f.

22 I. Hofmann, *Ärztliche und pflegerische Verantwortung: Partnerschaftlicher Dialog ist gefordert*, in: *Dtsch Ärztebl* 96 (1999), A-3291–A-3294.

23 Vgl. J. Liaschenko, *„to take one's place ...“*, 36. Vgl. auch R. Wettreck, *„Am Bett ist alles anders“ – Perspektiven professioneller Pflegeethik*, Münster 2001, 54.

24 Vgl. R. Wettreck, *„Am Bett ist alles anders“*, 128 f. und 142 f.

Zu nennen sind hier auch Arbeitsbedingungen, die eine sichere und fachlich korrekte Pflege unmöglich machen, wenn schlicht qualifiziertes Personal nur in zu geringer Zahl vorgehalten wird. Dies zeigt sich auch an der steigenden Bereitschaft Pflegender, Überlastungsanzeigen auszufüllen, um – unter anderem – das eigene Gewissen von einer Verantwortung zu entlasten, die so nicht übernommen werden kann.[25] W. Schell spricht in diesem Kontext davon, dass mit zunehmender Qualifikation und steigendem Ausbildungsniveau in anspruchsvollen Aufgabenbereichen das Recht auf Mitsprache für die weisungsgebundene Person zunehmend zur Pflicht zur Mitsprache werden kann.[26]

2.2.4 Die soziale Pflegeversicherung gemäß SGB XI

Der Vollständigkeit halber sei auf die vielfältigen Regelungen der sozialen Pflegeversicherung (SGB XI) hingewiesen. Sie reglementieren Pflegehandeln von der Bestimmung der Pflegebedürftigkeit und dem Pflegebedürftigkeitsbegriff über die Finanzierung (Wirtschaftlichkeitsgebot) bis hin zur qualitätsgesicherten und -kontrollierten Durchführung der Maßnahmen, die das Potenzial in sich tragen, Pflegende in Gewissensnöte zu bringen, da hier eine Grundlage für das zu sehen ist, was als „Fließbandpflege“ oder „Pflege im Minutentakt“ bezeichnet wird.[27]

2.3 Erfordernisse der Ökonomie und Effizienz

Dem ökonomischen Druck der Konkurrenzsituation im Pflege- und Krankenhaussektor und dem leer gefegten Pflegearbeitsmarkt folgend sind Personalmangel und der Einsatz von Hilfspersonal Alltag in den Einrichtungen.[28]

---

25 Vgl. W. Schell, *Die Delegation von Injektionen, Infusionen und Blutentnahmen auf nichtärztliches Personal – ein Dauer-Rechtsproblem im Bereich der vertikalen Arbeitsteilung*, online verfügbar unter: http://www.wernerschell.de/Rechtsalmanach/Diagnostik%20und%20Therapie/delegation.php (Zugriff am 28.05.2013); vgl. auch J. Behrens/G. Langer, *Evidence-based Nursing and Caring*, Bern ^{3}2010, 47.

26 Vgl. W. Schell, *Die Delegation von Injektionen, Infusionen und Blutentnahmen auf nichtärztliches Personal*. Dies umfasst die Remonstrationspflicht als die Pflicht, fehlerhafte oder schädliche Anordnungen oder Weisungen nicht zu befolgen, sondern zu hinterfragen.

27 Vgl. zur Minutenwertfestlegung exemplarisch: A. Vogt, *Orientierungswerte für die Pflegezeitbemessung*, online verfügbar unter: http://alter-pflegen.vitanet.de/finanzen-recht/pflegeversicherung/einstufung/aufwand-minuten (Zugriff am 05.06.2013).

28 Vgl. M. Ammende, *Profession Pflege*, in: K. Harms (Hg.), *Handbuch für die Stations- und Funktionsleitung*, Stuttgart ^{2}2003, 3.

Die Übertragung einzelner ökonomischer Steuerungsmechanismen in den Pflege- und Gesundheitssektor hat noch weitere Auswirkungen auf die Handlungsfreiheit der Pflegenden, da sie ihre Zielvorgaben verändern und die Prozesse, in denen sie arbeiten, steuern. Ökonomische Ziele prägen patientenbezogene Entscheidungen und damit die professionellen Sicht- und Handlungsweisen und führen zu einer „Umkehr der Zweck-Mittel-Relation. Danach ist Geld nicht mehr Mittel zur Versorgung, sondern wird Versorgung Mittel zur Gewinnerzielung"[29].

Insbesondere das strenge Reglement der Pflegebedarfsermittlung und Einstufung in Pflegestufen (in der Altenpflege) führt in Verbindung mit Maßnahmen der Qualitätssicherung und -kontrolle sowie solchen zur Kostenreduktion und Prozessoptimierung (in Pflegeeinrichtungen und Kliniken) zunehmend zu einer Entfremdung der Pflegenden von ihrem beruflichen Selbstverständnis – mit Auswirkungen auf das berufliche Ethos und Engagement. Diese Entwicklungen nehmen prägenden Einfluss auf die Neigung Pflegender, ihrem Gewissen zu folgen, und auf das, was vor dem eigenen Gewissen an Abweichung von den beruflichen Idealen guter Pflege noch toleriert wird.

Für die Altenpflege beschreibt Höhmann die Situation als einen „ungebremsten Aktivismus", der „das Geschäft mit Zertifizierungen, Siegeln, Benchmarks etc. blühen"[30] lässt. Qualitätssysteme werden noch zu oft als „übergestülpt"[31] erlebt, die Pflegenden nicht in die Anpassung dieser Instrumente an die Erfordernisse ihrer Praxis einbezogen. Einrichtungsleitungen, die „unendliche Mengen an Geld und Energie, in Testate jeglicher Form, mit meist geringer Aussagekraft für (potenzielle) Bewohner" investieren, marginalisieren letztlich die

---

29 B. Braun, *Wunsch und Wirklichkeit der berufsgruppenübergreifenden Kooperation im Krankenhaus*, 317. – In einer Untersuchung zur Situation in der ambulanten Pflege beschreiben Kreutzer und Slotala die Ökonomisierungsfolgen als Tabubruch und Paradigmenwechsel. Die Zurückweisung des Profitinteresses aus der gesundheitlichen Versorgungspraxis war demnach „eine wichtige Bedingung für die gesellschaftliche Differenzierung des Gesundheitssystems und damit auch der Pflege. [...] Die Distanz gegenüber dem Profitstreben ist Bestandteil des Habitus und keine durchkalkulierte Entscheidung. Pflegende und Ärzte rechnen nicht, ob sich interessenfreies Handeln letztlich auszahlt, sie sind zur Interesselosigkeit disponiert und können diese Haltung nicht ohne Weiteres ändern." (S. Kreutzer/L. Slotala, *Liebesdienst oder Geschäft? Zum Stellenwert des Ökonomischen im Arbeitsalltag ambulanter Pflege*, in: *Pflege & Gesellschaft* 17 [2012], 350 – 351) Unter den Bedingungen der Pflegeversicherung werde aber nun die „Relevanz des Gebots der Verdrängung ökonomischer Motive aus dem pflegerischen Handeln" (S. Kreutzer/L. Slotala, *Liebesdienst oder Geschäft*, 359) relativiert und grundsätzlich infrage gestellt. Dies stelle Pflegende vor Zerreißproben und habe derzeit noch unabsehbare Folgen für das pflegerische Selbstverständnis (vgl. S. Kreutzer/L. Slotala, *Liebesdienst oder Geschäft*, 360).

30 U. Höhmann, *Qualitätsaktivismus oder aktive Transformationsstrategien des Managements in der stationären Altenpflege*, in: *Pflege & Gesellschaft* 17 (2012), 363.

31 Ebd.

Expertise der Pflegefachkräfte. „Arbeitssoziologische Analysen zeigen für solche Szenarios die Begünstigung paradoxer Effekte durch typischerweise enge Qualitätsregulierungen auf die Motivation der Mitarbeiter. Sie verweisen auf eine systematische Kollision zwischen dem fachlichen Arbeitsethos der Berufsgruppen und den Organisationszielen, [...]“[32]. Diese Tendenz liegt nach Höhmann „an einer fatal stabilen ‚doppelten Unterprivilegierung des Feldes‘, bedingt durch fehlendes soziales und körperliches Kapital, sowohl der ‚Klienten‘ als auch der ‚Beschäftigten‘“[33].

In den Kliniken prägt die Umstellung auf das DRG-System[34] die ökonomische Situation mit einer deutlichen Verdichtung der Arbeit der Pflege durch kürzere Verweildauern der Patienten bei gleichzeitigem Ausbau der Stellenzahlen im ärztlichen Bereich und Abbau der Stellen im Pflegebereich.[35] Zunehmend wird von Pflegefachkräften die Unmöglichkeit, gute Pflege anzubieten, beklagt; auch die Sicherheit der Patienten sei zu oft nicht mehr zu gewährleisten, insbesondere für besonders vulnerable Patientengruppen.[36]

Personalnot in den Einrichtungen, einhergehend mit den stark aufgeblähten Anforderungen an scheinbar standardisierbare, kontrollierbare und damit dokumentierbare Qualitätsmerkmale, führen zu einer Entfremdung der Pflegenden von ihrer Arbeit,[37] was wiederum zu einer Reduktion des Engagements beiträgt.

---

32 U. Höhmann, *Qualitätsaktivismus oder aktive Transformationsstrategien des Managements in der stationären Altenpflege*, 365.

33 U. Höhmann, *Qualitätsaktivismus oder aktive Transformationsstrategien des Managements in der stationären Altenpflege*, 364.

34 DRG = *Diagnose Related Groups:* Abrechnungssystem der Kliniken in Deutschland. Erstattet wird im DRG-System für die Behandlung eines Patienten mit einer bestimmten Diagnose eine festgelegte Summe, unabhängig vom tatsächlichen Aufwand und der Aufenthaltsdauer. Mehraufwand kann nur in begrenztem Umfang über Nebendiagnosen abgerechnet werden; dies führt zu einer Konkurrenz um die wenig aufwendigen i. d. R. jüngeren Patienten. Pflegeaufwendige Patienten gelten in den Krankenhäusern als wirtschaftlich unattraktiv.

35 In den Jahren 2003–2009 nahmen die Krankenhausfälle um rund 3 Prozent zu. Die Ärztestellen wurden um 15 Prozent (in Vollzeitstellen) erhöht, die Pflegestellen um 1,6 Prozent reduziert. Die gestiegene Arbeitsbelastung führt anhaltend dazu, dass Pflegende zunehmend auf Teilzeitbeschäftigungen ausweichen und sich damit der Fachkräftemangel und die Belastungssituation vor Ort erhöhen. Vgl. B. Braun, *Wunsch und Wirklichkeit der berufsgruppenübergreifenden Kooperation im Krankenhaus*, 309–311.

36 Vgl. dazu ausführlich: M. Isfort/F. Weidner et al., *Pflege-Thermometer 2009. Eine bundesweite Befragung von Pflegekräften zur Situation der Pflege und Patientenversorgung im Krankenhaus*, hg. vom Deutschen Institut für angewandte Pflegeforschung e.V. (dip), Köln 2009, insbesondere 70 ff., online verfügbar unter: http://www.dip.de/fileadmin/data/pdf/material/dip_Pflege-Thermometer_2009.pdf (Zugriff am 29.05.2013).

37 „Es ist so, dass man vor lauter Dokumentation schon nicht mehr zum Pflegen kommt. Das ist pervers.“ (Interviews mit Stationsleitungen): R. Wettreck, *„Am Bett ist alles anders“*, 55.

Höhmann spricht in diesem Kontext von einer Verringerung der „Ich-Leistung" und der „Kreativität"[38] der Pflegenden, was nach Braun auch als ein Erodieren der Werte der Pflege verstanden werden kann. Braun beschreibt diesen Prozess als „eine Reihe von Verunsicherungen oder gar Zerfall von identitätsstiftenden Normen, mit der Gefahr, Normen dauerhaft und irreversibel der anderen Wirklichkeit anzupassen"[39]. So zeigte sich in den Jahren 2003 bis 2008 eine Veränderung der Prioritäten in der ethischen Bewertung der eigenen Arbeit. Die Zahl von Pflegenden, die in einer Befragung angeben, „Wert auf eine würdevolle Behandlung der Patienten" zu legen, sinkt von 88 Prozent (2003) auf 79 Prozent im Jahr 2008. Auch sinkt die Zahl derer, die soziale und emotionale Zuwendung grundsätzlich als zur Versorgung der Patienten zugehörig betrachten, im selben Zeitraum von 69 Prozent auf 66 Prozent.[40] Es erfolgt somit eine Anpassung dessen, was Pflegende von sich verlangen, an das, was die Praxis von ihnen verlangt.[41]

2.4 Pflegebildung und Sozialisation: Coolout in der Pflege

Die Bereitschaft, erst hinter dem eigenen Pflegeverständnis und den eigenen Idealen zurückzubleiben und diese dann an die Anforderungen der Arbeitswelt anzupassen, liegt jedoch nicht nur in den beschriebenen restriktiven Arbeitsbedingungen begründet. Vielmehr scheint auch die berufliche Sozialisation Einfluss darauf zu haben, ob sich das Gewissen im Rahmen der Ausbildung weiterentwickeln kann oder eher abstumpft, wenn sich eine Person zu oft unter Druck fühlt und entscheidet, sich diesem zu beugen, statt ihrem Gewissen zu folgen.

Schüler und Schülerinnen der Pflege lernen, dass alle pflegerischen Tätigkeiten im Kern am Wohl des Patienten ausgerichtet sein sollen; dies wird ver-

---

38 U. Höhmann, *Qualitätsaktivismus oder aktive Transformationsstrategien des Managements in der stationären Altenpflege*, 365.

39 B. Braun, *Wunsch und Wirklichkeit der berufsgruppenübergreifenden Kooperation im Krankenhaus*, 314.

40 Vgl. ebd. Braun verweist auf weitere Ergebnisse aus Pflegekräftebefragungen: „Der Anteil der Pflegekräfte, in deren Bereich uneingeschränkt (‚trifft völlig zu') soziale und emotionale Zuwendung stattfindet, sinkt von 70 % (2006) auf 16 % im Jahr 2008".

41 Ähnlich argumentieren Kohlen und Kumbruck in Anlehnung an Stüber. Das traditionelle Ethos der Heilberufe gerät ihnen zufolge durch die tatsächlich handlungsleitenden Normen „kurzer Verweildauern" und „zügigen Durchschleusens" zunehmend unter Druck, sodass die Bereitschaft, ihm zu folgen, sinkt. H. Kohlen/C. Kumbruck, *Care-(Ethik) und das Ethos fürsorglicher Praxis (Literaturstudie)*, artec-paper Nr. 151, Januar 2008, 25, online verfügbar unter: http://www.ssoar.info/ssoar/bitstream/handle/document/21959/ssoar-2008-kohlen_et_al-care-ethik_und_das_ethos_fursorglicher.pdf?sequence=1 (Zugriff am 27.10.2013).

bunden mit ganz konkreten Handlungsanweisungen für die Art und Weise, Auswahl und Durchführung der Pflegetätigkeiten. Patientenorientierte Pflege wird gelernt als eine „auf wissenschaftlichen Erkenntnissen und auf ethischen Verpflichtungen basierende Hilfeleistung, zu der immer auch kommunikative Zuwendung gehört“[42].

Dieser Anspruch konfligiert strukturell bedingt und regelmäßig mit der Systemrationalität in den Kliniken und Pflegeeinrichtungen, deren Leitmotiv die Effizienz ist, zumeist verstanden als Beschleunigung und Verschlankung von Prozessen. Pflegebedürftige und leidende Menschen, Verwirrte, Gebrechliche und Sterbende können unter diesen Umständen nicht den professionellen Ansprüchen entsprechend versorgt werden.[43] Für diese Personengruppen stellt Schnelligkeit der Pflege im Umgang mit ihnen in aller Regel eine Einbuße an Lebensqualität dar und keinen Gewinn. Es kommt zu einem Widerspruch von Norm und Handlungsrationalität im Alltag der Auszubildenden, da sie bei ihren Praxiseinsätzen mit dafür verantwortlich gemacht werden, ob ihr jeweiliges Team seine Arbeit bewältigen kann, ob es „fertig wird“. Schnelles Arbeiten wird belohnt, schulisch korrektes Arbeiten mit entsprechendem Zeit- und Materialverbrauch gerügt.[44]

Hinzu kommt ein Wandel der Loyalität: Neben die im Gewissen wahrgenommene Verpflichtung, den Patienten nach dem Stand aktuellen Pflegewissens individuell angemessen zu versorgen, tritt der Anspruch, das Team zu unterstützen. Die Loyalität gegenüber den Kolleginnen und Kollegen führt dazu, dass ein zu langes Verweilen bei leidenden, zuwendungsbedürftigen Patienten ebenfalls Gewissenbisse auslöst.[45]

Das Versorgungsniveau leidet, die patientenorientierte Pflege kommt zu kurz oder fällt aus. Der Gewöhnungseffekt daran beziehungsweise die Reaktion darauf wird von K. Kersting in ihrer Studie zur Entwicklung der moralischen Sensibilität von Auszubildenden der Gesundheits- und Krankenpflege als „Coolout“ beziehungsweise als moralische Desensibilisierung bezeichnet.[46] In einer vergleichenden Untersuchung von Schülerinnen und Schülern unterschiedlicher Ausbildungsjahrgänge konnte sie zeigen, dass die Bereitschaft, moralisch relevante

---

42 K. Kersting, *„Coolout“ in der Pflege*, Frankfurt a. M., ^{2}2011, 41.

43 Vgl. für die Intensivpflege aktuell M. Isfort/F. Weidner/D. Gehlen, *Pflege-Thermometer 2012. Eine bundesweite Befragung von Leitungskräften zur Situation der Pflege und Patientenversorgung auf Intensivstationen im Krankenhaus*, hg. vom Deutschen Institut für angewandte Pflegeforschung e.V. (dip), Köln 2012, online verfügbar unter: http://www.dip.de/fileadmin/data/pdf/projekte/Pflege_Thermometer_2012.pdf (Zugriff am 22.07.2013).

44 Vgl. K. Kersting, *„Coolout“ in der Pflege*, 185.

45 Vgl. ebd.; im Übrigen fürchten Auszubildende schlechte Bewertungen ihrer Praxiseinsätze, wenn sie nicht schnell genug (weil zu patientenorientiert) arbeiten.

46 Vgl. K. Kersting, *„Coolout“ in der Pflege*, Buchtitel.

Regelverletzungen zu tolerieren, mit der Ausbildungszeit steigt. Trotz der Bemühungen um eine Ausbildung, die zunehmend auf die Entwicklung einer pflegerischen Identität und eines entsprechenden pflegerischen Ethos setzt, und in der die Förderung ethischer Kompetenz inzwischen als Ausbildungsziel unstrittig ist,[47] lässt sich ein Verlust moralischer Sensibilität erkennen. Zur Gewöhnung an die „Verwaltung des Mangels“[48] und an das routinemäßige Zurückbleiben hinter dem „State of the Art“ der Pflege[49] werden unterschiedliche Strategien entwickelt, um diese Widerspruchserfahrung bewältigen zu können. Dabei zeigt sich wiederum die spezifische pflegeethische Perspektive in ihrer Bedeutung: Die abstumpfenden, vom Ideal abweichenden Erfahrungen werden nicht primär an den „großen“ medizinethischen Fragen zu Entscheidungen am Lebensende oder ähnlichen dramatischen Fragen gemacht. Vielmehr sind es die gerade noch tolerierbaren oder durch den beständigen Mangel an Zeit und Fachkräften schon zur Normalität gewordenen Regelverletzungen im Pflegealltag, die zu einer Transformation der ursprünglichen moralischen Sensibilität hin zu einem kalten,[50] versachlichenden Umgang mit den Patienten und den eigenen Ansprüchen führen.

2.5 Zur Erwartungshaltung an die Pflege als Frauen- und Fürsorgeberuf

Für die Gewissensfreiheit und Autonomie der Pflegenden sind neben Fragen der Bildung und Ausbildung sowie den Rahmenbedingungen in den Einrichtungen auch die gesellschaftlichen Leitbilder der Pflege als Frauen- und Fürsorgeberuf relevant. Die amerikanische Pflegewissenschaftlerin J. Liaschenko beschreibt einen Zusammenhang zwischen Schuldgefühlen und Gewissensbissen der Pflegenden und deren Gefühl, nicht genug für die Patienten getan zu haben, nicht genug und vor allem nicht erfolgreich genug für sie eingetreten zu sein.[51] Die

47 Vgl. C. Giese, *Wissen – Können – Sollen*, 66–68.

48 K. Kersting, *„Coolout“ in der Pflege*, 264.

49 Vgl. I. Hofmann, *Verrat am Menschen? Wenn die Pflege hinter ihrem state of the art zurückbleibt*, in: *ZME* 45 (1999), 185–196.

50 Kersting spricht in Anlehnung an Gruschka von Kälte (deshalb der Begriff „Coolout“), die eine Reaktionsform des Einzelnen auf den Widerspruch zwischen den gebotenen Normen und der Forderung nach funktionalem Handeln im Alltag darstelle: „Reagieren die Menschen aufgrund des Handlungsdrucks im Alltag und der permanenten Konfrontation mit den Strukturen mit einer Tendenz zur Gleichgültigkeit, dann machen sie sich selber kalt.“ K. Kersting, *„Coolout“ in der Pflege*, 50.

51 Vgl. J. Liaschenko, *„to take one's place …“*, 36f.

Expertise, die sie durch ihr Pflegewissen, ihre Erfahrung und ihre Nähe zu den Patienten haben, scheint ihnen im Diskurs der Heilberufe, allen voran mit den Ärzten, nicht ausreichend zu sein, um mit ihrem Standpunkt ernst genommen zu werden, da sie nicht über deren spezifisches medizinisch-naturwissenschaftliches Wissen („scientific knowledge") verfügen. Sie fühlen sich oftmals in für sie wichtigen Fragen „[...] dismissed, ignored, sentimentalized, or trivialized"[52]. Nach Liaschenko besteht ein Zusammenhang zwischen der geringen Macht der Pflegenden, ihren Standpunkt (und damit die Patientenperspektive aus Pflegesicht) einzubringen und der Tatsache, dass Pflege als „gendered labour" und körpernahe Dienstleistung immer noch als Frauenberuf angesehen wird, der sich im Wortsinn handgreiflich mit schmutzigen körperlichen Dingen beschäftigt: „Nursing is part of a long history of gendered labour associated with the body. Such work has been devalued as manual work and shunned as dirty."[53]

Die spezifische Expertise, die sich aus dem fachlich geschulten Umgang mit dieser leiblichen Nähe zum Patienten ergibt, wird weder im interprofessionellen Kontext noch von der Gesellschaft oder der Berufsgruppe selbst adäquat gewürdigt.[54] Pflegende erleben sich als Mitglieder einer Berufsgruppe, von denen nicht erwartet wird, dass sie die Stimme erheben, dass sie Ansprüche formulieren und Rechte für sich beanspruchen, wie das Recht auf die Freiheit, seinem Gewissen zu folgen und darin ernst genommen zu werden.[55]

Die Frage nach dem Ort des Gewissens in der Pflege ist damit letztlich ein Kernproblem der beruflichen Identität, die nicht nur durch die an Berufsfachschulen vermittelten Ideale gebildet wird, sondern auch und primär durch die Vorbilder und Erwartungshaltungen, die aus der Praxis und Gesellschaft heraus an die Pflegenden herangetragen werden. Nach Yeo und Ford hat das ethische Grundproblem in der Pflege weniger zu tun „[...] with deciding, what is morally right, but rather with doing it in a constraint environment unconducive to the realization of professinal values"[56] oder mit Kersting: „Was sie tun sollen, das

52 J. Liaschenko, *„to take one's place ..."*, 36. Dies korrespondiert der Beschreibung von Wettreck; ihm zufolge erscheint die Pflege in medizinischer Sicht „häufig als ‚naiv' und moralisierend, mit ungenügendem Verständnis für die medizinischen und institutionellen Hintergründe, gilt als teilweise schwer zu führen, weil viel zu emotional und eruptiv": R. Wettreck, *„Am Bett ist alles anders"*, 124.

53 J. Liaschenko, *„to take one's place ..."*, 37.

54 Vgl. C. Giese, *Pflegeethik in Zeiten der Krise*, 43; vgl. auch J. Liaschenko, *„to take one's place ..."*, 39.

55 Vgl. C. Giese, *Wissen – Können – Sollen*, 63.

56 M. Yeo/A. Ford, *Integrity*, in: M. Yeo/A. Moorhouse (Hg.), *Nursing Ethics*, Toronto 2005, 277.

wissen sie alle. Aber sie gewöhnen sich unmerklich an die Unterwanderung des pflegerischen Anspruchs, weil sie im Alltag lernen damit umzugehen".[57]

3 Fazit: „Schwer ist leicht was" (K. Valentin)

Wenn das Gewissen im Menschen verkümmern oder ertauben kann,[58] dann sind die Umstände und historisch gewachsenen Voraussetzungen, die Pflegende heute vorfinden, wenig geeignet, dies zu verhindern. Dass dennoch viele Pflegende nicht abstumpfen, sondern versuchen, sich auf andere Weise vor den alltäglichen Gewissensbissen wegen unzureichender Pflege der eigenen Patienten zu schützen, ist durchaus als Ressource zu sehen. Dies gilt auch dann, wenn die resultierenden Maßnahmen oft in einer Reduktion der Arbeitszeit oder letztlich in den Ausstieg aus der direkten Pflege münden.

Viele der motivierten und noch moralisch sensiblen Pflegenden bleiben dem Beruf in anderer Form erhalten. Nicht wenige nehmen ein Pflegestudium auf oder bilden sich beharrlich weiter, um ihrem Anspruch an eine menschliche und fachlich gute Pflege an anderer Stelle gerechter werden zu können, um der Pflege eine Stimme zu geben oder die Ausbildung weiterzuentwickeln.

Moralisches Handeln im Beruf, in einer Organisation und in einem multiprofessionellen Team ist immer begrenzenden und ermöglichenden Bedingungen unterworfen. Diese gilt es zu analysieren, um zu verstehen, welche Situation ein Individuum als Mitglied einer Berufsgruppe vorfindet, das seinem Gewissen folgend seine berufliche und persönliche Verantwortung wahrnehmen möchte. Dabei unterscheiden sich die Heilberufe hinsichtlich ihrer Macht, ihres Status, ihres Bildungsniveaus und der öffentlichen Wahrnehmung deutlich. Gemeinsam ist ihnen, dass das traditionelle Ethos der Fürsorge und die Hinwendung zum Nächsten und zum Kranken durch eine fehlverstandene Vorstellung von Effizienz und kurzfristige Kostenreduktion gefährdet wird[59], und dass damit Pflegende, Ärzte und Angehörige anderer Heilberufe gleichermaßen in Gewissensnöte gebracht werden.

57 K. Kersting, *„Coolout" in der Pflege*, 301.

58 Vgl. J. Gründel, *Person und Gewissen*, in: J. Gründel (Hg.), *Leben aus christlicher Verantwortung*, Bd. 1, München ^{2}1993, 74.

59 Vgl. H. Kohlen/C. Kumbruck, *Care-(Ethik) und das Ethos fürsorglicher Praxis*, 25.

Verena Wetzstein

Gesundheit, Prävention und christliches Ethos: Gewissensbasierte Eigenverantwortung im Rahmen der Gesundheitsvorsorge

1 Corpus Delicti – Utopie einer Gesundheitsdiktatur

Ein Gerichtsverfahren im Jahr 2057. Mia Holl, 30-jährige erfolgreiche Biologin, wird zum „Einfrieren auf unbestimmte Zeit" verurteilt. Das Einfrieren ist die zeitgemäße Form von Strafe, mit dem sich das System – hier „Methode" genannt –, seine „Vernünftigkeit" demonstriert: Falls eine künftige Gesellschaft das Urteil revidieren sollte, könnte Mia wieder aufgetaut werden. Andererseits ist das System von einem Rigorismus gekennzeichnet, den man ungesund nennen müsste, wenn das in diesem Fall nicht reichlich absurd wäre. Es herrscht nämlich eine Gesundheitsdiktatur: Gesellschaft wird als „kollektiver Körper" definiert, dessen oberstes und mit allen Mitteln des Überwachungsstaates durchgesetztes Ziel die körperliche Gesundheit seiner Mitglieder ist. Mia gerät ins Visier der Gerichtsbehörde, weil sie die geforderten Schlaf- und Ernährungsberichte nicht eingereicht hat oder Urintest und Blutdruckmessung vernachlässigt. Außerdem verzeichnet ihr elektronischer Steckbrief einen Einbruch im sportlichen Profil. Das System kennt Mia bis in ihre Eingeweide: Wenn sie kotzt, tut sie das deshalb in eine Schüssel, die sie nachts in den Gulli schüttet, damit man sie nicht identifizieren kann. Und Mia hat einen Grund, weshalb es ihr schlecht geht. Ihr Bruder wurde wegen Vergewaltigung und Mord verurteilt, obwohl er unschuldig ist; er hat sich umgebracht. Wie kann das sein in einem perfekten System, für das DNA-Analysen die unhinterfragbare Grundlage jeder Rechtsprechung bilden?[1]

In ihrem vor wenigen Jahren erschienenen Roman „Corpus Delicti" entwirft J. Zeh die Utopie eines Gesundheitsstaates. Der übermächtige Staat, der seine Bürger bis ins kleinste Detail hin in gesundheitlichen Dingen durchleuchtet, zeichnet ein bedrückendes Szenario, das niemand ernsthaft wollen kann. Die Autorin wirft mit Mitteln der Literatur ebenso grundsätzliche wie aktuelle Fragen der medizinischen Ethik auf: Wie weit darf der Staat bei der Gesundheitsvorsorge seiner Bürger gehen? Darf er zur Erreichung des Ziels einer größtmöglichen Gesundheit seiner Bürger individuelle Freiheitsrechte einschränken? Ist es Aufgabe des Einzelnen,

---

1 Die prägnante Zusammenfassung des Romans von J. Zeh, *Corpus Delicti. Ein Prozess,* Frankfurt a.M. 2009, verdanke ich K. Fischer: http://www.deutschlandfunk.de/moderne-hexenjagd.691.de.html?dram:article_id=50964 (Zugriff am 20.09.2013).

für seine Gesundheit vorzusorgen? Ist der Einzelne ausreichend mit Kenntnissen ausgestattet und dazu befähigt, gesundheitliche Prävention eigenverantwortlich zu übernehmen? Wie verhalten sich im Blick auf Prävention die Verantwortung gegenüber sich selbst und die Verantwortung gegenüber der Solidargemeinschaft zueinander?

Gegenwärtig sind wir in der Bundesrepublik von einer Gesundheitsdiktatur weit entfernt. Nicht zuletzt wurde durch das am 1. Februar 2010 in Kraft getretene Gendiagnostikgesetz, das (prädiktive) genetische Untersuchungen bei Menschen und die Verwendung genetischer Proben und Daten regelt, versucht, Übergriffe von Staat, Gesundheitswirtschaft oder Arbeitgeber durch die unbedingt notwendige Zustimmung des Einzelnen zu Untersuchungen zu verhindern. Dennoch lassen sich beim Blick auf Prävention und Prädiktion im Gesundheitswesen Tendenzen erkennen, mit Repressionen zu drohen, wenn sich Versicherte bestimmten Maßnahmen widersetzen.[2]

War es nach Inkrafttreten des Gesetzes 2010 nach vielen Jahren der engagierten Diskussion zunächst etwas ruhiger geworden um die Themen Prädiktion und Prävention, hebt der Diskurs seit 2013 – nicht zuletzt durch das Bestreben, ein Präventionsförderungsgesetz zu erlassen – wieder an. Der Fokus scheint gegenwärtig auf Regelungen, Gesetzen und Normierungen zu liegen. Vor der Frage nach staatlichen Regelungen und Eingriffen in die Privatsphäre des Einzelnen ist aber die Frage nach einer Ethik der Prävention zu stellen: Ist Prävention zu fördern? Auf welchen Säulen liegt sie auf? Wie soll Prävention aussehen? Mithilfe welcher Kategorien könnte ihr Anliegen noch besser verwirklicht werden? Was ist zu tun, um ihre Ziele besser umzusetzen?

Der vorliegende Beitrag fragt aus ethischer Sicht nach der gesundheitlichen Prävention: Vor dem Hintergrund des gegenwärtigen Wandels im Krankheitsbegriff und in den Gesundheitsstrukturen, der den Gedanken der Prävention so deutlich in den Vordergrund treten lässt (Abschnitt 2), werden die beiden Säulen der Prävention – die Pflicht zur Gesundheitsvorsorge gegen sich selbst und die

2 Der Begriff der Prävention fungiert dabei als ein Oberbegriff für zeitlich unterschiedliche Interventionen zur gesundheitlichen Vorsorge. Im Allgemeinen hat sich heute die Unterscheidung in primäre, sekundäre und tertiäre Prävention durchgesetzt: Mit der primären Prävention soll die Entstehung von Krankheiten verhindert werden. Die sekundäre Prävention will Krankheiten früh erkennen, damit eine möglichst zeitige Therapie eingeleitet werden kann. Mit der tertiären Prävention sollen Krankheitsfolgen gemildert, ein Rückfall bei schon entstandenen Krankheiten vermieden und ihre Verschlimmerung verhindert werden. Um finanzielle Anreize zur Selbstsorge zu schaffen, wurde etwa die Reduzierung der Zuzahlung zum Zahnersatz bei Vorliegen eines Bonusheftes eingeführt oder die Absenkung der Zuzahlungsbelastungsgrenze für chronisch Kranke durchgesetzt. Umgekehrt fallen für alle anderen höhere Kosten an.

Pflicht gegenüber dem Gemeinwohl[3] – auf ihre Gewichtung hin untersucht (Abschnitt 3). Aus christlicher Sicht werden vier Elemente dazu bedacht, die zeigen, dass eine in der Anthropologie gründende, gewissensbasierte Eigenverantwortung Schlüssel für eine verantwortungsvolle künftige Präventionspolitik sein sollte (Abschnitt 4). Mit einem Ausblick auf konkret Auszugestaltendes wird der Beitrag schließen (Abschnitt 5).

2 Wandel im Gesundheits- und Krankheitsverständnis

Angesichts der Veränderungen des Krankheitsspektrums (Akutkrankheiten treten in den Hintergrund, chronische Erkrankungen nehmen immer mehr zu) und der Fragen um die Verteilung knapper finanzieller Ressourcen im Gesundheitswesen sowie der Erkenntnis, dass ein Großteil der chronischen Erkrankungen zumindest zum Teil lebensstilbedingt sind, rückt der Gedanke der Prävention in Gesundheitsdiskursen in den Vordergrund.[4] Verschiedene Aspekte prägen dabei das kulturelle Umfeld: der Wandel des Gesundheits- und Krankheitsbegriffs, die Veränderungen der Strukturen im Gesundheitswesen sowie die dynamischen Prozesse im soziokulturellen Bereich, in dem die Diskussion über Gesundheitsvorsorge ihren Nährboden findet.

Zum einen erfährt das Gut Gesundheit in der Moderne eine enorme Aufwertung. Das Erleben von Gesundheit und Krankheit ist eine existenzielle Erfahrung.[5] Erst wenn man krank ist, merkt man, wie bedeutsam Gesundheit ist. In der Krankheit erfährt der Mensch Einschränkungen, die ihn im Ganzen betreffen. Das alltägliche Leben und bisweilen auch Lebenspläne verändern sich in der Erfahrung der Krankheit. Der Wunsch, wieder gesund zu werden, rückt in den Mittel-

---

3 Je nach Gewichtung der Pflicht gegenüber der Solidargemeinschaft würde diese dann auch das Recht des Staates begründen, den Bürgern präventive Maßnahmen zu ermöglichen bzw. vorzuschreiben. In welcher Form bzw. bis zu welchem Grad dies möglich wäre, wäre dann noch zu diskutieren.

4 Vgl. etwa K. Arntz, *Ich mag Genuss sofort! Überlegungen zur Gesundheitsprävention aus ethischer Sicht,* in: J. G. Gostomzyk (Hg.), *Gesund leben – in Bewegung bleiben,* Schriftenreihe der Landeszentrale für Gesundheit in Bayern 10, München 2002, 41–61; A. Wohlfahrt, Art. *Prävention III. P. u. Präventiverziehung,* in: *LThK*³, Bd. 8, Freiburg i. Br. 1999, 519 f.; U. Keil/O. Seewald/H. Kreß, Art. *Präventivmedizin,* in: W. Korff/L. Beck/P. Mikat (Hg.), *Lexikon der Bioethik,* Bd. 3, Gütersloh 2000, 58–64.

5 Vgl. D. Lanzerath, Art. *Krankheit,* in: W. Korff/L. Beck/P. Mikat (Hg.), *Lexikon der Bioethik,* Bd. 2, Gütersloh 2000, 478–484.

punkt. Aber: Auch wenn Gesundheit als ein fundamentales Gut erfahren wird, so ist es doch nicht das höchste Gut. Denn auch kranke Menschen können ein sinnvolles Leben führen. Gesundheit ist ein transzendentales Gut (im kantischen Sinne), das es ermöglicht, andere Güter zu verwirklichen. In der Moderne hat sich eine Tendenz Raum geschaffen, Gesundheit zu verabsolutieren, bis hin zu einem utopischen Gesundheitsbegriff, der dann leicht in Heilserwartungen umschlägt. Gesundheit im Diesseits ist wesentlich wichtiger geworden und zu einem „säkularen Ersatz für die theologische Kategorie des ewigen Lebens stilisiert“[6] worden. Vor einem solchen Hintergrund liegt die Fokussierung auf Prävention im Sinne der Vermeidung von Krankheiten nahe.

Zum zweiten führen der demographische Wandel und der Wandel im Krankheitsspektrum zu Veränderungen im Gesundheitswesen an sich.[7] Neben einer steigenden Lebenserwartung bringt er auch ein erhöhtes Maß an Krankheitsrisiken und Behandlungsbedarf mit sich. Im Verhältnis zur Zahl der Akutkrankheiten ist die Zahl chronischer Erkrankungen stark gestiegen und wird aller Voraussicht nach weiter steigen. Darunter findet sich nicht nur die Zunahme der Zahl pflegebedürftiger, oftmals alter Menschen mit Demenz, sondern auch eine hohe Zahl lebensstilbedingter Erkrankungen wie etwa Adipositas, Herz-Kreislauf-Leiden oder Diabetes.[8] Angesichts der vermuteten oder zum Teil erwiesenen Einflussmöglichkeiten der Einzelnen auf Ausbruch und Verlauf von Erkrankungen tritt auch hier der Gedanke der Prävention in den Vordergrund: Will man die Krankheitslast verringern, so scheint es, sollte vermehrt auf Präventionsmaßnahmen zurückgegriffen werden.

Zum dritten verändert sich die Struktur medizinischer Maßnahmen als solche. So erzeugt etwa die Gendiagnostik die Paradoxie eines kranken Gesunden. Krankheiten lassen sich gendiagnostisch voraussagen, unter denen der Mensch zukünftig, wenn er lange genug lebt, (wahrscheinlich) leiden wird. Im günstigsten Fall ermöglicht die prädiktive Medizin dann die Möglichkeit, den Ausbruch der Krankheit durch Prävention zu verhindern. Gegenwärtig scheint sich ein Wandel von einem kurativen hin zu einem prädiktiven und präventiven Medizinbetrieb zu

---

6 E. Schockenhoff, *Ethik des Lebens. Ein theologischer Grundriß*, Mainz [3]2000, 219.

7 Gesundheit unterliegt bestimmten Einflussfaktoren: etwa genetische Disposition, gesellschaftliche Einflüsse (Umwelteinflüsse) und individuelles Verhalten.

8 Die Bundesärztekammer legt in ihrer Stellungnahme zum Referentenentwurf für ein Präventionsgesetz vom 06.12.2004 Wert auf die Festlegung, dass Prävention ein Teil ärztlichen Handelns sei: http://www.bundesaerztekammer.de/downloads/10Stellungnahme.pdf (Zugriff am 20.11.2013): Nicht nur diagnostizieren, heilen und Leiden lindern, sondern zunehmend auch beraten und Krankheit vorhersagen und verhindern, gehören zum Aufgabenspektrum der Ärzte.

vollziehen. Dem Einzelnen wächst damit ein Mehr an persönlicher Gesundheitsverantwortung zu.

Zum vierten tritt zunehmend die Notwendigkeit von Allokationsentscheidungen in den Vordergrund. Die Suche nach verantwortlichen Kriterien zeitigt ihre Spuren auch im Bereich der Prävention. So hat der Gesetzgeber die Eigenverantwortung im Rahmen der Prävention bereits gestärkt, etwa durch Zuzahlungsreduzierung bei Zahnersatz nach Vorlage eines Bonusheftes. Weitere Maßnahmen der staatlichen Regulierung werden diskutiert, wie beispielsweise der Umgang mit der Finanzierung von Krebsbehandlungen mit oder ohne Teilnahme an Vorsorgeuntersuchungen.

Fünftens schließlich lässt sich neben allgemeinen Entsolidarisierungstendenzen[9] in der Gesellschaft besonders im Rahmen von medizinethischen Diskursen die Überbetonung der Selbstbestimmung des Einzelnen erkennen.[10] Immer mehr gerät der Einzelne in den Fokus. Im gleichen Maß treten Solidaritätsaspekte in den Hintergrund. Angesichts eines solchen gesellschaftlichen Klimas sorgen sich viele um die Zukunft unseres Gesundheitswesens. Wo der Einzelne und die Durchsetzung seiner Interessen in den Mittelpunkt rücken, muss eine staatliche Regulierung immer umfassender eingreifen, um ein solidarisches Gesundheitswesen zu retten. Staatliche Forderungen und Leistungen zur gezielten Gesundheitsprävention werden zunehmend eingefordert.[11] Als Wahlmöglichkeiten, unter denen der Einzelne das passgenaue Stück Prävention heraussuchen soll, treten präventive Maßnahmen in den Vordergrund. Unter dem Deckmantel der Selbstbestimmung wird der Diskurs um Prävention dabei von einer Eigenverantwortungsrhetorik bestimmt, die lediglich Bestandteile einer jeden Gesundheitsethik beschreibt.[12] Eine schale Rhetorik der Eigenverantwortung gepaart mit dem Ruf nach staatlichen Maßnahmen spiegelt eine Leerstelle in der gegenwärtigen Präventivmedizin wider: sie ist ethisch nicht gefüllt.

Die eben skizzierten Verschiebungen im Gesundheitsbegriff, im Gesundheitswesen und in der Gesellschaft insgesamt verändern nicht nur unseren Um-

---

9 Vgl. C. Butterwegge, *Umbau des Sozialstaates und Entsolidarisierung der Gesellschaft*, in: *GISA – Rundbrief Gilde Soziale Arbeit* 2 (2004), 9–22.

10 Vgl. V. Wetzstein, *Kognition und Personalität. Perspektiven einer Ethik der Demenz*, in: A. Kruse (Hg.), *Lebensqualität bei Demenz? Zum gesellschaftlichen und individuellen Umgang mit einer Grenzsituation im Alter*, Heidelberg 2010, 51–70, bes. 64 f.

11 Vgl. H. Kreß, *Gesundheitsschutz, Selbstbestimmung und Patientenverfügungen in ethischer Sicht*, 2005: http://www2.ekir.de/duesseldorf/esta/Kress_Gesundheitsschutz.pdf (Zugriff am 20. 11. 2013), 5.

12 Vgl. M. Zimmermann-Acklin, *Gesundheit – Gerechtigkeit – christliche Identität. Begründung und Gestalt der gesundheitlichen Versorgung aus der Perspektive einer theologischen Ethik*, in: *JCSW* 47 (2006), 125.

gang mit Medizin und Prävention. Sie schneiden vielmehr in das menschliche Selbstverständnis bzw. unser Menschenbild ein.[13] Wenn die eigene Gesundheit und Krankheit eine solche Aufwertung erfahren haben und derart in den Vordergrund gerückt sind, scheint es geboten, die Verantwortung für Gesundheit zu steigern: „Dieses Postulat richtet sich an die Gesellschaft und den Staat als Ganzen, dann aber auch an die einzelnen Menschen."[14] Wenn aber eine ethische Fundierung der Prävention in der gegenwärtigen Medizin eine Leerstelle bezeichnet, ist im Weiteren nach der Füllung dieser Leerstelle zu fragen: Auf welchen Säulen ruht der Präventionsgedanke auf? Sind diese Säulen gegenwärtig stabil? Auf welches Fundament könnte gebaut werden, um eine Ethik der Prävention zu gestalten? Und schließlich: Welche Hinweise auf konkrete Maßnahmen können gegeben werden?

3 Gesundheitsvorsorge als Pflicht gegen sich selbst und gegen das Gemeinwohl

Ausgehend von der These, dass es eine moralische Pflicht gibt, für seine Gesundheit (vorzu)sorgen – sowohl, seiner Gesundheit nicht willkürlich zu schaden, als auch, seine Gesundheit zu befördern –, lassen sich zwei Säulen dieser Verpflichtung bestimmen: die Pflicht zur Gesundheitssorge gegen sich selbst und die Pflicht gegen das Gemeinwohl. Diese beiden Säulen, auf denen der Präventionsgedanke ruht, werden im Folgenden in den Blick genommen: Leitet sich die moralische Pflicht, sich gesund zu erhalten, aus einer Verpflichtung gegen sich selbst heraus ab?[15] Und/oder leitet sich die moralische Verpflichtung zur Gesundheitssorge aus einer Verpflichtung gegenüber dem Gemeinwohl/der Gesellschaft ab? Auf beiden Säulen ruht der Präventionsgedanke auf. Sollte die eine Säule wegbrechen, so geriete das Gebäude der Gesundheitsvorsorge in eine Schieflage und drohte von einem ethischen Blickwinkel aus gesehen, einzustürzen.

---

13 Zum Menschenbild vgl. eingehender unten, Abschnitt 4.

14 H. Kreß, *Gesundheitsschutz*, 4.

15 Gerade im Hinblick auf die Präventivmedizin ist die Antwort auf die Frage: „Warum soll ich mich gesund erhalten?" von großer Bedeutung. Wozu soll ein gesunder Mensch die Last von Vorsorgeuntersuchungen auf sich nehmen oder aufhören zu rauchen, wenn ihm das augenblickliche Wohl mehr bedeutet als der dauerhafte Erhalt seiner Gesundheit, den ihm ohnehin niemand garantieren kann? Es geht bei einer Pflicht gegen sich selbst, sich gesund zu erhalten, also auch um eine grundsätzliche Einstellung zur Gesundheit.

3.1 Gesundheitsvorsorge als Pflicht gegen sich selbst

Lässt sich eine moralische Handlungsaufforderung erkennen, aus reiner Pflicht gegen sich selbst für die Gesundheitsvorsorge einzutreten? Auch wenn der Begriff der Pflicht gegenwärtig nur ungern verwendet wird, da ihm etwas Negatives, Rigoroses anzuhaften scheint, ist er an dieser Stelle der richtige Begriff, indem er nach dem unbedingten moralischen Sollen fragt.

In der Tradition der Aufklärung[16] stehend, auf Ratio und Vernunft ausgerichtet, kann die Frage nach einer moralischen Pflicht zur Gesunderhaltung positiv beantwortet werden. Kant selbst verortete diese Pflicht unter den vollkommenen Pflichten gegen sich selbst. Das bedeutet, dass man es sich – seiner eigenen Vernunft folgend und dieser verpflichtet – zur Maxime machen soll, seiner Gesundheit nicht willkürlich zu schaden (als vollkommene Pflicht) und sie zu fördern (als unvollkommene Pflicht). Dies zum einen, weil die biologische Funktion ein Zweck der Natur ist, und zum anderen, weil sie als Mittel zu moralischen Zwecken des Menschen zu dessen Vollkommenheit gehört.[17] Seine Gesundheit für Zwecke zu opfern, die nicht Zwecke des Menschen als vernünftiges Naturwesen sind, ist im Sinne einer vollkommenen moralischen Pflicht gegen sich selbst nicht erlaubt. Worum es geht, ist eine Zweckentfremdung der eigenen Gesundheit, des eigenen biologischen Funktionierens. Die unvollkommene Pflicht gegen sich selbst, seine Gesundheit zu fördern, lässt einen breiten Spielraum, was die Ausgestaltung angeht.

---

16 Vgl. G. Patzig, *Gibt es eine Gesundheitspflicht?*, in: *Ethik Med* 1 (1989), 3–12; C. Horn, *Die Pflicht, sich gesund zu erhalten, als Pflicht gegen sich selbst bei Immanuel Kant*, Marburg, Univ., Diss., Marburg 2004: http://archiv.ub.uni-marburg.de/diss/z2005/0169/pdf/dch.pdf (Zugriff am 20.11.2013), sowie den Beitrag von G. Pöltner, *Zur Bedeutung der sogenannten Pflichten gegen sich selbst für die Gewissensentscheidung von Ärzten und Patienten*, in diesem Band, 251–268.

17 Vgl. C. Horn, *Die Pflicht, sich gesund zu erhalten*, 38 f.: Des Weiteren bezeichnet Kant es als indirekte Pflicht, sein eigenes Wohlergehen zu fördern, und diese Pflicht ist eigentliches Mittel zur Sittlichkeit: „Widerwärtigkeit, Schmerz und Mangel sind große Versuchungen zu Übertretung seiner Pflicht. Wohlhabenheit, Stärke, Gesundheit und Wohlfahrt überhaupt, die jenem Einflusse entgegenstehen, können also auch, wie es scheint, als Zwecke angesehen werden, die zugleich Pflicht sind; nämlich *seine eigene* Glückseligkeit zu befördern, und sie nicht bloß auf fremde zu richten. – Aber alsdenn ist diese nicht Zweck, sondern die Sittlichkeit des Subjekts ist es, von welchem die Hindernisse wegzuräumen es bloß das *erlaubte* Mittel ist; da niemand anders ein Recht hat, von mir Aufopferung meiner nicht unmoralischen Zwecke zu fordern." (Hervorhebungen im Text).

3.2 Gesundheitsvorsorge als Pflicht gegen das Gemeinwohl

Wenden wir uns nun der zweiten Säule der Prävention zu und fragen, ob eine Pflicht zur Gesundheitsvorsorge gegenüber dem Gemeinwohl besteht:[18] Kann eine moralische Verpflichtung, Prävention zu betreiben, aus einer Verpflichtung gegenüber dem Gemeinwohl abgeleitet werden?[19] Definieren wir Gemeinwohl als das Wohl der Menschen, und zwar insofern sie zusammenleben, wird die sozialethische Dimension dieser zweiten Fragerichtung deutlich. Dies betrifft das ethische Prinzip der Solidarität.[20] Es geht nicht mehr nur um die individuelle, sondern gleichermaßen um die soziale Natur des Menschen. Das Gemeinwohl, ein aus der Soziallehre stammender, grundlegender Begriff des menschlichen Zusammenlebens, weist unterschiedliche Facetten auf, von denen für unser Thema zwei von besonderer Relevanz sind: Das ist zum einen das *Bonum Commune* als Gemeingut: Es bezeichnet die Ziele, die das Individuum nicht allein erreichen könnte. Das *Bonum Commune* als Gemeinwohl hingegen, und das verdient unser Augenmerk noch mehr, meint die richtige Verfasstheit eins Sozialgebildes im Hinblick auf die Verwirklichung des Gemeingutes. „Gemeinwohl ist also im Gegensatz zum Gemeingut kein materialer Wertinhalt, der die Menschen als Personen unmittelbar bereichern würde, sondern die Möglichkeitsbedingung dafür, dass die einzelnen Personen zusammen am Gemeingut teilnehmen. Dieses Gemeinwohl als organisatorischen Wert sicherzustellen ist die eigentliche Aufgabe der gesellschaftlichen Autorität, während das Gemeingut nicht unmittelbar durch administrative Maßnahmen verwirklicht werden kann.“[21]

---

18 Sofern eine Pflicht zur Gesundheitsvorsorge gegenüber dem Gemeinwohl besteht, kommt in der Folge auch dem Staat das Recht (und auch die Pflicht) zu, diese Gesundheitsvorsorge einzufordern. Über die Ausgestaltung dieser Aufsichtspflicht (etwa Impfzwang, Gurtpflicht, finanzieller Zwang zur Krebsvorsorge, Boni bei Gewichtsreduktion, Bereitstellung von Gesundheitsratgebern etc.) wäre noch zu diskutieren.

19 Vgl. die Definition des Gemeinwohls nach: *Pastoralkonstitution über die Kirche in der Welt von heute „Gaudium et spes“*, zit. nach K. Rahner/H. Vorgrimler, *Kleines Konzilskompendium. Sämtliche Texte des Zweiten Vatikanums*, Freiburg i. Br. [26]1994, 449 – 552, Nr. 26 und 74: Gemeinwohl ist „die Gesamtheit jener Bedingungen des gesellschaftlichen Lebens, die sowohl den Gruppen als auch deren einzelnen Gliedern ein volleres und leichteres Erreichen der eigenen Vollendung ermöglichen.“

20 Ausführlicher zum Prinzip der Solidarität im Gesundheitswesen: T. Bohrmann, *Gesundheitssicherung und Solidarität*, in: M. Heimbach-Steins (Hg.), *Christliche Sozialethik. Ein Lehrbuch*, Bd. 2: *Konkretionen*, Regensburg 2005, 228 – 253.

21 W. Kerber, Art. *Gemeinwohl*, in: Görres-Gesellschaft (Hg.), *Staatslexikon*, Bd. 2, Freiburg i. Br. [7]1986, 858.

Wie ist nun vor diesem Hintergrund unsere Frage nach der Verpflichtung des Menschen zur Gesundheitsvorsorge als Pflicht gegenüber dem Gemeinwohl einzuschätzen? Als soziales Wesen hat der Mensch eine Verpflichtung, sich selbst, sein Leben, nicht nur nach individuellen Werten auszurichten, sondern auch der Gemeinschaft in Dienst zu stellen.[22] Dies kann er jedoch nur, wenn die Grundvoraussetzung dafür gegeben ist, nämlich dass Leben in der Gemeinschaft überhaupt erst ermöglicht ist.

Ohne Zweifel stellt die Gesundheit des Menschen ein fundamentales Gut dar. Ohne Gesundheit sind die autonome Lebensführung und die gesellschaftliche Partizipation deutlich erschwert. In diesem Sinne, indem Gesundheit die fundamentale Voraussetzung darstellt, dass ein Leben in Gemeinschaft erst ermöglicht ist, lässt sich eine Pflicht zur Gesundheitsvorsorge aus dem Gedanken der Verpflichtung gegenüber dem Gemeinwohl begründen: Der Einzelne muss dafür Sorge tragen, dem Gemeinwohl dienlich sein zu können.

3.3 Pflicht zur Gesundheitsvorsorge praktisch

Der moderne gesundheitliche Präventionsgedanke ruht, wie gesehen, in seinem ethischen Gehalt auf zwei Säulen auf: als eine Pflicht gegen sich selbst und als eine Pflicht gegen das Gemeinwohl. Die Frage, die sich im Anschluss stellt, ist diejenige nach dem Abbild dieses ethischen Gehaltes in der Umsetzung präventiver Kriterien und Maßnahmen. Lässt sich diese moralische Verpflichtung in ihren beiden Dimensionen ablesen?

Mit dem oben benannten gegenwärtigen kulturellen Wandel sind die Schwierigkeiten zu benennen, moralische Verpflichtungen zur Prävention sichtbar zu machen. Ohne in einen larmoyanten Kulturpessimismus zu verfallen, lassen sich in der gegenwärtigen Gesellschaft hedonistische Züge feststellen: „Erstrebenswert ist etwas, wenn es mir nützt." Die zunehmende Individualisierung tut ihr Übriges: Ein egoistisches Interessenkalkül steht im Vordergrund vor Fragen der Solidarität. Und wird in der säkularisierten Gesellschaft auch die Vernunft noch so sehr in den Vordergrund gerückt – so erscheint sie doch in ihrem inflationären Gebrauch nurmehr als Zerrbild dessen, was die Aufklärung vorgedacht hat. In dem Maße, in dem moralische Instanzen zunehmend abhanden kommen, und sich die Selbstbestimmung des Menschen als einzige Instanz für

---

22 Es gibt dann umgekehrt gute Gründe, den Sozialstaat auf die Erhaltung der Gesundheit seiner Bürger zu verpflichten, d.i. die Gewährleistung der medizinischen Versorgung, aber eben auch die Prävention, vgl. S. Huster, *Haben wir ein Recht auf Gesundheit? Grund und Grenzen der Verantwortung des Sozialstaats*, in: *Der Onkologe* 17 (2011), 197–202.

Handlungsbegründungen in den Vordergrund drängt, lassen sich kantische Pflichten – seien sie eine Verpflichtung gegen sich selbst oder Verpflichtungen gegen das Gemeinwohl – kaum noch vermitteln.

Kurzfristige, punktuelle Verpflichtungen, die sich ohne große Beeinträchtigungen des Lebens übernehmen lassen, sind Menschen bereit, zu ertragen. Sobald aber persönliche Einschränkungen hingenommen werden müssen, steht es bereits wesentlich schlechter um die Umsetzung des als unbedingt verpflichtend Erkannten. So scheint es auch nicht verwunderlich, dass Screenings und jährliche Gesundheitschecks von Teilen der Gesellschaft durchaus angenommen werden. Die Frage ist, aus welcher Einsicht heraus dies geschieht – aus der Verpflichtung zur Gesundheitsvorsorge gegenüber sich selbst oder der Gemeinschaft? Oder weil dies kulturell akzeptierte Maßnahmen sind, die zudem dem Einzelnen weder Kosten noch größere Einschränkungen oder gar Schmerzen verursachen?

Brechen beide moralischen Säulen der Gesundheitssorge in der Gegenwart ein? Im engeren Sinne, von einer moralischen Verpflichtung aus gesehen, scheinen in der Tat beide konzeptionellen Säulen der Gesundheitsvorsorge ins Wanken zu geraten. Wo beide Säulen nicht mehr stabil stehen, greift der Staat ein, wenn er die Prävention retten will oder retten muss. Der Staat wird aktiv mit den Mitteln, die ihm im Rahmen der Prävention zur Verfügung stehen: mit Verträgen, Bonusleistungen, im weiteren Sinne auch Zwangsmaßnahmen. So versucht er, von oben verordnet, das Solidaritätsprinzip als grundlegendes ethisches Prinzip für das Gemeinwohl zu retten, indem er dessen Durchsetzung erzwingen will.

Anders gelagert ist der Fall bei der Verpflichtung gegen sich selbst. Es leuchtet unmittelbar ein, und muss nicht erst bei Kant nachgelesen werden, dass selbstverständlich die „Pflichten gegen sich selbst nicht von außen erzwingbar sind. Selbst die vollkommenen Pflichten gegen sich selbst, im Falle der Gesundheitspflicht also die Pflicht, seine Gesundheit nicht willentlich zu schädigen, stehen nicht unter dem Einfluss von äußerem Zwang. [...] So sind alle Versuche, eine Pflicht zur Gesundheit als Pflicht gegen sich selbst zur äußeren Rechtspflicht zu machen, gegen den Geist von Kants Begriff der Pflicht gegen sich selbst. Als Pflicht gegen sich selbst kann eine Pflicht, seine Gesundheit zu erhalten und zu fördern, nicht zur Rechtspflicht, also nicht von anderen eingefordert werden. Ein solcher Versuch, eine ethische Pflicht zu erzwingen, wäre ein Eingriff in die Freiheit des anderen, der sich dazu nur selbst bestimmen kann.“[23]

Wenn also die Pflicht zur Gesundheitsvorsorge gegen sich selbst nicht (mehr) erkannt wird, dann gerät eine der beiden tragenden Säulen des Präventionsgedankens im gegenwärtigen Gesundheitswesen ins Wanken. Das Haus der Prä-

23 Vgl. C. Horn, *Die Pflicht, sich gesund zu erhalten*, 88.

vention gerät in eine Schieflage, indem es nur noch auf der Stütze der Leistungen und Forderungen des Staates aufruht. Der Staat kann lediglich auf vertragliche Maßnahmen zurückgreifen und versuchen, die Gesundheitsvorsorge so durchzusetzen – auch das letztlich eine Maßnahme, die im Präventionsgedanken als Pflicht gegen das Gemeinwohl nur noch epigonal nachhallt.

4 Gewissensbasierte Eigenverantwortung aus christlicher Sicht für eine künftige Präventionspolitik

Denken wir das für die gegenwärtige Situation Festgestellte weiter, so ergibt sich zunächst ein ernüchternder Befund: Sind präventive Maßnahme heute tatsächlich vornehmlich als staatlich verordnete Maßnahmen durchzusetzen, dann erscheint das Szenario, das J. Zeh in ihrem eingangs zitierten Roman skizziert, keineswegs mehr utopisch. Fehlt die Selbstverpflichtung der Menschen, mangelt es an Einsicht in tugendhafte Handlungen, und will man (oder muss man?) präventive Maßnahmen dringend anwenden, so bleiben nur vertragstheoretische Vereinbarungen übrig. Der Weg hin zu staatlicher Verordnung, wie sie in absolutistischen Staatstheorien ja bereits vorgedacht war, ist dann nicht mehr weit. Erinnern wir uns: Niemand geringeres als der Philosoph Leibniz war es, der in seiner absolutistischen Staatstheorie eine staatliche Obrigkeit skizziert, der es zukommt, für die Gesundheit der Untertanen in väterlicher Weise, also „von oben" her zu sorgen. „Ähnlich äußerte sich der Mediziner Johann Peter Frank (1745 – 1821) in seinem ‚System einer vollständigen medizinischen Policey'. Wie ein Vater gegenüber seinem Kind solle der staatliche Herrscher durch Gesetz und Verwaltungsmaßnahmen anordnen, was für die Untertanen gesundheitlich am besten sei."[24] Ist unsere Situation also aussichtslos?

Das Christentum hält in seinem Ethos Elemente bereit, die in der gegenwärtigen Situation Ansatzpunkte zur Stabilisierung der wankenden Säulen der Prävention liefern können.[25] Am Ende wird sich zeigen, dass die vier jetzt darzustellenden Perspektiven der christlichen Ethik für einen verantwortungsvollen Präventionsbegriff plädieren werden. Die christliche Ethik vermag es, in wenigs-

24 H. Kreß, *Medizinische Ethik. Gesundheitsschutz – Selbsbestimmungsrechte – heutige Wertkonflikte,* Ethik – Grundlagen und Handlungsfelder 2, Stuttgart ²2009, 81.
25 Freilich ist zu prüfen, was an Substanz aus der christlichen Tradition in einer pluralen Gesellschaft gerechtfertigt und in sie übersetzt werden kann. Dies zu tun, ist Aufgabe eines anderen Diskurses.

tens vier Dimensionen eine Richtung aufzuzeigen, an der sich eine zukünftige Präventionspolitik orientieren könnte: erstens die Dimension der Anthropologie, zweitens die Tradition der Diätetik, drittens die Annahme von Schicksal und viertens die Perspektive der gewissensbasierten Eigenverantwortung. Mit der Sorge um die Gesundheit – und damit auch der Sorge um Gesundheitsprävention – geht es „gleichzeitig um ein stark gewichtetes inhaltliches Anliegen und damit um die christliche Identität“[26].

4.1 Menschenbild

Grundlage der Argumentation ist dabei die Anthropologie; letztlich der Gedanke der Person, wie er in der christlich-abendländischen Tradition grundgelegt ist. Entgegen einem Menschenbild, das heute vordringlich auf die Kognitionsleistungen und auf die Vernunftbegabtheit des Menschen abzielt, setzt ein christliches Menschenbild tiefer an und hebt sich so von einem zur Zeit gängigen Reduktionismus ab. Im Unterschied zum gegenwärtig dominierenden Menschenbild geht das christliche Menschenbild davon aus, dass es sich beim Menschen um ein Beziehungswesen handelt:[27] ein Beziehungswesen, dem eine unveräußerbare Würde zukommt, deren unmittelbarer Ausfluss eine Verpflichtung zur Sorge um sich selbst ist.

In einer ebenso geheimnisvollen wie folgenreichen Kurzformel, die unter Bezugnahme auf den ersten Schöpfungsbericht der Genesis (Gen 1,26 f.)[28] von der Gottebenbildlichkeit des Menschen spricht, sind die Grundlinien des biblischen Menschenbildes vorgezeichnet. Die Gottebenbildlichkeit des Menschen lässt sich nun in verschiedene Argumente ausfächern, von denen ich hier unserem Thema entsprechend nur auf zwei eingehen möchte. Zum einen: Indem der Mensch nach dem Bilde Gottes geschaffen ist, kommt ihm eine unverwechselbare und unveräußerbare Würde in der ganzen Gestalt seiner selbst zu. Bild Gottes ist jeder Mensch, um seiner selbst willen, weil er in seinem geschöpflichen Sein etwas von Gott widerspiegelt. Die Abbildhaftigkeit und Ursprünglichkeit des Menschen von Gott begründet unmittelbar die Würde des Menschen. Der sorgsame Umgang mit

---

26 M. Zimmermann-Acklin, *Gesundheit*, 124.

27 Vgl. ausführlicher bei V. Wetzstein, *Demenz als Ende der Personalität? Plädoyer für eine Ethik der Relationalität*, in: S. Schicktanz/M. Schweda (Hg.), *Pro-Age oder Anti-Aging? Altern im Fokus der modernen Medizin*, Kultur der Medizin 35, Frankfurt a. M. 2012, 179 – 195.

28 „Lasst uns Menschen machen als unser Abbild, uns ähnlich [...]. Gott schuf also den Menschen als sein Abbild; als Abbild Gottes schuf er ihn. Als Mann und Frau schuf er sie.“ (Gen 1,26 f.).

sich selbst, das Achten auf von Gott geschenkte Lebensvoraussetzungen sind ein unmittelbar verpflichtender Ausfluss dieser Würde.

Zum anderen: Gegen eine Vernachlässigung der sozialen Natur des Menschen stellt der biblische Befund die Relationalität des Menschen, das Leben in Beziehungen. Als Abbild des trinitarischen Gottes, der in sich selbst Relation zwischen Vater, Sohn und Heiligem Geist ist, kann der Mensch sein Leben nur im Verhältnis zu anderen leben: zu Gott, zu seinen Mitmenschen (Nächsten) wie auch zu sich selbst. Menschliche Liebe und menschliches Leben haben damit immer ein Gegenüber. Es gehört wesentlich zum Menschsein, dass man es nur in Relation, d. h. in Bezug auf andere und mit anderen zusammen ist. Ausfluss dieses letztlich biblisch begründeten sozialen Charakters des Menschen – der im aristotelischen Sinne als *zoon politikon* gefasst ist – sind die Verpflichtungen, die der Mensch gegenüber der Menschengemeinschaft hat.

Indem, wie weiter oben skizziert, Gesundheit ein fundamentales Gut darstellt, kommt ihr Ermöglichungscharakter in den Blick: Das Streben nach Gesundheit ist sinnvoll, da es erst die Voraussetzungen dafür schafft, ein im moralischen Sinne gutes Leben zu führen. Sich verantwortungsvoll für Gesunderhaltung einzusetzen, ist damit ein christliches Gebot.

4.2 Diätetik

Ein Blick in die Geschichte unserer abendländischen Kultur zeigt, dass der Gedanke der Verpflichtung zur Sorge um die eigene Gesundheit so neu nicht ist. Bereits die Medizin der Antike kannte neben der Verabreichung von Pharmaka und dem chirurgischen Eingriff als dritte mögliche Form der Therapie eine umfassende Diätetik.[29] Ziel war die Erziehung des Menschen zu einer gesunden Lebensweise. Dabei spielt der Gedanke der Einsicht, der Vernunft des Menschen eine bedeutende Rolle. Will der Mensch gesund leben, so ist es vernünftig für ihn, sich so zu verhalten, dass die Säfte in seinem Körper in Ausgleich gebracht werden.

Zuvor musste ein homerisches Menschenbild abgelöst werden, das Krankheiten als von den Göttern verursachte und auch nur durch sie therapierbare Zustände ansah. Alkmaion von Kroton und die Vorsokratiker waren es schließlich, die rational begründet Krankheiten als Naturvorgänge verstanden, die auch durch Naturvorgänge beeinflussbar waren. Spätestens im 5. Jahrhundert v. Chr. bildete

---

29 Vgl. hier und im Folgenden: F. Steger, *Antike Diätetik – Lebensweise und Medizin*, in: *NTM* 12 (2004), 147, sowie K. Bergdolt, *Schuld und Sühne? Die Tradition der Eigenverantwortung für die Gesundheit*, in: V. Schumpelick (Hg.), *Volkskrankheiten. Gesundheitliche Herausforderungen in der Wohlstandsgesellschaft*, Freiburg i. Br. 2009, 16–32.

sich die Diätetik als ein Konzept der Lebensweise heraus.[30] Mit Hilfe der Diätetik konnte Gesundheit bewahrt werden. Das Ziel der Gesundheitswahrung wurde dabei – ganz modern – beispielsweise durch Bewegung und Sport angestrebt.

Hippokrates wird zugeschrieben, das Zusammenspiel der Naturkräfte beobachtet zu haben: Er reflektierte über Luft, Wasser, Raum und Jahreszeiten und deren Einfluss auf den Menschen, der, wie er feststellte, je nach Konstitution, Alter und Geschlecht unterschiedlich reagierte. Um gesund zu bleiben, müsse ein jeder diese Gegebenheiten berücksichtigen und ihnen seine Lebensweise anpassen. Eine Regel aber war nach hippokratischer Denkart für alle gleich wichtig: die des richtigen Maßes. Empfohlen wurde eine ausgewogene Lebensweise bei den alltäglichen Verrichtungen wie Essen und Trinken, Schlafen und Wachsein, Körperübung und Ruhe. Ein in diesen Belangen geregeltes Leben erhalte die Gesundheit, verhindere und heile die Krankheiten. Diät sei das beste Heilmittel, stehe höher als jede Arznei. „Der Verständige muss sich in Krankheitsfällen dank eigener Einsicht zu helfen wissen“[31], wurde gemahnt. Maßvoller Lebenswandel bedurfte der Lenkung des Arztes und war ohne Einsicht, Bildung und Tugend nicht erreichbar.

Neben den Elementen aus dem *Corpus Hippocraticum* war es Galen, der den Gedanken systematisiert und weiterentwickelt hat, dass die rechte Diätetik verantwortlich für Gesundheit und Krankheit des Menschen sei: „Vorsorgen ist besser als heilen“ – so könnte man Galens Programm überschreiben. Insgesamt setzt das antike Konzept der Diätetik, oder, um es mit dem gegenwärtigen Begriff zu benennen: das antike Konzept der Prävention die Vernunft, d. h. die Einsicht und Bildung des Menschen voraus: Es ist vernünftig, die eigene Gesundheit zu erhalten. Daher entspricht es der Vernunftstruktur des Menschen, diätetische, oder präventive Maßnahmen anzuwenden.

Während die Verpflichtung zur Erhaltung der Gesundheit in der Antike, und, über den Vernunftbegriff vermittelt, über die Tradition der Aufklärung in der Gegenwart heute an Freiheit und Vernunft des Menschen gebunden sind, brachte das Christentum von den Anfängen bis heute in der Weiterentwicklung des Gedankens der Diätetik eine besondere Akzentsetzung mit ins Spiel, die aus seinem Menschenbild herrührt.

Ende des 4. Jahrhunderts n. Chr. nahm der christliche Autor Nemesios, Bischof von Emesa, in seinem Werk *De natura hominis* Anleihen an Galen vor.[32] Er entwarf ein diätetisches Konzept und bezieht seine christliche Anthropologie mit ein. Auf

30 Vgl. F. Steger, *Antike Diätetik*, 148.

31 Vg. hier und zu diesem Abschnitt: J. Müller-Landgraf, *Die Kunst, sich gesund zu erhalten. Ärzte als Gesundheitsberater in historischen Streiflichtern*, Bern 2002.

32 Vgl. F. Steger, *Antike Diätetik*, 148.

klassisch diätetische Voraussetzungen bezogen sich auch Gregor von Nazianz und Hieronymus. Der Kirchenvater Basilius von Cäsarea (330 – 379) überliefert uns in den Mönchsregeln eine tief gehende Reflexion über den Krankheits- und Gesundheitsbegriff.[33] In vielen mittelalterlichen spirituellen Texten, etwa von Hildegard von Bingen oder Paracelsus, wird später der diätetische Gedanke, wie er bei den Kirchenvätern entwickelt wurde, weiter entfaltet. Auch wenn wir bei Basilius zunächst nicht direkt mit Fragen der Prävention oder Diätetik in Berührung kommen,[34] so lässt sich vor der Folie von Basilius gut zeigen, wie ein verschieden akzentuiertes Menschenbild zu anderen kulturellen Bewertungen gelangt. „Unter der Fragestellung, ob es mit dem geistlichen Leben vereinbar ist, die Heilkunde in Dienst zu nehmen, wägt er das Für und Wider der ärztlichen Kunst ab. Grundsätzlich ergreift er dabei die Partei derer, die in der Heilkunde eine gute Gabe des Schöpfers sehen und daher ihren Gebrauch zur Wiedererlangung oder Erhaltung der Gesundheit befürworten. Trotz ihres göttlichen Ursprungs wird die Heilkunde aber nicht bedingungslos gerechtfertigt. Sie erscheint vielmehr nur so lange hilfreich und nützlich, als sie den Menschen zugleich dazu anhält, das Heil seiner Seele durch Buße, Umkehr und gute Werke zu erstreben.“[35]

Christen dürfen nicht in der ärztlichen Heilkunst das Heil schlechthin suchen. Vielmehr müssen sie auf ihre seelische Ausgeglichenheit (Gleichmut) schauen und die Hoffnung auf Heilung nicht allein auf Ärzte richten. Vor allem sollen sie darauf achten, dass „sie Gesundheit und Krankheit nicht ganz und gar von ihr abhängig machen, sondern ihre Hilfe zur Ehre Gottes und als Hinweis auf die Sorge für die Seele beanspruchen.“[36] Freilich, auch Basilius argumentiert für den vernunftgemäßen Gebrauch der Heilkunst. Auch die Eigenverantwortung und die Selbstsorge kommen ins Spiel. Doch das christliche Menschenbild bringt einen entscheidenden weiteren Hinweis mit in unsere Thematik ein: Indem der Mensch sein Leben von Gott unverdient geschenkt erhält, hat er Verpflichtungen gegenüber Gott. In der Weiterentwicklung des theologischen Gedankengutes wird zunehmend das alttestamentliche Abbild-Gottes-Sein des Menschen in den Vordergrund treten. Dies legt den Grund für die Verpflichtung des Menschen, mit seinem Leib und seiner Seele sorgsam umzugehen. – Modern gesprochen: Gesundheits(vor)sorge zu betreiben.

---

33 Vgl. E. Schockenhoff, *Krankheit – Gesundheit – Heilung. Wege zum Heil aus biblischer Sicht*, Regensburg 2001, 129 ff.

34 Bei Basilius scheint bisweilen gar noch ein alttestamentliches Bild von Krankheit als Strafe durch.

35 E. Schockenhoff, *Krankheit – Gesundheit – Heilung*, 10.

36 Vgl. die Mönchsregeln des Basilius, zit. nach E. Schockenhoff, *Krankheit – Gesundheit – Heilung*, 131.

Gleichzeitig, als so existenziell auf Gott angewiesener Mensch, muss der Mensch nicht alles aus eigener Kraft bewirken. Das Christentum bringt eine entlastende Perspektive mit ein: „Christliche Lebenskunst im Umgang mit Gesundheit und Krankheit schließt ebenso die verantwortliche Sorge für Gesunderhaltung und Heilung ein wie Gelassenheit und Demut angesichts der unvermeidlichen Grenzsituationen von Krankheit und Tod."[37] In ethischer Hinsicht ist eine solche Einbindung von Gesundheitsvorsorge in einen vertiefenden religiösen Begründungshorizont von hohem Belang. Denn hierdurch kann verhindert werden, dass die Gesundheitsvorsorge selbst quasireligiös überhöht und zum bloßen Selbstzweck oder zur Ideologie wird.[38]

4.3 Schicksal

Es scheint ein Kennzeichen des modernen Menschen zu sein, zu meinen, kein Schicksal akzeptieren zu müssen. Die Annahme von Schicksal oder Leiden als schlechthin Gegebenes erscheint nahezu ausgeschlossen. Für den autonomen, selbstbestimmten Menschen der Gegenwart ist das aktive Wählenkönnen die bestimmende Perspektive und nicht das passive Erduldenmüssen. Die moderne Medizin leistet einer solchen Tendenz durch eine schiere Abschaffung des Schicksalgedankens Vorschub:[39] indem sie auf das Veränderbare, naturwissenschaftlich exakt Bestimm- und Verrechenbare setzt, und den Blick weglenkt vom Gegebenen.

Der gegenwärtige Umbruch innerhalb der Medizin hin zu einer prädiktiven und präventiven Medizin verstärkt noch weiter diese Tendenz zur Verabschiedung des Schicksals. Der Schluss, Krankheiten selbst gestalten bzw. durch Prävention Schicksal verhindern zu können, erscheint einem Denken logisch, das meint, alles selbst gestalten zu können: Wenn man nur alle krankheitsauslösenden Faktoren kennen würde, könnte der Einzelne alles dafür tun, um den Ausbruch der Krankheit zu verhindern. Im Umkehrschluss werden bereits heute Menschen für

---

37 Landeskomitee der Katholiken in Bayern (Hg.), *Für eine Kultur der Gesundheit. Ethische Orientierungen für die Gesundheitspolitik*, Zeitansagen 13, München 2009, 9.

38 Vgl. U. Keil/O. Seewald/H. Kreß, *Präventivmedizin*, 63, mit dem Zusatz: „Die Geistesgeschichte belegt, dass die Idee der Gesundheitsvorsorge im Extremfall ihrer Verselbständigung und Überdehnung gar in Eugenik oder in ideologische Ausgrenzungen und Stigmatisierungen Kranker umschlagen kann."

39 Vgl. G. Maio, *Medizin in einer Gesellschaft, die kein Schicksal duldet. Eine Kritik des Machbarkeitsdenkens der modernen Medizin*, in: *ZME* 57 (2011), 79–98, sowie verschiedene Beiträge in: G. Maio (Hg.), *Abschaffung des Schicksals? Menschsein zwischen Gegebenheit des Lebens und medizin-technischer Gestaltbarkeit*, Freiburg i. Br. 2011.

ihre Krankheiten selbst verantwortlich gemacht. Krebs oder Diabetes erscheinen dann als Folge unzulänglicher Prävention.

Demgegenüber hat das Christentum immer wieder darauf hingewiesen, dass christliche Lebenskunst auf der einen Seite die verantwortliche Sorge um die Erhaltung der Gesundheit und die Heilung von Krankheit einschließt und auf der anderen Seite Demut und Gelassenheit angesichts von Krankheit und Tod lehrt.[40] Gesundheit und die Sorge um Gesundheit sind in der christlichen Tradition bedeutsam. Der christliche Glaube hat aber eine besondere, eine entlastende Funktion: Vom Schicksal befreien kann sich kein Mensch selbst. Die Befreiung von der Begrenztheit des Bösen obliegt Gott.[41]

Der christliche Glaube weist darauf hin, dass angesichts von Krankheit Situationen möglich sind, in denen nichts mehr gewollt oder bestimmt werden, sondern in denen der Mensch nur noch annehmen kann. Im Sinne Guardinis kann Schicksal begriffen werden als das nicht zu Ändernde, das Unentrinnbare, das Zwingende.[42] Es wäre ein Missverständnis, aus der Anerkennung des Schicksals zu folgern, dass der Mensch zu rein passivem Erdulden genötigt werden soll. Im Gegenteil: Das Christentum fordert den Menschen dazu heraus, sein Leben, und in unserer Fragerichtung seine Gesundheitssorge, in die eigene Hand zu nehmen. Er kann dies aber nur dann gut leisten, wenn er ein reflektiertes Verhältnis zum Schicksal einnimmt und zwischen Gestaltbarem und Unentrinnbarem zu unterscheiden lernt. Dies meint eben nicht, dass alle Krankheiten einfach hinzunehmen wären und eine umsichtige Prävention obsolet wäre. Man kann durchaus Schicksalhaftigkeit anerkennen, und dennoch alles tun, um die Auswirkungen des Schicksals möglichst gering zu halten. Der Mensch hat die Befähigung, das, was nicht zu ändern ist, anzunehmen, und das, was er ändern kann, zu erkennen und sich dazu verantwortlich zu verhalten. In diesem Sinne stärkt und entlastet der christliche Glaube den Gedanken der Prävention. Er stärkt ihn, weil er für Eigenverantwortung und Umsichtigkeit plädiert, und er entlastet, weil er die Geworfenheit des Menschen in Erinnerung ruft.

---

40 Grundlegend: E. Schockenhoff, *Krankheit – Gesundheit – Heilung*, sowie E. Schockenhoff, *Heilen als Beruf – zum Selbstverständnis ärztlichen Handelns aus der Sicht des Christentums*, in: *Ethik Med* 10 (1998), 122–133.

41 Vgl. ähnlich M. Zimmermann-Acklin, *Gesundheit*, 125.

42 Vgl. G. Maio, *Medizin in einer Gesellschaft, die kein Schicksal duldet*, 80; R. Guardini, *Freiheit, Gnade, Schicksal. Drei Kapitel zur Deutung des Daseins*, Mainz [7]1994. Ausführlicher zu Guardinis Schicksalsbegriff: K. von Stosch, *Freiheit, Gnade, Schicksal. Der Beitrag Romano Guardinis vor dem Hintergrund aktueller systematisch-theologischer Diskussionen*, in: *Trigon* 8 (2009), 71–83.

4.4 Gewissensbasierte Eigenverantwortung

Die vierte Dimension, die das Christentum für einen verantwortungsvollen Begriff der Prävention bereithält, ist das, was ich als gewissensbasierte Eigenverantwortung bezeichnen möchte. Wie die Gedanken zur Anthropologie gezeigt haben, gehört es zur Würde des Menschen, Verantwortung für sich selbst zu übernehmen. Bereits das Mittelalter kannte die Idee, dass sich die Würde des Menschen in seiner Fähigkeit zeigt, vernünftig zu entscheiden und frei zu handeln. Die Theologie begründete dies mit der Lehre von der Gottebenbildlichkeit. Der Mensch sei Gottes Ebenbild, weil die menschliche Vernunft an der Vernunft Gottes teilhabe. „Gott habe den Menschen ‚in der Hand seines eigenen Ratschlusses lassen' wollen, so Thomas von Aquin."[43] Das heißt: Der Mensch kann und darf nach Maßgabe seiner Vernunft frei und eigenverantwortlich über sich selbst entscheiden. Dies gilt deshalb, weil der Mensch die Würde besitzt, Gottes Ebenbild zu sein, und weil er mit seiner menschlichen Vernunft – so begrenzt sie sein mag – letztlich an Gottes unendlicher Vernunft partizipiert. Aus der Vernunft heraus resultiert dann, wie oben gesehen, die Pflicht gegen sich selbst, ebenso wie die Pflicht gegen das Gemeinwohl, mit seiner Gesundheit sorgsam umzugehen. Die Verantwortung, die dem Einzelnen damit auferlegt wird, hat eine weite Dimension. Sie ist Pflicht und Recht zugleich. Das bildet „[...] in keiner Weise einen Gegensatz zum Gedanken der Eigenverantwortung. [...] Es ist Pflicht und Aufgabe einer Person, sich selbst zu erhalten und somit auch für ihre Gesundheit Vorsorge zu tragen."[44] Die Pflicht gegen sich selbst wandelt sich zum Aufruf, sich selbst anzunehmen und Verantwortung für sich selbst zu übernehmen.[45] Damit stärkt das christliche Ethos das Element der Eigenverantwortung ganz wesentlich.[46] Mit der Übertragung des starken Eigenverantwortungsbegriffs auf das Gesundheitswesen sind jedoch Schwierigkeiten und Gefahren verbunden.

Indem christliche Impulse den Verantwortungsbegriff so stark machen, muss bei der Einflechtung des Gedankens in das moderne Gesundheitswesen und den Gedanken der Prävention nüchtern festgestellt werden, dass Eigenverantwortung

---

43 Vgl. H. Kreß, *Gesundheitsschutz*, 6.

44 Die deutschen Bischöfe, *Solidarität braucht Eigenverantwortung. Orientierungen für ein zukunftsfähiges Gesundheitssystem*, Bonn 2003, X.

45 Vgl. den Beitrag von G. Pöltner in diesem Band, 251–268.

46 Dabei ist die Anmerkung wesentlich, dass Eigenverantwortung im christlichen Sinne immer gedacht ist als Eigenverantwortung in Solidarität.

als Teil der Lebensführung dort bislang nur wenig vorgesehen ist.[47] Gründe hierfür mögen sicherlich vielfältig sein und müssen an dieser Stelle Spekulation bleiben. Umso mehr wiegt die Last, die den Einzelnen mit der in naher Zukunft auch ökonomisch notwendig werdenden Ausweitung der Prävention aufgebürdet wird. Wie soll der Einzelne dazu befähigt werden, seine Eigenverantwortung adäquat wahrnehmen zu können? Zur Wahrnehmung von Eigenverantwortung gehört es, die Voraussetzungen für eigenverantwortliches Handeln zu stärken. Das meint nicht nur die Möglichkeit, an ausreichend Informationen gelangen zu können. Diese praktische Seite der Präventivmedizin ist sicherlich nicht zu vernachlässigen, stellt aber nur ein Element der Möglichkeit der Ausübung von Eigenverantwortung dar.

Auf der anderen Seite sieht das christliche Ethos ein Element, das beim Einzelnen und seiner moralischen Bildung ansetzt: das Gewissen des Einzelnen. Der Gewissensbegriff in seinem weiten Sinne meint dabei den Inbegriff der Verantwortungsfähigkeit des Individuums. Um die zahlreichen Entscheidungen verantwortungsvoll treffen zu können, die dem Einzelnen im Rahmen der Prävention und der Gesundheitsvorsorge abverlangt werden, empfiehlt sich der Blick auf einen starken Gewissensbegriff: Der Einzelne ist zur Verantwortung gerufen, die jeweiligen Sachverhalte zu prüfen und Entscheidungen, auch wenn sie gegen eine geltende Norm stehen, zu verantworten. Als autonome Entscheidung des Einzelnen kann die Gewissensentscheidung nicht durch die Bestimmungen anderer ersetzt werden. Den bisweilen verschütteten Gewissensbegriff, der eine lange Tradition in der christlichen Ethik hat, zu entdecken und für heute nutzbar zu machen, ist Aufgabe theologischer Arbeit. Der Reichtum des Gewissensphänomens, dessen Deutung sich als anschlussfähig an ein modernes Menschenbild erweisen könnte, wäre aufzudecken. Dies nicht zuletzt, um anthropologisch angesichts des Wandels der modernen Medizin hin zu einer präventiven Medizin, der den Einzelnen zu Stellungnahmen und Entscheidungen herausfordert, bestehen zu können: Dazu braucht es ein geschärftes und gebildetes Gewissen.

Indem das christliche Ethos den Gedanken der gewissenbasierten Eigenverantwortung in den Diskurs über die Prävention und die Pflicht zur und das Recht auf Prävention einbringt, stärkt es zunächst die gegenwärtig wankende Säule der Eigenverantwortung im Gebäude der Prävention. Um nicht in einer bloßen Eigenverantwortungsrhetorik – wie es der gegenwärtigen Präventionspolitik, wie oben gesehen, ergeht – stecken zu bleiben, wird sich die theologische Ethik für die

---

47 Gegenwärtig leben wir in der Bundesrepublik in einem System, in dem große Entscheidungsorganisationen wie die Krankenkassen die Bestimmungshoheit über präventive Maßnahmen innehaben.

Stärkung des Gewissens einsetzen. Jenseits moralischer Appelle oder starrer Regeln wird ihr Augenmerk auf der Gewissensbildung der Einzelnen liegen müssen.[48] Mit der gewissenbasierten Eigenverantwortung geht es dabei nicht nur um Prävention, sondern um christliche Identität.

5 Perspektiven

Gegenwärtig lässt sich ein regelrechter Präventionshype im Rahmen gesundheitlicher Vorsorge konstatieren. Untersucht man die Situation ein wenig genauer, erkennt man, dass Empfehlungen oder Verpflichtungen zur Vorsorge heute mehrheitlich von großen Akteuren im Gesundheitswesen (Krankenkassen, Gesetzgeber, Ethikcodizes ...) eingefordert werden. Die zweite Säule der Prävention, die Verantwortung des Einzelnen, scheint in der Moderne wegzubrechen. Im Rahmen dieser Untersuchung konnte zunächst die Pflicht des Einzelnen zur Gesundheitssorge sowohl als Pflicht gegen sich selbst als auch als Pflicht gegen das Gemeinwohl festgestellt werden. Die christliche Ethik liefert Impulse, wie die Füllung dieser Verpflichtung aus anthropologischer und anderer Begründung heraus mit ihrem Fokus auf der gewissensbasierten Eigenverantwortung heute gelingen könnte. Beim Thema Prävention das Gewissen und die Eigenverantwortung in den Mittelpunkt zu rücken, bedeutet letztlich nichts weniger, als die gesundheitspolitische Sichtweise zu verändern. An die Stelle verordneter Leistungen tritt dann das Engagement der einzelnen Akteure. Damit wäre letztlich auch der Präventionsbegriff zu verändern: Das Wesentliche der Prävention wäre dann nicht mehr, Erkrankungen zu verhindern und Gesundheit zu fördern, sondern eine „Zukunftsgestaltung in Freiheit und Verantwortung“[49].

Diese grundsätzlichen Überlegungen müssen in einzelnen Situationen übersetzt werden. An dieser Stelle muss ein kurzer Ausblick auf konkrete Perspektiven genügen. Um die Eigenverantwortung in unserem im Umbau befindlichen Gesundheitswesen stärken zu können, sind verschiedene Anstrengungen notwendig. Moralische Appelle an die Verantwortung des Einzelnen nützen freilich eher wenig. Eigenverantwortung benötigt die Aktivierung und Einübung

---

48 Salopp könnte man formulieren: Bevor man über Boni in der Krebsvorsorge diskutiert, sollten aus christlicher Sicht Eigenverantwortung und Gewissensbildung stark gemacht werden.

49 Vgl. K. Arntz, *Ich mag Genuss sofort*, 42; daneben auch: K. Arntz, *Medizinische Prävention und ignatianische Indifferenz. Zwei Alternativen aus theologisch-ethischer Sicht zum gegenwärtig vorherrschenden Gesundheitsverständnis*, in: S. Lederhilger (Hg.), *Gott – Glück und Gesundheit. Erwartungen an ein gelungenes Leben*, Linzer Philosophisch-Theologische Beiträge 11, Frankfurt a.M. 2005, 55–71.

intrinsischer Motivation auf Seiten der Einzelnen. „Soll der Einzelne stärker selbstverantwortlicher Agent für die eigene Gesundheit werden, müssen Erwartungen und soziale Normen, die bisweilen den individuellen Bedürfnissen für gesundes Handeln entgegenstehen, bewusst gemacht werden. Eine gerichtete Selbstwahrnehmung im Blick auf die Auslöser und Ursachen von gesundheitsbelastendem oder -förderndem Verhalten muss eingeübt werden."[50] Es ist einer Mentalität entgegenzutreten, die die Verantwortung für Gesundheit etwa an Ärzte oder Krankenkassen delegieren will.

Neben der Bereitstellung sachlicher Informationen[51] wird ein Augenmerk auf Maßnahmen der Gesundheitspädagogik liegen müssen. „Die Erfolgschancen für Gesundheitsbildung steigen, wenn man Lernprozesse für gesundes Verhalten frühzeitig in Familie, Kindergarten und Schulen verankert."[52] Ein solcher Perspektivenwechsel, der nicht defizitorientiert vom Phänomen der Krankheit ausgeht, sondern von den positiven Kräften der Förderung und Erhaltung von Gesundheit, könnte stärker die Eigenverantwortung befördern.

Um das Einüben in Verantwortung zu stärken, ist das Augenmerk aber nicht nur auf gesundheitspädagogische Maßnahmen zu lenken, sondern besonders auf die Gewissensbildung der einzelnen Akteure zu achten. Unser Thema betrifft nicht nur die Gesundheitsvorsorge und unmittelbar an ihr Beteiligte, sondern zieht weitere Kreise. Die hier vorgeschlagene gewissensbasierte Eigenverantwortung bedeutet ein Denken über den Tag hinaus. Verankert man die Vorsorge am Begriff der Person und stellt das Gewissen als Inbegriff der Verantwortungsfähigkeit in den Mittelpunkt, so geht es grundsätzlicher um Themen wie die Frage, wo Menschen heute anthropologische Grundhaltungen einüben können. Viele Jahrzehnte haben neben den Familien Kirchengemeinden und Vereine als Orte solcher Erfahrungen fungiert. Unter diesem Blickwinkel ist der Rückgang der in Kirchen-

---

50 Landeskomitee der Katholiken in Bayern (Hg.), *Für eine Kultur der Gesundheit*, 12. Ebendort findet sich der wichtige Hinweis auf das Verhältnis von Eigenverantwortung und Solidarität: „Das Zusammenspiel von Solidarität und Eigenverantwortung ist gerade im Gesundheitswesen von besonderer Bedeutung. Solidarität braucht Eigenverantwortung. Das Gesundheitssystem ist nur gerecht, wenn es eine aktive Beteiligung aller an der Sorge und Vorsorge für die eigene Gesundheit fördert und fordert. Die neue Gesundheitspolitik muss einen öffentlichen Rahmen schaffen, der dem Einzelnen zu einer persönlichen Gesundheitsreform verhilft." (Landeskomitee der Katholiken in Bayern [Hg.], *Für eine Kultur der Gesundheit*, 16).

51 Zur Notwendigkeit, sich über den Zugang zu Informationen für Menschen aller gesellschaftlicher Gruppierungen Rechenschaft abzulegen vgl. D. Hahn, *Prinzip Selbstverantwortung? Eine Gesundheit für alle? Verschiebungen in der Verantwortung für Gesundheit im Kontext sozialer Differenzierungen*, in: *JKMG* 46 (2010), 29 – 50.

52 Vgl. E. Schiffer, *Wie Gesundheit entsteht. Salutogenese: Schatzsuche statt Fehlerfahndung*, Weinheim 2013, 37.

gemeinden engagierten Christen verheerend. Kirchengemeinden waren (und sind ja teilweise noch) neben Vereinen der Ort, an dem sozial übergreifendes Engagement von Menschen gelebt wurde. Heute scheinen sich die Milieus weiter auszudifferenzieren und zu separieren. Orte für anthropologische Grunderfahrungen werden rarer. Zu einer anthropologisch fundierten Gesundheitsvorsorge gehört es ganz wesentlich, über Möglichkeiten nachzudenken, damit Menschen Haltungen wie die Eigenverantwortung einüben und ihr Gewissen bilden können.

Nicht nur in den großen Linien der Ausrichtung von Gesundheitswesen und Gesellschaft wären aufgrund des hier Vorgelegten geänderte Akzentsetzungen notwendig, um ein Ethos der Prävention zu verwirklichen. Auch in konkreten Fragestellungen schlägt sich eine Ausrichtung an der gewissensbasierten Eigenverantwortung nieder. Es geht über Anliegen und Maß dieses Beitrags hinaus, diese Fragen zu diskutieren. Dem Einzelnen wachsen nicht nur große Chancen durch die Verantwortungsbasierung zu, sondern es entstehen für ihn „[...] Entscheidungslasten, etwa darüber, ob oder inwieweit er sich einem genetischen Test stellt oder welche persönlichen Konsequenzen er für seinen Lebensstil, für sein Konsum- und Ernährungsverhalten oder für andere Alltagsfragen zieht.“[53] So stellt sich die Frage, ob etwa Krankenkassen Behandlungskosten reduzieren dürfen für den Fall, dass Versicherte Screeningangebote (etwa zu Darm- oder Brustkrebs) nicht genutzt haben und unterstellt wird, dass die Krankheit aufgrund des Unterlassens von Prävention zumindest zum Teil selbstverschuldet ist. Es wären einige Zusatzargumente zu berücksichtigen, um Fragen wie diese angesichts der gewissensbasierten Eigenverantwortung beantworten zu können: Welche Verantwortung muss jeder für seine eigene Gesundheit übernehmen? Inwieweit kann er für Schäden verantwortlich gemacht werden, wenn seine Vorsorge nicht ausreichend war? Wie ist das Verhältnis von Eigenverantwortung und staatlicher Intervention zu bestimmen?[54]

Im Kern sollte die Eigenverantwortung in der Gesundheitsvorsorge in der Regel nicht zur Rechtspflicht erklärt werden: „Würde der Staat in zu hohem Umfang Maßnahmen der persönlichen Gesundheitsvorsorge rechtlich verbindlich machen (‚präventiver Zwang‘), wäre ein Rückfall in ein staats- und medizinpaternalistisches Gesundheitsverständnis und in einen überdehnten Fürsorgestaat

53 H. Kreß, *Gesundheitsschutz*, 7.

54 Vgl. G. Marckmann, *Präventionsmaßnahmen im Spannungsfeld zwischen individueller Autonomie und allgemeinem Wohl*, in: *Ethik Med* 22 (2010), 207–220; vgl. auch A. Buyx, *Eigenverantwortung als Verteilungskriterium im Gesundheitswesen. Theoretische Grundlagen und praktische Umsetzung*, in: *Ethik Med* 17 (2005), 269–283. Kritisch zu diesem Thema: S. Goertz, *Privatsache gesund? Eine Kritik des Prinzips Eigenverantwortung*, in: *Ethica* 13 (2005), 339–356.

die Folge."[55] Erst in einem ausgewogenen Zusammenspiel von Eigenverantwortung und Solidarität im Gesundheitswesen kann einem Gesundheitsstaat, wie J. Zeh ihn in ihrer eingangs zitierten Utopie entworfen hat, vorgebeugt werden. Damit das Gebäude der Prävention nicht einstürzt, ist dazu gegenwärtig die gewissensbasierte Eigenverantwortung der Einzelnen zu stärken. Indem diese in einer christlichen Anthropologie gründet, nimmt sie das Phänomen des Gewissens in den Blick, das als Inbegriff der Eigenverantwortung den Einzelnen ernst nimmt.

55 H. Kreß, *Gesundheitsschutz*, 7.

Peter Fonk

Die Patientenverfügung und das Recht auf Selbstbestimmung – eine Herausforderung an das Gewissen von Ärzten und Pflegepersonal

1 Eine Frage des Gewissens

Der Fall der niederländischen Ärztin G. Postma-van Boven liegt inzwischen mehr als vierzig Jahre zurück. Er sollte aber nicht in Vergessenheit geraten, weil er das Tor aufstieß zu einer Diskussion, die damals in Deutschland noch weitgehend ein Tabu-Thema war: die Legalisierung der aktiven Sterbehilfe, genauer der Tötung auf Verlangen.[1] Die Ärztin hatte ihre Mutter, die nach einem Gehirnschlag fast gelähmt war, nicht mehr sprechen konnte und unter ständigen Schmerzen litt, auf deren Verlangen durch eine Überdosis Morphium getötet. Der Chefarzt des Pflegeheims, in dem die Mutter seit ihrer Erkrankung untergebracht war, weigerte sich jedoch, den Totenschein zu unterzeichnen und zeigte stattdessen seine Kollegin an. Nach damaligem Recht hatte G. Postma-van Boven noch mit einer Haftstrafe bis zu zwölf Jahren zu rechnen. Durch Unterschriftenaktionen und Solidaritätsbekundungen wurde aber schon bald erkennbar, dass ihr Handeln in der Bevölkerung weitgehend Verständnis und Zustimmung fand. Auf einer Ärzteverbandssitzung der Provinz Friesland erklärten sich viele mit ihrer Kollegin solidarisch, ein Viertel von ihnen bekannte sogar, selbst schon Sterbehilfe geleistet zu haben.[2]

Am Ende wurde die angeklagte Ärztin vom Gericht der friesischen Provinzhauptstadt Leeuwarden zu einer symbolischen Freiheitsstrafe von einer Woche

1 Bei den drei bzw. vier Grundtypen der Sterbehilfe – aktive, passive und indirekte Sterbehilfe (sowie assistierter Suizid) – muss im Blick auf die aktive Sterbehilfe noch eine weitere Differenzierung vorgenommen werden „[...] zwischen der Intervention *a) auf Verlangen, b) ohne Verlangen* und *c) gegen den Wunsch des Betroffenen.* [...] Unter der Bedingung c) wird Sterbehilfe allerdings von niemandem ernstlich vertreten oder auch nur diskutiert; unter b) fallen etwa die Probleme von Neugeborenen-Euthanasie oder von Therapieverzicht bei irreversibel bewusstlosen Patienten; *zwischen* a) und b) schließlich fallen Fragen der Sterbehilfe nach Maßgabe entsprechender Vorausverfügungen.“ (P. Fonk, *Recht auf Leben – Recht auf Sterben*, in: P. Fonk, *Christlich handeln im ethischen Konflikt. Brennpunkte heutiger Diskussionen*, Regensburg 2000, 120).

2 Vgl. S. Kogelfranz, *Euthanasie: Recht zu sterben*, in: *Der Spiegel* 6/1973, 74.

verurteilt. Als bemerkenswert ist aber nicht nur die Tatsache zu vermerken, dass die Strafe im Grunde nicht mehr als ein milder Tadel war und damals noch geltendes Recht nahezu außer Kraft setzte. Nicht weniger Beachtung verdient die Botschaft, die von elf mennonitischen Geistlichen an die Adresse der Ärzte erging, die sich selbst der Sterbehilfe bezichtigt hatten. Ihnen wünschte man die Kraft „zum Durchstehen der Spannungen, die ihnen erwachsen aufgrund des barmherzigen Gewissensbeschlusses betreffs Beendigung des Lebens“.[3]

Diese Solidaritätsbezeigung ist nicht unproblematisch. Zwar liegt ihr implizit eine Überzeugung zugrunde, die sich in der langen Geschichte abendländischer Theologie immer mehr durchgesetzt hat: Das Gewissen bindet den Einzelnen immer, selbst wenn es irrt. Es sündigt vielmehr der, der gegen sein Gewissen handelt. Thomas von Aquin, der diese bis heute richtungweisende Einsicht formuliert hat, fügt in seiner Schrift „De veritate“ allerdings sogleich eine wichtige Einschränkung hinzu: Nur das richtig urteilende Gewissen bindet absolut und für jeden Fall. Das irrende Gewissen hingegen bindet nur, solange der Irrtum besteht.[4] Damit bereitet Thomas in einem ersten Schritt die Errichtung eines Schutzwalls vor, der seine Gewissenslehre vor dem Einbruch radikaler Subjektivität bewahrt. Deren Folgen wären fatal, wenn die Freiheit der Gewissensentscheidung um den Preis des Wahrheitsverzichts erkauft würde. Im nächsten Schritt würden die Inhalte beliebig und austauschbar, weil das Urteil über wahr oder falsch, Gut oder Böse, Recht oder Unrecht zur bloßen Privatsache erklärt würde. Am Ende bliebe von dem Prädikat „moralisch gut“ nur mehr ein Synonym für das gute Gefühl, und schuldig wäre nur, wer sich auch schuldig fühlt.[5] Thomas erliegt dieser Gefahr nicht. Denn er weiß sehr wohl zu unterscheiden zwischen der moralischen Bewertung des Handelnden und der moralischer Güte der Handlung. Das heißt also: Der Vorrang des Gewissens sagt selbst noch nichts aus über die Richtigkeit des Gewissensspruchs.

In der „Summa theologica“ entwickelt Thomas seine differenzierte Position weiter.[6] Auch dort setzt er sich mit dem Problem auseinander, ob man auch dem irrenden Gewissen gehorchen müsse. Diese Frage beantwortet er mit einem klaren Ja. Deshalb bleibt der Mensch, der streng nach seinem Gewissen handelt, frei von Schuld. Eine weitere Überlegung, die auf der Linie des Gedankens in „De veritate“ liegt, trägt dazu bei, den Schutzwall gegen eine alles überflutende Subjektivität um eine weitere Stufe zu erhöhen. Thomas sagt nämlich nicht, dass es genüge, sich

---

3 Ebd.

4 Vgl. Th. v. Aquin, *De veritate*, 17, 4.

5 Vgl. G. Schwan, *Politik und Schuld. Die zerstörerische Macht des Schweigens*, Frankfurt a. M. 1997, 25. 39.

6 Vgl. Th. v. Aquin, *Summa theologica*, I-II q. 19 a. 5 u. 6.

nach seinem Gewissen zu richten, damit die daraus folgende Tat als gut bezeichnet werden dürfe. Weil das Gewissensurteil irrig sein kann, darf die Handlung, die daraus folgt, nicht schon von vornherein im moralischen Sinne gut genannt werden.

Thomas, der sich in seiner Gewissenslehre auf eine Gratwanderung begibt, ohne die Freiheit der Gewissensentscheidung dem Wahrheitsanspruch preiszugeben, lässt schon erkennen, wie schwierig es ist, das Verhältnis zwischen subjektiver Intention und objektiver Handlung genau festzulegen. Es wäre falsch, die Absicht des Handelnden zu ignorieren; als einziges Kriterium für die moralische Bewertung einer Handlung kann sie jedoch nicht gelten.

Denn die radikal subjektivistische Position hat einen entscheidenden Schwachpunkt. Wenn der sittliche Wert oder Unwert einer Tat tatsächlich allein von der Intention abhinge, müsste in der Konsequenz jede Handlung gerechtfertigt und damit moralisch gut sein, wenn dies bereits von der Absicht des Handelnden her gilt. Der Preis einer schrankenlosen Gewissensfreiheit ist hoch, zu hoch. Konsequent zu Ende gedacht, liegt er in der Preisgabe allgemein verbindlicher moralischer Normen.[7]

Nicht umsonst hat sich in der langen Tradition der katholischen Moraltheologie das Lehrstück von den *mala in se*, den in sich schlechten Handlungen, herausgebildet. In moderner Terminologie firmieren sie unter dem Begriff der unbedingten Unterlassungspflichten.

Es ist ein Verdienst von E. Schockenhoff, die legitime Rede von den in sich schlechten Handlungen innerhalb der katholischen Moraltheologie rehabilitiert zu haben, nachdem sie von den Vertretern einer ausschließlich folgenorientierten Ethik eine Zeit lang grundsätzlich in Zweifel gezogen wurde. Die anspruchsvollen Überlegungen, die er um eines intellektuell redlichen Gebrauchs dieser Kategorie von Handlungen willen anstellt, führen zu der richtungweisenden Definition, dass eine Handlungsweise immer dann als in sich schlecht und mit der Personenwürde eines anderen Menschen unvereinbar angesehen werden muss, „wenn sie die unhintergehbaren Mindestbedingungen seines Menschseins angreift, die um der Möglichkeit freier sittlicher Selbstbestimmung willen geschützt werden müssen. [...] Eine Handlungsweise ist im strikten Sinn moralisch verwerflich, wenn sie gegen die unveräußerlichen und ‚absoluten' Rechte einer anderen Person verstößt, und zwar unabhängig davon, welche Konsequenzen dies für das Wohler-

---

7 Vgl. G. Schwan, *Politik und Schuld*, 25. 39.

gehen anderer, von dieser Handlung möglicherweise mitbetroffener Personen haben kann."[8]

Die Feststellung, dass der Verzicht auf einen deontischen Kern zur Selbstaufhebung der Ethik führen würde, ist allerdings sehr wohl zu unterscheiden von der Frage, um welche Handlungen es sich dabei handelt. Im Bewusstsein dieser notwendigen Differenzierung befindet deshalb E. Schockenhoff, dass die Tötung Unschuldiger, Folter, Vergewaltigung, der Bruch von frei gegebenen Versprechen sowie sexuelle Untreue und Ehebruch zu Recht als Paradigmen für solche in sich schlechten Handlungen gelten. Eine umfassende sittliche Bewertung von Masturbation, Homosexualität, Sterilisation sowie eine klare Unterscheidung von natürlichen oder künstlichen Methoden der Empfängnisregelung mit Hilfe eines zu eng gefassten Kriteriums des in sich Schlechten erweist sich hingegen als unmöglich.[9]

2 Eine richtungweisende Entscheidungshilfe

Die Gefahr eines Dammbruchs, der mit dem Verzicht auf die Einforderung solcher unbedingt zu respektierender Unterlassungspflichten einhergeht, hat wohl F. Böckle sehr deutlich erkannt, als er den Fall der holländischen Ärztin kritisch kommentierte.[10] Zwar stellten sich viele Menschen spontan auf ihre Seite; aus seiner Sicht aber vor allem deshalb, weil sie sich von einem Einzelfall und seiner menschlichen Tragik beeindrucken ließen. Deshalb waren sie auch bereit, ein Handeln zu akzeptieren, das ihnen von der Gesinnung her als menschlich tragbar erschien. Spontane emotionale Parteinahme birgt allerdings die Gefahr, jene Überlegungen auszublenden, die sich aus einer prinzipiellen Betrachtungsweise ergeben würden.

Dazu zählen Fragen wie die beiden folgenden: Wie sehr würde das Verhältnis zwischen Arzt und Patient verändert, wenn die Verlässlichkeit des Behandlungs- und Heilungsauftrages zur Disposition gestellt und der Arzt situationsbedingt oder

---

8 E. Schockenhoff, *Naturrecht und Menschenwürde. Universale Ethik in einer geschichtlichen Welt*, Mainz 1996, 209 f.

9 Vgl. E. Schockenhoff, *Naturrecht und Menschenwürde*, 231.

10 Die theologische Meditation „Menschenwürdig sterben" ist 1979 entstanden und wurde 1992, ein Jahr nach dem Tod von F. Böckle, erneut in einem Sammelband mit dem Titel „Verantwortlich leben – menschenwürdig sterben" veröffentlicht. Mit diesem posthum erschienenen Band wollte der Benziger Verlag F. Böckle ein ehrendes Andenken setzen und einige Schwerpunkte seines umfangreichen Werkes ins Bewusstsein heben.

wahlweise einmal als Helfer, das andere Mal jedoch als Todesbote an das Krankenbett treten würde? Darf man überhaupt einem Menschen – vorausgesetzt, es finden sich genügend Ärzte und Pfleger, die dazu bereit sind – bis zum Ende seines Lebens die Gewissenlast aufbürden, vorsätzlich einen Anderen getötet zu haben?[11]

Schon damals warnte Böckle davor, die spontane Solidarisierung als Ausdruck erodierenden Normbewusstseins misszudeuteten. Das Verlangen auf das Recht zur aktiven Verkürzung eines nicht verarbeiteten und darum sinnlos erscheinenden Leidens stellt aus seiner Sicht vielmehr die verzweifelte Reaktion gegen die irrationale Künstlichkeit der Lebensverlängerung um jeden Preis dar.[12] Etliche Jahre später hat E. Schockenhoff eine richtungweisende Entscheidungshilfe formuliert und klare Kriterien für die Nichtaufnahme beziehungsweise die Zurücknahme intensivmedizinischer Behandlung benannt, um die Brisanz stellvertretender Entscheidungen zu entschärfen:

> Medizinische Maßnahmen, die in keiner Weise mehr der Heilung, sondern nur noch der Verhinderung des Sterbens dienen, indem sie den bereits verfügten Tod künstlich hinauszögern, fallen nicht mehr unter das Gebot des Lebensschutzes. Ebenso wenig lässt sich eine Pflicht zur Weiterführung einer aussichtslos gewordenen Behandlung begründen, wie sie manche Mediziner, um die Grenzen zur aktiven Euthanasie nicht zu verwischen, früher vertreten haben. Wenn eine Behandlung nicht mehr der Wiederherstellung der Gesundheit oder wenigstens der ansatzweisen Erhaltung der Kommunikationsfähigkeit und eines bewusst erlebten personalen Eigendaseins des Patienten dient, ist ihre Weiterführung nicht mehr zu rechtfertigen.
>
> Das Absetzen der Behandlung muss auch dann, wenn damit – wie bei der maschinellen Dauerbeatmung – der unmittelbare Todeseintritt verbunden ist, als Ende der künstlichen Verhinderung des Todes und nicht als seine eigentliche Ursache betrachtet werden. [...] Wo die Grundkrankheit längst zum sicheren Tod geführt hätte und die begonnene Therapie nur noch unnötiges Leiden verursacht, gebietet vielmehr die Achtung vor der Würde des Sterbenden ihren Abbruch.[13]

---

11 Vgl. G. Eckert, *Töte mich, aus Liebe. Ein todkranker Vater bittet seine Tochter um Sterbehilfe*, Würzburg 2007, erzählt die Geschichte einer jungen Frau, die dem Wunsch ihres sterbenskranken Vaters meint entsprechen zu müssen und an ihren später sich einstellenden Schuldgefühlen fast zerbricht. Ihre Geschichte hat sie niederschreiben lassen, um andere Menschen in vergleichbarer Situation davor zu warnen, bei einer Tötung auf Verlangen mitzuwirken.

12 Vgl. F. Böckle, *Menschenwürdig sterben*, in: F. Böckle (Hg.), *Verantwortlich leben – menschenwürdig sterben*, Zürich ^{2}1992, 57.

13 E. Schockenhoff, *Ethik des Lebens. Ein theologischer Grundriss*, Mainz 1993, 250 f.; E. Schockenhoff, *Ethik des Lebens: Grundlagen und neue Herausforderungen*, Freiburg i. Br. 2009, 383: Dort findet sich in der zweiten, wesentlich überarbeiteten und ergänzten Auflage derselbe Passus in leicht gekürzter, ansonsten im Wortlaut unveränderter Form.

Mit dieser klaren Stellungnahme hat er den betroffenen Ärzten und Pflegern eine hilfreiche Entscheidungsregel an die Hand gegeben, an der sich das Gewissen des Einzelnen orientieren kann. Wenn auch der Patient sicher davon ausgehen kann, dass diese Regel beachtet wird, so kann manche irrationale Angst vor medizinischer Überversorgung entkräftet werden.

3 Das Ringen um eine gute Entscheidung

Für viele Menschen ist es ein persönliches Horrorszenario, einsam, mit Schmerzen und der Apparatemedizin ausgeliefert zu sterben. Solange der Patient äußerungsfähig ist, bleibt er in die Entscheidung über die Behandlung oder Nichtbehandlung einbezogen. Auch die Entscheidung, eine lebensverlängernde Behandlung abzulehnen, muss vom behandelnden und pflegenden Personal akzeptiert werden.

Doch wer entscheidet, wenn der Betroffene selbst sich nicht mehr äußern kann? Wer entscheidet, wenn er selbst nicht mehr sagen kann, was sein eigener Wunsch ist? Um für diesen Fall eine Vorsorge zu treffen, bietet sich die Möglichkeit, in einer schriftlich niedergelegten Patientenverfügung schon im Voraus die Anwendung medizinischer Verfahren und den Verlauf der letzten Lebensphase selbst mitzubestimmen. Mit einer Patientenverfügung kann man etwas dafür tun, auch in dieser Phase seines Lebens der eigenen Vorstellung und dem eigenen Wunsch gemäß menschenwürdig und körperlich erträglich durch medizinische Behandlung und qualifizierte Pflege betreut zu werden.[14]

So dient die Patientenverfügung der Sicherung von *zwei hochrangigen Gütern*, die sowohl in der jüdisch-christlichen Tradition als auch in der abendländischen Geschichte der Neuzeit und Moderne eine große Rolle spielen: dem *Recht auf Selbstbestimmung oder Autonomie* und der noch grundlegenderen Überzeugung von der *Würde eines jeden Menschen.* Sowohl das Recht des Menschen auf Selbstbestimmung als auch seine Würde hängen demnach nicht von bestimmten körperlichen oder geistigen Fähigkeiten ab, die der Mensch hat oder noch nicht bzw. nicht mehr hat. Sie umfassen Gesunde und Kranke, Kinder und Erwachsene, Nichtbehinderte und Behinderte ebenso wie schwerkranke, demente und sterbende Menschen. An dieser Norm muss sich ärztliches Handeln orientieren.

---

14 Vgl. A.-P. Rethmann, *Patientenverfügung, Betreuungsverfügung, Vorsorgevollmacht. Selbstbestimmung im Sterben*, in: A.-P. Rethmann (Hg.), *Selbstbestimmung, Fremdbestimmung, Menschenwürde. Auskünfte christlicher Ethik*, Regensburg 2001, 61–79.

Eine Patientenverfügung kann aber auch die behandelnden Ärzte und Pflegenden von einer Gewissenslast befreien, zumindest aber diese Last erleichtern. Denn stellvertretende Entscheidungen nehmen Menschen, die dieser Berufsgruppe angehören, in eine besondere Gewissenspflicht, die sie an niemanden sonst delegieren können: herauszufinden, wie der Patient seinem mutmaßlichen Willen gemäß in dem konkreten Fall entschieden hätte.

Eine Patientenverfügung hat den Sinn, auf diese Frage eine ebenso sichere wie verbindliche Auskunft zu geben.

An diesen beiden Attributen, sowohl der Sicherheit als auch der Verbindlichkeit, hat sich eine über viele Jahre andauernde Debatte entzündet. Darin wurde deutlich, dass diese Zielvorstellungen hinterfragbar sind. Hierfür gibt es zwei Gründe. Beginnen wir mit der Frage nach der Sicherheit, mit der sich der Patientenwille feststellen lässt.

Die Patientenverfügung wird ja erst dann aktuell, wenn der Patient seinen Willen schon nicht mehr ausdrücken kann. Das heißt aber, dass in das entstandene Kommunikationsvakuum die Figur eines sogenannten mutmaßlichen Patientenwillens eingesetzt wird, der durch die Patientenverfügung dokumentiert werden soll. Aber kann diese das überhaupt leisten, ohne dass Zweifel bestehen bleiben? Das Problem liegt darin, dass der Wille des Menschen zu einem Zeitpunkt formuliert wurde, als er möglicherweise noch gesund war und keine nähere Vorstellung von den konkreten Implikationen seiner späteren Erkrankung hatte. Wer aber kann mit Sicherheit ausschließen, dass der Patient seine Meinung geändert hat, dies jedoch nicht mehr ausdrücken kann, oder aber anders gedacht haben würde, wenn er seine aktuelle Situation damals konkret hätte vorhersehen können? In Fällen chronischer Langzeiterkrankungen mit infauster Prognose kann die Patientenverfügung eine große Hilfe sein. In der Akutmedizin stellt sie die beteiligten Personen dennoch in bestimmten Fällen vor nicht unbeträchtliche Probleme.

Hinsichtlich der Frage nach der Verbindlichkeit verweist die von E. Schockenhoff formulierte Entscheidungshilfe auf jene Bedingungen, die aus Sicht der katholischen Kirche für eine sittlich qualifizierte Anwendung der Patientenverfügung zu beachten sind. Demnach ist der Verzicht auf intensivmedizinische Behandlungsmaßnahmen an die Voraussetzung gebunden, dass der Sterbeprozess unumkehrbar begonnen hat. In diesem – zumindest theoretisch eindeutigen – Fall handelt es sich um passive Sterbehilfe, deren Legitimität aus Sicht der theologischen Ethik nicht in Frage steht. Zunehmend aber wurden Zweifel laut, ob der moribunde Status tatsächlich zwingende Voraussetzung sei. Soll die Reichweite der Patientenverfügung nur auf solche Fälle begrenzt sein oder gilt sie auch dann, wenn der Sterbeprozess noch nicht eingesetzt hat?

Die Geschichte der Rechtsprechung ging lange Zeit von der Voraussetzung aus, dass nur die erste Möglichkeit in Betracht komme, das heißt der Sterbeprozess bereits einen irreversiblen Verlauf genommen haben müsse.[15] Als wegweisend konnte hier das erste Sterbehilfeurteil aus dem Jahr 1984 gelten, das sogenannte Dr. Wittig-Urteil:

Ein Hausarzt hat den Tatbestand des § 216 StGB (Tötung auf Verlangen) verwirklicht, weil er anlässlich eines Selbstmordversuchs seiner Patientin, den er entdeckte, als er einen zuvor verabredeten Hausbesuch unternahm, keinen Rettungsversuch unternahm, da er wusste, dass die 76-jährige Frau ein „Patiententestament" verfasst hatte, in dem sie medizinische Intensivbehandlung im Sterbeprozess ablehnte. Der BGH hielt den zuvor geäußerten Willen angesichts der Bewusstlosigkeit der Patientin beim Eintreffen des Arztes für unbeachtlich und argumentierte: *„Gerade derjenige, der die suizidale Situation so einrichtet, dass zwischen Selbstmordhandlung und Todeseintritt eine längere Latenzperiode liegt, in der das Hinzukommen Dritter ermöglicht wird, handelt oft [...] in der unterschwelligen Hoffnung, dass sein verzweifelter Schrei nach menschlichem Beistand gehört wird"*[16]. Bestraft wurde der Arzt allerdings nicht: Ihm wurde angesichts der Schäden, die die Patientin im Fall einer Lebensrettung wahrscheinlich erlitten hätte, eine Pflichtenkollision zugutegehalten, die sein Vorgehen rechtfertigen konnte.[17]

In der Dr. Wittig-Entscheidung hatte der BGH noch rechtsdogmatisch für eine vorrangige Pflicht des Arztes zur Lebenserhaltung argumentiert. Diese Sichtweise hatte sich allerdings bereits zehn Jahre später grundlegend verändert. Im zweiten Sterbehilfeurteil, dem sogenannten Kemptener-Urteil aus dem Jahr 1994 akzentuierte der BGH auch die Möglichkeiten nicht zu behandeln. Die Angeklagten, ein Arzt und ein Angehöriger gingen auch hier straffrei aus. Dieses viel beachtete Urteil wurde folgendermaßen begründet:

Mit Urteil vom 13. September 1994 hat der 1. Strafsenat des Bundesgerichtshofs über einen Fall des Abbruchs der künstlichen Ernährung bei einer irreversibel schwerst hirngeschädigten, entscheidungsunfähigen Patientin im Zusammenwirken von deren zum Pfleger bestellten Sohn und dem behandelnden Arzt entschieden. Da die Grunderkrankung – wie im vorliegenden Fall – noch keinen unmittelbar zum Tod führenden Verlauf genommen hatte, lag, wie der 1. Strafsenat festgestellt hat, kein Fall der sogenannten ‚passiven Sterbehilfe' nach den Krite-

---

15 Zur Geschichte der Rechtsprechung vgl. P. Fonk, *Wenn Grenzen fließend werden ... Der Abbruch lebenserhaltender Maßnahmen vor dem Hintergrund des neuen Patientenverfügungsgesetzes*, in *TThZ* 120,3 (2011), 242–268.

16 *BGHSt* 32, 376 (Hervorhebung durch den Verf.).

17 Veröffentlicht in: *BGHSt* 32, 367–381.

rien der damaligen „Richtlinien für die Sterbehilfe“ der Bundesärztekammer vor. Gleichwohl hat der Bundesgerichtshof erkannt, „dass angesichts der besonderen Umstände des hier gegebenen Grenzfalls ausnahmsweise ein zulässiges Sterbenlassen durch Abbruch einer ärztlichen Behandlung oder Maßnahme nicht von vornherein ausgeschlossen [sei], sofern der Patient mit dem Abbruch mutmaßlich einverstanden ist.“[18]

Diese scheinbar erreichte Klarheit in der Tendenz, den Patientenwillen als entscheidend für den Abbruch einer Behandlung zu respektieren – auch wenn die Sterbephase noch nicht erreicht ist, wurde jedoch durch ein späteres Urteil vom XII. Zivilsenat des BGH noch einmal in Frage gestellt.

In seinem Beschluss vom 17. März 2003, der den Fall eines an einem apallischen Syndrom leidenden Patienten betraf, hat der XII. Zivilsenat des Bundesgerichtshofs allerdings entschieden, das Unterlassen lebenserhaltender oder -verlängernder Maßnahmen bei einem einwilligungsunfähigen Patienten setze voraus, dass dies dessen tatsächlich geäußertem oder mutmaßlichem Willen entspreche und dass die Grunderkrankung einen „irreversibel tödlichen Verlauf“ angenommen habe.[19]

So galt bis zum Inkrafttreten des Patientenverfügungsgesetzes vom 1. September 2009 die Richtschnur: *Der Patientenwille ist zu beachten, aber nicht in jedem Fall verbindlich.*

Das Ziel des Patientenverfügungsgesetzes bestand darin, diese Grauzone aufzuhellen, in der sich Ärzte und Pfleger nach wie vor bewegen mussten.

In seinem Mittelpunkt steht das verfassungsrechtlich garantierte Recht auf Selbstbestimmung, so dass prinzipiell der Wille des Patienten zu befolgen ist. Dieser soll in einer schriftlich verfassten Patientenverfügung niedergelegt sein, die für Ärzte und Angehörige bzw. Betreuer absolut verbindlich ist und ohne jede Reichweitenbeschränkung gilt. Die Einstellung lebenserhaltender Maßnahmen muss unabhängig von Art und Stadium der Erkrankung befolgt werden, also auch, wenn der Patient die Sterbephase noch nicht erreicht hat. Das gilt somit auch für Demenzkranke und Wachkomapatienten, die keinesfalls Sterbende sind.

Die scheinbar erreichte Klarstellung von bis dahin heftig und kontrovers diskutierten Fragen hat allerdings einen nicht geringen Preis. Die klassische Unterscheidung der Sterbehilfe in die sowohl rechtlich als auch ethisch höchst unterschiedlich zu bewertenden Formen von aktiver, indirekter und passiver Sterbehilfe, neben die als weitere Form noch der assistierte Suizid treten kann,

18 Veröffentlicht in: *BGHSt* 40, 257–272 = *NJW* 1995, 204 f.; LG Kempten 1 StR 357/94 vom 13.09.1994; Zitat: *BGHSt* 40, 262.

19 Vgl. BGH XII ZB 2/03, Beschluss vom 17.03.2003.

wird schleichend ausgehöhlt, wenn die Durchsetzung des Patientenwillens zum höchsten Gut wird. Dann ist das Urteil des BGH aus dem Jahr 2010 nur konsequent, in dem eine der Tötung ihrer Mutter angeklagte Frau deswegen freigesprochen wurde, weil sie – auf Anraten ihres Rechtsanwaltes Dr. W. Putz – außer der Durchtrennung des Sondenschlauchs keine Möglichkeit sah, den Jahre zuvor mündlich geäußerten Willen ihrer Mutter gegenüber dem Pflegepersonal durchzusetzen. Die Bewertung der objektiv feststellbaren Handlung tritt völlig in den Hintergrund, die Intention hingegen – Durchsetzung des Selbstbestimmungsrechts ohne Begrenzung der Reichweite – setzt alle anderen, ebenfalls bedenkenswerten Gesichtspunkte, außer Kraft.

4 Das Urteil des BGH vom 25. Juni 2010 – ein Wendepunkt in der Geschichte der Rechtsprechung

Diese Entscheidung des BGH wäre ohne das im Jahr 2009 verabschiedete Dritte Betreuungsrechtsänderungsgesetz oder Patientenverfügungsgesetz nicht möglich gewesen. Bemerkenswert ist in diesem Zusammenhang aber auch, dass zuvor das Landgericht Fulda, das in seinem Urteil vom 30. April 2009 der bisherigen Rechtsprechung folgte, den angeklagten Rechtsanwalt wegen versuchten Totschlags zu einer Freiheitsstrafe von neun Monaten auf Bewährung verurteilte. Der BGH hingegen gab der eingelegten Revision statt und sprach in seinem Urteil vom 25. Juni 2010 den Angeklagten frei und befand, dass der Abbruch lebenserhaltender Behandlung auf der Grundlage des Patientenwillens nicht strafbar sei. Da dieses Urteil für die weitere Rechtsprechung richtungweisend ist, soll es hier in vollständiger Form, das heißt in diesem Falle im originalen Wortlaut der Veröffentlichung, wiedergegeben werden, die von der Pressestelle des Bundesgerichtshofes kommuniziert wurde:

> Der Angeklagte ist ein für das Fachgebiet des Medizinrechts spezialisierter Rechtsanwalt. Nach den Feststellungen des Landgerichts beriet er die beiden Kinder der 1931 geborenen Frau K., nämlich die mitangeklagte Frau G. und deren inzwischen verstorbenen Bruder. Frau K. lag seit Oktober 2002 in einem Wachkoma. Sie wurde in einem Pflegeheim über einen Zugang in der Bauchdecke, eine sog. PEG-Sonde, künstlich ernährt. Eine Besserung ihres Gesundheitszustandes war nicht mehr zu erwarten.
> Entsprechend einem von Frau K. im September 2002 mündlich für einen solchen Fall geäußerten Wunsch bemühten sich die Geschwister, die inzwischen zu Betreuern ihrer Mutter bestellt worden waren, um die Einstellung der künstlichen Ernährung, um ihrer Mutter ein Sterben in Würde zu ermöglichen. Nach Auseinandersetzungen mit der Heimleitung kam es

Ende 2007 zu einem Kompromiss, wonach das Heimpersonal sich nur noch um die Pflegetätigkeiten im engeren Sinne kümmern sollte, während die Kinder der Patientin selbst die Ernährung über die Sonde einstellen, die erforderliche Palliativversorgung durchführen und ihrer Mutter im Sterben beistehen sollten.
Nachdem Frau G. am 20.12.2007 die Nahrungszufuhr über die Sonde beendet hatte, wies die Geschäftsleitung des Gesamtunternehmens am 21.12.2007 jedoch die Heimleitung an, die künstliche Ernährung umgehend wieder aufzunehmen. Den Kindern der Frau K. wurde ein Hausverbot für den Fall angedroht, dass sie sich hiermit nicht einverstanden erklären sollten.
Darauf erteilte der Angeklagte P. Frau G. am gleichen Tag den Rat, den Schlauch der PEG-Sonde unmittelbar über der Bauchdecke zu durchtrennen.
Frau G. schnitt Minuten später mit Unterstützung ihres Bruders den Schlauch durch. Nachdem das Heimpersonal dies bereits nach einigen weiteren Minuten entdeckt und die Heimleitung die Polizei eingeschaltet hatte, wurde Frau K. auf Anordnung eines Staatsanwalts gegen den Willen ihrer Kinder in ein Krankenhaus gebracht, wo ihr eine neue PEG-Sonde gelegt und die künstliche Ernährung wieder aufgenommen wurde. Sie starb dort zwei Wochen darauf eines natürlichen Todes auf Grund ihrer Erkrankungen.
Das Landgericht hat das Handeln des Angeklagten als einen gemeinschaftlich mit Frau G. begangenen versuchten Totschlag durch aktives Tun – im Gegensatz zum bloßen Abbruch einer lebenserhaltenden Behandlung durch Unterlassen – gewürdigt, der weder durch eine mutmaßliche Einwilligung der Frau K. noch nach den Grundsätzen der Nothilfe oder des rechtfertigenden Notstandes gerechtfertigt sei.[20]

Die Mitangeklagte G. wurde hingegen freigesprochen. Ihr Handeln sei deswegen frei von Schuld gewesen, weil sie sich in gutem Glauben auf den Rechtsrat des Angeklagten Dr. Putz verlassen habe und sich daher in einem sogenannten unvermeidbaren Erlaubnisirrtum befand.

Auf die Revision des Angeklagten hat der 2. Strafsenat des Bundesgerichtshofs das Urteil des Landgerichts Fulda aufgehoben und ihn freigesprochen.

Für den Freispruch des Dr. Putz war die Auffassung des BGH entscheidend, dass die Verbindlichkeit von Patientenverfügungen zur Tatzeit nicht definitiv geklärt war. Die vorausgegangen Entscheidungen des BGH waren nicht ohne weiteres miteinander vereinbar. Im Zentrum der Diskussion standen die lange Zeit nicht eindeutig geklärten Fragen, ob die Zulässigkeit des Abbruchs einer lebenserhaltenden Behandlung auf tödliche und irreversibel verlaufende Erkrankungen des Patienten beschränkt oder von Art und Stadium der Erkrankung unabhängig sei.

Ebenfalls war das Erfordernis der gerichtlichen Genehmigung einer Entscheidung des gesetzlichen Betreuers über eine solche Maßnahme bis dahin noch nicht eindeutig geklärt. Durch das sogenannte Patientenverfügungsgesetz mit Wirkung vom 1. September 2009 wurden diese Fragen schließlich geregelt. Da die

20 BGH, Mitteilung der Pressestelle Nr. 129/2010 vom 06.08.2010.

verhandelte Tat jedoch erst im Folgejahr 2010 stattfand, konnte der Senat auf Grundlage der neuen Gesetzgebung entscheiden, ohne an frühere Urteile anderer Senate gebunden zu sein.[21]

Der BGH bekräftigte noch einmal das Ergebnis, zu dem bereits das Landgericht Fulda gekommen war: Die von der Heimleitung angekündigte Wiederaufnahme der künstlichen Ernährung müsse als rechtswidriger Angriff gegen das Selbstbestimmungsrecht der Patientin gewertet werden und erfülle den Tatbestand der Körperverletzung. Es wiedersprach hingegen der Bewertung des Landgerichts in der Beantwortung der Frage, ob sich der Angeklagte des versuchten Totschlags strafbar gemacht habe und berief sich dabei auf die seit 2009 in Kraft getretenen Regelungen der §§ 1901 a, 1904 BGB.

> [Die] Einwilligung der Patientin rechtfertigte nicht nur den Behandlungsabbruch durch bloßes Unterlassen weiterer Ernährung, sondern auch ein aktives Tun, das der Beendigung oder Verhinderung einer von ihr nicht oder nicht mehr gewollten Behandlung diente. Eine nur an den Äußerlichkeiten von Tun oder Unterlassen orientierte Unterscheidung der straflosen Sterbehilfe vom strafbaren Töten des Patienten wird dem sachlichen Unterschied zwischen der auf eine Lebensbeendigung gerichteten Tötung und Verhaltensweisen nicht gerecht, die dem krankheitsbedingten Sterbenlassen mit Einwilligung des Betroffenen seinen Lauf lassen.[22]

5 Pflegeeinrichtungen in kirchlicher Trägerschaft

Für Pflegeeinrichtungen in kirchlicher Trägerschaft können sich Probleme ergeben, wenn Patienten, die keinesfalls als Sterbende einzustufen sind, eine Behandlung deshalb vorenthalten werden soll, weil es dem Patientenwillen entspricht. Neben menschlichen, ethischen und religiösen Problemen tritt unvermeidlich die Rechtsfrage auf, wie im Konfliktfall zu entscheiden ist, wenn die in einer Patientenverfügung getroffenen Regelungen nach Auffassung von kirchlichen Heimbetreibern ihrem eigenen Recht auf Gewissensfreiheit beziehungsweise Religionsfreiheit widersprechen.

Zwar ist nicht in jedem Fall gesagt, dass staatlichen Regelungen gegenüber dem Selbstbestimmungsrecht der Kirchen und übrigen Religionsgemeinschaften der Vorrang gebührt. Die inkorporierten Kirchenartikel der Weimarer Reichsverfassung sowie das Grundgesetz gewährleisten mit Rücksicht auf das Erfordernis des Zusammenlebens von Kirche und Staat sowohl das selbständige Ordnen und

21 Vgl. ebd.
22 BGH, Mitteilung der Pressestelle Nr. 129/210 vom 06.08.2010.

Verwalten der eigenen Angelegenheiten durch die Kirchen selbst als auch den staatlichen Schutz solcher Rechtsgüter, die für das Gemeinwesen bedeutsam sind. Sollte es zu einem Konflikt zwischen dem Selbstverwaltungsrecht der Kirchen und allgemeinen Gesetzen kommen, muss nach Auffassung des Bundesverfassungsgerichtes[23] eine Güterabwägung zwischen der Religions- und Gewissensfreiheit der Kirchen gemäß Artikel 4 des Grundgesetzes[24] und dem Selbstbestimmungsrecht (Art. 2 GG) des Patienten vorgenommen werden, wie es in § 1901 a BGB konkretisiert ist. Dabei ist stets zu beachten, dass die Rechte des Einen dort an ihre Grenzen stoßen, wo sie die Rechte eines Anderen berühren. Im vorliegenden Fall heißt das, dass das Selbstbestimmungsrecht des Patienten, der die Einstellung lebenserhaltender Maßnahmen verlangt beziehungsweise im Voraus verfügt hat, auch wenn er sich nicht im Sterbeprozess befindet und nur so am Leben erhalten werden kann, mit den unaufgebbaren anthropologischen und ethischen Grundüberzeugungen aller christlichen Kirchen in direkten Widerspruch gerät. Im Horizont christlicher Ethik, die sich der kirchlichen Lehre verpflichtet weiß, gilt fraglos die Überzeugung von der Heiligkeit und Unverfügbarkeit des Lebens. Sie beruht vor allem darauf, dass dieses Leben Geschenk Gottes ist. Entsprechend hat der Diözesane Ethikrat im Caritasverband für das Erzbistum Paderborn ein erhebliches Defizit in der neuen Regelung der §§ 1901 a ff. BGB moniert. Die Verabsolutierung des Selbstbestimmungsrechts auf Seiten des Patienten könne im Extremfall dazu führen, dass Patienten medizinisch eindeutig angeratene Maßnahmen zur Heilung oder zumindest Lebenserhaltung zurückweisen können, um einen Suizidwunsch zu verwirklichen.[25]

Diese Sichtweise teilt der Gesetzgeber allerdings nicht. Von seiner Seite lautet der grundsätzliche Einwand, dass ein Patient immer die Möglichkeit hat, eine medizinische Maßnahme abzulehnen, selbst wenn sie der Lebenserhaltung dient. Ein Eingriff in seine körperliche Integrität, wenn sie ohne oder gar gegen seine Zustimmung geschieht, erfüllt eindeutig den Tatbestand der Körperverletzung. Diese Bewertung ist sowohl rechtlich als auch ethisch unbestritten. Keinesfalls unproblematisch erscheint allerdings die dem Dritten Betreuungsrechtsänderungsgesetz zugrunde liegende Prämisse, derzufolge der tatsächliche oder mutmaßliche Wille eines aktuell nichtäußerungsfähigen Patienten – wie er etwa in konkreten Behandlungswünschen zum Ausdruck kommt – unabhängig von Art

23 Vgl. BverfG 2 *BvR* 1476/94 vom 18.9.1998.

24 Den Kirchen als Körperschaften öffentlichen Rechts (Art. 137 Abs. 5 WRV iVm; Art. 140 GG) kommt wie jederman die Religions- und Gewissensfreiheit dem Staat gegenüber zu. *BVerfGE* 42, 312/322.

25 Vgl. Diözesaner Ethikrat im Erzbistum Paderborn: http://www.caritas-paderborn.de/41864.html (Zugriff am: 22.07.2013).

und Stadium seiner Erkrankung genauso zu bewerten ist wie die Willensbekundung bei einem äußerungsfähigen Patienten und deshalb den Arzt und den Betreuer genauso bindet. Der Unterschied zwischen beiden Fällen besteht doch wohl darin, dass der einwilligungsfähige Patient seinen aktuellen Willen reflektieren und deshalb seine Meinung ändern kann. Vor allem aber kann er seinen veränderten Willen den Ärzten und dem Pflegepersonal auch kommunizieren.

Das Grundproblem aller Vorausverfügungen steckt in der stets virulenten Frage, ob der früher geäußerte Patientenwille noch aktuell ist oder hinsichtlich seiner praktischen Konsequenzen tatsächlich erkannt wurde. Zwar blendet der Gesetzgeber dieses Problem nicht einfach aus, sondern sucht diesem grundsätzlichen Bedenken in den neu eingeführten §§ 1901 a BGB und 1901 b BGB durch die Einforderung eines strengen Verfahrens als Grundlage für den rechtfertigenden Abbruch lebenserhaltender medizinischer Maßnahmen zu begegnen. Diese Entscheidungsfindung, so wie sie der Gesetzgeber vorsieht, soll sich in vier Stufen vollziehen. Zum Ablauf des Verfahrens schreibt der Medizinrechtler W. Schlögl:

> Zunächst ist gem. § 1901 a Abs. 1 Satz 1 und 2 BGB nur der Betreuer bzw. Bevollmächtigte befugt, die Übereinstimmung der Festlegungen in der Patientenverfügung mit der aktuellen Lebens- und Behandlungssituation des Patienten zu prüfen und auf dieser Grundlage dem Willen des Patienten gegebenenfalls Geltung zu verschaffen. Als zweites setzt die Entscheidung über einen Behandlungsabbruch gemäß § 1901 b Abs. 1 BGB zwingend ein Zusammenwirken von Betreuer bzw. Bevollmächtigtem und Arzt voraus.
> Danach prüft als dritten Schritt der behandelnde Arzt in eigener Verantwortung, welche ärztliche Behandlung im Hinblick auf den Gesamtzustand und die Prognose des Patienten indiziert ist und erörtert dies mit dem Betreuer unter Berücksichtigung des Patientenwillens als Grundlage für die dann als vierten Schritt zu treffende Entscheidung.
> Gleichwohl wird auch zukünftig eine kritische Begleitung der Judikatur erforderlich sein, um feststellen zu können, dass auch durch die Neuregelung sichergestellt ist, dass Patientenverfügungen nicht ihrem Inhalt zuwider als Vorwand benutzt werden, um aus unlauteren Motiven auf eine Lebensverkürzung schwer erkrankter Patienten hinzuwirken.[26]

Es bleibt zu hoffen, dass dieses vierstufige Entscheidungsfindungsverfahren eine genügend starke Schutzfunktion für das menschliche Leben entfaltet, wenn durch die neue Rechtsprechung im dritten Sterbehilfeurteil die Unterscheidung zwischen Tun und Unterlassen entgegen der bisherigen Rechtsprechung abgelehnt wird. Es ist richtig, dass der BGH nach seinem Urteil im Fall Dr. Putz das Selbstbestimmungsrecht des Einzelnen stärken und damit die Person gegen nicht ge-

26 W. Schlögl, *Durchbruch oder Dammbruch? Der Abbruch lebenserhaltender Maßnahmen auf der Grundlage des am 01.09.2009 in der Bundesrepublik Deutschland in Kraft getretenen Patientenverfügungsgesetzes*, in: *Ethica* 19,3 (2011), 237. Vgl. BGH 2 StR 320/10 vom 10.11.2010.

wollte Eingriffe in die körperliche Integrität beziehungsweise in den natürlichen Verlauf ihres Lebens und Sterbens schützen wollte. Nur im Blick auf diesen Fall wurde die äußere Erscheinungsform von Tun und Lassen zur Bewertung einer Handlung abgelehnt. Es folgt daraus also keineswegs ein Recht für Dritte, selbständig in das Leben eines Anderen einzugreifen.

Deshalb sind in die Patientenverfügung in jedem Fall zwei unüberschreitbare Grenzen eingezogen:

Die *Obergrenze* dient dem Ausschluss einer nicht mehr sinnvollen Maximaltherapie, in der zwar alles medizinisch Machbare, aber eben nicht mehr das sinnvolle, dem Patienten zuträgliche oder von ihm nicht mehr gewollte medizinische Handeln praktiziert wird. Der in diesem Zusammenhang vom BGH verwendete Begriff des Behandlungsabbruchs[27] setzt voraus, dass eine lebensbedrohliche Krankheit vorliegt und die intendierte Maßnahme zur Erhaltung des Lebens geeignet sein muss. Voraussetzung ist aber nicht, dass sich der Betreffende im Sterbeprozess befindet. Nur dann, wenn ein entsprechender Patientenwille vorliegt, ist der Behandlungsabbruch straflos.

Die *Untergrenze* hingegen dient dem Ausschluss aktiver Tötung eines Menschen durch einen Arzt oder eine andere Person, und zwar auch dann, wenn sie auf ausdrücklichen Wunsch des Patienten durchgeführt wird.[28] Vorsätzliche lebensbeendende Maßnahmen fallen nach wie vor unter die Kategorie der aktiven Sterbehilfe und bleiben strafbar. Die Patientenverfügung stellt nach der Gesetzeslage in Deutschland also keinesfalls eine Lizenz zum Töten dar. Sie ermöglicht zwar die Hilfe *beim* Sterben, ist aber in keiner Weise darauf angelegt, die Hilfe *zum* Sterben zu legalisieren.[29]

Im Fall Dr. Putz führte das *dritte Betreuungsrechtsänderungsgesetz* dazu, dass die Wiederaufnahme der künstlichen Ernährung als Körperverletzung gewertet wurde. Zur Legitimierung dieser Maßnahme, so die Meinung des BGH, konnten sich weder Heimleitung noch Pflegepersonal auf Art. 4 Abs. 1 GG berufen. Die im Grundgesetz garantierte Religions- und Gewissensfreiheit verleihe ihnen nicht das Recht, sich über das Selbstbestimmungsrecht des Patienten hinwegzusetzen.[30]

---

27 Vgl. BGH 2 StR 454/09 vom 25.6.2010.

28 Die Tötung auf Verlangen ist gemäß § 216 StGB strafbar.

29 Vgl. H. Küng/W. Jens, *Menschenwürdig sterben. Ein Plädoyer für Selbstverantwortung*, München 1995. Die Autoren unternahmen schon vor vielen Jahren den Versuch, aktive Sterbehilfe etwa bei unheilbar kranken oder unaufhaltsam dement werdenden Patienten literarisch und theologisch zu rechtfertigen. Schlussendlich ist es ein Plädoyer für die Legalisierung der Tötung auf Verlangen. Die mit großer rhetorischer Souveränität und hoher Suggestivkraft vorgetragenen Stellungnahmen führen deshalb in eine Richtung, die in der heute geltenden Patientenverfügung unbedingt vermieden werden soll, weil sie deren Anliegen konterkarieren würde.

30 Vgl. BGH 2 StR 454/09 vom 25.06.2010.

Kurz gesagt: Eine Güterabwägung wie in dem geschilderten Fall müsse immer zugunsten des Selbstbestimmungsrechts ausfallen.

Darüber hinaus kann aber auch niemand zur Abfassung einer Patientenverfügung gezwungen werden, wie dies in der Vergangenheit von Pflegeeinrichtungen manchmal eingefordert wurde, um eine möglichst sichere Handlungs- und Entscheidungshilfe in medizinisch kritischen Situationen an der Hand zu haben. Umgekehrt kann aber auch niemand verpflichtet werden, von der Errichtung einer Patientenverfügung abzusehen, auch wenn diese nicht in allen Punkten der Auffassung der katholischen Kirche zum Wert und zur Würde des Lebens und dessen absoluter Schutzwürdigkeit entspricht.

Denn nach neuer Gesetzeslage sieht die Patientenverfügung keine Reichweitenbegrenzung vor. Sie tritt automatisch in Kraft, sobald der Patient selbst seinen Willen nicht mehr äußern kann. Aus Sicht der katholischen Kirche hingegen sollte die Patientenverfügung unbedingt eine Reichweitenbegrenzung enthalten und erst bei infauster Prognose wirksam werden, wenn die Krankheit einen irreversiblen Verlauf genommen hat, d.h. in der einsetzenden Sterbephase.[31] Um diesen Schutzraum zu erhalten, wurde in Zusammenarbeit zwischen der Deutschen Bischofskonferenz, dem Rat der Evangelischen Kirchen in Deutschland und zahlreichen Mitglieds- und Gastkirchen der Arbeitsgemeinschaft christlicher Kirchen in Deutschland das gemeinsame Dokument „Christliche Patientenvorsorge“ erarbeitet.[32] Dort wird die Position der katholischen Kirche noch einmal in unmissverständlicher Deutlichkeit formuliert: Komapatienten und dementiell erkrankte Menschen sind keine Sterbenden. Folglich sollen Maßnahmen zum Behandlungsabbruch nicht im Blick auf diese beiden Patientengruppen ausgedehnt werden.

Der Gesetzgeber sieht diese Möglichkeit aber durchaus vor, so dass in der Konsequenz auch konfessionell gebundene Heime eine wirksam errichtete Patientenverfügung respektieren und dementsprechend verfahren müssen. Pflegeeinrichtungen in kirchlicher Trägerschaft haben deshalb keine rechtliche Möglichkeit, den Heimvertrag so zu gestalten, dass der Patient oder sein Betreuer das Vorenthalten von Nahrung und Flüssigkeit nicht einfordern darf, wenn die Patientenverfügung das vorsieht – selbst wenn die Sterbephase noch nicht erreicht ist.

---

31 Vgl. J. Reiter, *Verfügungen am Lebensende: Rechtliche und ethische Aspekte zur neuen Patientenverfügung*, in: *Die neue Ordnung* 64,4 (2010), 266.

32 Vgl. *Christliche Patientenvorsorge durch Vorsorgevollmacht, Betreuungsverfügung, Behandlungswünsche und Patientenverfügung. Handreichung und Formular der Deutschen Bischofskonferenz und des Rates der Evangelischen Kirche in Deutschland in Verbindung mit weiteren Mitglieds- und Gastkirchen der Arbeitsgemeinschaft Christlicher Kirchen in Deutschland*, Hannover/Bonn/Frankfurt a.M. 2010.

Sie haben auch nicht die Möglichkeit, vom Bewohner eine Erklärung zu verlangen, in der er sich verpflichtet, in diesem Fall den Heimvertrag zu kündigen oder den Abbruch an einem anderen Ort, etwa in einem Hospiz oder zu Hause, durchführen zu lassen. Eine solche Klausel, so hat die *Verbraucherzentrale Bundesverband e. V.* (*vzbv*) festgestellt, verstößt gegen geltendes Recht. Die Gründe, aus denen ein Heimvertrag beendet werden kann, sind im *Wohn- und Betreuungsvertragsgesetz* (*WBVG*)[33] geregelt und können nicht durch eine vertraglich eingefügte Gewissensklausel umgangen werden.

Deshalb sind katholische Einrichtungen gut beraten, vor dem Abschluss eines Behandlungs- oder Heimvertrages die Verfügung eines Patienten oder Bewohners zu prüfen – insofern zu diesem Zeitpunkt eine solche vorliegt. Falls gravierende Differenzen zum eigenen Leitbild bestehen, ist zu überlegen, ob nicht auf einen entsprechenden Vertragsabschluss verzichtet werden sollte.

6 Schlussgedanken

Dieser Beitrag weiß keine Lösungen zu formulieren, die Antworten auf alle Fragen bereithalten. Er hat das weitaus bescheidenere Ziel, auf ein Problem aufmerksam zu machen, das sich aus der zweifellos gut gemeinten Absicht ergeben hat, einerseits kranke Menschen vor einer sinnlos gewordenen Maximaltherapie zu schützen, andererseits den betroffenen Ärzten und Pflegern zu helfen, in Grenzsituationen des Krankenhausalltags Entscheidungen zu treffen, die sie vor ihrem Gewissen verantworten können.

Allerdings hat diese „Problemlösung“ auch neue Probleme geschaffen, die vorher nicht bestanden. Nicht zu Unrecht hat der Diözesane Ethikrat im Caritasverband für das Erzbistum Paderborn darauf hingewiesen, dass die fehlende Reichweitenbegrenzung einer Patientenverfügung Ärzte und Pflegepersonal in einen neuen Gewissenskonflikt stürzen kann, wenn sie zu Erfüllungsgehilfen moralisch fragwürdiger Patientenwünsche gemacht werden sollen. Der Gesetzgeber *möchte* dieses Problem entschärfen, indem er für diesen Konfliktfall eine Güterabwägung vorsieht. Deren Ergebnis steht allerdings von vornherein fest: Dem Selbstbestimmungsrecht des Patienten ist der unbedingte Vorzug zu geben. Das moralische Problem ist dadurch aber nicht aus der Welt geschafft; denn aus der Sicht einer theologischen Ethik werden Güter gegeneinander abgewogen, die eigentlich inkommensurabel sind. In jedem Fall, wie Gesetzgeber und Rechtsprechung das in Deutschland tun, bleibt das Konstrukt des mutmaßlichen Pa-

33 Vgl. §§ 12, 16 WBVG.

tientenwillens ein schwankender Boden für eine ethisch verantwortbare Entscheidung.

Das dritte Betreuungsrechtsänderungsgesetz führt zwar unmittelbar zu einer Gewissensentlastung für die beteiligten Akteure, insbesondere Betreuer, Ärzte, Pflegepersonal und die Angehörigen. Im nächsten Schritt kann es jedoch eine neue Gewissensbelastung hervorrufen, wenn Krankenhäuser und Altenhilfe-Einrichtungen in kirchlicher Trägerschaft mit den Nachteilen der neuen gesetzlichen Regelungen zur Patientenverfügung konfrontiert werden. Es kann der Fall eintreten, dass sie zur Umsetzung von Patientenwünschen gehalten sind, die sie mit ihren religiösen und moralischen Überzeugungen nicht vereinbaren können.

Einstweilen jedenfalls ist ein Ausweg aus diesem Dilemma noch nicht erkennbar.

Erhard Weiher

Die Bedeutung der Spiritualität bei Gewissensentscheidungen: Ein Plädoyer der Klinikseelsorge

Im Fokus dieses Beitrags stehen Entscheidungssituationen, in die Seelsorge bei der Begleitung von Patienten und ihren Angehörigen einbezogen ist. Es wird sich zeigen, dass hier die Gewissensthematik in den letzten zwei bis drei Jahrzehnten eine neue wichtige Akzentuierung erfahren hat. Diese Entwicklung hat Folgen nicht nur für das Selbstverständnis der kirchlichen Seelsorge in der ethischen Beratung am Krankenbett. Vielmehr bietet sie auch den anderen patientenbegegnenden Professionen eine erweiterte Perspektive für ihre Entscheidungsprozesse. Klinikseelsorge kann diese Perspektive ihrerseits in die Fort- und Weiterbildung des therapeutischen Personals und in ihre Mitarbeit im klinischen Ethikkomitee einbringen und die ethische Szene mit einer neuen Sichtweise bereichern helfen.

1 Neue Herausforderungen und Fragestellungen

Bis vor einem Jahrhundert noch wurden die wesentlichen Probleme medizinischen Handelns von den grundlegenden Antworten der philosophischen Ethik und der Religion aufgefangen. Die medizinischen Möglichkeiten, dem Menschen zu schaden und zu nutzen, waren begrenzt. Zudem hat die Kultur dem Erleben und Durchleben von Krankheit und Sterben eine Fassung gegeben, sodass die Menschen dafür kulturelle und religiöse Vorbilder und Leitschienen hatten. Die Menschen, denen die Seelsorge heute begegnet, werden mit vielen neuen Fragestellungen konfrontiert, für die Antworten aus der Tradition nicht mehr ausreichen.

Die Gewissensthematik im Krankenhaus ist zunächst einmal von ganz konkreten Umständen bestimmt. Entscheidungen müssen in vielen Fällen sehr plötzlich und kurzfristig getroffen werden: Wenn ein Krankheitsverlauf sich zuspitzt, wenn eine medizinische Option ausgeschöpft ist und Alternativen überlegt werden müssen, wenn ein Kind zu früh mit schweren Komplikationen zur Welt kommt, wenn nach schwerem Unfall der Hirntod festgestellt wurde und die Angehörigen nach ihrer Zustimmung zur Organentnahme gefragt werden, dann sind die Betroffenen in einer existenziellen Ausnahmesituation. Oft werden sie erstmalig in ihrem Leben mit Fragen von höchster Bedeutung konfrontiert. Sie können sich dann nicht auf bewährte Verhaltens- und Entscheidungsmuster beziehen, geschweige denn auf eigene medizinische Kenntnisse und Erfahrungen mit den Folgen solcher Entscheidungen. Wenn die Betroffenen im persönlichen Ernstfall über den Einsatz oder das Weglassen medizinischer Möglichkeiten mitentscheiden sollen, dann geht es für sie meist weniger um medizinische als vielmehr um existenzielle Fragen. In solchen Situationen werden ihnen letztlich nicht Sach-, sondern Sinnantworten abverlangt, für die es selten allgemein verbindliche Maßstäbe gibt. Bei allen ethischen Abwägungen müssen Sach- und Sinnaspekte miteinander vermittelt werden. Immer müssen auf der einen Seite die Behandler Fakten und Daten auf die Lebenssituation dieses konkreten Menschen beziehen, und andererseits müssen die Betroffenen die Bedeutung verstehen und mit ihrer Lebensvorstellung in Beziehung setzen.

1.1 Aus welchen Quellen können Menschen heute Sinnvorstellungen schöpfen, die ihnen bei ihrer ethischen Orientierung helfen?

Religion und Kirche, die über eine lange Zeit der Menschheitsgeschichte das Schicksal des Menschen zu deuten und aufzufangen vermochten, haben in der westlichen Welt nicht mehr das Deutungsmonopol über Lebensgestaltung und Wertevorstellungen der Menschen. Wir sind heute mit einer Pluralität von Lebensvorstellungen in unserer Gesellschaft konfrontiert. Die Menschen leben nicht mehr in abgegrenzten (auch religiösen) Kulturen. Es existieren viele Glaubensvorstellungen neben- und miteinander, die alle irgendwie plausibel sind. Und dazu gehören nicht nur die Religionen, sondern auch philosophische und humanwissenschaftliche Sichtweisen, die neben die tradierten Religionen treten und mit denen diese sich auseinandersetzen müssen.

Aber nicht nur die Welt der Religion als Normen- und Wertesystem hat sich verändert, sondern auch die Einstellungen der Menschen zu solchen Symbol- und Wertewelten. Seelsorge trifft immer mehr auf Patienten und Angehörige der therapeutischen Dienste, die keinem religiösen System angehören wollen oder denen ihre ursprüngliche Zugehörigkeit fremd geworden ist, die diese als altmodisch und einengend empfinden und die doch für „etwas Höheres" offen sind. Heute sagen Patienten sinngemäß: Ich bin nicht religiös, ich gehe in keine Kirche; ich habe aber meinen Glauben. Für sie ist es wichtig, ihre Einstellung als persönlich stimmig zu erfahren. Sie sehen sich durchaus als religiös oder spirituell, wollen aber nicht mit einer konkreten Religion und deren Werteordnung identifiziert werden. Es ist zu vermuten, dass viele auch dem Begriff „Gewissen" reserviert begegnen, weil sie damit Religion und Moral verbinden und sie sich in ihren Freiheitsvorstellungen eingeengt sehen. Die Distanzierung überkommener Religion gegenüber bedeutet jedoch nicht notwendig, dass nicht doch Moral- und Wertvorstellungen einfließen, die aus früherer Religionszugehörigkeit oder aus der religionsgeprägten Kultur stammen. Bei vielen Menschen geschieht dies jedoch, ohne dass sie sich dessen bewusst sind – und es würde auch nicht weiterführen, wenn man sie darauf aufmerksam machen wollte.

1.2 Spiritualität als alte – und doch neue – Sinnquelle

Auf welche Sinnquellen können Menschen heute dann zurückgreifen, wenn sich ein „Sinn des Lebens" nicht mehr aus einer allgemein anerkannten Kultur oder Religion und deren sinnenhaftem Erleben anbietet?

Wenn der Mensch heute sein eigener Sinnstifter sein und sich eine für ihn stimmige Welt jeweils erst erschaffen muss, heißt das dann, dass die Motive für gutes Handeln nun völliger Beliebigkeit ausgesetzt sind und nicht mehr durch den Filter „Gewissen" eine eigene Ernsthaftigkeit und Verdichtung erfahren? Meine These ist: Der Mensch der Moderne und Postmoderne hat zwar nicht mehr die klaren Leitlinien früherer Kulturphasen zur Verfügung. Das bedeutet aber nicht, dass er bei ethischen Entscheidungen keine Orientierung mehr hätte. Er bezieht sich vielmehr auf Sinnquellen, die der Gewissensvorstellung vorausgehen: seine innerste Lebenseinstellung und sein Identitätsempfinden. Nicht mehr allgemeine Normen sind dann in erster Linie maßgebend, sondern die Frage nach der eigenen Identität: Wer bin ich, wer will ich sein, dass ich so handle und nicht anders, dass ich so entscheide und nicht anders? Für die Klinikseelsorge wie für die anderen Professionen geht es daher bei jeder „kleinen" wie „großen" Entscheidung um die Aufgabe, herauszuhören, als wer sich jemand versteht, wie er sein Leben bisher verstanden hat und aus welchem Geist heraus er sein Leben entwirft. Das bedeutet auch, Entscheidungen so miteinander zu treffen, dass sie dem Identitätsempfinden der Betroffenen entsprechen und zugleich zu neuer Lebensgewissheit verhelfen, die es den Patienten und ihren Angehörigen möglich machen, mit diesen Entscheidungen zu leben.

Kasuistik (1)

Der Seelsorger begegnet Eltern, die mit ihrem nur 6-jährigen Kind wieder einmal in der Klinik sind. Der Junge kam als zu früh geborenes Kind mit einem schweren Herzfehler und anderen körperlichen Einschränkungen zur Welt. Er muss von Geburt an mit einem Herzschrittmacher leben. Bei jedem neuen Klinikaufenthalt, bei jedem neuen Eingriff stehen die Eltern vor der Frage: Was ist hier gegen was abzuwägen? Diese Frage betrifft zunächst ihr Wertesystem. Es gibt aber auch noch eine tiefer liegende Motivebene:

- die Erfahrung, die sie in diesen sechs Jahren miteinander als Familie gemacht haben: die guten und unbeschwerten Tage und Wochen und die leidvollen Zeiten
- die Erfüllung und Verbundenheit die sie dabei erfahren durften
- die Kraft, die in ihnen bisher freigesetzt wurde, zu der sie immer wieder fähig waren, auch in Krisenzeiten
- die Erfahrung, die ihren Lebensentwurf verändert, erweitert, vertieft hat; schmerzhaft oft, aber auch tief befriedigend und sinnerfüllend.

Natürlich meldet sich auch immer wieder die Frage: Wie lange werden wir das noch durchhalten können? Dürfen wir uns bei erneuten schwerwiegenden Komplikationen auch für ein Ende weiterer Behandlungen entscheiden? Aber bei allen Überlegungen spielt immer auch die innere Einstellung eine Rolle, die das Leben mit ihrem Kind in ihnen geweckt und die ihr Lebensempfinden geprägt hat.

Dieses Beispiel ist nach meiner Erfahrung typisch für heutige Gewissensfragen. Die Betroffenen fragen sich: Können wir eine Entscheidung mit unserem tieferliegenden Lebensverständnis in Einklang bringen?

Meine These: Es gibt neben dem Gewissensbegriff noch eine weitere wichtige Dimension, die bei Entscheidungen eine wesentliche Rolle spielt: das innerste Lebensempfinden, der innerste „Geist", der Menschen zutiefst bewegt, aus dem heraus sie – nicht unbedingt reflektiert – ihr Leben verstehen, es inspiriert wissen und aus dem heraus sie in Krisen, Krankheit und Sterben Entscheidungen treffen. Dieses innerste Lebensmotiv nenne ich ihre *Spiritualität.*

Für den Zusammenhang zwischen „Gewissen" und „Spiritualität" ergibt sich daher eine weitere These[1]:

Spiritualität trägt nicht nur wesentlich zur ethischen Urteilsbildung bei, indem sie die innersten Beweggründe eines Menschen speist, aktiviert und moduliert. In den Beweggründen und Sinnorientierungen drückt sich zugleich auch der „Geist" aus, in dessen Kraft die Betroffenen bei schwierigen Entscheidungen die Verantwortung übernehmen und tragen können.

Spiritualität bietet also neben der Stimme des Gewissens wesentlich auch – möglicherweise transzendente – Ressourcen, die die Menschen befähigen, der existenziellen Herausforderung und deren leidvollen Seite zu begegnen und bei Entscheidungen die Verantwortung auch dann zu tragen, wenn diese mit Unausgleichbarem und auch mit Leid und Sterben verbunden sind.

---

1 Vgl. E. Weiher, *Das Geheimnis des Lebens berühren*, Stuttgart ^{4}2014, 63.

2 Was ist heute unter Spiritualität zu verstehen?

Es soll hier nicht grundsätzlich die postmoderne Verwendung des Begriffs „Spiritualität" diskutiert[2] (und auch nicht kritisiert) werden. Es ist aber schon erstaunlich, dass ein vorher ausschließlich in der christlichen Tradition beheimateter Begriff plötzlich Allgemeingut auch und gerade außerhalb der tradierten religiösen Systeme geworden ist. Viele Menschen meinen damit ihre innerste Geisteshaltung, die sie jedoch auch unabhängig von Kirche und tradierten Gedankengebäuden verstehen: „Ich bin spirituell, aber nicht religiös". Auf den ersten Blick noch erstaunlicher ist, dass inzwischen auch die therapeutische Welt dem Phänomen Spiritualität mit Aufmerksamkeit und offenem Interesse begegnet, wo noch vor wenigen Jahren größte Reserviertheit bis völlige Ablehnung herrschte. Ein deutliches Indiz dafür ist die Philosophie der Palliativversorgung[3]. Dort gehört die Beachtung der spirituellen neben die der physischen, psychischen und sozialen Dimension zum ganzheitlichen Umgang mit Patienten und ihren Angehörigen. Man kann „Spiritualität" zunächst einmal ganz formal umschreiben mit dem „inneren Geist", aus dem heraus ein Mensch sich inspiriert fühlt, mit dem er aber auch in Krise und Krankheit hineingeht und aus dem heraus er sowohl alltägliche wie lebenswichtige Entscheidungen trifft. Dies ist zwar eine sehr unbestimmte Definition, sie hat aber den Vorteil, dass sie einem vielfarbigen Phänomen gerecht wird. Dieser Begriff macht eine grundlegende Wirklichkeit im Menschen wieder benennbar und kommunizierbar, die in der Eindimensionalität der Moderne fast verloren gegangen war: der authentische Erfahrungs- und Bedeutungsreichtum der Innenwelt des Menschen, der Geist der einen Menschen zuinnerst erfüllt, was ihm zutiefst bedeutsam ist, aus dem heraus er sein Leben (nicht unbedingt bewusst) entwirft und zu gestalten versucht. Eine solche Umschreibung hat zudem den Vorteil, dass man einen solchen inneren „Geist" jedem Menschen zusprechen kann (und muss), dass sie offen ist für Sinnsuche und Sinnentwürfe von Menschen:

- für Formen diesseits, aber auch jenseits des kirchlich-religiösen Symbolsystems
- für andere Religionen und deren Spiritualität
- letztlich auch für humanistische oder auch atheistische Einstellungen und für säkulare Spiritualitäten.

---

2 Zur weiteren Diskussion siehe z. B. M. Utsch/C. Klein, *Religion, Religiosität, Spiritualität. Bestimmungsversuche für komplexe Begriffe*, in: C. Klein/H. Berth/F. Balck (Hg.), *Gesundheit – Religion – Spiritualität. Konzepte, Befunde und Erklärungsansätze*, Weinheim 2011, 25–45.

3 Vgl. Beitrag von E. Frick, *Gewissensentscheidungen im interdisziplinären Feld von Spiritual Care*, in diesem Band, 633–642.

Das offene Verständnis von Spiritualität bedeutet allerdings nicht, dass jetzt jede Sinngebung als spirituell und daher respektabel angesehen werden muss. Den weiten Begriff könnten im Prinzip auch fundamentalistische und menschenverachtende Ideologien für sich beanspruchen. Wie bei jeder Lebens- und Weltdeutung gibt es natürlich auch Formen, denen gegenüber die Begleiter auf Grund ihres eigenen Gewissens sich distanzieren dürfen und die sie zurückweisen müssen. – In der konkreten Situation am Sterbebett ist allerdings Folgendes zu bedenken: Im Zweifelsfall ist es im Angesicht des Todes immer noch „besser", die – in der Augen des Begleiters problematische – Welt- und Schicksalsdeutung eines Patienten gelten zu lassen, als ihm diesen Boden wegzuziehen. Es wäre unethisch, in einer Situation, die nicht (mehr) bearbeitet und korrigiert werden kann, den Betroffenen der Verzweiflung zu überlassen. Aber auch wenn es nicht um die unmittelbare Todesnähe geht, gibt es Menschen, die sich auf eine Neubesinnung nicht einlassen. Letztlich müssen und dürfen die Begleiter ein endgültiges Urteil einem ganz Anderen, Gott, überlassen.

Die spirituellen Einstellungen der Menschen wahrzunehmen und ernst zu nehmen, bedeutet allerdings noch nicht, sie als letzte Motive stehen und gelten zu lassen. Im Folgenden soll weiter geklärt werden, wie in Entscheidungsprozessen damit umzugehen ist.

3 Spiritualität in der Alltagspraxis

Versteht man Spiritualität wie oben dargelegt, kommt es zu Gewissensentscheidungen nie ohne den spirituellen Hintergrund der Beteiligten. Immer spielen nicht nur äußere Gründe, sondern oft noch mehr Motive und Ideen aus dem innersten Selbst der Menschen eine Rolle. Und diese mischen bei Entscheidungen oft in größerem Maß mit als bewusst zur Sprache kommt und objektiv erkennbar ist.

3.1 Spiritualität als Motiv und Ressource bei Gewissensentscheidungen

Kasuistik (2)

Die zwei erwachsenen Töchter und der Sohn sträuben sich vehement gegen die Verlegung ihrer 78-jährigen Mutter auf die Intensivstation. Im Gespräch mit der Seelsorge öffnen sie ihre Motive: Sie wollen auf gar keinen Fall, dass es wieder so kommt wie bei ihrem Vater. Der lag wochenlang auf Intensiv und konnte nicht leben und nicht sterben. Was wie eine rein affektgesteuerte Reaktion „aus dem

Bauch heraus" erscheint und medizinisch sachlich vielleicht gar nicht begründet ist, hat eine wesentlich spirituelle Dimension:
- die Verbundenheit mit der Mutter, die mehr bedeutet als nur emotionale Bewegtheit oder soziale Zusammengehörigkeit
- die Vorstellung, was für die Mutter ein gutes Sterben sein soll – also eine spirituelle Wertvorstellung
- die Fürsorge und Verantwortung, zu der sie sich für fähig halten, also ihre Identitätsvorstellung: Wer sind wir, dass wir unsere Mutter einem solchen Schicksal überlassen würden? Und: Wer sind wir, dass wir das nicht ermöglichen könnten?

Oft nähern sich Menschen einer Entscheidung weniger aus bewussten ethischen Überlegungen als vielmehr aus ihrer Lebens-, Identitäts- und Beziehungsvorstellung heraus. Zum Beispiel könnte das heißen: Aus Liebe zu unserer Mutter sind wir imstande, sie zu pflegen, auch wenn sie dann vielleicht früher stirbt. Ob die Motive der Betroffenen sachlich begründet sind oder nicht, es ist eine wichtige Aufgabe der Professionellen – also nicht nur der Seelsorger – auf die inneren Bilder und Beweggründe der Betroffenen zu hören und deren spirituelle Überzeugungen zu respektieren und zu würdigen. Es geht zunächst nicht um „richtig" oder „falsch", sondern darum, was die Betroffenen als *lebensdienlich* sehen. Die Kategorie „lebensförderlich" bedeutet in dieser Hinsicht nicht, dass sie eine kurzfristige und schnelle Problemlösung suchen. Vielmehr rufen sie Ressourcen in sich auf, die ihnen ermöglichen, dem Schwierigen zu begegnen. Wenn ein Vorhaben als „Sinn-voll" erkannt ist, dann vermag die damit verbundene Spiritualität auch nicht ideale Lösungen und Unausgleichbares zu tragen. Klinikseelsorge macht die Erfahrung, dass Patienten und Angehörige weiteren ethischen Überlegungen viel eher folgen können, wenn ihre tiefer liegenden – letztlich spirituellen – Motive nicht nur angehört und dann durch Sachargumente sofort übergangen, sondern vor allem zuerst anerkannt und gewürdigt werden. Vielen Menschen, die Entscheidungen mitvollziehen und mittragen müssen, geht es meines Erachtens weniger um die Respektierung ihrer Autonomie, als vielmehr darum, dass sie sich ihres inneren Grundes versichern können, um auf dieser Basis weitere Schritte eines ethischen Prozesses mitgehen zu können. Sie sind dann viel eher bereit, sich auch mit moralischen Vorstellungen, für die sie sich zunächst nicht hätten öffnen können, auseinanderzusetzen und diese als Motiv in ihre Überlegungen einzubeziehen. – In der Klinik häufen sich die Fälle, bei denen Angehörige entgegen der ärztlichen Expertise verlangen, dass „noch alles gemacht wird". Schließlich scheinen die Möglichkeiten der heutigen Medizin grenzenlos zu sein. Gerade hier sollten die Begleiter nicht bei den erstbesten Forderungen stehen bleiben, sondern sich in – auch spirituelle – Motive einhören.

In spiritueller Perspektive muss also die Leitfrage für alle im klinischen Kontext mit der Gewissensthematik Befassten lauten: Wie kommt der Patient, wie kommen die mitbetroffenen Angehörigen zu ihrem „Eigenen", ihrer Spiritualität, sodass sie sich selbst stimmig zu einer (meist schwierigen) Situation stellen können. Erst auf dieser Grundlage können sie das Schwierige besser annehmen und es auf den Weg mitnehmen, den sie zu gehen haben. „Spiritualität" ist also nicht nur in der Hochform eines religiösen Glaubens oder einer ausgearbeiteten und bewusst gepflegten Einstellung anzutreffen. Sie ist für viele Menschen auch nicht so einfach benennbar, sodass man den Patienten oder Angehörigen bei ethischen Entscheidungen nur direkt zu fragen bräuchte: „Was sagt Ihr Glaube, Ihre Religion, Ihre spirituelle Grundüberzeugung zu diesem Problem?" Der Fundus der Spiritualität ist oft eher „still". Er ist weitaus häufiger in die Identitäts- und Lebensvorstellungen der Betroffenen eingewoben und darin *implizit* enthalten. Die spirituelle Einstellung wird in der Regel (wenn es nicht unmittelbar um ausdrücklich religiöse Fragen geht) in indirekter und nicht reflektierter Form geäußert.

3.2 Mit der Spiritualität sind alle Berufe befasst

Kasuistik (3)

In der Ethikberatung geht es um einen Patienten, dessen Krankheitsprozess nicht mehr aufgehalten, aber mit antibiotischer Behandlung immer noch in der Schwebe gehalten werden kann. Der Patient selbst kann sich zu Entscheidungen über das weitere Vorgehen nicht mehr äußern. Die Moderatorin fragt die Ehefrau: „Wer ist Ihr Mann eigentlich; was war, was ist ihm im Leben wichtig?" Die Ehefrau: „Er hat immer gesagt: Lieber genieße ich jetzt und lebe dafür ein bißchen kürzer." – Hier hilft es der Frau, wenn sie vom Lebensbild ihres Mannes erzählen und aus Liebe zu dessen Erfüllung und Abrundung beitragen kann. Dort sind seine und ihre Spiritualität miteinander in Verbindung. Diese Frage – wer ist dieser Mensch eigentlich, wie versteht er sich, was hat sein Leben bisher für ihn bedeutet? – ist die Frage nach der impliziten[4], der ins Leben eingewobenen Spiritualität. Gewissensfragen müssen also mit dem Blick auf die „Alltagsspiritualität" der Menschen gesehen werden. Aber auch Menschen, die einen bewusst gepflegten religiösen Glauben mitbringen, schätzen es, wenn sie nicht gleich mit ihrer religiösen Überzeugung identifiziert, sondern in ihren Lebens- und Identitätssymbolen wahrgenommen werden.

---

4 Vgl. E. Weiher, *Das Geheimnis*, 100.

Die Wahrnehmung der Spiritualität in Alltagsform und der Dimension „Identität“ ist allen Professionen zugänglich und aufgegeben. Nur so können sie den Betroffenen ganzheitlich begegnen und deren „Menschenkompetenz“ in schwierigen Situationen stärken und sie zu *Entscheidungen aus dem Herzen heraus* befähigen.

Das Plädoyer für die Einbeziehung der spirituellen Dimension in ethische Entscheidungsprozesse gilt in seiner Bedeutung grundsätzlich für alle Behandler und Begleiter. Wenn Spiritualität eine anthropologisch angelegte Dimension in jedem Menschen ist, dann gilt diese Sichtweise allerdings nicht nur im Blick auf den „Geist“ des Patienten und der Angehörigen, sondern auch für die Therapierenden selbst. Auch sie müssen sich ihre eigenen spirituellen Einstellungen bewusst machen, da diese ja bei ethischen Entscheidungen den (oft nicht bewussten) Hintergrund bilden. Denn solche Entscheidungen sind immer mit einer bestimmten, meist aber nicht ausdrücklichen Sinnvorstellung verbunden. Auch Arzt und Ärztin, Krankenschwester und Pfleger, Psychologe und Sozialarbeiter müssen sich ihrer eigenen Spiritualität vergewissern und diese pflegen. Sie dürfen die spirituelle Dimension nicht von ihrem beruflichen Handeln abspalten. Vielmehr können sie erst dann den spirituellen „Raum“ in ihren Begegnungen mit Patienten offen halten und sich auf die Motive und Ressourcen einlassen, die diesen bedeutungsvoll sind. Letztlich ist es auch für die Berater erfüllend, wenn sie mit ihren Klienten zusammen spirituelle Motive entdecken. Wenn beide Seiten Kontakt zur spirituellen Dimension finden, kann das eine Ethikberatung enorm bereichern und bei allen, die mit einer Entscheidung leben müssen, zu einem tiefen Frieden führen. Spiritualität nach obigem sehr weit gespanntem Verständnis verlangt von den Therapierenden nicht unbedingt, dass sie selbst religiös sein oder eine ausgearbeitete Spiritualität entwickelt haben müssen. Es genügt, sich auf die Annahme eines „Höheren“ zu verständigen, das in jedem Menschen, in der Welt und in der eigenen Seele gesehen werden kann, auch wenn dieses Höhere (oder Tiefere) nicht von jedem Beteiligten auf einen eindeutigen Nenner gebracht und auch nicht transzendent im religiösen Sinn gedeutet werden muss.

3.3 Privates und berufliches Gewissen?

Es mag merkwürdig klingen, wenn in diesem Zusammenhang zwischen einem „privaten“ und einem „beruflichen“ Gewissen unterschieden wird. Beide Bereiche sind natürlich aufeinander bezogen. Trotzdem müssen sie auch in ihrer Differenz gesehen werden. Als „privat“ sollen hier Gewissensmotive gelten, die sich vorwiegend aus eigenen biographischen Erfahrungen herleiten und von Affekten und Gefühlen bestimmt sind. Entscheidungen über die Änderung von Therapiezielen oder den Abbruch von Behandlungen stellen für die Therapierenden ja auch eine erhebliche emotionale, soziale und spirituelle Zumutung dar. Da melden sich Erfahrungen aus dem eigenen Leben („als damals mein Vater …", „wenn das mein Kind wäre …"), aber auch persönliche Vorlieben und Abneigungen, Betroffenheiten und der „gesunde Menschenverstand" – vor allem, wenn die Therapierenden eine längere Beziehung zu einem Patienten und seinen Angehörigen aufgebaut haben. Die Berufung auf ganz persönliche Motive steht in erster Linie dem Patienten zu. Diese werden aber im Dialog mit den Beratern sowieso in einem Prozess noch weiter geklärt. Professionelle dagegen müssen fähig sein, bei ihren Gewissensentscheidungen ihre private Sicht zurückzustellen und sich ihre berufliche Rolle bewusst zu machen. Sie haben eine menschheitliche Aufgabe, die verlangt, auch spirituelle und moralische Auffassungen gelten zu lassen, die ihren Empfindungen vielleicht nicht entsprechen. Sie müssen auch von fachlichen Vorlieben und Neigungen abstrahieren können – ein Chirurg wird vielleicht sein Können noch dort unter Beweis stellen wollen, wo ein Palliativmediziner eine andere Weichenstellung sieht. Gewissensentscheidungen im beruflichen Kontext verlangen, dass die Behandler ihren Horizont über das Private hinaus weiten und ihre Urteilsbildung im fachlich-ethischen Diskurs überprüfen und verantworten. Letztlich geht es dabei auch um das Ethos, das aus einer beruflichen Spiritualität erwächst.

4 Was gilt für die Klinikseelsorge im spezifischen Sinn?

Die bisherigen Ausführungen zur Rolle der Spiritualität bei Gewissensfragen gelten für alle therapierenden und begleitenden Berufe. Die Argumentation ging bisher von einem Spiritualitätsverständnis in einer sehr weiten und unspezifischen Form aus, mit der alle an Entscheidungsprozessen Beteiligten in Beziehung kommen und alle das Spirituelle auch kommunizieren können.

4.1 Das Spiritualitätsverständnis gilt auch für die Seelsorge

Zunächst gilt natürlich auch für die kirchliche Seelsorge, dass sie sich ein über ihre Religion und deren tradiertes Glaubensgut hinausgehendes Verständnis von Spiritualität zu eigen machen muss[5]. Heutige Seelsorge begegnet in Klinik und

5 Vgl. E. Weiher, *Seelsorge und Spiritualität*, in: *LS* 60 (2009), 218–223; C. Swift/G. Handzo/J.

Altenheim, in Hospiz und auf der Palliativstation Menschen mit Einstellungen, die sich bei ihnen in ihrer Lebensgeschichte und Lebenserfahrung in Liebe und Leid herausgebildet haben und die oft zu einer tieferliegenden Quelle geworden sind als eine Sinngebung, die man sich rational zurechtgelegt oder aus einer Tradition adaptiert hat. Das gilt auch für manches religiöse Lebenswissen, das Menschen gelernt haben, das aber nicht unbedingt das „Heilige" in ihnen widerspiegelt. Diesen Menschen und dem, was ihnen im Leben „heilig" geworden ist, ist auch christliche Seelsorge verpflichtet. Wenn Seelsorge „Spiritualität" in dieser offenen und zugleich anspruchsvollen Weise versteht, kann sie auch in den Dialog mit den anderen Berufen eintreten und in der formellen wie informellen ethischen Beratung und in der Fortbildungsarbeit für die Beachtung der spirituellen Dimension werben und ihre Bedeutung konkret einsichtig und erfahrbar werden lassen.

4.2 Entscheidungsmotive mehrstufig sehen

Klinikseelsorge aber hat im Blick auf die Spiritualität eine spezifischere Aufgabe. Sie versteht die spirituelle Dimension mehrstufig. Danach gibt es über die Sicht erster Ordnung hinaus auch die höherer Ordnung, ähnlich wie in der ethischen Reflexion Werte erster und Werte höherer Ordnung angenommen und unterschieden werden. Auch die ethische Beratung bleibt im Gespräch mit Patienten und Angehörigen nicht bei Werten erster Ordnung stehen, sondern versucht, nach Werten höherer Ordnung vorzustoßen, die einer ethischen Entscheidung erst ihre volle Bedeutung geben. Ähnlich plädiere ich bei der Spiritualität für eine mehrstufige Sichtweise.

Kasuistik (4)
Die erwachsene Tochter will mit dem Seelsorger sprechen. Der Vater, 82 Jahre alt, liegt auf der Intensivstation. Es gab viele schwere Komplikationen und jetzt ist die Frage, ob bei der nächsten Komplikation – zum Beispiel einer Pneumonie – noch einmal eingegriffen wird. Der Patient ist seit zwei Wochen nicht mehr ansprechbar; es liegt keine Patientenverfügung vor. Die Tochter hat schwere Bedenken gegen ein Aufgeben: „Als religiöser Mensch darf man nicht den Tod herbeiführen."

Cohen, *Healthcare Chaplaincy*, in: M. Cobb/C. M. Puchalski/B. Rumbold (Hg.), *Oxford Textbook of Spirituality in Healthcare*, New York 2012, 185–190.

Das wäre *Spiritualität erster Ordnung*. Soll man jetzt mit ihr über aktive oder passive Sterbehilfe debattieren? Die Frau ist mit anderen Motiven beschäftigt; rationale Überlegungen erreichen sie jetzt nicht. Der Begleiter fragt: „Wer ist Ihr Vater für Sie?" Die Tochter erzählt, dass er von Kind an immer sehr hart mit ihr umgegangen ist. Und dann: „Ich möchte nicht, dass es wie Rache aussieht, Rache für seine grobe und barsche Art, wenn ich jetzt für eine Reduktion der Therapie eintrete." Sie ist jetzt bei ihrer „*Spiritualität zweiter Ordnung*". Sie hat Wut und Trauer im Blick auf ihr Leben. Gleichzeitig will sie diese nicht in Form von Rache ausleben. Das gebietet auch ihr religiöses Wertesystem. Aber das Motiv „keine Rache", ist defizitorientiert; es erlaubt noch keine positive Entscheidung. Der Seelsorger lenkt den Blick von der Negativseite auf die Ressource. „Ich will keine Rache üben" hat eine Rückseite: dass sie Verantwortung für ihr Tun auch in der Beziehung zu ihrem Vater übernehmen will. Der Gesprächspartner braucht das „nur" zu öffnen und auf die Kehrseite aufmerksam machen. Ihre Verantwortungsbereitschaft ist schon vorhanden; die darf ihr jetzt voll bewusst werden und sie darf sie für ihre Entscheidung in Anspruch nehmen.

Vielleicht hat sie den Seelsorger bestellt wegen der Spiritualität erster Ordnung. Im weiteren Prozess konnte sie aber zur *Spiritualität höherer Ordnung* gelangen.

Kasuistik (5)

Der 80-jährige Mann liegt auf der Anästhesie-Intensiv mit infauster Prognose. Er ist mit einem Tubus beatmet; für die Fortführung der Beatmung wäre ein Luftröhrenschnitt notwendig. Die Enkelin wünscht sich so sehr, dass der Opa noch einmal aufwacht und sie ansehen kann. Dazu müsste aber die Beatmung umgestellt und ein Luftröhrenschnitt vorgenommen werden. Spiritualität erster Ordnung wäre hier, dass die Enkelin nochmal den liebevollen Blick des Großvaters erfährt. Die junge Frau erzählt, dass sie den Opa noch vor wenigen Wochen mit ihrem Freund zusammen besucht hat und der Großvater sagte: „Es ist gut, dass Du diesen Freund hast und dass Ihr zusammen seid." Der Seelsorger fragt: „Und das ist, wie wenn er sie beide gesegnet hätte?" Die Enkelin kann jetzt unter Tränen ihrem Großvater sagen, dass er nicht mehr wach werden und die Qual der Operation auf sich nehmen muss und dass sie seinen Segen schon bekommen hat. Sie ist bei einer Spiritualität höherer Ordnung angekommen. Das verändert ihren Wunsch völlig. Sie kann sich neu entscheiden und die aktuelle Situation aushalten. Und sicher kann sie auch ganz anders mit der spirituellen Quelle, sich gesegnet zu wissen, in die kommende Trauer hineingehen.

4.3 Es geht um das Heilige

Klinikseelsorge wird mit vielen alltäglichen Gewissenskonflikten konfrontiert, bei denen sie zunächst der Spiritualität erster Ordnung begegnet:

- Jetzt mussten wir unseren Vater doch noch in die Klinik bringen, weil wir zu Hause mit der Atemnot überfordert waren. Dabei hat er das nie gewollt.
- Als ich gerade mal kurze Zeit rausging, um mal durchzuatmen, gerade da ist mein Mann gestorben. Hätte ich das nur nicht gemacht.
- Dürfen wir die Hoffnung aufgeben und ihm wünschen, dass er bald sterben kann?
- Meine Frau will eigentlich zu Hause sterben. Aber das schaffe ich doch nicht. Und ins Hospiz will sie auch nicht.
- Haben wir wirklich alles getan, was möglich war? Man fühlt sich da so hilflos und ohnmächtig.

Solche und ähnliche Fragen quälen die Betroffenen oft aktuell und noch lange nach dem Tod des Angehörigen. Letztlich geht es den Betroffenen, auch wenn es sich zunächst sehr alltäglich und banal anhört, um das, was ihnen „heilig" ist. In einem vertieften Sinn lässt sich *Spiritualität* definieren als Erfahrung, bei der sich ein Mensch mit dem Heiligen des Lebens in Verbindung weiß. Dafür aufmerksam zu sein, die spirituelle Erfahrung der Betroffenen behutsam zu erschließen, das Heilige darin zu berühren, gehört zur Kunst der Seelsorge. Seelsorge hilft Menschen, mit diesem innersten Lebensmotiv in Beziehung zu kommen und diese Ressource so zu stärken, dass sie Gewissensfragen aus ihrem Herzen heraus entscheiden und dafür Verantwortung übernehmen können.

In ihrer Praxis begegnet Seelsorge natürlich auch Menschen mit einem überstrengen Gewissen. Ein solches ist keineswegs immer das Produkt religiöser Moralerziehung. In aller Regel verdankt sich ein zu strenges Gewissen einem ganzen Bündel von Faktoren, von denen Religion ein verstärkender, aber oft nicht der alleinige Faktor ist. In den Querschnittssituationen im Krankenhaus wird Seelsorge dann nicht in längeren Begleitprozessen mit dem Patienten offenere Sichtweisen erarbeiten können. Eher wird sie mit ihm nach spirituellen Quellen höherer Ordnung suchen, die lebensförderliche Entscheidungen möglich machen. Das Gleiche gilt für die Begleitung von Patienten oder Angehörigen, die – meist auf Grund ihrer Sozialisation – keine Gewissensstruktur entwickelt haben. Seelsorge geht auch hier davon aus, dass auch diese Menschen ihr „Heiliges" haben, auf dem sich aufbauen lässt.

Zur Kunst der kirchlichen Seelsorge gehört es einerseits, vielfältig anschlussfähig zu sein für innerweltliche, wie für transzendente und religiöse Sichtweisen des einem Menschen „Heiligen". Zur Gewissensfreiheit gehört schließlich auch die Freiheit, spirituelle Quellen zu wählen, die für den einzelnen Menschen stimmig sind und die er für überzeugend und tragfähig hält. Seelsorge muss sich daher um der Betroffenen willen auf deren je eigene Spiritualität einlassen und diese als Quelle sehr persönlicher Entscheidungen achten.

4.4 Religion als Orientierungsquelle

Andererseits bezieht sich Seelsorge bei der Gewissensthematik natürlich auch auf ihre Orientierungsweisheit auf Grund ihrer biblischen Tradition, ihrer theologischen Reflexion und des Reichtums der Religion. Sie bringt mit ihrer Rolle immer auch transzendente Sinnräume mit in die Gewissensthematik am Krankenbett ebenso wie in die strukturierte Ethikberatung. Die Weisheit und das Orientierungswissen der Religion bringt Seelsorge allerdings nicht vorab normierend und moralisch verpflichtend ein (zum Beispiel mit der Rede vom Kreuz, dem Gebot der Nächstenliebe, den zehn Geboten), sondern eher als Symbol- und Weisheitsräume, in denen sich Menschen orientieren, sich wiederfinden und sie als Motiv- und Kraftquelle nutzen können:
- für die Begegnung mit Endlichkeit und Grenzen
- als Weisheit für den Umgang mit Verantwortung
- als Raum des Angenommen-Seins mit Fehlern, Schuld und Fragmentarität.

Auch wenn sich Menschen heute bewusst von bestimmten Normen der überkommenen Religion distanzieren, so schätzen viele es interessanterweise doch, wenn Seelsorge am Krankenbett Moral- und Wertvorstellungen aus dem christlichen Orientierungswissen zu bedenken gibt. Sie wollen sich allerdings „frei" dazu verhalten können und sich ihre eigene Stellung dazu vorbehalten. – Auch bei religiös verwurzelten Patienten bietet Klinikseelsorge Lebensgewissheit selten im direkten Rückgriff auf biblische Beispiele oder im Verweis auf religiöse Gestalten und Heilige an. Sie bringt die Sicht der Religion eher als Raum und Weisheitsquelle ein angesichts der Fragmentarität des Lebens und der Verantwortlichkeit, die dennoch dazugehört, aber auch als Motiv für Solidarität und Liebe angesichts des Unauflösbaren und Unausweichlichen.

Die Spiritualität bei Gewissensentscheidungen wacher zu machen und möglicherweise die höherer Ordnung zu erschließen und die religiöse Sichtweise angemessen einzubringen, ist im spezifischen Sinn Aufgabe der Fachseelsorge.

5 Fazit

Die säkulare Welt hat in den letzten Jahrzehnten eine Dimension im Menschen wiederentdeckt, die in der Zeit der Moderne fast in Vergessenheit geraten war: die Spiritualität. Auch die therapeutische Welt beginnt, sich für diese Dimension zunehmend zu öffnen und sie als wichtigen Teil der beruflichen Begleitung anzuerkennen. Im ethischen Diskurs wird Spiritualität allerdings in ihrer Bedeutung als Quelle und Motiv für Gewissensentscheidungen noch unzureichend wahrgenommen und nicht bewusst in die berufliche Praxis einbezogen.

Im palliativen Kontext ist die Beachtung der Spiritualität bereits konstitutiver Teil einer ganzheitlichen Versorgung. Inzwischen hat sie durch das Pflichtfach Palliativmedizin sogar einen Platz im Medizinstudium gefunden. Es ist zu hoffen, dass die Wahrnehmung dieser wesentlichen Dimension nicht auf das Spezialgebiet Palliativmedizin beschränkt bleibt, sondern Eingang in die Betreuung von Patienten und Angehörigen überhaupt findet. Damit sollte der Umgang mit Spiritualität auch in anderen Begegnungs- und Betreuungskontexten vertrauter werden und auch in der ethischen Beratung eine selbstverständlichere Rolle spielen.

Es ist allerdings schon jetzt notwendig, dass die verschiedenen Professionen bei ethischen Entscheidungen zusammen arbeiten:

- der Seelsorger in Achtung vor dem ärztlichen Ethos und Können, wenn Arzt und Ärztin die Letztverantwortung bei schwierigen Entscheidungen übernehmen und tragen müssen.
- der Arzt in Achtung vor dem Heiligen, das es Patienten und Angehörigen zu glauben gilt. Wenn er dabei an die Grenzen des Verstehens kommt, sollte die Seelsorge einbezogen werden – und das nicht erst bei spezifisch religiösen Gewissensfragen.

In schwierigen Lebens- und Entscheidungssituationen gibt es heute selten sachlich eindeutige und glatte Lösungen. Dann braucht es für alle Betroffenen noch andere Quellen, als die rationale oder die instrumentelle Logik hergibt. Letztlich muss es das Ziel aller Professionen sein, der ärztlichen wie der seelsorglichen, im Ringen mit den Möglichkeiten der Medizin, aber auch der Endlichkeit des Lebens, mit dem Machbaren und Nichtmachbaren, mit Leben und Tod zum Frieden beizutragen, zum Frieden des Menschen mit sich selbst, mit der Welt und am Ende auch mit Gott.

Eckhard Frick

Gewissensentscheidungen im interdisziplinären Feld von *Spiritual Care*

1 Einleitung: Zur Anthropologie der Gewissensbildung

Der Begriff „Gewissen" ist einerseits aus der Umgangssprache vertraut, und seine Autorität als moralische Instanz wird anerkannt. So kann sich ein Arzt auf sein Gewissen berufen, wenn er – im Gegensatz zu Vorgesetzten, Krankenhausträgern oder Kollegen – nicht an einer Abtreibung mitwirken will. Andererseits endet der ethische Diskurs leicht in der religiösen oder in der psychoanalytischen Sackgasse, wenn das Gewissen zur Sprache kommt. Zum ersten Aspekt, der umgangssprachlichen Vertrautheit, ist im Wörterbuch der Gebrüder Grimm unter dem Eintrag „Gewissen" zu lesen:

> während das lateinische präfix (con) und noch mehr das griechische (συν) einem sociativen moment (der theilnehmerschaft an der verbalhandlung) ausdruck giebt, das erst im späteren verlauf der bedeutungsentwicklung verblaszt, hat das deutsche präfix – wenn ihm auch in späteren deutungen das gleiche angedichtet wird – von hause aus eine andere function: die perfective [...]. die wahrnehmung wird in ihrem ergebnis gefaszt. an dieser nächsten und allgemeinsten bedeutung vollzieht sich nunmehr die verengerung. aus dem beobachtungsmaterial werden einseitig menschliche handlungen herausgehoben und unter diesen wiederum die handlungen fremder subjecte ausgeschieden. mit dieser beschränkung auf die handlungen des erkennenden subjects geht die blosze wahrnehmung in beurtheilung über. zwei merkmale sind es also, die den ethischen begriff [...] von der grundbedeutung abgrenzen, die reflexive einschränkung und das urtheil an stelle der wahrnehmung.[1]

Mit Hilfe der Gebrüder Grimm können wir die perfektive Vorsilbe „Ge-" also als doppelte Einschränkung des allgemeinen und kommunikablen Wissens verstehen: 1. (Reflexive) Einschränkung auf das erkennende Subjekt; 2. Einschränkung auf das Urteil als Ergebnis eines Wahrnehmungsprozesses. Möglicherweise ist es diese doppelte Einschränkung, die den Gewissensbegriff im ethischen Diskurs rasch in eine doppelte Sackgasse geraten lässt, zumindest aber in ein Plausibilitätsproblem, 1. durch die Verknüpfung mit religiösen Bezügen, die dem Zeitgeist weit weniger zugänglich sind als der Rückzug auf das Subjekt; 2. durch die klassische psychoanalytische Sicht vom Über-Ich als dem Erben des Ödipus-

1 J. Grimm/W. Grimm, *Deutsches Wörterbuch*, Bd. 4/I,3, Leipzig 1911, 6219.

komplexes, also einer erst im 5.–7. Lebensjahr anzusiedelnden und in der allgemeinen Moralpsychologie umstrittenen Konstellation.

Die Stimme des Gewissens, so lässt sich dem religionskritischen und dem psychoanalysekritischen Einwand begegnen, bleibt nicht starr, autoritär, schematisch-legalistisch. Sie entwickelt sich in paradoxerweise als nahe Präsenz des Fremden, als inneres Gesetz:

> Insofar as a person forms a reasonably stable and coherent set of moral principles that are truly 'other-regarding', and 'covenants' to act upon them, then any failure to act on them will register as a deeply felt personal failure. Thus both the Old Testament prophets and Freud, I suggest, were right in depicting the voice of conscience as essentially an affective one. A person of integrity's deeply and genuinely felt 'sense of personal moral failure', especially when his or her actions have adversely affected others, will show itself in the emotions of guilt, shame and remorse. The failure will be registered internally, not only in our conscious thoughts, but also as 'bodily motions' or 'motions in our innards', for emotions are complex psychosomatic episodes that involve not only our cognitive and evaluative attitudes but also our visceral reactions – our heart-beat, respiration rate, perspiration levels and gastro-intestinal motility, the very things that provide the feelings integral to the emotions. Indeed our emotions are probably the truest manifestation of our deepest values, for the reason that we cannot easily dissemble in regard to them.[2]

Legt man C. G. Jungs Typologie zugrunde, so leidet das Zerrbild eines nach außen gerichteten, autoritären Gewissens unter einer Reduktion auf das extravertierte Denken. Jung unterschied im Gegensatz zu dieser Reduktion vier seelische Funktionen: Empfindung und Intuition als wahrnehmende, Denken und Fühlen als rationale Funktionen. Das urteilende Fühlen, die Wahrnehmung der Stimmigkeit einer Situation kann auch Wertprüfung genannt werden.[3] Die Wertprüfung wertet Affektsignale aus, emotionale und psychosomatische Indikatoren der Stimmigkeit, seien diese äußerlich (in der Situation – extravertiert) oder in der eigenen Leib- und Stimmungssphäre (introvertiert). Zum „perfektiven" Charakter des Gewissens, von dem die Gebrüder Grimm sprechen, gehört beides: Das argumentierende, schlussfolgernde, abwägende Denken und das Fühlurteil, und zwar sowohl im extravertierten Modus als auch im introvertierten.

Überblickt man den psychoanalytischen Gewissens-Diskurs, so fällt die zunehmende Berücksichtigung prä-ödipaler Interaktionen auf, die bereits im ersten

---

2 W. Lyons, *Conscience – An essay in moral psychology*, in: *Philosophy* 84 (2009), 493.

3 Vgl. F. Heigl/A. Heigl-Evers, *Die Wertprüfung in der Psychoanalyse – Überlegungen zu einem von Heinz Hartmann geprägten ich-psychologischen Begriff*, in: *Z Psychosom Med Psychoanal* 30 (1984), 72–82; E. A. Ticho, *The development of superego autonomy*, in: *Psychoanal Rev* 59 (1972), 218–233.

Lebensjahr beginnen.[4] Dies gilt im besonderen Maße für die Selbstpsychologie[5] und für die Bindungsforschung[6]. Unter „Bindung" wird eine besondere Beziehung verstanden, innerhalb derer schon zu Beginn des Lebens Schutz und Sicherheit gesucht beziehungsweise vermittelt werden. Lebenslange „innere Arbeitsmodelle" sind Erinnerungsspuren von sicherer oder unsicherer Bindung, die in die Gewissensbildung einfließen[7]:

> Die für die frühe Bindungsentwicklung geltenden Regeln werden zum individuellen ‚Ge-Wissen' des Kindes, also für die Gemeinschaft geltendes Wissen. Diese Regeln steuern aufgrund der Autorität von Eltern das Verhalten von Kindern z. B. durch Schuld- und Gerechtigkeitsgefühle. [...] Elterliche Fürsorge kann also ‚autoritär', befehlend, erzwingend sein, ohne Respekt vor dem Kind. Oder sie kann ‚autoritativ', feinfühlig, einvernehmlich (Ainsworth) mit Respekt vor dem kindlichen ‚Zweck in sich selbst' sein. Sie kann aber auch unverbindlich sein, vernachlässigend, ohne Zuneigung zum und Interesse am Kind, oder widersprüchlich, lediglich je nach dem eigenem Befinden, ohne Rücksicht auf die Bedürfnisse des Kindes sein. Im Gefüge schnell wechselnder, alle Interaktionen begleitender Gefühle wird in der frühen Bindungsentwicklung das menschliche Miteinander ‚organisiert'; es ‚funktioniert', wie Mary Ainsworth sagt, unbewusst [...]. Der spätere mentale Umgang mit der wirklichen Welt und den eigenen Gefühlen wird, darauf aufbauend, sprachlich organisiert; es ‚funktioniert', wie Mary Main sagt, bewusst und in der Reflexion. Es ist die Grundlage für die sogenannte Mentalisierung, das reflektierende Funktionieren der späteren Bindungsrepräsentation.[8]

Fürsorge (*caring*) ist sowohl ein Charakteristikum der sicheren Bindungserfahrung als auch Voraussetzung der gesunden Gewissensentwicklung und zentraler Inhalt des Gewissens. Längsschnittstudien zeigen den Zusammenhang zwischen früher

---

4 Vgl. S. Hauser, *Gewissensentwicklung in neueren psychoanalytischen Beiträgen*, in: C. Hopf/G. Nunner-Winkler (Hg.), *Frühe Bindungen und moralische Entwicklung. Aktuelle Befunde zu psychischen und sozialen Bedingungen moralischer Eigenständigkeit*, Weinheim 2007, 43–68.

5 Vgl. W. E. Milch/D. M. Orange, *Conscience as the reappearance of the other in self-experience: On using the concepts superego and conscience in self psychology*, in: *Psychoanalytic Inquiry* 24 (2004), 206–231.

6 Vgl. K. E. Grossmann/K. Grossmann, *Die Entwicklung zwischenmenschlicher Moral in Bindungsbeziehungen*, in: C. Hopf/G. Nunner-Winkler (Hg.), *Frühe Bindungen und moralische Entwicklung*, 151–175; G. Kochanska/N. Aksan/A. Knaack/H. M. Rhines, *Maternal parenting and children's conscience: Early security as moderator*, in: *Child Development* 75 (2004), 1229–1242.

7 Zur anthropologischen Bedeutung von Bindung siehe E. Frick, *Psychosomatische Anthropologie. Ein Lehr- und Arbeitsbuch für Unterricht und Studium*. Unter Mitarbeit von H. Gündel, Stuttgart, 2. Auflage im Druck.

8 K. E. Grossmann, *Bindungsentwicklung und Beziehungsmoral*, in: U. Borst/A. Lanfranchi (Hg.), *Liebe und Gewalt in nahen Beziehungen. Therapeutischer Umgang mit einem Dilemma*, Heidelberg 2011, 73. Grossmann verweist auf P. Fonagy/G. Gergely/E. L. Jurist/M. Target, *Affektregulierung, Mentalisierung und die Entwicklung des Selbst*, Stuttgart 2004 (englisches Original: 2002).

Bindungs-Sicherheit, also der vorsprachlichen Erfahrung fürsorglicher Werte, und einer Gewissensbildung, in der diese Werte verinnerlicht werden[9]. K. und K. E. Grossmann fassen unter Bezugnahme auf die Biologen Darwin und Lorenz zusammen:

> Die Evolution hat die Fürsorge für andere zur Grundlage artspezifisch menschlicher Moral gemacht und die Intelligenz dreingegeben [...]. Bei jedem Individuum legen sichere Bindungen den Grundstein für eine vielleicht dauerhafte Motivation, autonome moralische Abwägungen bei allen Gelegenheiten, die moralische Entscheidungen und Urteile verlangen, kompetent und in Verbundenheit [...] mit anderen Menschen zu vollziehen. Die Entwicklung zwischenmenschlicher Moral ist die notwendige Grundlage jedweder Moral. Wichtige Voraussetzungen sind dabei in der individuellen Entwicklung Erfahrungen mit angemessener Fürsorge in sicheren Bindungen. Sie führen zu emotional empfundener Selbstverpflichtung gegenüber Interessen anderer und deren Leben. Darin liegt die Grundlage zwischenmenschlicher Moral. Hinzu kommen kulturelles und moralisches Wissen, vernünftige Begründungen und Urteile, die allerdings nur auf dieser Grundlage aufbauen können.[10]

In einer deskriptiven, intersubjektiv-systemischen Betrachtungsweise kann das Gewissen als „ein personaler Sinn unserer Bezogenheit auf Welten verstanden werden, die anders und größer als unsere eigenen sind“[11]. Selbst-Transzendenz, Offenheit gegenüber einer anderen und größeren Welt muss nicht religiös verstanden werden. Gleichwohl eröffnet diese Perspektive auf das Gewissen die Möglichkeit einer spirituellen Deutung. Transzendenz beinhaltet das Anerkennen einer über das Selbst und die materielle Realität hinausgehenden größeren Realität.[12] Sie bedeutet *„[...] eine fundamentale Einheit [zu] sehen, die den verschiedenen Bestrebungen der Natur zugrunde liegt und eine Verbindung mit anderen findet, die nicht unterbrochen werden kann, nicht einmal durch den Tod“*[13]. In bindungstheoretischer Sicht kommt Gott als mentales Modell, das nicht in der materiellen Welt verankert ist, als Gegenüber dieser transzendenten Verbindung

---

9 Vgl. G. Kochanska/N. Aksan/A. Knaack/H. M. Rhines, *Maternal parenting and children's conscience.*

10 K. E. Grossmann/K. Grossmann, *Die Entwicklung zwischenmenschlicher Moral in Bindungsbeziehungen*, 171.

11 W. E. Milch/D. M. Orange, *Conscience as the reappearance of the other in self-experience*, 225: „a personal sense of our relatedness to worlds other than and larger than our own“.

12 Vgl. R. A. Emmons, *The psychology of ultimate concerns. Motivation and spirituality in personality*, New York 1999, 198.

13 R. L. Piedmont, *Does spirituality represent the sixth factor of personality? Spiritual transcendence and the Five-Factor Model*, in: *J Pers* 67 (1999), 988; C. Loetz/J. Müller/Y. Petersen/E. Frick/C. Mauer, *Attachement Theory and Spirituality: Two Threads Converging in Palliative Care?*, in: *Evid Based Complement Alternat Med* 2013, online verfügbar unter: http://www.hindawi.com/journals/ecam/2013/740291/ (Zugriff am: 16.01.2014).

in Betracht.[14] Das Gottesbild leitet sich aus mehreren Interaktionserfahrungen (mentalen Modellen) und kulturell überlieferten Modellen ab. Im Gegensatz zu Interaktionserfahrungen mit konkreten Personen (Bindungsfiguren) ist es nur indirekt an die materielle Welt gebunden. Die fehlende Operationalisierbarkeit Gottes als Quasi-Bindungsfigur[15] ist in theologischer Hinsicht eher ein Vorteil: Schützt sie doch vor der Versuchung, Gott mit bindungstheoretischen Mitteln zu naturalisieren.

2 Die Begriffe: Gewissensentscheidung – *Spiritual Care*

Unter „Gewissensentscheidung" verstehen wir die autonome, innere, gereifte Entscheidung des Individuums, die nicht durch Entscheidungen anderer ersetzt werden kann. Anders ausgedrückt: Der Plural „Gewissensentscheidungen" kann sich auf verschiedene, möglicherweise inhaltlich zusammengehörige Situationen beziehen oder auf mehrere an diesen Entscheidungen Beteiligte. Deren eigene Gewissensentscheidung ist jedoch unvertretbar. Der Plural verweist also auf die 1. Person Singular zurück, in der allein die Gewissensentscheidung zu fällen ist.

Sowohl in der christlichen Tradition als auch in der Psychoanalyse wird das Gewissen des Einzelnen beziehungsweise sein Über-Ich gern auf äußere Instanzen bezogen: auf Gott, die Eltern, mehr oder minder patriarchale äußere Wertgeber. Es wird also externalisiert oder, schaut man in die andere Richtung, internalisiert. Die innere Instanz ist die sekundäre innere Spur einer äußeren Beziehungs- und Lerngeschichte, wie sie von der psychoanalytischen Moralpsychologie oder von der Bindungsforschung nachgezeichnet wird.

Eine derartige theologische oder moralpsychologische Betrachtungsweise ist unter dem genetischen Gesichtspunkt, also im Hinblick auf die Moralentstehung nicht falsch und gehört sogar zum Verstehen des sich bildenden, reifen Gewissens. Dadurch darf jedoch der unverwechselbare Prozess des Individuums, also letztlich seine/ihre Entscheidung nicht verdeckt werden.

---

14 Vgl. M. C. Mauer/Y. Petersen/C. Loetz/J. Müller/E. Frick, *Umgang mit Trennungsunsicherheit aus einer spirituellen und bindungstheoretischen Perspektive in der palliativen Situation*, in: *Palliativmedizin*, im Druck.

15 Vgl. P. Granqvist/C. Ljungdahl/J. R. Dickie, *God is nowhere, God is now here: Attachment activation, security of attachment, and God's perceived closeness among 5–7-year-old children from religious and non-religious homes*, in: *Attach Hum Dev* 9 (2007), 55–71.

Ein weiterer Begriff ist einzuführen: *„Spiritual Care“* – kein neumodischer oder fremdländischer Ausdruck für „Krankenseelsorge“, sondern die gemeinsame Sorge für den kranken Menschen.[16] In diesem Sinne haben alle Gesundheitsberufe eine Basiskompetenz als Seelsorgende, insbesondere in der Wahrnehmung spiritueller Wünsche, Krisen, Entscheidungen der Patientinnen und Patienten.

3 Die echte (autonome) Gewissensentscheidung ermöglichen

Der Begriff der Gewissensentscheidung wird gelegentlich dazu missbraucht, um auf die Privatheit, auf die schützenswerte Intimität der Spiritualität, Sexualität, Geschichtlichkeit usw. des Patienten in einem ängstlich-verschließenden Sinn abzuheben. Selbstverständlich gehören Respekt vor dem Anderssein des Anderen und Takt zur therapeutischen Grundhaltung. Dies darf jedoch nicht zur Vernachlässigung der Spiritualität des Patienten und anderer „privater“ Lebensbereiche führen. Auch die folgende Analogie vom professionell Helfenden zum Patienten scheint mir unberechtigt: „Das ist meine [des Krankenpflegers oder der Ärztin] Privatsache, die niemanden etwas angeht! – deshalb vermeide ich das Thema mit meinem Patienten“.

Die freilassende Förderung der echten Gewissensentscheidung überlässt die Balance zwischen Privatheit und Mitteilung vielmehr dem anderen, im Sinn der „vorausspringenden Fürsorge“ Heideggers im Gegensatz zur „einspringenden“.[17]

Dies gilt in erster Linie für die Behandlung des Patienten: Er/sie soll bestimmen können, wann und mit wem und in welchem Umfang spirituelle Belange thematisiert oder vielleicht auch nonverbal kommuniziert werden. Aufgabe der Gesundheitsberufe ist es, hierzu einzuladen, die „spirituelle Anamnese“ zu ermöglichen. Wegen der immer noch vorherrschenden Tabuisierung des Spirituellen – häufig sogar in kirchlichen Krankenhäusern! – ist eine proaktive Vorgehensweise ratsam: Die Ärztin oder Pflegekraft muss den ersten Schritt tun, damit der spirituelle Lebensbereich im therapeutischen Kontakt sprachfähig wird.

Auf andere Weise und in einer systemischen Betrachtung gilt dies auch für die Gesundheitsberufe selbst: Sie brauchen so viel *„spiritual empowerment“* und Unterstützung durch die Organisation, in der sie arbeiten, dass spirituelle Ressourcen zugänglich werden. Und auf der *Peer*-Ebene des täglichen Miteinanders

16 Vgl. E. Frick, *Wie arbeitet Spiritual Care? Zwölf Thesen für den aktuellen interdisziplinären Diskurs*, in: *Spiritual Care* 1 (2012), 68–73.

17 Vgl. M. Heidegger, *Sein und Zeit*, Tübingen 1927, § 26.

heißt dies, dass Spiritualität sprachfähig gemacht wird, indem interreligiöse, interkulturelle und schlicht interpersonale Verschiedenheiten respektiert werden. Dies ist ein wichtiger Aspekt professioneller Gewissensbildung: kultursensibel werden, offen für Welten, die anders und größer sind als die je eigene.[18]

4 Historische medizinethische Modelle: Aufklärung, Patientenverfügung, Ethikkomitees

Ein Vergleich mit der medizinischen und pflegerischen Realität der 60er Jahre des letzten Jahrhunderts macht den Wandel in diesen Bereichen deutlich, der auch eine mögliche Entwicklung im Bereich *Spiritual Care* aufzeigt. Ich meine, grob gesagt, den Wandel von einem starken Paternalismus zu einer Haltung, die das Autonomieprinzip ernstnimmt, ohne Nichtschadens- und Gerechtigkeitsprinzip zu vernachlässigen.

Aufklärung, wie sie heute praktiziert wird und auch ethisch-juristisch normiert ist, wäre in den 60er Jahren undenkbar gewesen, wäre in bestimmten Fällen als „Zerstören der Hoffnung" angesehen und gegenüber der nachrückenden Generation auch so unterrichtet beziehungsweise diskreditiert worden. Das heißt nicht, dass heutige Aufklärung automatisch besser ist als in früheren Zeiten. Sie muss sich aktiv um Patientenzentrierung, verstehendes Übersetzen, im weitesten Sinn um eine hermeneutische Haltung bemühen. Aber das Autonomieprinzip wird nicht mehr grundsätzlich bestritten.

Ähnliches gilt für die Patientenverfügung und auch für die Erhebung des mutmaßlichen Patientenwillens: Die Beratung des Patienten im Respekt für seine Optionen ist selbstverständlich nicht vollkommen neu und auch nicht allein durch ethisch-juristische Standards ideal. Dazu handelt es sich auch in diesem Fall um ein viel zu anspruchsvolles Kommunikationsgeschehen. Aber das Prinzip der Autonomie ist als Patientenrecht grundsätzlich anerkannt. Klinische Ethikkomitees spiegeln diese Anerkennung wider.

Spiritual Care ist ein noch junger Bereich des Gesundheitswesens, der sich ähnlich – in Richtung der Anerkennung von Autonomie – entwickeln könnte. *Spiritual Care* arbeitet deshalb unabhängig von der Forschung über Religion und Gesundheit (*religion-health research*). Auch wenn es die zahlreichen Befunde aus dieser Forschung nicht gäbe, bliebe die Berücksichtigung der anthropologischen Dimension der Spiritualität ein Menschen- und Patientenrecht, und zwar unab-

---

18 Vgl. W. E. Milch/D. M. Orange, *Conscience as the reappearance of the other in self-experience.*

hängig von „positiven" oder „problematischen" Auswirkungen dieser Dimension auf medizinrelevante *Outcomes*.[19]

5 Spirituelle Repräsentanz

Menschliches Handeln, auch therapeutisches Handeln, ist zielgerichtet. Wir verstehen eigenes und fremdes Handeln besser und wir mobilisieren leichter Ressourcen, wenn wir nicht nur die Vergangenheit, sondern auch die Zukunft und die Ziele berücksichtigen. Aus der Vielzahl möglicher Ziele (Gestaltung persönlicher Beziehungen, Verbesserung schulischer und beruflicher Leistungen, Erhaltung oder Wiederherstellung der Gesundheit usw.) ragen Ziele heraus, die uns heilig sind.[20] Spiritualität ist „Suche nach dem Heiligen"[21]. Spiritualität umfasst die Pole des *Verbundenseins* und der *Transzendenz* (lat. *transcendere*, überschreiten). „Sich mit anderen und anderem verbunden zu fühlen, setzt voraus, von sich selbst absehen, sich selbst transzendieren zu können. Wer stets auf sich selbst fixiert ist, sei es hypochondrisch auf seine Gesundheit, sei es eifersüchtig auf seine Partnerin, kann sich schwerlich für spirituelle Wirklichkeiten öffnen."[22] Spirituelle Transzendenz ist unabhängig von den bekannten Persönlichkeitsmerkmalen und zeichnet sich durch die Fähigkeit aus, einen Standpunkt außerhalb der unmittelbaren Raum-Zeit-Perspektive einzunehmen.[23]

Von spiritueller Intelligenz können wir sprechen, wenn eine Person sich von kleinen, falschen oder irreführenden „Göttern" gelöst und sich durch Meditation, Einsicht und Erfahrung auf die Suche nach dem Heiligen begeben hat.[24]

Transzendenz als Anerkennen einer über das Selbst und die materielle Realität hinausgehenden größeren Realität kann *horizontal* die Öffnung gegenüber anderen oder *vertikal* die Öffnung gegenüber einer letzten Realität bedeuten.[25]

Spirituelle Transzendenz kann sowohl mit „positiver" spiritueller Krankheitsverarbeitung einhergehen als auch mit „negativer", zum Beispiel mit problematischen Gottesbildern, ungelösten Abhängigkeiten gegenüber der eigenen

---

19 Vgl. E. Frick, *Wie arbeitet Spiritual Care?*

20 Vgl. K. I. Pargament, *Ziele, die dem Menschen heilig sind*, in: *Spiritual Care* 2 (2013), 8–16.

21 K. I. Pargament, *Spiritually integrated psychotherapy. Understanding and addressing the sacred*, New York 2007/2011, 32: „a search for the sacred".

22 A. A. Bucher, *Psychologie der Spiritualität. Ein Handbuch*, Weinheim 2007, 30.

23 Vgl. R. L. Piedmont, *Does spirituality represent the sixth factor of personality?*; C. Loetz/J. Müller/Y. Petersen/E. Frick/C. Mauer, *Attachment Theory and Spirituality.*

24 Vgl. K. I. Pargament, *Ziele, die dem Menschen heilig sind.*

25 Vgl. R. A. Emmons, *The psychology of ultimate concerns*, 198.

Religionsgemeinschaft[26]. Der Transzendenzbezug eröffnet ein Entwicklungspotenzial, das verschlossen wäre, wenn ein kranker Mensch sich selbst „aufs Diesseits vertröstet“ und keinerlei spirituelle Repräsentanz entwickelt.

Für den Umgang mit der Transzendenz ist die Kategorie des Geheimnisses hilfreich.[27] „Geheimnis“ heißt erkenntnistheoretisch, dass ich den anderen nicht feststellen, messen, erklären kann, jedenfalls nicht restlos, und dass ich diesen „Rest“ respektiere, der den anderen ausmacht. Bezüglich der horizontalen und vertikalen Transzendenz bedeutet dies: Obwohl ich sie nicht mit meinen Sinnen oder mit Messinstrumenten feststellen kann, hat sie eine Bedeutung. Ich kann davon ausgehen, dass es in mir und beim Anderen eine spirituelle Repräsentanz gibt, d. h. eine Vorstellung davon, was mit mir und den anderen jenseits der Grenze des Messbaren, Wissbaren, Beeinflussbaren ist, auch jenseits der Grenze des Todes.

Dies ist besonders in klinischen Entscheidungssituationen relevant: Dem Gewissen als handlungsbezogener Entscheidungsinstanz geht eine spirituelle Tiefenmotivation voraus, die wir mit Weiher den „innersten Geist“ nennen können, „der Menschen zutiefst bewegt, aus dem heraus sie – nicht unbedingt reflektiert – ihr Leben verstehen, es inspiriert wissen und aus dem heraus sie in Krisen, Krankheit und Sterben Entscheidungen treffen“[28].

6 Bedürfnis *versus* Begehren

Die Unterscheidung zwischen *besoin* und *désir*[29] ist gerade deshalb so wichtig, weil sie in der messenden und technomorphen evidenzbasierten Medizin kaum beachtet wird. Skalen erfassen spirituelle Bedürfnisse des Patienten[30] und helfen den therapeutischen Berufen, diese wahrzunehmen, zu respektieren und im Behandlungsplan zu berücksichtigen.

Was über das Bedürfnis hinausgeht, der Transzendenzbezug des *désir*, ist nicht mess- oder feststellbar. Der Mensch ist Nietzsche zufolge „das noch nicht festgestellte Tier“. Zu seiner Nicht-Feststellbarkeit gehört, dass er ein Wesen der Sehnsucht ist:

---

26 Vgl. A. P. Greenway/M. Phelan/S. Turnbull/L. C. Milne, *Religious coping strategies and spiritual transcendence*, in: *Ment Health Relig Cult* 10 (2007), 325–333.

27 Vgl. E. Weiher, *Wenn das Geheimnis die Lösung ist*, in: *Spiritual Care* 1 (2012), 82–83.

28 E. Weiher, *Die Gewissensthematik aus der Sicht der Klinikseelsorge*, in diesem Band, 620.

29 E. Levinas, *La trace de l'autre*, in: *Tijdschrift voor Filosofie* 25 (1963), 605–623.

30 Vgl. A. Büssing/H. G. Koenig, *Spiritual Needs of Patients with Chronic Diseases*, in: *Religions* 1 (2010), 18–27.

> Das Begehrenswerte füllt mein Begehren nicht aus, sondern vertieft es, mich in gewisser Weise mit neuen Hungern nährend. [...] Dies ist das Begehren: Brennen durch ein anderes Feuer als das Bedürfnis, das die Befriedigung löscht, denken über das hinaus, was man denkt. Wegen dieses nicht einzuholenden Überschusses, wegen dieses Über-Hinaus haben wir die Beziehung, die das Ich mit dem Anderen verbindet, die Idee des Unendlichen genannt. Die Idee des Unendlichen – das ist das Begehren.[31]

7 Durch Gewissensentscheidung die Verzweiflung tragen/überwinden

Als geistiges Wesen lebt der Mensch in der Gefahr einer dreifachen Verzweiflung: verzweifelt Selbst sein zu wollen, ohne im Unendlichen verwurzelt zu sein; in uneigentlicher-unbewusster Weise das eigene Selbst zu verfehlen und schließlich, verzweifelt kein Selbst sein zu wollen.[32] Spirituelle Krisen, auch solche durch schwere oder lebensbedrohliche Erkrankung, aktualisieren diese existenziellen Verzweiflungen, können das Uneigentliche bewusst machen. Die Verlorenheit des sich selbst ohne Gott/vor Gott suchenden Menschen nennt Kierkegaard Sünde: „Sünde ist: vor Gott oder mit dem Gedanken an Gott verzweifelt nicht man selbst sein wollen, oder verzweifelt man selbst sein wollen."[33] Kierkegaards Begriff der Sünde ist provozierend: Einerseits die Betonung von Selbst und Authentizität, andererseits die Betonung der Verlierbarkeit des Selbst.

8 Unterscheidung der Geister

Angesichts vielfältiger innerer und äußerer spiritueller Deutungsmuster brauchen kranke Menschen und die sie Begleitenden 1. Zurückhaltung und Respekt angesichts mehr oder minder verdeckter Normierungen einer „guten", adaptiven, hilfreichen Spiritualität; 2. Kriterien, um Wahl und Entscheidung zu treffen. Die Patientenorientierung kann durch die geistliche Begleitung des Unterscheidungsprozesses in ihrer Tiefendimension erschlossen werden.

---

31 E. Levinas, *La trace de l'autre*, 612, 616.

32 Vgl. S. Kierkegaard, *Die Krankheit zum Tode* (1849), *Gesammelte Werke und Tagebücher*, 24./25. Abt., Simmerath 2004 [1954].

33 S. Kierkegaard, *Die Krankheit zum Tode*, II A, 75.

Klaus Baumann

Kirchliche Einrichtungen und persönliches Gewissen. Systemische und ethische Überlegungen am Beispiel kirchlicher Krankenhäuser

1 Ein konkreter Fall und empirische Befunde

Im Herbst vorletzten Jahres war die Aktualität meines Beitrages für heute nicht absehbar.[1] Diese bekam sie auf ungeahnte Weise Mitte Januar 2013, als die Pressemeldung Gesellschaft und Kirche in unserem Land erschütterte, dass einen Monat vorher zwei Katholische Krankenhäuser in Köln in der Person diensthabender Ärzte nicht bereit waren, ein vermutliches Vergewaltigungsopfer von der Notärztin zu übernehmen und weiter zu versorgen. Die zuständigen Ärztinnen glaubten, nicht über die sogenannte „Pille danach" informieren zu dürfen, und wollten nicht ihre Stelle im Katholischen Krankenhaus riskieren. Die Reaktionen waren heftig: Politiker fragten, ob katholische Krankenhäuser weiterhin am Versorgungsauftrag beteiligt bleiben dürften, wenn sie so offenkundig oder scheinbar unangemessen und „lieblos" ticken, dass einem Vergewaltigungsopfer nicht geholfen werden dürfe. Die Frage war also, ob im deutschen Gesundheitssystem solche Einstellungen und Verhaltensmuster überhaupt akzeptabel sind. Und im „System Kirche" schämte und entschuldigte sich Kardinal Meisner von Köln für dieses Vorkommen und sah sich gedrängt darzulegen, dass dies für die Kirche nicht das erwartete und zu erwartende Denken und Verhalten sei, im Gegenteil. In einem Alleingang ohne Abstimmung in der Bischofskonferenz erklärte er, in solchen Fällen sei die sogenannte „Pille danach" erlaubt, wenn sie kontrazeptiv und nicht abtreibend wirke. Die überraschten Reaktionen zeigten, dass auch *seine* Äußerungen nicht wirklich erwartbar waren.[2] Sie waren hervorgerufen durch die

---

1 Zentrale Überlegungen hierzu legte ich erstmals und mit etwas anderem Fokus auf der Internationalen Tagung zum XXI. Welttag der Kranken an der Katholischen Universität Eichstätt am 08.02.2013 vor; sie werden entsprechend in deren Tagungsband publiziert.

2 Die FAZ brachte als Leitartikel auf der Titelseite: D. Deckers, *Die Revolution des Kardinals*, in: *FAZ* vom 06.02.2013, Nr. 31, 1. Tags zuvor zum Gewissen – dem Thema dieses Bandes: D. Deckers, *Die Gretchenfrage der katholischen Sexualmoral. Und er dreht sich doch: Kardinal Meisner misst dem Gewissen der Betroffenen höheren Stellenwert bei als bisher*, in: *FAZ* vom 05.02.2013, Nr. 30, 3.

massive Intervention von außen in das System hinein, welche die Unbarmherzigkeit kirchlicher Einrichtungen gegenüber einer vergewaltigten Frau in ihrer Not anprangerte und damit massiv das Selbstverständnis und gesellschaftliche Ansehen der katholischen Krankenhäuser und der Kirche angriff.

Es scheint, dass es mit der überraschenden Intervention von Kardinal Meisner zur „Pille danach" gelang, die unterschiedlichen Konfliktlinien in diesem Fall zu überspielen und für die Öffentlichkeit nicht weiter interessant sein zu lassen. Ich brauche hier nicht weiter die Frage zu verfolgen,

- weshalb die ausschlaggebende Pressemeldung erst einen Monat danach lanciert wurde;
- ebensowenig die Frage, weshalb sie so verkürzt verbreitet werden konnte, dass es schien, dass das Opfer nicht bereits versorgt war; ebenso wurde in dieser und folgenden Meldungen der Anschein erweckt, Katholische Krankenhäuser und nicht etwa primär die Uni-Klinik seien für die kriminologische Spurensicherung zuständig. Dies weiß jede Notärztin; dies zu beachten gehört zur Seriosität professioneller journalistischer Recherche.[3]
- Ebenso wenig ist hier der Ort, die gesundheitspolitischen und gesundheitsökonomischen Fragen in Nordrhein-Westfalen mit seiner relativ großen Zahl Katholischer Krankenhäuser zu eruieren oder die Spannungen innerhalb der Deutschen Bischofskonferenz auszuleuchten.

Uns interessiert hier mehr die Frage des Verhältnisses von kirchlich-ethischem Selbstverständnis katholischer Krankenhäuser und persönlichen Einstellungen des ärztlichen Personals zumal in ethischen Konfliktfragen. Allerdings: Dabei handelt es sich nicht nur um Fragen von individueller Moralität und ethischem Reflexionsvermögen, sondern auch um systemische Aspekte. Die Ärztinnen der Katholischen Krankenhäuser in Köln schienen – das war zumindest der erweckte Anschein – nicht nach bestem Wissen und Gewissen gehandelt zu haben, sondern systemkonform in Angst um ihren Arbeitsplatz. Daraufhin standen das System „Katholische Krankenhäuser in der Gesundheitsversorgung" und sein Funktionieren in Frage bzw. in der Kritik. Ich halte es darum für nützlich, einige Be-

3 Die Patientin sollte telefonisch zur „Anonymen Spurensuche nach Sexualdelikten (ASS)" vermittelt werden. Zu dieser sind in Köln nach meinen Informationen fünf Kliniken autorisiert, zu denen die beiden fraglichen Krankenhäuser der Cellitinnen nicht gehören. Sie mussten dafür auf zuständige Kliniken weiterverweisen. Die Kölner Staatsanwaltschaft bestätigte, dass seitens der beiden Kliniken weder eine „Abweisung" der Frau noch ein sonstiges „Verschulden" vorliegt. Die Frage nach der ideologischen, gesundheitspolitischen und -ökonomischen Motivation zu dieser Diffamierung der katholischen Krankenhäuser stellt somit einen eigenen, diskursiv weitgehend ignorierten Fragenkomplex dar.

merkungen zur systemischen Betrachtungsweise zu machen. Die kurz zuvor quasi ausgeklammerten Fragen wären im Grunde ähnlich systemisch zu betrachten.

Im deutschen Gesundheitssystem waren 2010 rund ein Drittel aller Krankenhäuser in kirchlicher Trägerschaft, ca. 250 in evangelischer, 435 in katholischer. Auch ihr Anteil an der Patientenversorgung betrug ca. ein Drittel der rund 18 Millionen „Krankheitsfälle“ 2010.[4] Wie oft es in diesen Situationen zwischen den offiziellen medizinethischen Vorgaben des kirchlichen Trägers und den medizinethischen Auffassungen der Ärztinnen und Ärzte zu Konflikten kam und kommt, ist meines Wissens noch nicht empirisch erhoben worden. Zwei hochrangig publizierte Studien von 2010 und 2012 liegen hingegen aus den USA aus dem Team von F. A. Curlin vom Department of Medicine der University of Chicago vor:

In der ersten Studie[5] mit einer repräsentativen Stichprobe für die USA hatte fast die Hälfte der Ärztinnen und Ärzte der Grundversorgung (Innere Medizin, Allgemeinärzte) bereits für religiöse Krankenhausträger gearbeitet. Fast jeder fünfte gab an, Konflikte mit deren medizinethischen Vorgaben für die Praxis gehabt zu haben. Die meisten der Ärzte sind der Auffassung, dass ein Arzt im Konflikt zwischen seiner Beurteilung und der offiziellen Linie des religiösen Krankenhauses die Patienten an ein anderes Krankenhaus überweisen sollte.

Die zweite Studie[6] – ebenfalls repräsentativ, nun aber für Gynäkologinnen und Gynäkologen in den USA – erbrachte erwartungsgemäß für dieses ethisch umstrittene Medizinfeld höhere Werte: 37 Prozent der Ärztinnen und Ärzte, die in religiös getragenen Krankenhäusern arbeiteten, berichten, Konflikte mit den religiös begründeten medizinethischen Leitlinien gehabt zu haben. Von diesen waren jene die größte Gruppe, nämlich 52 Prozent, die in katholischen Krankenhäusern arbeiteten. Zugleich seien Verbote und Restriktionen auch in katholischen Häusern selten (wie in anderen). Es scheint, die Ärztinnen und Ärzte behielten in besonderen Konfliktsituationen (etwa früh erkannten Eileiterschwangerschaften) Entscheidungs- und Handlungsspielräume.

Die Studien geben – das gehört zu ihren Grenzen und zu den Aufgaben weiterer Forschung – jedoch keine Auskunft über etwa vergleichbare Konflikte

---

4 Vgl. K. Baumann/J. Eurich, *Konfessionelle Krankenhäuser: Strategien – Profile – Potenziale. Einleitende Überlegungen*, in: K. Baumann/J. Eurich/K. Wolkenhauer (Hg.), *Konfessionelle Krankenhäuser*, Stuttgart 2013, 9 – 23.

5 D. B. Stulberg/R. E. Lawrence/J. Shattuck/F. A. Curlin, *Religious hospitals and primary care physicians: Conflict over policies for patient care*, in: *J Gen Intern Med* 25 (2010), 725 – 730.

6 D. B. Stulberg/A. M. Dude/I. Dahlquist/F. A. Curlin, *Obstetrician-gynecologists, religious institutions, and conflicts regarding patient-care policies*, in: *Am J Obstet Gynecol* 207 (2012), 73.e1–5.

zwischen Ärzt/innen und öffentlichen oder privaten Krankenhäusern und auch nicht über qualitative Aspekte solcher Konflikte bzw. Konfliktregulierungen. Angesichts der empirischen Befunde in den USA steht der Kölner Fall also allgemeiner für die Frage, wie die möglichen und erwartbaren Spannungen zwischen offizieller Linie der Kirche bzw. des kirchlichen Trägers und persönlichen Einschätzungen der Ärzte reguliert werden können und reguliert werden.

2 Systemisch betrachten

Eine systemische Betrachtungsweise[7] erscheint mir dafür nützlich.

Im systemischen Denken kommt eine Reihe von wissenschaftlichen und philosophischen Perspektiven zusammen, die sich für mich mit wichtigen Aspekten aus der Psychotherapie für zwischenmenschliche Systeme, insbesondere Paar-, Familien- und Gruppentherapie verbinden. Aus der Soziologie und anderen Wissenschaften denke ich besonders an die Systemtheorie N. Luhmanns[8], an Spieltheorien, an Kybernetik und an Konstruktivismus. In der systemischen Therapie verweise ich gerne auf Pioniere wie H. E. Richter[9] und H. Stierlin (s.u.), die im deutschsprachigen Raum wesentlich zu diesem sehr bewährten und sich weiterentwickelnden Blick auf menschliche Systeme beigetragen haben.

1. Zunächst ist zu unterscheiden das System von seiner Umwelt, die nicht das System selbst ist und aus weiteren, anderen Systemen besteht, die das System ihrerseits beeinflussen können. Ein katholisches Krankenhaus als System wird beeinflusst von der Umwelt aus anderen Krankenhäusern, dem Gesundheitssystem mit seinen Kostenträgern (respektive Versicherungssystemen) wie auch möglicherweise von der Umwelt namens Kirche, Kirchengemeinde oder Diözese – beide ganz unterschiedlichen Umwelten sind selbst Systeme, gehören aber zu der Umwelt des Krankenhauses.

---

7 Eine systemische Betrachtungsweise anzustellen, bedeutet – in der Terminologie von N. Luhmann –, eine Beobachtung zweiter Ordnung durchzuführen, d.h. eine Beobachtung des Beobachtens, analog zur Meta-Kommunikation also eine Meta-Beobachtung, welche die Beobachtungen und Prozesse erster Ordnung im Rahmen ihrer selbst begrenzten Möglichkeiten transzendiert, reflektiert, bewusst macht, usw.; die Beobachtung zweiter Ordnung kann wiederum Gegenstand weiterer abstrahierender Beobachtungen und Reflexionen sein. Dieser Beitrag ist somit seinerseits eine solche Beobachtung zweiter Ordnung mit ihren eigenen Grenzen.

8 Vgl. N. Luhmann, *Soziale Systeme. Grundriss einer allgemeinen Theorie*, Frankfurt a.M. 1987.

9 Vgl. H. E. Richter, *Patient Familie. Entstehung, Struktur und Therapie von Konflikten in Ehe und Familie*, Gießen (Neuausgabe) 2007, und meine Rezension dazu in *De Processibus Matrimonialibus* 17/18 (2010/2011), 776–779.

2. Hinzu kommt die Unterscheidung von Systemebenen wie System, Suprasystem und Subsystem. Diese Ebenen können zum Teil für sich, zum Teil nur miteinander betrachtet werden. Das Krankenhaus als System hat als Subsysteme zum Beispiel die Pflege und den ärztlichen Dienst, sein Suprasystem hingegen kann eine Trägervereinigung katholischer Krankenhäuser sein; oder die Krankenhauslandschaft in ihrer Wettbewerbssituation; oder auch das Suprasystem Kirche bzw. ein Fachverband der Caritas.

Das Verwirrende kann nun sein, dass die Perspektive entscheidet, wo wir mit der Ebenenbetrachtung ansetzen. Das hängt davon ab, worum es geht, welche Wechselwirkungen relevant sind oder Einfluss auf die Sachlage und damit auch auf eine (mögliche Problem-) Lösung haben. Die richtige Wahl der Ebenen ist eine eigene „Kunst" oder „Kompetenz": werden relevante Ebenen nicht einbezogen, können alle gutgemeinten Lösungsversuche erfolglos bzw. unnachhaltig bleiben.

Das Ärzteteam kann als System betrachtet werden, dessen Subsystem kann ein Arzt und seine Innenwelt sein, das Suprasystem die Krankenhausleitung. Wie im Kölner Fall haben diese Systemebenen aufeinander gewirkt – das Suprasystem Krankenhaus bewirkte im Subsystem der zuständigen Ärztinnen Angst um die eigene Stelle und bewirkte Fehlverhalten des Ärzteteams bzw. der leitenden Ärzte. Wir können auch die katholischen Krankenhäuser in Köln als System betrachten; deren Suprasystem wäre die Erzdiözese Köln, welches, wie bekannt wurde, im November 2012 von verdeckten Ermittlungen unter Druck gesetzt wurde, ob es denn wirklich die katholischen Krankenhäuser richtig beaufsichtigt, dass diese nichts tun, was gegen die katholische Morallehre verstößt. Der Druck des Bistums auf die Kliniken wurde an das Subsystem des ärztlichen Dienstes durchgereicht.[10]

Zum systemischen Instrumentarium gehört die Unterscheidung verschiedener Systemebenen (System, Sub- und Suprasystem) wie auch die Differenzierung von Mikro-, Meso- und Makroebene.

Die Mikro-Ebene ist die Ebene der Beziehung zwischen Einzelpersonen oder kleinen Gruppen, wo alle sich kennen und es zu direkten (*face-to-face*) Begegnungen kommt. Die Meso-Ebene baut sich aus mikro-sozialen Einheiten auf, zwischen denen oft keine direkten zwischenmenschlichen Begegnungen außer

10 Ein in systemischer Perspektive anderes, im Klinikalltag auf Dauer weit gewichtigeres Beispiel liegt darin, dass Ärzte sich zwar den Patienten eingehender widmen wollen, der Druck der Zeitbudgets und DRGs im Kostenerstattungssystem es ihnen jedoch nicht erlaubt, dies so zu tun, wie sie es ärztlichem Ethos entsprechend für angebracht hielten. Inwiefern spielt hier das ärztliche Gewissen (überhaupt) eine Rolle? Vgl. den Beitrag von G. Maio, *Helfen nach Betriebsvorschriften und Algorithmen? Von der Abwertung ärztlicher Ermessensspielräume in einer ökonomisierten Medizin*, in diesem Band, 51–63.

durch Mittelspersonen stattfinden. „Zu der Komplexität der Beziehungen in Kleingruppen [*scil.* Mikro-Ebene, KB] tritt nunmehr auch die der weniger persönlichen Zwischengruppenbeziehung als weitere Komplexitätsebene."[11] Als Meso-Ebene kann etwa die Ebene einer Organisation mit ihren Zielen, Aufgaben und Strukturen betrachtet werden. Die Makro-Ebene übersteigt die der („mesosozialen") Organisation und umfasst sowohl die Organisation als System als auch ihre Umwelt(en); sie ist eine Sphäre entgrenzter Öffentlichkeit, wodurch die Komplexität und Verflechtung von Wechselwirkungen nochmals wesentlich erhöht und unübersichtlicher wird.[12]

Auf jeder Ebene haben wir systemische Strukturen, mit mehr oder weniger starken Interaktionen zwischen den Systemmitgliedern und mit den anderen Systemebenen.

3 Systemisch intervenieren

Die systemischen Therapieformen nutzen die systemischen Strukturen für die Verbesserung oder Lösung eines dysfunktionalen oder pathologischen Miteinanders. Die systemische Betrachtung geht davon aus, dass eine Wirklichkeit, an der mehrere oder viele Menschen miteinander durch Kommunikation und Interaktion beteiligt sind, ein soziales System konstituiert.[13] So werden Familie, Kollegenkreis, Leitungshierarchien als menschliche soziale Systeme konstruiert. Die systemische Betrachtung geht für solche Wirklichkeitskonstruktionen davon aus, dass Menschen darin ihre persönlichen Vorannahmen oder Ideen ausdrücken, zum Beispiel wie man sich verhalten soll, wozu man sich berechtigt fühlt oder nicht, was für zukünftige Entwicklungen man sich vorstellt oder wofür man selbst verantwortlich ist und wofür andere. Diese Vorannahmen bilden so etwas wie ihre inneren Landkarten, die mit bestimmten Verhaltensmustern in sozialen Beziehungen einhergehen und – von außen betrachtet – nach Regeln ablaufen. Diese regelhaften Verhaltensmuster wirken wieder auf die innere Landkarte zurück, verstärken diese mit ihren Vorannahmen und diese wiederum verstärkt die Ver-

---

11 Vgl. zu den drei Ebenen F. Glasl, *Konfliktmanagement*, Bern [8]2004, 67–70, hier: 69.

12 Vgl. F. Glasl, *Konfliktmanagement*, 70, zu Konflikten, die auf die Makroebene entgrenzt sind: „Die Komplexitätsniveaus sind ineinander verschachtelt und erschweren eine gute Analyse und Interventionsstrategie."

13 Vgl. A. von Schlippe, *Grundlagen systemischer Beratung*, in: B. Zander/M. Knorr (Hg.), *Systemische Praxis der Erziehungs- und Familienberatung*, Göttingen 2003, 31 f. Vgl. A. von Schlippe/ J. Schweitzer, *Lehrbuch der systemischen Therapie und Beratung*, Göttingen, [10]2007.

haltensmuster. Es ist sozusagen ein selbstreferenzieller Kreis(lauf), der sich selbst immer mehr verstärkt und bestätigt.

In diesem Prozess, so H. Stierlin, „lassen sich im einzelnen unterscheiden (wenn auch in der Beobachter-Praxis oft nur schwer voneinander trennen): 1. Die Realitätskonstruktionen bzw. Landkarten der einzelnen [System-] Mitglieder. Sie begründen jeweils eine bestimmte individuelle Motivationsdynamik. 2. Die Realitätskonstruktionen bzw. Landkarten, die von den Mitgliedern eines Systems geteilt werden. Wir sprechen auch von der Landkarte, Ideologie, dem Paradigma oder Codex [eines Systems]. 3. Die Verhaltensmuster einzelner Mitglieder, die sich als Ausdruck und Folge ihrer individuellen Motivationsdynamik beschreiben lassen. 4. Die Muster der Interaktion innerhalb des Systems. Hier sprechen wir auch von der interpersonellen oder interaktionellen Dynamik. Allerdings: es hängt weitgehend vom Beobachter ab, welche dieser Perspektiven er hervorhebt oder als relevant betrachtet.“[14]

Vereinfacht in schematischer Darstellung:

(Innere) Landkarte	Verhaltensmuster
1. Landkarte jedes Mitglieds: individ. Motivationsdynamik 2. Landkarte des Systems (Ideologie, Codex)	3. Verhaltensmuster jedes Mitglieds 4. Interaktionsmuster im System

Das Interaktionsmuster im System ist geprägt von den vielfältigen (subjektiven) Erwartungs-Erwartungen der Systemmitglieder (Luhmann): d.h. davon, was ich denke, was andere von mir erwarten – und ebenso von den Erwartungs-Erwartungen jedes anderen Mitglieds des Systems. Diese prägen das Verhalten im sozialen Kontext.

4 Ansatzpunkte für Verbesserungen: Herausforderungen für kirchliche Einrichtungen und ihre Mitarbeiter/innen

Das Sozialstaatsmodell der Wohlfahrtspflege samt Gesundheitssystem in Deutschland bejaht das Engagement unterschiedlicher weltanschaulicher Gruppen der Gesellschaft, die Dienste den professionellen Standards und ihrer Welt-

14 Vgl. H. Stierlin, *Individuation und Familie*, Frankfurt a.M. 1989, 140.

anschauung entsprechend gestaltet anbieten und somit Vielfalt der Dienste und Wahlfreiheit für die Patienten garantieren. In der Krankenversorgung will die katholische Kirche aus eigenem Selbstverständnis heraus mitwirken. Sie ist systemisch betrachtet selbst eine soziale Wirklichkeitskonstruktion, ebenso ihre Krankenhausträgerorganisationen und Krankenhäuser. Um im sozialstaatlichen System mitzuwirken, brauchen sie die notwendige professionelle Kompetenz, die sie aus ihrem Selbstverständnis heraus systembildend *christlich* gestalten wollen. Diesen Doppelcharakter von Professionalität und Christlichkeit wollen sie realisieren „im System“: Die Umwelt des Systems wie die Systemteilnehmenden sind selbstverständlich davon überzeugt, dass soziale (personennahe) Dienste in katholischen Einrichtungen den professionellen Standards entsprechen müssen. Christlichkeit kann Defizite nicht kompensieren und darf Standards nicht unterlaufen.

Die Christlichkeit gilt es entsprechend für das ganze System „kirchliche Krankenhäuser“ zu realisieren, also auch für die unterschiedlichen Ebenen und die Interaktionsmuster in den Systemen, zwischen den System(eben)en und zur Umwelt hin. Wenn zwischen den kirchlichen Systemen und Systemebenen statt menschlicher Güte und Vertrauen Misstrauen und Verdacht gesät werden, ist dies ein performativer Selbstwiderspruch kirchlichen Handelns; solcher Selbstwiderspruch „verstärkt oftmals die Neigung einzelner, nach handlungsleitenden Theorien vorzugehen, die ein Gewinn-/Verlust-Verhalten und einseitigen Selbstschutz herausstellen.“[15]

Systemisch ansetzende Therapie leistet ihrem Selbstverständnis nach weder eine Behandlung der Ursachen noch der Symptome einer Störung, „sondern sie gibt lebenden Systemen Anstöße, die ihnen helfen, neue Muster miteinander zu entwickeln, eine neue Organisationsgestalt anzunehmen, die Wachstum ermöglicht.“[16] Wir können aus systemischer Sicht also fragen: Wie können wir an den systembildenden Vorannahmen (Landkarten) und Verhaltensmustern (nach Stierlin) ansetzen?

1. Die inneren Landkarten der Systemmitglieder, die ihre persönlichen Motivationen beinhalten, werden sehr gerne – und richtig – gesehen als der Ort, an dem es gilt, die persönliche Motivation zu stärken und Gewissensbildung voranzutreiben. Diese individuelle (Mikro-)Ebene allein kann jedoch nicht die Lösung bringen, wenn auf der Meso-Ebene dysfunktionale Landkarten und Interaktionsmuster bestehen.

---

15 C. Argyris/D. A. Schön, *Die lernende Organisation. Grundlagen, Methode, Praxis*, Stuttgart 1999, 44.

16 A. von Schlippe/J. Schweitzer, *Lehrbuch der systemischen Therapie und Beratung*, 93.

2. Die inneren Landkarten, die von den Mitgliedern eines Systems geteilt werden: Hier sind Leitbilder ein wichtiger Versuch, das System sozusagen innerlich gemeinsam zu formen. Mit Blick auf die Leitbild-Umsetzung bedarf es jedoch des Blickes auf die individuellen und systemischen *Verhaltensmuster*.
3. Hier stellt sich die schwierige Frage, ob die ethische Bildung eines Mitglieds zu Verhaltensmustern führen kann, wo Mängel des Systems dem entgegenwirken. Zum Teil ist das möglich: Der Arzt muss prinzipiell seinem Gewissen folgen können, ohne damit der Beliebigkeit Tür und Tor zu öffnen. Schon aus Selbstachtung im ärztlichen wie im pflegerischen Beruf bedarf es einer stimmigen „Alltagspraxis“ als Ausdruck der eigenen Verhaltensmuster mit Bezug auf eigene Überzeugungen und situative Herausforderungen. In Köln lag der Systemfehler nicht beim Individuum. Der individuelle Fehler war vielmehr weitgehend systembedingt; die Einzelperson kann und sollte die Systemdefizite nicht kontinuierlich kompensieren. Insofern war der Skandal fast eine therapeutische Intervention, welche die Dysfunktionalität der Interaktionsmuster im System unübersehbar machte.
4. Im Blick auf die Muster der Interaktion innerhalb des Systems erhebt sich die Frage, die für Systemmitglieder oft zentral handlungsleitend wird: Was erwarten sie, dass von ihnen erwartet wird? Hier kann deutlich werden, wie sehr Systemebenen ineinandergreifen und Erwartungs-Erwartungen geprägt werden können. Selbstverständlich sind Erwartungs-Erwartungen höchst subjektiv geprägt. Was ich erwarte, dass es andere von mir erwarten, orientiert sich an dem, was ich von anderen *wahrnehme*. Um Fehlwahrnehmungen zu reduzieren, sind Teamkonferenzen und regelmäßige ethische Fallbesprechungen sehr nützliche Elemente – wenn diese kompetent geführt werden und innere Landkarten und Verhaltensmuster zu prägen vermögen.

Eine Ausweitung auf das jeweilige Suprasystem mit seiner inneren Landkarte und seinen Erwartungs-Erwartungen kann notwendig sein, um wirklich an dysfunktionale Systemzwänge heranzukommen. Die systemische Perspektive hindert darum im Kölner Vorfall daran, das Problem auf die Frage der ethischen Legitimität der sogenannten „Pille danach“ aufgrund ihrer physiologischen Wirkweise zu reduzieren; sie enthüllt diese Reduktion sogar als Symptomfixierung. Denn die moraltheologische Frage ist zwar unabdingbar, doch darf sie nicht den Blick auf die soziale Interaktion zwischen den Systemebenen verstellen – gerade, wenn das Fühlen mit der Kirche sich den wachen Blick nicht von massenmedialen Effekten blenden lassen will.

5 Weitere Fragen zur Konkretisierung von Interventionen

Mit dem systemischen Blick auf die sozialen Interaktionen ist zu fragen: Welche Muster verhindern eine Lösung? Gibt es kontraproduktive Verhaltensmuster im System, welche das Verhalten (auch der Mitglieder selbst) negativ werden lassen? Gewiss ist ein Element die sogenannte Grundordnung in ihrer derzeitigen Ausgestaltung und Handhabung.[17] Ebenso ist ein höchst dysfunktionales Element, wenn das Suprasystem Denunziantentum – gar anonym – ermutigt und ernstnimmt statt seinen eigenen Mitarbeitern das solide Gefühl zu geben, vor allem Vertrauensvorschüsse zu genießen.

Wie lassen sich offene und latente Regeln (der Landkarten) erkennen und verändern? Wie lässt sich intervenieren, d. h. wie lassen sich Verhaltensmuster so stören, dass sie sich (positiv) verändern? Welche Anstöße oder Impulse können ins System gegeben werden, die ihm „helfen, neue Muster miteinander zu entwickeln, eine neue Organisationsgestalt anzunehmen, die Wachstum ermöglicht"[18]? Gerade wo täglich lebenswichtige Entscheidungen getroffen werden müssen, sind Foren der Verständigung, ethische Falldiskussionen oder Ethikkonferenzen die kostbare Zeit wert, die sie brauchen – zumal sie Fehler und Konflikte vermeiden helfen, die auf die Dauer mehr Zeit und Kraft kosten.

Wie können Vertrauen, Eigeninitiative und Eigenverantwortung der Mitglieder aktiviert werden?

Und schließlich: Wie lässt sich eine christliche Kultur im katholischen Krankenhaus neu konkretisieren, damit sie „einen Unterschied macht", der spürbar ist, ohne damit ein Alleinstellungsmerkmal zu beanspruchen? Vielmehr will der Unterschied spüren lassen, worum es der Kirche in ihrem Dienst gerade im Krankenhaus geht: um die von Gott „so sehr" (vgl. Joh 3,16) geliebten Menschen und ihr Heil.

Die Fragen weisen Richtungen, in welche weitere Arbeit investiert werden sollte. Auch das kann eine Gewissensfrage sein – individuell und gleichsam für die involvierten Systeme/Systemebenen.

---

17 Vgl. G. Bier, *Von Chefärzten, Kirchenmusikern und dem Selbstbestimmungsrecht der Kirche. Neuere Entwicklungen im kirchlichen Arbeitsrecht*, in: E. Güthoff/S. Korta/A. Weiß (Hg.), *Clarissimo Professori Doctori Carolo Giraldo Fürst. In memoriam Carl Gerold Fürst*, Adnotationes in ius canonicum 50, Frankfurt a. M. 2013, 119–143. Es besteht darüber hinaus die begründete Annahme, dass Ausnahmeregelungen inzwischen routinemäßig und mehrheitlich angewandt werden.

18 A. von Schlippe/J. Schweitzer, *Lehrbuch der systemischen Therapie und Beratung*, 93.

Jürgen Wallner

Die „Gewissensentscheidung" katholischer Gesundheitseinrichtungen angesichts eines allgemeinen Versorgungsauftrags: eine rechtsethische Analyse*

1 Einleitung

In einer pluralistischen Gesellschaft sind unterschiedliche Vorstellungen davon, was richtige oder falsche moralische Handlungen sind und worin ein gutes, erstrebenswertes Leben besteht, unumgänglich. Dieser Pluralismus ist, wie Rawls es formuliert, keine Tragödie, sondern den „Bürden des Urteilens"[1], also unserer *conditio humana* geschuldet. Ein liberaler Rechtsstaat bedarf aber zugleich eines „übergreifenden Konsenses"[2], der die Grundstrukturen der Gesellschaft trägt. Im europäischen Kontext wird zu diesen Grundstrukturen auch ein öffentliches Sozial- und Gesundheitswesen gezählt.

In Hinblick auf das Gesundheitswesen stellt sich vor diesem Hintergrund die Frage, inwieweit ein solcher übergreifender Konsens noch trägt. Die Anzahl und Intensität an öffentlich, gerichtlich und legislativ ausgetragenen ethischen bzw. religiös-weltanschaulichen Konflikten ist beachtlich.[3] Auseinandersetzungen rund um medizinische Entscheidungen am Lebensanfang (insbesondere den Schwangerschaftsabbruch[4] oder die verbrauchende Embryonenforschung[5] betreffend) und am Lebensende (wie in den Fällen von T. Schiavo[6], G. Welby[7] oder E.

* Die vorliegende Arbeit stellt die persönliche rechtsethische Analyse des Autors dar, keine offizielle Stellungnahme der Barmherzigen Brüder Österreich oder des Krankenhauses der Barmherzigen Brüder Wien.

1 J. Rawls, *Politischer Liberalismus*, Frankfurt a.M. 1998, 127–132.

2 J. Rawls, *Politischer Liberalismus*, 219.

3 Vgl. M. R. Wicclair, *Conscientious Objection in Health Care. An Ethical Analysis*, Cambridge 2011, 13–25.

4 Vgl. P. McCruden, *The Moral Object in the „Phoenix Case": A Defense of Sister McBride's Decision*, in: *Christ Bioeth* 18 (2012), 301–311.

5 Vgl. E. Herold, *Stem Cell Wars*, New York 2006.

6 Vgl. D. P. Sulmasy, *Terri Schiavo and the Roman Catholic Tradition of Forgoing Extraordinary Means of Care*, in: *J Law Med Ethics* 33 (2005), 359–362.

7 Vgl. M. Bock/V. Ciarrocchi/C. J. Wiedermann, *Case involving end-of-life decision issues in Italy*, in: *Intensive Care Med* 33 (2007), 1041–1042.

Englaro[8]) sowie Entscheidungen entlang der sonstigen medizinischen Versorgung (etwa betreffend die Abgabe von Notfallkontrazeptiva[9]) geben Zeugnis von der konflikthaften Lage. Bioethiker wie Engelhardt[10] sprechen angesichts dieser Entwicklungen überhaupt vom Scheitern eines übergreifenden Konsenses in der Bioethik. Solche Stimmen mögen überzogen klingen, sie weisen jedoch auf einen validen Punkt hin: Wir sind uns in manchen biomedizinischen Fragen *überhaupt* nicht einig, wie sie moralisch zu beurteilen sind.[11]

Angesichts eines solchen Pluralismus ist die Berufung auf das Gewissen eine klassische ethische Argumentation. Sie wurde zum Beispiel von zwei französischen Apothekern in Anspruch genommen, um ihre Weigerung, Kontrazeptiva abzugeben, zu rechtfertigen.[12] Neben den klassischen Gewissenskonflikten von Individuen rücken in den letzten Jahren Konflikte in den Fokus, in denen Gemeinschaften und Organisationen für sich „Gewissensentscheidungen" in Anspruch nehmen. Ein rezentes Beispiel ist der (teilweise erfolgreiche) Versuch von Organisationen in katholischer Trägerschaft oder mit katholischer Affinität, Ausnahmen von der umfassenden Gesundheitsversorgung der *US Patient Protection and Affordable Care Act* zu erlangen, zu welcher auch die krankenversicherungsmäßige Finanzierung von Kontrazeptiva gehört.[13]

Solche korporativen „Gewissensentscheidungen" sind aus rechtsethischer Perspektive zumindest in zweifacher Hinsicht zu hinterfragen: Erstens gilt es zu prüfen, inwieweit sich Gemeinschaften oder Organisationen überhaupt auf eine Gewissensentscheidung berufen können, ist doch das Gewissen traditionell *die* persönliche Moralinstanz schlechthin. Lässt sich so etwas wie eine korporative

---

8 Vgl. W. Kröll/W. Schaupp (Hg.), *Eluana Englaro – Wachkoma und Behandlungsabbruch: Medizinische – ethische – rechtliche Aspekte*, Wien 2010.

9 Vgl. J. Wallner, *Gewissensfreiheit in der Apotheke: Rechtsethische Analyse eines gesundheitsethischen Problems*, in: *Ethik Med* 22 (2010), 117–130; wieder abgedruckt in: J. Wallner, *Gewissensfreiheit in der Apotheke: Rechtsethische Analyse eines gesundheitsethischen Problems*, in: W. Kröll/W. Schaupp (Hg.), *System – Verantwortung – Gewissen in der Medizin*, Schriftenreihe Recht der Medizin 36, Wien 2012, 31–46.

10 Vgl. H. T. Engelhardt jr., *Christian Bioethics in a Post-Christian World: Facing the Challenges*, in: *Christ Bioeth* 18 (2012), 93–114; H. T. Engelhardt jr., *Christian Bioethics after Christendom: Living in a Secular Fundamentalist Polity and Culture*, in: *Christ Bioeth* 17 (2011), 64–95; H. T. Engelhardt jr., *The Culture Wars in Bioethics Revisited*, in: *Christ Bioeth* 17 (2011), 1–8.

11 Vgl. M. J. Cherry, *Conscience Clauses, the Refusal to Treat, and Civil Disobedience—Practicing Medicine as a Christian in a Hostile Secular Moral Space*, in: *Christ Bioeth* 18 (2012), 1–14.

12 Vgl. EGMR, *Pichon and Sajous v. France*, Nr. 49853/99 (02.10.2001); A. Lamačková, *Conscientious Objection in Reproductive Health Care: Analysis of Pichon and Sajous v. France*, in: *Eur J Health Law* 15 (2008), 7–43.

13 Vgl. T. S. Jost, *Religious Freedom and Women's Health – The Litigation on Contraception*, in: *N Engl J Med* 368 (2013), 4–6.

Gewissensentscheidung konzeptionell begründen, so stellt sich zweitens die Frage, wie mit derartigen gewissensbedingten Entscheidungen umgegangen werden soll. Konkret geht es um folgende Problematik: Inwieweit dürfen sich katholische Gesundheitseinrichtungen mit einem öffentlichen Versorgungsauftrag auf korporative Gewissensfreiheit berufen, wenn sie bestimmte Dienstleistungen nicht erbringen wollen?

Ich werde diese Problematik aus einer rechtsethischen Perspektive untersuchen, d.h. aus der Perspektive des säkularen Rechts- und Verfassungsstaats. Ausgehend von der rechtsethischen Begründung der Gewissensfreiheit des Individuums (Abschnitt 2) werde ich jene Argumente vorbringen, die für eine analoge Anwendung des Gewissensbegriffs auf Korporationen sprechen (Abschnitt 3). Daran anschließend werde ich jene Dienstleistungen erörtern, die für katholische Gesundheitseinrichtungen zu Gewissenskonflikten führen (Abschnitt 4). Angesichts solcher Gewissenskonflikte wird der Ruf nach einer korporativen Gewissensklausel laut, deren rechtsethische Begründung ich im Kontext eines öffentlichen Gesundheitssystems in Zweifel ziehe (Abschnitt 5). Stattdessen gilt es, nach einem schonenden Ausgleich der berechtigten Interessen von katholischen Gesundheitseinrichtungen und anderen Stakeholdern eines öffentlichen Gesundheitssystems zu suchen. Ein solcher Ausgleich sollte je nach konkreter Problemstellung gemäß Verhältnismäßigkeitsprinzip angestrebt werden. Die hierfür maßgeblichen Kriterien werde ich in der Folge zur Diskussion stellen (Abschnitt 6). Sehen sich katholische Gesundheitseinrichtungen außer Stande, die mit einem solchen schonenden Ausgleich verbundenen Kompromisse einzugehen, so ist schließlich zu überlegen, welche praktischen Konsequenzen dies in einem öffentlichen Gesundheitssystem haben könnte (Abschnitt 7).

2 Individuelle Ebene

2.1 Gewissen

Die Gewissensfreiheit ist eine Säule der Menschenrechte und der Staatsverfassungen der Moderne.[14] Aus der langen Geschichte der Befassung mit dem Phänomen des Gewissens[15] greife ich in Hinblick auf die rechtsethische Ausrichtung

---

14 Die vorliegende Analyse des Gewissens und der Gewissensfreiheit basiert auf: J. Wallner, *Gewissensfreiheit in der Apotheke*, 119–122.

15 Vgl. D. P. Sulmasy, *What is conscience and why is respect for it so important?*, in: *Theor Med Bioeth* 29 (2008), 135–149; W. Schaupp, *Gewissen – ein verzichtbarer Begriff der medizinischen Ethik?*, in: W. Kröll/W. Schaupp (Hg.), *System – Verantwortung – Gewissen in der Medizin*,

der vorliegenden Untersuchung den Aspekt der Funktion des Gewissens für die Person und die Rechtsgemeinschaft heraus. Der Horizont dieser Aufgabe wurde vom Bundesverfassungsgericht (BVerfG) folgendermaßen umrissen:

> „Gewissen" [...] ist als ein (wie immer begründbares, jedenfalls aber) real erfahrbares seelisches Phänomen zu verstehen, dessen Forderungen, Mahnungen und Warnungen für den Menschen unmittelbar evidente Gebote unbedingten Sollens sind.[16]

Unter einer Gewissensentscheidung versteht der Gerichtshof

> [...] jede ernste sittliche, d. h. an den Kategorien von „Gut" und „Böse" orientierte Entscheidung [...], die der Einzelne in einer bestimmten Lage als für sich bindend und unbedingt verpflichtend innerlich erfährt, so dass er gegen sie nicht ohne ernste Gewissensnot handeln könnte.[17]

Mit der Gewissensentscheidung erreicht die Person nach Luhmann eine neue Stufe der Reflexivität: „die der Darstellung vor sich selbst"[18]. Diese Möglichkeit, „sich selbst vor das *forum internum* zu ziehen"[19], um dort eine an den moralischen Kategorien von Gut und Böse orientierte Entscheidung zu treffen, wäre jedoch, so Luf, verkürzt verstanden, wenn das Gewissen als bloße Kontrollinstanz für die Applikation der Situation unter eine Norm begriffen würde, da damit der „Charakter seiner Unbedingtheit und d. h. seiner Freiheitlichkeit" eingebüßt wäre.[20] Die Verantwortlichkeit des Gewissens besteht demnach „nicht nur vor, sondern auch für Normen"[21].

Die im Spruch des BVerfG zitierte Gewissensnot verweist auf die integritätssichernde Funktion des Gewissens. Die Integrität bildet das Fundament der personalen Identität und stellt ein zentrales Rechtsgut dar.[22] Worin die integrierenden und identitätsbildenden Wertungen einer Person inhaltlich bestehen, muss in der pluralistischen Gesellschaft vom Staat weitgehend offengelassen werden. Damit kann „[a]lles Verhalten, sofern es die Integrität und Identität der Persönlichkeit

---

Schriftenreihe Recht der Medizin 36, Wien 2012, 1–16; J. F. Childress, *Appeals to Conscience*, in: *Ethics* 89 (1974), 315–335; E. Mock, *Gewissen und Gewissensfreiheit: Zur Theorie der Normativität im demokratischen Verfassungsstaat*, Berlin 1983.

16 BVerfGE 12, 45 (54).

17 BVerfGE 12, 45 (55).

18 N. Luhmann, *Die Gewissensfreiheit und das Gewissen*, in: *AöR* 90 (1965), 266.

19 Ebd.

20 G. Luf, *Gewissen und Recht: Erwägungen zu strukturellen Gemeinsamkeiten im staatlichen und im kirchlichen Recht*, in: *ÖARR* 38 (1989), 22.

21 Ebd.

22 Vgl. L. McFall, *Integrity*, in: *Ethics* 98 (1987), 5–20.

kritisch betrifft, [...] gewissensrelevant werden“[23]. Der für den modernen Rechtsstaat maßgebliche Gewissensbegriff ist somit säkular und materiell unbestimmt.

In der Folge stellt sich für die Vermittlung von Gewissensansprüchen damit allerdings das Problem, wie diese intersubjektiv plausibel gemacht werden können. Die alleinige Behauptung der Gewissensnot reichte dem Bundesverwaltungsgericht (BVerwG) jedenfalls nicht:

> Die Anerkennung von Gewissensgründen setzt deren Objektivierbarkeit voraus. Den an das Vorliegen eines Gewissenskonflikts zu stellenden Beweisanforderungen kann nur genügt werden, wenn gewisse objektive, konkrete Anhaltspunkte dargetan und erwiesen sind [...].[24]

Zunächst ist die Ernsthaftigkeit der Gewissensansprüche ein Indikator: „Bloße Bedenken und Zweifel tragen keine Gewissensentscheidung“[25]. Daran schließt sich die Bereitschaft zur Konsequenz an, die das Stehenbleiben bei einer Gewissensentscheidung „sich nicht abhandeln“ lässt „und dafür auch Nachteile in Kauf“ nimmt.[26] Die Bereitschaft zur nötigenfalls negativen Konsequenz einer Gewissensentscheidung darf die Rechtsgemeinschaft freilich nicht dazu führen, „heroische“ Opfer der Gewissenstat zu provozieren. Der hohe Stellenwert, der dem Gewissen für das persönliche und soziale Leben zukommt, impliziert vielmehr die Verpflichtung, Gewissensnöte zu minimieren. Zudem muss bei einer etwaigen rechtlichen Verfolgung einer Gewissenstat der Gewissenszwang berücksichtigt werden; er kann rechtfertigende, entschuldigende oder schuldmindernde Argumente liefern.[27]

Die bisherigen, funktional orientierten Ausführungen zum Phänomen des Gewissens haben bereits mehrfach die Herausforderung des Gewissenskonflikts anklingen lassen, die Mock auf die Konfrontation von „Gewissensnorm“ und „Gemeinschaftsnorm“ zuspitzt.[28] Der Umgang der (Rechts-)Gemeinschaft mit Gewissenskonflikten Einzelner offenbart eine Dialektik von Nichteinholbarkeit des Gewissens und notwendiger geschichtlich-institutioneller Vermittlung[29]: Ei-

23 E.-W. Böckenförde, *Das Grundrecht der Gewissensfreiheit*, in: E.-W. Böckenförde, *Staat, Gesellschaft, Freiheit*, Frankfurt a. M. 1976, 275.
24 BVerwGE 41, 261 (268).
25 C. Walter, *Religions- und Gewissensfreiheit*, in: R. Grote/T. Marauhn (Hg.), *EMRK/GG: Konkordanzkommentar zum europäischen und deutschen Grundrechtsschutz*, Tübingen 2006, 817–894, hier Rn. 22.
26 E.-W. Böckenförde, *Das Grundrecht der Gewissensfreiheit*, 277.
27 W. Berka, *Die Grundrechte: Grundfreiheiten und Menschenrechte in Österreich*, Wien 1999, Rn. 521.
28 E. Mock, *Gewissen und Gewissensfreiheit*, 15.
29 Vgl. G. Luf, *Gewissen und Recht*, 22.

nerseits kann nicht jeder Gewissenskonflikt durch das Recht restlos aufgelöst werden, da das Gewissen damit sein Proprium – die Nichtbeugsamkeit vor dem Recht und die Einforderung eines „qualifizierten Rechtsgehorsam[s]"[30] – verlieren würde. Damit sieht sich aber die Rechtsordnung stets vor der Frage, ob sie mit der Anerkennung dieses aufrührerischen Propriums des Gewissens nicht „ihre Allgemeinheit und Allgemeingültigkeit, die Grundlage ihrer befriedigenden Kraft"[31] Preis gibt. Andererseits muss der Rechtsstaat, der ja freiheitlich agieren und die Freiheit des Individuums gewährleisten möchte, das Gewissen des Einzelnen durch geschichtlich bedingte Institutionen schützen, um nicht mit sich selbst in Widerspruch zu geraten. Böckenförde charakterisiert die Aufhebung dieser Dialektik folgendermaßen:

> Die Achtung des Gewissens durch den Staat, die Anerkennung seiner Unverletzlichkeit, der Verzicht, im Konfliktsfall das Gewissen zu ‚kränken', ein sacrificium conscientiae zu verlangen, bedeutet so nicht die Auflösung des Staates und seiner verbindlichen Entscheidungsgewalt, sondern eher deren Voraussetzung und Legitimation. Indem der Staat hier seinerseits bis zur äußersten Grenze – scheinbarer Schwäche – geht, gewinnt er andererseits seine volle Wirklichkeit und Überlegenheit.[32]

Die Aufhebung der Dialektik von Gewissensnorm und Gemeinschaftsnorm gewinnt konkrete, allerdings geschichtlich bedingte, Konturen im Grundrecht auf Gewissensfreiheit.

2.2 Gewissensfreiheit

Die Gewissensfreiheit im säkularen Rechts- und Verfassungsstaat ist im Gegensatz zur bloßen Toleranz ein subjektives Recht, das durch verschiedene Normen[33] und Verfahrensinstanzen[34] institutionalisiert ist. Die wichtigste europäische Rechtsnorm hierfür lautet:

---

30 G. Luf, *Gewissen und Recht*, 21.

31 E.-W. Böckenförde, *Das Grundrecht der Gewissensfreiheit*, 253.

32 E.-W. Böckenförde, *Das Grundrecht der Gewissensfreiheit*, 268.

33 Insbesondere Art. 9 Europäische Menschenrechtskonvention (EMRK), Art. 10 EU-Grundrechtecharta, Art. 14 Staatsgrundgesetz (StGG), Art. 4 Grundgesetz (GG).

34 Insbesondere durch die nationalen Höchstgerichte und den Europäischen Gerichtshof für Menschenrechte (EGMR).

Artikel 9 EMRK:[35]

(1) Everyone has the right to freedom of thought, conscience and religion; this right includes freedom to change his religion or belief and freedom, either alone or in community with others and in public or private, to manifest his religion or belief, in worship, teaching, practice and observance.

(2) Freedom to manifest one's religion or beliefs shall be subject only to such limitations as are prescribed by law and are necessary in a democratic society in the interest of public safety, for the protection of public order, health or morals, or for the protection of the rights and freedoms of others.

Gewissens-, Religions- und Weltanschauungsfreiheit werden hier in unmittelbarem Zusammenhang genannt und sind deshalb als sich überlagernde „aggregierte Grundrechtsnorm“[36] anzusehen, welche grundsätzlich einheitlichen Schranken- und Prüfkriterien unterliegt. Ein konzeptueller Unterschied besteht allerdings hinsichtlich der möglichen Grundrechtsträgerin: Im Fall der Gewissensfreiheit kann dies nur eine natürliche Person sein (z. B. Arzt, Therapeutin, Patientin), bei der Religions- und Weltanschauungsfreiheit auch eine Korporation (z. B. Krankenhaus). Somit ist „bei einem gemeinsamen weltanschaulichen Hintergrund einer Gewissensentscheidung die Religions- und Weltanschauungsfreiheit einschlägig“[37].

Hinsichtlich ihres Umfangs kann heute davon ausgegangen werden, dass die Gewissensfreiheit einerseits das *forum internum* (Gewissensbildungsfreiheit) und andererseits das dadurch bedingte Handeln im *forum externum* (Gewissensbetätigungsfreiheit) umfasst.[38] Das Handeln kann in einem gewissensbedingten Unterlassen (*conscientious objection*) bestehen; zu denken wäre aber auch an das gewissensbedingte Tun, das „dort angenommen werden [kann], wo dem einzelnen vor seinem Gewissen gerade ein bestimmtes Handeln auferlegt wird und keine zumutbaren Alternativen zur Verfügung stehen“[39].

Ein weiterer Punkt betrifft die Frage, wem gegenüber die Gewissensfreiheit Wirkung entfalten kann. Lehre und Rechtsprechung gehen heute davon aus, dass der Gewissens-, Religions- und Weltanschauungsfreiheit neben der ursprünglich

---

35 Hier wird der englische Text angeführt, da er – neben dem französischen – verbindlich ist. Die Übersetzungen für die deutsche bzw. österreichische Rechtsordnung weichen voneinander ab und sind teilweise unzulänglich.

36 H. Kalb/R. Potz/B. Schinkele, *Religionsrecht*, Wien 2003, 50.

37 C. Walter, *Religions- und Gewissensfreiheit*, 817–894, hier Rn. 96.

38 Vgl. E.-W. Böckenförde, *Das Grundrecht der Gewissensfreiheit*, 253–317; H. Kalb/R. Potz/B. Schinkele, *Religionsrecht*; C. Walter, *Religions- und Gewissensfreiheit*, 817–894.

39 C. Walter, *Religions- und Gewissensfreiheit*, 817–894, hier Rn. 20; vgl. S. Durland, *The Case Against Institutional Conscience*, in: *Notre Dame L Rev* 86 (2011), 1658.

zentralen Abwehrwirkung gegenüber dem Staat auch eine Drittwirkung zukommt, d. h. dass sie auch in Privatrechtsbeziehungen, wie jener zwischen Ärztin und Patient, zum Tragen kommt.[40]

Die Verbürgung der Gewissensfreiheit als Grundrecht bedeutet jedoch nicht, dass Gewissenskonflikte obsolet wären. Somit stellt sich die Frage, welche Strategien das Recht bieten kann, um das Gewissen und seine potenziellen Notlagen anzuerkennen. Einerseits kann die Rechtsordnung reaktiv vorgehen, indem sie im Fall eines Gewissenskonflikts die Relevierung und Grenzen der Gewissensfreiheit nach einem rechtsstaatlichen Verfahren gemäß dem Verhältnismäßigkeitsprinzip prüft. Andererseits kann das Recht bestimmte Gewissenskonflikte antizipieren und gegebenenfalls mit einer Gewissensklausel beantworten. Beide Strategien werden weiter unten näher untersucht.

3 Korporative Ebene

Aus der vorangegangenen Erörterung zum Konzept des Gewissens und der Gewissensfreiheit wurde deutlich, dass die Rede von einem „korporativen Gewissen" aus rechtsdogmatischer Perspektive nicht trägt, da das Gewissen die höchstpersönliche Moralinstanz einer natürlichen Person ist. Da es sich bei der Gewissens-, Religions- und Weltanschauungsfreiheit der EMRK allerdings um eine aggregierte Grundrechtsnorm handelt, kann die Debatte um sogenannte Gewissensentscheidungen von katholischen Gesundheitseinrichtungen nicht einfach an dieser Stelle abgebrochen werden. Zum einen gilt es, die rechtsdogmatischen Rahmenbedingungen der beiden anderen Teile dieser aggregierten Grundrechtsnorm – der Religions- und Weltanschauungsfreiheit – zu beleuchten. Zum anderen muss untersucht werden, inwieweit eine *analoge* Rede vom „korporativen Gewissen" organisationsethisch begründet sein kann.

3.1 Rechtsdogmatische Ebene

Gemäß österreichischem und deutschem Verfassungsrecht sowie Konventionsrecht kommt Religions- und Weltanschauungsgemeinschaften ein Selbstbestimmungsrecht zu, welches Ausfluss der Religions- und Weltanschauungsfreiheit

---

40 Vgl. C. Walter, *Religions- und Gewissensfreiheit*, 817–894.

ist.[41] Was Auftrag und Inhalt der Religion ist und wie sie sich organisieren möchte, muss die religiöse Gemeinschaft daher zunächst selbst bestimmen. So versteht der Oberste Gerichtshof (OGH) unter den inneren Angelegenheiten einer Kirche jene Angelegenheiten,

> [...] die den inneren Kern der kirchlichen Betätigung betreffen und in denen ohne Autonomie die Religionsgesellschaften in der Verkündigung der von ihnen gelehrten Heilswahrheiten und der praktischen Ausübung ihrer Glaubenssätze eingeschränkt wären, wobei den Kirchen im interkonfessionellen Bereich ebenso wie durch einzelne Verfassungsbestimmungen Einschränkungen auferlegt sind.[42]

Diese autonome Entscheidung findet im Konfliktfall mit der öffentlichen Ordnung des Staates ihre Grenzen an dem „für alle geltenden Gesetze“[43] bzw. an den „allgemeinen Staatsgesetzen“[44]. Die Bestimmung des genauen Grenzverlaufs erfolgt dabei durch eine Verhältnismäßigkeitsprüfung entlang eines Kontinuums: Je näher Angelegenheiten am innersten Kern einer Glaubensgemeinschaft sind, umso mehr sind sie einem staatlichen Eingriff entzogen. Wo hingegen die glaubensgemeinschaftlichen Angelegenheiten mit staatlichen Angelegenheiten in Berührung geraten oder überlappen, kann ein Eingriff in das Selbstbestimmungsrecht aufgrund der Schranke der allgemeinen Staatsgesetze gerechtfertigt sein.

Zum Kern der inneren Angelegenheiten einer Religionsgemeinschaft zählt jedenfalls die Glaubens- und Sittenlehre. Nach katholischem Verständnis gehört dazu nicht nur die liturgisch-sakramentale Glaubensvermittlung, sondern insbesondere auch das sozial-karitative Handeln. In den *Ethical and Religious Directives for Catholic Health Care Services* der US Bischofskonferenz drückt sich dies etwa so aus:

> Catholic health care expresses the healing ministry of Christ in a specific way within the local church.[45]

---

41 Vgl. H. Kalb/R. Potz/B. Schinkele, *Religionsrecht*, 65–71; A. von Campenhausen/H. de Wall, *Staatskrichenrecht. Eine systematische Darstellung des Religionsverfassungsrechts in Deutschland und Europa*, München ⁴2006, § 12.

42 OGH 4 Ob 41/74 (26.11.1974).

43 Art. 137 Abs. 3 Weimarer Reichsverfassung (WRV).

44 Art. 15 StGG.

45 United States Conference of Catholic Bishops, *Ethical and Religious Directives for Catholic Health Care Services*, http://www.usccb.org/meetings/2009Fall/docs/ERDs_5th_ed_091118_FINAL.pdf (Zugriff am 31.07.2013).

Sind katholische Gesundheitseinrichtungen Teil eines öffentlichen Gesundheitssystems, so treffen damit religiöse und säkulare Moralvorstellungen aufeinander, die zu Konflikten führen können. Um welche es sich konkret handelt, wird in Abschnitt 4 beleuchtet. Jedenfalls können sich aber katholische Gesundheitseinrichtungen auf die korporative Religions- und Weltanschauungsfreiheit gemäß Art. 9 Abs. 1 EMRK berufen, wenn sie ihre „Gewissensentscheidung" geltend machen wollen. Der Staat hat umgekehrt Art. 9 Abs. 2 EMRK zu prüfen, möchte er unter Berufung auf die für alle geltenden Staatsgesetze die „Gewissensfreiheit" der katholischen Gesundheitseinrichtungen einschränken.

3.2 Organisationsethische Ebene

Wenngleich die Rede von einer „korporativen Gewissensfreiheit" aus rechtsethischer Perspektive nicht sinnvoll und, angesichts der aggregierten Grundrechtsnorm von Art. 9 EMRK, auch nicht nötig ist, lohnt es sich dennoch, das Verständnis für die organisationsethische Dimension der Gewissensfreiheit zu schärfen. Dabei geht es um die Frage, inwieweit Organisationen als moralische Akteure verstanden werden können. Wesentliche Impulse zu dieser Diskussion stammen aus der Wirtschafts- und Unternehmensethik,[46] sie wurde aber auch in der Bioethik aufgegriffen.[47]

Organisationen sind auf Dauer angelegte soziale Interaktionen, welche durch Institutionen konstituiert und geregelt werden, durch Organe nach innen und außen repräsentiert werden und ein definiertes Ziel verfolgen. Als solche sind Organisationen nicht auf die Summe ihrer Mitglieder reduzierbar. Ebenso wenig

---

46 Vgl. K. E. Goodpaster/J. B. J. Matthews, *Can a Corporation Have a Conscience?*, in: *Harv Bus Rev* 60 (1982), 132–141; K. E. Goodpaster, *The concept of corporate responsibility*, in: *J Bus Ethics* 2 (1983), 1–22; N. L. Ranken, *Corporations as Persons. Objections to Goodpaster's 'Principle of Moral Projection'*, in: *J Bus Ethics* 6 (1987), 633–637; K. E. Goodpaster, *The Institutionalization of Conscience: Some Philosophical and Theological Reflections*, June 2009, http://www.stthomas.edu/cathstudies/cst/leaderdevel/TOI/TOIpdf2/KG%20Theology%20of%20Insti.pdf (Zugriff am 31.07.2013); P. A. French, *Collective and Corporate Responsibility*, New York 1984; P. A. French, *The Corporation as a Moral Person*, in: *APQ* 16 (1979), 207–215; D. P. Sulmasy, *Institutional conscience and moral pluralism in health care*, in: *New Theol Rev* 10 (1997), 5–21; L. S. Paine, *Value Shift. Why Companies Must Merge Social and Financial Imperatives to Achieve Superior Performance*, New York 2003, 81–105.

47 Vgl. P. A. French, *Inference Gaps in Moral Assessment and the Moral Agency of Health Care Organizations*, in: A. S. Iltis (Hg.), *Institutional Integrity in Health Care*, Dordrecht 2003, 7–28; P. A. French, *Collective Responsibility and the Practice of Medicine*, in: *J Med Philos* 7 (1982), 65–85.

können ihre Organe (Geschäftsführer, Vorstände, Aufsichtsräte etc.) mit den die Organfunktion innehabenden natürlichen Personen gleichgesetzt werden:

> A company, as a moral actor in society, has commitments, values, and responsibilities, such as duties to its lenders or contractual obligations to its customers that are distinct from those of its individual members. These corporate responsibilities survive even when a company's individual members and agents change.[48]

Die dreifache Fragestellung der Ethik – nach dem Guten, dem Rechten und dem Charakter – lässt sich sowohl auf Individuen wie auf Organisationen anwenden: Organisationen streben nach einem bestimmten Ziel, stehen vor moralisch relevanten Entscheidungen und agieren in und mit einer gewissen Organisationskultur – was im Folgenden näher erläutert werden soll.

Die Zielsetzung einer katholischen Gesundheitseinrichtung findet sich üblicherweise in Leitbildern („*mission statements*“).[49] Diese sind wiederum im größeren Kontext lehramtlicher Vorgaben zu interpretieren.[50] Als moralische Akteure erweisen sich Organisationen insbesondere durch die Gestaltung ihrer Aufbau- und Ablauforganisation sowie durch die Entwicklung von Regelwerken und Steuerungsinstrumenten für den Betrieb; French nannte dies „Corporation's Internal Decision Structure“ (CID).[51] Die CIDs katholischer Gesundheitseinrichtungen weisen üblicherweise einen kombinierten Referenzrahmen aus staatlichem[52] und kirchlichem[53] Recht auf. Die Organisationskultur(en) sind gleichsam der Charakter einer Korporation. Analog zum Individuum und seinem Charakter beeinflusst die Organisationskultur unter anderem, wie die Mission des Unternehmens verstanden und wie neben der formellen CID eine informelle CID gelebt wird. In katholischen Gesundheitseinrichtungen kann es dabei wiederum zu einem Aufeinandertreffen von säkularen, mitunter stark ständisch (v. a. Ärzteschaft, Pflege) geprägten, und kirchlichen Organisationskulturen kommen.[54]

---

48 L. S. Paine, *Value Shift*, 145.

49 Vgl. K. W. Wildes, *Institutional Identity, Integrity, and Conscience*, in: *Kennedy Inst Ethics J* 7 (1997), 413–419; C. R. Taylor, *Roman Catholic Health Care Identity and Mission: Does Jesus Language Matter?*, in: *Christ Bioeth* 7 (2011), 29–47.

50 Vgl. T. A. Nairn, *Institutional Conscience Revisited: Catholic Institutions and Christian Ethics*, in: *New Theology Review* 14 (2001), 43; W. E. Stempsey, *Institutional Identity and Roman Catholic Hospitals*, in: *Christ Bioeth* 7 (2001), 5.

51 Vgl. P. A. French, *The Corporation as a Moral Person*, 211; P. A. French, *Collective Responsibility and the Practice of Medicine*, 72.

52 Etwa den unternehmensrechtlichen Vorgaben für eine GmbH.

53 Etwa den Konstitutionen einer Ordensgemeinschaft.

54 Vgl. M. A. Pijnenburg/B. Gordijn/F. J. H. Vosman/H. ten Have, *Catholic Healthcare Organizations and the Articulation of Their Identity*, in: *HEC Forum* 20 (2008), 75–97.

Wie bei individuellen Akteuren würde die zentrale Funktion eines „organisationalen Gewissens" darin bestehen, die moralische Integrität der Korporation zu schützen.[55] Die moralische Integrität von Organisationen ist gefährdet, wenn sie ihrer Mission nicht treu bleiben können, wenn sie einen doppelten, d. h. heuchlerischen, moralischen Standard in ihrer CID zulassen oder wenn sie eine Organisationskultur tolerieren, die den moralischen Anspruch der Korporation konterkariert. Im Kontext der hier behandelten Problematik sehen katholische Gesundheitseinrichtungen ihre Integrität dort gefährdet, wo sie in einem öffentlichen Gesundheitssystem gezwungen sind, Dienstleistungen anzubieten, die ihrer Glaubens- und Sittenlehre widersprechen.[56]

Die vorangegangenen Überlegungen sollten konzeptionell deutlich gemacht haben, dass Organisationen als moralische Akteure verstanden werden können.[57] Goodpaster schlug daher vor, ethische Analysen auf Organisationen zu übertragen:

> It is appropriate not only to describe organizations (and their characteristics) by analogy with individuals, it is also appropriate normatively to look for and to foster moral attributes in organizations by analogy with those we look for and foster in individuals.[58]

Die Rede von Organisationen als moralischen Akteuren und korporativer Verantwortlichkeit ist nicht nur eine theoretische Angelegenheit, sondern schlägt sich auch praktisch im Recht nieder. Ein Beispiel hierfür ist das Verbandsverantwortlichkeitsrecht mit seinem Gedanken des Organisationsverschuldens.[59] Auch hier wird vom strengen Grundsatz des Strafrechts abgerückt, wonach nur natürliche Personen schuld- und somit straffähig sind. Die CID moderner Organisationen würde es unangebracht erscheinen lassen, lediglich die individuellen

---

55 Vgl. A. S. Iltis, *Institutional Integrity in Roman Catholic Health Care Institutions*, in: *Christ Bioeth* 7 (2001), 98; M. R. Wicclair, *Conscientious Objection in Health Care*, 25.

56 Vgl. W. E. Stempsey, *Institutional Identity and Roman Catholic Hospitals*, in: *Christ Bioeth* 7 (2001), 3–14.

57 Zur Kritik an einer solchen analogen Verwendung des Gewissensbegriffs auf Organisationen vgl. N. L. Ranken, *Corporations as Persons*, 633–637; S. Durland, *The Case Against Institutional Conscience*, 1677–1680. Goodpaster und Mathews gingen auf die gängigsten Kritikpunkte an der analogen Verwendung des Gewissensbegriffs auf Organisationen ein in K. E. Goodpaster/J. B. J. Matthews, *Can a Corporation Have a Conscience?*, 137–139.

58 K. E. Goodpaster, *The concept of corporate responsibility*, 10.

59 Vgl. Verbandsverantwortlichkeitkeitsgesetz, BGBl. I 2005/151; L.-M. Sautner, *Grundlagen und Herausforderungen der strafrechtlichen Verantwortlichkeit juristischer Personen in Österreich*, in: *ÖJZ* 67 (2012), 546–552; H. Pilz, *Zur strafrechtlichen Verantwortung von Krankenanstalten nach dem neuen Unternehmensstrafrecht*, in: *RdM* 13 (2006), 102–106; J. W. Steiner, *Krankenhausmanagement und Verbandsverantwortlichkeit*, in: *RdM* 14 (2007), 180–184.

Organwalter zur Rechenschaft zu ziehen. Stattdessen soll auch die Organisation als solche als moralischer Akteur zur strafrechtlichen Verantwortung gezogen werden können.

Zusammenfassend kann daher festgehalten werden, dass die Rede von einem organisationalen oder korporativen Gewissen aus rechtsdogmatischer Perspektive zwar nicht nötig ist, da dort der Sachverhalt über die korporative Religions- und Weltanschauungsfreiheit abgehandelt werden kann. Allerdings kann mit guten Gründen aus organisationsethischer Perspektive davon gesprochen werden, dass Korporationen moralische Akteure sind und insofern in analoger Weise „Gewissensentscheidungen“ treffen können.[60] Bei katholischen Gesundheitseinrichtungen führen solche Entscheidungen dann zu Konflikten, wenn sie in Spannung oder Widerspruch zu den moralischen Ansprüchen der allgemeinen Staatsgesetze für die öffentliche Gesundheitsversorgung stehen. Um welche Konfliktfelder es sich hierbei handelt, wird im Folgenden dargestellt.

4 Gewissenskonflikte katholischer Gesundheitseinrichtungen

Für katholische Gesundheitseinrichtungen, allen voran Krankenhäuser, können sich aufgrund der Morallehre der Kirche insbesondere[61] in folgenden Bereichen Konflikte ergeben:

4.1 Schwangerschaftsabbruch

Der Schwangerschaftsabbruch ist in Deutschland und Österreich seit den 1970er-Jahren unter bestimmten Voraussetzungen straffrei gestellt.[62] Zugleich wurden

---

60 Vgl. D. P. Sulmasy, *What is conscience and why is respect for it so important?*, 143; E. L. Bedford, *The Concept of Institutional Conscience*, in: *Natl Cathol Bioeth Q* 12 (2012), 409–420.

61 Es handelt sich hierbei lediglich um drei potenzielle Konfliktfelder, die im Kontext eines öffentlichen Versorgungsauftrags besondere Relevanz besitzen. Andere medizinische Maßnahmen, wie z. B. solche der assistierten Fortpflanzung und vorgeburtlichen Diagnostik, seien hier nicht eigens erwähnt, da sich ihre ethische Problematik entweder aus einer der behandelten Konfliktfelder ableitet oder diese Maßnahmen in der Regel nicht zu einem öffentlichen Versorgungsauftrag gehören, sodass katholische Gesundheitseinrichtungen ohnedies nicht dazu verpflichtet wären, sie anzubieten.

62 Vgl. R. Merkel, *Der Schwangerschaftsabbruch*, in: C. Roxin/U. Schroth (Hg.), *Handbuch des Medizinstrafrechts*, Stuttgart ^{4}2010, 295–382; A. Pscheidl/G. J. Gerstner, *Die Bedeutung der Geburt*

individuelle Gewissenskonflikte von Angehörigen der Gesundheitsberufe, die angesichts eines Abbruchs entstehen können, rechtlich dadurch antizipiert, dass entsprechende Gewissensklauseln gesetzlich verankert wurden. Demnach ist kein Angehöriger eines Gesundheitsberufs dazu verpflichtet, „einen Schwangerschaftsabbruch durchzuführen oder an ihm mitzuwirken“[63]. Das Individuum ist damit weitgehend entlastet.

Zu Konflikten kann es allerdings kommen, wenn das Leben der Schwangeren ernsthaft in Gefahr ist und nur durch einen Schwangerschaftsabbruch gerettet werden kann („vitale Indikation“). Für diese Konstellation sieht das Strafrecht eine Beschränkung der Gewissensklausel vor, insofern sich dann kein Angehöriger eines Gesundheitsberufs mit Garantenstellung für eine konkrete Schwangere eines Schwangerschaftsabbruchs entschlagen darf. Mag man auf Ebene eines ganzen Krankenhauses noch dem einzelnen Mitarbeiter zugestehen, auch in solchen Fällen die Mitwirkung an einem Abbruch zu verweigern, sofern ein Kollege bereit ist, ihn stattdessen vorzunehmen, so ist dies je nach Versorgungsauftrag des Krankenhauses auf organisationaler Ebene unter Umständen nicht möglich. Demnach könnte sich ein katholisches Krankenhaus mit öffentlichem Versorgungsauftrag nicht *in toto* einem vital indizierten Abbruch unter Berufung auf die individuelle Gewissensklausel der Mitarbeiter entschlagen.

Welche kirchlichen Konsequenzen eine derartige Situation haben kann, zeigte der Fall von Margaret McBride in den USA.[64] Die katholische Nonne McBride stimmte in ihrer Funktion als Krankenhausverwalterin und Mitglied des lokalen Ethikkomitees einem vital indizierten Schwangerschaftsabbruch zu und begründete dies mit dem ethischen Prinzip des doppelten Effekts[65]. Der Ortsbischof ließ McBride wissen, dass er von einer Exkommunikation *latae sententiae*[66] ausgehe und entzog dem Krankenhaus seine Anerkennung als katholische Gesundheitseinrichtung. Ungeachtet der Frage, inwieweit die Exkommunikation von McBride kirchenrechtlich standhält und ungeachtet der konkreten rechtlichen Rahmenbedingungen für die Durchführung eines Schwangerschaftsabbruchs im US-

---

im Strafrecht. Strafrechtlicher Schutz des Lebens an der Schwelle zwischen Leibesfrucht und Mensch, in: *RdM* 13 (2006), 132–141.

63 § 97 Abs. 2 StGB; vgl. § 12 SchKG.

64 Vgl. N. D. Kristof, *Sister Margaret's Choice*, http://www.nytimes.com/2010/05/27/opinion/27kristof.html (Zugriff am 30.07.2013); P. McCruden, *The Moral Object in the „Phoenix Case": A Defense of Sister McBride's Decision*; B. G. Prusak, *Double effect, all over again. The case of Sister Margaret McBride*, in: *Theor Med Bioeth* 32 (2011), 271–283.

65 M. P. Aulisio, *Principle or Doctrine of Double Effect*, in: S. G. Post (Hg.), *Encyclopedia of Bioethics*, New York [3]2003, 685–690; A. Holderegger, *Das Prinzip der Doppelwirkung*, in: H. Rotter/G. Virt (Hg.), *Neues Lexikon der christlichen Moral*, Innsbruck 1990, 95–98.

66 C. 1314 CIC 1983.

Bundesstaat Arizona, zeigt dieser Fall, dass katholische Krankenhäuser trotz individueller Gewissensklauseln angesichts von vital indizierten Schwangerschaftsabbrüchen in organisationale Gewissenskonflikte geraten können.

In Österreich und Deutschland haben die staatlichen Gesetzgeber für diese Fälle wohl bewusst keine „organisationale Gewissensklausel“ (d. h. kein Recht auf Entschlagung ganzer Krankenhäuser) statuiert, um im Kontext eines öffentlichen Versorgungsauftrags den vital indizierten Schwangerschaftsabbruch zu gewährleisten.

4.2 Notfallkontrazeptiva

Die moralische Problematik für katholische Gesundheitseinrichtungen betreffend Notfallkontrazeptiva („Pille danach“) rührt von bestimmten anthropologischen Voraussetzungen und dem davon abgeleiteten Lebensschutzverständnis her. Demnach beginnt der volle und unteilbare Lebensschutz ab Befruchtung der Eizelle, umfasst also auch die Zeitspanne von Befruchtung bis Nidation in die Gebärmutter.[67] Maßnahmen, die in diesen Schutzbereich eingreifen, d. h. den Embryo an der Nidation hindern, sind nach katholischer Morallehre nicht gerechtfertigt.

Bei Präparaten zur Notfallkontrazeption stellt sich für die katholische Kirche in diesem Zusammenhang die Frage, ob und unter welchen Bedingungen sie in den Schutzbereich des menschlichen Lebens eingreifen. Es ist hier nicht der Ort, diese Problematik inhaltlich aufzuarbeiten. Vielmehr genügt es, festzuhalten, dass das katholische Lehramt aufgrund der aus seiner Sicht nicht zweifelsfrei geklärten Wirkweise und Zusammenhänge der „Pille danach“ grundsätzlich ablehnend gegenüber steht.[68] Diese prinzipielle Ablehnung rührt nicht zuletzt aus der Kritik an künstlicher Empfängnisverhütung insgesamt[69]; sie betrifft allerdings auch jene Fälle, in denen das katholische Lehramt eine künstliche Empfängnisverhütung als

---

67 Vgl. Kongregation für die Glaubenslehre, *Dignitas personae über einige Fragen der Bioethik*, http://www.vatican.va/roman_curia/congregations/cfaith/documents/rc_con_cfaith_doc_20081208_dignitas-personae_ge.html (Zugriff am 23.07.2013).

68 Vgl. ebd.

69 Vgl. Paulus PP. VI, *Humanae vitae. Enzyklika über die rechte Ordnung der Weitergabe menschlichen Lebens*, in: *AAS* 60 (1968), 481–503.

ausnahmsweise erlaubt ansieht – insbesondere, wenn eine Schwangerschaft durch Vergewaltigung droht.[70]

Ein ebensolcher Fall trat Ende 2012 in Köln ein.[71] Dort wurde einer Frau, bei der ein Verdacht auf Vergewaltigung vorlag, von zwei katholischen Krankenhäusern die Versorgung verweigert. Ungeachtet der konkreten Umstände und Details dieses Vorfalls, lag der Kern der moralischen Problematik für die katholischen Einrichtungen in der „Pille danach“: Ihre Rezeptierung bzw. Abgabe wurde als mit der katholischen Morallehre unvereinbar angesehen. Wenngleich diese Position in der Folge auch vom katholischen Lehramt differenzierter artikuliert wurde, so bleibt dennoch als lehramtlich vorgegebene Grenze, dass eine „Pille danach“ auch im Fall einer Vergewaltigung nicht rezeptiert oder abgegeben werden darf, wenn sie eine bereits befruchtete Eizelle an der Nidation hindert oder zum Abort eines bereits eingenisteten Embryos führen würde.[72]

Die öffentlichen Reaktionen[73] auf den Vorfall in Köln zeigten, vor welcher Herausforderung katholische Gesundheitseinrichtungen angesichts ihrer organisationalen Gewissensentscheidung gerade in diesem Versorgungsbereich stehen: Da sich für das katholische Lebensschutzverständnis kein ethischer Konsens in der Gesellschaft und keine rechtliche Entsprechung findet, ist es – noch dazu im Fall einer durch Vergewaltigung drohenden Schwangerschaft – für katholische Gesundheitseinrichtungen mit öffentlichem Versorgungsauftrag schwierig, sich hier ausnehmen zu wollen. Neben Krankenhäusern sehen sich bei der Frage der Notfallkontrazeption auch Apotheken in katholischer Trägerschaft vor demselben Problem.[74]

---

70 Vgl. Österreichische Bischofskonferenz (Hg.), *Leben in Fülle: Leitlinien für katholische Einrichtungen im Dienst der Gesundheitsfürsorge*, Wien 2006, 18; Barmherzige Brüder Österreich (Hg.), *Ethik-Codex: Orientierung an Hospitalität und Professionalität*, Wien 2010, 45.

71 Vgl. P. Berger, *Kirche setzt Ärzte unter Druck*, http://www.ksta.de/politik/hilfe-nach-vergewaltigung-kirche-setzt-aerzte-unter-druck,15187246,21483320.html (Zugriff am 27.01.2013).

72 Vgl. *Vatikan unterstützt deutsche Bischöfe bei Pille danach*, http://www.kath.net/detail.php?id=40248 (Zugriff am 23.07.2013); Deutsche Bischofskonferenz, *Pressebericht des Vorsitzenden der Deutschen Bischofskonferenz, Erzbischof Dr. Robert Zollitsch, anlässlich der Pressekonferenz zum Abschluss der Frühjahrs-Vollversammlung der Deutschen Bischofskonferenz in Trier am 21. Februar 2013* http://www.dbk.de/fileadmin/redaktion/diverse_downloads/presse_2012/2013-038-Pressebericht-FVV-Trier.pdf (Zugriff am 23.07.2013).

73 Vgl. R. Burger, *Ministerium prüft Abweisungsfall*, http://www.faz.net/aktuell/gesellschaft/gesundheit/vergewaltigungsopfer-in-koeln-ministerium-prueft-abweisungsfall-12031965.html (Zugriff am 27.01.2013).

74 Vgl. J. Wallner, *Gewissensfreiheit in der Apotheke*, 117–113.

4.3 Lebenserhaltende Maßnahmen

Ein zentraler Grundsatz der modernen Medizinethik, der Eingang ins staatliche Recht gefunden hat, ist jener der Patientenautonomie.[75] Das Selbstbestimmungsrecht des Patienten ist von seiner historischen Genese in erster Linie ein Abwehrrecht: So steht es jeder einwilligungsfähigen Person frei, eine medizinisch indizierte Behandlung abzulehnen, selbst wenn dies gravierende oder sogar letale Konsequenzen für den Ablehnenden hat.

Die katholische Kirche vertritt keine vitalistische Position in dem Sinn, dass das physische Leben eines Menschen den höchsten moralischen Wert einnimmt. Daher ist in der kirchlichen Lehre niemand verpflichtet, „außerordentliche“ (unverhältnismäßige) Maßnahmen zur Lebenserhaltung zu ergreifen oder zu tolerieren.[76] Andererseits tritt die Kirche auch in diesem Kontext für einen grundsätzlichen und umfassenden Lebensschutz ein, der eine Tötung auf Verlangen oder eine Suizidbeihilfe verbietet.

Zu moralischen Konflikten kann es dann kommen, wenn ein Patient von seinem staatlich garantierten Recht Gebrauch machen möchte, eine lebenserhaltende Maßnahme abzulehnen, wenn dies aus katholischer Sicht moralisch nicht erlaubt wäre. Von besonderer Relevanz ist in diesem Zusammenhang die Ablehnung medizinisch applizierter Ernährung und Flüssigkeit. Nach staatlichem Recht ist eine solche Ablehnung (durch den aktuellen Patientenwillen oder mittels Patientenverfügung) erlaubt und bindet die Behandelnden.[77] Katholische Gesundheitseinrichtungen sehen sich aber vor dem Problem, dass das katholische Lehramt einen Verzicht auf medizinisch applizierte Ernährung und Flüssigkeit in nur sehr begrenzten Fällen als moralisch zulässig ansieht.[78] Dies kann dazu

---

75 Vgl. S. Sahm, *Autonomie, ärztliche Indikation und Entscheidungsfindung: Das Spannungsfeld medizinischer Entscheidung*, in: R. Charbonnier/K. Dörner/S. Steffen (Hg.), *Medizinische Indikation und Patientenwille*, Stuttgart 2008, 121–131.

76 Vgl. Pius PP. XII, *Über moralische Probleme der Wiederbelebung. Ansprache vom 24. November 1957*, in: *HerKorr* 12 (1957), 228–230; Kongregation für die Glaubenslehre, *Erklärung zur Euthanasie*, http://www.vatican.va/roman_curia/congregations/cfaith/documents/rc_con_cfaith_doc_19800505_euthanasia_ge.html (Zugriff am 30.07.2013); Bischöfe von Freiburg, Strasbourg und Basel, *Gemeinsames Hirtenschreiben: „Die Herausforderung des Sterbens annehmen“*, in: *Amtsblatt der Erzdiözese Freiburg* 16 (2006), 385–389.

77 Vgl. C. Kopetzki, *Einleitung und Abbruch der künstlichen Ernährung beim einwilligungsunfähigen Patienten*, in: *Ethik Med* 16 (2004), 275–287.

78 Vgl. R. P. Hamel/J. J. Walters (Hg.), *Artificial Nutrition and Hydration and the Permanently Unconscious Patient: The Catholic Debate*, Washington, DC 2007; C. Tollefsen (Hg.), *Artificial Nutrition and Hydration: The New Catholic Debate*, Dordrecht 2008; Kongregation für die Glaubenslehre, *Antworten auf Fragen der Bischofskonferenz der Vereinigten Staaten bezüglich der*

führen, dass eine katholische Gesundheitseinrichtung den Willen eines Patienten, keine medizinisch applizierte Ernährung oder Flüssigkeit zu erhalten, nicht anerkennen möchte.[79] In den *Ethical and Religious Directives for Catholic Health Care Services* der US Bischofskonferenz findet sich dazu beispielsweise folgende kirchliche Vorgabe:

> In compliance with federal law, a Catholic health care institution will make available to patients information about their rights, under the laws of their state, to make an advance directive for their medical treatment. The institution, however, will not honor an advance directive that is contrary to Catholic teaching.[80]

Im Kontext des deutschen und österreichischen staatlichen Rechts wäre eine solche Position rechtlich nicht durch eine „organisationale Gewissensklausel" gedeckt.

5 Korporative Gewissensklausel

Angesichts der beschriebenen Konfliktlagen plädieren Inhaber des katholischen Lehramts[81], Vertreter von religiös-weltanschaulich ausgerichteten Interessengruppen[82] sowie einige katholische Moraltheologen[83], für die staatliche Anerkennung einer „korporativen Gewissensklausel". Im Folgenden soll der Frage

künstlichen Ernährung und Wasserversorgung, http://www.vatican.va/roman_curia/congregations/cfaith/documents/rc_con_cfaith_doc_20070801_risposte-usa_ge.html (Zugriff am 23.07.2013); Kongregation für die Glaubenslehre, *Kommentar zu den Antworten auf Fragen der Bischofskonferenz der Vereinigten Staaten bezüglich der künstlichen Ernährung und Wasserversorgung*, http://www.vatican.va/roman_curia/congregations/cfaith/documents/rc_con_cfaith_doc_20070801_nota-commento_ge.html Zugriff am 23.07.2013).

79 Vgl. M. R. Wicclair, *Conscientious Objection in Health Care*, 158–162.

80 United States Conference of Catholic Bishops, *Ethical and Religious Directives for Catholic Health Care Services*, http://www.usccb.org/meetings/2009Fall/docs/ERDs_5th_ed_091118_FINAL.pdf (Zugriff am 23.07.2013).

81 Vgl. Benedikt PP. XVI., *Ansprache von Benedikt XVI. an die Teilnehmer des 25. Internationalen Kongresses der Katholischen Apotheker*, http://www.vatican.va/holy_father/benedict_xvi/speeches/2007/october/documents/hf_ben-xvi_spe_20071029_catholic-pharmacists_ge.html (Zugriff am 29.07.2013).

82 Vgl. *Pharmacists for Life International*, http://www.pfli.org/ (Zugriff am 29.07.2013).

83 Vgl. G. Brown, *Institutional Conscience and Catholic Health Care*, in: J. W. Koterski (Hg.), *Life and Learning XVI: Proceedings of the Sixteenth University Faculty for Life Conference at Villanova University*, Washington, D.C. 2007, 413–422; E. L. Bedford, *The Concept of Institutional Conscience*, 409–420.

nachgegangen werden, was darunter zu verstehen ist und wie weit sich eine solche Regelung in einem säkularen Rechtsstaat mit einem öffentlichen Gesundheitssystem ethisch rechtfertigen lässt.[84]

5.1 Das Konzept einer korporativen Gewissensklausel

Gewissensklauseln sind rechtlich abgesicherte Ausnahmen von einer Handlungspflicht, die mit der Gewissensnot begründet werden, die eine Person hätte, würde sie zu einer Handlung gegen ihr Gewissen gezwungen werden. Die durch eine Gewissensklausel legitimierte gewissensbedingte Verweigerung (*conscientious objection*) wird rechtlich nicht sanktioniert und eröffnet demjenigen, der sich auf sie berufen möchte, damit einen Freiheitsraum. Gewissensklauseln werden rechtsethisch einerseits mit der hohen Wertschätzung des persönlichen Gewissens, andererseits mit der Pflicht des säkularen Rechts- und Verfassungsstaats, Gewissenskonflikte zu antizipieren und sie nach Möglichkeit zu entschärfen, begründet (vgl. oben, Abschnitt 2.1).

Die Forderung nach einer korporativen Gewissensklausel knüpft an dieses Konzept an und argumentiert folgendermaßen: Katholische Gesundheitseinrichtungen sähen sich angesichts der kirchlichen Glaubens- und Morallehre in einigen Feldern der Gesundheitsversorgung vor ähnlichen Gewissenskonflikten wie natürliche Personen: Würden sie staatlicherseits gezwungen sein, diese aus katholischer Perspektive moralisch nicht zulässigen Dienstleistungen zu erbringen, dann wäre ihre Integrität und Identität analog zu einem Individuum verletzt. Da der Staat eine solche „Selbstaufgabe" nicht erzwingen dürfe, müsse er den katholischen Gesundheitseinrichtungen als Organisationen eine korporative Gewissensklausel zugestehen, die sie von der Erbringung besagter Dienstleistungen sanktionsfrei entbinde.

Diese Forderung nach einer korporativen Gewissensklausel setzt argumentativ zwei Punkte voraus: Erstens muss unstrittig sein, dass Organisationen ein Gewissen haben, welches es staatlicherseits anzuerkennen gälte. Falls dem so ist, muss zweitens ein gesellschaftlicher Konsens darüber herrschen, dass den Trägern einer solchen korporativen Gewissensfreiheit, d. h. ganzen katholischen

84 Wenngleich die Debatte einen ausgesprochenen US-amerikanischen Schwerpunkt aufweist und im Kontext der dortigen religionsrechtlichen und gesundheitspolitischen Rahmenbedingungen zu sehen ist, sollte nicht unterschätzt werden, dass religiös-weltanschaulich und gewissensbedingte Konflikte rund um die Gesundheitsversorgung auch in Europa auftreten. Dies belegt nicht zuletzt die weiter unten angeführte einschlägige Debatte im Europarat (vgl. Fußnote 93).

Gesundheitseinrichtungen, eine Ausnahme von der allgemeinen Handlungspflicht im Rahmen eines öffentlichen Gesundheitssystems zukomme.

Die erste Voraussetzung kann unter Verweis auf das in Abschnitt 3.1 Gesagte kurzerhand wie folgt kritisiert werden: Gesundheitseinrichtungen mögen unter organisationsethischer Perspektive als moralische Akteure verstanden werden können, sodass man in analoger Weise von einem „korporativen Gewissen" sprechen könnte. Für das Recht lässt sich daraus allerdings nicht unmittelbar ein Anspruch auf eine korporative Gewissensklausel ableiten. Zum einen erfordern nämlich die rechtsstaatlichen Regeln einen strengen Maßstab bei der Etablierung einer solch weitreichenden Grundrechtsbestimmung; der Hinweis auf eine analoge Redeweise wird hierfür nicht ausreichen. Zum anderen wäre selbst unter Zugeständnis einer solchen Analogie noch nicht gesagt, inwieweit gesellschaftlich ein Konsens dahingehend bestehen würde, die korporative Gewissensnot katholischer Gesundheitseinrichtungen durch eine entsprechende Gewissensklausel anzuerkennen. Im Folgenden soll aufgezeigt werden, warum ein solcher Konsens nicht zustande kommen dürfte.

5.2 Rechtsethische Kritik an einer korporativen Gewissensklausel

Gewissensklauseln – egal, ob individuelle oder korporative – sind rechtsethisch in zweifacher Weise problematisch: Erstens nivellieren Gewissensklauseln die ethische Nichteinholbarkeit des Gewissens durch rechtliche Normen, insofern sie die Unbedingtheit der Gewissensentscheidung (vgl. Abschnitt 2.1) durch das Zugeständnis einer sanktionslosen Verweigerung ersetzen. Nichts würde katholische Gesundheitseinrichtungen auch ohne korporative Gewissensklausel daran hindern, aus ihrer Sicht moralisch problematische Dienstleistungen zu verweigern, um die eigene Integrität zu bewahren. In der Tat tun sie dies bereits in bestimmten Bereichen, in denen sie keinen öffentlichen Versorgungsauftrag haben (z.B. Reproduktionsmedizin). Das mag ihnen Kritik ob der zugrundeliegenden Morallehre oder Ertragsverluste im wirtschaftlichen Betrieb einbringen – was sie allerdings aufgrund der Unbedingtheit der Gewissensentscheidung in Kauf nehmen. Eine korporative Gewissensklausel würde die Glaubwürdigkeit dieser Haltung tendenziell unterminieren, da sie katholische Gesundheitseinrichtungen dispensieren und damit letztlich um ihre Gewissensentscheidung bringen würde.

Zweitens besteht mit einer Gewissensklausel die Gefahr eines „Gewissensabsolutismus". Wicclair bezeichnet damit die Position, wonach Gewissensentscheidungen immer über anderen Argumenten stehen würden, also gleichsam unangreifbar wären.[85] Dabei scheint es, dass Vertreter des Gewissensabsolutismus diesen gerne mit der Unbedingtheit von Gewissensentscheidungen gleichsetzen. Ethisch betrachtet ist ein unbedingter Wert (wie die Gewissensfreiheit) jedoch nicht das gleiche wie ein absoluter Wert. Während ersterer unabhängig von externen Faktoren wie z. B. rechtlichen Sanktionen angestrebt wird, wird „absolut" in der Regel als „höchster" Wert interpretiert. Ein solcher Gewissensabsolutismus ist aber nicht Ausdruck des europäischen Grundrechtssystems. Dieses erachtet, in der Gestalt von Art. 9 EMRK, die Religions-, Weltanschauungs- und Gewissensfreiheit zwar als unbedingte Werte (d. h. ihre Geltung ist nicht von staatlicher Gunst abhängig), nicht jedoch als absolute Werte, da Art. 9 Abs. 2 EMRK für sie Schrankenregelungen vorsieht und sie jedenfalls ihre Grenzen an den Grundrechten Dritter finden – also abwägbar sein müssen.

Zusammenfassend könnte man die rechtsethische Problematik von Gewissensklauseln folgendermaßen formulieren: Gewissensklauseln entbinden denjenigen, der sie in Anspruch nimmt, von ethischer Reflexion. Das kann so weit gehen, dass Gewissensklauseln zu einem Freibrief für einen Gewissensabsolutismus werden, der dem zugrundeliegenden ethischen Problem nicht gerecht wird. Diese Gefahr ist umso größer, je weitläufiger und unbestimmter die Gewissensklauseln formuliert sind – beispielsweise keine Notfallklausel wie für die vitale Indikation beim Schwangerschaftsabbruch beinhalten.[86]

Von besonderer Problematik wäre eine korporative Gewissensklausel in jenen Fällen, in denen katholische Gesundheitseinrichtungen für sich die rechtliche Anerkennung eines pflichtwidrigen Tuns verlangen. Wie in Abschnitt 4.3 dargelegt, könnte dies dann schlagend werden, wenn die in einer Patientenverfügung formulierte Ablehnung einer lebenserhaltenden Maßnahme mit dem Argument der moralischen Unzulässigkeit übergangen werden soll.

5.3 Korporative Gewissensklauseln in der Praxis öffentlicher Gesundheitsversorgung

Die Frage nach einer korporativen Gewissensklausel für katholische Gesundheitseinrichtungen kann schließlich nicht losgelöst von der Praxis öffentlicher

---

85 Vgl. M. R. Wicclair, *Conscientious Objection in Health Care*, 34.

86 Vgl. M. R. Wicclair, *Conscientious Objection in Health Care*, 207 ff.; G. Puppinck/K. J. Wenberg, *Memorandum on the PACE Report, Doc. 12347, 20 July 2010 „Women's access to lawful medical care: the problem of unregulated use of conscientious objection" that will be discussed and voted in Strasbourg on 7th October 2010*, http://eclj.org/pdf/ECLJ_MEMO_COUNCIL_OF_EUROPE_CONSCIENTIOUS_OBJECTION_McCafferty_EN_Puppinck.pdf (Zugriff am 29. 07. 2013).

Gesundheitsversorgung beantwortet werden. In Österreich werden rund zwanzig Prozent aller Krankenhausleistungen von Spitälern in katholischer Trägerschaft erbracht[87]; in Deutschland liegt der Anteil kirchlicher Trägerschaften bei ca. dreißig Prozent aller Allgemeinkrankenhäuser.[88] In beiden Gesundheitssystemen partizipieren katholische Krankenhäuser, Apotheken und andere Einrichtungen an einem öffentlichen Versorgungsauftrag.[89] Wie wäre eine korporative Gewissensklausel vor diesem Hintergrund zu beurteilen?

Ein öffentliches Gesundheitssystem zeichnet sich dadurch aus, dass die Krankenversorgung nicht ausschließlich zur privaten Angelegenheit erklärt, sondern als öffentliche Aufgabe angesehen wird.[90] „Öffentlich" ist nicht gleichzusetzen mit „staatlich", sodass ein öffentliches Gesundheitssystem von staatlichen und privaten Trägern gebildet werden kann, die jedoch gemeinsamen – nämlich öffentlichen – Regeln unterworfen sind. Kirchen und kirchliche Gemeinschaften sind aufgrund ihres Selbstverständnisses seit jeher Mitträger dieses Systems. Sie haben damit eine Verantwortung und Pflichten übernommen, die dem „öffentlichen Vernunftgebrauch"[91] unterliegen. Katholische Gesundheitseinrichtungen partizipieren andererseits auch an den Vorzügen des öffentlichen Gesundheitssystems, insbesondere an einer öffentlichen Finanzierung und an Monopolmärkten.

Von den Befürwortern einer korporativen Gewissensklausel wird angeführt, dass personale Gewissensklauseln (wie sie z. B. für den Schwangerschaftsabbruch oder die Reproduktionsmedizin gelten) die öffentliche Stellung, die der betreffende Angehörige eines Gesundheitsberufs innehat, nicht in Frage stellen: Man gesteht in einem öffentlichen Gesundheitssystem auch dem Arzt in einem staatlichen Krankenhaus zu, sich der Durchführung oder Mitwirkung an einem Schwangerschaftsabbruch zu verweigern, ohne damit seine ärztliche Profession in Abrede zu stellen. Analog, so die Befürworter einer korporativen Gewissensklausel, sollte es auch bei katholischen Gesundheitseinrichtungen sein: Sie sollten das Recht besitzen, sich bestimmter Leistungen zu entschlagen, ohne dass damit gleich ihre Verantwortung für den öffentlichen Versorgungsauftrag bezweifelt wird.

---

87 *Ordensspitäler suchen neue Form der Vernetzung*, http://www.kathweb.at/site/focus/meldungen/orden/database/50758.html (Zugriff am 29.07.2013).

88 Katholischer Krankenhausverband Deutschlands e.V., *Tätigkeitsbericht: Oktober 2011 bis September 2012*, http://www.kkvd.de/76718.html (Zugriff am 29.07.2013).

89 In den USA handelt es sich um eine vergleichbare Größe katholischer Gesundheitseinrichtungen, vgl. S. Durland, *The Case Against Institutional Conscience*, 1661 f.

90 Vgl. J. Wallner, *Ethik im Gesundheitssystem*, Wien 2004.

91 Vgl. J. Rawls, *The Idea of Public Reason Revisited*, in: *U Chi L Rev* 64 (1997), 765–807.

Diese Sichtweise verkennt allerdings eine bedeutsame Eigenschaft von (personalen) Gewissensklauseln: Diese gehen davon aus, dass die gewissensbedingte Verweigerung des Einzelnen durch die Handlungsbereitschaft der anderen bzw. des Systems substituiert wird, sodass die Versorgung insgesamt sichergestellt ist. Haben nun katholische Gesundheitseinrichtungen einen erheblichen Anteil an dieser öffentlichen Versorgung, womöglich (wie bei manchen Spitälern und Apotheken) sogar eine regionale Dominanz, so käme das Verweigerungsrecht mittels korporativer Gewissensklausel dem Zusammenbruch der öffentlichen Gesundheitsversorgung in diesen Bereichen gleich. Katholische Gesundheitseinrichtungen mögen argumentieren, dass es sich nur um einen partiellen Zusammenbruch handle, noch dazu in Versorgungsbereichen, die moralisch nicht vertretbar seien. Es ist jedoch zu bezweifeln, ob diese Argumentation den Maßstäben des öffentlichen Vernunftgebrauchs standhält, wenn die katholischen Einrichtungen weiterhin an den Vorteilen eines öffentlichen Gesundheitssystems partizipieren möchten.

Inwieweit katholische Träger einerseits und staatliche Regelsetzer andererseits ihre Machtpositionen in dieser Konstellation ausreizen, ist eine ethische Frage der Klugheit, die aber hier nicht weiter verfolgt wird.[92] Aus den Abschnitten 5.2 und 5.3 sollte jedoch deutlich geworden sein, warum es gerechtfertigt sein kann, die korporative Gewissensentscheidung von katholischen Gesundheitseinrichtungen durch eine Gewissensklausel nicht vorbehaltlos anzuerkennen. Das bedeutet hingegen nicht, dass das religiös-weltanschauliche Profil katholischer Gesundheitseinrichtungen (d. h. ihr korporatives „Gewissen") in einem öffentlichen Gesundheitssystem ohne Belang wäre. Es bedarf jedoch eines differenzierteren Lösungsansatzes als des einer korporativen Gewissensklausel, um beiden Interessenlagen – jener katholischer Gesundheitseinrichtungen und jener des öffentlichen Gesundheitssystems – gerecht zu werden.

---

92 Die Brisanz dieser Thematik wurde beispielsweise in der Debatte des Europarats um den sogenannten McCafferty-Report im Jahr 2010 deutlich: Ursprünglich sah der Report einen Resolutions- und einen Empfehlungsentwurf für die Parlamentarische Versammlung des Europarats vor, wonach Gewissensklauseln in den Mitgliedsstaaten restriktiver formuliert und nur auf natürliche Personen anwendbar sein sollten, vgl. Council of Europe, Social, Health and Family Affairs Committee/C. McCafferty, *Women's access to lawful medical care: the problem of unregulated use of conscientious objection*, Doc. 12347 (2010). In der parlamentarischen Debatte wurde daraus die Resolution, wonach nicht nur natürliche Personen, sondern auch Krankenhäuser und andere Organisationen das Recht erhalten sollten, Schwangerschaftsabbrüche, Tötungen auf Verlangen bzw. Suizidbeihilfen und andere Handlungen, die den Tod eines Embryos oder Fötus bedeuten, zu verweigern. Die Einschränkungen dieser „Gewissensklausel" waren geringer als im Entwurf, vgl. Council of Europe, *The right to conscientious objection in lawful medical care*, Resolution 1763 (2010).

6 Die Suche nach einem schonenden Ausgleich der Interessenlagen als Lösungsansatz

Ein Lösungsansatz für den Konflikt zwischen korporativen Gewissensentscheidungen katholischer Gesundheitseinrichtungen und öffentlichem Gesundheitssystem ist im schonenden Ausgleich der Interessenlagen gemäß Verhältnismäßigkeitsprinzip zu suchen.

6.1 Güterabwägung statt Absolutismus

Wenn es zu einem Konflikt zwischen zwei grundlegenden rechtsethischen Werten (z. B. Gewissensfreiheit und Fairness in der öffentlichen Gesundheitsversorgung) kommt, dann muss ein Ausgleich geschaffen werden, der neben analytischer vor allem synthetische Urteilskraft benötigt. Hierbei handelt es sich um eine Frage der rechtsethischen Güterabwägung.

„Güterabwägung" ist ein simples Wort für einen „komplexen Deliberationsprozess"[93], der auf einen klugen Ausgleich zwischen moralischen oder rechtlichen Prinzipienansprüchen abzielt. Güter sind „Strebensziele"[94], die sehr unterschiedliche Formen annehmen können: Gesundheit, Freiheit, Integrität, materielles Vermögen usw. Kommt es zu einem Konflikt zwischen Gütern, sodass nicht jedes zugleich verfolgt werden kann, so kann man sich in vielen Alltagsfragen mit Grundsätzen wie der „Maxime vom zu wählenden kleineren Übel"[95] weiterhelfen. Solche Faustregeln stoßen jedoch angesichts der Komplexität mancher Konflikte bald an ihre Grenzen.

Die Kriterien für eine Güterabwägung sind „aus den komplexen Bestimmungsgründen der Handlung (Handlungsziel, Handlungsabsicht, Handlungsumstände) und den Rahmenbedingungen"[96] zu bestimmen. Damit versagt sich die Güterabwägung einer simplifizierenden Bezugnahme auf „Werte", die gleichsam als Fixsterne die Abwägung entscheiden könnten. Wolfslast[97] weist darauf hin, dass sich das Konzept der Güterabwägung mitunter ebendiesem Vorwurf ausge-

93 C. Horn, *Güterabwägung*, in: M. Düwell/C. Hübenthal/M. H. Werner (Hg.), *Handbuch Ethik*, Stuttgart ³2011, 391.

94 M. Forschner, Art. *Güter*, in: O. Höffe (Hg.), *Lexikon der Ethik*, München 2002, 106.

95 L. Honnefelder, *Güterabwägung und Folgenabschätzung in der Ethik*, in: H.-M. Sass/H. Viefhues (Hg.), *Güterabwägung in der Medizin. Ethische und ärztliche Probleme*, Berlin 1991, 57.

96 L. Honnefelder, *Güterabwägung und Folgenabschätzung in der Ethik*, 59.

97 G. Wolfslast, *Juristische Methoden der Güterabwägung*, in: H.-M. Sass/H. Viefhues (Hg.), *Güterabwägung in der Medizin*, 88.

setzt sieht, nämlich auf einer naturrechtlichen Wertemetaphysik zu basieren, welche mit den Grundsätzen einer postmetaphysischen Jurisprudenz unvereinbar sei. Demgegenüber geht es der rechtsethischen Güterabwägung um die Herstellung einer praktischen Konkordanz (einem schonenden Ausgleich) von prinzipiell gleichermaßen berechtigten Ansprüchen. Welche Möglichkeiten stehen diesem Konfliktlösungsansatz zur Verfügung? Wolfslast[98] unterscheidet mit Hubmann[99] derer vier: Ausweichen, Ausgleichen, Eingreifen, Entschädigen.

Ein Konflikt kann erstens dadurch gelöst werden, dass eine Konfliktpartei auf eine alternative Handlungsoption ausweicht. Das bietet sich dort an, wo eine Partei ihr Gut auf einem anderen Weg verwirklichen kann, als auf jenem, der zu einem Konflikt mit einer anderen Partei führt. In diesem Sinn wird bei persönlichen Gewissenskonflikten den Betroffenen oftmals zugemutet, nach einer Kollegin oder einem Kollegen zu suchen, der die betreffende Gesundheitsdienstleistung ohne Gewissenskonflikt leisten kann. Auf korporativer Ebene kann sich dieser Ansatz schwieriger gestalten, wenn eine „Vertretung“ für ganze Gesundheitseinrichtungen gesucht werden muss. In diesem Zusammenhang wäre es fair, wenn die Vertreter des öffentlichen Gesundheitssystems von katholischen Einrichtungen verlangen dürften, eine korporative Vertretung zu suchen, welche die Dienstleistungen ohne Gewissenskonflikt erbringen kann. Wo für beide Parteien eine Ausweichmöglichkeit besteht, gibt es häufig Regeln, die sicherstellen sollen, dass diejenige Partei ausweicht, die ihr Gut auf alternativem Weg leichter verfolgen kann (weil sie z. B. flexibler ist, noch nicht weitreichende Investitionen getätigt hat oder besser vernetzt ist). Wichtig ist dabei stets, dass die Lösung nicht dazu führt, dass eine Partei ihr Gut gänzlich preisgeben muss; insofern handelt es sich um einen „schonenden“ Ausgleich. Ob das Ausweichprinzip überhaupt zum Tragen kommen kann, wird man in manchen Fällen nicht ohne praktische Urteilskraft sagen können, denn die Frage, ob jemand sein Gut auf alternativen Wegen verwirklichen kann, ist letztlich eine Bewertungsfrage.

In einigen Fällen wird klar sein, dass keine Partei in diesem Sinn ausweichen kann. Dann könnte die zweite Möglichkeit der güterabwägenden Konfliktlösung zum Tragen kommen. Dabei muss jedes involvierte Gut so weit zurücktreten, bis alle am Konflikt beteiligten Güter nebeneinander bestehen können. Dieser Ausgleich signalisiert eine faire Mäßigung aller Beteiligten. Er muss nicht notwendigerweise linear erfolgen (d. h. jeder müsste in gleichem Ausmaß zurückstecken), sondern kann ebenso proportional sein. Das hängt wiederum von der Wertigkeit der involvierten Güter ab und erfordert praktische Urteilskraft.

98 G. Wolfslast, *Juristische Methoden der Güterabwägung*, 83 ff.
99 H. Hubmann, *Wertung und Abwägung im Recht*, Köln 1977, 90 ff.

In manchen Fällen kann ein Konflikt allerdings nicht durch das Ausweich- oder das Ausgleichsprinzip gelöst werden. Hier kommt es notwendigerweise zu einem Eingriff in ein prinzipiell geschütztes Gut, der jedoch verhältnismäßig bleiben muss. Bei der Verhältnismäßigkeitsprüfung wird darauf abgestellt, ob der Eingriff in das Gut (z. B. in die korporative Religions-, Weltanschauungs- und Gewissensfreiheit) geeignet, erforderlich und verhältnismäßig im engeren Sinn ist.[100] Das Kriterium der *Geeignetheit* fordert nach einer Begründung dafür, dass mit dem Eingriff in das Gut das in Spannung damit stehende andere Gut überhaupt realisiert werden kann. In diesem Sinn wäre zu untersuchen, ob die Beschränkung der korporativen Gewissensfreiheit von katholischen Gesundheitseinrichtungen zu einer flächendeckenden öffentlichen Gesundheitsversorgung führen würde. Die Geeignetheit vorausgesetzt, stellt sich zweitens die Frage, ob der Eingriff *notwendig* ist. Ziel dieser Frage ist es, jenes Mittel zu identifizieren, welches die geringste Eingriffsintensität aufweist. Wenn es gelindere Mittel als eine Beschränkung der korporativen Gewissensfreiheit geben würde, um den öffentlichen Versorgungsauftrag aufrecht zu erhalten, so wäre diese Beschränkung nicht notwendig. Ist der Eingriff geeignet und notwendig, so ist schließlich drittens zu prüfen, ob dieses nun identifizierte Mittel im konkreten Kontext tatsächlich das schonendste ist. Die korporative, gewissensbedingte Verweigerung von Gesundheitsdienstleistungen durch katholische Einrichtungen müsste in diesem Sinn genauer untersucht werden: Um welche spezifischen Dienstleistungen geht es? Wie sehen die Rahmenbedingungen ihrer Erbringung aus? Wäre eine staatliche Sanktionierung von gewissensbedingten Verweigerungen in einem adäquaten Verhältnis zur Zielsetzung, ein öffentliches Gesundheitssystem aufrecht zu erhalten?

Die vierte Möglichkeit, einen prinzipiellen Konflikt zu lösen, besteht darin, eine Güterverletzung zu entschädigen. Privatrechtliche Haftungs- und Schadensersatzvereinbarungen können in diesem Zusammenhang der Preis dafür sein, das korporative Gewissen katholischer Gesundheitseinrichtungen integer zu halten.

Wie sich anhand der vier Konfliktlösungsansätze im Rahmen des schonenden Ausgleichs zeigt, ist die Angelegenheit weitaus komplexer als simple Forderungen nach einer korporativen Gewissensklausel[101] oder nach einem bedingungslosen

100 M. Gentz, *Zur Verhältnismäßigkeit von Grundrechtseingriffen*, in: *NJW* 21 (1968), 1600–1607; L. Hirschberg, *Der Grundsatz der Verhältnismäßigkeit*, Göttingen 1981; R. Alexy, *Theorie der Grundrechte*, Frankfurt a. M. 1994, 100 ff.; D. M. Beatty, *The Ultimate Rule of Law*, Oxford 2004, 171 f.

101 Vgl. dazu die Ausführungen zur Position des „Gewissensabsolutismus" oben, Abschnitt 5.2. Rechtsethisch hochwertige Gewissensklauseln können zwar jene differenzierten Beurteilungen

Unterordnen katholischer Gesundheitseinrichtungen unter die Regeln nicht-katholischer Träger.[102] Der Umstand, dass sich katholische Gesundheitseinrichtungen zum einen mit guten Gründen auf das Recht der korporativen Religions-, Weltanschauungs- und Gewissensfreiheit berufen können, zum anderen aber in einem öffentlichen Gesundheitssystem keine Exemtion mittels korporativer Gewissensklausel beanspruchen können, führt dazu, dass korporative Gewissenskonflikte nur im Einzelfall durch einen schonenden Güterausgleich gemäß Verhältnismäßigkeitsprinzip entschärft werden können.

6.2 Kriterien für Eingriffe in die korporative Gewissensfreiheit

Ausgangspunkt ist die Feststellung, dass sich katholische Gesundheitseinrichtungen auf ihre korporative Gewissensfreiheit (juristisch genauer: Religions- und Weltanschauungsfreiheit) berufen können, wenn sie bestimmte Dienstleistungen aus moralischen Gründen nicht erbringen wollen. In einem öffentlichen Gesundheitssystem kann dieses Grundrecht allerdings kein Freibrief für eine absolute Verweigerung sein. Vielmehr sind Eingriffe in die korporative Gewissensfreiheit gerechtfertigt, um einen schonenden Ausgleich mit den Gütern eines öffentlichen Gesundheitssystems gemäß Verhältnismäßigkeitsprinzip herzustellen. Folgende, beispielhafte Konstellationen liefern Kriterien für solche Eingriffe[103]:

(a) Verweigerungen, die auf allgemeinen Diskriminierungen beruhen: Wird eine Gesundheitsdienstleistung verweigert, weil der nachfragende Patient eine bestimmte ethnische Abstammung, eine bestimmte sexuelle Orientierung, eine bestimmte Religion oder Weltanschauung oder ein bestimmtes Alter aufweist, so ist diese Verweigerung nicht als rechtmäßige Verweigerung anzuerkennen. Die Begründung hierfür ist in den rechtsethischen Maßstäben des staatlichen Gleichbehandlungsrechts zu sehen. Insofern wäre beispielsweise ein katholisches Krankenhaus nicht im Recht, wenn einer homosexuellen Patientin in der Am-

---

in sich aufnehmen, die im Rahmen der Verhältnismäßigkeitsprüfung erörtert wurden. Da es aber Zweck einer *gesetzlichen* Gewissensklausel wäre, Sachverhalt abstrakt-generalisierend zu erfassen, muss bezweifelt werden, wie die feingliedrige Abwägung in einer solchen Klausel Platz finden sollte. Das Dilemma besteht also darin, entweder eine zu weit gefasste und damit undifferenzierte Gewissensklausel oder eine kasuistische Vielzahl von ausreichend differenzierten Gewissensklauseln zu haben. Vgl. M. R. Wicclair, *Conscientious Objection in Health Care*, 203 ff.

102 Wicclair bezeichnet diese Position als „*incompatibility thesis*“, vgl. M. R. Wicclair, *Conscientious Objection in Health Care*, 44 ff.

103 Vgl. M. R. Wicclair, *Conscientious Objection in Health Care*, 92 ff.

bulanz eine gynäkologische Untersuchung verweigert würde, die bei einer heterosexuellen Patientin schon durchgeführt worden wäre.

(b) Verweigerungen, die auf falschen oder unzureichenden klinischen Informationen beruhen: Wird eine Gesundheitsdienstleistung verweigert, weil die katholische Einrichtung von falschen oder unzureichenden klinischen Informationen für die moralische Beurteilung der Dienstleistung ausgeht, ist diese Verweigerung nicht als rechtmäßige Verweigerung anzuerkennen. Wird etwa davon ausgegangen, dass eine „Pille danach" immer dieselbe Wirkung wie eine „Abtreibungspille" hat, so ignoriert dies die unterschiedlichen Wirkmechanismen von Levonorgestrel und Mifepriston. Eine Verweigerung der „Pille danach" mit der unkritischen Begründung, es handle sich um eine moralisch nicht zulässige „Abtreibungspille" wäre demnach nicht gerechtfertigt, wenn die Abgabe bei differenzierterer Beurteilung der „Pille danach" schon erfolgen würde.[104]

(c) Verweigerungen, welche die betroffenen Patienten einer ungebührlichen Belastung oder einem Schaden aussetzen: Würde die gewissensbedingte Verweigerung einer Gesundheitsdienstleistung durch katholische Gesundheitseinrichtungen für den Patienten eine ungebührliche Belastung oder einen Schaden bedeuten, so ist eine solche Verweigerung nicht als rechtmäßige Verweigerung anzuerkennen. Ungebührliche Belastungen oder Schäden können gemäß ganzheitlichem Menschenbild physischer, psychischer, seelischer und sozialer Natur sein. Das klassische Beispiel hierfür ist der vital indizierte Schwangerschaftsabbruch, der in Kauf genommen wird, um das Leben der Frau zu retten. Diese Notfallsituation ist auch in den meisten individuellen Gewissensklauseln berücksichtigt. Ein anderes Beispiel wäre jene Situation, in der eine Kundin bei einer katholischen Apotheke die Notfallkontrazeption nicht erhält und – da es sich um die einzige diensthabende Nachtapotheke im weiten Umkreis handelt – daher eine nächtliche Autofahrt in die nächstgelegene, nicht-katholische Apotheke unternehmen muss.

(d) Verweigerungen von Informationen: Verweigert eine katholische Gesundheitseinrichtung, dass Patienten in ihr über legale Behandlungsoptionen aufgeklärt werden, weil diese Optionen mit der kirchlichen Morallehre konfli-

---

104 Eine ebensolche mangelhafte Informationslage dürfte auch im Vorfeld der Abweisung eines Vergewaltigungsopfers durch katholische Kliniken in Köln eine Rolle gespielt haben. In den ersten Wortmeldungen einiger amtlicher Vertreter der Kirche sowie einiger Moraltheologen wurde deutlich, dass die komplexen Wirkmechanismen der verschiedenen Notfallkontrazeptiva für die moralische Beurteilung der Lage offenbar nicht rezipiert wurden. Vgl. dazu die Berichterstattung über die Meinungsänderung von Kardinal Joachim Meisner in: Deutsches Ärzteblatt online, *Kardinal Meisner: Manche „Pillen danach" vertretbar*, http://www.aerzteblatt.de/nachrichten/53256 (Zugriff am 30.07.2013).

gieren würden, so kann dies nicht als rechtmäßige Verweigerung anerkannt werden. Zu denken wäre an eine Information über das Recht eines einwilligungsfähigen Patienten, lebenserhaltende Maßnahmen – auch medizinisch applizierte Ernährung und Flüssigkeit – abzulehnen; oder an die Aufklärung einer Patientin über Möglichkeiten, eine Schwangerschaft zu verhindern oder sie zu beenden. Für das öffentliche Gesundheitssystem ist diese Aufklärungspflicht das Mindestmaß der Verantwortung, die man auch als katholische Gesundheitseinrichtung in einer öffentlichen Versorgung trägt. Aus Perspektive der katholischen Morallehre wird gegen eine solche Aufklärungspflicht mitunter angeführt, dass man sich dadurch zum Komplizen einer moralisch nicht erlaubten Tat mache, was zu Gewissensnöten führen würde. Dieses Argument wird im Zusammenhang mit der folgenden Beschränkung der korporativen Gewissensfreiheit eingehender beleuchtet.

(e) Verweigerungen eines Transfers: Sieht sich eine katholische Gesundheitseinrichtung angesichts einer bestimmten Dienstleistung vor einem Gewissenskonflikt und verweigert sie den Transfer des betreffenden Patienten in eine Einrichtung, die besagte Dienstleistung ohne Gewissensnot erbringen kann, so ist diese Verweigerung nicht als rechtmäßige Verweigerung anzuerkennen. Zu denken wäre an Fälle, in denen Schwangere mit einem pathologischen pränataldiagnostischen Befund nicht in eine Klinik überwiesen werden, die einen Schwangerschaftsabbruch durchführen würde; oder an Fälle, in denen Apothekenkunden nicht gesagt wird, wo sie ein Notfallkontrazeptionspräparat erhalten. Für das öffentliche Gesundheitssystem ist die Pflicht, einen Transfer zu organisieren, ein zumutbarer Eingriff in die korporative Gewissensfreiheit katholischer Einrichtungen, auch wenn diese Organisation eines Transfers womöglich als moralisch nicht zulässige Kooperation ansehen würden. Die Diskrepanz zwischen öffentlicher und katholischer Beurteilung von Kooperationspflichten (Aufklärung, Überweisung) rührt von einer besonderen Sensibilität der katholischen Morallehre für die ethische Beurteilung solcher Kooperationen her.[105] Was aus Perspektive des säkularen Rechtsstaats für einen schonenden Ausgleich verlangt werden kann, ist die abwägende Auseinandersetzung katholischer Gesundheitseinrichtungen mit der Frage, inwieweit bestimmte Kooperationen mit dem eigenen korporativen Gewissen vereinbar sind. Insbesondere für die Frage, welche Formen der sogenannten materiellen Kooperation vertretbar sind, bedarf es eines systematischen Analyserasters, wie ihn beispielsweise Sulmasy im Anschluss an Grisez

105 Vgl. S. Ernst, *Grundfragen theologischer Ethik. Eine Einführung*, München 2009, 271f.

vorgelegt hat.[106] Mit anderen Worten: die Begründungslast, warum eine Kooperation in einem öffentlichen Gesundheitssystem aus moralischen Gründen nicht eingegangen werden kann, liegt bei den katholischen Gesundheitseinrichtungen.

(f) Verweigerung mit Zwang zum Rechtsbruch: Führt die Verweigerung einer katholischen Gesundheitseinrichtung dazu, dass Mitarbeiter dieser Einrichtung zu einem Rechtsbruch gezwungen wären, so ist diese Verweigerung nicht als rechtmäßige Verweigerung anzuerkennen. Eine solche Situation könnte eintreten, wenn katholische Gesundheitseinrichtungen ihre Mitarbeiter dazu anhalten, sich über Behandlungsablehnungen von Patienten hinwegzusetzen, wenn diese mit der katholischen Morallehre konfligieren würden.[107] In diesem Fall würde die katholische Gesundheitseinrichtung nicht nur gegen allgemeine Gesetze verstoßen, die sie gegenüber Patienten einzuhalten hat (v. a. das Recht auf Selbstbestimmung); sie würde auch ihre Mitarbeiter in Gewissensnot bringen, wenn sie gegen ihre eigenen moralischen Überzeugungen und gegen das Recht handeln sollten.

Die genannten Schranken beschreiben die Grenzen der Verhältnismäßigkeit einer gewissensbedingten Positionierung von katholischen Gesundheitseinrichtungen mit öffentlichem Versorgungsauftrag. Damit wird einerseits das Recht der Einrichtungen anerkannt, gemäß ihren religiös-weltanschaulichen und moralischen Maßstäben zu handeln und damit ihre Identität innerhalb eines öffentlichen Versorgungssystems zu behalten. Insofern weist die Grenzziehung gemäß Verhältnismäßigkeitsprinzip und die Suche nach einem schonenden Ausgleich zwischen den Interessen der katholischen Träger und dem öffentlichen Gesundheitssystem sowohl einen Gewissensabsolutismus als auch eine Inkompatibilitätsthese zurück.

7 Schlussfolgerung

Hinter dem Bestreben, einen schonenden Ausgleich gleichermaßen fundamentaler Güter mittels Verhältnismäßigkeitsprinzip zu bewerkstelligen, steht aus ethischer Perspektive das Toleranzprinzip, welches mit der Gewissensfreiheit historisch und systematisch eng verbunden ist. Sulmasy[108] weist in diesem Zusammenhang darauf hin, dass Positionen, die für sich Gewissensfreiheit einfor-

106 Vgl. D. P. Sulmasy, *What is conscience and why is respect for it so important?*, 141; G. Grisez, *Difficult Moral Questions: How Far May Catholic Hospitals Cooperate with Non-Catholic Providers?*, in: *Linacre Q* 62 (1995), 67–72.

107 Vgl. oben, Abschnitt 4.3.

108 D. P. Sulmasy, *What is conscience and why is respect for it so important?*, 146.

dern, aber die ihr zugrundeliegende Toleranz gegenüber unterschiedlichen Gewissensentscheidungen ignorieren, von einer fairen und toleranten Gesellschaft nicht geduldet werden müssen. In diesem Sinn haben fundamentalistische Extrempositionen, die für sich Gewissensfreiheit und Toleranz einfordern, keine ethische Berechtigung – seien sie religiös-weltanschaulich geprägt, seien sie laizistisch ausgerichtet.

Mit Toleranz verbunden ist die Bereitschaft zum Kompromiss, der aus fundamentalistischer Perspektive als Verrat erscheinen mag, aus Perspektive des öffentlichen Vernunftgebrauchs hingegen als Ausdruck des gegenseitigen Respekts:

> [...] deep mutual respect for conscience demands that we ought to be willing to be inconvenienced, if necessary, for each other's sake.[109]

Es ist somit keine Preisgabe der eigenen, gewissensbestimmten Integrität, wenn katholische Gesundheitseinrichtungen ihre korporative Gewissensfreiheit Schranken unterwerfen, die das Toleranzprinzip in einem öffentlichen Gesundheitssystem als verhältnismäßig ansieht.

Erscheint ein solcher schonender Ausgleich für katholische Gesundheitseinrichtungen als nicht möglich, so müssen sie bei ihrer Gewissensentscheidung stehen bleiben. Wer eine Gewissensentscheidung trifft, der ist auch bereit, allfällige negative Konsequenzen dieser Entscheidung in Kauf zu nehmen. Eine negative Medienberichterstattung, finanzielle Ertragsausfälle, öffentlichrechtliche Verwaltungsstrafen, zivilrechtliche Schadensersatzansprüche oder strafrechtliche Verbandsverantwortlichkeit gehören hierzu ebenso wie politische Konsequenzen den öffentlichen Versorgungsauftrag betreffend.

Inwieweit eine solche Zuspitzung im öffentlichen Interesse wäre, ist eine Frage der politischen Klugheit; inwieweit sie aus innerkatholischer Sicht moralisch vertretbar wäre, ist eine Frage der katholischen Ethik – beide Fragen liegen außerhalb der hier vorliegenden rechtsethischen Analyse möglicher Szenarien und ihrer Begründung. Eine denkbare Konsequenz des Beharrens auf dem korporativen katholischen Gewissen wäre die Etablierung eines vom öffentlichen Gesundheitswesen abgekoppelten katholischen Gesundheitswesens. Derartige Überlegungen mag man aus konzeptioneller Perspektive mit einem kommunitaristischen Ansatz begründen können, sie wären allerdings weit abseits der gesellschaftlichen Realität in Deutschland oder Österreich.

Schlussfolgend bleibt aus der vorangegangenen Analyse Folgendes festzuhalten: Katholische Gesundheitseinrichtungen können für sich konzeptionell mit

109 Ebd.

guten Gründen korporative Gewissensentscheidungen in einem analogen Sinn zum Individuum in Anspruch nehmen. Insoweit diese Organisationen an einer öffentlichen Gesundheitsversorgung teilnehmen, sind korporative Gewissensklauseln jedoch nicht geeignet, die Gewissensfreiheit der katholischen Gesundheitseinrichtungen mit dem öffentlichen Versorgungsauftrag zusammen zu denken. Im Konfliktfall ist stattdessen ein schonender Ausgleich der berechtigten Interessen von katholischen Gesundheitseinrichtungen und öffentlichem Versorgungssystem gemäß Verhältnismäßigkeitsprinzip anzustreben. Dieser Ansatz anerkennt die korporative Gewissensentscheidung zwar grundsätzlich, unterwirft sie aber Schranken, um den Gütern eines öffentlichen Gesundheitssystems Raum zu lassen. Wenn diese Lösung für katholische Gesundheitseinrichtungen moralisch nicht tragbar erscheint, besteht ihre korporative Gewissensfreiheit weiter, sie müssen aber – analog zum individuellen Gewissenstäter – bereit sein, die mit der Entscheidung verbundenen Konsequenzen zu tragen.

Matthias Pulte

Die Vorgaben des kanonischen Rechts für die Gewissensentscheidung von Mitarbeitern in kirchlich getragenen (Gesundheits-)Einrichtungen

Mit Maßstäben des Rechts über Gewissensentscheidungen von Menschen zu befinden, ist eine äußerst heikle Angelegenheit. Aus gutem Grund hat sich daher der kirchliche Gesetzgeber von 1983 dafür entschieden, diesen zuerst die kirchliche Lehre betreffenden Sachverhalt nur in einigen speziellen Normen anzusprechen. Mit Blick auf den Rechtsbereich der kirchlichen Dienste und Ämter, zu dem auch die Heil- und Pflegeberufe in kirchlichen Einrichtungen zu zählen sind, fällt nur eine Bestimmung im CIC/1983 auf, die ausdrücklich von der Gewissenfreiheit spricht. Es ist c. 748 § 2, der von der Freiheit des Gewissens zur Annahme des Glaubens spricht, dies aber im Sinne eines umfassenden Verständnisses von Glaubens- und Gewissensfreiheit meint.[1] Wenn der CIC ansonsten den Begriff des Gewissens anspricht, so stets mit dem Vorverständnis des christlich gebildeten Gewissens.[2] Ob diese Abgrenzung aber schon in sich ausreicht, um kirchlichen Mitarbeiter/innen in Krisensituationen ein ausreichender Leitfaden für ihr Handeln zu sein, steht infrage.

Gewissensentscheidungen setzen die individuelle Gewissensfreiheit des gebildeten Gewissens voraus, sonst sind derartige Entscheidungen nur Akte eines mehr oder minder bejahten Gehorsams. In einem solchen Fall stellt sich die Frage der individuellen Handlungsverantwortung nur noch eingeschränkt. Wie weit reicht die vernunftgemäße Autonomie des Individuums in diesem Kontext? Muss sie sich notwendig in einem Rahmen von verbindlich vorgegebenen Normen halten, aus denen sich die Gewissensbildung speist? Sind für den Menschen, der von Gott als Freiheitswesen gewollt ist, nicht auch andere sittlich verantwortbare Interpretationen möglich, zulässig und notwendig, um im Lichte des Glaubens einen theologischen Fortschritt im Dialog mit den Erkenntnissen anderer Wissenschaften zu ermöglichen? Zurecht wird in der Literatur darauf hingewiesen, dass es immer wieder Fälle gegeben hat und geben wird, in denen das Abweichen von der bestehenden verbindlichen kirchlichen Lehre unter Berufung auf die

---

1 Vgl. H. Mussinghoff, in: *Münsterischer Kommentar zum Codex Iuris Canonici* (kurz: MKCIC), hg.v. Klaus Lüdicke et al., Essen, Loseblatt Stand: 5. Erg.Lfg. 1987, c. 748, 4.

2 Vgl. *OssRom* (D) 37/10 2007, 7–8.

Gewissensfreiheit geschieht.[3] Die Frage ist letztlich, was mit Sicherheit als absolut verbindliches Glaubensgut angesehen werden kann, das keinen Interpretationsspielraum mehr offen lässt. Diese Frage kann das kanonische Recht nicht allein beantworten. Im biblischen Kontext von 1 Kor 8,7–13 scheint das Gewissen als eine Instanz auf, die sich an vorgegebene Normen hält. So stehen Gewissen und Gesetz offensichtlich in einem inneren Zusammenhang.[4] Die Kirche spricht sich im Anschluss an das 2. Vatikanische Konzil in c. 747 § 2 das Recht zu, immer und überall die sittlichen Grundsätze über menschliche Dinge jeder Art zu beurteilen. Das gilt aber nur so weit, als es das Seelenheil[5] oder die Grundrechte der menschlichen Person (GS 19) erfordern. Es ist allerdings zu beachten, dass der CIC/1983 anders als der Katechismus der Katholischen Kirche[6] keine dem Grundgesetz oder der UN-Menschenrechtserklärung vergleichbaren Grundrechte, sondern spezifische Christenrechte enthält, die auf die Binnenrechte der Christgläubigen in der Kirche und deren Rechtsträger hingeordnet sind.[7] Verbindliche Normen werden durch kirchlich vermittelte, essentielle Glaubenswahrheiten vorgegeben, die nach Maßgabe des kanonischen Rechts (cc. 750–752 CIC) auch rechtlich verpflichten. Dabei ist an dieser Stelle über das Maß an Verbindlichkeit vor dem Hintergrund konkreter Lebenssituationen noch keine Aussage getroffen. Freilich sind die in diesen Bestimmungen nur kursorisch angesprochenen gesetzlichen Vorgaben rechtsprachlich interpretationsfähig und interpretationsbedürftig. Das gilt sowohl auf der Ebene des universalen, wie des teilkirchlichen Rechts der katholischen Kirche.

Wenn im kirchenrechtlichen Rahmen der Freiheitsraum ausgeleuchtet werden soll, der sich für individuelle Gewissensentscheidungen ergibt, sind Grundunterscheidungen wichtig, die sich auf die Verbindlichkeit von Normen beziehen. Im weltlichen Recht ist diese Debatte vor allem nach dem 2. Weltkrieg im Kontext der Radbruch'schen Formel geführt worden, wonach ein rechtmäßiges positives Gesetz nicht verpflichtet, wenn es gegen die Sittlichkeit verstößt. In diesem Falle sei den Normen der Sittlichkeit der Vorzug zu geben.[8] Was in diesem Zusammenhang

---

3 Vgl. Mussinghof, in: *MKCIC*, c. 748, 5.

4 Vgl. J. Eckert, Art. *Gewissen – I. Neues Testament*, in: *LThK*, Bd. 4, Freiburg i. Br. ^{3}2009, 620 f.

5 Vgl. B. Schinkele, *Gewissensgebot und Normativität des positiven Rechts. Überlegungen unter besonderer Berücksichtigung des so genannten „Kirchenasyls“*, in: *ÖARR* (2003), 461.

6 Vgl. *KKK* 2237, 2420.

7 Vgl. H. J. F. Reinhardt, *Menschenrechte/Christenrechte in der Kirche*, in: G. Lange, *Was ist der Mensch? Aktuelle Fragen der Theologischen Anthropologie*, Theologie im Kontakt, Bd. 1, Bochum 1993, 93–113.

8 „Wo also [...] Gerechtigkeit nicht einmal erstrebt wird, können die so geschaffenen Anordnungen nur Machtsprüche sein, niemals Rechtssätze [...]; so ist das Gesetz, das gewissen Menschen die Menschenrechte verweigert, kein Rechtssatz. Hier ist also eine scharfe Grenze

näherhin unter Sittlichkeit zu verstehen ist, kann für den weltlichen Rechtsbereich nicht allgemeingültig festgelegt, sondern nur unter Beachtung der gesellschaftlichen Entwicklung und des *common sense* in einer je konkreten Gesellschaftsordnung näherungsweise erfasst werden. Genau um diesen Grenzbereich im Kontext des Handelns kirchlicher Träger und ihrer Mitarbeiter/innen im Überschneidungsbereich staatlicher und kirchlicher Kompetenz geht es. Es ist sicherlich nicht einfach damit getan, kirchlicherseits darauf hinzuweisen, dass das richtige Gewissen sich immer als ein vernünftiger Gehorsam gegenüber den Normen erweise, in denen sich der Wille Gottes ausdrücke.[9] Oftmals ist doch sehr fraglich, ob sich der Wille Gottes so unmittelbar erschließt.

Am Beispiel des Kölner Falles um die Verweigerung der Beweissicherung und Behandlung eines Vergewaltigungsopfers, der zu Beginn des Jahres 2013 die deutsche Öffentlichkeit erschütterte, wird das mehr als greifbar.[10] Daher stellen sich eine Reihe von Fragen mit starken rechtlichen Bezügen. Zunächst ist die Grundfrage zu beantworten, ob die kirchlichen Handlungsträger hier aufgrund eines kirchlichen Gesetzes oder einer Verordnung gehandelt haben, welche bereits ein Aufklärungsgespräch über den Einsatz einer sogenannten „Pille danach" ausschließe. Sollte das nicht der Fall sein, wäre weiter zu untersuchen, ob die allgemeinen sittlichen Normen der Kirche, die moralisch verpflichten, dergleichen ebenfalls ausschließen. Sodann wäre zu prüfen, inwieweit solchen sittlichen Maßstäben Gesetzeskraft zuwächst und sie den Gläubigen sowie den kirchlichen Mitarbeiter rechtlich verpflichten.

Im vorliegenden Fall sind es vor allem die kirchlichen Loyalitätsobliegenheiten aus dem Arbeitsvertrag, die vorgeblich eine Untersuchung der vergewaltigten Frau mit nachfolgender Abgabe eines Progesteron-Rezeptorantagonisten von dem diensthabenden Personal eines Krankenhauses in kirchlicher Trägerschaft verhindert haben sollen.[11] Ganz unabhängig vom tatsächlichen Ablauf des Falles, genügt dieser Anlass, um die Frage zu diskutieren, wie die Rechtslage für jene Menschen im kirchlichen Dienst aussieht, die ggf. einmal vor eine ver-

---

zwischen Recht und Nicht-Recht gegeben, während wie oben gezeigt wurde, die Grenze zwischen gesetzlichem Unrecht und geltendem Recht nur eine Maßgrenze ist". G. Radbruch, *Vorschule der Rechtsphilosophie*, Göttingen ²1959, 34.

9 Vgl. G. May, *Das Verhältnis von Gesetz und Gewissen angesichts der kanonischen Rechtsordnung*, in: A. Egler/W. Rees, *Schriften zum Kirchenrecht. Ausgewählte Aufsätze*, Berlin 2003, 153.

10 Vgl. *Katholische Kliniken weisen Vergewaltigungsopfer ab*, in: *SZ*, 17.01.2013, online: http://www.sueddeutsche.de/panorama/koeln-katholische-kliniken-weisen-vergewaltigungsopfer-ab-1.1575220 (Zugriff am 05.12.2013.)

11 Vgl. R. Zollitsch, *Pressebericht des Vorsitzenden der Deutschen Bischofskonferenz anlässlich der Pressekonferenz zum Abschluss der Frühjahrs-Vollversammlung der Deutschen Bischofskonferenz in Trier am 21. Februar 2013*, Ziff. 8.

gleichbare Entscheidung gestellt werden. Die entscheidenden Grundnormen befinden sich im kanonischen Recht des CIC/1983 und dem deutschen Partikularrecht. Dass hierzu in Deutschland ein besonderes Rechtsgebiet, das kirchliche Dienst- und Arbeitsrecht des sogenannten Dritten Weges eröffnet ist, erklärt sich aus den hier geltenden staatskirchenrechtlichen Rahmenbedingungen, wonach die Kirchen und kirchliche Organisationen als Körperschaften des öffentlichen Rechts gem. Art. 137 Abs. 5, WRV, Art. 140 GG diesen Rechtsstatus seit vorkonstitutioneller Zeit für sich beanspruchen können. Daraus folgt, dass diese Institutionen das Dienst- und Arbeitsrecht im Rahmen des für alle geltenden Gesetzes autonom zu regeln berechtigt sind. Davon hat die katholische Kirche in Deutschland Gebrauch gemacht. Die Rahmenordnung bildete bis vor kurzem die Grundordnung des kirchlichen Dienstes im Rahmen kirchlicher Arbeitsverhältnisse von 1994 (kurz: GO).[12] Seit 2011 ist eine neue Grundordnung in Kraft gesetzt, die sich in den für diesen Beitrag entscheidenden Normen nicht von der früheren Regelung unterscheiden.[13] In Art. 4 GO sind die Loyalitätsobliegenheiten der Mitarbeiter/innen formuliert, die Bestandteil eines jeden kirchlichen Dienstvertrages sind. Sie beinhalten zusammengefasst, dass sich kirchliche Mitarbeiter/innen, je nach bekenntnisbezogener Nähe zur katholischen Kirche, in ihren dienstlichen und privaten Handlungsweisen nicht gegen die verbindliche Lehre der katholischen Kirche stellen. Ein Abweichen begründet bisher, differenziert je nach Art der Beschäftigung, ein Sonderkündigungsrecht des kirchlichen Dienstgebers, wenn das dienstnehmerische Verhalten die Glaubwürdigkeit der kirchlichen Institution insgesamt zu gefährden geeignet ist. Das ist bisher sowohl durch die Rechtsprechung des Bundesverfassungsgerichts gedeckt,[14] als auch durch die Rechtsprechung des Europäischen Gerichtshofs für Menschenrechte im Grundsatz nicht infrage gestellt worden.[15] In der neueren Rechtsprechung des BVerfG sind zwei Fälle verhandelt worden, in denen die bisherige Grundlinie der Rechtspre-

12 Vgl. Sekretariat der Deutschen Bischofskonferenz (Hg.), *Grundordnung des kirchlichen Dienstes im Rahmen kirchlicher Arbeitsverhältnisse vom 22. September 1993*, in: *Die Deutschen Bischöfe 51*, Bonn, [11]2008, Art. 4.

13 Vgl. Sekretariat der Deutschen Bischofskonferenz (Hg.), *Grundordnung des kirchlichen Dienstes im Rahmen kirchlicher Arbeitsverhältnisse vom 28. September 2011*, in: *Die Deutschen Bischöfe 95a*, Bonn, [2]2012, Art. 4.

14 Vgl. BVerfG vom 4.6.1986, BVerfGE 70, 138, 165 ff. (Kündigung wegen Wiederheirat nach Scheidung).

15 Vgl. A. Nußberger, *Auswirkungen der Rechtsprechung des Europäischen Gerichtshofs für Menschenrechte auf das deutsche Arbeitsrecht, Europarechtliches Symposium 2012*, Erfurt 26.–27. April 2012, online: http://www.bundesarbeitsgericht.de/symposion/rev_nussberger.pdf (Zugriff am: 25.11.2013) mit weiteren Nachweisen zur europäischen Rechtsprechung und deren Tendenzen.

chung modifiziert worden ist. Galt bisher das Selbstbestimmungsrecht der Kirchen als solitärer Maßstab zur Beurteilung von Loyalitätsverstößen, so geben diese beiden Entscheidungen Anlass zu der Frage, ob die kirchliche Autonomie nicht noch durch eine Güterabwägung zu anderen Grundrechten der Arbeitnehmer, etwa deren Meinungsfreiheit, zu ergänzen ist.[16]

Es ist wohl die Sorge vor einer Kündigung, die seinerzeit das Krankenhauspersonal in Köln dazu bewogen hat, so zu entscheiden, wie es zuerst von der Öffentlichkeit und nachher auch von den kirchlichen Verantwortungsträgern gerügt worden ist. So stellt sich also die durchaus drängende Frage nach dem rechtlichen Rahmen des kirchlichen Rechts, in dem kirchlichen Mitarbeiter/innen eine Gewissensentscheidung eröffnet ist. Dass Rechtssicherheit hier notwendig ist, um in Freiheit entscheiden zu können, liegt auf der Hand. Was aber, wenn Rechtsunsicherheit zu einer Atmosphäre lähmender Furcht führt?

1 Bestimmungen des kanonischen Rechts im CIC/1983

Zwar verfügt die katholische Kirche über zwei Gesetzbücher, den CIC/1983 für die lateinische Kirche und den CCEO/1990 für die unierten orientalischen Ostkirchen. Hinsichtlich ihrer lehrrechtlichen Bestimmungen weichen die beiden Gesetzbücher jedoch nicht voneinander ab, so dass eine eigene Berücksichtigung des orientalischen Kirchenrechts an dieser Stelle nicht erforderlich ist. Blickt man in das geltende Gesetzbuch der katholischen Kirche auf der Suche nach Vorgaben des kanonischen Rechts, in welchem Rahmen die Freiheit von Gewissensentscheidungen von Mitarbeitern in Einrichtungen unter kirchlicher Trägerschaft eröffnet ist, wird sich kaum ein direkter Ansatz in den beiden Gesetzbüchern, dem CIC/1983 und dem CCEO/1990, finden lassen. Einzig c. 748 § 2 spricht vom Gewissen (*conscientia*). Zudem enthalten die kirchlichen Gesetzbücher Bezugnahmen auf das Gewissen und die Gewissensentscheidungen in unterschiedlichen Zusammenhängen an unterschiedlichen Stellen.[17] Meistens geht es dabei um eine geistliche Formung und Begleitung des Menschen. Einige Beispiele mögen hier genügen. So soll der Theologiestudierende, der sich auf das Priesteramt vorbereitet, gem. c. 246 § 4 sein Gewissen vertrauensvoll dem Spiritual eröffnen. Gleiches gilt gem. c. 630 § 5 in geistlichen Gemeinschaften, wie Orden, für die Mitglieder gegenüber ihren Oberen. Interessant, und darauf dürfte nachfolgend noch

16 Vgl. BVerfG vom 31.1.2001, *NZA* 2001, 717; BVerfG vom 7.3.2002, *EzA* Nr. 47a.
17 Vgl. cc. 246 § 4, 630 § 5, 664, 719 § 4, 748 § 2, 799, 988 § 1, 1344, 1606, 1608.

zurückzukommen sein, ist aber, dass die angesprochenen Personen in ihrer Wahlfreiheit, wem sie sich anvertrauen, nicht eingeschränkt sind. Auch wenn der CIC in c. 719 § 4 von der Gewissensführung durch die geistlichen Begleiter spricht, achtet das Gesetzbuch die individuelle Freiheit dessen, der geführt wird. Es stellt sich sogleich die Frage, was der Zweck einer solchen Führung sei. Dabei kann es als kanonistisch gesichert gelten, dass es hier nicht um jenen Bereich geht, der unmittelbar zur sakramentalen Beichte gehört, weil sonst dieses Rechtsinstitut wesentlich ausgehöhlt würde.[18] Ebenso deutlich dürfte es sein, dass die Rede vom Gewissen und der Gewissensfreiheit des Individuums auch in der Kirche nicht auf eine gewissenhafte Erfüllung jener Pflichten reduziert werden darf, die sich aus den Rechten und Pflichten der Christgläubigen in den cc. 204–231 ergeben. Dann würde das Gewissen tatsächlich zur Gewissenhaftigkeit degeneriert.[19] Demgegenüber kann auch für das kanonische Recht das Gewissen bzw. die Gewissensentscheidung mit den Worten des Bundesverfassungsgerichts als „jede ernste sittliche, d.h. an den Kategorien von Gut und Böse orientierte Entscheidung“ angesehen werden, die der Einzelne „in einer bestimmten Lage [als] für sich bindend und unbedingt verpflichtend innerlich erfährt, so dass er gegen sie nicht ohne ernste Gewissensnot handeln könnte“[20]. Diese Entscheidung war die Grundlage der Kriegsdienstverweigererentscheidung aus dem Jahre 1960 und ist seither zur Bezugsentscheidung der nachfolgenden Rechtsprechung zum Thema Gewissen geworden.[21]

Der CIC kennt den Begriff des Gewissens nur im Sinne des christlich gebildeten Gewissens.[22] Der Gesetzgeber setzt die theologischen Definitionen über das Gewissen, soweit sie lehramtlich verbindlich gemacht worden sind, begrifflich voraus. Dazu greift der Gesetzgeber auf die Erkenntnisse der systematischen Theologie zurück und entscheidet sich als deren Surrogat für die Formulierungen, die im Weltkatechismus von 1993 gefunden worden sind.[23] Grundlegend für die kanonistische Perspektive erscheint die Formulierung von KKK 1786: „Vor eine sittliche Entscheidung gestellt, kann das Gewissen in Übereinstimmung mit der Vernunft und dem göttlichen Gesetz richtig urteilen oder, falls es sich an beides nicht hält, irren.“ Die Argumentation folgt der klassischen Naturrechtsdoktrin, die

---

18 Vgl. R. Sebott, Art. *Gewissenseröffnung*, in: S. Haering/H. Schmitz, *Lexikon des Kirchenrechts*, Freiburg i. Br. 2004, 357.

19 Vgl. J. Ratzinger, *Das neue Volk Gottes. Entwürfe zur Ekklesiologie*, Düsseldorf 1969, 356.

20 Vgl. BVerfGE 12, 45 ff., LS 2; U. Steiner, Art. *Gewissensentscheidung*, in: S. Haering/H. Schmitz, *Lexikon des Kirchenrechts*, 357–360.

21 Vgl. BVerfGE 69, 1 ff.; BVerwG, *Az:* 2 WD 12.04, vom 21.6.2005.

22 Vgl. *OssRom* (D) 37/19, 2007, 7–8.

23 Vgl. *KKK* Ziff. 1776–1802.

allerdings in den ethischen Fachdisziplinen in den letzten Jahrzehnten als Grundlage des Diskurses immer mehr infrage gestellt wird. Das kirchliche Lehramt bleibt aber bisher bei dieser traditionellen Zugangsweise. Für das kanonische Recht stellt sich in diesem Zusammenhang die Frage, ob es zur Begründung der eigenen Normen ebenfalls der Deontologie verpflichtet bleibt, oder ob nicht auch andere Normbegründungsmodelle zu rechtlich und lehramtlich vertretbaren Ergebnissen führen. Auch wenn der CIC gleichsam den Geist des Naturrechts atmet, indem immer wieder zur Normbegründung auf naturrechtliche Vorgaben abgestellt wird, bleibt die Frage offen, weil das kanonische Recht selbst keine philosophische oder theologische Methodik vorgibt.

Eine Annäherung an die Problematik von Gewissensfreiheit und Gewissensentscheidung auf dem normativen Fundament des kanonischen Rechts könnte sich aus c. 217 und c. 218 CIC/1983 ergeben. C. 217 spricht den Gläubigen grundlegend das Recht auf eine christliche Erziehung zu. Das beinhaltet ganz zweifellos auch die Bildung des Gewissens anhand des normativen Fundaments des christlichen, näherhin des katholischen Glaubens. Die Aussage erscheint nahezu banal. Bis in die 1960er Jahre des vorigen Jahrhunderts konnte man sich auch weitgehend unbestritten auf das Naturrecht im Sinne eines erweiterten Vernunftrechtsbegriffs als gemeinsame Basis verständigen. Theologie und kanonisches Recht befanden sich auf demselben normativen Fundament. Dieses war auch für den christlichen Bildungsauftrag maßgeblich. Seither haben die Aufbrüche anderer Denkschulen massive Anfragen an die ausschließliche Legitimität dieses Ansatzes gestellt. Dessen ungeachtet hat Papst Johannes Paul II. im Jahr 1993 grundlegende Fragen der kirchlichen Morallehre auch methodisch festgelegt und damit moraltheologische Ansätze zurückgewiesen[24], die nach neuen Modellen zur Begründung sittlicher Urteile vor dem Hintergrund von Offenbarung und Tradition gesucht haben.[25] Diese Linie setzt sich durch das Pontifikat dieses Papstes fort.[26] Auch sein Nachfolger, Benedikt XVI., weicht bei seinen Überlegungen zu den Grundlagen des Rechts in seiner Rede vor dem Deutschen Bundestag am 22.9.2011 von dieser Linie nicht ab. Er begründet dies mit der großen Kontinuität, die in der

---

24 Vgl. Enzyklika Johannes Paul II., *Veritatis splendor*, AAS 85 (1993), 1133–1228, dt.: *VApS* 111, hg. vom Sekretariat der Deutschen Bischofskonferenz, Bonn 1993.

25 Vgl. F. Böckle, *Fundamentalmoral*, München [6]1994; B. Schüller, *Die Begründung sittlicher Urteile*, Düsseldorf 1982; R. Weiler (Hg.), *Die Wiederkehr des Naturrechts und die Neuevangelisierung Europas*, Wien 2005, 52.

26 Vgl. Enzyklika Johannes Paul II., *Evangelium Vitae*, AAS 87 (1995), 401–522, dt.: *VApS* 120, hg. vom Sekretariat der Deutschen Bischofskonferenz, Bonn 1995; Enzyklika Johannes Paul II., *Fides et Ratio*, AAS 91 (1999), 5–88, dt.: *VApS* 135, hg. vom Sekretariat der Deutschen Bischofskonferenz, Bonn [6]2008.

Normbegründung von Rechtsordnungen in der Kirche bereits aus der vorchristlichen Zeit übernommen und in das Christentum hinein transformiert worden sei. Vernunft und Natur sei das Begriffspaar, das in Beziehung zueinander die für alle gültige Rechtsquelle darstelle.[27] Bisher ist nicht erkennbar, dass sich an dieser Ausrichtung der Normbegründung durch das Lehramt etwas geändert habe. Allerdings gilt es auch festzuhalten, dass alle kirchenamtlichen Verlautbarungen es zur Methode der Normbegründung sorgsam vermieden haben, eine lehrmäßige Verbindlichkeit einzufordern, von der gemäß c. 752 der religiöse Verstandes- und Willensgehorsam eingefordert wird.[28] Selbst Formulierungen, die die Notwendigkeit der Befolgung des natürlichen Sittengesetzes als zum Heil notwendig klassifizieren, sagen noch nicht zwingend aus, wie man methodisch zur Erkenntnis desselben gelangt. Das gilt auch, wenn die vor allem in der Enzyklika Humanae Vitae verwendeten Sprachspiele aus dem Vokabular des Naturrechts entnommen sind.[29] Zu dieser Zeit gab es keine eindeutige Festlegung der Kirche auf ein bestimmtes Normbegründungsmodell. Davon zu unterscheiden ist der materielle Gehalt der Verlautbarungen und die Verbindlichkeit, mit der dieser ausgesprochen worden ist.

Wenn also das Gesetzbuch der lateinischen Kirche hinsichtlich der anzuwendenden moraltheologischen Methode keine letztverbindlichen Vorgaben macht, sich aber außerkodikarische Verlautbarungen der höchsten kirchlichen Autorität (c. 331) zur Frage der Verbindlichkeit bestimmter Normbegründungsmodelle an anderer Stelle finden lassen, sind diese auf den Grad ihrer rechtlichen Verbindlichkeit zu prüfen.

2 Die Rechtsverbindlichkeit von Enzykliken in Lehrfragen

Päpstliche Veröffentlichungen besitzen unterschiedliche Rechtsverbindlichkeit. Im Wesentlichen kommt es darauf an, welchem kirchlichen Zweck sie dienen. Im

---

27 Vgl. Benedikt XVI., *Ansprache anlässlich des Besuchs des deutschen Bundestags im Berliner Reichstagsgebäude am 22. September 2011*, in: Benedikt XVI., *In Gott ist unsere Zukunft. Ansprachen und Predigten während seines Besuchs in Deutschland*, Leipzig 2011, 31f.

28 Anderer Ansicht ist N. Lüdecke, *Einmal Königstein und zurück? Die Enzyklika Humanae Vitae als ekklesiologisches Lehrstück*, in: D. M. Meier/P. Platen/H. J. F. Reinhardt/F. Sanders (Hg.), *Rezeption des Zweiten Vatikanischen Konzils in Theologie und Kirchenrecht heute* (Festschrift für K. Lüdicke zur Vollendung des 65. Lebensjahres), *BzMKCIC* 55, Essen 2008, 378.

29 Vgl. Paul VI., *Humanae vitae*, AAS 60 (1968) 481–503, dt.: *Nachkonziliare Dokumentation* 14, hg. Deutsche Bischöfe, Trier 1972, 8–55.

Kontext dieser Erörterungen sei nur ganz knapp darauf hingewiesen, dass lehrmäßige Verlautbarungen keine Gesetze im rechtstechnischen Sinne darstellen. Während Gesetze dazu bestimmt sind, für eine Vielzahl von Anwendungsfällen den rechtlichen Rahmen des gesetzesmäßigen Handelns zu umschreiben und so die kirchliche Disziplin abzubilden, richten sich Lehrschreiben an die Adressaten zur Vermittlung von theologischem Wissen, das die Grundlage der Urteilsbildung abgibt. Dazu führt c. 748 § 1 aus, dass die Wahrheitssuche dem Menschen (unabhängig von seinem Bekenntnis) aufgrund seiner menschlichen Natur aufgegeben ist, damit er das Ziel seines Lebensweges erreichen kann. Der Gesetzgeber argumentiert hier wieder naturrechtlich, ja geradezu naturalistisch. C. 750 § 1 fordert die Annahme der göttlichen Offenbarung in der Hl. Schrift und der Überlieferung als das fundamentale Glaubensgut. Die Verkündigung dieses Glaubensgutes ist dem kirchlichen Lehramt, dem Papst und den Bischöfen zusammen mit dem Papst zur Bewahrung und Verkündigung anvertraut. Dabei handelt es sich um das „depositum fidei“,[30] dessen Gehalt nicht zur Disposition steht. Die darin enthaltenen Lehren sind als Glaubenswahrheiten anzunehmen. Ob und inwieweit die Inhalte von Enzykliken diesen Kernbereich des katholischen Glaubens berühren oder auslegen, kann man nicht generalisieren. Hier bedarf es einer individuellen Auslegung. Dabei dürfte es hilfreich sein, den Blick auf c. 386 § 2 zu lenken, der die kirchliche Autorität dazu mahnt, bei der Achtung auf die Einheit und Unversehrtheit des Glaubens die gebührende Freiheit der Christgläubigen zu beachten. C. 212 bringt in seinen drei Paragraphen das Spannungsverhältnis zum Ausdruck, in dem sich Freiheit und Gehorsam der Christgläubigen in der *communio hierarchica* der katholischen Kirche abspielen.

3 Glaubens- und Gewissensfreiheit in den kanonisch-rechtlichen Bestimmungen

Während der Gesetzgeber des CIC/1917 eine Glaubens- und Gewissensfreiheit nicht gekannt, ja sie sogar mit Blick auf die Heilsnotwendigkeit des katholischen Glaubens zurückgewiesen hat, verändert sich die Einstellung mit dem Zweiten Vatikanischen Konzil und der diesem Konzil folgenden Gesetzgebung. Konzil und Kodex stehen insofern auch hinsichtlich der Position zu diesem Thema in einem besonders engen Verhältnis zueinander. Bereits das MP Matrimonia mixta Papst

30 Vgl. 1 Tim 6,20; KKK 857. Vgl. Johannes Paul II., *Apostolische Konstitution Fidei depositum* AAS 86 (1994), 113–118 dt.: Ecclesia Catholica (Hg.), *Katechismus der Katholischen Kirche*, München 1993, 29–35.

Paul VI. von 1970[31], nur zwei Jahre nach der Enzyklika Humane vitae, stellt für jene Menschen, die in einer konfessionsverschiedenen Ehe leben, ein Recht auf persönliche Glaubens- und Gewissensfreiheit sogar für den sensiblen Bereich der religiösen Kindererziehung fest. Demgegenüber hatten c. 1061 § 1 2^0 CIC/1917 noch die strenge gesetzliche Pflicht zur katholischen Kindererziehung auch vom nichtkatholischen Gatten eingefordert, bevor überhaupt eine Dispens vom Hindernis der Konfessionsverschiedenheit gewährt wurde. Der CIC/1983 greift die nachkonziliare Rechtsentwicklung auf und schreibt sie in c. 1125 als einen nachdrücklichen Appell zur katholischen Kindererziehung fort. Von besonderer Bedeutung in dem hier zu diskutierenden Kontext erscheint die Glaubens- und Gewissenfreiheit, die im Lehrrecht, genauerhin im Recht über die katholischen Universitäten dargelegt ist. So bestimmt Papst Johannes Paul II. in der Apostolischen Konstitution Ex corde ecclesiae vom 15. August 1990 in Art. 2 §§ 4 und 5, dass die katholischen Universitäten neben der Autonomie der Wissenschaften auch die Lehr- und die Gewissensfreiheit zu gewährleisten haben.[32] Diese gelte jedoch nicht absolut. Sie muss gem. c. 810 § 2 CIC/1983 im Lichte der Beachtung der katholischen Lehre gewichtet werden. Dabei weist c. 754 die Gläubigen an, die Konstitutionen und Dekrete der Kirche zu befolgen, die von der zuständigen kirchlichen Autorität bezüglich der Lehre der Kirche vorgelegt werden. Freilich ist die in Ex corde Ecclesiae enthaltene Aufforderung an die Bischofskonferenzen, in diesem Bereich ihrer gesetzlich zugewiesenen Aufsichtsfunktion nachzukommen, so allgemein formuliert, dass sich daraus kaum ein kanonistischer Ertrag evaluieren lässt. Der Kölner Fall zum Thema „Pille danach" und der sich daran entzündende Streit um die „rechte" Auslegung vorliegender kirchlicher Lehrdokumente weist auf diese Problematik hin.[33] Es wird deutlich: Mit den universalkirchlichen Bestimmungen des CIC/1983 lassen sich Fragen der Spielräume von Gewissensentscheidungen kirchlicher Mitarbeiter/innen rechtlich nicht zweifelsfrei entscheiden.

31 Vgl. Paul VI., *Motu proprio Matrimonia mixta*, in: AAS 62 (1970), 257–263, Art. 14 dt.: *KABl* Rottenburg-Stuttgart (1970), 97–102.

32 Johannes Paul II., *Ex corde ecclesiae*, in: AAS 82 (1990), 1475–1509, dt.: *VApS* 99, hg. vom Sekretariat der Deutschen Bischofskonferenz, Bonn 1990.

33 Vgl. J. Frank, *„Pille danach". Irritation um Anruf von Meisner*, in: *Kölner Stadtanzeiger*, 19.02.2013. online: http://www.ksta.de/politik/-pille-danach–irritation-um-anruf-von-meisner,15187246,21885014.html (Zugriff am 23.10.2013).

4 Deutsches Partikularrecht

4.1 Die Dienstgemeinschaft – eine arbeitsrechtliche Grundentscheidung

Im kirchlichen Dienst- und Arbeitsrecht wird im Unterschied zum weltlichen Recht von Dienstnehmern, Mitarbeiterinnen und Mitarbeitern statt von Angestellten oder Arbeitern, von Dienstgebern statt von Arbeitgebern und von einem Dienstverhältnis statt von einem Arbeitsverhältnis gesprochen. Das ist keineswegs zufällig. Bereits die eigentümlichen Formulierungen bringen sprachlich den spezifischen Charakter kirchlicher Arbeitsverhältnisse zum Ausdruck. Arbeit im Dienst der Institutionen der katholischen Kirche ist in einem umfassenden Sinne Mitwirken an ihrer Sendung durch Jesus Christus, wie es u. a. in den cc. 211 und 225 § 1 im Kontext der grundlegenden Christenrechte zum Ausdruck kommt: Es ist das Recht und die Pflicht aller Gläubigen aufgrund von Taufe und Firmung dabei mitzuhelfen, dass die göttliche Heilsbotschaft überall vermittelt wird. Das kann durch Wort und Tat geschehen. Das kanonische Recht schafft hier einen ganz breiten Raum. Zu den Grundaufgaben aller Christen gehört neben der Verkündigung des Glaubens und der Feier der Gottesdienste die Ausübung der Nächstenliebe. Paulus schreibt in seinem Bericht über die Gemeinden in Mazedonien in 2 Kor 8,4 von Gemeinschaft des Dienstes, der *κοινωνία τῆς διακονίας*[34]. Diese religiöse Dimension des kirchlichen Dienstes bestimmt die arbeitsrechtlichen Beziehungen in den kirchlichen und karitativen Einrichtungen. Aus der gemeinsamen Verantwortung aller Gläubigen für den Auftrag der Kirche ergibt sich die gemeinsame Verantwortung von Mitarbeiterinnen und Mitarbeitern und Dienstgebern für und in den kirchlichen und karitativen Einrichtungen. Die Beteiligten sind in gleicher Weise der religiösen Grundlage und Zielrichtung verpflichtet, weil sie als Mitglieder der Kirche an ihrer Sendung in gleicher Weise teilnehmen. Dies wird mit der Bezeichnung der *Dienstgemeinschaft* charakterisiert. Die deutschen Bischöfe hatten erstmals am 27.6.1983 eine „Erklärung zum kirchlichen Dienst" verabschiedet. Darin hatten sie vor allem das Konzept einer kirchlichen Dienstgemeinschaft vorgestellt: Anders als das Verhältnis zwischen Arbeitgeber und Arbeitnehmer im säkularen Wirtschafts- und Verwaltungsbereich verbindet die Dienstnehmer und die Dienstgeber in der Kirche die gemeinsame Sendung, von der eben schon gesprochen wurde. Das hat zur Konsequenz, dass nicht Interes-

34 „[...] und haben uns mit vielem Zureden gebeten, dass sie mithelfen dürften an der Wohltat und der *Gemeinschaft des Dienstes für die Heiligen*" (Kursivierung des Autors). Die Einheitsübersetzung vergröbert hier den Begriff zur Hilfeleistung.

sengegensätze wirtschaftlicher Art, nicht Kapital und Arbeit kirchlichen Dienst wesentlich kennzeichnen, sondern die gemeinsame Dienstleistung zur Erfüllung der kirchlichen Sendung. Eine solche Dienstgemeinschaft schließt das Bestehen unterschiedlicher Interessen bei der Gestaltung der arbeitsrechtlichen Beziehungen nicht aus. Mitarbeiter- und Dienstgeberseite sind aber verpflichtet, die religiöse Dimension in ihrem Handeln zu berücksichtigen und Wege der Einigung zu suchen. Dies stellt einen hohen Anspruch dar, der sich in der Praxis immer wieder bewähren muss.

Die Arbeitsvertragsrichtlinien des Deutschen Caritasverbandes (kurz: AVR) sind die Rahmenrichtlinien für die meisten kirchlichen Bediensteten in den Heil- und Pflegeberufen. Sie fassen z. B. das Wesen der Arbeit in karitativen Einrichtungen in ihrem § 1 Allgemeiner Teil wie folgt zusammen:

> Die Caritas ist eine Lebens- und Wesensäußerung der katholischen Kirche. Die dem Deutschen Caritasverband angeschlossenen Einrichtungen dienen dem gemeinsamen Werk christlicher Nächstenliebe. Dienstgeber und Mitarbeiterinnen und Mitarbeiter bilden eine Dienstgemeinschaft und tragen gemeinsam zur Erfüllung der Aufgaben der Einrichtung bei. Die Mitarbeiterinnen und Mitarbeiter haben den ihnen anvertrauten Dienst in Treue und in Erfüllung der allgemeinen und besonderen Dienstpflichten zu leisten. Der Treue des Mitarbeiters muss von Seiten des Dienstgebers die Treue und Fürsorge gegenüber dem Mitarbeiter entsprechen. Auf dieser Grundlage regeln sich alle Beziehungen zwischen Dienstgeber und Mitarbeiterinnen und Mitarbeitern.

Andere AVR der Diözesen haben übereinstimmende Formulierungen für die Beschreibung des Dienstverhältnisses gefunden. Aus dem Internet lassen sich zu diesem Zweck seit Jahren Musterformulierungen downloaden, die die Selbstwahrnehmung kirchlicher Einrichtungen entsprechend der Rechtslage widerspiegeln:

> Dienstgeber, Mitarbeiterinnen und Mitarbeiter bilden eine Dienstgemeinschaft und erfüllen gemeinsam die Aufgaben der Einrichtung. Dienstgemeinschaft bedeutet gemeinsames Denken, Planen, Mitentscheiden und Mitverantworten. Dabei werden die Fähigkeiten und Aufgaben eines jeden und die Stellung, die er im Krankenhaus einnimmt, respektiert. Von allen Mitarbeiterinnen und Mitarbeitern wird erwartet, dass sie die Botschaft und die Werte des Evangeliums Jesu Christi beachten, respektieren und bereit sind, ihre Arbeit in seinem Sinne zu tun. Nur durch wechselseitigen Respekt und gegenseitiges Vertrauen kann der gemeinschaftliche Dienst getan werden. So kann sich eine Atmosphäre entwickeln, welche Mitarbeiterinnen und Mitarbeiter in ihrer Arbeit trägt und den Menschen, die zu uns kommen, dient.[35]

---

35 Strukturierter Qualitätsbericht gemäß § 137 Abs. 3 Satz 1 Nr. 4 SGB V für das Berichtsjahr 2008, Klinik Sankt Elisabeth gGmbH, Heidelberg, 2008, online: http://sankt-elisabeth.de/instanz/pdf/qualitaetsbericht_2008.pdf (Zugriff: 08.12.2013), 36; Strukturierter Qualitätsbericht

Staatskirchenrechtlich gewendet bedeutet Arbeit in einem kirchlichen Dienstverhältnis eine spezifische Form von korporativer und ggf. auch individueller Religionsausübung im Sinne von Art 4 GG. Daraus ergibt sich im Zusammenhang mit Art. 137 Abs. 3 WRV eine Garantenpflicht des Staates, die Eigenart des kirchlichen Dienstes durch einen entsprechenden rechtlichen Rahmen zu ermöglichen.[36] Freilich ist es mittlerweile strittig, ob diese Pflicht so weit reicht, den Kirchen ein eigenes Dienst- und Arbeitsrecht zu ermöglichen, oder ob nicht auch die tariflichen Systeme in Deutschland ausreichen würden. Diese Diskussion kann jedoch hier nicht weitergeführt werden. Sie ist auch nachrangig, weil selbst im System der tariflichen Arbeit sogenannte Tendenzklauseln vereinbart werden können, die dem Schutz der spezifischen Interessen der jeweiligen Organisation dienen. Das ist auch europarechtlich anerkannt.[37]

4.2 Grundlegende Konsequenzen des Konzepts der Dienstgemeinschaft

Die Grundordnung von 1994, die nach Artikel 2 für die verfasste Kirche selbst und alle sonstigen kirchlichen Rechtsträger unbeschadet ihrer Rechtsform gilt, enthält zunächst eine Legal-Definition des das kirchliche Arbeitsrecht prägenden Begriffes der Dienstgemeinschaft:

> Alle in einer Einrichtung der katholischen Kirche Tätigen tragen durch ihre Arbeit ohne Rücksicht auf die arbeitsrechtliche Stellung gemeinsam dazu bei, dass die Einrichtung ihren Teil am Sendungsauftrag der Kirche erfüllen kann.

Aus dieser Dienstgemeinschaft wurden verschiedene Konsequenzen gezogen, die aufgrund des gesellschaftlichen Wandels nach der Neuordnung der Richtlinien der Jahre 1993 und 2011 modifiziert worden sind.

Eine fundamentale Grundaussage besteht zuerst einmal darin, dass alle Dienstnehmer der Kirche die Glaubwürdigkeit der Kirche mittragen[38]. Sie sind daher neben der Erfüllung ihres Dienstes verpflichtet, auch ihr Privatleben je nach dem Grad der Zugehörigkeit zur katholischen Kirche, die sich aus den Kriterien der

---

gemäß § 137 Abs. 1 Satz 3 Nr. 6 SGB V, für das Berichtsjahr 2006, Vinzenzkrankenhaus Hannover gGmbH, online: http://www.vinzenzkrankenhaus.de/uploads/media/260320600_00_2006.pdf (Zugriff: 08.12.2013), 72.

36 Vgl. H. Hofmann, *Fortgeltung von Kirchenartikeln der Weimarer Verfassung*, Art. 140, Rdn. 2, in: B. Schmidt-Bleibtreu/F. Klein, *Kommentar zum Grundgesetz*, München [10]2004, 2137.

37 Vgl. G. Thüsing, *Kirchliches Arbeitsrecht*, Tübingen 2006, 193, 251.

38 Vgl. G. Thüsing, *Kirchliches Arbeitsrecht*, 178.

cc. 204, 849, 96 ergibt, nach den Normen der kirchlichen Lehre auszurichten. Bei Verstößen schwerwiegender Art hat der Dienstgeber ein Sonderkündigungsrecht. Das Bundesverfassungsgericht hat diese Rechtslage durch seine Rechtsprechung frühzeitig bestätigt. Alle Dienstnehmer sind in gleicher Weise zur Loyalität verpflichtet, alle tragen in gleicher Weise die Glaubwürdigkeit des Kirchendienstes.[39]

Aufgrund dieser weitgehenden Privilegierung der Institution gegenüber dem Dienstnehmer sollte im Prinzip das Personal kirchlicher Einrichtungen aus katholischen Christen bestehen. Freilich ist das mit Blick auf die Einbindung der Kirche in die deutschen Sozialsysteme unrealistisch. Sofern Angehörige anderer christlicher Kirchen oder Nichtchristen in kirchlichen Einrichtungen beschäftigt werden, treffen sie daher abgestufte Loyalitätsobliegenheiten, die sich nach dem Grad der religiösen Übereinstimmung ihrer Glaubensgemeinschaft mit der Lehre der katholischen Kirche ergeben. Die Vornahme dieser Abstufung fällt grundsätzlich in den Bereich des Selbstbestimmungsrechts der Kirchen. Auf dieser Basis unterscheidet Art. 4 GO wie folgt:

Art. 4 I: Katholische Mitarbeiter haben die Grundsätze der katholischen Glaubens- und Sittenlehre einzuhalten.

Art. 4 II: Evangelische Christen müssen die Wahrheiten und Werte des Evangeliums achten.

Art. 4 III: Nichtchristen haben ihre Aufgaben im Sinne der Kirche zu erfüllen.

Das Leitbild der kirchlichen Dienstgemeinschaft ist von den staatlichen Gerichten stets respektiert worden. Das zeigt die Linie der Rechtsprechung, die entstanden ist, nachdem eine erhebliche Zahl von Kündigungs-Prozessen bis vor das BVerfG betrieben worden sind. Es erwies sich allerdings mit der Zeit als ein scharfes Schwert, das sich gegen die Kirche selbst zu richten drohte, als die Zahl der kirchlichen Dienstnehmer immer geringer wurde, die den Anforderungen schon bei der Einstellung nicht entsprochen haben. Daher hat sich die Deutsche Bischofskonferenz mit dem Thema einer Neuordnung der Maßstäbe des kirchlichen Dienstes beschäftigt.

Grundlage aller besonderen kirchenrechtlichen Regelungen von Arbeitsverhältnissen ist die von den Diözesan-Bischöfen jeweils für ihren Bereich als kirchliches Gesetz zum 1. Januar 1994 in Kraft gesetzte „Grundordnung des kirchlichen Dienstes im Rahmen kirchlicher Arbeitsverhältnisse“. Sie wurde fortgeschrieben in der Grundordnung vom 28.9.2011. Artikel 1 Abs. 2 verpflichtet Dienstgeber wie Dienstnehmer/innen anzuerkennen und ihrem Handeln zu-

---

39 Diese Rechtsauffassung wird gestützt durch die Rspr. des BVerfG. Vgl. BVerfGE 70, 138, Entscheidung vom 4.6.1985 (2 BvR 1703/83) Leitsatz 4.

grunde zu legen, dass „Zielsetzung und Tätigkeit, Organisationsstruktur und Leitung der Einrichtung, für die sie tätig sind, sich an der Glaubens- und Sittenlehre und an der Rechtsordnung der katholischen Kirche auszurichten haben." In der GO 2011 finden sich mit Blick auf die Anforderungen an kirchliche Mitarbeiter in Abschnitt IV 1 Formulierungen, die genau dieses Bild von Dienstgemeinschaft voraussetzen. Dass die Dienstgemeinschafts-Idee sich in der GO 2011 geändert hat, wird in den Texten der Bischöfe nirgendwo ausdrücklich gesagt. Zwar wird die Verantwortung für die Umsetzung dieser Gemeinschaft von den Mitarbeitern auf die Dienstgeber verlagert, aber es ist in den Texten mehr an Neubesinnung verborgen, als sie aussprechen. Man kann es an der hier erörterten Nummer 4 des Abschnittes III der „Erklärung" ablesen: Eine Kündigung müsse „auch im Licht der religiösen Dimension der kirchlichen Dienstgemeinschaft gerechtfertigt sein"[40]. Die Aussage ist sybillinisch.

Dahinter steht allerdings seit 1994 ein differenzierteres, die Realität der Kirche in der Gesellschaft zutreffender abbildendes Verständnis der Dienstgemeinschaft: Während vor 1994 der Grundton der Literatur und der in Kündigungsschutzprozessen von der Kirche vertretenen Positionen der war, dass die Dienstgemeinschaft durch das glaubens- und sittengemäße Verhalten der Mitarbeiter definiert war, so dass ihre Glaubwürdigkeit von der Korrektheit des Verhaltens aller abzuhängen schien – Chef wie Sekretärin, Leitender Arzt wie Heizer, Schuldirektorin wie Hausmeisterin –, wird die Dienstgemeinschaft seither als etwas verstanden, was der realen Natur der Kirche besser entspricht: als Arbeitsgemeinschaft fehlbarer und fehlgehender Menschen. Die Dienstgemeinschaft ist das, was immer mehr nach Zeichenhaftigkeit des Handelns und Lebens aller streben soll, was aber nicht durch den Erfolg dieses Strebens definiert werden kann. Die Dienstgemeinschaft bezeichnet alle im kirchlichen Dienst stehenden Menschen einer „Wirtschaftseinheit" unabhängig vom je konkreten Bekenntnis der mitarbeitenden Person.[41] Diese Grundoptionen sind hinsichtlich der Beurteilung von Verhaltensweisen in ethischen Grenzsituationen, für die es keine standardisierten Lösungskonzepte gibt, besonders in den Blick zu nehmen. Insofern stellt sich die Frage, obschon auf der Basis der Normen von 1994/2011 jedwede Normabweichung, soweit sie sich nicht notorisch gegen den Sendungsauftrag der Kirche stellt, sanktionsbewehrt sein muss, oder vielleicht sogar überhaupt sein darf. Das muss im Prinzip auch für eine Gewissensentscheidung gelten, die im Einzelfall die lehramtlich gezogene

---

40 Sekretariat der Deutschen Bischofskonferenz (Hg.), *Grundordnung des kirchlichen Dienstes im Rahmen kirchlicher Arbeitsverhältnisse vom 22. September 1993.*

41 Vgl. D. Fink-Jamann, *Das Antidiskriminierungsrecht und seine Folgen für die kirchliche Dienstgemeinschaft*, Bonner Schriften zum deutschen und europäischen Recht der Arbeit und der Sozialen Sicherheit, Bd. 3, Frankfurt a.M. 2009, 33.

Grenze vermeintlich oder tatsächlich überschreitet. Die Abgrenzung ist schwierig. Sie kann auch nicht allein von der Kanonistik vollzogen werden. Das entlastet jedoch nicht von einer kanonistischen Subsumption.

Was heißt daher im Lichte des kanonischen Rechts die Klausel: „Rechtfertigung im Lichte der religiösen Dimension"? Wenn es nicht um die Sanktion notorischen Normabweichens geht, muss geprüft werden, ob ein Mitarbeiter trotz individueller Normabweichung im Grundsatz den Weg der Kirche und seiner Einrichtung weiter mitgehen kann und will. Dafür nennt der Text als „Einzelfallumstände" verschiedene Kriterien:

- Ausmaß der Gefährdung der Glaubwürdigkeit von Kirche und Einrichtung,
- Belastung der kirchlichen Dienstgemeinschaft,
- Art der Einrichtung,
- Charakter der Aufgabe des Mitarbeiters,
- Nähe der Aufgabe des Mitarbeiters zum Verkündigungsauftrag,
- Stellung des Mitarbeiters in der Einrichtung,
- Art und Gewicht der Obliegenheitsverletzung
- und vor allem, „ob eine Mitarbeiterin oder ein Mitarbeiter die Lehre der Kirche bekämpft oder sie anerkennt, aber im konkreten Fall versagt."[42]

Es ist schon an dieser Stelle unschwer zu erkennen, dass bei einer Prüfung aller dieser Kriterien der Satz keine leere Formel ist, die Kündigung müsse „als letzte Maßnahme", als *ultima ratio* angesehen werden. Das ist der entscheidende Wandel im gesamten kirchlichen Dienst- und Arbeitsrecht. Vor 1994 war nämlich die Kündigung die *unica ratio* aus dem durch Loyalitätsverstöße entstehenden Dilemma.

Man muss sich bei den kirchlichen Bestimmungen immer vor Augen halten, dass das Laiendienstrecht der Kirche ein Recht ist, das in den beiden Rechtsbereichen von Kirche und Staat seinen Platz hat. Die „Erklärung" der Bischöfe beruft sich schon in der Präambel auf eine fundamentale Gegebenheit des deutschen Verfassungsrechtes, die ihr ein eigenes kirchliches Dienstrecht teils ermöglicht, teils erleichtert: die Freiheit, „ihre Angelegenheiten selbständig innerhalb der Schranken des für alle geltenden Gesetzes zu ordnen und zu verwalten". Diese Grundordnung stellt für alle kirchlichen und karitativen Einrichtungen verbindliches Kirchenrecht dar. Die Zuordnung einer karitativen Einrichtung zur Kirche beruht auch auf der Anwendung der GO. Überraschend ist, dass die „Erklärung" zur inhaltlichen Füllung ein Zitat aus dem Urteil des BVerfG vom 11.10.1977 ver-

42 Sekretariat der Deutschen Bischofskonferenz (Hg.), *Grundordnung des kirchlichen Dienstes im Rahmen kirchlicher Arbeitsverhältnisse vom 22. September 1993*, 11 f.

wendet, um zu beschreiben, was die Kirchlichkeit des Kirchendienstes ausmachen soll.[43] Die nunmehr 20 Jahre alte Bezugnahme verdeutlicht, dass die arbeitsrechtliche Sonderstellung des kirchlichen Dienstes in einer säkularen Gesellschaft schon zu dieser Zeit nicht mehr selbstverständlich gewesen ist. Um wie viel mehr gilt das im zweiten Jahrzehnt des 21. Jahrhunderts.

Bemerkenswert ist, dass die „Erklärung" für die Umsetzung der kirchlichen Sendung durch diese Einrichtungen nicht mehr in erster Linie die Dienstnehmer „haftbar" macht, wie es die „Erklärung" von 1983 tat, sondern von allen Beteiligten spricht.[44] Das wird im weiteren Text der „Erklärung" konkretisiert. Auch die Träger und die Leitung kirchlicher Einrichtungen werden in Artikel 2 in die Verantwortung genommen. Die Grundordnung wendet sich zunächst an diese Träger und betont ihre Verantwortung für den kirchlichen Charakter. Dabei ist aber festzuhalten, dass Träger und Leitung nicht notwendig auch identisch mit dem Partner des Arbeitsverhältnisses sein müssen. Wann ein Träger kirchlich ist, lässt sich nicht aus der Grundordnung ablesen. Man wird sich dazu auf die in den c. 215, 216 angegebenen Kriterien berufen müssen.[45] Danach gilt: Die Bischöfe bestimmen durch ihre Approbation oder Zustimmung, was eine kirchliche Einrichtung ist. Diese Feststellung ist vor allem vor dem Hintergrund der umstrittenen Änderung von Artikel 2 Abs. 2 GO 2011 von Bedeutung, in der hinsichtlich der Zugehörigkeit von Einrichtungen in der Trägerschaft von Religioseninstituten das Bestimmungsrecht den Bischöfen zugesprochen wird.

Bereits bei der Einstellung von Mitarbeiterinnen und Mitarbeitern ist zu berücksichtigen (Artikel 3 GO), dass diese die Eigenart des kirchlichen Dienstes bejahen müssen. Sie sind zu Leistung und Loyalität gegenüber dem Dienstherrn

---

43 Beschluss des BVerfG vom 11.10.1977, BVerfGE 46, 73, 87.

44 Im Vorwort des Vorsitzenden der DBK zu Erklärung und GO 2011 heißt es: „Im Unterschied zur Erklärung aus dem Jahr 1983, die die Kirchlichkeit einer katholischen Einrichtung mehr an der Loyalität der einzelnen Mitarbeiterinnen und Mitarbeiter maß, nimmt die neue Erklärung schon im Ansatz Träger und Leitung der Einrichtungen stärker in die Pflicht, indem ihnen die Verantwortung für den katholischen Charakter der Einrichtung auferlegt wird. Im Sinne einer Art ‚Unternehmensphilosophie' ist der katholische Charakter der verschiedenen kirchlichen Einrichtungen festzulegen." (Sekretariat der Deutschen Bischofskonferenz [Hg.], *Grundordnung des kirchlichen Dienstes im Rahmen kirchlicher Arbeitsverhältnisse vom 22. September 1993*).

45 Can. 215* – Den Gläubigen ist es unbenommen, Vereinigungen für Zwecke der Caritas oder der Frömmigkeit oder zur Förderung der christlichen Berufung in der Welt frei zu gründen und zu leiten und Versammlungen abzuhalten, um diese Zwecke gemeinsam zu verfolgen.

Can. 216 – Da alle Gläubigen an der Sendung der Kirche teilhaben, haben sie das Recht, auch durch eigene Unternehmungen je nach ihrem Stand und ihrer Stellung eine apostolische Tätigkeit in Gang zu setzen oder zu unterhalten; keine Unternehmung darf sich jedoch ohne Zustimmung der zuständigen kirchlichen Autorität katholisch nennen.

verpflichtet. Diese Pflichten dienen dazu, dass die gesamte Einrichtung ihre Aufgaben nach den kirchlichen Maßstäben glaubwürdig erfüllen kann. Wer nun Mitarbeiter im Sinne der Grundordnung ist, steht dort nicht. Hier ist die MAVO in der gültigen Fassung von 2003 heranzuziehen:[46]
Gem. § 3 Abs. 1 MAVO sind Mitarbeiterinnen und Mitarbeiter im Sinne dieser Ordnung alle Personen, die bei einem Dienstgeber (§ 2) aufgrund eines Beschäftigungsverhältnisses, aufgrund ihrer Ordenszugehörigkeit, aufgrund eines Gestellungsvertrages oder zu ihrer Ausbildung tätig sind. Dabei geht die Grundordnung, wie bereits angesprochen, von unterschiedlichen Loyalitätsverpflichtungen aus, je nachdem, ob es sich um katholische, andere christliche oder nichtchristliche Mitarbeiterinnen und Mitarbeiter handelt (Artikel 4 und 5 GO). Bei Verstößen gegen diese Loyalitätsobliegenheiten sieht die Grundordnung differenzierte Reaktionen des Dienstgebers vor.

5 Die Loyalitätspflichten und Obliegenheiten der kirchlichen Mitarbeiter/innen

Die Grundordnung verlangt von allen Mitarbeiterinnen und Mitarbeitern ein loyales Verhalten gegenüber der katholischen Kirche. Das Recht, die Einhaltung der Grundsätze der katholischen Glaubens- und Sittenlehre zu verlangen, ergibt sich aus dem in Art. 137 Abs. 3 WRV, 140 GG garantierten Selbstbestimmungsrecht der Kirche, das der Kirche das Recht gibt, die Arbeitsverträge entsprechend zu gestalten. Was nun unter den nicht zur Disposition stehenden Glaubens- und Sittenlehren der Kirche verbindlich zu verstehen ist, ergibt sich aus den cc. 750 – 752. Die rechtliche Umgrenzung der diese Kanones ausfüllenden Tatbestände wurde bereits voranstehend unternommen. Ganz zweifellos gehört der unbedingte Schutz des menschlichen Lebens in diesen Schutzbereich.[47] Die Frage ist allerdings, was juristisch unter dem Begriff „unbedingt“ zu verstehen ist. Zweifellos kann dieser Begriff nicht mit „absolut“ in eins gesetzt werden. Es ist Sache des kirchlichen Lehramtes, die Grenzen näher zu umschreiben. Dennoch kann es geschehen, dass bestimmte Lebenssachverhalte davon nicht erfasst sind. Dies

---

46 Vgl. Mitarbeitervertretungsordnung 2003, online: http://www.diag-mav.org/download/mavo2003.pdf (Zugriff am 23.10.2013).
47 Vgl. z. B.: Paul VI., *Enzyklika Humanae vitae*; Johannes Paul II., Enzyklika *Redemptor hominis* AAS 71 (1979), 257–324, dt.: *VApS* 6, hg. vom Sekretariat der Deutschen Bischofskonferenz, Bonn 1979; Benedikt XVI., *Deus caritas est*, in: AAS 98 (2006), 217–252, dt.: *VApS* 171, hg. vom Sekretariat der Deutschen Bischofskonferenz, Bonn 2006.

wird u.a. am Beispiel der Kölner Ereignisse aus dem Januar 2013 ersichtlich. Die theologischen Stellungnahmen des Kölner Erzbischofs und der Deutschen Bischofskonferenz weisen auch in ihrer unterschiedlichen Akzentuierung aus, dass die Frage der Möglichkeiten und Grenzen der Abgabe einer sogenannten „Pille danach" nicht eindeutig beantwortet worden ist. Die rechtliche Bewertung einer solchen nicht abschließend geklärten Lehrfrage schafft Auslegungsspielräume, die wiederum für die rechtliche Bewertung von Einzelfallentscheidungen bedeutsam sind. Besteht eine unsichere Lehr- und Rechtslage, so scheint es zumindest rechtlich vertretbar, ein Abweichen vom theologischen Mainstream nicht als einen Verstoß gegen Loyalitätsobliegenheiten zu bewerten. Daher besteht in solchen Grenzsituationen auch kein Sonderkündigungsrecht des Dienstgebers, selbst wenn er anderer Auffassung in der Sache ist als der Entscheidungsträger vor Ort. Die Rechtsordnung der Kirche schützt insofern die individuelle Gewissensentscheidung. Das gilt sogar unabhängig davon, ob es sich nicht ggf. um eine Entscheidung aufgrund eines irrenden Gewissens handelte. Da darin kein vorsätzlicher Verstoß gegen Gottes Gebot oder ein Gesetz der Kirche erkannt werden kann, muss eine so zustande gekommene Entscheidung nach Maßgabe des c. 1321 § 1 sanktionslos bleiben. Es ist auch völlig ausgeschlossen, hier auf eine Anwendung von c. 1399 zu rekurrieren, der dem Bischof die Möglichkeit der Schließung einer Rechtslücke durch partikulare Gesetzgebung einräumt, da es hier um eine Materie von universalkirchlicher Relevanz geht, die die engen Grenzen der bischöflichen Jurisdiktion überschreitet.

Blickt man auf das geltende kirchliche Dienstrecht in Deutschland, könnte sich jedoch jenseits der strafrechtlichen Zurechenbarkeit eine Sanktionierbarkeit abweichenden Verhaltens ergeben. Die kirchenspezifischen Anforderungen sind in den Artikeln 4 und 5 der GO konkretisiert und beziehen sich auf das allgemeine dienstliche und außerdienstliche Verhalten der Mitarbeiter. Die Verpflichtung, die Obliegenheiten der Grundordnung zu befolgen, ergibt sich aus dem Arbeitsvertrag und § 5 AVO/§ 1 AVR. Mit der Unterschrift bestätigt der kirchliche Mitarbeiter, dass er seine persönliche Lebensführung nach der Glaubens- und Sittenlehre der Katholischen Kirche und somit der Grundordnung ausrichtet.

Erfüllt ein kirchlicher Mitarbeiter die Anforderungen der Grundordnung nicht (mehr), so kann der Dienstgeber das Arbeitsverhältnis kündigen, jedoch nicht sofort. Nach Art. 5 Abs. 1 GO hat der Dienstgeber die abgestuften Sanktionsmöglichkeiten zu beachten. Eine Kündigung darf nur „*ultima ratio*" sein. Bevor der Dienstgeber eine Kündigung ausspricht, hat er zu prüfen, ob ein klärendes Gespräch, eine Abmahnung, ein formeller Verweis oder eine andere Maßnahme ausreicht und geeignet ist, den Mangel (das Beschäftigungshindernis) auf Dauer zu beseitigen (Artikel 5 Abs. 1 GO).

Es stellt sich die Frage, ob die Beratungspflicht des Artikel 5 Abs. 1 GO auch bei schwerwiegenden Verstößen nach Artikel 5 Abs. 2 GO gilt. Solche schwerwiegenden Verstöße werden kirchlicherseits z. B. im Kirchenaustritt oder im Tatbestand der Wiederverheiratung nach Scheidung gesehen. Im ersten Fall ist es als sicher anzunehmen, dass dieser Schritt „im Kontext des Glaubens"[48] nicht durch Gewissensgründe motiviert ist. Er scheidet daher als heranziehbare Parallele zum vorgestellten Konfliktfall aus. Der zweite Fall erweist sich bereits deutlich komplizierter, weil hier nicht allein objektive Tatbestandsmerkmale, sondern auch subjektive Elemente hinzukommen, die eine generelle abstrakte Lösung aus juristischer Perspektive kaum vertretbar erscheinen lassen.[49] An dieser rechtsdogmatisch unabweisbaren Tatsache ändern auch die wiederholt vorgetragenen abweichenden Ansichten nichts.[50] Aber auch zu diesem rechtlichen Problem liegt der eingangs geschilderte Fall anders. Es wäre im Konfliktfall zu klären, ob und inwieweit das individuelle Verhalten des kirchlichen Mitarbeiters von den lehramtlich fest einzuhaltenden Regeln abweicht, inwieweit es sich nicht um einen Fall handelt, der in einer Grauzone des nicht definitiv Entschiedenen liegt und ob die Abwägung im Vorfeld der individuellen Gewissensentscheidung unter Zugrundelegung aller zu berücksichtigenden Umstände dem Einzelnen voll zuzurechnen ist.

Die Kündigung bleibt *ultima ratio* für den Fall eines nicht zu beseitigenden Konflikts. Zuvor ist eine verpflichtende Beratung vorgesehen. Sinn und Zweck der Beratungspflicht ist, dass der Dienstgeber dem Dienstnehmer die Möglichkeit gibt, das Beschäftigungshindernis zu beseitigen. Eine Kündigung soll vermieden werden. Bei einem schwerwiegenden Verstoß gegen die Loyalitätsobliegenheiten macht ein Beratungsgespräch aber nur Sinn, wenn das Beschäftigungshindernis auch tatsächlich beseitigt werden kann. Ist das nicht möglich, so ist ein beratendes Gespräch zwecklos. Die vertragsrechtlich begründete Sanktionierbarkeit einer Entscheidung aus Gewissensgründen setzt die Verletzung einer Loyalitätsobliegenheit voraus. Solche können sich nur aus dem gesicherten Bestand der kirchlichen Lehre und Disziplin ergeben. Dass das im vorliegenden Fall nicht mit Sicherheit angenommen werden kann, wurde bereits deutlich. Gewissensent-

---

48 Vgl. A. Schavan, Art. *Gewissen – III. Praktisch-theologisch*, in: *LThK*, Bd. 4 Freiburg i. Br, ^{3}2009, 626.

49 Vgl. M. Pulte, *Entweltlichung – Papst Benedikt XVI. Vision von der Kirchenreform?*, in: M. Klekamp/M. Pulte (Hg.), *Werte entfalten – Gesellschaft gestalten* (Festschrift für M. Spieker zum 70. Geburtstag), Paderborn 2013, 190.

50 Vgl. G. L. Müller, *Zur Seelsorge für wiederverheiratete Geschiedene – Volle Fassung* (22.10.2013), online: http://de.radiovaticana.va/news/2013/10/22/erzbischof_m%C3%BCller_zur_seelsorge_f%C3%BCr_wiederverheiratete_geschiedene_-/ted-739577 (Zugriff am 23.10.2013).

scheidungen, die sich jenseits des von den cc. 750–752 umschriebenen Bereichs befinden, unterliegen also auch nicht der vertragsrechtlich begründeten Sanktionierbarkeit, weil sie keinen Verstoß gegen die Loyalität dem kirchlichen Dienstgeber und dem Sendungsauftrag der Kirche gegenüber darstellen.

Insofern hält das kirchliche Recht einen weiten Rahmen für das Treffen individueller Gewissensentscheidungen bereit. Diesen zu nutzen, ist Sache des Individuums. Immer noch gilt der Grundsatz, dass alles rechtlich zu ordnen ist, was für das Gemeinschaftsleben dieses Grades der Verbindlichkeit bedarf. Jedoch gibt es eine Fülle von normativen Sätzen, die sittlich verpflichten, aber aus gutem Grund keiner Verrechtlichung unterworfen sind. Wenn das Gewissen die Instanz ist, die die irdische Wirklichkeit vor dem Hintergrund des göttlichen Gebotes bewertet und zu einem dementsprechenden Handeln auffordert, muss es verantwortliche Spielräume des Menschen geben, die ihn als Freiheitswesen kenn- und auszeichnen. Ein einfaches *do ut des* genügt nicht. Es ist überdies in einer multikulturellen Gesellschaft nicht vermittelbar. Der kirchliche Gesetzgeber fordert zwar Gesetzesgehorsam von den Gläubigen, aber eben nur dort, wo das Gesetz dies auch eindeutig einfordert. Für alle anderen Fälle gilt das weite Feld der Auslegung einer Lebenslage vor dem Hintergrund abstrakter Normen. Gewissensurteile und Gewissenentscheidungen in zentralen Fragen des menschlichen Lebens sind Kristallisationspunkte gebildeter Freiheitsentscheidungen, die dem Menschenbild des 2. Vatikanischen Konzils ebenso entsprechen wie dem des CIC/1983.

Volker Penter

Die moralische Verantwortung der konfessionellen Träger

1 Einleitung

Es gibt viele unterschiedliche Definitionen für Moral und Werte. Als Moral soll hier die Gesamtheit der Regeln verstanden werden, die in einer Gesellschaft festlegen, was sittlich falsch und richtig, gut und böse gilt, als Werte jene Vorstellungen, die in der Gesellschaft allgemein als wünschenswert anerkannt sind. Moral und Werte gehen über das hinaus, was an Regeln durch Gesetze oder Rechtsprechung definiert ist. Moralische Vorstellungen und Werte sind kein starres Konstrukt, sondern verändern sich im Laufe der Zeit.[1]

In Deutschland übernehmen konfessionelle Träger gemeinsam mit öffentlichen, privaten und anderen freigemeinnützigen Trägern die Aufgabe der voll- und teilstationären Versorgung der Bevölkerung. Die konfessionellen Träger verknüpfen jedoch mit der Versorgung kranker Menschen aufgrund ihrer biblischen Tradition und kirchlichen Praxis eine besondere moralische Verantwortung.[2] Gleichzeitig stehen die deutschen Krankenhäuser aller Trägerschaften – also auch die konfessionellen – mehr denn je im Wettbewerb um Patienten, Investitionen, Ärzte, Pflegepersonal und Kapitalgeber. Die Politik hält sich aus dem täglichen Überlebenskampf der Krankenhäuser heraus. Nach wie vor gibt es Überkapazitäten im stationären Bereich. Längst fällige Entscheidungen zur staatlichen Regulierung werden nicht getroffen. Krankenhäuser müssen sich daher auch in der Zukunft auf einen harten Wettbewerb einstellen.

Alle Krankenhausträger haben das Leistungsziel der stationären Krankenversorgung. Es geht darum, den gesellschaftlichen Bedarf an voll- und teilstationärer Krankenhausversorgung zu decken.[3] Durch die christlich-abendländische Tradition basieren alle Krankenhausformen grundsätzlich auf dem gleichen ge-

---

1 Vgl. Karl-Schlecht-Stiftung, *Definition Werte*, online unter: http://www.karl-schlecht.de/fileadmin/daten/karl_schlecht/Werte/pdf/021111_Def_Werte.pdf (Zugriff am 26.07.2013).

2 Vgl. M. Fischer, *Das konfessionelle Krankenhaus. Begründung und Gestaltung aus theologischer und unternehmerischer Perspektive*, Leiten, Lenken, Gestalten 27, Berlin ^{2}2010, 11.

3 Vgl. S. Eichhorn, *Die freigemeinnützigen Krankenhäuser aus der Sicht der betrieblichen Leistungserstellung*, in: S. Eichhorn/H. Lampert (Hg.), *Ziele und Aufgaben der freigemeinnützigen Krankenhäuser*, Beiträge zur Gesundheitsökonomie 18, Gerlingen 1988, 53.

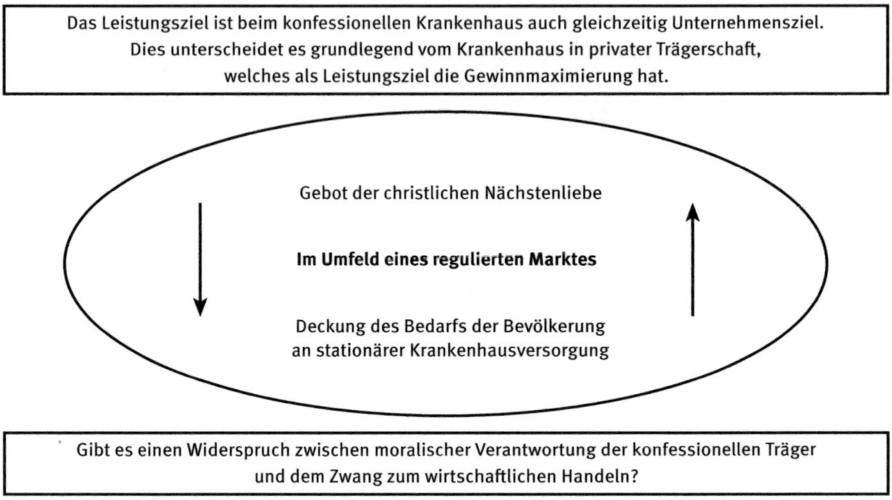

Abb. 1: Zusammenhang zwischen moralischer Verantwortung und Wirtschaftlichkeit konfessioneller Krankenhäuser

sellschaftlichen Wertesystem[4], dennoch gibt es deutliche Unterschiede. Private Krankenhausträger verfolgen als primäres Ziel die Gewinnmaximierung beziehungsweise die Maximierung des Shareholder Values.[5] Im Gegensatz dazu ist das Leistungsziel beim konfessionellen Krankenhaus auch gleichzeitig unmittelbares Unternehmensziel. Grundlegend hierfür ist das gewachsene Wertesystem auf Basis der christlichen Nächstenliebe. Die Frage ist jedoch, ob aufgrund dieses Wertesystems die Wirtschaftlichkeit beim konfessionellen Krankenhaus weniger wichtig ist als beim privaten oder öffentlichen. Diese Frage soll anhand der Verantwortungsbereiche Patienten, Personal und Gesellschaft betrachtet werden.

2 Verantwortungsbereiche

2.1 Patienten

Der Bedarf an Krankenhausbehandlungen scheint immer weiter zu steigen. Begründet wird das häufig durch die älter werdende Bevölkerung, die sich ständig erweiternden Behandlungsmöglichkeiten infolge des wissenschaftlich techni-

4 Vgl. S. Fleßa, *Grundzüge der Krankenhausbetriebslehre*, Oldenbourg 2007, 98.
5 Vgl. S. Fleßa, *Grundzüge der Krankenhausbetriebslehre*, 90.

schen Fortschrittes, das steigende Gesundheitsbewusstsein der Bevölkerung, letztlich die hohe Qualität des deutschen Gesundheitssystems.

Diese Argumente sind sicher alle nachvollziehbar. Sie können aber nicht darüber hinwegtäuschen, dass gerade in den letzten Jahren das deutsche Gesundheitssystem im Qualitätsvergleich zu anderen hochentwickelten Ländern verloren hat. Lag Deutschland gemäß dem europäischen Qualitätsindex EHCI (Euro Health Consumer Index) im Jahr 2006 noch weit vorn an dritter Stelle, so belegte es 2012 nur noch Platz 14. Insbesondere die medizinische Behandlungsqualität wird im aktuellen Vergleich deutlich schlechter beurteilt.[6] Angesichts der Tatsache, dass die deutschen Gesundheitsausgaben in der gleichen Zeit kräftig angestiegen sind und Deutschland das drittteuerste Gesundheitssystem in Europa unterhält, liegt die Vermutung nahe, dass die ständige Erhöhung der Fallzahl in den Krankenhäusern zumindest nicht zu einer Verbesserung der Versorgungsqualität beigetragen hat.

Eine aktuelle Studie der KPMG AG Wirtschaftsprüfungsgesellschaft[7] kommt zum Ergebnis, dass das deutsche Gesundheitssystem nicht ausreichend auf Qualität ausgerichtet ist. Weder wird die Qualität in deutschen Krankenhäusern verlässlich ermittelt noch wird sie ausreichend vergütet. Es gibt keinen statistisch nachweisbaren Zusammenhang zwischen Qualität und wirtschaftlichem Erfolg deutscher Krankenhäuser. Der Grund dafür liegt in falschen ökonomischen Anreizen. Das derzeitige Vergütungssystem stimuliert vorrangig ein Wachstum an Leistungsmenge, nicht aber eine verbesserte Qualität der Behandlung oder des Behandlungsergebnisses. Die Erhöhung der Fallzahl ist also nicht allein durch den höheren Bedarf an Krankenhausleistungen zur Verbesserung der Versorgungsqualität erklärbar, sondern auch das Ergebnis des Systems der Fallpauschalen wie es heute in Deutschland angewendet wird.

Und hier zeigt sich die besondere Verantwortung konfessioneller Träger. Wirtschaftlich mag es aufgrund des gegenwärtigen Entgeltsystems für Krankenhäuser häufig sinnvoll sein, sich auf bestimmte Krankheitsbilder zu spezialisieren sowie möglichst viele und teure Behandlungen durchzuführen. Moralisch verantwortlich ist das dann nicht mehr, wenn unnötige Behandlungen durchgeführt werden. Bei der Abwägung zwischen der Frage, was medizinisch erforderlich und was wirtschaftlich vorteilhaft ist, sind an konfessionelle Krankenhäuser besonders hohe Maßstäbe zu setzen. Zeigt sich, dass konfessionelle Krankenhäuser hier den wirtschaftlichen Versuchungen nicht erliegen und wird das zur allgemeinen

---

6 Vgl. Health Consumer Powerhouse, *Euro Health Consumer Index*, Vendevägen 2006, 16 f.; Health Consumer Powerhouse, *Euro Health Consumer Index*, Vendevägen 2012, 14.

7 Vgl. KPMG AG, *Qualität und Wirtschaftlichkeit im deutschen Gesundheitswesen*, Berlin 2013.

Erfahrung der Patienten, dann kann ein wirtschaftlich kurzfristig erscheinender Nachteil langfristig vorteilhaft für konfessionelle Krankenhäuser sein.

Ein weiteres Thema ist die Kommunikation zwischen Arzt und Patient. Diese ist enorm wichtig für das Patientenwohl als Ganzes. Sie wird vor dem Hintergrund des zunehmend mündigen Patienten immer bedeutender. In einer Studie der Akademie für Technikfolgenabschätzung in Baden-Württemberg aus dem Jahre 2001 schätzten 93 Prozent der befragten Patienten eine umfassende und verständliche Information als sehr wichtig ein. Gleichzeitig gaben sie an, dass nur knapp 30 Prozent der Ärzte diesem Wunsch adäquat entsprechen[8]. Ärzte werden jedoch hinsichtlich Kommunikation mit dem Patienten nur unzureichend ausgebildet und verstehen den Patienten zu wenig als Partner. Erst langsam wird in Lehre und Praxis akzeptiert, dass Kommunikation ein wesentlicher Bestandteil der ärztlichen Qualifikation ist, ja in Zukunft sogar einen entscheidenden Erfolgsfaktor darstellen wird. Immerhin: Die Approbationsordnung erhebt die ärztliche Gesprächsführung erstmals in 2012 zum Gegenstand der ärztlichen Ausbildung. Auch im Falle einer möglichen Fehlbehandlung sollte der Arzt die richtige Form der Kommunikation zum betroffenen Patienten finden. Damit kann langwierigen, teuren und insbesondere für den Patienten belastenden Gerichtsverfahren vorgebeugt werden. Auf dem Gebiet der Arzt-Patienten-Kommunikation können und sollten konfessionelle Krankenhäuser eine Vorreiterrolle spielen. Hier kann sich ein entscheidender Wettbewerbsvorteil ergeben.

Man könnte der Auffassung sein, Krankenversorgung sei etwas, bei dem konfessionelle Krankenhäuser aufgrund ihrer besonderen Wertevorstellung von vornherein einen Wettbewerbsvorteil gegenüber Krankenhäusern anderer Trägerschaft haben, da ihnen die Patienten am ehesten vertrauen. Das wird in vielen Fällen so sein, ist aber kein Selbstläufer. Auch Krankenhäuser anderer Trägerschaften werben mit Menschlichkeit und Patientenorientierung. Beim Besuch der Websites privater, öffentlicher und sonstiger freigemeinnütziger Träger kann man sich davon überzeugen. Es gilt also für die konfessionellen Häuser der Grundsatz: „Tue Gutes und rede darüber“. Und hier ist viel zu tun. Konfessionelle Krankenhäuser müssen noch viel mehr und professioneller Marketing betreiben. Im Vordergrund sollte dabei stehen, was sie von den anderen Trägern positiv unterscheidet. Die beim Marketing ausgesendeten Botschaften muss jeder Patient – auch der konfessionslose – verstehen. Erst dann werden christliche Wertevorstellungen zum Wettbewerbsvorteil.

---

8 Vgl. W. Gellner/M. Schmöller, *Neue Patienten – Neue Ärzte? Ärztliches Selbstverständnis im Wandel*, Baden-Baden 2008, 172.

2.2 Personal

Neben der besonderen moralischen Verantwortung gegenüber dem Patienten spielt auch die Verantwortung gegenüber dem Personal eine große Rolle. Die Personalstruktur konfessioneller Krankenhäuser hat sich im Laufe der Zeit stark verändert. Wurden in den vergangenen Jahrhunderten das Selbstverständnis und die Werte von kirchlichen Krankenhäusern durch Ordensmitglieder getragen, so sind heute überwiegend Mitarbeiter mit einem zivilrechtlichen Arbeitsverhältnis angestellt. Grundlage für alle Arbeitsverhältnisse ist die Dienstgemeinschaft, die die Angestellten dazu verpflichtet, kirchliche Grundsätze dienstlich, aber auch außerhalb des Krankenhauses zu berücksichtigen. Die Dienstgemeinschaft nimmt innerhalb des Krankenhauses auf alle Bereiche Einfluss, so etwa auf die Leistungserbringung an sich, den Umgang zwischen Kollegen, aber auch personalpolitische Grundsätze.[9] Sie ist auch ein Abgrenzungsmerkmal zu anderen Trägerformen.[10]

Alle Krankenhäuser müssen heute wesentlich aktiver um Fachkräfte werben. Faktoren für eine erfolgreiche Personalgewinnung werden neben der attraktiven Vergütung auch das Anbieten interessanter Aufgaben sowie die Schaffung eines guten Arbeitsklimas und -umfeldes in den Krankenhäusern sein. Personalanwerbung insbesondere im ärztlichen Bereich wird zukünftig auch im Ausland stattfinden. Deutsche Krankenhausunternehmen versuchen schon heute, auf Jobmessen in osteuropäischen Ländern Personal zu akquirieren. Hier entstehen jedoch neue Herausforderungen wie die Integration der ausländischen Ärzte in Deutschland oder deren Akzeptanz bei den deutschen Patienten.

Das vorhandene Personal muss belastungssensibel und qualifikationsgerecht eingesetzt werden, um Überforderung, Überbeanspruchung und Demotivation dauerhaft zu vermeiden. Wichtig ist hier der Dreiklang von kurzfristiger Personalsteuerung, mittelfristiger Personalplanung und langfristiger Personalstrategie.

Bei der kurzfristigen Personalsteuerung werden verstärkt Modelle zur Flexibilisierung des Personaleinsatzes erforderlich sein. Erfahrungsgemäß können unter bestimmten Voraussetzungen organisationseinheitenübergreifende Bereitschafts-, Ruf- und Hintergrunddienste gefunden werden, die zu einer Entlastung der Mitarbeiter bei mindestens gleichbleibender Qualität beitragen können. Potenziell vorhersehbare Arbeitsspitzen bzw. vorübergehend nicht besetzte Stellen

---

9 Vgl. R. Rausch, *Das Selbstverständnis freigemeinnütziger Krankenhäuser und gesellschaftliche Erwartungen – Ergebnisse einer Studie*, in: S. Eichhorn/H. Lampert (Hg.), *Ziele und Aufgaben der freigemeinnützigen Krankenhäuser*, 106 f.

10 Vgl. T. Jakobi, *Kirchliche Krankenhäuser im Umbruch. Ein Forschungsbericht*, Frankfurt a. M. 2005, 29.

können durch externe Honorarkräfte, die jedoch regelmäßig deutlich teurer sind, ausgeglichen werden.

In Zukunft werden Krankenhäuser aktiver in den Ausbildungsprozess von Ärzten und Pflegekräften eingreifen müssen. Eigene Krankenpflegeschulen oder Kooperationen mit Universitätsklinika in Form des Status eines akademischen Lehrkrankenhauses verbessern die Chancen bei der Besetzung offener Stellen und die Position gegenüber Wettbewerbern.

Der zunehmende Personalmangel wird zu einem grundsätzlichen Überdenken der traditionellen Arbeitsteilung im Krankenhaus führen. Während vor einigen Jahren Positionen wie Dokumentations- oder Codierassistenten zur Unterstützung der Ärzte, oder Servicekräfte zur Unterstützung der Pflege neu waren, werden zahlreiche, noch heute von Ärzten ausgeführte Aufgaben künftig von hochqualifizierten nichtärztlichen Fachkräften (zum Beispiel operationstechnische Assistenten, chirurgisch-technische Assistenten, anästhesie-technische Assistenten, Gefäßassistenten) übernommen werden müssen.

In Zukunft wird Personal also knapper und teurer, Personalarbeit wird komplizierter. Zunächst scheint dies einen Nachteil für alle Krankenhäuser, also auch für die konfessionellen, zu bilden. Beim zweiten Hinschauen kann aber gerade die Personalverknappung dazu führen, dass konfessionelle Krankenhäuser, die ihre besondere moralische Verantwortung gegenüber dem Personal konsequent wahrnehmen, auch besser mit dem Problem der Personalknappheit umgehen können. Sicher wird es auch für konfessionelle Krankenhäuser schwieriger, Personal in ländlichen Regionen zu bekommen. Ebenfalls problematisch wird es sein, die steigenden Gehalts- und Lohnforderungen zu erfüllen. Konfessionelle Krankenhäuser sollten hier ihre Vorteile nutzen. Ein gutes Arbeitsklima ist für viele Mitarbeiter häufig wichtiger als die nächste Lohnerhöhung.

Noch nutzen konfessionelle Krankenhäuser in Bezug auf Personal ihre Möglichkeiten nicht ausreichend. Die folgenden Abbildungen veranschaulichen krankenhausspezifische Personalkennzahlen, die Potenziale für konfessionelle Krankenhäuser im Bereich des Personals erkennen lassen. Grundlage der Zahlen bildet die KPMG Datenbank Krankenhaus 300®, Stand April 2013.

$$\text{Personal-aufwandsquote} = \frac{\text{Jährlicher Personalaufwand}}{\text{Betriebsleistung}}$$

Private	Konfessionelle	Öffentliche
52,5 %	57,5 %	59,1 %

Abb. 2: Personalaufwandsquote

Die Personalaufwandsquote gibt an, wie hoch der Anteil des Personalaufwandes an der Betriebsleistung eines Krankenhausunternehmens ist. Bei konfessionellen Krankenhäusern liegt sie mit 57,5 Prozent deutlich über den privaten und etwas unter den öffentlichen. Dies lässt aus rein ökonomischer Sicht Kostensenkungspotenziale erkennen. Es könnte aber auch ein Ausdruck dafür sein, dass konfessionelle Krankenhäuser eine höhere Patientenorientierung haben und dies mit einem Mehr an Personal einhergeht. Gestützt wird diese Aussage durch die Kennzahl Vollkräfte je Bett, die bei konfessionellen Krankenhäusern 1,7 beträgt und damit deutlich über den privaten und nur leicht unter den öffentlichen liegt.

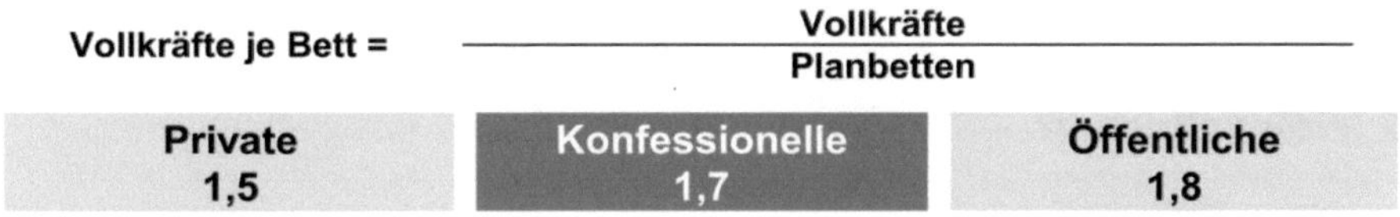

Abb. 3: Vollkräfte je Bett

Ein weiterer wichtiger Aspekt ist die Vergütung des Personals. Hierzu soll der Personalaufwand je Vollkraft Aufschluss über die Bezahlung der Mitarbeiter geben. Es zeigt sich, dass die Bezahlung des Personals in konfessionellen Krankenhäusern eher unterdurchschnittlich ist.

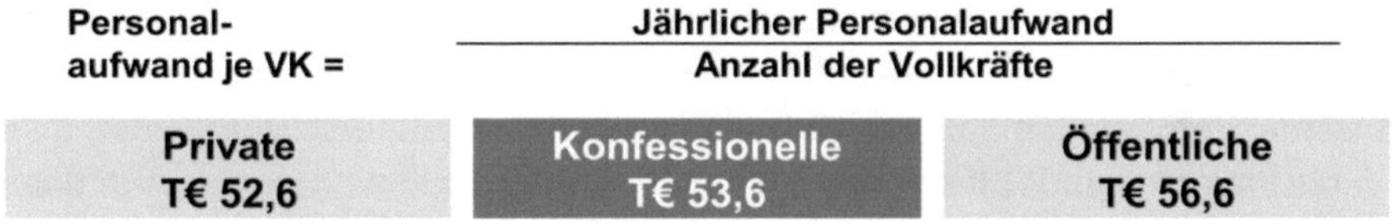

Abb. 4: Vergütung des Personals

Was wirtschaftlich zunächst ein Vorteil ist, wirft die Frage auf, ob diese unterdurchschnittliche Vergütung in Zukunft weiter Bestand haben kann und soll. Zum einen ist es aufgrund der zunehmenden Personalknappheit nicht wahrscheinlich, dass die zukünftige Verteuerung der Ressource Personal an den konfessionellen Häusern vorbeigeht. Zum anderen ist es vielleicht auch nicht besonders verantwortungsbewusst, das Personal dort am geringsten zu vergüten, wo es aufgrund konfessioneller Werte besonders hoch geschätzt wird.

Ein weiterer Aspekt ist wiederum ökonomisch. Die Betriebsleistung je Vollkraft ist bei konfessionellen Krankenhäusern ebenfalls deutlich unterdurchschnittlich. Wenn sich das nicht ändert, sind konfessionelle Krankenhäuser weniger in der Lage, Lohn-

und Gehaltserhöhungen wahrzunehmen. Es kommt also darauf an, in Zukunft die Betriebsleistung schneller zu steigern als die Personalkosten.

Es zeigt sich, dass konfessionelle Krankenhäuser tendenziell einen überdurchschnittlichen Personalbestand haben und dass dieses Personal etwas unterdurchschnittlich bezahlt wird, es gleichzeitig aber eine geringere Produktivität aufweist. Für die Zukunft liegen hier deutliche Potenziale, die hauptsächlich durch Prozessoptimierung zu heben sind. An dieser Stelle zeigt sich deutlich, dass Wirtschaftlichkeit und Werte zwei Seiten ein und derselben Medaille sind. Moralisch angezeigt ist es, das Personal ordentlich zu vergüten. Dies geht aber nur, wenn die ökonomischen Voraussetzungen dafür gegeben sind.

2.3 Gesellschaft

Gesellschaftlich tragen konfessionelle Krankenhäuser in vielen Bereichen eine hohe Verantwortung.

Im Kontext des medizinischen Fortschritts haben konfessionelle Träger eine besondere Verantwortung bei der Beantwortung medizinethischer Fragestellungen. Es muss der Spagat zwischen christlichen Werten und den technisch-technologischen Entwicklungen in der Medizin gemeistert werden. Im Bereich der Geburtshilfe (Reproduktionsmedizin, Embryonenschutz, Schwangerschaftsabbruch) können neueste wissenschaftliche Erkenntnisse und Methoden mit dem christlichen Werteverständnis kollidieren. Um Patienten nicht zu verlieren, müssen glaubhafte Antworten auf diese Fragen bei tiefgreifender und ernsthafter Auseinandersetzung mit diesen Themen gegeben werden. Gleichzeitig muss aber für die Patienten und Hilfesuchenden konkrete Hilfe angeboten werden. Nur dann können konfessionelle Krankenhäuser dieser Verantwortung gerecht werden.[11] In der Praxis ist das häufig ein schwieriger Abwägungsprozess.

Bei der Beurteilung medizinethischer Fragen spielen Ethik-Komitees eine große Rolle. Entscheidend zu ihrer Verbreitung beigetragen haben die kirchlichen Krankenhäuser. Von den 86 klinischen Ethik-Komitees sind 37 der Kategorie der konfessionellen Trägerschaft zugeordnet und bilden somit die größte Gruppe.[12] Dabei werden nicht nur Patienten und deren Angehörige unterstützt, sondern

---

11 Vgl. U. Wewel/A. Nilsson, *Was begründet den Erfolg konfessionell geprägter Krankenhäuser?*, in: H. Lohmann/U. K. Preusker (Hg.), *Kommune, Kirche oder privat: Erfolgsmodelle für Krankenhäuser*, Heidelberg 2010, 73.

12 Vgl. *Krankenhausdatenbank*, online unter: www.ethikkomitee.de/einrichtungen/index.html (Zugriff am 23.07.2013).

auch ethische Problemfelder bearbeitet und Weiterbildungen angeboten.[13] Auch gesamtgesellschaftlich stoßen kirchliche Träger immer wieder Diskussionen zu moralischen Themen innerhalb der Medizin an und bilden damit auch eine Art medizinisches Gewissen im Streben nach Fortschritt.

Deutschland befindet sich im demografischen Wandel. Eine wesentliche Ursache dafür ist neben der zu geringen Geburtenrate die steigende Lebenserwartung der Menschen. Im höheren Lebensalter treten oft schwerere und längere Krankheiten auf; die Anzahl der Krankenhausfälle je Einwohner steigt ab dem 60. Lebensjahr deutlich an. Im Ergebnis wächst die Nachfrage nach stationären Krankenhausleistungen und verändert sich die Leistungsstruktur innerhalb der stationären Krankenhausleistungen. Altersbedingte Erkrankungen nehmen zu. Ältere Menschen haben aufgrund der Intensität der Erkrankungen und Multimorbidität im Durchschnitt längere Aufenthaltsdauern im Krankenhaus als jüngere.

Weiter gibt es eine deutliche Tendenz der Abwanderung der Bevölkerung von ländlichen Gebieten in städtische Regionen. Diese Tendenz wird sich in den kommenden Jahren voraussichtlich fortsetzen. Das Patientenaufkommen von Krankenhäusern in den Städten wird daher tendenziell weiter steigen, das der Krankenhäuser auf dem Land weiter sinken.

Ein niedriges Patientenaufkommen erschwert eine Spezialisierung. Besonders in ländlichen Regionen mit einer geringen Bevölkerungsdichte haben es Krankenhäuser oft schwer, ein ausreichendes Patientenaufkommen zu sichern. Ist eine ohnehin dünn besiedelte, ländliche Region ein Abwanderungsgebiet, kann dies zur Schließung von Abteilungen oder ganzen Krankenhäusern führen.

Für alle Krankenhäuser ist es wichtig, sich frühzeitig auf neue Trends der demographischen Entwicklung einzustellen und ihr Leistungsspektrum darauf auszurichten. Auf die konfessionellen Krankenhäuser kommt vielleicht früher als gedacht eine besondere Herausforderung zu. Sollte sich nämlich der Trend fortsetzen, dass immer mehr öffentliche Krankenhäuser in private Trägerschaft gehen, bleiben am Ende nur noch die konfessionellen, die anderen freigemeinnützigen und die privaten Träger für die Flächenversorgung übrig. Klar ist, dass private Träger Krankenhäuser nur dort betreiben, wo es wirtschaftlich sinnvoll ist. Das bedeutet, sie müssen eine marktübliche Rendite erwirtschaften. Ist das nicht der Fall, könnte es zu Krankenhausschließungen gerade in ländlichen Regionen kommen. Übrig für die Flächenversorgung bleiben dann vor allem die konfessionellen Krankenhäuser. Diese müssen zwar auch wirtschaftlich arbeiten, ihr Unternehmensziel ist aber die Versorgung von kranken Menschen und nicht die Rendite.

---

13 Vgl. *Ethikberatung im Krankenhaus*, online unter: www.ethikkomitee.de/ethikberatung/krankenhaus/index.html (Zugriff am 23.07.2013).

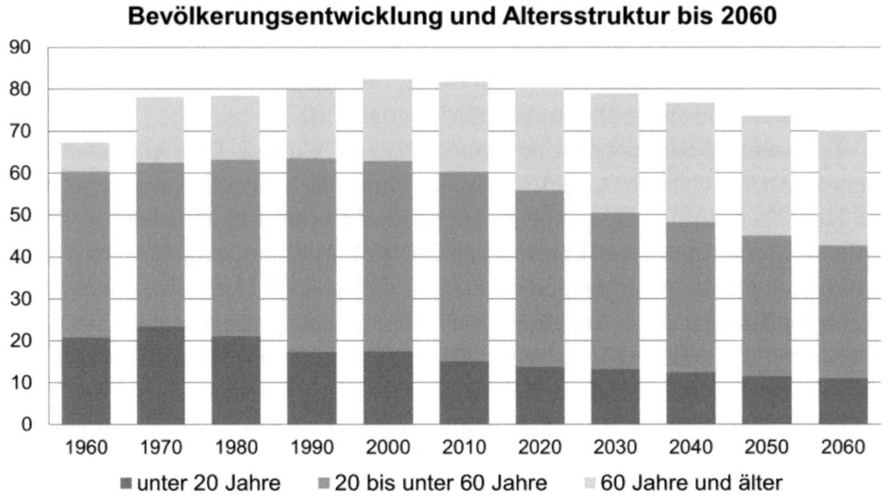

Abb. 5: Bevölkerungsentwicklung und Altersstruktur bis 2060, Datenquelle: DeStatis: Bevölkerung Deutschlands bis 2060, 12. koordinierte Bevölkerungsvorausberechnung, Stand 2009

Sterbebegleitung und Sterbehilfe, eine Verantwortung, der die kirchlichen Träger durch den Betrieb von Palliativstationen und Hospizen bereits heute nachkommen, wird in den kommenden Jahren verstärkt an Bedeutung gewinnen. Konfessionellen Krankenhäusern wird durch die besondere christliche Prägung im Allgemeinen ein menschenwürdigerer Umgang mit dem Tod zugesprochen als anderen Trägern. Dies spiegelt sich auch in dem umfassenden Engagement in der geriatrischen Forschung wider.[14]

3 Wirtschaftlichkeit und Werte

Immer wieder wird die Frage gestellt, ob sich moralische Verantwortung und christliche Werte der konfessionellen Krankenhäuser mit dem ökonomischen Grundsatz der Wirtschaftlichkeit vereinbaren lassen. Ist das Streben nach Gewinn moralisch vertretbar? Können die Ideale der Kirche mit Effizienzgedanken in Einklang gebracht werden?

14 Vgl. Prognos AG, *Kirchliche Krankenhäuser – werteorientiert, innovativ, wettbewerbsstark. Studie zu Beitrag und Bedeutung kirchlicher Krankenhäuser im Gesundheitswesen in Deutschland*, Basel 2009, 18.

Um es gleich zu sagen: Wirtschaftlichkeit ist beim konfessionellen Krankenhaus genauso wichtig wie beim Privaten. Es ist im Umfeld eines regulierten Marktes sogar eine der wichtigsten Voraussetzungen, um christliche Werte im Krankenhaus zu leben. Dass konfessionelle Krankenhäuser entgegen mancher Erwartung bereits seit einiger Zeit wirtschaftlich arbeiten, zeigt sich auch in der nahezu konstanten Anzahl an Krankenhäusern in kirchlicher Trägerschaft.[15] Es ist nicht unethisch, wenn ein konfessionelles Krankenhaus Gewinn erwirtschaftet. Im Gegenteil, Gewinne sind erforderlich, um eine hochwertige Versorgung durch konfessionelle Krankenhäuser auch in der Zukunft sicherzustellen. Der Unterschied zum privaten Träger ist allerdings, dass die Erwirtschaftung von Gewinn Mittel zum Zweck ist und nicht das alleinige Ziel des Wirtschaftens. Hier unterscheiden sich beide Träger sehr grundsätzlich.

Die Umsatzrentabilität lässt erkennen, wie viel ein Krankenhaus bezogen auf einen Euro Umsatz Gewinn erwirtschaftet. Eine höhere Umsatzrentabilität weist demnach auf eine höhere Produktivität im Krankenhaus hin. Die Umsatzrentabilität konfessioneller Krankenhäuser ist im Durchschnitt positiv. Im Vergleich zu den Privaten zeigen sich jedoch für konfessionelle Krankenhäuser deutliche Produktivitätsreserven.

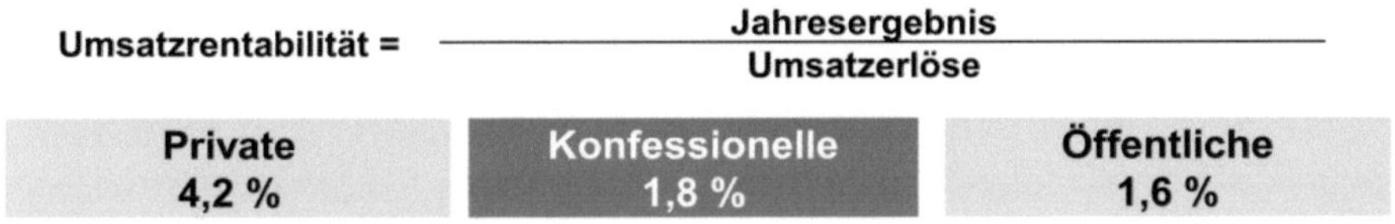

Abb. 6: Umsatzrentabilität

Der Begriff „Nachhaltigkeit“ steht in engem Zusammenhang mit den christlichen Werten der Bewahrung der Schöpfung, Verantwortung und Respekt. Somit kann schon von Grund auf ein Bewusstsein für nachhaltiges wirtschaftliches Handeln abgeleitet werden. Für die dauerhafte Erfüllung der trägerspezifischen Leistungen ist die Wirtschaftlichkeit der Leistungserstellung eine zwingend notwendige Voraussetzung. Eine seelsorgerische, soziale und kulturelle Fürsorge für die Patienten sowie eine angemessene Bezahlung der Mitarbeiter können nur durch effiziente Prozesse und wirtschaftliche Betriebsführung erreicht werden. Der Anspruch, Menschen in einer existenziellen Krise qualitativ hochwertig zu versorgen, macht die Notwendigkeit zum wirtschaftlichen Handeln deutlich.[16]

15 Vgl. Prognos AG, *Kirchliche Krankenhäuser – werteorientiert, innovativ, wettbewerbsstark*, 10.
16 Vgl. Prognos AG, *Kirchliche Krankenhäuser – werteorientiert, innovativ, wettbewerbsstark*, 17.

Rainer Kinast

Moralische Profilierungsprozesse konfessioneller Einrichtungen. Erfahrungen der Vinzenz Gruppe

Die Frage, wie sich ein konfessionelles Krankenhaus nachhaltig mit christlicher Spiritualität profilieren kann, verlangt vorweg eine Klärung der Intentionen, die das Management mit dieser Profilierung verfolgt, und des Verständnisses des Begriffes „Spiritualität in einem Unternehmen". Beides sind Hintergründe, um das Profilierungskonzept verstehen zu können. Deshalb setzen sich die folgenden Seiten mit drei Fragen auseinander:

- Was sind die Gründe, warum Führungskräfte eines Krankenhauses oder eines Krankenhaus-Verbundes initiativ Ressourcen zur Verfügung stellen, mit denen die Christlichkeit in Strukturen, Haltungen und Verhalten verankert wird? Welche Intentionen verfolgen sie? (Siehe Kap. 1)
- Was heißt „Christliche Spiritualität in einem Unternehmen" und was ist unter „Christliche Spiritualität in einem Krankenhaus" zu verstehen? (Siehe Kap. 2)
- Was kann ein Management konkret tun, um – trotz wirtschaftlichem Druck und politischen Interventionen und angesichts der Tatsache, dass sich am Personalmarkt immer seltener Fachkräfte mit christlichem Hintergrund anbieten – eine vom christlichen Geist geprägte Kultur nachhaltig zu implementieren? Wie geht das? (Siehe Kap. 3)

In diesem Artikel will ich versuchen, auf diese miteinander verwobenen Fragen Antworten zu geben. Diese Antworten – auch die theoretischen Ansätze – sind geprägt von den konkreten Erfahrungen in der Vinzenz Gruppe[1] und aus der Beratungstätigkeit.

1 Interessen des Managements

Als Ergebnis vieler Gespräche mit Führungskräften inner- und außerhalb der Vinzenz Gruppe nenne ich vier wesentliche Beweggründe für ein Engagement, eine christliche Unternehmenskultur zu entwickeln bzw. lebendig zu halten:

---

1 Kurzbeschreibung der Vinzenz Gruppe siehe Anfang von Kap. 3. Nähere Informationen unter: www.vinzenzgruppe.at (Zugriff am 29.08.2013).

1.1 Hauptgrund: christlicher Auftrag

Dieser Auftrag kann unterschiedlich ausgeformt sein:

- Auftrag durch die Eigentümer: Eigentümer der Krankenhäuser wie zum Beispiel Ordensleitungen, Diözesen oder Stiftungsvorstände erteilen dem Management den expliziten Auftrag, die Krankenhäuser als christliche Unternehmen zu führen.
- „Eigenauftrag" aus dem persönlichen gläubigen Bezug der Führungskraft: Geprägt vom christlichen Menschenbild oder sogar getragen von einer persönlichen Beziehung zu Gott sieht die Führungskraft es als ihre persönliche Berufung, das Gesundheitsunternehmen, für das sie verantwortlich ist, christlich zu profilieren.
- Das soziale Anliegen „Es geht uns um den Menschen": Eine soziale Grundeinstellung des Managers oder des Eigentümers, den Menschen in seiner Not im Zentrum der Arbeit zu sehen, kann eine treibende Kraft sein, sich auf christliche Traditionen zu besinnen und diese in der Weiterentwicklung der Krankenhäuser zu nutzen.

Diese grundsätzliche Begründung erspart nicht, das „leuchtende Wozu" zu konkretisieren: Wozu lohnt sich ein relativ hoher Aufwand der christlichen Profilierung? Dazu je ein Blick auf die Patienten, auf die Mitarbeitenden und auf den Markt:

1.2 Ganzheitliche Heilung der Patienten

In einem Krankenhaus, das von christlicher Spiritualität geprägt ist, wird nicht nur die Gesundheit wiederhergestellt, sondern das therapeutische Team bemüht sich um eine ganzheitliche Heilung – aus der Überzeugung heraus, dass die Berücksichtigung von psychischen und spirituellen Bedürfnissen den Heilungsprozess unterstützt. Um das Anliegen, dass es im christlichen Krankenhaus um Heilung geht, besser zu verdeutlichen, sollte man die Begriffe Gesundheit und Heilung differenzieren:

„Gesundheit" ist ein medizinischer Begriff, kein typisch christlicher. Heute wird Gesundheit als eines der höchsten Güter bewertet. Die WHO-Definition von Gesundheit legt das Missverständnis nahe, dass Krankheit „nur als Unterbrechung der Gesundheit oder als ihr Verlust gesehen werden darf. Niemand ist vollständig gesund oder nur krank. Vielmehr gibt es zwischen Gesundheit und Krankheit einen Übergangsbereich, der das faktische Dasein der meisten Menschen bestimmt."[2] Der Begriff „Gesundheit" ist in der christlichen Religion weniger bedeutsam, da es im christlichen Glauben vor allem um den Begriff „Heil" geht. Im Neuen Testament gibt Jesus stets einen Doppelauftrag: Heilt die Kranken und sagt, das Reich Gottes ist nahe! (Lk 9,2; Mt 10,7)

„Heil" bedeutet, in einer vertrauten Verbundenheit mit Gott zu leben, die sich in einem tiefen Lebensvertrauen (Glaube), in einer zuversichtlichen Grundhaltung (Hoffnung) und in einer weiten Beziehungsfähigkeit (Liebe) zeigt. Auch wenn die meisten Patienten von einer bewussten Beziehung mit Christus weit weg sind, kann ein christliches Krankenhaus Ansätze von Erfahrungen vermitteln, die das tiefe Vertrauen in das Leben, ein Leben mit Zuversicht trotz allem und die Liebe zur Welt, zu den Menschen und zu sich selbst stärken.

„Ganzheitliche Heilung" schließt alle drei Ebenen mit ein:

- Die somatische Ebene: Störungen der körperlichen Gesundheit sind der häufigste Anlass für einen Krankenhausaufenthalt. Ärzte, Pflegepersonen und Therapeuten sind gefordert, die Gesundheit wiederherzustellen und/oder die Belastungen der Krankheit zu lindern.
- Die psychische Ebene: Verständnisvolle Zuwendung und empathische Kommunikation des Behandlungsteams erleichtern den Patienten den Umgang mit ihrer Krankheit, in manchen Situationen braucht es Fachleute der Psychologie oder Psychiatrie, um Störungen zu beheben bzw. um mit gesundheitlichen Einschränkungen leben zu lernen.
- Die spirituelle Ebene: Wunden auf dieser Ebene werden meist durch die Sinnfrage oder – noch öfters – durch die Warum-Frage artikuliert und bedürfen einer professionellen seelsorglichen Begleitung.

Das Heilsame des Glaubens kann zweierlei bedeuten:

- Er bestärkt Kranke und ihre Angehörigen im „Kampfgeist", solange noch Aussicht auf körperliche Heilung besteht, oder
- er ermutigt zur „Annahme eines eingeschränkten Lebens oder letztlich des Todes, wo dies unvermeidlich ist".[3]

„Unser Sonderstatus als Christen liegt nicht etwa im Freisein von Krankheit und im Bewahrtsein vor Unglücksfällen. Er liegt vielmehr darin, dass wir in der Kraft

---

2 E. Schockenhoff, *Krankheit – Gesundheit – Heilung. Wege zum Heil aus biblischer Sicht*, Regensburg 2001, 160.

3 B. Grom, *Spiritualität im Gesundheitswesen. Zwischen Schamanismus und „Heilender Gemeinde"*, in: *StZ* 226,2 (2008), 125.

Gottes imstande sind, *gesund* mit Krankheit umzugehen."[4] Das Interesse von Führungskräften liegt also darin, den Patienten ein „ganzheitliches Heilungspaket" anzubieten, das mehr ist als nur eine Gesundheitsreparatur.

1.3 Eigenverantwortliches Engagement der Mitarbeitenden

Die christliche Religion ist eine Beziehungsreligion: Der Mensch steht in der Welt und tritt mit ihr und ihren Menschen in eine Wechselbeziehung. Er tut es nicht allein: Er steht in Beziehung mit Gott und setzt sich gemeinsam mit seinen Gefolgsleuten für eine gute und bessere Welt ein. Er steht aber auch – wie es das Liebesgebot vorgibt – in einer Beziehung zu sich selbst. Damit sind Mitarbeiter, die im christlichen Geist agieren, Menschen, die allen und allem, was ihnen im Alltag begegnet, offen begegnen.

Sie nehmen daher ihre Verantwortung wahr, wenn ihre Initiative angefragt wird. So antworten sie auf unvorhergesehene Herausforderungen – aber unter der Beachtung der betroffenen und der zuständigen Personen. Mitarbeiter mit eigenverantwortlichem Engagement können unangenehme Mitarbeiter sein, aber sie werden selbst Konflikte in einem verantwortbaren Format austragen. Dies klingt zwar zunächst nur nach einer Skizze einer idealen Arbeitskultur, für das Management aber durchaus eine lohnenswerte Intention (siehe auch Kap. 4.2).

1.4 Strategische Positionierung am Markt

So selbstlos es auch klingen mag: Wenn sich Führungskräfte für die Menschen in ihrem Gesundheitsunternehmen einsetzen, suchen sie damit doch auch Vorteile für das Unternehmen am Markt zu gewinnen. Es ist eine durchaus berechnende Klugheit (vgl. dazu das Gleichnis vom klugen Verwalter: Lk 16,1–13), wenn sie dem christlichen Unternehmen seine Zukunft dadurch sichern, dass sie ...

... werte-orientiert im Patienten den gesamten Menschen sehen,
... mit einer guten Führungskultur Mitarbeiter in ihrem Engagement für die Patienten fördern und
... als fachliche Impulsgeber für das Gesundheitswesen agieren.

Dieses strategische Interesse gehört zur Kernaufgabe des Managements. In diesem Zusammenhang möchte ich empfehlen, von Auszeichnungsmerkmalen und nicht

4 M. Nemetschek, *Schattenseiten des Lebens – und wo bleibt Gott? In Krankheit und Leid nicht allein*, Innsbruck 2006, 12.

von Unterscheidungsmerkmalen zu reden. Denn wir rechnen ja damit und beobachten es auch, dass – Gott sei gedankt – auch in nicht-konfessionellen Krankenhäusern Menschen mit Anstand und manche sogar mit einer christlichen Spiritualität Leitungsfunktionen wahrnehmen.

2 Spiritualität in einem Unternehmen – ein differenzierter Blick

Es gibt unzählige Definitionen für Spiritualität. Sicher ist: Spiritualität ist mehr als punktuelle Übungen oder Rituale, sondern sie ist ein umfassendes Lebenskonzept, aus dem heraus ein einzelner Mensch oder eine gesamte Organisation handelt. Statt einer Definition möchte ich einige für den Krankenhausalltag wichtige Aspekte von Spiritualität skizzieren:

2.1 Deutungen von Erlebtem aus dem Glauben

Spirituelle Menschen leben mit der Annahme, dass jenseits von allem Machbaren und allem kausal Erklärbaren eine eigene Kraft (oder Dimension oder Person) in die Welt hineinwirkt und selber die Initiative für eine bessere Welt ergreift. Deshalb leben spirituelle Menschen nicht nur aus sich heraus, sondern sie bemühen sich, mit und aus dieser göttlichen Kraft zu arbeiten.

Wenn sich eine Führungskraft mit „Spiritualität im Unternehmen“ auseinander setzt, kann ein differenzierter Blick auf die beiden Stufen, wie eine spirituelle Erfahrung entsteht, hilfreich sein: das phänomenologische Erleben und die Interpretation des Erlebten aus dem Glauben. Zur Veranschaulichung ein Beispiel: Ein Mitarbeiter begegnet im richtigen Augenblick einem Menschen, der dann ausschlaggebend für den Erfolg ist. Die erste Stufe ist das Erleben: *Was* hat sich dem Mitarbeiter gezeigt und *wie* hat er es erlebt? (Phänomenologische Wahrnehmung). Dieses Erleben wird nun im nächsten Schritt in das „Vorwissen“ oder das Verständnis, wie Leben geschieht und wie Welt und Menschen zu verstehen sind, eingeordnet: Je nach Welt- und Menschenbild kann dieses Erleben unterschiedlich interpretiert werden: zum Beispiel „Glück gehabt“, „Das Leben erweist sich immer wieder als gut!“, „Da war die Hilfe Gottes spürbar“, „Ich kann mich auf meine Intuition verlassen!“ Auf eine Kurzformel gebracht: Erfahrung = Erleben + Deutung.

Diese grundsätzliche Differenzierung ist für eine gezielte Kulturarbeit in christlichen Einrichtungen wesentlich: Gerade in Ballungszentren ist selbst in konfessionellen Unternehmen der Großteil der Mitarbeitenden nicht kirchlich sozialisiert. Entscheidend wird dann der gemeinsame phänomenologische Nenner: Wie zeigen sich mir der Alltag, die Begegnungen mit den Patienten, die Art und Weise der Zusammenarbeit? Was löst eine bewusste Zuwendung bei Patienten und bei uns als therapeutischem Team aus? Religiöse Gruppierungen neigen dazu, durch das Insistieren auf ihre Interpretation Anders- und Nichtglaubende zu verschrecken, anstatt sie zu ermutigen, dem Leben – so wie es sich eben zeigt – offen zu begegnen und in Reflexionen das Erleben des Alltags bewusst zu machen. Solche Reflexionen öffnen Zugänge zu einer persönlichen Spiritualität, auch wenn dieses Erleben anders benannt wird, als es die katholische Tradition tut.

2.2 Zentrale Fragestellungen nach der Spiritualität

„Spiritualität meint den Geist (spiritus), der das Unternehmen, seine Mitarbeitenden und das, was sie tun, prägt."[5] Statt einer Diskussion über Definitionen führen uns zentrale Fragen nach der Spiritualität in Unternehmen weiter im Verständnis, was damit gemeint sein könnte. Aus unterschiedlichen Blickwinkeln betrachtet lauten die Fragestellungen:

- Eigentümer des Unternehmens wie zum Beispiel Ordensgemeinschaften oder Stiftungsvorstände stellen sich die Frage (zum Beispiel bei der Auswahl des Managements) oder Führungskräfte fragen sich bezüglich ihrer Mitarbeitenden:
  → Aus welchem Geist leben und handeln diese Menschen?
- Patienten fragen nur indirekt nach der Spiritualität eines Arztes oder eines Krankenhauses. Sie fragen die Hintergründe der behandelnden Personen an:
  → Mit welcher Einstellung werde ich von Ärzten und Pflegepersonen behandelt?
  → Mit welchen Haltungen begegnen sie uns Patienten?
- Führungskräfte und Mitarbeitende, die bewusst aus dem Glauben leben, werden folgende Frage selbstkritisch reflektieren:
  → Was muss ich tun, damit nicht andere Kräfte in mir und in meinem Umfeld mein Handeln stärker bestimmen als der Geist, aus dem ich leben will? Und wie stelle ich es an, dass es mir auch gelingt, im Alltag aus diesem Geist zu arbeiten?

5 J. Reber, *Spiritualität in sozialen Unternehmen. Mitarbeiterseelsorge – spirituelle Bildung – spirituelle Unternehmenskultur*, Stuttgart 2009, 20.

2.3 Konkreter Ausdruck des Geistes

Durch diese Fragestellungen wird deutlich: Spiritualität meint eine Innenseite (das Göttliche in mir, meine Beziehung zu Gott, den Zugang zu den eigenen inneren Geistes-Quellen) und eine Außenseite, den Ausdruck der Spiritualität im Konkreten. Ein bloßes „Spielen mit dem Geist" ohne Niederschlag im Konkreten macht noch keine Spiritualität aus. Auf der individuellen Ebene wird der Geist im konkreten Verhalten sichtbar. In Organisationen braucht es Institutionalisierungen, die aufzeigen, dass die deklarierte Spiritualität auch ernst gemeint und damit glaubwürdig ist.

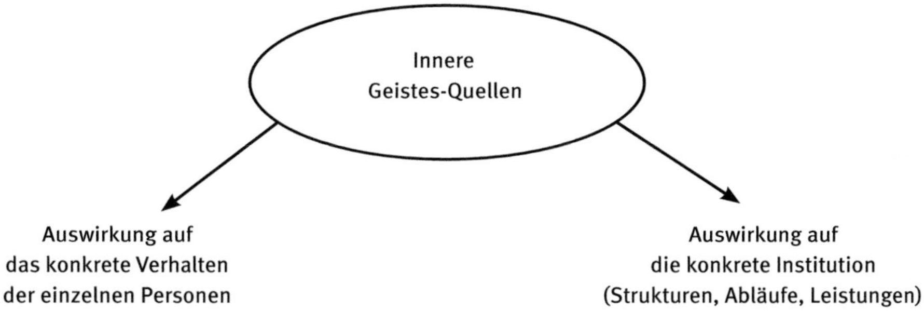

Abb. 1: Sichtbarwerden des Geistes im Konkreten

2.4 Konzentrische Kreise einer Unternehmensspiritualität

Spiritualität in einem Unternehmen umfasst verschiedene Ebenen – im Folgenden als konzentrische Kreise dargestellt. Auf Grund der unterschiedlichen Weltanschauungen der Mitarbeitenden sollte geklärt werden, welche dieser Ebenen von allen Mitarbeitern mitgetragen werden sollen, welche Ebenen „nur" als Angebote und Chancen gesehen werden und was zu tun ist, um den „Nährboden" der christlichen Kultur, den Glauben, zu pflegen.

2.4.1 Beziehung zu Gott – die intimste Ebene

Keine Führungskraft hat ein Recht, auf diesen intimen Kern eines Mitarbeiters Einfluss zu nehmen oder darüber Rechenschaft abzuverlangen. Jeder Mensch erlebt die Beziehung zum Göttlichen anders, beschreibt oder benennt diese Erfahrung – wie schon erwähnt – anders. Dieser persönliche Bezug zur spirituellen

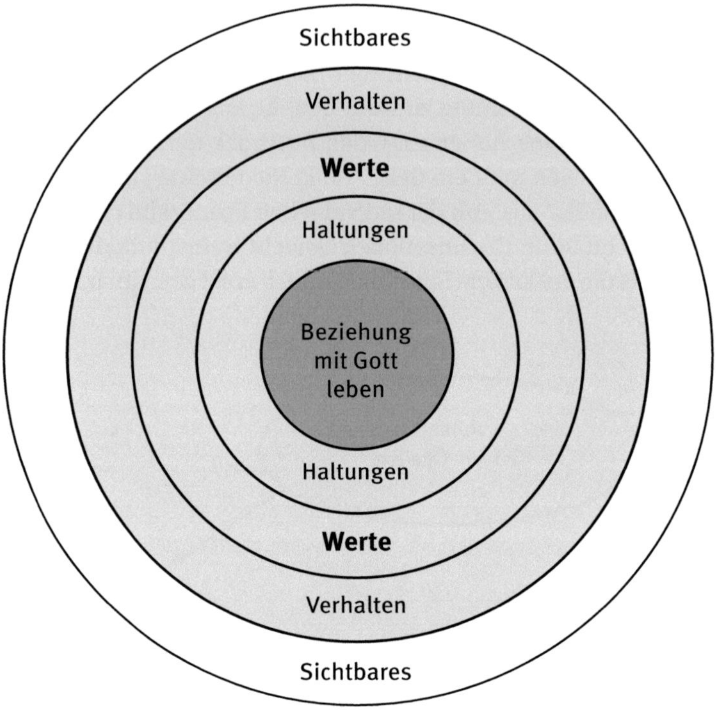

Abb. 2: Konzentrische Kreise einer Spiritualität im Unternehmen

Quelle hat auf die Haltungen eines Menschen großen Einfluss – nicht immer einen positiven. Denn entscheidend ist dabei, wie heilsam (!) das Gottesbild der Mitarbeiter tatsächlich ist. Ein Glaube an einen Gott, der mit der Verdammnis droht und die Welt voller Verderbnis sieht, wird sich auf die Haltung des Glaubenden gegenüber dem Umfeld anders auswirken als ein Glaube an einen Gott, dessen geliebte Ebenbilder wir sind, und der uns tagtäglich mit seiner liebenden Zuwendung begegnet.

So sehr dieser intime Bereich für Führungskräfte unantastbar ist, umso wichtiger ist es, Initiativen zu ergreifen, um einerseits den heilsamen Glauben bei den gläubigen Mitarbeitern und den Nährboden für eine liebende Werte-Haltung zu stärken und andererseits bei der Auswahl von Seelsorgern auf deren Gottesbilder achten zu können.

2.4.2 Haltungen und Einstellungen

Ein wesentlicher Teil einer gelebten Spiritualität sind Haltungen und Einstellungen, mit denen jemand den Menschen begegnet und die eigene Arbeit verrichtet. Eine Gottesbeziehung ist aber keine notwendige Voraussetzung zum Beispiel für eine achtsame, wertschätzende Haltung. Diese wird von der Erziehung und durch biographische Erfahrungen geprägt.

Einstellungen und Haltungen sind Teil der Persönlichkeit. Sie sind ein Grenzbereich im Führungsalltag: Ich kann weder „schlechte" Haltungen nachweisen, noch kann ich Haltungen einfordern. Möglich ist aber, durch initiierte Reflexionen den Mitarbeitenden ihre tatsächlichen bzw. die erforderlichen Einstellungen bewusst zu machen.

2.4.3 Werte der einzelnen Personen

Zu einer Spiritualität gehören existenzielle Wertvorstellungen: Damit sind nicht moralische Werte gemeint („Was *man* in unserer Organisation oder unserem Unternehmen tut"), sondern persönliche Werte, die Menschen in konkreten Situationen ansprechen und sie magnetisch anziehen, weil sie in dieser konkreten Situation für sie hohe Wichtigkeit erhalten („Das ist mir jetzt wichtig!", „Dafür lohnt es sich, sich einzusetzen!", „Das hat für mich Priorität!").[6] Viele Menschen haben inzwischen verlernt, mit dem inneren Suchorgan – dem Gewissen – situative Werte zu erspüren, weil sie ihr Gespür abgedreht haben. Diese Werte können verschiedene Bezugsebenen haben: zum Beispiel Werte in Bezug auf Patientenbeziehung, auf die Zusammenarbeit, auf die fachliche Arbeit oder in Bezug auf meine persönliche Entwicklung. Existenzielle Werte wachsen aus den Haltungen heraus oder anders gesehen: Zu Werten gehören jeweils eine entsprechende Werte-Haltung und ein entsprechendes Werte-Verhalten.

Führungskräfte sollten Mitarbeiter ermutigen, zu ihrer Fähigkeit des Werte-Empfindens und zu den aus dem Werte-Empfinden gewonnenen Stellungnahmen[7]

---

6 V. Frankl spricht von schöpferischen Werten, weil sie zum kreativen Einsatz auffordern, im Gegensatz zu den Erlebniswerten, die mich zwar in ähnlicher Weise ansprechen, aber mich nur zum Genießen und Verweilen einladen. Vgl. dazu A. Längle (Hg.), *Entscheidung zum Sein. Viktor Frankls Logotherapie in der Praxis,* München 1988, 15f.

7 Den Zusammenhang zwischen Werteempfinden und dem Finden von Stellungnahmen beschreibt A. Längle im Rahmen seiner Methoden „Personale Existenzanalyse" und „Personale Positionsfindung". Vgl. A. Längle/A. Holzhey-Kunz, *Existenzanalyse und Daseinsanalyse,* Wien 2008.

zu stehen, um mit diesen eigenverantwortlich im Rahmen der Vorgaben zu agieren.

2.4.4 Unternehmenswerte

Werte, die von der Unternehmensführung explizit definiert wurden, sind ein verbindlicher Auftrag an die Führungskräfte und die Mitarbeiter und ziehen ein entsprechendes Werte-Verhalten nach sich. Werden diese vom christlichen Menschenbild oder vom christlichen Auftrag (vgl. Kap. 1.1) abgeleitet, sind sie Ausdruck der Spiritualität.

Die Kunst des Führens besteht nun darin, die persönlichen Werte der Mitarbeiter zu kennen, diese als Potenzial zu heben und dabei die Schnittmenge zu den Unternehmenswerten den Mitarbeitern bewusst zu machen. Dadurch entstehen Identifikation mit dem Unternehmen, Motivation und sinnvolle Perspektiven für die Mitarbeiter.

2.4.5 Verhalten

Im Verhalten werden Werte konkret bzw. ist das Verhalten (*was* Mitarbeiter tun und *wie* sie etwas tun) Ausdruck der Werte-Haltungen. Im konkreten Tun wird sichtbar, aus welchem Geist Mitarbeiter agieren. Das Verhalten ist überprüfbar und einforderbar. Das Achten auf das werte-konforme Verhalten der Mitarbeiter ist eine wichtige Führungsaufgabe. Sollte auch die Einstellung nicht stimmen: Ein Mindestverhalten kann eingefordert werden.

2.4.6 Sichtbares in der Organisation

Damit ist – neben dem Verhalten – alles Sichtbare und Handfeste gemeint, das die Werte-Haltungen und das Werte-Verhalten unterstützt und damit untermauert, dass es einem Betrieb mit den Werten ernst ist. Damit sind Konzepte, Bildungsprogramme, Leitlinien, Raumkonzepte, definierte Abläufe, Feste, Symbole und Raumgestaltungen gemeint.

2.4.7 „Kultur der christlichen Werte“ oder „Spiritualität des Unternehmens“?

Die Beziehung zu Gott prägt die Haltungen und die Werte, die für das konkrete Verhalten Orientierungspunkte sind und die sich in all den sichtbaren Strukturen und Konzepten etc. widerspiegeln. Somit ist die Kultur der christlichen Werte Ausdruck der Spiritualität.

Was ist aber, wenn der Großteil der Mitarbeiter keine (bewusste) Beziehung zu Gott hat? Wenn sie sich selbst als ungläubig bezeichnen, aber aufgrund einer humanistischen Weltanschauung sich mit den christlichen Werten durchaus identifizieren können? Entscheidend für den Krankenhausalltag bleiben die Haltungen. Ohne sie wird es schwierig, Werte-Verhalten auch in schwierigen Situationen zu zeigen.

Aus unserer Erfahrung in der Vinzenz Gruppe können die Begriffe „christliche Spiritualität“ oder „katholischer Glaube“ bei vielen Mitarbeitern falsche Phantasien und ein Sich-Distanzieren provozieren. Das ist der Grund, warum wir von einer „Kultur der christlichen Werte“ sprechen. Alle – unabhängig von der persönlichen Weltanschauung – sind aufgefordert, diese mitzutragen.

2.5 Christliche Spiritualität im Unternehmen

Gelebte christliche Spiritualität in Unternehmen kann nun bedeuten:

- Es gibt in einem Unternehmen eine prägende Kerngruppe von Menschen, die tatsächlich aus einer innigen Beziehung mit Gott bzw. Jesus Christus leben, mit ihrer Überzeugung andere begeistern und so die Kultur prägen. Früher waren Ordensfrauen und -männer diese einflussreiche Überzeugungsgruppe. Realistischerweise muss hier erwähnt werden, dass man tatsächlich sehr gezielt daran arbeiten muss, um eine Alternative für diese zu entwickeln: Viele Menschen, die die christliche Werte-Haltung mitbringen, brauchen eine Stärkung ihrer Einstellungen oder eine Unterstützung, um einen Zugang zu den persönlichen spirituellen Ressourcen zu finden – zum Beispiel durch eine eigene Mitarbeiter-Seelsorge. Und: Manche gläubigen Mitarbeiter müssen erst das Heilsame ihres Glaubens entdecken. Nach P. Wittberg braucht es eine Kerngruppe von überzeugten Menschen, die so eine bestimmte Kultur nachhaltig am Leben halten.[8]

---

8 Einem Vortrag von K. Schaupp verdanke ich den Hinweis auf die Theorie von P. Wittberg, dass Kulturen von einer überzeugten Kerngruppe getragen werden. Zu dieser finden sich sogenannte Mitläufer, die sich von Werteinhalten begeistern und mitreißen lassen, aber nicht die begeisternde Motivation der Kerngruppe in sich tragen. Die dritte Gruppe sind die Gleichgültigen, die

- Es gibt eine christliche Unternehmenskultur. Unter Kultur verstehen wir tatsächlich gelebte Werte.[9] Sie bedarf eines gezielten Managements, das definiert, was unter christlichen Werten zu verstehen ist; das durch Strukturen die Kulturentwicklung unterstützt; das werte-orientiertes Verhalten einfordert und das durch Reflexionen die Stärkung und Schärfung von Werte-Haltungen ermöglicht (siehe Kap. 3).
- Ausdruck einer christlichen Spiritualität in einem Unternehmen ist die in der Praxis angewandte Ethik: Wesentliche Basis für medizinische, wirtschaftliche, organisatorische und personelle Entscheidungen ist die Reflexion darüber, was in dieser Situation tatsächlich eine gute Entscheidung – im Sinne des christlichen Menschenbildes – ist.

3 Gezielte Verankerung der Werte-Kultur

In diesem praxisbezogenen Kapitel greife ich auf Erfahrungen der Vinzenz Gruppe zurück. Die Vinzenz Gruppe ist ein österreichischer Verbund von Ordenseinrichtungen des Gesundheitswesens: sieben Krankenhäuser, einige Pflegehäuser, Rehabilitations- und Diagnosezentren. Die Eigentümerin[10] erteilte den Geschäftsführungen einen Auftrag, dafür zu sorgen, dass die Gesundheitseinrichtungen als christliche, werte-orientierte Einrichtungen geführt werden. Zur nachhaltigen Umsetzung dieses Werte-Auftrages braucht es aus unserer Erfahrung:
- Strukturen, die das Thema Werte-Kultur nachhaltig am Leben halten
- eine Definition der inhaltlichen Ausrichtung
- konkrete Projekte der nachhaltigen Umsetzung
- Führungskräfte mit Werte-Kompetenz und christlicher Führungskultur.

3.1 Strukturelle Verankerung der Werte-Kultur

Strukturen schaffen Realitäten und tragen dazu bei, dass eine intendierte Kultur auch in kritischen Zeiten hält. Dabei ist zu beachten, dass die Letztverantwortung für die Kultur des Unternehmens oder einer Abteilung immer Chefsache bleibt. Sie

weniger Motivation zur Gestaltung der Kultur haben, aber sich anpassen. Näheres dazu bei P. Wittberg, *Pathways to Recreating Religious Communities*, New Jersey 1996.

9 Vgl. R. Kinast/A. Milz, *Existenzanalyse und Organisationsentwicklung*, in: *Existenzanalyse* 30,1 (2013), 15–37.

10 Eigentümerin der Vinzenz Gruppe war früher die Kongregation der Barmherzigen Schwestern vom heiligen Vinzenz von Paul, Wien-Gumpendorf, seit 2010 ist die SanktVinzenzStiftung Eigentümerin.

steht und fällt damit, dass sie Anliegen der Führungskraft selbst ist. Weiters müssen für eine erfolgreiche Verankerung eigene Ressourcen für die Kulturentwicklung zur Verfügung stehen: Funktionen, die eigens für die christliche Kultur arbeiten, und Mitarbeiter aller Professionen, die sich innerhalb ihrer Dienstzeit in Arbeitsgruppen für dieses Anliegen einbringen. Ressourcen machen sichtbar, was die Werte-Kultur der Geschäftsleitung tatsächlich wert ist.

3.1.1 Kriterien einer sinnvollen Werte-Struktur

Eine gute Struktur ist unserer Erfahrung nach dann gegeben, ...

... wenn sie die systematische Weiterentwicklung der gezielten Werte-Arbeit unabhängig von einzelnen charismatischen Einzelpersönlichkeiten ermöglicht (also: egal, wer immer das Unternehmen verlässt, das Anliegen wird engagiert vorangetrieben);

... wenn sie Räume schafft, in denen die Werte-Themen – trotz allem akuten wirtschaftlichen und zeitlichen Druck – entfaltet, geplant und umgesetzt werden;

... wenn sie Schnittstellen zwischen Vorgaben der Führungskräfte und den Anliegen der Basismitarbeiter vorsieht und

... wenn es für das Management und die Mitarbeiter inspirierende Zellen gibt.

3.1.2 Beispielhafte Elemente einer Werte-Struktur

Hier einige Möglichkeiten einer Struktur aus der Erfahrung der Vinzenz Gruppe:

- Führungsverantwortung: Jede Führungskraft ist in ihrem Verantwortungsbereich für die Umsetzung der Kultur der christlichen Werte verantwortlich. Dazu gibt es in den Jahreszielen auch Zielvereinbarungen zur Werte-Arbeit. Somit hat in der Vinzenz Gruppe die Letztverantwortung für das Werte-Management der Geschäftsführer der Holding inne, der dem Stiftungsvorstand der SanktVinzenzStiftung zu berichten hat, genauso wie jede Basisführungskraft ihrem Vorgesetzten über die Werte-Arbeit Rechenschaft ablegt.
- Zentrale Stabsstelle Werte-Management in Matrixfunktion: Sie arbeitet einerseits inspirierend und beratend für die Geschäftsleitung; ein monatlicher Jour fixe mit ihr bietet dafür den notwendigen Diskussionsraum. Andererseits leitet sie Projekte für die gesamte Gruppe und übernimmt bei vereinbarten Umsetzungen Ordnungsfunktion.
- Werte-Beirat: Dieser ist das oberste Beratungs- und Entscheidungsgremium in der Steuerung der Weiterentwicklung des Werte-Managements. Diesem ge-

hören unter anderem die Geschäftsführungen und die Werte-Verantwortlichen der Einrichtungen an.
- Vorstand Werte-Management: Dieser ist vollwertiges Mitglied des Vorstandes (Krankenhausleitung) und gemeinsam mit der Geschäftsführung des Hauses für die Umsetzung des Werte-Verständnisses verantwortlich. Er setzt Initiativen und sichert die Qualität der Werte-Arbeit im Haus.
- Werte-Gruppen in den Einrichtungen: Mitarbeiter verschiedenster Professionen und Hierarchieebenen bilden diese Arbeitsgruppe. Sie ist Anlaufstelle für Werte-Themen der Mitarbeiter, ist inspirierende Zelle und setzt im Auftrag des Vorstands Projekte um.
- Einrichtungsübergreifende Projektgruppen: Bei deren Zusammensetzung scheuen wir uns nicht, sie auch hochrangig mit Geschäftsführern, ärztlichen Direktoren oder Pflegedirektorinnen zu besetzen, was sich auf die Umsetzung positiv auswirkt.

3.2 Definition der inhaltlichen Ausrichtung

3.2.1 Inhaltlicher Profilierungsprozess

Der Anspruch, sich als eine christliche Gesundheitseinrichtung zu profilieren, ist ein sehr hoher und keine Einrichtung wird ihm je ganz gerecht werden. Eine schriftlich abgefasste Definition, was unter einem „christlichen Krankenhaus“, einem „christlichen Pflegehaus“ oder einer „christlichen Küchen- und Catering-Firma“ verstanden wird, grenzt Erwartungen ein und macht die Umsetzung überschaubar. Die Kunst bei der Entwicklung dieses inhaltlichen Profils besteht darin, sich auf Weniges (fünf bis sieben sogenannte Eckpfeiler des Profils) und Wesentliches zu fokussieren und dieses auf Realisierbarkeit zu hinterfragen. Leitfragen zur Entwicklung könnten sein: Wodurch konkret (!) wollen wir uns in Zukunft auszeichnen? Was können wir realistischerweise versprechen? So können die einzelnen Einrichtungen und die gesamte Gruppe ein markantes und glaubwürdiges christliches Profil erhalten.

In der Vinzenz Gruppe verschafften wir uns bei der Entwicklung mehrere Zugänge:
- Ausgangspunkt sind die Basiswerte des Werte-Auftrages durch die Stiftung (Glaube, barmherzige Liebe, Hochachtung und Herzlichkeit, Wahrhaftigkeit, soziale und ökonomische Verantwortung).
- Impulse von außen durch Vortragsreihen und Dialoge mit christlichen Einrichtungen.

- Analysen des bereits Gelebten: Woran erkennen Patienten und Mitarbeiter bereits jetzt den christlichen Geist in unserer Einrichtung?

3.2.2 Verschriftlichte Definition des christlichen Profils

Ein ausformuliertes christliches Profil dient als Führungsinstrument (wir verwenden es nicht als Marketinginstrument) und gibt den Mitarbeitern Orientierung. Um nicht in schwammigen Ansagen abzuheben, wurde jeder der fünf bis sieben Eckpfeiler des christlichen Profils auf den drei Werte-Ebenen konkretisiert: Beschreibung der gewünschten Haltungen, des Verhaltens und von Sichtbarem. Ein Beispiel: Beim Eckpfeiler „Zuwendung“ steht unter „Haltungen“ unter anderem: „Wir achten auf die Bedürfnisse der Patienten im Tagesablauf – insbesondere an den neuralgischen Punkten ihres Krankenhausaufenthaltes.“ Ein Punkt unter „Sichtbares“ lautet: „Jede Abteilung definiert jene neuralgischen Punkte, an denen ihre Patienten besondere Aufmerksamkeit brauchen.“ Unter „Verhalten“ ist unter anderem zu lesen: „Mit Grenzen des medizinisch Machbaren gehen wir wahrhaftig und feinfühlig um, notwendige Unterstützung wird angeboten.“ So wird das Profil für die Mitarbeiter griffig und verständlich.

In dem Prozess achteten wir in der Vinzenz Gruppe darauf, dass wir sowohl bereits Gelebtes als auch realistische Zukunftsbilder beschreiben. Dadurch wurde eine attraktive Vision bzw. ein Arbeitsprogramm entworfen, an dessen Umsetzung wir seither gezielt arbeiten.

Sieben Eckpfeiler des christlichen Profils der Krankenhäuser der Vinzenz Gruppe

1. Zuwendung:
   Wir geben Patienten Orientierung und Halt und sorgen dafür, dass sie Würde und Ansehen bewahren.
2. Einbeziehen der geistig-seelischen Verfassung:
   Eine ganzheitliche Sichtweise auf den Heilungsprozess ist uns ein Anliegen. Wir haben den ganzen Menschen im Blick und arbeiten vernetzt mit Psychologie und Seelsorge.
3. Medizinische und pflegerische Angebote, die Antwort auf die Not der Zeit sind:
   Jedes Krankenhaus setzt mindestens ein Projekt um, das einer sozialen Not Abhilfe verschafft und nicht durch die öffentliche Hand finanziert wird.

4. Kultur im Umgang mit Sterbenden und mit dem Tod:
   Wir achten in allen Abteilungen darauf, dass Patienten ihren Tod würdevoll erleben können und Patienten und Angehörige gut begleitet werden.
5. Werte-orientiertes Führen:
   Unsere Führungskräfte schaffen eine Arbeitsatmosphäre, in der das eigenverantwortliche Engagement und die Solidarität mit dem Krankenhaus und der Vinzenz Gruppe gefördert werden.
6. Entscheidungen auf Basis ethischer Grundsätze:
   Ethikkodex, ethische Leitlinien zu speziellen Themen und das System der Ethikberatung nutzen wir, um bei schwierigen medizinischen Entscheidungen ethisch richtig zu handeln.
7. Verwurzelung in christlicher Werte-Orientierung:
   Wir bekennen uns zum christlichen Menschenbild. Das kommt u.a. in unserem Zugang zu unseren Patienten, in vielen Äußerlichkeiten und durch die Mitarbeiterseelsorge zum Ausdruck.

3.3 Konkrete Projekte zur nachhaltigen Umsetzung

Werte-Projekte zur Umsetzung haben im Normalfall organisationsentwicklerischen Charakter: Sie zielen auf eine nachhaltige Veränderung unter Beteiligung der Betroffenen.

Manche Projekte werden häuserübergreifend – das heißt holdingweit – durchgeführt: So wurden zum Beispiel die Professionalisierung der Seelsorge, ihre Integration ins therapeutische Team und die Qualitätsarbeit der Seelsorge[11] gemeinsam entwickelt, ebenso die Strukturen der Ethikberatung und Maßnahmen zur Sensibilisierung für ethische Fragestellungen. Ein Lesebuch für Patienten, in dem Geschichten von Patienten für Patienten gesammelt wurden und das den Patienten unterschiedliche Weisen zeigen soll, wie Menschen mit Krankheit umgehen, wurde unter Beteiligung aller Häuser produziert.

Hausspezifische Werte-Projekte wurden von den Werte-Gruppen der Krankenhäuser entwickelt und umgesetzt: In einem Krankenhaus mit einer großen unfallchirurgischen Abteilung wurden Mitarbeiter für einen Kriseninterventionsdienst professionell geschult, um in Zeiten, in denen Psychologen und Seelsorger nicht im Dienst sind (Wochenende, Nächte), auf Abruf für konkrete Krisenfälle einsatzbereit zu sein. Ein anderes Beispiel: Spirituelle Impulse für Patienten wurden von Mitarbeitern verschiedenster Professionen für jeden Abend

---

11 Vgl. R. Kinast, *Qualitätsmanagement in der Krankenhaus-Seelsorge*, in: *Spiritual Care* 2,3 (2013), 57–70.

auf einen Tonträger eingespielt und können von den Patienten über das Hausradio abgehört werden. Im Projekt „Young Mum" können in einem benachbarten Haus minderjährige Mütter ihre Kinder – wenn gewünscht anonym – zur Welt bringen und werden bei Bedarf ein Jahr lang kostenlos medizinisch, psychologisch und sozialarbeiterisch begleitet. Dieses Projekt wird über Sponsoring und durch Synergien mit der Geburtenstation des Hauses finanziert.

4 Führungskräfte mit Werte-Kompetenz und christlicher Führungskultur

Im Normalfall bringen Führungskräfte einiges an Werte-Kompetenzen mit. Impulse, Workshops, Schulungen und Reflexionsräume helfen, diese Kompetenzen zu schärfen. Auch hier braucht es zur Orientierung eine klare Definition, welche Führungskultur von der Geschäftsleitung eingefordert wird.

4.1 Werte-Kompetenz einer Führungskraft

Die Werte-Kompetenz ist eng mit der eigenen Persönlichkeit verknüpft, zum Beispiel: Welche Werte von einer Person Priorität erhalten, hängt von ihrer Lebensgeschichte ab; um die Fähigkeit des Werte-Empfindens und des Gewissens als Suchorgan (Was ist gut und was führt zum Leben hin?) zur Verfügung zu haben, muss die Persönlichkeit einige Voraussetzungen mitbringen.[12] Folgende drei Fähigkeiten möchte ich aus meiner Erfahrung in der Vinzenz Gruppe und aus den Beratungstätigkeiten unter Werte-Kompetenz subsummieren:

4.1.1 Entscheiden anhand situativer Werte

Werte-orientiertes Entscheiden fordert mehrere Fähigkeiten:

– Werte-Empfinden: Neben allen Vorgaben kann die Führungskraft selbständig in einer konkreten Situation erspüren, welche Werte bei ihr selbst und bei anderen im Spiel sind.

---

12 Darauf wird hier nicht näher eingegangen. Zu den Themen „Gewissen als das innere Suchorgan" und „Persönliche Voraussetzungen" vgl. R. Kinast, *Führungsethik,* in: H. Fasching/R. Lange (Hg.), *sozial managen*, Bern 2005, 437–467.

- Sich des eigenen Werte-Profils bewusst sein: Der persönliche Werte-Katalog wird durch viele Werte-Dialoge mit anderen Menschen und mit sich selbst präzisiert und ins Bewusstsein geholt, um in Entscheidungssituationen auf ihn zurückgreifen zu können.
- Werte priorisieren: A. Längle beschreibt detailliert, was sich in einem Menschen abspielt, wenn er zu einer klaren Stellungnahme gelangt: aus der Selbstdistanz heraus die Situation, aber auch die eigenen inneren Vorgänge wahrnehmen, einem situativen Wert den Vorrang geben (und andere zurückstellen!) und einen Weg finden, wie dieser priorisierte Wert realisiert werden kann. Auch diese Klarheit der Stellungnahme setzt die Fähigkeit voraus, Werte-Dialoge zu führen und die innere Zustimmung von anderen inneren Mechanismen wie Angst, Geltungsdrang etc. unterscheiden zu können.[13]

4.1.2 Verbinden von Management und Werten

Es ist eine besondere Herausforderung, dass erkannte Werte, die im Alltag gelebt werden sollen, von den Mitarbeitern gelebt und mitgetragen werden sollen. Im Wesentlichen geht es um Managementkompetenz: Kann eine Führungskraft einer Abteilung ihr Werte-Anliegen in ein evaluierbares Ziel übersetzen? Erkennt sie, welche Strukturen und Abläufe verändert werden müssen, um ein Werte-Anliegen umsetzen zu können? Kann sie in einem Kritikgespräch dem Mitarbeiter, der nicht werte-konform handelt, das erwartete Verhalten konkret und positiv beschreiben? Gelingt es, gute Absichten mit einem Projekt in eine nachhaltige Veränderung zu überführen? Verfügt die Führungskraft über die Motivationskunst, die persönlichen Werte-Anliegen der Mitarbeiter zu heben und diese mit den Unternehmenswerten zu verknüpfen?

4.1.3 Identifikation mit dem Werte-Konzept des Unternehmens

Führungskräfte sollten selbst einmal die Sinnhaftigkeit des Werte-Konzeptes (inhaltliche Ausrichtung, Strukturen und vorgegebene Konkretisierungen) des Hauses oder der Gruppe für die Patienten und die Mitarbeiter erfassen, den strategischen Nutzen für das gesamte Unternehmen und das einzelne Haus er-

---

13 Für eine praxisnahe Beschreibung von werte-orientierter Entscheidung und der Notwendigkeit des Werte-Dialoges vgl. R. Kinast, *Die Person in der Funktion*, in: *Existenzanalyse* 27,2 (2010), 118–123.

kennen und sich mit den eigenen Werte-Vorstellungen im Werte-Konzept wiederfinden. Dann wird die Führungskraft von selbst ihren Beitrag für die Realisierung der christlichen Unternehmenskultur erkennen und leisten.

4.2 Entwicklung einer christlichen Führungskultur

Primäre Zielgruppe der Werte-Arbeit sind die Patienten. Damit diese Werte-Haltungen der Mitarbeiter auch gehalten werden können, sollten die Mitarbeiter selbst erfahren, wie ihre Führungskräfte mit ihnen werte-orientiert umgehen. Ich kenne in der Literatur keine allseits befriedigende Beschreibung einer christlichen Führungskultur. Vermutlich liegt das daran, dass die Antwort auf die Frage „Was ist eine christliche Führungskultur?" immer in Beziehung zu einer konkreten Situation zu sehen ist: Angesichts der konkreten Situation eines Unternehmens werden konkrete Kriterien oder konkrete Führungsgrundsätze beschrieben.

In der Vinzenz Gruppe haben wir einen längeren Prozess hinter uns, aus dem neue Führungsgrundsätze hervorgegangen sind. Auch sie sind Antwort auf unsere aktuelle Situation und strategischen Herausforderungen. Deshalb möchte ich hier nur Zugänge beschreiben, die in unserem Prozess hilfreich waren, um die intendierte Führungskultur – ebenso in Sichtbarem, Haltungen und Verhalten beschrieben – definieren zu können.

4.2.1 Auseinandersetzung mit der Katholischen Soziallehre

Die Sozialenzykliken der Kirche sind keine wissenschaftlichen Abhandlungen, sondern kirchliche Stellungnahmen zu aktuellen gesellschaftlichen Problemsituationen. Das im Jahre 2004 vom Päpstlichen Rat für Gerechtigkeit und Frieden herausgegebene Kompendium der Soziallehre der Kirche bietet eine gute und vollständige Zusammenfassung.[14]

Die Spannung zwischen dem Stellenwert der einzelnen Person und dem Gemeinwohlprinzip einerseits und die Spannung zwischen Subsidiarität (Stärkung der hierarchisch niedrigeren Einheiten beim Wahrnehmen ihrer Verantwortung, statt Kompetenzen „nach oben abzusaugen") und Solidarität mit dem Gesamten andererseits entsprachen deutlich unserer Situation. Denn: Je häufiger zentrale Entscheidungen notwendig werden, desto schwieriger wird die Stärkung

14 Päpstlicher Rat für Gerechtigkeit und Frieden, *Kompendium der Soziallehre der Kirche*, Freiburg i. Br. 2004.

der Eigenverantwortung – und beides ist notwendig. Eine grundlegende Herausforderung an unsere neue Führungskultur wurde damit deutlich.

4.2.2 Existenzanalytische Grundbedingungen für engagiertes Handeln

Die Organisationsentwickler mit existenzanalytischem Hintergrund setzen sich mit der Frage auseinander: Was braucht ein Mitarbeiter an Voraussetzungen in der Organisation, um in Zeiten des Umbruches und der laufenden Veränderungen – trotz allem – bereit zu sein, sich mit Gestaltungswillen für das Unternehmen einzubringen? Die auf die Fragestellung gefundenen Antworten der existenzanalytischen Organisationsentwicklung sind im Wesentlichen:[15]

- Orientierung und Sicherheit
- Beziehung und Nähe (auch zu sich selbst!)
- Beachtung und Wert-Schätzung
- Perspektiven und Sinn

Diese organisatorischen Voraussetzungen wurden auf die Situation des Unternehmens hin überprüft und für die angestrebte Unternehmenskultur adaptiert.

4.2.3 Spirituelle Grunderfahrungen

Die Frage nach der Führungskultur ist ja die Frage: Was sind nun die intendierten Werte, die die Führungskräfte mit ihrem Führungsverhalten zum Leben bringen sollen? Mit welchen Haltungen und mit welchem konkreten Verhalten werden diese Werte für die Mitarbeiter erfahrbar? Im Entwicklungsprozess ist – zumindest bei der Projektleitung – die Frage mitgelaufen: Passen die hier entstehenden Werte zum christlichen Menschenbild? Passt das zu den spirituellen Grunderfahrungen, die zu unserem Glauben gehören, und was ist der konkrete Beitrag der Führungskräfte, die ja keine geistlichen Begleiter sind, sondern ihre Funktion als Vorgesetzte zu erfüllen haben? Wie können spirituelle Grunderfahrungen wie zum Beispiel „Von Gott berührt und inspiriert sein“, „Als Geschöpf Gottes beachtet und geliebt werden“ oder „Von Gott gerufen und in die Welt gesandt“ im Führungsalltag noch Platz finden?

---

15 Ausführliche Beschreibung und Ableitung dieser existenzanalytischen Grundbedingungen vgl. R. Kinast/A. Milz, *Existenzanalyse und Organisationsentwicklung.*

Dieses gedankliche Mitlaufen-Lassen des christlichen Menschenbilds im Entwicklungsprozess bewirkte, dass die Beschreibung der gewollten Führungskultur nicht nur aus der aktuellen Situation und modernen Managementmodellen heraus passierte, sondern dass durch leichte Korrekturen nun Wesentliches des christlichen Menschenbildes in den definierten Führungsgrundsätzen durchleuchtet.

5 Bleibende Spannungen als Chance

Ein Wesenszug der christlichen Spiritualität ist es, zwischen gegensätzlichen Polen Brücken zu schlagen und polares Denken durch Wahrnehmen von Feinheiten und Differenzierungen zu überwinden. Wir neigen dazu, in Entweder-oder-Behauptungen eine Seite auszuschließen. Eine christliche Sichtweise besteht oft darin, mit einem dritten Auge das Wert- und Sinnvolle der scheinbaren Alternativen zu erkennen, scheinbare Gegensätze auszuhalten und das Potenzial beider Pole zum Leben zu bringen.[16]

Gerade in der Werte-Arbeit erleben wir laufend diese Gegensätze, die im Alltag Spannungen erzeugen können und Führungskräfte mit ihrem Anspruch, ein Haus mit einer christlichen Spiritualität zu leiten, leichter angreifbar machen. Aber gerade in diesen Spannungen besteht die Chance, dass der göttliche Geist, mit dem wir arbeiten und leben wollen, sichtbar wird. Um ein paar dieser Spannungen der Werte-Arbeit zu nennen:

- Werte im existenziellen Sinn, wie sie V. Frankl und die Existenzanalytiker verstehen, kann man nicht einfordern. Und doch wollen wir, dass unsere Mitarbeiter mit bestimmten Werte-Haltungen arbeiten, und fordern ein konkretes werte-orientiertes Verhalten ein.
- Kulturentwicklung geschieht oft langsam in vielen Maßnahmen und Diskussionsprozessen. Dabei können vorschnelle Ergebnisevaluierungen aufkeimende Pflänzchen im Wachsen ersticken. Und doch brauchen wir evaluierte Ergebnisse in der Werte-Arbeit, damit wir verbindlich und glaubwürdig von einer christlichen Spiritualität reden können.
- Entscheidend sind die Mitarbeiter, die mit ihren persönlichen Werte-Haltungen und ihrem situativen Werte-Empfinden in der konkreten Situation den

---

16 Vgl. dazu R. Rohr, *Pure Präsenz. Sehen lernen wie die Mystiker*, München 2010. Das Thema der Überwindung des polaren Denkens im christlichen Glauben durchzieht das gesamte Buch. Siehe insbesondere das Kapitel „Zu schön, um wahr zu sein – vom polaren Denken zum Gebet“, 115–122.

Patienten begegnen. Dem gegenüber stehen verbindliche Werte-Vorgaben vom obersten Management, an denen sich alle zu orientieren haben.

- Es ist Gott, der im Alltag wirkt, und es ist Aufgabe jedes Einzelnen, seinem Wirken gegenüber aufmerksam zu sein und nicht – wegen der eigenen Geschäftigkeit – unabsichtlich gegen ihn zu arbeiten. Achtsamkeit heißt aber auch, selbst aktiv sich für das Reich Gottes im Krankenhaus einzusetzen. Kontemplative Achtsamkeit und aktives Engagement sind Ergänzungen und dürfen nicht als Gegensätze betrachtet werden.
- Es gehört wesentlich zu einem christlichen Leben, in einer Lebens- und Schicksalsgemeinschaft mit Jesus Christus zu leben. Auf der anderen Seite sind wir davon überzeugt, dass Gott sich darüber freut, wenn es uns tatsächlich gelingt, eine „nur" humanistische Werte-Kultur aufzubauen. Das alleine würde schon genügen.
- Und nicht zuletzt: Werte stehen für sich und sind für sich wertvoll und können und sollen nicht verzweckt werden, weil sie dadurch ent-wertet werden. Und doch müssen die Werte-Projekte für die Marktpositionierung genutzt und „vermarktet" werden.

Diese Spannungen sind eine große Chance: Sie fordern zu einem ständigen Ringen, zu diskursiven Auseinandersetzungen und hellem Hinhören heraus, um das eine nicht gegen das andere auszuspielen. Die Frage an Gott bleibt im Alltag immer wieder zu stellen: Was ist nun tatsächlich in deinem Geist? Was ist aus deiner Blickrichtung tatsächlich gut?

Abkürzungsverzeichnis

AAS	Acta Apostolicae Sedis
AGPh	Archiv für Geschichte der Philosophie
AINS	Anästhesiologie, Intensivmedizin, Notfallmedizin und Schmerztherapie
Am J Bioeth	The American Journal of Bioethics
Am J Law Med	American Journal of Law & Medicine
Am J Ment Retard	American Journal on Mental Retardation
Am J Obstet Gynecol	American Journal of Obstetrics & Gynecology
Ann Intern Med	Annals of Internal Medicine
Ann Oncol	Annals of Oncology
AöR	Archiv des öffentlichen Rechts
AP	Arbeitsrechtliche Praxis – Nachschlagewerk des Bundesarbeitsgerichts
APQ	American Philosophical Quarterly
ArbG	Arbeitsgericht
Arch Intern Med	Archives of Internal Medicine
Attach Hum Dev	Attachment & Human Development
ÄZ online	Ärzte-Zeitung online
BAG	Bundesarbeitsgericht
BAGE	Amtliche Sammlung der Entscheidungen des Bundesarbeitsgerichts
BÄO	Bundesärzteordnung
BayVBl.	Bayerische Verwaltungsblätter
BayVerfGH	Bayrischer Verfassungsgerichtshof
BayVGH	Bayrischer Verwaltungsgerichtshof
BBl	Bundesblatt
BGBl.	Bundesgesetzblatt
BGH	Bundesgerichtshof
BGHSt	Amtliche Sammlung der Entscheidungen des Bundesgerichtshofs in Strafsachen
BGHZ	Amtliche Sammlung der Entscheidungen des Bundesgerichtshofs in Zivilsachen
BMC Health Serv Res	BioMed Central Health Services Research
BMC Neurol	BioMed Central Neurology
BMJ	British Medical Journal
Breast Cancer Res Treat	*Breast Cancer Research* and *Treatment*
Breast Cancer Res	Breast Cancer Research
BSLK	Bekenntnisschriften der evangelisch-lutherischen Kirche
BT-Drucks.	Bundestags-Drucksache
BVerfG	Bundesverfassungsgericht
BVerfGE	Entscheidungen des Bundesverfassungsgerichts
BVerfGK	Kammerentscheidungen des Bundesverfassungsgerichts
BVerwG	Bundesverwaltungsgericht
BVerwGE	Entscheidungen des Bundesverwaltungsgerichts

BzMKCIC	Münsterischer Kommentar zum Codex Iuris Canonici: Beihefte
Camb Q Healthc Ethics	Cambridge Quarterly of Healthcare Ethics
Cancer Genet Cytogenet	Cancer Genetics and Cytogenetics
CCEO	Codex Canonum Ecclesiarum Orientalium
Christ Bioeth	Christian Bioethics
Chron Respir Dis	Chronic Respiratory Disease
CIC	Codex Iuris Canonici
Clin Perinatol	Clinics in Perinatology
Crit Care Clin	Critical Care Clinics
Crit Care Med	Critical Care Medicine
CSEL	Corpus Scriptorum Ecclesiasticorum Latinorum
DAKJ	Deutsche Akademie für Kinder- und Jugendmedizin e.V.
DBK	Deutsche Bischofskonferenz
DGGG	Deutsche Gesellschaft für Gynäkologie und Geburtshilfe
DIMDI	Deutsches Institut für Medizinische Dokumentation und Information
DRiZ	Deutsche Richterzeitung
Dtsch Ärztebl	Deutsches Ärzteblatt
Dtsch Ärztebl Int	Deutsches Ärzteblatt International
Dtsch Med Wochenschr	Deutsche Medizinische Wochenschrift
DVBl.	Deutsches Verwaltungsblatt
DZPh	Deutsche Zeitschrift für Philosophie
EGMR	Europäischer Gerichtshof für Menschenrechte
EGTSK	Essener Gespräche zum Thema Staat und Kirche
EKD	Evangelische Kirche in Deutschland
Ethik Med	Ethik in der Medizin
EuGRZ	Europäische Grundrechte-Zeitschrift
Eur J Cancer Prev	European Journal of Cancer Prevention
Eur J Dev Sci	European Journal of Developmental Science
Eur J Health Econ	The European Journal of Health Economics
Eur J Health Law	European Journal of Health Law
EV	Enzyklika Evangelium vitae
Evid Based Complement Alternat Med	Evidence-Based Complementary and Alternative Medicine
EzA	Entscheidungssammlung zum Arbeitsrecht
FamRZ	Zeitschrift für das gesamte Familienrecht
FAS	Frankfurter Allgemeine Sonntagszeitung
FAZ	Frankfurter Allgemeine Zeitung
Fla State Univ Law Rev	Florida State University Law Review
Fordham Urban Law J	Fordham Urban Law Journal
FPR	Familie, Partnerschaft, Recht. Zeitschrift für die Anwaltspraxis
GeGe	Geschichte und Gesellschaft
GesR	Gesundheitsrecht
GS	Pastoralkonstitution des 2. Vatikanischen Konzils „Gaudium et spes“

Guttmacher Rep Public Policy	The Guttmacher Report on Public Policy
Gynecol Oncol	Gynecologic Oncology
Harv Bus Rev	Harvard Business Review
Hastings Cent Rep	The Hastings Center Report
Health Prog	Health Progress
HEC Forum	HealthCare Ethics Committee Forum
HerKorr	Herder Korrespondenz
HKG	Kammergesetz für die Heilberufe
HWP	Historisches Wörterbuch der Philosophie
ICD	International Classification of Diseases
ICF	International Classification of Functioning, Disability and Health
IKZ	Internationale kirchliche Zeitschrift
Int J Cancer	International Journal of Cancer
Intellect Dev Disabil	Intellectual and Developmental Disabilities
Intensive Care Med	Intensive Care Medicine
J Bus Ethics	Journal of Business Ethics
J Clin Ethics	The Journal of Clinical Ethics
J Clin Invest	The Journal of Clinical Investigation
J Clin Oncol	Journal of Clinical Oncology
J Contemp Health Law Policy	The Journal of Contemporary Health Law and Policy
J Exp Psychol Appl	Journal of Experimental Psychology: Applied
J Gen Intern Med	Journal of General Internal Medicine
J Halacha Contemporary Society	The Journal of Halacha and Contemporary Society
J Law Med Ethics	Journal of Law, Medicine & Ethics
J Med Ethics	Journal of Medical Ethics
J Med Philos	Journal of Medicine and Philosophy
J Musculoskelet Neuronal Interact	Journal of Musculoskeletal and Neuronal Interactions
J Perinat Med	Journal of Perinatal Medicine
J Perinatol	Journal of Perinatology
J Pers	Journal of Personality
JAMA	The Journal of the American Medical Association
JCSW	Jahrbuch für Christliche Sozialwissenschaften
JKMG	Jahrbuch Kritische Medizin und Gesundheitswissenschaften
JMAJ	Japan Medical Association Journal
JuS	Juristische Schulung
JWE	Jahrbuch für Wissenschaft und Ethik
JZ	Juristenzeitung
KABl	Kirchliches Amtsblatt
Kennedy Inst Ethics J	Kennedy Institute of Ethics Journal
KKK	Katechismus der Katholischen Kirche
KuR	Kirche und Recht
LAG	Landesarbeitsgericht
Lancet	The Lancet

Lancet Oncol	The Lancet Oncology
LDStA	Martin Luther. Lateinisch-Deutsche Studienausgabe
LG	Landesgericht
Linacre Q.	Linacre Quarterly
LS	Lebendige Seelsorge
LThK	Lexikon für Theologie und Kirche
MBO-Ä	(Muster-)Berufsordnung für die in Deutschland tätigen Ärztinnen und Ärzte
MedR	Medizinrecht
Ment Health Relig Cult	Mental Health, Religion & Culture
Milbank Q	The Milbank Quarterly
MKCIC	Münsterischer Kommentar zum Codex Iuris Canonici
Mod Healthc	Modern Healthcare
Monatsschr Kinderheilkd	Monatsschrift Kinderheilkunde
MP	Motu proprio
N Engl J Med	The New England Journal of Medicine
Nat Genet	Nature Genetics
Natl Cathol Bioeth Q	National Catholic Bioethics Quarterly
New Theol Rev	New Theology Review
NHpG	Neues Handbuch philosophischer Grundbegriffe
NHThG	Neues Handbuch theologischer Grundbegriffe
NJOZ	Neue Juristische Online Zeitschrift
NJW	Neue Juristische Wochenschrift
NJW-RR	Neue Juristische Wochenschrift-Rechtsprechungsreport
Notfall Rettungsmed	Notfall + Rettungsmedizin
Notre Dame Law Rev	Notre Dame Law Review
NStZ	Neue Zeitschrift für Strafrecht
NTM	Internationale Zeitschrift für Geschichte und Ethik der Naturwissenschaften, Technik und Medizin
NuR	Natur und Recht
NVwZ	Neue Zeitschrift für Verwaltungsrecht
NVwZ-RR	Neue Zeitschrift für Verwaltungsrecht-Rechtsprechungsreport
NYCRR	New York Codes, Rules and Regulation
NZA	Neue Zeitschrift für Arbeitsrecht
NZA-RR	Neue Zeitschrift für Arbeitsrecht-Rechtsprechungsreport
NZZ	Neue Zürcher Zeitung
NZZ Folio	NZZ Folio. Die Zeitschrift der Neuen Zürcher Zeitung
ÖARR	Österreichisches Archiv für Recht und Religion
ÖJZ	Österreichische Juristen-Zeitung
OLG	Oberlandesgericht
Oncologist	The Oncologist
OssRom	L'Osservatore Romano
Palliat Med	Palliative Medicine
Palliativmedizin	Zeitschrift für Palliativmedizin
PKR	Pflege- & Krankenhausrecht

PMR	Zeitschrift Pflege & MedizinRecht
Prenat Diagn	Prenatal Diagnosis
Prog Brain Res	Progress in Brain Resarch
Psychoanal Rev	Psychoanalytic Review
Psychosom Med	Psychosomatic Medicine
QD	Quaestiones Disputatae
RAC	Reallexikon für Antike und Christentum
RdM	Recht der Medizin
RGG	Religion in Geschichte und Gegenwart
RThAM	Recherches de Théologie ancienne et médiévale
SächsLSG	Sächsisches Landessozialgericht
SÄZ	Schweizer Ärztezeitung
SdW	Spektrum der Wissenschaft
SGBEbulletinSSEB	Schweizerische Gesellschaft für Biomedizinische Ethik SGBE-SSEB bulletin
Soc Sci Med	Social Science & Medicine
StA	Martin Luther. Studienausgabe
STHSO	Studia Teologiczno-Historyczne Slaska Opolskiego
StMor	Studia Moralia
StR	Strafrecht
StZ	Stimmen der Zeit
SVF	Stoicorum Veterum Fragmenta, ed. H. v. Arnim
SZ	Süddeutsche Zeitung
Theor Med Bioeth	Theoretical Medicine and Bioethics
ThPh	Theologie und Philosophie
ThQ	Theologische Quartalsschrift
ThWNT	Theologisches Wörterbuch zum Neuen Testament
TRE	Theologische Realenzyklopädie
TThZ	Trierer theologische Zeitschrift
U Chi L Rev	University of Chicago Law Review
VApS	Verlautbarungen des Apostolischen Stuhls
VG	Verwaltungsgericht
VGH	Verwaltungsgerichtshof
VS	Enzyklika Veritatis splendor
VVDStRL	Veröffentlichungen der Vereinigung der Deutschen Staatsrechtslehrer
vzbz	Verbraucherzentrale Bundesverband e. V.
WA	Weimarer Ausgabe
WHO	World Health Organization
WJP	Wiener Jahrbuch für Philosophie
WRV	Weimarer Reichsverfassung
WzM	Wege zum Menschen
Z Gerontol Geriatr	Zeitschrift für Gerontologie und Geriatrie
Z Psychosom Med Psychoanal	Zeitschrift für Psychosomatische Medizin und Psychoanalyse
ZEE	Zeitschrift für evangelische Ethik
ZevKR	Zeitschrift für evangelisches Kirchenrecht
ZfS	Zeitschrift für Soziologie

ZIG	Zeitschrift für Ideengeschichte
ZME	Zeitschrift für medizinische Ethik
ZPhF	Zeitschrift für philosophische Forschung
ZRP	Zeitschrift für Rechtspolitik
ZTR	Zeitschrift für Tarifrecht

Literaturverzeichnis

Ach, J. S./Anderheiden, M./Quante, M., *Ethik der Organtransplantation*, Erlangen 2000.

Ärztezeitung Online, *Beschneidung. Pädiater entsetzt über Eckpunkte*, in: *ÄZ online* vom 26. 09. 2012, online verfügbar unter: http://www.aerztezeitung.de/politik_gesellschaft/gp_specials/beschneidung/article/822738/beschneidung-paediater-entsetzt-eckpunkte.html (Zugriff am 09. 11. 2013).

Akademien der Wissenschaften Schweiz, *Medizin für Gesunde? Analysen und Empfehlungen zum Umgang mit Human Enhancement*, Bern 2012.

Alexy, R., *Theorie der Grundrechte*, Frankfurt a. M. 1994.

Altner, G., Art. *Ethik-Kommissionen*, in: W. Korff/L. Beck/P. Mikat (Hg.), *Lexikon der Bioethik*, Bd. 1, Gütersloh 1998, 682 – 691.

Ammende, M., *Profession Pflege*, in: K. Harms (Hg.), *Handbuch für die Stations- und Funktionsleitung*, Stuttgart ²2003, 3 – 9.

Anderheiden, M., *Zwischen personaler Identität und Risikovorsorge: Patientenverfügung und Vorsorgevollmacht*, in: W. U. Eckart/M. Anderheiden (Hg.), *Handbuch Sterben und Menschenwürde*, Bd. 1, Berlin 2012, 715 – 742.

Andersen, S., *Einführung in die Ethik*, Berlin ²2005.

Anderson, K./Jacobson, J. S./Heitjan, D. F./Zivin, J. G./Hershman, D./Neugut, A. I./Grann, V. R., *Cost-effectiveness of preventive strategies for women with a BRCA1 or a BRCA2 mutation*, in: *Ann Intern Med* 144 (2006), 397 – 406.

Anderweit, S./Licht, C./Kribs, A./Woopen, C./Bergdolt, K./Roth B., *Das Problem der verantworteten Therapieentscheidung in der Neonatologie. „Kölner Arbeitsbogen zur ethischen Entscheidungsfindung in der Neonatologie"*, in: *Ethik Med* 16 (2004), 37 – 47.

Anschütz, F., *Indikation zum ärztlichen Handeln. Lehre, Diagnostik, Therapie, Ethik*, Berlin 1982.

Antoniou, A. C./Wang, X. et al., *A locus on 19p13 modifies risk of breast cancer in BRCA1 mutation carriers and is associated with hormone receptor-negative breast cancer in the general population*, in: *Nat Genet* 42 (2010), 885 – 892.

Anzenbacher, A., *Wie autonom ist das thomanische Gewissen?*, in: *WJP* 24 (1992), 179 – 192.

Argyris, C./Schön, D. A., *Die lernende Organisation. Grundlagen, Methode, Praxis*, Stuttgart 1999.

Arndt, A., *Das Tonband als Aktenbestandteil (§ 147 StPO)*, in: *NJW* 19 (1966), 2204 – 2206.

Arndt, A., *Das Verbrechen der Euthanasie*, in: E.-W. Böckenförde/W. von Lewald (Hg.), *Gesammelte juristische Schriften*, München 1976, 269 – 284.

Arntz, K., *Ich mag Genuss sofort! Überlegungen zur Gesundheitsprävention aus ethischer Sicht*, in: J. G. Gostomzyk (Hg.), *Gesund leben – in Bewegung bleiben*, Schriftenreihe der Landeszentrale für Gesundheit in Bayern 10, München 2002, 41 – 61.

Arntz, K., *Medizinische Prävention und ignatianische Indifferenz. Zwei Alternativen aus theologisch-ethischer Sicht zum gegenwärtig vorherrschenden Gesundheitsverständnis*, in: S. Lederhilger (Hg.), *Gott – Glück und Gesundheit. Erwartungen an ein gelungenes Leben*, Linzer Philosophisch-Theologische Beiträge 11, Frankfurt a. M. 2005, 55 – 71.

Arntz, K., *Das Recht auf Nichtwissen – Fundamentalismus in der Bioethik?*, in: S. Goertz/R. B. Hein/K. Klöcker (Hg.), *Fluchtpunkt Fundamentalismus? Gegenwartsdiagnosen katholischer Moral*, Freiburg i. Br. 2013, 420 – 444.

Arsenio, W./Gold, J./Adams, E., *Children's conceptions of moral emotions*, in: M. Killen/ J. Smetana (Hg.), *Handbook of Moral Development*, Mahwah 2006, 581–610.

Asai, A./Kadooka, Y./Aizawa, K., *Arguments against promoting organ transplants from brain-dead donors, and views of contemporary Japanese on life and death*, in: *Bioethics* 26,4 (2012), 215–223.

Aubenque, P./Wieland, G./Holzhey, H./Schaber, P., Art. *Prinzip*, in: *HWP*, Bd. 7, Basel 1989, 1336–1373.

Audeh, M. W./Carmichael, J./Penson, R. T. et al., *Oral poly(ADP-ribose) polymeraseinhibitor olaparib in patients with BRCA1 or BRCA2 mutations and recurrent ovarian cancer: a proof-of-concept trial*, in: *Lancet* 376 (2010), 245–251.

Augsberg, S./Höfling, W., *„Christliche Patientenvorsorge durch Patientenvollmacht, Betreuungsverfügung, Behandlungswünsche und Patientenverfügung"*. Stellungnahme erarbeitet für die Patientenschutzorganisation Deutsche Hospiz Stiftung, März 2011.

Augustinus, A., *Des heiligen Kirchenvaters Aurelius Augustinus zweiundzwanzig Bücher über den Gottesstaat (Buch I-VII)*, Bd. 1, übers. v. A. Schröder, Kempten 1911.

Augustinus, A., *Über den dreieinigen Gott*, übers. v. M. Schmaus, München 1951.

Augustinus, A., *Vom Gottesstaat*, übers. v. W. Thimme, München 2007.

Aulisio, M. P., *Principle or Doctrine of Double Effect*, in: S. G. Post (Hg.), *Encyclopedia of Bioethics*, New York 2003, 685–690.

Badura, P., *Staatsrecht*, München [5]2012.

Bäumlin, R., *Das Grundrecht der Gewissensfreiheit*, in: *VVDStRL* 28 (1970), 3–32.

Bagheri, A., *Individual choice in the definition of death*, in: *J Med Ethics* 33,3 (2007), 146–149.

Baltz, P., *Lebenserhaltung als Haftungsgrund*, Berlin 2010.

Barmherzige Brüder Österreich (Hg.), *Ethik-Codex: Orientierung an Hospitalität und Professionalität*, Wien 2010.

Bauer, A. W., *Realität – Ideal – Projekton? Der „gute" Arzt in medizinhistorischer Perspektive*, in: *Ärzteblatt Baden-Württemberg* (2005), 23–28.

Baumann, K., Rezension zu H. E. Richter, *Patient Familie. Entstehung, Struktur und Therapie von Konflikten in Ehe und Familie*, Gießen (Neuausgabe) 2007, in: *De Processibus Matrimonialibus* 17/18 (2010/2011), 776–779.

Baumann, K./Eurich, J., *Konfessionelle Krankenhäuser: Strategien – Profile – Potenziale. Einleitende Überlegungen*, in: K. Baumann/J. Eurich/K. Wolkenhauer (Hg.), *Konfessionelle Krankenhäuser*, Stuttgart 2013, 9–23.

Baumgartner, H. M., Art. *Prinzipien. Ethisch*, in: W. Korff/L. Beck/P. Mikat (Hg.), *Lexikon der Bioethik*, Bd. 3, Gütersloh 1998, 64–66.

Beatty, D. M., *The Ultimate Rule of Law*, Oxford 2004.

Beauchamp T. L./Childress J. F., *Principles of Biomedical Ethics*, Oxford 1979 ([4]1994; [5]2001; [6]2008; [7]2013).

Becker, G./Blum, H. E., *Medical Futility: Der Arzt im Spannungsfeld von Behandlungsauftrag und Behandlungsbegrenzung*, in: *Dtsch Med Wochenschr* 129 (2004), 1694–1697.

Beckmann, J. P., *Ethische Aspekte der Organtransplantation*, in: J. P. Beckmann/G. Kirste/H.-L. Schreiber, *Organtransplantation. Medizinische, rechtliche und ethische Aspekte*, Freiburg i. Br. 2008, 93–159.

Bedford, E. L., *The Concept of Institutional Conscience*, in: *Natl Cathol Bioeth Q* 12 (2012), 409–420.

Behrens, J./Langer, G., *Evidence-based Nursing and Caring*, Bern [3]2010.

Bellandi, D./Kirchheimer, B./Saphir, A., *Profitability a Matter of Ownership Status*, in: *Mod Healthc* 30 (2000), 24–35.

Benedikt XVI., *Deus caritas est* (25.12.2005), in: Sekretariat der Deutschen Bischofskonferenz (Hg.), *Enzyklika Deus Caritas est von Papst Benedikt XVI. an die Bischöfe, an die Priester und Diakone, an die gottgeweihten Personen und an alle Christgläubigen über die christliche Liebe*, Verlautbarungen des Apostolischen Stuhls 171 (Originalausgabe: AAS 98 [2006] 217–252), Bonn 2006.

Benedikt XVI., *Ansprache von Benedikt XVI. an die Teilnehmer des 25. Internationalen Kongresses der Katholischen Apotheker*, http://www.vatican.va/holy_father/benedict_xvi/speeches/2007/october/documents/hf_ben-xvi_spe_20071029_catholic-pharmacists_ge.html (Zugriff am 29.07.2013).

Benedikt XVI., *Ansprache anlässlich des Besuchs des deutschen Bundestags im Berliner Reichstagsgebäude am 22. September 2011*, in: Benedikt XVI., *In Gott ist unsere Zukunft. Ansprachen und Predigten während seines Besuchs in Deutschland*, Leipzig 2011, 26–39.

Benz, E., *Theologie der Evolution im 19. Jahrhundert*, in: G. Mann (Hg.), *Biologismus im 19. Jahrhundert*, Stuttgart 1973, 43–72.

Berg, W., *Grundrechtskonkurrenzen – Zum Verhältnis der Art. 2 Abs. 1, 4 Abs. 1 und 12 Abs. 1 GG – BVerwGE 27, 303*, in: *JuS* 9 (1969), 16–20.

Bergdolt, K., *Arzt, Krankheit und Therapie bei Petrarca. Die Kritik an Medizin und Naturwissenschaft im italienischen Frühhumanismus*, Weinheim 1992.

Bergdolt, K., *Das Gewissen der Medizin. Ärztliche Moral von der Antike bis heute*, München 2004.

Bergdolt, K., *Schuld und Sühne? Die Tradition der Eigenverantwortung für die Gesundheit*, in: V. Schumpelick (Hg.), *Volkskrankheiten. Gesundheitliche Herausforderungen in der Wohlstandsgesellschaft*, Freiburg i. Br. 2009, 16–32.

Bergdolt, K., *Götter, Kranke und Gelehrte – das komplizierte Verhältnis von Ärzten und Patienten*, in: V. Schumpelick/B. Vogel (Hg.), *Innovationen in Medizin und Gesundheitswesen. Beiträge des Symposiums vom 24. bis 26. September 2009 in Cadenabbia*, Freiburg i. Br. 2010, 20–35.

Bergdolt, K., *Innovationen – Für einen kritischen Umgang mit einem ökonomischen Terminus in der Medizin*, in: V. Schumpelick/B. Vogel (Hg.), *Innovationen in Medizin und Gesundheitswesen. Beiträge des Symposiums vom 24. bis 26. September 2009 in Cadenabbia*, Freiburg i. Br. 2010, 443–458.

Berger, P., *Kirche setzt Ärzte unter Druck*, http://www.ksta.de/politik/hilfe-nach-vergewaltigung-kirche-setzt-aerzte-unter-druck,15187246,21483320.html (Zugriff am 27.01.2013).

Berger, T. M./Büttinger, V./Fauchère, J. C. et al., *Empfehlungen zur Betreuung von Frühgeborenen an der Grenze der Lebensfähigkeit (Gestationsalter 22–26 SSW)*, in: *ÄZ* 83 (2002), 1589–1595.

Bergson, H., *Die beiden Quellen der Moral und der Religion*, Frankfurt a. M. 1992 [1932].

Berka, W., *Die Grundrechte: Grundfreiheiten und Menschenrechte in Österreich*, Wien 1999.

Berkowsky, W., *Die verhaltensbedingte Kündigung (Teil 1)*, in: *NZA-RR* 6 (2001), 1–20.

Bethge, H., *Gewissensfreiheit*, § 158 Rn. 1–89, in: J. Isensee/P. Kirchhof (Hg.), *Handbuch des Staatsrechts*, Bd. 7, Heidelberg [3]2009, 663–709.

Betke, K., *Intensivmedizin. Indikation und Grenzen*, in: *Monatsschr Kinderheilkd* 130,6 (1982), 353–358; Kommentar V. von Loewenich: 357–358.

Beutel, A., *Gerhard Ebeling. Eine Biographie*, Tübingen 2012.

Bialas, V., *Kepler als Vollender der copernicanischen Astronomie*, in: G. Wolfschmidt (Hg.), *Nicolaus Copernicus (1473–1543). Revolutionär wider Willen*, Stuttgart 1994, 191–199.
Bier, G., *Von Chefärzten, Kirchenmusikern und dem Selbstbestimmungsrecht der Kirche. Neuere Entwicklungen im kirchlichen Arbeitsrecht*, in: E. Güthoff/S. Korta/A. Weiß (Hg.), *Clarissimo Professori Doctori Carolo Giraldo Fürst. In memoriam Carl Gerold Fürst*, Adnotationes in ius canonicum 50, Frankfurt a. M. 2013, 119–143.
Birnbacher, D., *Selbstmord und Selbstmordverhütung aus ethischer Sicht*, in: A. Leist (Hg.), *Um Leben und Tod. Moralische Probleme bei Abtreibung, künstlicher Befruchtung, Euthanasie und Selbstmord*, Frankfurt a. M. 1990, 395–422.
Bischöfe von Freiburg, Strasbourg und Basel, *Gemeinsames Hirtenschreiben: „Die Herausforderung des Sterbens annehmen"*, in: *Amtsblatt der Erzdiözese Freiburg* 16 (2006), 385–389.
Blasi, A., *Psychologische oder philosophische Definition der Moral. Schädliche Einflüsse der Philosophie auf die Moralpsychologie*, in: W. Edelstein/G. Nunner-Winkler (Hg.), *Zur Bestimmung der Moral. Philosophische und sozialwissenschaftliche Beiträge zur Moralforschung*, Frankfurt a. M. 1986, 55–85.
Blasi, A., *„Amicus Plato sed magis amicus veritas": Bindung bei „moralischen Revolutionären"*, in: C. Hopf/G. Nunner-Winkler (Hg.), *Frühe Bindungen und moralische Entwicklung. Aktuelle Befunde zu psychischen und sozialen Bedingungen moralischer Eigenständigkeit*, Weinheim 2007, 203–244.
Blasi, A., *The self and the management of the moral life*, in: K. Heinrichs/F. Oser/T. Lovat (Hg.), *Handbook of Moral Motivation. Theories, Models, Applications*, Rotterdam 2013, 229–248.
Bleiler, L.-M., *Strafbarkeitsrisiken des Arztes bei religiös motiviertem Behandlungsveto*, Berlin 2010.
Bleker, J., Art. *Kasuistik, II. In der Medizin*, in: *HWP*, Bd. 4, Basel 1976, 706–707.
Block, S. D./Billings, J. A., *Patient Request for Euthanasia and Assisted Suicide in Terminal Illness*, in: *Psychosomatics* 36 (1995), 445–457.
Blühdorn, J.-G., Art. *Gewissen. I. Philosophisch*, in: *TRE*, Bd. 13, Berlin 1984, 192–213.
Bobbert, M., *Patientenautonomie und Pflege*, Frankfurt a. M. 2002.
Bobbert, M., *Ärztliches Urteilen bei entscheidungsunfähigen Schwerkranken. Geschichte – Theorie – Ethik*, Münster 2012.
Bock, M./Ciarrocchi, V./Wiedermann, C. J., *Case involving end-of-life decision issues in Italy*, in: *Intensive Care Med* 33 (2007), 1041–1042.
Böcher, U. P., *Präimplantationsdiagnostik und Embryonenschutz*, Göttingen 2004.
Böckenförde, E.-W., *Das Grundrecht der Gewissensfreiheit*, in: *VVDStR* (1970), 33–81; wiederabgedruckt in: E.-W. Böckenförde, *Staat, Gesellschaft, Freiheit*, Frankfurt a. M. 1976, 253–317; in: E.-W. Böckenförde, *Staat, Verfassung, Demokratie*, Frankfurt a. M. 1991, 200–263.
Böckle, F., *Fundamentalmoral*, München 1977 (^{5}1991; ^{6}1994).
Böckle, F., *Menschenwürdig sterben*, in: F. Böckle (Hg.), *Verantwortlich leben – menschenwürdig sterben*, Zürich ^{2}1992, 31–89.
Bösebeck, D., *Umgang mit postmortalen Organspendern und deren Angehörigen*, in: *Intensivmedizin* 38 Suppl. 1 (2001), 61–63.
Bohrmann, T., *Gesundheitssicherung und Solidarität*, in: M. Heimbach-Steins (Hg.), *Christliche Sozialethik. Ein Lehrbuch*, Bd. 2: *Konkretionen*, Regensburg 2005, 228–253.

Bohse-Nehrig, H., *Moralische Dilemmata als wahre Widersprüche. Argumente für eine dialethistische Semantik im moralischen Diskurs*, Paderborn 2013.

Bois-Reymond, E. du, *La Mettrie. In der Friedrichs-Sitzung der Akademie der Wissenschaften am 28. Januar 1875 gehaltene Rede*, Leipzig 1912, online verfügbar unter: http://vlp.mpiwg-berlin.mpg.de/library/data/lit28638/index_html?pn=1&ws=1.5 (Zugriff am 25.10.2013).

Bongardt, M., *Wie weit reicht die Verantwortung des Arztes? Von den Möglichkeiten und Grenzen der Freiheit in komplexen Systemen*, in: *ZME* 53 (2007), 195–205.

Bonhoeffer, D., *Ethik*, München [7]1966.

Borasio, G. D., *Ernährung und Flüssigkeit am Lebensende aus palliativmedizinischer Sicht*, in: F.-J. Bormann/G. D. Borasio (Hg.), *Sterben. Dimensionen eines anthropologischen Grundphänomens*, Berlin 2012, 150–158.

Bormann, F.-J., *Natur als Horizont sittlicher Praxis. Zur handlungstheoretischen Interpretation der Lehre vom natürlichen Sittengesetz bei Thomas von Aquin*, Stuttgart 1999.

Bormann, F.-J., *Töten oder Sterbenlassen? Zur bleibenden Bedeutung der Aktiv-Passiv-Unterscheidung in der Euthanasiediskussion*, in: *ThPh* 76 (2001), 63–99.

Bormann, F.-J., *Gewissensentscheidung und moralische Intuition. Plädoyer für einen kohärenztheoretischen Ansatz in der Gewissenslehre*, in: *ThPh* 82 (2007), 368–381.

Bormann, F.-J., *Selbstbestimmung bis zum Schluss? Chancen und Grenzen von Patientenverfügungen*, in: *ThQ* 191 (2011), 168–181.

Bormann, F.-J., *Ist die Vorstellung eines ‚natürlichen Todes' noch zeitgemäß?*, in: F.-J. Bormann/G. D. Borasio (Hg.), *Sterben. Dimensionen eines anthropologischen Grundphänomens*, Berlin 2012, 325–350.

Bormann, F.-J., *Ein integratives Modell für die ethische Fallbesprechung*, in: *ZME* 59 (2013), 117–127.

Bormann, F.-J., *Vorsorge treffen – aber wie?*, in: *ThQ* 193 (2013), 81–95.

Borowski, M., *Die Glaubens- und Gewissensfreiheit des Grundgesetzes*, Tübingen 2006.

Bosse, K./Rhiem, K./Wappenschmidt, B./Hellmich, M./Madeja, M./Ortmann, M./Mallmann, P./Schmutzler, R. K., *Screening for ovarian cancer by transvaginal ultrasound and serum CA125 measurement in women with a familial predisposition: a prospective cohort study*, in: *Gynecol Oncol* 103 (2006), 1077–1082.

Bourke, V. J., *The Background of Aquinas' Synderesis Principle*, in: L. P. Gerson (Hg.), *Graceful Reason*, Toronto 1983, 345–360.

Brachtendorf, J., *Die Struktur des menschlichen Geistes nach Augustinus*, Hamburg 2000.

Brantl, J., *Gut erschaffen – manchem aber nicht gut genug. Normethische und tugendethische Überlegungen zur medizinisch assistierten Selbstverbesserung des Menschen*, in: R. Brandscheidt/J. Brantl/M. Overdick-Gulden/W. Schüßler (Hg.), *Herausforderung „Mensch". Philosophische, theologische und medizinische Aspekte*, Paderborn 2012, 141–189.

Braude, P./Bolton, V./Moore, S., *Human gene expression first occurs between the four- and eight-cell stages of preimplantation development*, in: *Nature* 331 (1988), 459–461.

Brauer, D., *Die Bewertung menschlichen Lebens durch die Grenzen der Lebenserhaltungspflicht von Ärztinnen und Ärzten bei der Behandlung am Lebensende*, in: K. M. Einhäupl (Hg.), *Chancen und Grenzen (in) der Medizin*, Köln 2012, 171–179.

Braun, B., *Wunsch und Wirklichkeit der berufsgruppenübergreifenden Kooperation im Krankenhaus*, in: *Pflege & Gesellschaft* 16 (2011), 303–320.

Brenn, J., *Ein neuer Hippokratischer Eid?*, in: *Rheinisches Ärzteblatt* 12/2002, 22.

Brock, D., *Conscientious refusal by physicians and pharmacists. Who is obligated to do what – and why?*, in: *Theor Med Bioeth* 29 (2008), 187 – 200.
Brown, G., *Institutional Conscience and Catholic Health Care*, in: J. W. Koterski (Hg.), *Life and Learning XVI: Proceedings of the Sixteenth University Faculty for Life Conference at Villanova University*, Washington, D.C. 2007, 413 – 422.
Brummer, A. et al. (Hg.), *Evangelischer Erwachsenenkatechismus. suchen – glauben – leben*, Gütersloh [8]2010.
Bubacz, B. S., *St. Augustine's Theory of Knowledge. A Contemporary Analysis*, New York 1981.
Buch, A. J., *Vergewisserung des Gewissens. Zu Bedeutung und Deutung des sittlichen Urphänomens*, in: J. Schmidt/M. Splett/T. Splett/P.-O. Ullrich (Hg.), *Mitdenken über Gott und den Menschen* (Dialogische Festschrift für J. Splett), Münster 2001, 121 – 135.
Buch, A. J., *Bereitschaft zur Verantwortung. Reflexionen über eine christliche Grund-Tugend*, in: *STHSO* 27 (2007), 125 – 139.
Buch, A. J., *Moral Particularism and Individualism – Challenging Reflection on Virtue Ethics*, in: V. Turchynovskyy (Hg.), *Ethics in the Global World. Reflections on Civic Virtues*, Lviv 2013, 82 – 116.
Buch, A. J., Rezension zu B. Irrgang, *Projektmedizin. Neue Medizin, technologie-induzierter Wertewandel und ethische Pragmatik, Stuttgart 2012*, in: *ZME* 59 (2013), 159 – 162.
Bucher, A. A., *Psychologie der Spiritualität. Ein Handbuch*, Weinheim 2007.
Büssing, A./Koenig, H. G., *Spiritual Needs of Patients with Chronic Diseases*, in: *Religions* 1 (2010), 18 – 27.
Buiting, H. M./Rurup, M. L./Wijsbek, H. et al., *Understanding the provision of chemotherapy to patients with end stage cancer. Qualitative interview study*, in: *BMJ* 342 (2011) 1 – 9.
Bundesärztekammer, *Grundsätze der Bundesärztekammer zur ärztlichen Sterbebegleitung*, in: *Dtsch Ärztebl* 95 (1998), A-2366 – A-2367.
Bundesärztekammer, *Grundsätze der Bundesärztekammer zur ärztlichen Sterbebegleitung*, in: *Dtsch Ärztebl* 101 (2004), A-1298 – A-1299 bzw. C1040 – C1041.
Bundesärztekammer, *Stellungnahme zum Referentenentwurf für ein Präventionsgesetz vom 6. Dezember 2004*, online unter: http://www.bundesaerztekammer.de/downloads/10Stellungnahme.pdf (Zugriff am 20. 11. 2013).
Bundesärztekammer, *114. Deutscher Ärztetag. Beschlussprotokoll*, Berlin 2011 (online unter: http://www.bundesaerztekammer.de/downloads/114Beschlussprotokoll20110704.pdf; Zugriff am 19. 11. 2013).
Bundesärztekammer, *Grundsätze der Bundesärztekammer zur ärztlichen Sterbebegleitung*, in: *Dtsch Ärztebl* 108,7 (2011), A-346–A-348.
Bundesärztekammer, *(Muster-)Berufsordnung für die in Deutschland tätigen Ärztinnen und Ärzte in der Fassung der Beschlüsse des 114. Deutschen Ärztetages in Kiel 2011*, online verfügbar unter: http://www.bundesaerztekammer.de/downloads/MBO_08_20111.pdf (Zugriff am 29. 10. 2013).
Bundesärztekammer, *(Muster-)Berufsordnung*, in: U. Wiesing (Hg.), *Ethik in der Medizin. Ein Studienbuch*, Stuttgart [4]2012, 82 – 95.
Bundesärztekammer, *„Schutz des Patienten-Arzt-Verhältnisses vor Ökonomisierung und Misstrauensbürokratie" (TOP I-24 des Deutschen Ärztetages 2013)*, in: 116. Deutscher Ärztetag. Beschlussprotokoll, Berlin 2013, 63 – 64.
Burchardt, M., *Vertretung handlungsunfähiger volljähriger Patienten durch Angehörige*, Göttinger Schriften zum Medizinrecht 9, Göttingen 2010.

Burger, R., *Ministerium prüft Abweisungsfall*, online unter: http://www.faz.net/aktuell/gesellschaft/gesundheit/vergewaltigungsopfer-in-koeln-ministerium-prueft-abweisungsfall-12031965.html (Zugriff am 27. 01. 2013).

Burkard, A., *Intuitionen in der Ethik*, Münster 2012.

Burkard, F.-P., *Gewissen*, in: P. Prechtl/F.-P. Burkard (Hg.), *Metzler Philosophie Lexikon*, Stuttgart [2]1999, 213.

Burroughs, T. E./Hong, B. A./Kappel, D. F./Freedman, B. K., *The Stability of Family Decisions to Consent or Refuse Organ Donation: Would You Do It Again?*, in: *Psychosom Med* 60,2 (1998), 156 – 162.

Butterwegge, C., *Umbau des Sozialstaates und Entsolidarisierung der Gesellschaft*, in: *GISA – Rundbrief Gilde Soziale Arbeit* 2 (2004), 9 – 22.

Buyx, A., *Eigenverantwortung als Verteilungskriterium im Gesundheitswesen. Theoretische Grundlagen und praktische Umsetzung*, in: *Ethik Med* 17 (2005), 269 – 283.

Calvin, J., *Unterricht in der christlichen Religion*, übers. v. O. Weber, Neukirchen-Vluyn 1955.

Campelo, M. M., *Consciencia Agustiniana*, in: *Religión y Cultura* 8 (1963), 211 – 227.

Campenhausen, A. von/De Wall, H., *Staatskrichenrecht. Eine systematische Darstellung des Religionsverfassungsrechts in Deutschland und Europa*, München [4]2006.

Cantor, J., *Conscientious Objection Gone Awry – Restoring Selfless Professionalism in Medicine*, in: *N Engl J Med* 360 (2009), 1484 – 1485.

Carda-Döring, C./Manso-Arias, R. M./Misof, T. /Repp, M. /Schiessle, U./Schultz, H., *Berührt. Alltagsgeschichten von Familien mit behinderten Kindern*, Frankfurt a. M. 2006.

Chadwick, H., *Betrachtungen über das Gewissen in der griechischen, jüdischen und christlichen Tradition*, Vorträge, G 197 (hg. von der Rhein.-Westf. Akademie der Wissenschaften), Opladen 1974.

Chadwick, H., Art. *Gewissen*, in: G. Schöllgen/E. Dassmann/T. Klauser (Hg.), *RAC*, Bd.10, Stuttgart 1978, 1026 – 1107.

Charo, A., The Celestial Fire of Conscience – Refusing to Deliver Medical Care, in: *N Engl J Med* 352 (2005), 2471 – 2473.

Chauliac, G. de, *Chirurgia Magna Guidonis de Gauliaco. Mit einem Vorwort von G. Keil*, Darmstadt 1976.

Cherry, M., *Conscience Clauses, the Refusal to Treat, and Civil Disobedience – Practicing Medicine as a Christian in a Hostile Secular Moral Space*, in: *Christ Bioeth* 18,1 (2012), 1 – 14.

Childress, J. F., *Appeals to Conscience*, in: *Ethics* 89 (1974), 315 – 335.

Childress, J. F., *Prioritäten in der Gesundheitsfürsorge*, in: H.-M. Sass (Hg.), *Medizin und Ethik*, Stuttgart 1999, 311 – 327.

Chin, A. E./Hedberg, K./Higginson, G. K./Fleming, D. W., *Legalized physician-assisted suicide in Oregon – the first year's experience*, in: *N Engl J Med* 340 (1999), 577 – 583.

Clarke, A., *Is non-directive genetic counselling possible?*, in: *Lancet* 338 (1991), 998 – 1001.

Colby, A./Damon, W., *Some do care: Contemporary lives of moral commitment*, New York 1992.

Corcilius, K./Rapp, C. (Hg.), *Beiträge zur Aristotelischen Handlungstheorie*, Stuttgart 2008.

Cordes, P., *Iatros. Das Bild des Arztes in der griechischen Literatur von Homer bis Aristoteles*, Palingenesia 39, Stuttgart 1994.

Coreth, E., *Metaphysik. Eine methodisch-systematische Grundlegung*, Innsbruck 1980.

Cotler, M./Gregory, D., *Futility: is definition the problem? Part I*, in: *Camb Q Healthc Ethics* 2 (1993), 219 – 224.

Council of Europe, Social, Health and Family Affairs Committee/McCafferty, C., *Women's access to lawful medical care: the problem of unregulated use of conscientious objection*, Doc. 12347 (2010).

Council of Europe, *The right to conscientious objection in lawful medical care*, Resolution 1763 (2010).

Curlin, F./Lawrence, R./Chin, M./Lantos, J., *Religion, Conscience, and Controversial clinical Practices*, in: *N Engl J Med* 356 (2007), 593 – 600.

Curtis, J./Park, D. R./Krone, M. R./Pearlman, R., *Use of the medical futility rationale in Do-Not-Attempt-Resuscitation Orders*, in: *JAMA* 273 (1995), 124 – 128.

Cuttini, M./Nadai, M./Kaminski, M. et al., *End-of-life decisions in neonatal intensive-care: physician's self reported practices in seven European countries* (EURONIC study group), in: *Lancet* 355 (2000), 2112 – 2118.

DAKJ, *Begrenzung lebenserhaltender Therapie im Kindes- und Jugendalter. Positionspapier der Kommission für ethische Fragen der DAKJ*, 2007 (überarbeitet 2009); online verfügbar: http://dakj.de/pages/posts/begrenzung-lebenserhaltender-therapie-im-kindes-und-jugendalter-14.php?searchresult=1&sstring=Begrenzung+lebenserhaltender+Therapie (Zugriff am 20. 11. 2013).

Damschen, G./Schönecker, D., *In dubio pro embryone. Neue Argumente zum moralischen Status menschlicher Embryonen*, in: G. Damschen/D. Schönecker (Hg.), *Der moralische Status menschlicher Embryonen. Argumente pro und contra Spezies-, Kontinuums-, Identitäts- und Potentialitätsargument*, Berlin 2003, 187 – 267.

Damschen, G./Schönecker, D. (Hg.), *Der moralische Status menschlicher Embryonen. Argumente pro und contra Spezies-, Kontinuums-, Identitäts- und Potentialitätsargument*, Berlin 2003.

De Ridder, M., *Das Gewissen der Ärzte wird gleichgeschaltet*, in: *Der Spiegel*, 20/2011, 115.

De Sousa, R., *Epistemic Feelings*, in: G. Brun et al. (Hg.), *Epistemology and Emotions*, Aldershot 2008, 185 – 204.

Deans, Z., *Conscientious Objections in Pharmacy Practice in Great Britain*, in: *Bioethics* 27 (2013), 48 – 57.

Deci, E. L./Ryan, R. M., *The „What" and „Why" of Goal Pursuits: Human Needs and the Self-Determination of Behavior*, in: *Psychological Inquiry* 11 (2000), 227 – 268.

Deckers, D., *Die Gretchenfrage der katholischen Sexualmoral. Und er dreht sich doch: Kardinal Meisner misst dem Gewissen der Betroffenen höheren Stellenwert bei als bisher*, in: *FAZ* vom 05. 02. 2013, Nr. 30, 3.

Deckers, D., *Die Revolution des Kardinals*, in: *FAZ* vom 06. 02. 2013, Nr. 31, 1.

Dehaene, S./Changeux, J.-P, *Experimental and Theoretical Approaches to Conscious Processing*, in: *Neuron* 70 (2011), 200 – 227.

Delaney, R., *Defining Death: Why All Fifty States Should Adopt the Uniform Definition of Death Act with a Religious Exception*, in: *Marquette University Law School Legal Studies Research Paper Series*, No. 10 – 24 (2010), 1 – 31.

Demmer, K., Art. *Mitwirkung*, in: H. Rotter/G. Virt (Hg.), *Neues Lexikon der christlichen Moral*, Innsbruck 1990, 507 – 511.

Demmer, K., Art. *Moraltheologie*, in: *TRE*, Bd. 23, Berlin 1994, 295 – 302.

Demmer, K., *Bedrängte Freiheit. Die Lehre von der Mitwirkung – neu bedacht*, Freiburg i. Ue. 2010.

Den Bok, N. W., *Freedom of the Will. A Systematic and Biographical Sounding of Augustine's Thoughts on Human Will*, in: *Augustiniana* 44 (1994), 237 – 270.

Depenheuer, O., *Finanzierung und Organisation der kirchlichen Krankenhäuser*, in: J. Listl/ D. Pirson (Hg.), *Handbuch des Staatskirchenrechts der Bundesrepublik Deutschland*, Bd. 2, Berlin ²1995, 757–787.

Deutsch, E./Spickhoff, A., *Medizinrecht*, Berlin ⁶2008.

Deutsche Bischofskonferenz (Hg.), *Katholischer Erwachsenenkatechismus*, Bd. 2: *Leben aus dem Glauben*, Freiburg i. Br. 1995.

Deutsche Bischofskonferenz/Rat der Evangelischen Kirche in Deutschland in Verbindung mit weiteren Mitglieds- und Gastkirchen der Arbeitsgemeinschaft Christlicher Kirchen in Deutschland (Hg.), *Christliche Patientenvorsorge durch Vorsorgevollmacht, Betreuungsverfügung, Behandlungswünsche und Patientenverfügung*, Hannover/Bonn/Frankfurt a. M. 2010.

Deutsche Bischofskonferenz (Hg.), *Pressebericht des Vorsitzenden der Deutschen Bischofskonferenz, Erzbischof Dr. Robert Zollitsch, anlässlich der Pressekonferenz zum Abschluss der Frühjahrs-Vollversammlung der Deutschen Bischofskonferenz in Trier am 21. Februar 2013*, online unter: http://www.dbk.de/fileadmin/redaktion/diverse_downloads/presse_2012/2013–038-Pressebericht-FVV-Trier.pdf (Zugriff am 23. 01. 2013).

Deutscher Ethikrat (Hg.), *Das Problem der anonymen Kindesabgabe. Stellungnahme*, Berlin 2009, 11–15, online verfügbar unter: http://www.ethikrat.org/dateien/pdf/stellungnahme-das-problem-der-anonymen-kindesabgabe.pdf (Zugriff am 25. 10. 2013).

Deutscher Ethikrat (Hg.), *Nutzen und Kosten im Gesundheitswesen. Zur normativen Funktion ihrer Bewertung. Stellungnahme*, Berlin 2011.

Deutscher Ethikrat (Hg.), *Präimplantationsdiagnostik. Stellungnahme*, Berlin 2011.

Deutscher Ethikrat (Hg.), *Dokumente der Plenarsitzung am 23. August 2012*, online verfügbar unter: http://www.ethikrat.org/sitzungen/2012/dokumente-plenarsitzung-23–08–2012 (Zugriff am 25. 10. 2013).

Deutscher Ethikrat (Hg.), *Die Zukunft der genetischen Diagnostik – von der Forschung in die klinische Anwendung*, Berlin 2013.

Deutsches Ärzteblatt Online, *Kardinal Meisner: Manche „Pillen danach“ vertretbar*, online unter: http://www.aerzteblatt.de/nachrichten/53256 (Zugriff am 30. 07. 2013).

Deutsches Institut für Medizinische Dokumentation und Information (DIMDI) (Hg.), *Internationale Klassifikation der Funktionsfähigkeit, Behinderung und Gesundheit (ICF)*, Genf 2005.

Die deutschen Bischöfe, *Menschenwürde und Menschenrechte von allem Anfang an. Gemeinsames Hirtenwort der deutschen Bischöfe zur ethischen Beurteilung der Abtreibung*, Die deutschen Bischöfe 57, hg. vom Sekretariat der deutschen Bischofskonferenz, Bonn 1996.

Die deutschen Bischöfe, *Solidarität braucht Eigenverantwortung. Orientierungen für ein zukunftsfähiges Gesundheitssystem*, Bonn 2003.

Diözesaner Ethikrat im Caritasverband für das Erzbistum Paderborn, *Umgang mit Patientenverfügungen. Empfehlung*, Paderborn 2012.

Dirksen, H.-H., *Patientenwille und ärztliches Gewissen – das Selbstbestimmungsrecht in Gefahr?*, in: *GesR* 3,4 (2004), 124–128.

Dirksen, H.-H., *Arzt, Patient und Gewissen – Handlungspflicht oder Ablehnungsfreiheit*, in: G. Kern (Hg.), *Arzt und Gewissen. Handlungspflicht versus Ablehnungsfreiheit*, Wien 2010, 45–66.

Dörner, K., *Der gute Arzt. Lehrbuch der ärztlichen Grundhaltung*, Stuttgart ²2001.

Domchek, S. M./Friebel, T. M. et al., *Association of risk-reducing surgery in BRCA1 or BRCA2 mutation carriers with cancer risk and morality*, in: *JAMA* 304 (2010), 967–975.

Dornes, M., *Die Modernisierung der Seele. Kind – Familie – Gesellschaft*, Frankfurt a. M. 2012.

Drillien, C. M., *Growth and development in a group of children of very low birth weight*, in: *Arch Dis Child* 33 (1958), 10–18.

Duden, B., *Der Frauenleib als öffentlicher Ort. Vom Mißbrauch des Begriffs Leben*, München 1994.

Düwell, M./Hübenthal, C./Werner, M. H., *Ethik: Begriff – Geschichte – Theorie – Applikation (Einleitung)*, in: dies. (Hg.), *Handbuch Ethik*, Stuttgart [3]2011, 1–23.

Dufault, M. R. et al., *Limited relevance of the CHEK2 gene in hereditary breast cancer*, in: *Int J Cancer* 110 (2004), 320–325.

Durland, S., *The Case Against Institutional Conscience*, in: *Notre Dame L Rev* 86 (2011), 1655–1686.

Duttge, G., *BGH, 7. 2. 2001–5 StR 474/00: Überlassen eines Betäubungsmittels zum freien Suizid an einen unheilbar Schwerstkranken* (Ls,) in: *NStZ* (2001), 546–548.

Duttge, G., *Zum „rechtsfreien Raum" nach Lothar Philipps*, in: B. Schünemann/R. Wittmann/M.-T. Tinnefeld (Hg.), *Gerechtigkeitswissenschaft – Kolloquium aus Anlass des 70. Geburtstages von Lothar Philipps*, Berlin 2005, 369–384.

Duttge, G., *Zum Unrechtsgehalt des kontraindizierten ärztlichen „Heileingriffs"* in: *MedR* 23 (2005), 706–710.

Duttge, G., *Rechtliche Typenbildung: Aktive und passive, direkte und indirekte Sterbehilfe*, in: D. Kettler/A. Simon et al. (Hg.), *Selbstbestimmung am Lebensende*, Göttingen 2006, 36–68.

Duttge, G., *Der assistierte Suizid aus rechtlicher Sicht. „Menschenwürdig Sterben" zwischen Patientenautonomie, ärztlichem Selbstverständnis und Kommerzialisierung*, in: *ZME* 55 (2009), 257–270.

Duttge, G., *Advance patient directives under medical authority of translation?*, in: *Intensivmedizin und Notfallmedizin* 48,1 (2011), 34–37.

Duttge, G., *„Schutzimpfungen, abweichend von den STIKO-Empfehlungen – juristische Aspekte*, in: *Pädiatrische Praxis* 81,1 (2013), 24–64.

Duttge, G. et al., *Der interessante Fall – Suizid in palliativer Betreuung*, in: *Palliativmedizin* (2006), 123–127.

Duttge, G. et al., *Preis der Freiheit*, Thüngersheim [2]2006.

Duttge, G./Zimmermann-Acklin, M. (Hg.), *Gerecht sorgen. Verständigungsprozesse über den Einsatz knapper Ressourcen bei Patienten am Lebensende*, Göttinger Schriften zum Medizinrecht 15, Göttingen 2013.

Ebeling, G., *Das Gewissen in Luthers Verständnis*, in: G. Ebeling, *Lutherstudien*, Bd. 3, Tübingen 1985, 108–125.

Ebeling, G./Koch, T., *Was ist das Gewissen?*, EKD-Texte 8, Hannover 1984.

Eckert, G. *Töte mich, aus Liebe: Ein todkranker Vater bittet seine Tochter um Sterbehilfe*, Würzburg 2007.

Eckert, J., Art. *Gewissen – I. Neues Testament*, in: *LThK*[3], Bd. 4, Freiburg i. Br. 2009, 620–621.

Eckstein, H. J., *Der Begriff Syneidesis bei Paulus*, Tübingen 1983.

Eco, U., *Der Name der Rose*, übers. v. B. Kroeber, München [42]1986.

Eibach, U., *Seelische Krankheit und christlicher Glaube. Theologische, humanwissenschaftliche und seelsorgerliche Aspekte*, Neukirchen-Vluyn 1992.

Eibach, U., *Sterbehilfe – Tötung aus Mitleid? Euthanasie und „lebensunwertes" Leben*, Wuppertal 1998.
Eibach, U., *Autonomie, Menschenwürde und Lebensschutz in der Geriatrie und Psychiatrie*, Münster 2005.
Eibach, U., *Organ- und Gewebespende. Ethische und rechtliche Überlegungen zum beratenden Gespräch mit Angehörigen über Organentnahmen*, in: *MedR* 23,4 (2005), 215 – 223.
Eichhorn, S., *Die freigemeinnützigen Krankenhäuser aus der Sicht der betrieblichen Leistungserstellung*, in: S. Eichhorn/H. Lampert (Hg.), *Ziele und Aufgaben der freigemeinnützigen Krankenhäuser*, Beiträge zur Gesundheitsökonomie 18, Gerlingen 1988, 45 – 86.
Eigler, F. W., *Der hippokratische Eid. Ein zeitgemäßes Gelöbnis?*, in: *Dtsch Ärztebl* 100,34 – 35 (2003), A-2203/ B-1836/ C-1740, A 2203 – 2204.
Ellwanger, D., *Schwangerschaftskonfliktgesetz*, Stuttgart 1997.
Elster, J., *Local Justice*, in: *Archives Européenes de Sociologie* 31 (1990), 117 – 140.
Emanuel, E. J./Young-Xu, Y./Levinsky, N. G. et al., *Chemotherapy use among Medicare beneficiaries at the end of life*, in: *Ann Intern Med* 138 (2003), 639 – 643.
Emmanuel, L., *Reexamining Death: The Asymptotic Model and a Bounded Zone Definition*, in: *Hastings Center Report* 25,4 (1995), 27 – 35.
Emmons, R. A., *The psychology of ultimate concerns. Motivation and spirituality in personality*, New York 1999.
Ende, M., *Die unendliche Geschichte*, Stuttgart 1979.
Engelhardt, D. von, *Romantische Mediziner*, in: D. von Engelhardt/F. Hartmann (Hg.), *Klassiker der Medizin*, Bd. 2, München 1991.
Engelhardt, D. von, *Erklären und Verstehen in der Psychiatrie. Genese und Bedeutung im Kontext der Medizin- und Philosophiegeschichte*, in: *ZME* 57 (2011), 99 – 112.
Engelhardt, H. T., *Christian Bioethics after Christendom: Living in a Secular Fundamentalist Polity and Culture*, in: *Christ Bioeth* 17 (2011), 64 – 95.
Engelhardt, H. T., *The Culture Wars in Bioethics Revisited*, in: *Christ Bioeth* 17 (2011), 1 – 8.
Engelhardt, H. T., *Christian Bioethics in a Post-Christian World: Facing the Challenges*, in: *Christ Bioeth* 18 (2012), 93 – 114.
Enke, C., *Das Spannungsfeld zwischen Ethik, Ökonomie und Medizin auf neonatalogischen Intensivstationen*, in: K. M. Einhäupl (Hg.), *Chancen und Grenzen (in) der Medizin*, Veröffentlichungen der Hanns-Martin-Schleyer-Stiftung 80, Düsseldorf 2012, 181 – 192.
Enzensberger, H. M., *Der moderne Tod. Ein Methusalem-Komplott aus dem Jahr 1978: Carl-Henning Wijmark hat vorhergesehen, mit welcher Art von Sterbehilfe wir zu rechnen haben*, in: *FAZ* vom 13. Januar 2005, Nr. 10, 31.
Epple, A., *Natura Magistra historiae? Reinhart Kosellecks transzendentale Historik*, in: *GeGe* 32 (2006), 201 – 213.
Ernst, S., *Grundfragen theologischer Ethik. Eine Einführung*, München 2009.
Ernst, S., *Mitschuld am Embryonenverbrauch? Das moraltheologische Prinzip der Mitwirkung und die Bewertung der Stichtagsverschiebung*, in: K. Hilpert (Hg.), *Forschung contra Lebensschutz? Der Streit um die Stammzellforschung*, QD 233, Freiburg i. Br. 2009, 303 – 317.
Ernst, S., *Den Menschen verbessern? Enhancement aus theologisch-ethischer Sicht*, in: *StZ* 231 (2013), 263 – 273.
Ernst, S., *Halbierte Hilfe? Ob die Notfallkontrazeption nach Vergewaltigung verboten sein muss*, in: *HerKorr* 67 (2013), 128 – 132.

Erzbistum Köln, *Arzt muss zu verantwortungsvoller eigener Entscheidung kommen*, online unter: http://www.opencms.erzbistum-koeln.de/modules/news/news_2283.html (Zugriff am 01.02.2013).

Erzbistum Köln, *Erklärung des Erzbischofs von Köln zur „Pille danach"* vom 31. Januar 2013, online unter: http://www.erzbistum-koeln.de/modules/news/news_1318.html (Zugriff am 01.02.2013).

Eser, A., *Der Arzt im Spannungsfeld von Recht und Ethik*, in: Förderkreis Bad Nauheimer Gespräche, Frankfurt a.M. (Hg.), *Unmenschliche Medizin: Geschichtliche Erfahrungen, gegenwärtige Probleme und Ausblick auf die zukünftige Entwicklung*, Bad Nauheimer Gespräche der Landesärztekammer Hessen 4, Kirchheim 1983, 62–78.

Ester, P./Halman, L./De Moor, R. (Hg.), *The Individualizing Society. Value Change in Europe and Northern America*, Tilburg 1993.

Evangelische Kirche in Deutschland, *Wenn Menschen sterben wollen – Eine Orientierungshilfe zum Problem der ärztlichen Beihilfe zur Selbsttötung*, EKD-Texte 97, Hannover 2008.

Faugeras, F. et al., *Probing consciousness in clinically defined vegetative patients with event-related potentials*, in: *Neurology* 77,3 (2011), 264–268.

Feinendegen, N./Höver, G., *Der Hirntod – Ein „zweites Fenster" auf den Tod des Menschen? Zum Neuansatz in der Debatte um das neurologische Kriterium durch den US-Bioethikrat*, Würzburg 2013.

Fichte, J. G., *Die Bestimmung des Menschen (1800)*, in: J. G. Fichte, *Sämtliche Werke*, Bd. 2, Berlin 1965 [1845], 167–319.

Fink-Jamann, D., *Das Antidiskriminierungsrecht und seine Folgen für die kirchliche Dienstgemeinschaft*, Bonner Schriften zum deutschen und europäischen Recht der Arbeit und der Sozialen Sicherheit, Bd. 3, Frankfurt a.M. 2009.

Fischer, J., *Wenn ‚etwas' zu ‚jemandem' wird. Zum Status „überzähliger" Embryos*, in: *NZZ* vom 10./11. August 2002, Nr. 183, 69.

Fischer, J., *Warum überhaupt ist Suizid ein ethisches Problem? Über Suizid und Suizidbeihilfe*, in: *ZME* 55 (2009), 243–256.

Fischer, M., *Das konfessionelle Krankenhaus. Begründung und Gestaltung aus theologischer und unternehmerischer Perspektive*, Leiten, Lenken, Gestalten 27, Berlin ²2010.

Fischer, M., *Barmherzigkeit provoziert*, Rheinbach 2012.

Fleck, L. M., *Just Caring. Health Care Rationing and Democratic Deliberation*, Oxford 2009.

Fleßa, S., *Grundzüge der Krankenhausbetriebslehre*, Oldenbourg 2007.

Fletcher, J., *The Patient's Right to Die*, in: A. B. Downing (Hg.), *Euthanasia and the Right to Death. The Case of Voluntary Euthanasia*, London 1969, 61–74.

Fölsch, D., *Ethik in der Pflegepraxis*, Wien 2008.

Fonagy, P./Gergely, G./Jurist, E. L./Target, M., *Affektregulierung, Mentalisierung und die Entwicklung des Selbst*, Stuttgart 2004 (englisches Original: 2002).

Fonk, P., *Recht auf Leben – Recht auf Sterben*, in: P. Fonk (Hg.), *Christlich handeln im ethischen Konflikt. Brennpunkte heutiger Diskussionen, Regensburg 2000*, 112–132.

Fonk, P., *Wenn Grenzen fließend werden … Der Abbruch lebenserhaltender Maßnahmen vor dem Hintergrund des neuen Patientenverfügungsgesetzes*, in: *TThZ* 120,3 (2011), 242–268.

Ford, N. M., *When did I begin? Conception of the human individual in history, philosophy and science*, Cambridge 1988.

Forschner, M., *Das Auge des Adlers. Zur Diskussion des Gewissens im Mittelalter*, in: J. Kulenkampff/T. Spitzley (Hg.), *Von der Antike bis zur Gegenwart. Erlanger Streifzüge durch die Geschichte der Philosophie*, Erlangen-Jena 2001, 25–43.
Forschner, M., Art. *Güter*, in: O. Höffe (Hg.), *Lexikon der Ethik*, München 2002, 106–107.
Forschner, M., *Stoische Oikeiosislehre und mittelalterliche Theorie des Gewissens*, in: J. Szaif/M. Lutz-Bachmann (Hg.), *Was ist das für den Menschen Gute? Menschliche Natur und Güterlehre*, Berlin 2004, 126–150.
Forschner, M., *Thomas von Aquin*, München 2006.
Fortin, E. L., *The Political Implications of St. Augustine's Theory of Conscience*, in: *Augustinian Studies* 1 (1970), 133–152.
Franke, J., *„Pille danach". Irritation um Anruf von Meisner*, in: *Kölner Stadtanzeiger*, 19.02.2013. online: http://www.ksta.de/politik/-pille-danach-irritation-um-anruf-von-meisner,15187246, 21885014.html (Zugriff am 23.10.2013).
Frankfurt, H. G., *The importance of what we care about*, Cambridge 1988.
French, P. A., *The Corporation as a Moral Person*, in: *APQ* 16 (1979), 207–215.
French, P. A., *Collective Responsibility and the Practice of Medicine*, in: *J Med Philos* 7 (1982), 65–85.
French, P. A., *Collective and Corporate Responsibility*, New York 1984.
French, P. A., *Inference Gaps in Moral Assessment and the Moral Agency of Health Care Organizations*, in: A. Smith Iltis (Hg.), *Institutional Integrity in Health Care*, Dordrecht 2003, 7–28.
Freud, S., *Neue Folge der Vorlesungen zur Einführung in die Psychoanalyse*, in: S. Freud, *Vorlesungen zur Einführung in die Psychoanalyse und neue Folge, Freud-Studienausgabe*, Bd. 1, Frankfurt a. M. 1969, 447–608.
Freud, S., *Das Unbehagen in der Kultur (1930)*, in: S. Freud, *Fragen der Gesellschaft. Ursprünge der Religion, Freud-Studienausgabe*, Bd. 9, Frankfurt a. M. 1974, 197–270.
Freund, A., *Gewissensverständnis in der evangelischen Dogmatik und Ethik im 20. Jahrhundert*, Berlin 1994.
Frewer, A./Bruns, F./Rascher, W. (Hg.), *Medizin, Moral und Gefühl. Emotionen im ethischen Diskurs*, Würzburg 2012.
Frick, E., *Psychosomatische Anthropologie. Ein Lehr- und Arbeitsbuch für Unterricht und Studium*. Unter Mitarbeit von H. Gündel, Stuttgart 2009 (2. Auflage im Druck).
Frick, E., *Wie arbeitet Spiritual Care? Zwölf Thesen für den aktuellen interdisziplinären Diskurs*, in: *Spiritual Care* 1 (2012), 68–73.
Frick, E./Roser, T. (Hg.), *Spiritualität und Medizin. Gemeinsame Sorge für den kranken Menschen*, Münchner Reihe Palliative Care 4, Stuttgart 2009.
Fuchs, J., *Was heißt „Irriges Gewissen"?*, in: *StZ* 211 (1993), 795–803.
Fuhrer, T., *Skeptizismus und Subjektivität: Augustins antiskeptische Argumentation und das Konzept der Verinnerlichung*, in: R. L. Fetz/R. Hagenbüchle/P. Schulz (Hg.), *Geschichte und Vorgeschichte der modernen Subjektivität*, Bd. 1, Berlin 1998, 319–339.
Garcia-Retamero, R./Galesic, M., *Doc, what would you do if you were me? On self-other discrepancies in medical decision making*, in: *J Exp Psychol Appl* 18 (2012), 38–51.
Gatter, R./Moskop, J., *From futility to triage*, in: *J Med Philos* 20 (1995), 191–205.
Gellner, W./Schmöller, M., *Neue Patienten – Neue Ärzte? Ärztliches Selbstverständnis im Wandel*, Baden-Baden 2008.

Gemeinschaft Evangelischer Kirchen in Europa, *Leben hat seine Zeit, Sterben hat seine Zeit. Eine Orientierungshilfe des Rates der GEKE zu lebensverkürzenden Maßnahmen und zur Sorge um Sterbende*, Wien 2011.

General Medical Council, *Personal Beliefs and medical practice*, London 2013 (online unter: http://www.gmc-uk.org/static/documents/content/Personal_beliefs_and_medical_practice.pdf_51462245.pdf; Zugriff am 18.10.2013).

Gentz, M., *Zur Verhältnismäßigkeit von Grundrechtseingriffen*, in: *NJW* 21 (1968), 1600–1607.

Genzel H./Degener-Hencke, U., *Die Strukturen der stationären Versorgung*, § 81 Rn. 20, in: A. Laufs/B.-R. Kern (Hg.), *Handbuch des Arztrechts*, [4]2010, 916–926.

Germann, M., *Gewissensfreiheit*, Art. 4 Rn 93, in: V. Epping/C. Hillgruber (Hg.), *Beck'scher Onlinekommentar Grundgesetz*, Edition 18, Stand: 15.05.2013.

Gielen, B./Remacle, A./Mertens, R., *Patterns of health care use and expenditure during the last 6 months of life in Belgium. Differences between age categories in cancer and non-cancer patients*, in: *Health Policy* 97 (2010), 53–61.

Giese, C., *Pflegeethik in Zeiten der Krise: aktuelle Anforderungen an eine Ethik der Pflege*, in: *zur debatte* H. 2 (2009), 43–44.

Giese, C., *Wissen – Können – Sollen: Ethik in der Pflegebildung als Ethik eines Careberufes. Vorüberlegungen zur Förderung (pflege-)ethischer Kompetenz*, in: C. Uzarewicz/E. Linseisen (Hg.), *Aktuelle Pflegethemen lehren*, Stuttgart 2013, 59–77.

Gigerenzer, G., *Bauchentscheidungen*, München [6]2008.

Gigerenzer, G., *Risiko. Wie man die richtigen Entscheidungen trifft*, München 2013.

Girard, R., *Nachricht von Neuerung, die drauf und drunter geht*, in: *FAZ* vom 13.11.2004, Nr. 266, 41.

Glasl, F., *Konfliktmanagement*, Bern [8]2004.

Goertz, S., *Privatsache gesund? Eine Kritik des Prinzips Eigenverantwortung*, in: *Ethica* 13 (2005), 339–356.

Gold, A., *Review Mark R. Wicclair: Conscientious objection in health Care*, in: *Theor Med Bioeth* 33 (2012), 157–161.

Gold, R., *Conscience makes a comeback in the Age of managed care*, in: *Guttmacher Rep Public Policy* 1,1 (1998), 1–2.

Gold, R., *Future Uncertain for Catholic Plans' Creative Approaches to Providing Contraceptive Access*, in: *Guttmacher Rep Public Policy* 3,6 (2000), 1–2 u. 14.

Golser, K., *Das Gewissen als „verborgenste Mitte im Menschen"*, in: *Brixner Theologisches Jahrbuch* 3 (2012), 23–50.

Goodpaster, K. E., *The concept of corporate responsibility*, in: *J Bus Ethics* 2 (1983), 1–22.

Goodpaster, K. E., *The Institutionalization of Conscience: Some Philosophical and Theological Reflections*, June 2009, online unter: http://www.stthomas.edu/cathstudies/cst/leaderdevel/TOI/TOIpdf2/KG%20Theology%20of%20Insti.pdf (Zugriff am 31.07.2013).

Goodpaster, K. E./Matthews, J. B. J., *Can a Corporation Have a Conscience?*, in: *Harv Bus Rev* 60 (1982), 132–141.

Gowans, C. W. (Hg.), *Moral Dilemmas*, Oxford 1987.

Graefe, S., *Autonomie am Lebensende? Biopolitik, Ökonomisierung und die Debatte um Sterbehilfe*, Frankfurt a. M. 2007.

Graeser, M. K./Engel, C. et al., *Contralateral breast cancer risk in BRCA1 and BRCA2 mutation carriers*, in: *J Clin Oncol* 27 (2009), 5887–5892.

Grann, V. R./Patel, P. R. et al., *Comparative effectiveness of screening and prevention strategies among BRCA1/2-affected mutation carriers*, in: *Breast Cancer Res Treat* 125 (2011), 837–847.
Granqvist, P./Ljungdahl, C./Dickie, J. R., *God is nowhere, God is now here: Attachment activation, security of attachment, and God's perceived closeness among 5–7-year-old children from religious and non-religious homes*, in: *Attach Hum Dev* 9 (2007), 55–71.
Gray, K., *Treatment can't be withheld based on the patient, but can be refused based on the service*, am 22. März 2013 online erschienen unter: http://www.usatoday.com/story/news/nation/2013/03/22/michigan-bill-health-care-providers-deny-services-moral-objections/2009539 (Zugriff am 18.10.2013).
Green, M. J./Botkin, J. R., *„Genetic Exceptionalism" in medicine: clarifying the differences between genetic and non-genetic tests*, in: *Ann Intern Med* 138 (2003), 571–575.
Greenway, A. P./Phelan, M./Turnbull, S./Milne, L. C., *Religious coping strategies and spiritual transcendence*, in: *Ment Health Relig Cult* 10 (2007), 325–333.
Greiner, S., *Ideelle Unzumutbarkeit. Dogmatik und Praxis der Leistungsverweigerung bei Rechtsgüter- und Pflichtenkollisionen im Zivilrecht*, Berlin 2004.
Grimal, P., *Seneca. Macht und Ohnmacht des Geistes*, Darmstadt 1978.
Grisez, G., *Difficult Moral Questions: How Far May Catholic Hospitals Cooperate with Non-Catholic Providers?*, in: *Linacre Q* 62 (1995), 67–72.
Grom, B., *Spiritualität im Gesundheitswesen. Zwischen Schamanismus und „Heilender Gemeinde"*, in: *StZ* 226,2 (2008), 117–129.
Grom, B., Art. *Gewissen*, in: W. Brugger/H. Schöndorf (Hg.), *Philosophisches Wörterbuch*, Freiburg i. Br. 2010, 169–171.
Grom, B., *Wie gesund macht der Glaube?*, in: *StZ* 229,2 (2011), 101–112.
Groß, D./Tag, B./Thier, M., *„Menschenwürde" und normative Grundfragen im Hinblick auf den Verstorbenen*, in: J. C. Joerden/E. Hilgendorf/F. Thiele (Hg.), *Menschenwürde und Medizin. Ein interdisziplinäres Handbuch*, Berlin 2013, 697–730.
Grossmann, K. E., *Bindungsentwicklung und Beziehungsmoral*, in: U. Borst/A. Lanfranchi (Hg.), *Liebe und Gewalt in nahen Beziehungen. Therapeutischer Umgang mit einem Dilemma*, Heidelberg 2011, 68–84.
Grossmann, K. E./Grossmann, K., *Die Entwicklung zwischenmenschlicher Moral in Bindungsbeziehungen*, in: C. Hopf/G. Nunner-Winkler (Hg.), *Frühe Bindungen und moralische Entwicklung. Aktuelle Befunde zu psychischen und sozialen Bedingungen moralischer Eigenständigkeit*, Weinheim 2007, 151–175.
Gründel, J., *Person und Gewissen*, in: J. Gründel (Hg.), *Leben aus christlicher Verantwortung*, Bd. 1, München ²1993, 63–85.
Guardini, R., *Freiheit, Gnade, Schicksal. Drei Kapitel zur Deutung des Daseins*, Mainz ⁷1994.
Günther, H.-L./Taupitz, J./Kaiser, P., *Embryonenschutzgesetz. Kommentar*, Stuttgart 2008.
Hadot, I., *Seneca und die griechisch-römische Tradition der Seelenleitung*, Berlin 1969.
Häring, B., *Das Gesetz Christi. Dargestellt für Priester und Laien*, Freiburg i. Br. ⁴1957.
Häring, B., *Frei in Christus. Moraltheologie für die Praxis christlichen Lebens*, Bd. 3: *Die Verantwortung des Menschen für das Leben*, Freiburg i. Br. (Sonderausgabe) 1989.
Härle, W., Art. *Gewissen. IV. Dogmatisch und ethisch*, in: *RGG*⁴, Bd. 3, Tübingen 2000, 902–906.
Härle, W., *Autonomie – ein vielversprechender Begriff*, in: W. Härle, *Menschsein in Beziehungen. Studien zur Rechtfertigungslehre und Anthropologie*, Tübingen 2005, 213–241.

Härle, W., *Würde. Groß vom Menschen denken*, München 2010.
Härle, W., *Ethik*, Berlin 2011.
Häuser, W. et al., *Nocebophänomene in der Medizin. Bedeutung im klinischen Alltag*, in: *Dtsch Ärztebl* 109,26 (2012), A 459 – 465.
Hahn, D., *Prinzip Selbstverantwortung? Eine Gesundheit für alle? Verschiebungen in der Verantwortung für Gesundheit im Kontext sozialer Differenzierungen*, in: *JKMG* 46 (2010), 29 – 50.
Haker, H., *Ethik der genetischen Frühdiagnostik. Sozialethische Reflexionen zur Verantwortung am Beginn des menschlichen Lebens*, Paderborn 2002.
Hall, M. A./Dugan, E./Zheng, B./Mishra, A. K., *Trust in Physicians and Medical Institutions: What is it, can it be measured, and does it matter?*, in: *Milbank Q* 79 (2001), 613 – 639.
Hamel, R. P./Walters, J. J. (Hg.), *Artificial Nutrition and Hydration and the Permanently Unconscious Patient: The Catholic Debate*, Washington, DC 2007.
Harrer, H., *Das Mitwirkungsverweigerungsrecht des Art. 2 I 5. StrRG*, in: *DRiZ* 68 (1990), 137 – 140.
Harrington, M. M., *The ever-expanding health care conscience clause: The quest for immunity in the struggle between professional duties and moral beliefs*, in: *Fla State Univ Law Rev* 34 (2007), 779 – 833.
Hasselbach, K., *Transplantierte oder auf ihre Transplantation wartende Kinder in der Krankenhausseelsorge – Über die Erfordernis von Seelsorgenden in Kinderkliniken*, in: *WzM* 62 (2010), 598 – 612.
Hauser, R., Art. *Kasuistik. I. K. in Recht, theologischer und philosophischer Ethik*, in: *HWP*, Bd. 4, Basel 1976, 703 – 705.
Hauser, S., *Gewissensentwicklung in neueren psychoanalytischen Beiträgen*, in: C. Hopf/G. Nunner-Winkler (Hg.), *Frühe Bindungen und moralische Entwicklung. Aktuelle Befunde zu psychischen und sozialen Bedingungen moralischer Eigenständigkeit*, Weinheim 2007, 43 – 68.
Health Consumer Powerhouse, Euro Health Consumer Index, Vendevägen 2006, online unter: http://www.healthpowerhouse.com/media/RaportEHCI2006en.pdf (Zugriff am 11.11.2013).
Health Consumer Powerhouse, Euro Health Consumer Index, Vendevägen 2012, online unter: http://www.healthpowerhouse.com/files/Report-EHCI-2012.pdf (Zugriff am 11.11.2013).
Hegel, G. W. F., *Grundlinien der Philosophie des Rechts*, Berlin 1821.
Heidegger, M., *Sein und Zeit*, Tübingen 1927.
Heigl, F./Heigl-Evers, A., *Die Wertprüfung in der Psychoanalyse – Überlegungen zu einem von Heinz Hartmann geprägten ich-psychologischen Begriff*, in: *Z Psychosom Med Psychoanal* 30 (1984), 72 – 82.
Heinrich, D., *Heilkunst oder Leitlinienmedizin: Verantwortung braucht die Freiheit*, in: *Dtsch Ärztebl* 104 (2007), A-3312/ B-2912/ C-2812, A 3312 – 3313.
Hell, D., *Seelenhunger. Der fühlende Mensch und die Wissenschaften vom Leben*, Bern 2003.
Hemminki, K./Müller-Myhsok, B. et al., *Low-risk variants FGFR2, TNRC9 and LSP1 in German familial breast cancer patients*, in: *Int J Cancer* 126 (2010), 2858 – 2862.
Henke, K.-D./Berhanu, S./Mackenthun, B., *Die Zukunft der Gemeinnützigkeit von Krankenhäusern*, Diskussionspapiere Technische Universität Berlin, Fakultät Wirtschaft und Management, No. 2003/14, Berlin 2003.
Henn, W., *Ethische Bedingungen für genetische Untersuchungen in der Schwangerschaft sowie im Kindes- und Jugendalter*, in: *Dtsch Med Wochenschr* 133 (2008), 147 – 150.

Hepp, H./Schlaudraff, U./Schroeder-Kurth, T. et al., *Grenzen ärztlicher Behandlungspflicht bei schwerstgeschädigten Neugeborenen. Einbecker Empfehlungen. Revidierte Fassung 1992*, in: *Ethik Med* 4 (1992), 103–104.
Herms, E., *Die weltanschaulich-religiöse Neutralität von Staat und Recht aus sozialethischer Sicht*, in: *Der Staat* 40 (2001), 327–347.
Herold, E., *Stem Cell Wars*, New York 2006.
Herzog, R., *Die Freiheit des Gewissens und der Gewissensverwirklichung*, in: *DVBl.* 84 (1969), 718–722.
Herzog, R., *Das Grundrecht der Gewissensfreiheit*, Art. 4 Rn. 122–174, in: R. Herzog/R. Scholz/M. Herdegen/H. H. Klein (Hg.), *Maunz–Dürig. Kommentar zum Grundgesetz*, Stand: 11/2012, 48–66 (Stand: 69. Erg.Lfg. 2013, 48–66).
Hillenkamp, T., *Zur Strafbarkeit des Arztes bei verweigerter Bluttransfusion*, in: M. Hettinger et al. (Hg.), *Festschrift für Wilfried Küper zum 70. Geburtstag*, Heidelberg 2007, 123–148.
Hillenkamp, T., *Zum Mitwirkungsvergleich beim Schwangerschaftsabbruch*, in: D. Dölling/B. Götting/B. D. Meier/T. Verrel (Hg.), *Verbrechen – Strafe – Resozialisierung* (Festschrift Heinz Schöch), Berlin 2010, 511–530.
Hillgruber, C., *Fremdbestimmung des Arztes durch Politik und Gesetzgeber*, in: H. Thomas (Hg.), *Ärztliche Freiheit und Berufsethos*, Dettelbach 2005, 155–182.
Hilpert, K., Art. *Soziale Sünde*, in: NHThG, Bd. 5, München 1991, 93–100.
Hilpert, K., Art. *Gewissen II. Theologisch-ethisch*, in: *LThK*³, Bd. 4, Freiburg i. Br. 1995, 621–626.
Hilpert, K., Art. *Gewissen*, in: W. Korff/L. Beck/P. Mikat (Hg.), *Lexikon der Bioethik*, Bd. 2, Gütersloh 2000, 156–161.
Hinrichsen, K. V. (Hg.), *Humanembryologie*, Berlin 1990.
Hirsch, R. D. et al. (Hg.), *Suizidalität im Alter*, Schriftenreihe der Deutschen Gesellschaft für Gerontopsychiatrie und -psychotherapie 4, Bonn 2002.
Hirschberg, L., *Der Grundsatz der Verhältnismäßigkeit*, Göttingen 1981.
Hobbes, T., *Leviathan*, Hamburg 1996.
Höffe, O., *Kategorische Rechtsprinzipien. Ein Kontrapunkt der Moderne*, Frankfurt a. M. 1990.
Höffe, O., *Einführung in die utilitaristische Ethik. Klassische und zeitgenössische Texte*, Tübingen ²1992.
Höffe, O., *„Königliche Völker". Zu Kants kosmopolitischer Rechts- und Friedenstheorie*, Frankfurt a. M. 2001.
Höffe, O., *Medizin ohne Ethik?*, Frankfurt a. M. 2002 (²2003).
Höfling, W., *Wachkoma – eine Problemskizze aus verfassungsrechtlicher Perspektive*, in: W. Höfling (Hg.), *Das sog. Wachkoma. Rechtliche, medizinische und ethische Aspekte*, Münster 2005, 1–10.
Höfling, W., *Anmerkung zum Beschluss des BGH vom 8. 6. 2005 (Az.: XII ZR 177/03)*, in: *JZ* 61 (2006), 145–147.
Höfling, W., *Das neue Patientenverfügungsgesetz*, in: *NJW* 62 (2009), 2849–2852.
Höfling, W., *Die Entwicklung des sogenannten Sterbehilferechst in der (höchstrichterlichen) Judikatur*, in: F.-J. Bormann/G. D. Borasio (Hg.), *Sterben. Dimensionen eines anthropologischen Grundphänomens*, Berlin 2012, 444–462.
Höfling, W., *Prekäre Selbstbestimmung. Das Institut der Patientenbestimmung*, in: *ZME* 59,3 (2013), 171–178.
Höfling, W./Rixen, S., *Entnahme von Organen und Geweben bei toten Spendern*, § 3 Rn. 1–29, in: W. Höfling (Hg.), *Transplantationsgesetz. Kommentar*, Berlin ²2013, 231–247.

Höhmann, U., *Qualitätsaktivismus oder aktive Transformationsstrategien des Managements in der stationären Altenpflege*, in: *Pflege & Gesellschaft* 17 (2012), 363 – 366.

Hölscher, L., *Die Realität des Geistes*, Heidelberg 1999.

Hoerster, N., *Sterbehilfe im säkularen Staat*, Frankfurt a. M. 1998.

Hösle, V., *Zur Lage der Philosophie (Gespräch)*, in: *ZIG* 6 (2012), 58 – 72.

Hoffmann, E., *Augustinus. De civitate Dei*, in: *CSEL 40/1 REPRINT, Wien 2013.*

Hoffmann, T., *Conscience and Synderesis*, in: B. Davies/E. Stump (Hg.), *The Oxford Handbook of Aquinas*, Oxford 2012, 255 – 264.

Hofmann, H., *Fortgeltung von Kirchenartikeln der Weimarer Verfassung*, Art. 140, Rdn. 2, in: B. Schmidt-Bleibtreu/F. Klein, *Kommentar zum Grundgesetz*, München [10]2004, 2131 – 2160.

Hofmann, I., *Ärztliche und pflegerische Verantwortung: Partnerschaftlicher Dialog ist gefordert*, in: *Dtsch Ärztebl* 96 (1999), A-3291 – A-3294.

Hofmann, I., *Verrat am Menschen? Wenn die Pflege hinter ihrem state of the art zurückbleibt*, in: *ZME* 45 (1999), 185 – 196.

Hofmann, R., Art. *Gewissen – II. Moraltheologisch*, in: *LThK*[2], Bd. 4, Freiburg i. Br. 1960, 862 – 864.

Holderegger, A., *Das Prinzip der Doppelwirkung*, in: H. Rotter/G. Virt (Hg.), *Neues Lexikon der christlichen Moral*, Innsbruck 1990, 95 – 98.

Holderegger, A., *Ethische Probleme in der Stammzellenforschung*, in: A. Holderegger/ D. Müller/B. Sitter-Liver/M. Zimmermann-Acklin (Hg.), *Theologie und biomedizinische Ethik. Grundlagen und Konkretionen*, Freiburg i. Ue. 2002, 250 – 267.

Hollander, J., *When the Bough Breaks*, London 2008 (dt.: *Wenn du spürst, es geht nicht mehr. Eine Mutter und ihr schwerstbehindertes Kind. Die härteste Entscheidung ihres Lebens*, übers. v. B. Döbert, Bergisch Gladbach 2008).

Holtappels, P., *Die Indikation als Einfallstor für Recht und Ethik in der Palliativmedizin*, in: *PMR* 2010, online verfügbar unter: http://www.pflegerecht-zeitschrift.de/Holtappels_Die_Indikation_als_Einfallstor_2010.pdf (Zugriff am 13. 08. 2013).

Holtappels, P., *Rechtsfolgen beim ärztlich assistierten Suizid*, in: *Angewandte Schmerztherapie und Palliativmedizin* (2012), 20 – 22.

Holzhey, H., Art. *Prinzip. III. Neuzeit (1 – 4)*, in: *HWP*, Bd. 7, Basel 1989, 1355 – 1366.

Honnefelder, L., *Güterabwägung und Folgenabschätzung in der Ethik*, in: H.-M. Sass/ H. Viefhues (Hg.), *Güterabwägung in der Medizin. Ethische und ärztliche Probleme*, Berlin 1991, 44 – 61.

Honnefelder, L., *Praktische Vernunft und Gewissen*, in: A. Hertz et al. (Hg.), *Handbuch der christlichen Ethik*, Bd. 3, Freiburg i. Br. 1993, 19 – 43.

Honnefelder, L., *Die ethische Entscheidung im ärztlichen Handeln. Einführung in die Grundlagen der medizinischen Ethik*, in: L. Honnefelder/G. Rager (Hg.), *Ärztliches Urteilen und Handeln. Zur Grundlegung einer medizinischen Ethik*, Frankfurt a. M. 1994, 135 – 190.

Honnefelder, L., Art. *Ethik. 1. Philosophisch*, in: W. Korff/L. Beck/P. Mikat (Hg.), *Lexikon der Bioethik*, Bd. 1, Gütersloh 1998, 654 – 662.

Honnefelder, L., *Sittlichkeit/Ethos*, in: M. Düwell/C. Hübenthal,/M. H. Werner (Hg.), *Handbuch Ethik*, Stuttgart [3]2011, 508 – 513.

Honnefelder, L./Fuchs, M., Art. *Medizinische Ethik*, in: W. Korff/L. Beck/P. Mikat (Hg.), *Lexikon der Bioethik*, Bd. 2, Gütersloh 1998, 647 – 661.

Hoppe, J.-D., *Patientenverfügung: eine Stellungnahme aus ärztlicher Sicht*, in: *FPR* 6 (2010), 257 – 260.

Hoppe, J.-D., *Statement zum Urteil des BGH zur Sterbehilfe*, Berlin 2010; online unter: http://www.aekno.de/page.asp?pageId=8386&noredir=True (Zugriff am 17. 01. 2014).
Horn, C., *Augustinus und die Entstehung des philosophischen Willensbegriffs*, in: *ZPhF* 50 (1996), 113 – 132.
Horn, C., *Welche Bedeutung hat das Augustinische Cogito?*, in: C. Horn (Hg.), *Augustinus, De civitate dei*, Berlin 1997, 109 – 129.
Horn, C., *Selbstbezüglichkeit des Geistes bei Plotin und Augustinus*, in: J. Brachtendorf (Hg.), *Gott und sein Bild. Augustins De Trinitate im Spiegel gegenwärtiger Forschung*, Paderborn 2000, 81 – 103.
Horn, C., *Güterabwägung*, in: M. Düwell/C. Hübenthal/M. H. Werner (Hg.), *Handbuch Ethik*, Stuttgart 2011, 391 – 396.
Horn, C., *Die Pflicht, sich gesund zu erhalten, als Pflicht gegen sich selbst bei Immanuel Kant*, Marburg, Univ., Diss., Marburg 2004, online unter: http://archiv.ub.uni-marburg.de/diss/z2005/0169/pdf/dch.pdf (Zugriff am 20. 11. 2013).
Hubmann, H., *Wertung und Abwägung im Recht*, Köln 1977.
Hübner, D., Art. *Entscheidung*, in: *NHpG*, Bd. 1, Freiburg i. Br. 2011, 635 – 651.
Hübner, M., *Anmerkung zum Urteil des VG Berlin 30. 03. 2012 (9 K 63.09, MedR 59) – Zur Frage des Vorliegens eines uneingeschränkten Verbots der Überlassung todbringender Medikamente an Sterbewillige*, in: *MedR* 31 (2013), 65 – 66.
Hufeland, C. W., *Die Verhältnisse des Arztes*, in: *Neues Journal der practischen Heilkunde* 16 (1806), 5 – 36.
Hufen, F., *In dubio pro dignitate – Selbstbestimmung und Grundrechtsschutz am Ende des Lebens*, in: *NJW* 54 (2001), 849 – 856.
Hufen, F., *Verfassungsrechtliche Grenzen des Richterrechts. Zum neuen Sterbehilfe-Beschluss des BGH*, in: *ZRP* 36 (2003), 248 – 252.
Hunold, W., *Die Rechtsprechung zum Direktionsrecht des Arbeitgebers*, in: *NZA-RR* 6 (2001), 337 – 347.
Hurst, S. A./Hull, S. C./Du Val, G./Danis, M., *Physicians' Responses to Resource Constraints*, in: *Arch Intern Med* 165 (2005), 639 – 644.
Hurst, S. A./Danis, M., *A Framework for Rationing by Clinical Judgment*, in: *Kennedy Inst Ethics J* 17 (2007), 247 – 266.
Hurst, S. A./Forde, R./Reiter-Theil, S./Slowther, A.-M./Perrier, A./Pegoraro, R./Danis, M., *Physicians' views on resource availability and equity in four European health care systems*, in: *BMC Health Serv Res* 7 (2007), 137 (online unter: www.biomedcentral.com/1472 – 6963/7/137, Zugriff am 23. 8. 2013).
Hurst, S. A./Pegoraro, R./Slowther, A.-M./Perrier, A./Forde, R./Reiter-Theil, S./Danis, M., *The Values at the Bedside Study. What Can We Learn From Physicians' Perceptions of and Contribution to Rationing in Four European Health Systems?*, Unpublished Symposium Paper, Brocher Foundation, Geneva, July 2009.
Huster, S., *Haben wir ein Recht auf Gesundheit? Grund und Grenzen der Verantwortung des Sozialstaats*, in: *Der Onkologe* 17 (2011), 197 – 202.
Iltis, A. S., *Institutional Integrity in Roman Catholic Health Care Institutions*, in: *Christ Bioeth* 7 (2001), 95 – 103.
In der Schmitten, J./Rixen, S./Marckmann, G., *Patientenverfügungen im Rettungsdienst (Teil 1)*, in: *Notfall Rettungsmed* 14,6 (2011), 448 – 458.
In der Schmitten, J./Rothärmel, S./Mellert, C./Rixen, S./Hammes, B. J./Briggs, L./Wegscheider, K./Marckmann, G., *A complex regional intervention to implement advance care planning*

in one town's nursing homes: Protocol of a controlled inter-regional study, in: *BMC Health Services Research* 11 (2011), 14–23.
In der Schmitten, J./Rothärmel, S./Rixen, S./Marckmann, G., *beizeiten begleiten ® – Modellprojekt in den Senioreneinrichtungen einer Region zur Entwicklung aussagekräftiger, valider und wirksamer Patientenverfügungen*, in: W. Höfling (Hg.), *Das neue Patientenverfügungsgesetz in der Praxis – eine erste kritische Zwischenbilanz*, Baden-Baden 2011, 81–121.
In der Schmitten, J./Rothärmel, S./Rixen, S./Mortsiefer, A./Marckmann, G., *Patientenverfügungen im Rettungsdienst (Teil 2)*, in: *Notfall Rettungsmed* 14,6 (2011), 465–474.
Ingelfinger, R., *Patientenautonomie und Strafrecht bei der Sterbebegleitung*, in: *JZ* 61 (2006), 821–831.
Irrgang, B., *Projektmedizin. Neue Medizin, technologie-induzierter Wertewandel und ethische Pragmatik*, Stuttgart 2012.
Isensee, J., *Gilt das allgemeine Gesetz nur nach Maßgabe des individuellen Gewissens?* (Koreferat), in: G. Höver/L. Honnefelder (Hg.), *Der Streit um das Gewissen*, Paderborn 1993, 41–62.
Isensee, J., *Die caritative Betätigung der Kirchen und der Verfassungsstaat*, in: J. Listl/ D. Pirson (Hg.), *Handbuch des Staatskirchenrechts der Bundesrepublik Deutschland*, Bd. 2, Berlin ²1995, 665–756.
Isfort, M./Weidner, F. et al., *Pflege-Thermometer 2009. Eine bundesweite Befragung von Pflegekräften zur Situation der Pflege und Patientenversorgung im Krankenhaus*, hg. vom Deutschen Institut für angewandte Pflegeforschung e. V. (dip), Köln 2009, online verfügbar unter: http://www.dip.de/fileadmin/data/pdf/material/dip_Pflege-Thermometer_2009.pdf (Zugriff am 29.05.2013).
Isfort, M./Weidner, F. et al., *Pflege-Thermometer 2012. Eine bundesweite Befragung von Leitungskräften zur Situation der Pflege und Patientenversorgung auf Intensivstationen im Krankenhaus*, hg. vom Deutschen Institut für angewandte Pflegeforschung e. V. (dip), Köln 2012, online verfügbar unter: http://www.dip.de/fileadmin/data/pdf/projekte/Pflege_Thermometer_2012.pdf (Zugriff am 22.07.2013).
Ishii, M./Hamamoto, M., *Bioethics and Organ Transplantation in Japan*, in: *JMAJ* 52,5 (2009), 289–292.
Jakobi, T., *Kirchliche Krankenhäuser im Umbruch – Ein Forschungsbericht*, Frankfurt a. M. 2005.
Jarass, H. D., *Glaubens- und Gewissensfreiheit*, Art. 4 Rn. 47, in: H. D. Jarass/B. Pieroth, *Grundgesetz für die Bundesrepublik Deutschland. Kommentar*, München ¹²2012, 158–181.
Joas, H., *Die Entstehung der Werte*, Frankfurt a. M. 1999.
Joas, H., *Braucht der Mensch Religion? Über Erfahrungen der Selbsttranszendenz*, Freiburg i. Br. 2004.
Johannes Paul II., *Redemptor hominis* (04. März 1979), in: Sekretariat der Deutschen Bischofskonferenz (Hg.), *Enzyklika Redemptor Hominis Seiner Heiligkeit Papst Johannes Paul II. an die verschiedenen Mitbrüder im Bischofsamt, die Priester und Ordensleute, die Söhne und Töchter der Kirche und an alle Menschen guten Willens zum Beginn seines päpstlichen Amtes*, VApS 6, (*Originalausgabe: AAS* 71 [1979], 257–324), Bonn 1979.
Johannes Paul II., *Sollicitudo rei socialis* (30. Dezember 1987), in: Sekretariat der Deutschen Bischofskonferenz (Hg.), *Enzyklika Sollicitudo rei socialis von Papst Johannes Paul II. an die Bischöfe und Priester, an die Ordensgemeinschaften, an alle Söhne und Töchter der*

Kirche, an alle Menschen guten Willens zwanzig Jahre nach der Enzyklika Populorum Progressio, VApS 82, (Originalausgabe: *AAS* 80 [1988], 513–586), Bonn 1988.

Johannes Paul II., *Ex corde ecclesiae* (15. August 1990), in: Sekretariat der Deutschen Bischofskonferenz (Hg.), *Apostolische Konstitution Ex corde ecclesiae. Apostolische Konstitution Seiner Heiligkeit Papst Johannes Paul II. über die katholischen Universitäten*, VApS 99 (Originalausgabe: *AAS* 82 [1990], 1475–1509), Bonn 1990.

Johannes Paul II., *Fidei depositum*, in: Ecclesia Catholica (Hg.), *Katechismus der Katholischen Kirche*, (Originalausgabe: *AAS* 86 [1994], 113–118) München 1993, 29–35.

Johannes Paul II., *Veritatis splendor* (06. August 1993), in: Sekretariat der Deutschen Bischofskonferenz (Hg.), *Enzyklika Veritatis splendor von Papst Johannes Paul II. an die Bischöfe Priester und Diakone, die Ordensleute und Laien sowie an alle Menschen guten Willens über einige grundlegende Fragen der kirchlichen Morallehre*, VApS 111 (Originalausgabe: *AAS* 85 [1993], 1133–1228), Bonn 1993.

Johannes Paul II., *Evangelium vitae* (25. März 1995), in: Sekretariat der Deutschen Bischofskonferenz (Hg.), *Enzyklika Evangelium vitae von Papst Johannes Paul II. an die Bischöfe Priester und Diakone, die Ordensleute und Laien sowie an alle Menschen guten Willens über den Wert und die Unantastbarkeit des menschlichen Lebens*, VApS 120 (Originalausgabe: *AAS* 87 [1996], 401–522), Bonn 1995.

Johannes Paul II., *Fides et Ratio* (14. September 1998), in: Sekretariat der Deutschen Bischofskonferenz (Hg.), *Enzyklika Fides et Ratio von Papst Johannes Paul II. an die Bischöfe Priester und Diakone, die Ordensleute und Laien sowie an alle Menschen guten Willens über das Verhältnis von Glaube und Vernunft*, VApS 135 (Originalausgabe: *AAS* 91 [1999], 5–88), Bonn ^{6}2008.

Jonsen, A. R./Phibbs, R. H./Tooley, W. H./Garland, M. J., *Critical issues in newborn intensive care: a conference report and police proposal („Sonoma-Conference")*, in: *Pediatrics* 55,6 (1975), 756–768.

Jost, T. S., *Religious Freedom and Women's Health – The Litigation on Contraception*, in: *N Engl J Med* 368 (2013), 4–6.

Jox, R., *Zum Sterben von Wachkomapatienten*, in: F.-J. Bormann/G. D. Borasio (Hg.): *Sterben, Dimensionen eines anthropologischen Grundphänomens*, Berlin 2012, 211–222.

Jox, R./Kühlmeyer, K./Borasio G. D. (Hg.), *Leben im Koma, Interdisziplinäre Perspektiven auf das Problem des Wachkomas*, Stuttgart 2011.

Jütte, R. (Hg.), *Geschichte der Abtreibung. Von der Antike bis zur Gegenwart.* Beck'sche Reihe 1018, München 1993.

Kaczor, C., *Conscientious Objection and Health Care. A Reply to Bernard Dickens*, in: *Christ Bioeth* 18,1 (2012), 59–71.

Kärreman, D./Alvesson, M., *Understanding Ethical Closure in Organizational Settings*, in: S. L. Muhr et al. (Hg.), *Ethics and Organizational Practice*, Cheltenham 2010, 57–80.

Kästner, K.-H., *Individuelle Gewissensbindung und normative Ordnung*, in: *ZevKR* 37 (1992), 127–148.

Kahneman, D., *Schnelles Denken, langsames Denken*, München 2012.

Kalb, H./Potz, R./Schinkele, B., *Religionsrecht*, Wien 2003.

Kalitzkus, V., *Leben durch Tod*, Frankfurt a. M. 2003.

Kalitzkus, V., *Postmortale Organspende im Erleben der Angehörigen*, in: S. Graumann/K. Grüber (Hg.), *Grenzen des Lebens*, Berlin 2007, 153–164.

Kalitzkus, V., *Dein Tod, mein Leben. Warum wir Organspenden richtig finden und trotzdem davor zurückschrecken*, Frankfurt a. M. 2009.

Kant, I., *Die Religion innerhalb der Grenzen der bloßen Vernunft*, Königsberg 1793.
Kant, I., *Die Metaphysik der Sitten*, Königsberg 1797.
Kant, I., *Grundlegung zur Metaphysik der Sitten*, hg. von K. Vorländer, Hamburg [3]1965.
Kant, I., *Der Streit der Facultäten und kleinere Abhandlungen, Werke*, Bd. 6, Köln 1995.
Kao, S./Shafiq, J./Vardy, J. et al., *Use of chemotherapy at end of life in oncology patients*, in: *Ann Oncol* 20 (2009), 1555 – 1559.
Karl-Schlecht-Stiftung, *Definition Werte*, online unter: http://www.karl-schlecht.de/fileadmin/daten/karl_schlecht/Werte/pdf/021111_Def_Werte.pdf (Zugriff am 26. 07. 2013).
Katholischer Krankenhausverband Deutschlands e. V., *Tätigkeitsbericht: Oktober 2011 bis September 2012*, online unter: http://www.kkvd.de/76718.html (Zugriff am 29. 07. 2013).
Kaufman, S. R./Mueller, P. S./Ottenberg, A. L./Koenig, B. A., *Ironic technology: Old age and the implantable cardioverter defibrillator in US health care*, in: *Soc Sci Med* 72 (2011), 6 – 14.
Keenan, S. P./Busch, K. D./Chen, L. M./Esmail, R./Inman, K. J./Sibbald, W. J., *Withdrawal and withholding of life support in the intensive care unit: A comparison of teaching and community hospitals*, in: *Crit Care Med* 26 (1998), 245 – 251.
Keil, U./Seewald, O./Kreß, H., Art. *Präventivmedizin*, in: W. Korff/L. Beck/P. Mikat (Hg.), *Lexikon der Bioethik*, Bd. 3, Gütersloh 2000, 58 – 64.
Kelley, A. S., *Treatment intensity at end of life. Time to act on the evidence*, in: *Lancet* 378 (2011), 1364 – 1365.
Kerber, W., Art. *Gemeinwohl*, in: Görres-Gesellschaft (Hg.), *Staatslexikon*, Bd. 2, Freiburg i. Br. [7]1986, 857 – 859.
Kern, G. (Hg.), *Arzt und Gewissen. Handlungspflicht versus Ablehnungsfreiheit*, Wien 2010.
Kersting, K., *„Coolout" in der Pflege*, Frankfurt a. M. [2]2011.
Kessler, D. P./Summerton, N./Graham, J. R., *Effects of the medical liability system in Australia, the UK, and the USA*, in: *Lancet* 368 (2006), 240 – 246.
Kierkegaard, S., *Die Krankheit zum Tode, Gesammelte Werke und Tagebücher*, 24./25. Abt., Simmerath 2004 [1954].
Kinast, R., *Führungsethik*, in: H. Fasching/R. Lange (Hg.), *sozial managen*, Bern 2005, 437 – 467.
Kinast, R., *Die Person in der Funktion*, in: *Existenzanalyse* 27,2 (2010), 118 – 123.
Kinast, R., *Qualitätsmanagement in der Krankenhaus-Seelsorge*, in: *Spiritual Care* 2,3 (2013), 57 – 70.
Kinast, R./Milz, A., *Existenzanalyse und Organisationsentwicklung*, in: *Existenzanalyse* 30,1 (2013), 15 – 37.
King, T. A./Sakr, R./Patil, S./Gurevich, I./Stempel, M./Sampson, M./Morrow, M., *Clinical management factors contribute to the decision for contralateral prophylactic mastectomy*, in: *J Clin Oncol* 29 (2011), 2158 – 2164.
Kirchenamt der Evangelischen Kirche in Deutschland (Hg.), *Gewissensentscheidung und Rechtsordnung. Eine Themenreihe der Kammer für Öffentliche Verantwortung der EKD*, EKD-Texte 61, Hannover 1997.
Kirchenamt der Evangelischen Kirche in Deutschland/Sekretariat der Deutschen Bischofskonferenz (Hg.), *Wieviel Wissen tut uns gut? Chancen und Risiken der voraussagenden Medizin*, Gemeinsame Texte 11, Hannover/Bonn 1997.
Kirchhof, F., *Das Berufsbild des Arztes zwischen Ethos, Spardiktat und Schönheitsideal*, in: *Rheinisches Ärzteblatt* 64,7 (2010), 12 – 15.

Kittsteiner, H. D., *Gewissen und Geschichte. Studien zur Entstehung des moralischen Bewusstseins*, Heidelberg 1990.

Kittsteiner, H. D., *Die Entstehung des modernen Gewissens*, Frankfurt a. M. 1991.

Klauck, H.-J., *‚Der Gott in Dir' (Ep. 41, 1). Autonomie des Gewissens bei Seneca und Paulus*, in: C. Mayer et al. (Hg.), *Nach den Anfängen fragen* (Festschrift für G. Dautzenberg), Gießen 1994.

Klauck, H.-J., *Ein Richter im eigenen Innern. Das Gewissen bei Philon von Alexandrien*, in: H.-J. Klauck, *Alte Welt und neuer Glaube*, Göttingen 1994, 33–58.

Kliesch, F., *Der halboffene Kreislauf ärztlicher Standesethik*, in: A. Klein/B. Görder (Hg.), *Werte und Normen im beruflichen Alltag*, Münster 2011, 179–194.

Klinke, S., *Ordnungspolitischer Wandel im stationären Sektor. 30 Jahre Gesundheitsreform, DRG-Fallpauschalensystem und ärztliches Handeln im Krankenhaus*, Berlin 2008.

Kluth, W., *Die Neufassung des § 218 StGB – Ärztlicher Auftrag oder Zumutung an den Ärztestand?*, in: *MedR* 14 (1996), 546–553.

Kluth, W., Der *Preis der Gewissensfreiheit im weltanschaulich pluralen Leistungsstaat. Eine exemplarische Untersuchung im Bereich des Gesundheitswesens*, in: S. Muckel (Hg.), *Kirche und Religion im sozialen Rechtsstaat* (Festschrift für W. Rüfner), Berlin 2003, 433–454.

Kluth, W., *Ärztliche Berufs- und Gewissensfreiheit im Rahmen eines ökonomisch gesteuerten Gesundheitswesen*, in: H. Thomas (Hg.), *Ärztliche Freiheit und Berufsethos*, Dettelbach 2005, 127–154.

Knauer, P., *Schwangerschaftskonfliktberatung und Beratungsschein. Ethische Analyse des kirchlichen Dilemmas und ein Lösungsvorschlag*, in: J. Reiter (Hg.), *Der Schein des Anstoßes. Schwangerschaftskonfliktberatung nach dem Papstbrief: Fakten – Dokumente – Perspektiven*, Freiburg i. Br. 1999, 113–123.

Knauer, P., *Handlungsnetze. Über das Grundprinzip der Ethik*, Frankfurt a. M. 2002.

Koch, R., *Auslegung des ersten hippokratischen Aphorismus*, in: K. Sudhoff (Hg.), *Historische Studien und Skizzen zu Natur- und Heilwissenschaft* (Festgabe für G. Sticker), Berlin 1930, 1–10.

Kochanska, G./Aksan, N./Knaack, A./Rhines, H. M., *Maternal parenting and children's conscience: Early security as moderator*, in: *Child Development* 75 (2004), 1229–1242.

Koenig, H. A., *Spiritualität in den Gesundheitsberufen. Ein praxisorientierter Leitfaden*, Stuttgart 2012.

Körtner, U. H. J., *Ethik im Krankenhaus. Diakonie – Seelsorge – Medizin*, Göttingen 2007.

Kogelfranz, S., *Euthanasie: Recht zu sterben*, in: *Der Spiegel* 6/1973, 74.

Kohlberg, L., *Essays on Moral Development*, Bd. 1 u. 2, San Francisco 1981/1984.

Kohlen, H., *Klinische Ethikkomitees und Pflege*, in: *ZME* 59 (2013), 97–105.

Kohlen, H./Kumbruck, C., *Care-(Ethik) und das Ethos fürsorglicher Praxis* (Literaturstudie), artec-paper Nr. 151, Januar 2008, online verfügbar unter: http://www.ssoar.info/ssoar/bitstream/handle/document/21959/ssoar-2008-kohlen_et_al-care-ethik_und_das_ethos_fursorglicher.pdf?sequence=1 (Zugriff am 27. 10. 2013).

Kokott, J., *Glaubens-, Gewissens- und Bekenntnisfreiheit, Kriegsdienstverweigerung*, Art. 4 Rn. 1–151, in: M. Sachs (Hg.), *Grundgesetz. Kommentar*, Bd. 1, München [6]2011, 239–278.

Kollek, R., *Präimplantationsdiagnostik. Embryonenselektion, weibliche Autonomie und Recht*, Tübingen 2000.

Kongregation für die Glaubenslehre, *Erklärung zur Euthanasie*, VApS 20, hg. vom Sekretariat der Deutschen Bischofskonferenz, Bonn 1980.

Kongregation für die Glaubenslehre, *Antworten auf Fragen der Bischofskonferenz der Vereinigten Staaten bezüglich der künstlichen Ernährung und Wasserversorgung. (1. August 2007)*, (Originalausgabe: AAS 99 [2007], 820–821.), in: *L'Osservatore Romano. Wochenausgabe in deutscher Sprache* 37/39 (2007), 8.

Kongregation für die Glaubenslehre, *Dignitas personae. Über einige Fragen der Bioethik*, http://www.vatican.va/roman_curia/congregations/cfaith/documents/rc_con_cfaith_doc_20081208_dignitas-personae_ge.html (Zugriff am 23. 07. 2013).

Kongregation für die Glaubenslehre, *Kommentar zu den Antworten auf Fragen der Bischofskonferenz der Vereinigten Staaten bezüglich der künstlichen Ernährung und Wasserversorgung*, http://www.vatican.va/roman_curia/congregations/cfaith/documents/rc_con_cfaith_doc_20070801_nota-commento_ge.html (Zugriff am 23. 07. 2013).

Kopetzki, C., *Einleitung und Abbruch der künstlichen Ernährung beim einwilligungsunfähigen Patienten*, in: *Ethik Med* 16 (2004), 275–287.

Korff, W., Art. *Ethik. 2. Theologisch*, in: W. Korff/L. Beck/P. Mikat (Hg.), *Lexikon der Bioethik*, Bd. 1, Gütersloh 1998, 662–674.

Kowk, A. C./Semel, M. E./Lipsitz, S. R. et al., *The intensity and variation of surgical care at the end of life. A retrospective cohort study*, in: *Lancet* 378 (2011), 1408–1413.

KPMG AG, *Qualität und Wirtschaftlichkeit im deutschen Gesundheitswesen*, Berlin 2013.

Krämer, T., *Kommt die gesteuerte Persönlichkeit?*, in: *SdW* 9 (2007), 42–49.

Kraus, M./Ottomeyer, H. (Hg.), *Novos mundos. Neue Welten. Portugal und das Zeitalter der Entdeckungen* (Ausstellungskatalog), Berlin 2007.

Kraushaar, B., *Die Glaubens- und Gewissensfreiheit der Arbeitnehmer nach Art 4 GG*, in: *ZTR* 15 (2001), 208–212.

Kray, J./Schneider, W., *Kognitive Kontrolle, Selbstregulation und Metakognition*, in: W. Schneider/U. Lindenberger (Hg.), *Entwicklungspsychologie*, Weinheim [7]2012, 457–476.

Kreß, H., *Gesundheitsschutz, Selbstbestimmung und Patientenverfügungen in ethischer Sicht*, 2005: online unter: http://www2.ekir.de/duesseldorf/esta/Kress_Gesundheitsschutz.pdf (Zugriff am 20. 11. 2013).

Kreß, H., Gewissen und Gewissensfreiheit: Kristallisationspunkt protestantischer Theologie, in: *IKZ* 96 (2006), 64–88.

Kreß, H., *Medizinische Ethik. Gesundheitsschutz – Selbsbestimmungsrechte – heutige Wertkonflikte*, Ethik – Grundlagen und Handlungsfelder 2, Stuttgart [2]2009.

Kreß, H., *Reproduktionsmedizin und Präimplantationsdiagnostik in protestantischer Sicht.* Referat auf dem Ferring Forum für alle reproduktionsmedizinischen Zentren in Zusammenarbeit mit dem Kinderwunschzentrum Dortmund, Hamburg 5. März 2011, online verfügbar unter http://www.sozialethik.uni-bonn.de/kress/vortraege/kress_reprod.med_pid_5.3.2011.pdf (Zugriff am 02. 10. 2013).

Kreß, H., *Ärztliche Beihilfe zum Suizid? Ethische Aspekte, 7–8*, Vortragsmanuskript, 23. Mai 2012: online unter: http://www.sozialethik.uni-bonn.de/kress/vortraege/kress_assistierter_suizid_23.5.2012.pdf (Zugriff am: 02.12. 2013).

Kreß, H., *Transplantationsmedizin. Aktuelle Fragen der Organentnahme nach dem Hirntod – Reflexionsbedarf zur Organübertragung bei Kindern*, in: *ZEE* 57 (2013), 3–9.

Krettenauer, T./Malti, T./Sokol, B. W. et al., *The Development of Moral Emotion Expectancies and the Happy Victimizer Phenomenon: A Critical Review and Application*, in: *Eur J Dev Sci* 2 (2008), 221–235.

Kreutzer, S./Slotala, L., *Liebesdienst oder Geschäft? Zum Stellenwert des Ökonomischen im Arbeitsalltag ambulanter Pflege*, in: *Pflege & Gesellschaft* 17 (2012), 347–362.
Kristof, N. D., *Sister Margaret's Choice*, online verfügbar: http://www.nytimes.com/2010/05/27/opinion/27kristof.html (Zugriff am 30.07.2013).
Kröll, W./Schaupp, W. (Hg.), *Eluana Englaro – Wachkoma und Behandlungsabbruch: Medizinische – ethische – rechtliche Aspekte*, Wien 2010.
Krohn, W., *Epistemische Qualitäten transdisziplinärer Forschung*, in: M. Bergmann/E. Schramm (Hg.), *Transdisziplinäre Forschung. Integrative Forschungsprozesse verstehen und bewerten*, Frankfurt a. M. 2008, 21–49.
Krones, T./Schmitz, D./Henn, W./Netzer, C., *Das neue Gendiagnostikgesetz. Implikationen für die Beratung von Schwangeren zur vorgeburtlichen Diagnostik*, in: *Ethik Med* 21 (2009), 333–340.
Küng, H./Jens, W., *Menschenwürdig sterben: Ein Plädoyer für Selbstverantwortung*, München 1995.
Kuhlmann, E., *Im Spannungsfeld zwischen Informed Consent und konfliktvermeidender Fehlinformation: Patientenaufklärung unter ökonomischen Zwängen. Ergebnisse einer empirischen Studie*, in: *Ethik Med* 11 (1999), 146–161.
Kummer, C., *Biomedizinkonvention und Embryonenforschung. Wieviel Schutz des menschlichen Lebensbeginns ist biologisch „angemessen"?*, in: A. Eser (Hg.), *Biomedizin und Menschenrechte. Die Menschenrechtskonvention des Europarats zur Biomedizin – Dokumentation und Kommentare*, Frankfurt a. M. 1999, 59–78.
Kummer, C., *Stammzellkulturen – ein brisantes Entwicklungspotential*, in: *StZ* 218 (2000), 547–554.
Längle, A. (Hg.), *Entscheidung zum Sein. Viktor Frankls Logotherapie in der Praxis*, München 1988.
Längle, A., *Erfüllte Existenz. Entwicklung, Anwendung und Konzepte der Existenzanalyse*, Wien 2011.
Längle, A./Holzhey-Kunz, A., *Existenzanalyse und Daseinsanalyse*, Wien 2008.
Lamačková, A., *Conscientious Objection in Reproductive Health Care: Analysis of Pichon and Sajous v. France*, in: *Eur J Health Law* 15 (2008), 7–43.
Lamartine, A. de, *Geschichte der Girondisten*, Leipzig 1847.
Landeskomitee der Katholiken in Bayern (Hg.), *Für eine Kultur der Gesundheit. Ethische Orientierungen für die Gesundheitspolitik*, Zeitansagen 13, München 2009.
Lanzerath, D., Art. *Krankheit*, in: W. Korff/L. Beck/P. Mikat (Hg.), *Lexikon der Bioethik*, Bd. 2, Güterlsoh 2000, 478–485.
Larmore, C., *The Heterogeneity of Practical Reason*, in: K. Gloy/E. Rudolph (Hg.), *Einheit als Grundfrage der Philosophie*, Darmstadt 1985, 322–337.
Laufs, A., *Wesen und Inhalt des Arztrechts*, Kap. 1 Rn 49, in: A. Laufs/C. Katzenmeier/V. Lipp (Hg.), *Arztrecht*, NJW Praxis 29, München [6]2009, 1–28.
Laufs, A., *Die Freiheit des ärztlichen Berufs*, § 3 Rn 14, in: A. Laufs/B.-R. Kern (Hg.), *Handbuch des Arztrechts*, München [4]2010, 18–30.
Lecoq, A. M. (Hg.), *La querelle des Anciens et des Modernes. XVIIe-XVIIIe siècles*, Paris 2001.
Lee, J. M./Mc Mahon, P. M./Kong, C. Y./Kopans, D. B./Ryan, P. D./Ozanne, E. M./Halpern, E. F./Gazell, G. S., *Cost-effectiveness of breast MR imaging and screen-film mammography for screening BRCA1 gene mutation carriers*, in: *Radiology* 254 (2010), 793–800.
Leisner, W., *Das kirchliche Krankenhaus im Staatskirchenrecht der Bundesrepublik Deutschland*, in: EGTSK 17 (1983), 9–29.

Leist, A., Selbstbindung mit oder gegen Universalität?, in: *Erwägen, Wissen, Ethik* (vormals: *Ethik und Sozialwissenschaften*) 14 (2003), 623–625.

Lenhard, W./Breitenbach, E./Ebert, H./Schindelhauer-Deutscher, H. J./Zang, K. D./Henn, W., *Attitudes of mothers towards their child with Down syndrome before and after the introduction of prenatal diagnosis*, in: *Intellect Dev Disabil* 45 (2007), 98–102.

Lepenies, W., *Historisierung der Natur*, in: W. Lepenies, *Gefährliche Wahlverwandtschaften. Essays zur Wissenschaftsgeschichte*, Reclams Universalbibliothek 8550, Stuttgart 1989, 7–38.

Lepenies, W., *Auguste Comte. Die Macht der Zeichen*, Akzente 505, München 2010.

Leven, K.-H., *Hippokratischer Eid*, in: K.-H. Leven (Hg.), *Antike Medizin. Ein Lexikon*, München 2005, 420–423.

Levinas, E., *La trace de l'autre*, in: *Tijdschrift voor Filosofie* 25 (1963), 605–623.

Liaschenko, J., *„to take one's place ... and the right to have one's part matter"*, in: H. Remmers/H. Kohlen (Hg.), *Bioethics, care and gender*, Göttingen 2010, 35–42.

Liebsch, B., *Zerbrechliche Lebensformen. Widerstreit – Differenz – Gewalt*, Berlin 2001.

Lienemann, W., *Grundinformation Theologische Ethik*, Göttingen 2008.

Lipp, V., *Selbstbestimmung und Vorsorge*, in: Heinrich-Böll-Stiftung (Hg.), *Die Freiheit zu sterben. Selbstbestimmung durch Sterbehilfe und Patientenverfügungen*, Berlin 2007, 45–64.

Lipp, V., *Ärztliches Berufsrecht*, Rn. 3, in: A. Laufs/C. Katzenmeier/V. Lipp (Hg.), *Arztrecht*, NJW Praxis 29, München [6]2009, 29–58.

Lipp, V., *Gewissen von Arzt und Pflegepersonal als Grenze der Behandlungsbeschränkung?*, Rn. 108–109, in: A. Laufs/C. Katzenmeier/V. Lipp, *Arztrecht*, NJW Praxis 29, München [6]2009, 200–201.

Lipp, V./Simon, A., *Beihilfe zum Suizid: Keine ärztliche Aufgabe*, in: *Dtsch Ärztebl* 108,5 (2011), A-212/B-166/C-166, A 212–216.

Lipp, V./Brauer, D., *Behandlungsbegrenzung und „Futility" aus rechtlicher Sicht*, in: *Palliativmedizin* 14 (2013), 121–126.

Lippert, H.-D., *Gewissensfreiheit*, § 2 Rn. 16–18, in: R. Ratzel/H.-D. Lippert, *Kommentar zur Musterberufsordnung der deutschen Ärzte (MBO)*, Heidelberg [5]2010, 42–43.

Löffler, W., *Einführung in die Logik*, Stuttgart 2008.

Loetz, C./Müller, J./Petersen, Y./Frick, E./Mauer, C., *Attachment Theory and Spirituality: Two Threads Converging in Palliative Care?*, in: *Evid Based Complement Alternat Med* 2013, online verfügbar unter: http://www.hindawi.com/journals/ecam/2013/740291/ (Zugriff am: 16. 01. 2014).

Loewenich, V. von, *Ethische Fragen in der Perinatal-Medizin aus neonatologischer Sicht*, in: R. Hegselmann/R. Merkel (Hg.), *Zur Debatte über Euthanasie. Beiträge und Stellungnahmen*, Frankfurt a. M. [2]1992, 128–152.

Loewenich, V. von, *Sanctity of Life and the Neonatologist's Dilemma*, in: K. Bayertz (Hg.), *Sanctity of Life and Human Dignity*, Dordrecht 1996, 229–239.

Loewenich, V. von, *Ethische Probleme bei Frühgeborenen*, in: *Monatsschr Kinderheilkd* 151,12 (2003), 1263–1269.

Long, D. G., *Bentham on Liberty. Jeremy Bentham's Idea of Liberty in Relation to His Utilitarianism*, Toronto 1977.

Lown, B., *Die verlorene Kunst des Heilens. Anleitung zum Umdenken*, Frankfurt a. M. [11]2012.

Lubatsch, H., *Pflegeethik. Definition und Geschichte*, online verfügbar unter: http://www.ekd.de/sozialethik/download/Pflegeethik_red-1_24_8_.pdf (Zugriff am 22. 07. 2013).

Lüchinger, S., *Das politische Denken von Condorcet (1743–1794)*, Bern 2002.
Lüdecke, N., *Einmal Königstein und zurück? Die Enzyklika Humanae Vitae als ekklesiologisches Lehrstück*, in: D. M. Meier/P. Platen/H. J. F. Reinhardt/F. Sanders (Hg.), *Rezeption des Zweiten Vatikanischen Konzils in Theologie und Kirchenrecht heute* (Festschrift für K. Lüdicke zur Vollendung des 65. Lebensjahres), *BzMKCIC* 55, Essen 2008, 357–412.
Luf, G., *Gewissen und Recht: Erwägungen zu strukturellen Gemeinsamkeiten im staatlichen und im kirchlichen Recht*, in: *ÖARR* 38 (1989), 18–36.
Luhmann, N., *Die Gewissensfreiheit und das Gewissen*, in: AöR 90 (1965), 257–285; wieder abgedruckt in: N. Luhmann (Hg.), *Ausdifferenzierung des Rechts. Beiträge zur Rechtssoziologie und Rechtstheorie*, Frankfurt a. M. 1981, 326–359.
Luhmann, N., *Das Phänomen des Gewissens und die normative Selbstbestimmung der Persönlichkeit*, in: F. Böckle/E.-W. Böckenförde (Hg.), *Naturrecht in der Kritik*, Mainz 1973, 223–243.
Luhmann, N., *Formen des Helfens im Wandel gesellschaftlicher Bedingungen*, in: H.-U. Otto/S. Schneider (Hg.), *Gesellschaftliche Perspektiven der Sozialarbeit, Bd.1*, Neuwied 1973, 21–43.
Luhmann, N., *Soziologie der Moral*, in: N. Luhmann/S. H. Pfürtner (Hg.), *Theorietechnik und Moral*, Frankfurt a. M. 1978, 8–116.
Luhmann, N., *Soziale Systeme. Grundriss einer allgemeinen Theorie*, Frankfurt a. M. 1987.
Luhmann, N., *Die Gesellschaft der Gesellschaft*, Frankfurt a. M. 1998.
Lustig, A., *Conscience, Professionalism, and Pluralism*, in: *Christ Bioeth* 18,1 (2012), 72–92.
Luther, J., *Fiat iustitia, pereat vita? – Grundrechtkonflikte als Gewissenskonflikte*, in: *EuGRZ* 36 (2009), 198–202.
Luther, M., *Confitendi ratio. 1520*, in: WA 6, Weimar 1888, 154–169.
Luther, M., *De votis monasticis Martini Lutheri iudicium. 1521*, in: WA 8, Weimar 1889, 564–669.
Luther, M., *Enarrationes epistolarum et euangeliorum, quas postillas vocant. 1521*, in: WA 7, Weimar 1897, 458–537.
Luther, M., *Verhandlungen mit D. Martin Luther auf dem Reichstage zu Worms. 1521*, in: WA 7, Weimar 1897, 814–887.
Luther, M., *De servo arbitrio. 1525 – Vom unfreien Willensvermögen. 1525*, in: LDStA 1, Leipzig 2006, 219–661; *De servo arbitrio*, in: StA 3, Leipzig ²1996, 170–356.
Luther, M., *Ob Kriegsleute auch in seligem Stande sein können. 1526*, WA 19, Weimar 1897, 616–662.
Luther, M., *Predigten des Jahres 1528. Predigt am 17. Sonntag nach Trinitatis (Nr. 74 am 4. Oktober 1528)*, in: WA 27, Weimar 1903, 357–364.
Luther, M., *Kleiner Katechismus. 1529*, in: BSLK, Göttingen 1967, 499–542.
Luther, M., *Predigten des Jahres 1533. Predigt in Lochau gehalten (Nr. 39 am 1. Oktober 1533)*, in: WA 37, Weimar 1910, 154–158.
Lyons, W., *Conscience – An essay in moral psychology*, in: *Philosophy* 84 (2009), 477–494.
Mager, U., *Glaubens-, Gewissens- und Bekenntnisfreiheit, Kriegsdienstverweigerung*, Art. 4 Rn. 1–95, in: I. von Münch/P. Kunig (Hg.), *Grundgesetz–Kommentar*, Bd. 1, München ⁶2012, 324–420.
Maier, B., *Mitwirkungsverweigerung beim Schwangerschaftsabbruch*, in: *NJW* 27 (1974), 1404–1410.
Maio, G., *Medizin im Umbruch. Ethisch-anthropologische Grundfragen zu den Paradigmen der modernen Medizin*, in: *ZME* 53 (2007), 229–254.

Maio, G. (Hg.), *Abschaffung des Schicksals? Menschsein zwischen Gegebenheit des Lebens und medizinisch-technischer Gestaltbarkeit*, Freiburg i. Br. 2011.
Maio, G., *Medizin in einer Gesellschaft, die kein Schicksal duldet. Eine Kritik des Machbarkeitsdenkens der modernen Medizin*, in: *ZME* 57 (2011), 79 – 98.
Maio, G., *Hilfe nach Berechnung und Kalkül? Von der Infragestellung des sozialen Grundgedankens der Medizin durch die Ökonomie*, in: G. Brudermüller/K. Seelmann (Hg.), *Zweiklassenmedizin?*, Würzburg 2012, 31 – 40.
Maio, G., *Mittelpunkt Mensch: Ethik in der Medizin*, Stuttgart 2012.
Makowski, K., *Kirchliche Krankenhäuser und staatliche Finanzierung*, Frankfurt a. M. 2010.
Mandry, C., *Theologie und Ethik (kath. Sicht)*, in: M. Düwell/C. Hübenthal/M. H. Werner (Hg.), *Handbuch Ethik*, Stuttgart [3]2011, 520 – 525.
Manzeschke, A., *Zum Einfluss der DRG auf Rolle und Professionsverständnis der Ärztinnen und Ärzte*, in: *SGBEbulletinSSEB* 59/2009, 11 – 13.
Marckmann, G., *Präventionsmaßnahmen im Spannungsfeld zwischen individueller Autonomie und allgemeinem Wohl*, in: *Ethik Med* 22 (2010), 207 – 220.
Marckmann, G./Liening, P./Wiesing, U. (Hg.), *Gerechte Gesundheitsversorgung. Ethische Grundpositionen zur Mittelverteilung im Gesundheitswesen*, Stuttgart 2003.
Marckmann, G./Bormuth, M./Wiesing, U., *Allgemeine Einführung in die medizinische Ethik*, in: U. Wiesing (Hg.), *Ethik in der Medizin. Ein Studienbuch*, Stuttgart [4]2012, 23 – 37.
Marquard, O., *Ende des Schicksals?*, in: O. Marquard, *Abschied vom Prinzipiellen*, Stuttgart 1981, 67 – 90.
Marquard, O., *Zeit und Endlichkeit*, in: O. Marquard, *Endlichkeitsphilosophisches. Über das Altern*, Stuttgart 2013, 40 – 54.
Marschütz, G., *theologisch ethisch nachdenken*, Bd. 1: *Grundlagen*, Würzburg 2009.
Martens, H.-H., *Zum ärztlichen Notfalldienst*, in: *NJW* 23 (1970), 494 – 499.
Marty, R., *Michigan's conscience Clause Bill Goes Beyond Opt Outs*, in: *RH Reality Check*, 6. Mai 2013, online unter: http://rhrealitycheck.org/article/2013/05/06/michigan-conscience-clause-bill-goes-beyond-opt-outs (Zugriff am 18. 10. 2013).
Mason, H. E. (Hg.), *Moral Dilemmas and Moral Theory*, Oxford 1996.
Matthews, G. B., *Thought's Ego in Augustine and Descartes*, Ithaca 1992.
Maurer, C., Art. *synoida ktl*, in: *ThWNT*, Bd. 7, Stuttgart 1966, 897 – 918.
Mauer, M. C./Petersen, Y./Loetz, C./Müller, J./Frick, E., *Umgang mit Trennungsunsicherheit aus einer spirituellen und bindungstheoretischen Perspektive in der palliativen Situation*, in: *Palliativmedizin*, im Druck.
Mausbach, J., *Die Ethik des Hl. Augustinus*, Bd.2, Freiburg i. Br. [2]1929.
Mausbach, J., *Katholische Moraltheologie*, Bd. I: *Die allgemeine Moral*, Münster [8]1954.
May, G., *Das Verhältnis von Gesetz und Gewissen angesichts der kanonischen Rechtsordnung*, in: A. Egler/W. Rees, *Schriften zum Kirchenrecht. Ausgewählte Aufsätze*, Berlin 2003, 145 – 170.
Mayer, C. P., Art. *Conscientia*, in: C. Mayer (Hg.), *Augustinus-Lexikon*, Bd. 2, Basel 2002, 1218 – 1227.
McConnell, T., Art. *Moral Dilemmas*, in: *The Stanford Encyclopedia of Philosophy*, 2010, online unter: http://plato.stanford.edu/entries/moral-dilemmas (Zugriff am 07. 11. 2013).
McCruden, P., *The Moral Object in the „Phoenix Case": A Defense of Sister McBride's Decision*, in: *Christ Bioeth* 18 (2012), 301 – 311.
McDowell, J., *Virtue and Reason*, in: S. Holtzman/C. Leich (Hg.), *Wittgenstein. To Follow a Rule*, London 1981, 141 – 162.

McFall, L., *Integrity*, in: *Ethics* 98 (1987), 5–20.
Meijers-Heijboer, H./Geel, B. Van/Putten, W. L. van et al., *Breast cancer after prophylactic bilateral mastectomy in women with BRCA1 and BRCA2 mutation*, in: *N Engl J Med* 345 (2001), 159–164.
Meindl, A./Hellebrand, H. et al., *Germline mutations in breast and ovarian cancer pedigrees establish RAD51C as a human cancer susceptibility gene*, in: *Nat Genet* 42,5 (2010), 410–414.
Meindl, A./Ditsch, N./Kast, K./Rhiem, K./Schmutzler, R. K., *Hereditary breast and ovarian cancer: new genes, new treatments, new concepts*, in: *Dtsch Ärztebl Int* 108, 19 (2011), 323–330.
Menge, H., *Repetitorium der lateinischen Sprache und Stilistik*, bearb. v. A. Thierfelder, Darmstadt [20]1993.
Menn, S., *Descartes and Augustine*, Cambridge 1998.
Mercurio, M., *Physicians' Refusal to Resuscitate at Borderline Gestational Age*, in: *J Periantol* 25,11 (2005), 685–689.
Merkel, C., *Auslaufmodell Babyklappe*, in: *Nachrichtenportal Rhein-Neckar*, online verfügbar unter: http://www.morgenweb.de/nachrichten/politik/auslaufmodell-babyklappe-1.528604 (Zugriff am 14.11.2013).
Merkel, R., *Der Schwangerschaftsabbruch*, in: C. Roxin/U. Schroth (Hg.), *Handbuch des Medizinstrafrechts*, Stuttgart [4]2010, 295–382.
Michelet, J., *Histoire de la Révolution Française* (7 Bde.), Paris 1847–1853.
Mieth, D., Art. *Gewissen/Verantwortung*, in: P. Eicher (Hg.), *NHthG*, Bd. 2, München 1991, 219–231.
Mieth, D., *Gewissen*, in: J.-P. Wils/D. Mieth (Hg.), *Grundbegriffe der christlichen Ethik*, Paderborn 1992, 225–242.
Mieth, D., *Grenzenlose Selbstbestimmung? Der Wille und die Würde Sterbender*, Düsseldorf 2008.
Miki, Y./Swensen, J. et al., *A strong candidate for the breast and ovarian cancer susceptibility gene BRCA1*, in: *Science* 266 (1994), 66–71.
Milch, W. E./Orange, D. M., *Conscience as the reappearance of the other in self-experience: On using the concepts superego and conscience in self psychology*, in: *Psychoanalytic Inquiry* 24 (2004), 206–231.
Mittelstraß, J., *Leonardo-Welt. Über Wissenschaft, Forschung und Verantwortung*, Frankfurt a. M. 1992.
Mock, E., *Gewissen und Gewissensfreiheit: Zur Theorie der Normativität im demokratischen Verfassungsstaat*, Berlin 1983.
Molina, A./Rodríguez-Arias, D./Youngner, S. J., *Should individuals choose their definition of death?*, in: *J Med Ethics* 34,9 (2008), 688–689.
Molinski, W., Art. *Kasuistik. III. Christliche Kasuistik. 1. Katholisch*, in: *RGG*[4], Bd. 4, Tübingen [4]2001, 847.
Mollmann, M., *When Health-Care Providers Refuse Care. Whose Rights are at stake?*, in: *RH Reality Check*, 6. Mai 2013, online unter: http://rhrealitycheck.org/article/2013/05/06/there-is-no-human-right-to-refuse-health-care-services (Zugriff am 18.10.2013).
Morlok, M., *Glaubens-, Gewissens- und Bekenntnisfreiheit, Kriegsdienstverweigerung*, Art. 4 Rn. 1–190, in: H. Dreier (Hg.), *Grundgesetz–Kommentar*, Bd. 1, Tübingen [2]2004, 484–548.
Morreim, H., *Dodging the Rules, Ruling the Dodgers*, in: *Am J Bioeth* 12,3 (2012), 1–3.

Muckel, S., *Die Grenzen der Gewissensfreiheit*, in: *NJW* 53 (2000), 689 – 692.
Muckel, S., *Geltung von Artikeln der Weimarer Verfassung*, Art. 140/Art. 138 WRV Rn. 38, in: K.-H. Friauf/W. Höfling (Hg.), *Berliner Kommentar zum Grundgesetz*, Berlin (Stand: August 2011), 1 – 24.
Muckel, S., *Glaubens- und Gewissensfreiheit*, Art. 4 Rn. 70, in: K.-H. Friauf/W. Höfling (Hg.), *Berliner Kommentar zum Grundgesetz*, Berlin (Stand: August 2011), 1 – 87.
Mückl, S., *Geistesgeschichtliche Grundlagen der Gewissensfreiheit*, in: S. Detterbeck/ J. Rozek/C. von Coelln (Hg.), *Recht als Medium der Staatlichkeit* (Festschrift für H. Bethge), Berlin 2009, 209 – 222.
Mückl, S., *Freiheit des Gewissens i. w. S. (forum externum)*, Art. 4 Rn. 110 – 113 in: R. Dolzer/ W. Kahl/C. Waldhoff (Hg.), *Bonner Kommentar zum Grundgesetz*, Bonn (Stand: 03/2013), 85 – 88.
Mühling, M., *Systematische Theologie: Ethik. Eine christliche Theorie vorzuziehenden Handelns*, Göttingen 2012.
Müller, G. L., *Zur Seelsorge für wiederverheiratete Geschiedene – Volle Fassung* (22. 10. 2013), online: http://de.radiovaticana.va/news/2013/10/22/erzbischof_m%C3%BCller_zur_seelsorge_f%C3%BCr_wiederverheiratete_geschiedene_-/ted-739577 (Zugriff am: 23. 10. 2013).
Müller, H./Olbing, H. (Hg.), *Ethische Probleme in der Pädiatrie und ihren Grenzgebieten (Symposiumsbericht, Tegernsee, 22.–24. Februar 1981)*, München 1982.
Müller, M., *Existenzphilosophie. Von der Metaphysik zur Metahistorik*, Freiburg i. Br. [4]1986.
Müller, W. E., *Evangelische Ethik*, Darmstadt [2]2011.
Müller-Landgraf, J., *Die Kunst, sich gesund zu erhalten. Ärzte als Gesundheitsberater in historischen Streiflichtern*, Bern 2002.
Münzer, T., *Anti-Aging aus kritischer Sicht*, in: *SGBEbulletinSSEB* 56/2008, 18 – 20.
Müri, W., *Der Arzt im Altertum. Griechische und lateinische Quellenstücke von Hippokrates bis Galen mit der Übertragung ins Deutsche*, Darmstadt [5]1986.
Mussinghoff, H., *Pflicht, Recht und Freiheit der Menschen zur Wahrheit*, c. 748, in: K. Lüdicke et al., *MKCIC*, Essen (Loseblatt Stand: 5 Erg.Lfg 1987.), 1 – 3.
Muthny, F. A./Wesslau, C./Smit, H., *Organspende-bezogene Entscheidungsprozesse der Angehörigen nach plötzlichem Hirntod*, in: *Transplantationsmedizin* 15 (2003), 115 – 120.
Muthny, F. A./Smit, H./Molzahn, M., *Das Gespräch mit den Angehörigen plötzlich Verstorbener und die Bitte um Organspende*, in: *Intensivmedizin* 41 (2004), 255 – 262.
Nairn, T. A., *Institutional Conscience Revisited: Catholic Institutions and Christian Ethics*, in: *New Theology Review* 14 (2001), 39 – 49.
Nationale Ethikkommission im Bereich Humanmedizin NEK-CNE (Hg.), *Zur Forschung an embryonalen Stammzellen*, Bern 2002.
Nationale Ethikkommission im Bereich Humanmedizin NEK-CNE (Hg.), *Forschung an menschlichen Embryonen und Föten*, Bern 2006.
Nauk, F./Alt-Epping, B., *Der Wunsch des Patienten – ein eigenständiger normativer Faktor in der klinischen Therapieentscheidung*, in: *Ethik Med* 24,1 (2012), 19 – 28.
Neitzke, G., *Unterscheidung zwischen medizinischer und ärztlicher Indikation*, in: R. Charbonnier/K. Dörner/S. Simon (Hg.), *Medizinische Indikation und Patientenwille. Behandlungsentscheidungen in der Intensivmedizin und am Lebensende*, Stuttgart 2008, 53 – 66.
Nemetschek, M., *Schattenseiten des Lebens – und wo bleibt Gott? In Krankheit und Leid nicht allein*, Innsbruck 2006.

Neumann, M./Scheffer, C./Wirtz, M./Heusser, P./Woopen, C./Edelhäuser, F., *Wie finanzielle Anreize die ärztliche Empathie beeinflussen. Eine Studie zur Perspektive onkologischer Patienten mit gesetzlicher und privater Krankenversicherung*, in: G. Brudermüller/K. Seelmann (Hg.), *Zweiklassenmedizin?*, Würzburg 2012, 131–156.

Niederschlag, H./Proft, I. (Hg.), *Wann ist der Mensch tot? Diskussion um Hirntod, Herztod und Ganztod*, Ostfildern 2012.

Nietzsche, F., *Also sprach Zarathustra*, in: F. Nietzsche, *Sämtliche Werke. Kritische* Studienausgabe, Bd. 4, Berlin 1980.

Nietzsche, F., *Nachgelassenes Fragment 25[226]*, in: F. Nietzsche, *Sämtliche Werke. Kritische Studienausgabe*, Bd. 15, Berlin 1980, 73.

Nietzsche, F., *Die Fröhliche Wissenschaft*, in: F. Nietzsche, *Werke*, Bd. 2, Darmstadt 1994, 7–274.

Norman, R. P./Evand, D. G./Easton, D. F./Young, K. C., *The cost-utility of magnetic resonance imaging for breast cancer in BRCA1 mutation carriers aged 30–49*, in: *Eur J Health Econ* 8 (2007), 137–144.

Nucci, L. P./Turiel, E., *God's Word, Religious Rules, and Their Relation to Christian and Jewish Children's Concepts of Morality*, in: *Child Development* 64 (1993), 1475–1491.

Nüsslein-Volhard, C., *Wann ist ein Tier ein Tier, ein Mensch kein Mensch?*, in: *FAZ* vom 02. Oktober 2001, Nr. 229, 55.

Nunner-Winkler, G., *Identität und Individualität*, in: *Soziale Welt* 36 (1985), 466–482.

Nunner-Winkler, G., *Zum Verständnis von Moral – Entwicklung in der Kindheit*, in: F. E. Weinert (Hg.), *Entwicklung im Kindesalter*, Weinheim 1998, 133–152.

Nunner-Winkler, G., *Empathie, Scham, Schuld. Zur moralischen Bedeutung von Emotionen*, in: M. Grundmann (Hg.), *Konstruktivistische Sozialisationsforschung*, Frankfurt a. M. 1999, 149–179.

Nunner-Winkler, G., *Von Selbstzwängen zu Selbstbindung (und Nutzenkalkülen)*, in: M. Endreß/N. Roughley (Hg.), *Anthropologie und Moral. Philosophische und soziologische Perspektiven*, Würzburg 2000, 211–243.

Nunner-Winkler, G., *Wandel in den Moralvorstellungen. Ein Generationenvergleich*, in: W. Edelstein/G. Nunner-Winkler (Hg.), *Moral im sozialen Kontext*, Frankfurt a. M. 2000, 299–336.

Nunner-Winkler, G., *Ethik der freiwilligen Selbstbindung*, in: *Erwägen, Wissen, Ethik* (vormals: *Ethik und Sozialwissenschaften*) 14 (2003), 579–589.

Nunner-Winkler, G., *Frühe emotionale Bindungen und Selbstbindung an Moral*, in: C. Hopf/G. Nunner-Winkler (Hg.), *Frühe Bindungen und moralische Entwicklung*, Weinheim 2007, 177–202.

Nunner-Winkler, G., *From Super-Ego and Conformist Habitus to Ego-Syntonic Moral Motivation. Sociohistoric Changes in Moral Motivation*, in: *Eur J Dev Sci* 2 (2008), 251–268.

Nunner-Winkler, G., *Zur Entwicklung moralischer Motivation*, in: W. Schneider (Hg.), *Entwicklung von der frühen Kindheit bis zum frühen Erwachsenenalter: Befunde der Münchener Längsschnittstudie LOGIC*, Weinheim 2008, 103–123.

Nunner-Winkler, G./Edelstein, W., *Einleitung*, in: G. Nunner-Winkler/G. Noam (Hg.), *Moral und Person*, Frankfurt a. M. 1993, 7–30.

Nunner-Winkler, G./Nikele, M./Wohlrab, D., *Integration durch Moral. Moralische Motivation und Zivilugenden Jugendlicher*, Wiesbaden 2006.

Nussberger, A., *Auswirkungen der Rechtsprechung des Europäischen Gerichtshofs für Menschenrechte auf das deutsche Arbeitsrecht, Europarechtliches Symposium 2012*, Erfurt

26.–27. April 2012, online: http://www.bundesarbeitsgericht.de/symposion/rev_nussberger.pdf (Zugriff am 25. 11. 2013).
O'Donovan, O., *The Problem of Self-Love in St. Augustine*, New Haven 1980.
O'Neill, O., *Towards Justice and Virtue. A Constructive Account of Practical Reasoning*, Cambridge 1996 (dt.: *Tugend und Gerechtigkeit. Konstruktive Darstellung des praktischen Denkens*, Berlin 1996).
Obladen, M., *Historical notes on immaturity. Part 2: Surviving against the odds*, in: *J Perinat Med* 39,5 (2011), 571–577.
Oelz, O., *Antreten zur Visite. Ein stolzer Stand verliert das Elitäre, wird gewöhnlich und verbeamtet. Aus Berufung wird Job. Die Bilanz eines ehemaligen Chefarztes*, in: *NZZ Folio*, Themenheft *„Die Ärzte. Ein Berufsstand wird seziert“*, Juni 2010, Nr. 6, 24–28.
Österreichische Bischofskonferenz (Hg.), *Leben in Fülle: Leitlinien für katholische Einrichtungen im Dienst der Gesundheitsfürsorge*, Wien 2006.
Olick, R. S./Braun, E. A./Potash, J., *Accommodating Religious and Moral Objections to Neurological Death*, in: *J Clin Ethics* 20,2 (2009), 183–191.
Olson, M., *The logic of collective action*, Cambridge/Mass. 1965.
Orr, R., *The Physician's Right of Refusal. What are the Limits?*, in: *Christ Bioeth* 18,1 (2012), 30–40.
Päpstlicher Rat für die Seelsorge im Krankendienst (Hg.), *Charta der im Gesundheitsdienst tätigen Personen* , Vatikanstadt 1995.
Päpstlicher Rat für Gerechtigkeit und Frieden, *Kompendium der Soziallehre der Kirche*, Freiburg i. Br. 2006.
Päpstliches Staatssekretariat, *Kommentar zum Schreiben des Papstes an die deutschen Bischöfe*, in: J. Reiter (Hg.), *Der Schein des Anstoßes. Schwangerschaftskonfliktberatung nach dem Papstbrief. Fakten – Dokumente – Perspektiven*, Freiburg i. Br. 1999, 43–47.
Paine, L. S., *Value Shift. Why Companies Must Merge Social and Financial Imperatives to Achieve Superior Performance*, New York 2003.
Panicola, M. R./Hamel, R. P., *Conscience, Cooperation, and Full Disclosure. Can Catholic health care providers disclose „prohibited options“ to patients following genetic testing?*, in: *Health Prog* 87 (2006), 52–59.
Pargament, K. I., *Spiritually integrated psychotherapy. Understanding and addressing the sacred*, New York 2007/2011.
Pargament, K. I., *Ziele, die dem Menschen heilig sind*, in: *Spiritual Care* 2 (2013), 8–16.
Patzig, G., *Gibt es eine Gesundheitspflicht?*, in: *Ethik Med* 1 (1989), 3–12.
Paul VI., *Humanae vitae* (25. Juli 1968), *Enzyklika Seiner Heiligkeit Papst Paul VI. über die Weitergabe des Lebens*, in: Deutsche Bischöfe (Hg.), *Nachkonziliare Dokumentation 14* (Originalausgabe: *AAS* 60 [1968], 481–503), Trier 1972, 8–55.
Paul VI., *Motu proprio Matrimonia mixta* (31. März 1970) (Originalausgabe: *AAS* 62 [1970], 257–263), in: *KABl Rottenburg-Stuttgart* (1970), 97–102.
Pawlowski, H.-M., *Die Bedeutung der Philosophie für die Rechtswissenschaft – dargestellt am Beispiel der Menschenrechtskonvention für Biomedizin*, in: J. Taupitz (Hg.), *Die Bedeutung der Philosophie für die Rechtswissenschaft*, Berlin 2000, 5–36.
Pellegrino, E. D., *Rationing Health Care. The Ethics of Medical Gatekeeping*, in: *J Contemp Health Law Policy* 2 (1986), 23–45.
Pellegrino, E. D., *Der tugendhafte Arzt und die Ethik in der Medizin*, in: H.-M. Sass (Hg.), *Medizin und Ethik*, Stuttgart 1989, 40–68.

Pellegrino, E. D., *The Physician's Conscience, Conscience Clauses, and Religious Belief: A Catholic Perspective*, in: *Fordham Urban Law J* 30 (2002), 221–244.
Pennings, G., *Personal desires of patients and social obligations of geneticists: Applying preimplantation genetic diagnosis for non-medical sex selection*, in: *Prenat Diagn* 22 (2002), 1123–1129.
Pettenkofer, A., *Von der Situation ergriffen. Emotionen in der pragmatistischen Tradition*, in: A. Schnabel/R. Schützeichel (Hg.), *Emotionen, Sozialstruktur und Moderne*, Wiesbaden 2012, 201–226.
Phillip, C., *Augustine's Invention of the Inner Self*, Oxford 2000.
Piaget, J., *Das Erwachen der Intelligenz beim Kinde*, Stuttgart 1969.
Piaget, J./Inhelder, B., *Von der Logik des Kindes zur Logik des Heranwachsenden*, Freiburg i. Br. 1977.
Piedmont, R. L., *Does spirituality represent the sixth factor of personality? Spiritual transcendence and the Five-Factor Model*, in: *J Pers* 67 (1999), 985–1013.
Pieper, J., *Das Viergespann. Klugheit, Gerechtigkeit, Tapferkeit, Maß*, Die Bücher der Neunzehn, Bd. 113, München 1964.
Pijnenburg, M. A./Gordijn, B./Vosman, F. J. H./Ten Have, H., *Catholic Healthcare Organizations and the Articulation of Their Identity*, in: *HEC Forum* 20 (2008), 75–97.
Pilz, H., *Zur strafrechtlichen Verantwortung von Krankenanstalten nach dem neuen Unternehmensstrafrecht*, in: *RdM* 13 (2006), 102–106.
Pius XII., *Über moralische Probleme der Wiederbelebung. Ansprache vom 24. November 1957* (Originalausgabe: AAS 49 [1957], 1027–1033), in: *HerKorr* 12 (1957), 228–230.
Pius XII., *Antwort des Heiligen Vaters, Papst Pius XII., über die „Wiederbelebung", am 24. November 1957 in Rom*, in: *Der Anaesthesist* 7,8 (1958), 243–244.
Plevritis, S. K./Kurian, A. W./Sigal, B. M./Daniel, B. L./Ikeda, D. M./Stockdale, F. E./Garber, A. M., *Cost-effectiveness of screening BRCA1/2 mutation carriers with breast magnetic resonance imaging*, in: *JAMA* 295 (2006), 2374–2384.
Polke, C., *Öffentliche Religion in der Demokratie. Eine Untersuchung zur weltanschaulichen Neutralität des Staates*, Leipzig 2009.
Pope, T. M., *Legal Briefing: Conscience Clauses and Conscientious Refusal*, in: *J Clin Ethics* 21,2 (2010), 163–180.
Popper, K., *Logik der Forschung*, Tübingen 1989.
Potts, T. C., *Conscience in Medieval Philosophy*, Cambridge 1980.
Potts, T. C., *Conscience*, in: N. Kretzmann/A. Kenny/J. Pinborg (Hg.), *The Cambridge History of Later Medieval Philosophy*, Cambridge 1982, 687–704.
Power, C./Higgins, A./Kohlberg, L., *Lawrence Kohlberg's approach to moral education*, New York 1989.
Preis, U., *Religionsfreiheit im Arbeitsverhältnis zwischen säkularem Staat, Freiheitsrechten und Diskriminierungsverboten*, in: *KuR* 17 (2011), 33–54.
Preis, U., *Vertragsgestaltung; Inhaltskontrolle*, § 611 BGB Rn. 371–388, in: R. Müller-Glöge/U. Preis/I. Schmidt (Hg.), *Erfurter Kommentar zum Arbeitsrecht*, München [13]2013, 1453–1457.
Pressestelle für das Erzbistum Köln, *Erläuterung der Pressestelle des Erzbistums Köln zu einer Stellungnahme des Erzbischofs von Köln zur „Pille danach" vom 31. 01. 2013*, online unter: www.domradio.de (Zugriff am 03. 12. 2013).
Preul, R., *Religion – Bildung – Sozialisation*, Gütersloh 1980.

Prognos AG, *Kirchliche Krankenhäuser – werteorientiert, innovativ, wettbewerbsstark. Studie zu Beitrag und Bedeutung kirchlicher Krankenhäuser im Gesundheitswesen in Deutschland*, Basel 2009.
Prütting, D., *Kirchliche Krankenhäuser*, §33 Rn. 1, in: D. Prütting, *Krankenhausgestaltungsgesetz NRW, Kommentar für die Praxis*, Stuttgart ³2009, 348 – 350.
Prütz, F., *Die Krankenhauslandschaft nach Trägern und Rechtsformen*, in: F. Heubel/M. Kettner/A. Manzeschke (Hg.), *Die Privatisierung von Krankenhäusern. Ethische Perspektiven*, Wiesbaden 2010, 15 – 41.
Prusak, B. G., *Double effect, all over again. The case of Sister Margaret McBride*, in: *Theor Med Bioeth* 32 (2011), 271 – 283.
Pscheidl, A./Gerstner, G. J., *Die Bedeutung der Geburt im Strafrecht. Strafrechtlicher Schutz des Lebens an der Schwelle zwischen Leibesfrucht und Mensch*, in: *RdM* (2006), 132 – 141.
Pulte, M., *Entweltlichung – Papst Benedikt XVI. Vision von der Kirchenreform?*, in: M. Klekamp/M. Pulte (Hg.), *Werte entfalten – Gesellschaft gestalten* (Festschrift für M. Spieker zum 70. Geburtstag), Paderborn 2013, 179 – 192.
Puppinck, G./Wenberg, K. J., *Memorandum on the PACE Report, Doc. 12347, 20 July 2010 „Women's access to lawful medical care: the problem of unregulated use of conscientious objection" that will be discussed and voted in Strasbourg on 7th October 2010*, http://eclj.org/pdf/ECLJ_MEMO_COUNCIL_OF_EUROPE_CONSCIENTIOUS_OBJECTION_McCafferty_EN_Puppinck.pdf (Zugriff am 29. 07. 2013).
Putnam, S./Leonardi, R./Nanetti, R. Y., *Making democracy work*, Princeton 1993.
Putz, W./Steldinger, B., *Die Grundsatzentscheidung des Bundesgerichtshofs im Fall des Komapatienten Peter K (Traunsteiner Fall) bringt Rechtssicherheit*, in: *PKR* 3 (2005), 60 – 65.
Rabbow, P., *Seelenführung. Methodik der Exerzitien in der Antike*, München 1954.
Radbruch, G., *Vorschule der Rechtsphilosophie*, Göttingen ²1959.
Rager, G., *Is preimplantation genetic diagnosis ethically acceptable?*, in: *Bioethica Forum* 1 (2008), 81 – 88.
Rager, G. (Hg.), *Beginn, Personalität und Würde des Menschen*, Freiburg i. Br. ³2009.
Rager, G., *Die biologische Entwicklung des Menschen*, in: G. Rager (Hg.), *Beginn, Personalität und Würde des Menschen*, Freiburg i. Br. ³2009, 67 – 122.
Rager, G./Brück, M. von, *Grundzüge einer modernen Anthropologie*, Göttingen 2012.
Ranken, N. L., *Corporations as Persons. Objections to Goodpaster's 'Principle of Moral Projection'*, in: *J Bus Ethics* 6 (1987), 633 – 637.
Raspe, H., *Grundlagen und Theorie der evidenzbasierten Medizin (EbM)*, in: R. Kunz/G. Ollenschläger/H. Raspe et al. (Hg.), *Lehrbuch evidenzbasierte Medizin in Klinik und Praxis*, Köln 2000, 38 – 49.
Rat der Evangelischen Kirche in Deutschland, *Erklärung des Rates der Evangelischen Kirchen in Deutschland zum Schwangerschaftsabbruch vom 9. Mai 1980*, in: *Die Denkschriften der EKD*, Bd. 3, hg. von der Kirchenkanzlei der EKD, Gütersloh 1981, 241 – 244.
Ratzinger, J., *Das neue Volk Gottes. Entwürfe zur Ekklesiologie*, Düsseldorf 1969.
Rau, J., *Wird alles gut? Für einen Fortschritt nach menschlichem Maß*, Frankfurt a. M. 2001.
Rausch, R., *Das Selbstverständnis freigemeinnütziger Krankenhäuser und gesellschaftliche Erwartungen – Ergebnisse einer Studie*, in: S. Eichhorn/H. Lampert (Hg.), *Ziele und Aufgaben der freigemeinnützigen Krankenhäuser*, Beiträge zur Gesundheitsökonomie 18, Gerlingen 1988, 87 – 134.
Rawls, J., *A Theory of Justice*, London 1972.

Rawls, J., *The Idea of Public Reason Revisited*, in: *U Chi L Rev* 64 (1997), 765–807.
Rawls, J., *Politischer Liberalismus*, Frankfurt a. M. 1998.
Reber, J., *Spiritualität in sozialen Unternehmen. Mitarbeiterseelsorge – spirituelle Bildung – spirituelle Unternehmenskultur*, Stuttgart 2009.
Rehbock, T., *Personsein in Grenzsituationen. Zur Kritik der Ethik medizinischen Handelns*, Paderborn 2005.
Rehmann-Sutter, C., *Bioethik*, in: M. Düwell/C. Hübenthal/M. H. Werner (Hg.), *Handbuch Ethik*, Stuttgart [3]2011, 247–252.
Rehrl, S., Art. *Mitwirkung zur Sünde*, in: *LThK*[2], Bd. 7, Freiburg i. Br. 1960, 503–505.
Reich, W. T., *The care based ethic of Nazi medicine and the moral importance of what we care about*, in: *Am J Bioeth* 1,1 (2001), 64–74.
Reimer, M., *Die Geschichte des St. Franziskus-Hospitals in Köln-Ehrenfeld von seiner Gründung bis zum Ende des Zweiten Weltkriegs (1866–1945)*, Med. Diss., Köln 1999.
Reiner, H., Art. *Gewissen*, in: *HWP*, Bd. 3, Basel 1974, 574–592.
Reinhardt, H. J. F., *Menschenrechte/Christenrechte in der Kirche*, in: G. Lange, *Was ist der Mensch? Aktuelle Fragen der Theologischen Anthropologie*, Theologie im Kontakt, Bd. 1, Bochum 1993, 93–113.
Reiter, J., *Verfügungen am Lebensende. Rechtliche und ethische Aspekte zur neuen Patientenverfügung*, in: *Die neue Ordnung* 64,4 (2010), 257–268.
Reiter, J., *Hermann Busenbaum (1600–1668)*, in: K. Hilpert (Hg.), *Christliche Ethik im Porträt. Leben und Werk bedeutender Moraltheologen*, Freiburg i. Br. 2012, 407–428.
Renn, J., *Auf den Schultern von Riesen und Zwergen. Albert Einsteins unvollendete Revolution*, Weinheim 2006.
Rethmann, A.-P., *Patientenverfügung, Betreuungsverfügung, Vorsorgevollmacht: Selbstbestimmung im Sterben*, in: A.-P. Rethmann (Hg.), *Selbstbestimmung, Fremdbestimmung, Menschenwürde: Auskünfte christlicher Ethik*, Regensburg 2001, 61–79.
Rhiem, K./Flucke, U. et al., *Association of the BRCA1 missense variant R1699W with a malignant phyllodes tumor of the breast*, in: *Cancer Genet Cytogent* 176 (2007), 76–79.
Rhiem, K./Engel, C. et al., *The risk of contralateral breast cancer in patients from BRCA1/2 negative high risk families as compared to patients from BRCA1 or BRCA2 positive families: a retrospective cohort study*, in: *Breast Cancer Res* 14 (2012), R156.
Richardi, R., *Arbeitsverhältnis der Krankenhausärzte*, § 339 Rn. 1–49, in: R. Richardi/ H. Wißmann/O. Wlotzke/H. Oetker (Hg.), *Münchener Handbuch zum Arbeitsrecht*, München [3]2009, 2142–2152.
Richter, H.-E., *Patient Familie. Entstehung, Struktur und Therapie von Konflikten in Ehe und Familie*, Reinbek 1970 (Gießen 2007).
Richter-Kuhlmann E. A./Stüwe, H., *Interview mit Dr. med. Frank Ulrich Montgomery, Präsident der Bundesärztekammer: „Wir müssen enger mit Behörden zusammenarbeiten“*, in: *Dtsch Ärztebl* 109,35–36 (2012), A-1737/ B-1407/ C-1387, A 1737–1738.
Ricken, F., *Warum moralisch sein? Beiträge zur gegenwärtigen Moralphilosophie*, Stuttgart 2010.
Ricken, F., *Erfahrung, Gewöhnung, Gesetz. Zur Zeitstruktur der Phronesis*, in: W. Mesch (Hg.), *Glück – Tugend – Zeit. Aristoteles über die Zeitstruktur des guten Lebens*, Stuttgart 2013, 176–184.
Riedel, A./Lehmeyer, S., *Konzeptentwicklung: Theoretische Fundierung und Prämissen zur Konzeptualisierung ethischer Fallbesprechungen*, in: A. Riedel/S. Lehmeyer/A. Elsbernd,

Einführung von ethischen Fallbesprechungen: Ein Konzept für die Pflegepraxis, Lage [3]2013, 39–157.
Rist, J. M., *Augustine. Ancient Thought Baptized*, Cambridge 1994.
Rixen, S., *Transplantation und Hirntod: Aktuelle Rechtsfragen aus Sicht der Krankenpflege*, in: DRK-Schwesternschaft Lübeck e. V. (Hg.), *Hirntod – Transplantation. Aspekte, Fragen und Probleme aus pflegerischer Sicht*, Lübeck 1996, 45–72.
Rixen, S., *Sozialrecht als öffentliches Wirtschaftsrecht*, Tübingen 2005.
Rixen, S., *Zumutbarkeit*, § 10 Rn. 1–126, in: W. Eicher (Hg.), *Sozialgesetzbuch II, Grundsicherung für Arbeitsuchende. Kommentar*, München [3]2013, 352–394.
Römelt, J., *Christliche Ethik in moderner Gesellschaft*, Bd. 1: *Grundlagen*, Freiburg i. Br. 2008.
Römelt, J., *Alfons von Liguori (1996–1787)*, in: K. Hilpert (Hg.), *Christliche Ethik im Porträt. Leben und Werk bedeutender Moraltheologen*, Freiburg i. Br. 2012, 429–446.
Rohr, R., *Pure Präsenz. Sehen lernen wie die Mystiker*, München 2010.
Rosen, G., *A history of public death*, Baltimore 1993.
Ross, W. D., *The Right and the Good*, Oxford 1930.
Ross, W. D., *Foundations of Ethics*, Oxford 1939.
Roy, R., *La cooperation selon Saint Alphonse de Liguori*, in: *StMor* 6 (1968), 377–435.
Runge, M., *Die multifaktorielle Pathogenese von Gehstörungen, Stürzen und Hüftfrakturen im Alter*, in: *Z Gerontol Geriatr* 30 (1997), 267–275.
Runge, M./Rehfeld, G., *Geriatrische Rehabilitation im therapeutischen Team*, Stuttgart [2]2001.
Runge, M./Hunter, G., *Determinants of Musculoskeletal frailty and the Risk of Falls in Old Age*, in: *J Musculoskelet Neuronal Interact* 6 (2006), 167–173.
Rupp, H. H., *Verfassungsprobleme der Gewissensfreiheit*, in: *NVwZ* 10 (1991), 1033–1038.
Sackett, D. L./Rosenberg, W. M. C./Muir Gray, J. A. et al., *Evidence-based medicine: What it is and what it isn't*, in: *BMJ* 312 (1996), 71–72.
Sahm, S., *Autonomie, ärztliche Indikation und Entscheidungsfindung: Das Spannungsfeld medizinischer Entscheidung*, in: R. Charbonnier/K. Dörner/S. Steffen (Hg.), *Medizinische Indikation und Patientenwille*, Stuttgart 2008, 121–131.
Sartre, J.-P., *L'existentialisme est un humanisme*, Paris 1946 (dt.: *Der Existenzialismus ist ein Humanismus*, übers. von V. von Wroblewsky, in: J.-P. Sartre, *Der Existenzialismus ist ein Humanismus und andere philosophische Essays*, Reinbek 2002, 145–192).
Sass, H.-M. (Hg.), *Medizin und Ethik*, Stuttgart 1999.
Sautner, L.-M., *Grundlagen und Herausforderungen der strafrechtlichen Verantwortlichkeit juristischer Personen in Österreich*, in: *ÖJZ* 67 (2012), 546–552.
Savulescu, J., *Conscientious objection in medicine*, in: *BMJ* 332 (2006), 294–297.
Savulescu, J., *When Conscientious Objection becomes Moral Imperialism*, Blog vom 12. März 2010, online: http://juliansavulescu.typepad.com/blog/2010/03/conscientious-objection.html (Zugriff am 18. 10. 2013).
Schaupp, W., *Entscheidungen unter Ungewissheit – am Beispiel von Wachkomapatienten*, in: F.-J. Bormann/G. D. Borasio (Hg.), *Sterben. Dimensionen eines anthropologischen Grundphänomens*, Berlin 2012, 396–410.
Schaupp, W., *Gewissen – ein verzichtbarer Begriff der medizinischen Ethik?*, in: W. Kröll/W. Schaupp (Hg.), *System – Verantwortung – Gewissen in der Medizin*, Schriftenreihe Recht der Medizin 36, Wien 2012, 1–16.
Schavan, A., Art. *Gewissen – III. Praktisch-theologisch*, in: *LThK*[3], Bd. 4, Freiburg i. Br. 2009, 626–627.
Schechner, S., *For the 1980's: How small is too small?*, in: *Clin Perinatol* 7,1 (1980), 135–143.

Scheler, M., *Der Formalismus in der Ethik und die Materiale Wertethik*, Halle a. d. Saale [3]1927.
Schell, W., *Die Delegation von Injektionen, Infusionen und Blutentnahmen auf nichtärztliches Personal – ein Dauer-Rechtsproblem im Bereich der vertikalen Arbeitsteilung*, online verfügbar unter: http://www.wernerschell.de/Rechtsalmanach/Diagnostik%20und%20 Therapie/delegation.php (Zugriff am 28.05.2013).
Schenk, R., *Perplexus supposito quodam. Notizen zu einem vergessenen Schlüsselbegriff thomanischer Gewissenslehre*, in: *RThAM* 57 (1990), 62–95.
Schiffer, E., *Wie Gesundheit entsteht. Salutogenese: Schatzsuche statt Fehlerfahndung*, Weinheim 2013.
Schildmann, J./Hoetzel, J./Müller-Busch, C./Vollmann, J., *End-of-life practices in palliative care: a cross sectional survey of physician members of the German Society for Palliative Medicine*, in: *Palliat Med* 24 (2010), 820–827.
Schildmann, J./Vollmann, J., *Treatment decisions in advanced cancer. An empirical-ethical study on physicians' criteria and the process of decision making*, in: *Dtsch Med Wochenschr* 135 (2010), 2230–2234.
Schildmann, J./Tan, J./Salloch, S./Vollmann, J., *„Well, I think there is great variation …". A qualitative study of ontologists' experiences and views regarding medical criteria and other factors relevant to treatment decisions in advanced cancer*, in: *Oncologist* 18 (2013), 90–96.
Schiller, F., *Musenalmanach für das Jahr 1797*, Xenie 388 *Gewissensscrupel*, in: F. Schiller, *Werke, Nationalsausgabe*, Bd. 1: *Gedichte in der Reihenfolge ihres Erscheinens. 1776–1799*, Weimar 1943, 357.
Schindler, N./Vagts, D., *Hirntod bei Kindern. Wie gehe ich mit den Eltern um?*, in: *AINS* 43,7–8 (2008), 552–555.
Schinkele, B., *Gewissensgebot und Normativität des positiven Rechts. Überlegungen unter besonderer Berücksichtigung des so genannten „Kirchenasyls"*, in: *ÖARR* (2003), 448–480.
Schipperges, H., *Utopien der Medizin. Geschichte und Kritik der ärztlichen Ideologie des 19. Jahrhunderts*, Salzburg 1968.
Schlippe, A. von, *Grundlagen systemischer Beratung*, in: B. Zander/M. Knorr (Hg.), *Systemische Praxis der Erziehungs- und Familienberatung*, Göttingen 2003, 30–54.
Schlippe, A. von/Schweitzer, J., *Lehrbuch der systemischen Therapie und Beratung*, Göttingen, [10]2007.
Schlögel, H., *Nicht moralisch, sondern theologisch. Zum Gewissensverständnis von Gerhard Ebeling*, Mainz 1992.
Schlögel, H., *Organspende im Widerstreit. Theologisch-ethische Aspekte*, erscheint in: *StZ* 231,9 (2013), 597–606.
Schlögl, W., *Durchbruch oder Dammbruch? Der Abbruch lebenserhaltender Maßnahmen auf der Grundlage des am 01.09.2009 in der Bundesrepublik Deutschland in Kraft getretenen Patientenverfügungsgesetzes*, in: *Ethica* 19,3 (2011), 227–240.
Schlösser, R. L./Bauer, K./Loewenich, V. von, *Praktizierte Therapie-Begrenzung bei schwerkranken Früh- und Termingeborenen auf einer Neonatologischen Intensivstation*, in: *Monatsschr Kinderheilkd* 155,4 (2007), 362–369.
Schmid, W., *Contritio und ‚ultima linea rerum' in neuen epikureischen Texten*, in: *Rheinisches Museum* 100 (1957), 301–327.

Schmidt, E. E., *Kants Begriff der Demütigung in der „Kritik der praktischen Vernunft"*, Masterarbeit, Universität Siegen 2013, online unter: http://dokumentix.ub.uni-siegen.de/opus/volltexte/2013/704/ (Zugriff am 18.11.2013).

Schmidt, E. E./Schönecker, D., *Kants Philosophie des Gewisssens. Skizze für eine kommentarische Interpretation*, in: M. Egger (Hg.), *Philosophie nach Kant. Neue Wege zum Verständnis von Kants Transzendental- und Moralphilosophie*, Berlin 2014, 279–311.

Schmidt, I., *Gewissensfreiheit*, Art. 4 Rn. 60–73, in: R. Müller-Glöge/U. Preis/I. Schmidt (Hg.), *Erfurter Kommentar zum Arbeitsrecht*, München [13]2013, 71–73.

Schmutzler, R. K./Löffler, M./Windeler, J./Thomas, S./Bruns, J./Rath, T., *Familiärer Brust- und Eierstockkrebs: von der Forschung zur Regelversorgung*, in: *Dtsch Arztebl* 102, 50 (2005), A–3486 / B–2948 / C–2461.

Schmutzler, R. K./Rhiem, K./Breuer, P./Wardelmann, E./Lehnert, M./Coburger, S./Wappenschmidt, B., *Outcome of a structured surveillance programme in women with a familial predisposition for breast cancer*, in: *Eur J Cancer Prev* 15 (2006), 483–489.

Schnaker, C. et al., *Diagnostic accuracy of the vegetative and minimally conscious state: clinical consensus versus standardized neurobehavioral assessment*, in: *BMC Neurol* 9 (2009), 35.

Schneiderman, L. J./Jecker, N./Jonsen, A., *Medical Futility. Its meaning and ethical implications*, in: *Ann Intern Med* 112 (1990), 949–954.

Schockenhoff, E., Art. *Tugenden und Laster*, in: H. Rotter/G. Virt (Hg.), *Neues Lexikon der christlichen Moral*, Innsbruck 1990, 798–805.

Schockenhoff, E., *Sterbehilfe und Menschenwürde. Begleitung zu einem „eigenen Tod"*, Regensburg 1991.

Schockenhoff, E., *Ethik des Lebens. Ein theologischer Grundriss*, Mainz 1993.

Schockenhoff, E., *Testimonium conscientiae. Was ist norma proxima des sittlichen Urteils?*, in: G. Höver/L. Honnefelder (Hg.), *Der Streit um das Gewissen*, Paderborn 1993, 73–82.

Schockenhoff, E., *Naturrecht und Menschenwürde. Universale Ethik in einer geschichtlichen Welt*, Mainz 1996.

Schockenhoff, E., *Schwangerschaftskonfliktberatung – der Ernstfall der Ethik*, in: *Caritas* 98 (1997), 355–358.

Schockenhoff, E., *Heilen als Beruf – zum Selbstverständnis ärztlichen Handelns aus der Sicht des Christentums*, in: *Ethik Med* 10 (1998), 122–133.

Schockenhoff, E., *Ethik des Lebens. Ein theologischer Grundriß*, Mainz [3]2000.

Schockenhoff, E., *Krankheit – Gesundheit – Heilung. Wege zum Heil aus biblischer Sicht*, Regensburg 2001.

Schockenhoff, E., *Wie gewiss ist das Gewissen? Eine ethische Orientierung*, Freiburg i. Br. 2003.

Schockenhoff, E., *Grundlegung der Ethik. Ein theologischer Entwurf*, Freiburg i. Br. 2007.

Schockenhoff, E., *Ethik des Lebens. Grundlagen und neue Herausforderungen*, Freiburg i. Br. 2009.

Schockenhoff, E. (Hg.), *Organtransplantation und Todesfeststellung*, *ZME* 58,2 Themenheft (2012).

Schockenhoff, E./Florin, C., *Gewissen – eine Gebrauchsanweisung*, Freiburg i. Br. 2009.

Schöch, H./Verrel, T., *Alternativ-Entwurf Sterbebegleitung (AE-StB)*, in: GA 10 (2005), 555–586.

Schönecker, D., *Kant über Menschenliebe als moralische Gemütsanlage*, in: *AGPh* 92,2 (2010), 133–175.

Schönecker, D., *Das gefühlte Faktum der Vernunft. Skizze einer Interpretation und Verteidigung*, in: *DZPh* 61,1 (2013), 91–107.
Schönlein, P. W., *Zur Entstehung eines Gewissensbegriffs bei Griechen und Römern*, in: *Rheinisches Museum für Philologie* 112 (1969), 289–305.
Schoonenberg, P., *Theologie der Sünde. Ein theologischer Versuch*, Einsiedeln 1966.
Schott, H., *Die Chronik der Medizin*, Dortmund 1993.
Schreiber, H. L., *Gewissen im Recht. Gilt das allgemeine Gesetz nur nach Maßgabe des individuellen Gewissens?*, in: G. Höver/L. Honnefelder (Hg.), *Der Streit um das Gewissen*, Paderborn 1993, 29–40.
Schröer, C., *Praktische Vernunft bei Thomas von Aquin*, Stuttgart 1995.
Schroth, C., *Die Entscheidung des BGH im „Traunsteiner Fall" bringt keine Rechtssicherheit*, in: *PKR* 8,3 (2005), 66–70.
Schüller, B., *Die Begründung sittlicher Urteile. Typen ethischer Argumentation in der Moraltheologie*, Düsseldorf 1982 (^{3}1987).
Schüller, B., *Überlegungen zum ‚Gewissen'*, Rheinisch-Westfälische Akademie der Wissenschaften: Vorträge G 311, Opladen 1991.
Schuster, J., *Pille danach*, in: *StZ* 231 (2013), 289–290.
Schwan, G., *Politik und Schuld. Die zerstörerische Macht des Schweigens*, Frankfurt a. M. 1997.
Schwegel, P., *Kirchliche Träger im deutschen Krankenhausmarkt. Eine theoretische und empirische Analyse*, Bayreuth 2011.
Schwegel, P., *Kirchliche Trägerstrukturen im deutschen Krankenhausmarkt – Eine explorative Analyse*, in: B. A. Kuchinke/T. Sundmacher/J. Zerth (Hg.), *Marktstrukturen und Marktverhalten im deutschen Gesundheitswesen: Die Bereiche Pharma und stationäre Versorgung im Fokus gesundheitsökonomischer Forschung*, DIBOGS-Beiträge zur Gesundheitsökonomie und Sozialpolitik, Ilmenau 2011, 91–108.
Schweizerische Akademie der Medizinischen Wissenschaften, *Zusammenarbeit Ärzteschaft – Industrie*, Basel 2013 (www.samw.ch, Zugriff am 23. 8. 2013).
Schweizerischer Bundesrat, *Botschaft zum Bundesgesetz über die Forschung an überzähligen Embryonen und embryonalen Stammzellen (Embryonenforschungsgesetz, EFG)*, BBl 2003 1163–1277.
Sebott, R., Art. *Gewissenseröffnung*, in: S. Haering/H. Schmitz, *Lexikon des Kirchenrechts*, Freiburg i. Br. 2004, 357.
Sekretariat der Deutschen Bischofskonferenz (Hg.), *Grundordnung des kirchlichen Dienstes im Rahmen kirchlicher Arbeitsverhältnisse vom 22. September 1993*, in: *Die Deutschen Bischöfe 51*, Bonn ^{11}2008.
Sekretariat der Deutschen Bischofskonferenz (Hg.), *Grundordnung des kirchlichen Dienstes im Rahmen kirchlicher Arbeitsverhältnisse vom 28. September 2011*, in: *Die Deutschen Bischöfe 95a*, Bonn ^{2}2012.
Sekretariat der Deutschen Bischofskonferenz (Hg.), *Pressebericht des Vorsitzenden der Deutschen Bischofskonferenz, Erzbischof Dr. Robert Zollitsch, anlässlich der Pressekonferenz zum Abschluss der Frühjahrs-Vollversammlung der Deutschen Bischofskonferenz in Trier am 21. Februar 2013: 8. Moraltheologische Fragen im Zusammenhang von Vergewaltigung („Pille danach")*, in: *Pressemitteilungen der Deutschen Bischofskonferenz* vom 21. 02. 2013, Nr. 038, online unter: www.dbk.de (Zugriff am 03. 12. 2013).
Seltzer, M. M./Greenberg, J. S. /Floyd, F. J./Pettee, Y./Hong, J., *Life course impacts of parenting a child with disability*, in: *Am J Ment Retard* 106,3 (2001), 265–286.

Seneca, L. A., De brevitate vitae, in: L. A. Seneca, *Philosophische Schriften*, Bd. 2, hg. von Manfred Rosenbach, Darmstadt 1971, 176–237.
Sievernich, M., *Schuld und Sünde in der Theologie der Gegenwart*, Frankfurt a. M. 1982.
Siewert, D., *Historische Annäherung*, in: C. Giese/C. Koch/D. Siewert (Hg.), *Pflege und Sterbehilfe*, Frankfurt a. M. 2006, 37–73.
Simon, A., *Was ist der rechtlich und moralisch angemessene Umgang mit Wachkomapatienten? Die medizinethische Perspektive*, in: W. Höfling (Hg.), *Das sog. Wachkoma. Rechtliche, medizinische und ethische Aspekte*, Münster 2005, 103–113.
Smetana, J. G., *Social-Cognitive Domain Theory: Consistencies and Variations in Children's Moral and Social Judgments*, in: M. Killen/J. Smetana (Hg.), *Handbook of Moral Development*, Mahwah 2006, 119–153.
Solomon, R. C., *The Passions*, Garden City 1976.
Sommer, J. H., *Muddling Through Elegantly. Rationierung im Gesundheitswesen*, Basel 2001.
Sonfield, A., *New Refusal Clauses Shatter Balance Between Provider 'Conscience,' Patient Needs*, in: *Guttmacher Rep Public Policy* 7,3 (2004), 1–3.
Sonfield, A., *Delineating the Obligations That Come with Conscientious Refusal: A Question of Balance*, in: *The Guttmacher Policy Review* 12,3 (2009), 6–10.
Sorell, T., *Morality, consumerism and the internal market in health care*, in: *J Med Ethics* 23 (1997), 71–76.
Spaemann, R., *Die schlechte Lehre vom guten Zweck: Der korrumpierende Kalkül hinter der Schein-Debatte*, in: *FAZ* vom 23. Oktober 1999, Nr. 247, I.
Spickhoff, A. (Hg.), *Medizinrecht*, München 2011.
Starck, C., *Freiheit des Gewissens*, Art. 4 Rn. 63–70, in: H. von Mangoldt/F. Klein/C. Starck (Hg.), *Kommentar zum Grundgesetz*, Bd. 1, München ^{6}2010, 475–478.
Statistisches Bundesamt, *Bevölkerung Deutschlands bis 2060. 12. koordinierte Bevölkerungsvorausberechnung*, Wiesbaden 2009.
Statistisches Bundesamt, *Pressemitteilung* Nr. 429 vom 22. 11. 2010 online: https://www.destatis.de/DE/PresseService/Presse/Pressemitteilungen/2010/11/PD10_429_224.html (Zugriff am 30. 11. 2013).
Statistisches Bundesamt, *Gesundheit – Grunddaten der Krankenhäuser.* Fachserie 12 Reihe 6.1.1, Wiesbaden 2011.
Steger, F., *Antike Diätetik – Lebensweise und Medizin*, in: *NTM* 12 (2004), 146–160.
Stein, R., *Obama administration replaces controversial 'conscience' regulation for health-care workers*, in: http://www.washingtonpost.com/wp-dyn/content/article/2011/02/18/AR2011021803251.html (Zugriff am 18. 10. 2013).
Steiner, J. W., *Krankenhausmanagement und Verbandsverantwortlichkeit*, in: *RdM* 14 (2007), 180–184.
Steiner, U., *Das Grundrecht der Glaubens- und Gewissensfreiheit (Art. 4 Abs. 1, Abs. 2 GG)*, in: *JuS* 22 (1982), 157–159.
Steiner, U., Art. *Gewissensentscheidung*, in: S. Haering/H. Schmitz, *Lexikon des Kirchenrechts*, Freiburg i. Br. 2004, 357–360.
Stelzenberger, J., *Conscientia bei Augustinus. Studie zur Geschichte der Moraltheologie*, Paderborn 1959.
Stempsey, W. E., *Institutional Identity and Roman Catholic Hospitals*, in: *Christ Bioeth* 7 (2001), 3–14.
Steppe, H., *Krankenpflege im Nationalsozialismus*, Frankfurt a. M. 2001.

Sternberg-Lieben, D., *Anmerkung zu BGH, Urteil vom 7. 2. 2001 – 5 StR 474/00 (LG Berlin)*, in: *JZ* 57 (2002), 153 – 156.

Sternberg-Lieben, D., *Begrenzung lebensverlängernder Maßnahmen aus strafrechtlicher Sicht – juristischer statt ärztlicher Paternalismus?*, in: J. Arnold et al. (Hg.), *Menschengerechtes Strafrecht* (Festschrift für A. Eser), München 2005, 1185 – 1204.

Stierlin, H., *Individuation und Familie*, Frankfurt a. M. 1989.

Stockrahm, S./Klöckner, L./Lüdemann, D., *Zellbiologe gibt Fehler in Klonstudie zu*, in: *Zeit Online*, online verfügbar unter: http://www.zeit.de/wissen/gesundheit/2013–05/klonen-studie-fehler-mitalipov-reaktion (Zugriff am 25. 10. 2013).

Storm, T., *Ein Bekenntnis*, in: K. E. Laage/D. Lohmeier (Hg.), *Storm Theodor. Sämtliche Werke*, Bd. 3 Novellen: 1881 – 1888, Frankfurt a. M. 1988, 580 – 633.

Stosch, K. von, *Freiheit, Gnade, Schicksal. Der Beitrag Romano Guardinis vor dem Hintergrund aktueller systematisch-theologischer Diskussionen*, in: *Trigon* 8 (2009), 71 – 83.

Sträßner, H., *Pflege und Gewissensfreiheit*, in: *PKR* 6 (2003), 57 – 63.

Striker, G., *Origins of the Concept of Natural Law*, in: *Proceedings of the Boston Area Colloquium in Ancient Philosophy* 2 (1987), 79 – 101.

Stulberg, D. B./Lawrence, R. E./Shattuck, J./Curlin, F. A., *Religious hospitals and primary care physicians: Conflict over policies for patient care*, in: *J Gen Intern Med* 25 (2010), 725 – 730.

Stulberg, D. B./Dude, A. M./Dahlquist, I./Curlin, F. A., *Obstetrician-gynecologists, religious institutions, and conflicts regarding patient-care policies*, in: *Am J Obstet Gynecol* 207 (2012), 73.e1 – 5.

Stulz, P., *Rationierung aus ärztlicher Sicht*, in: M. Zimmermann-Acklin/H. Halter (Hg.), *Rationierung und Gerechtigkeit im Gesundheitswesen. Beiträge zur Debatte in der Schweiz*, Basel 2007, 147 – 155.

Süddeutsche Zeitung, *Katholische Kliniken weisen Vergewaltigungsopfer ab*, in: *SZ* vom 17. 01. 2013, online: http://www.sueddeutsche.de/panorama/koeln-katholische-kliniken-weisen-vergewaltigungsopfer-ab-1.1575220 (Zugriff am 05. 12. 2013).

Sulmasy, D. P., *Institutional conscience and moral pluralism in health care*, in: *New Theol Rev* 10 (1997), 5 – 21.

Sulmasy, D. P., *Terri Schiavo and the Roman Catholic Tradition of Forgoing Extraordinary Means of Care*, in: *J Law Med Ethics* 33 (2005), 359 – 362.

Sulmasy, D. P., *What is conscience and why is respect for it so important?*, in: *Theor Med Bioeth* 29 (2008), 135 – 149.

Sun, W.-K., *Der Idealmensch des Konfuzius in paulinischer Betrachtung*, Tübingen 2011.

Swedenborg, E. von, *Himmlische Geheimnisse*, Bd. 6, übers. v. J. F. I. Tafel, Tübingen, 1845.

Swift, C./Handzo, G./Cohen, J., *Healthcare Chaplaincy*, in: M. Cobb/C. M. Puchalski/B. Rumbold (Hg.), *Oxford Textbook of Spirituality in Healthcare*, New York 2012, 185 – 190.

Tanne, J., *Emergency Contraception is under attack by US pharmacists*, in: *BMJ* 330 (2005), 983.2.

Tanne, J., *American Medical Association fights pharmacists who won't dispense contraceptives*, in: *BMJ* 331 (2005), 11.3.

Taupitz, J., *Das Patientenverfügungsgesetz: Mehr Rechtssicherheit?*, in: *JWE* 15 (2010), 155 – 178.

Tavaglione, N./Hurst, S. A., *Why Physicians Ought to Lie for Their Patients*, in: *Am J Bioeth* 12,3 (2012), 4 – 12.

Taylor, C., *Self-Interpreting Animals*, in: C. Taylor (Hg.), *Human Language and Agency. Philosophical Papers*, Bd. 1, Cambridge 1992 [1985], 45–76.
Taylor, C., *Sources of the Self. The Making of Modern Identity*, Cambridge/Mass. 1989 (dt.: *Quellen des Selbst. Die Entstehung der neuzeitlichen Identität*, übers. v. J. Schulte, Frankfurt a. M. 1996).
Taylor, C. R., *Roman Catholic Health Care Identity and Mission: Does Jesus Language Matter?*, in: *Christ Bioeth* 7 (2011), 29–47.
Temel, J./Greer, J. A./Muzikansky, A. et al., *Early Palliative Care for Patients with Metastatic Non–Small-Cell Lung Cancer*, in: *N Engl J Med* 363 (2010), 733–742.
Ter Haseborg, F./Zastrau, R., *Auslaufmodell oder Erfolgsgeschichte: Quo vadis, konfessionelle Krankenhäuser*, in: H. Lohmann/ U. K. Preusker (Hg.), *Kommune, Kirche oder privat: Erfolgsmodelle für Krankenhäuser*, Heidelberg 2010, 75–90.
Thielicke, H., *Wer darf leben? Der Arzt als Richter*, Tübingen 1968.
Thielicke, H., *Wer darf sterben? Grenzfragen der modernen Medizin*, Herderbücherei 170, Tübingen 1979.
Thome, H./Terpe, S., *Das Gewissen – (k)ein Thema für die Soziologie?* in: *ZfS* 41 (2012), 258–276.
Thompson, I. E. et al., *Nursing Ethics*, Edinburgh [5]2006.
Thüsing, G., *Kirchliches Arbeitsrecht*, Tübingen 2006.
Ticho, E. A., *The development of superego autonomy*, in: *Psychoanal Rev* 59 (1972), 218–233.
Tietz, C., *Aufstand des Gewissens*, Online-Texte der Evangelischen Akademie Bad Boll, 2007 (http://www.ev-akademie-boll.de/fileadmin/res/otg/520507-Tietz.pdf; Zugriff am 16. 11. 2013).
Toellner, R., *„Die wissenschaftliche Ausbildung des Arztes ist eine Culturfrage…“ Über das Verhältnis von Wissenschaftsanspruch, Bildungsprogramm und Praxis der Medizin*, in: *Berichte zur Wissenschaftsgeschichte* 11 (1988), 193–205.
Tollefsen, C. (Hg.), *Artificial Nutrition and Hydration: The New Catholic Debate*, Dordrecht 2008.
Tollefsen, C., *Mind the Gap. Charting the Distance between Christian and Secular Bioethics*, in: *Christ Bioeth* 17 (2011), 47–53.
Tolstoi, L., *Der Tod des Iwan Iljitsch*, übers. v. J. von Guenther, Stuttgart 2011.
Tröhler, U., *Die wissenschaftliche Begründung therapeutischer Entscheide – oder „Evidence-Based Medicine“ – im Lauf der Geschichte*, in: W. Eich/J. Windeler/A. W. Bauer et al. (Hg.), *Wissenschaftlichkeit in der Medizin. Teil III: Von der klinischen Erfahrung zur Evidence-Based Medicine*, Frankfurt a. M. 1999, 101–127.
Tshibanda, L. et al., *Magnetic resonance spectroscopy and diffusion tensor imaging in coma survivors: Promises and pitfalls*, in: *Prog Brain Res* 177 (2009), 215–229.
Tugendhat, E., *Vorlesungen über Ethik*, Frankfurt a. M. 1993.
Turiel, E., *The development of social knowledge: Morality and convention*, Cambridge 1983.
Tutt, A./Robson, M./Garber, J. E./Domchek, S. M. et al., *Oral poly(ADP-ribose) polymerase inhibitor olaparib in patients with BRCA1 or BRCA2 mutations and advanced breast cancer: a proof-of-concept trial*, in: *Lancet* 376 (2010), 235–244.
Ubel, P., *Confessions of a Bedside Rationer: Commentary on Hurst and Danis*, in: *Kennedy Inst Ethics J* 17 (2007), 267–269.
Uhlenbruck, W., *Bedenkliche Aushöhlung der Patientenrechte durch die Gerichte*, in: *NJW* 56 (2003), 1710–1712.

United States Conference of Catholic Bishops, *Ethical and Religious Directives for Catholic Health Care Services*, online unter: http://www.usccb.org/meetings/2009Fall/docs/ERDs_5th_ed_091118_FINAL.pdf (Zugriff am 31. 07. 2013).
Utsch, M./Klein, C., *Religion, Religiosität, Spiritualität. Bestimmungsversuche für komplexe Begriffe*, in: C. Klein/H. Berth/F. Balck (Hg.), *Gesundheit – Religion – Spiritualität. Konzepte, Befunde und Erklärungsansätze*, Weinheim 2011, 25 – 45.
Vargas Llosa, M., *Alles Boulevard. Wer seine Kultur verliert, verliert sich selbst*, Berlin 2013.
Veatch, R./Spicer, C., *Medically futile care. The role of the physician in setting limits*, in: *Am J Law Med* 18 (1992), 15 – 36.
Verbeke, G., *Saint Thomas et le Stoïcisme*, in: P. Wilpert (Hg.), *Antike und Orient im Mittelalter* (= Miscellanea Medievalia 1), Berlin [2]1971, 48 – 68.
Verbindung der Schweizer Ärztinnen und Ärzte (FMH), *Standesordnung FMH*, in: A. Bondolfi/H. Müller (Hg.), *Medizinische Ethik im ärztlichen Alltag*, Basel 1999, 443 – 458.
Vermeersch, A., *Theologiae moralis pricipia – responsa – consilia, t. II: De virtutum exercitatione*, Rom 1937.
Verrel, T./Simon, A., *Patientenverfügungen. Rechtliche und ethische Aspekte*, Freiburg i. Br. 2010.
Vincent, J. L./Berré, J./Creteur, J., *Withholding and withdrawing life prolonging treatment in the intensive care unit: A current European perspective*, in: *Chron Respir Dis* 1 (2004), 115 – 120.
Vogt, A., *Orientierungswerte für die Pflegezeitbemessung*, online verfügbar unter: http://alter-pflegen.vitanet.de/finanzen-recht/pflegeversicherung/einstufung/aufwand-minuten (Zugriff am 05. 06. 2013).
Vollmann, J., *Konzeptionelle und methodische Fragen bei der Feststellung der Einwilligungsfähigkeit bei Kindern*, in: C. Wiesemann/A. Dörries/A. Simon (Hg.), *Das Kind als Patient. Ethische Konflikte zwischen Kindeswohl und Kindeswille*, Frankfurt a. M. 2003, 48 – 58.
von der Pfordten, D., *Normative Ethik*, Berlin 2010.
Voss, H. U. et al., *Possible axonal regrowth in late recovery from the minimally conscious state*, in: *J Clin Invest* 116 (2006), 2005 – 2011.
Vossenkuhl, W., *Der ethische Status von Embryonen*, in: *NZZ* vom 17. September 2001, Nr. 215, 27.
Vossenkuhl, W., *Über vermeintlich aussichtslose Fälle. Gedanken zur Sterbepraxis*, in: F.-J. Bormann/C. Schröer (Hg.), *Abwägende Vernunft. Praktische Rationalität in historischer, systematischer und religionsphilosophischer Perspektive* (Festschrift für F. Ricken), Berlin 2004, 550 – 560.
Wagenitz, T., *Finale Selbstbestimmung? Zu den Möglichkeiten und Grenzen der Patientenverfügung im geltenden und künftigen Recht*, in: *FamRZ* 52 (2005), 669 – 678.
Wagenitz, T., *Selbstbestimmung am Lebensende. Zu den Möglichkeiten und Grenzen privatautonomer Vorsorge de lege lata et ferenda*, in: G. Duttge (Hg.), *Perspektiven des Medizinrechts im 21. Jahrhundert*, Göttinger Schriften zum Medizinrecht 1, Göttingen 2007, 21 – 36.
Wagner, F., *Biologismus und Historismus im Deutschland des 19. Jahrhunderts*, in: G. Mann (Hg.), *Biologismus im 19. Jahrhundert*, Stuttgart 1973, 30 – 42.
Wagner, H., *Ethik und Berufsverständnis der Pflegeberufe*, Berlin 1994.
Wagner, P.-A., *Interdisziplinäre Kooperation zwischen Ethik und Recht*, in: S. Monteverde (Hg.), *Handbuch Pflegeethik*, Stuttgart 2012, 74 – 82.
Walley, R., *A Question of Conscience*, in: *British Medical Journal* (1976), 1456 – 1458.

Wallner, J., *Ethik im Gesundheitssystem*, Wien 2004.
Wallner, J., *Gewissensfreiheit in der Apotheke: Rechtsethische Analyse eines gesundheitsethischen Problems*, in: *Ethik Med* 22 (2010), 117–130; wieder abgedruckt in: W. Kröll/W. Schaupp (Hg.), *System – Verantwortung – Gewissen in der Medizin*, Schriftenreihe Recht der Medizin 36, Wien 2012, 31–46.
Walter, C., *Religions- und Gewissensfreiheit*, in: R. Grote/T. Marauhn (Hg.), *EMRK/GG: Konkordanzkommentar zum europäischen und deutschen Grundrechtsschutz*, Tübingen 2006, 817–894.
Weber, M., *Der Beruf zur Politik*, in: M. Weber, *Soziologie. Weltgeschichtliche Analysen. Politik*, hg. von J. Winckelmann, Stuttgart 1956, 167–185.
Weber, M., *Arbeitsrecht für Pflegeberufe*, Stuttgart 2007.
Weiher, E., *Seelsorge und Spiritualität*, in: *LS* 60 (2009), 218–223.
Weiher, E., *Das Geheimnis des Lebens berühren. Spiritualität bei Krankheit, Sterben, Tod. Eine Grammatik für Helfende*, Stuttgart ^{4}2014.
Weiher, E., *Wenn das Geheimnis die Lösung ist*, in: *Spiritual Care* 1 (2012), 82–83.
Weiher, E./Feldmann, K. H., *Seelsorge und Krisenbegleitung bei Hirntod und Organentnahme*, in: *ZME* 56 (2010), 57–69.
Weiler, R. (Hg.), *Die Wiederkehr des Naturrechts und die Neuevangelisierung Europas*, Wien 2005.
Weingartner, P., *Aquinas' Theory of Conscience from a Logical Point of View*, in: G. Zecha/P. Weingartner (Hg.), *Conscience: An Interdisciplinary View*, Dordrecht 1987, 201–230.
Welzel, H., *Vom irrenden Gewissen. Eine rechtsphilosophische Studie*, Recht und Staat in Geschichte und Gegenwart, Tübingen 1949.
Wettreck, R., *„Am Bett ist alles anders" – Perspektiven professioneller Pflegeethik*, Münster 2001.
Wetzstein, V., *Kognition und Personalität. Perspektiven einer Ethik der Demenz*, in: A. Kruse (Hg.), *Lebensqualität bei Demenz? Zum gesellschaftlichen und individuellen Umgang mit einer Grenzsituation im Alter*, Heidelberg 2010, 51–70.
Wetzstein, V., *Demenz als Ende der Personalität? Plädoyer für eine Ethik der Relationalität*, in: S. Schicktanz/M. Schweda (Hg.), *Pro-Age oder Anti-Aging? Altern im Fokus der modernen Medizin*, Kultur der Medizin 35, Frankfurt a. M. 2012, 179–195.
Wewel, U./Nilsson, A., *Was begründet den Erfolg konfessionell geprägter Krankenhäuser?*, in: H. Lohmann/ U. K. Preusker (Hg.), *Kommune, Kirche oder privat: Erfolgsmodelle für Krankenhäuser*, Heidelberg 2010, 61–74.
Weyers, S., *Entwicklung von Rechts- und Menschenrechtsvorstellungen*, Frankfurt a. M. 2012.
Wicclair, M. R., *Conscientious Objection in Medicine*, in: *Bioethics* 4 (2000), 205–227.
Wicclair, M. R., *Pharmacies, Pharmacists, and Conscientious Objection*, in: *Kennedy Inst Ethics J* 16 (2006), 225–250.
Wicclair, M. R., *Conscientious Objection in Health Care. An Ethical Analysis*, Cambridge 2011.
Wieland, W., *Verbindlichkeit als wissenschaftstheoretisches Problem?*, in: E. Deutsch/H. Kleinsorge/F. Scheler (Hg.), *Verbindlichkeit der medizinisch-diagnostischen und therapeutischen Aussage*, Stuttgart 1983, 35–42.
Wieland, W., *Aporien der praktischen Vernunft*, Frankfurt a. M. 1989.
Wieland, W., *Strukturtypen ärztlichen Handelns*, in: H.-M. Sass (Hg.), *Medizin und Ethik*, Stuttgart 1999, 69–95.
Wiesing, U., *Wer heilt, hat Recht? Über Pragmatik und Pluralität in der Medizin*, Stuttgart 2004.

Wiesing, U., *Pluralismus in der Medizin – Pluralismus in der Therapieevaluation?*, in: S. Michl/T. Potthast/U. Wiesing (Hg.), *Pluralität in der Medizin. Werte – Methoden – Theorien*, Freiburg i. Br. 2008, 459 – 470.
Wiesing, U., *Ärztliche Verantwortung bei der Allokation*, in: U. Wiesing (Hg.), *Ethik in der Medizin. Ein Studienbuch*, Stuttgart [4]2012, 309 – 310.
Wiesing, U. (Hg.), *Ethik in der Medizin. Ein Studienbuch*, Stuttgart [4]2012.
Wietfeld, D., *Selbstbestimmung und Selbstverantwortung. Die gesetzliche Regelung der Patientenverfügung – Eine Untersuchung unter besonderer Berücksichtigung des Verfassungsrechts*, Baden-Baden 2012.
Wildes, K. W., *Institutional Identity, Integrity, and Conscience*, in: *Kennedy Inst Ethics J* 7 (1997), 413 – 419.
Wildt, A., *Die Moralspezifizität von Affekten und der Moralbegriff*, in: H. Fink-Eitel/G. Lohmann (Hg.), *Zur Philosophie der Gefühle*, Frankfurt a. M. 1993, 188 – 217.
Wimmer, R., Art. *Verantwortung*, in: *NHpG*, Bd. 3, Freiburg i. Br. 2011, 2309 – 2320.
Winkler, E. C./Hiddemann, W./Marckmann, G., *Ethical assessment of life-prolonging treatment*, in: *Lancet Oncol* 12 (2011), 720 – 722.
Wißmann, H., *Pädagogische Freiheit als Rechtsbegriff. Personales Handeln in der öffentlichen Verwaltung*, Berlin 2002.
Witschen, D., *Gewissensentscheidung. Eine ethische Typologie von Verhaltensmöglichkeiten*, Paderborn 2012.
Wittberg, P., *Pathways to Recreating Religious Communities*, New Jersey 1996.
Wittwer, H., *Selbsttötung als philosophisches Problem. Über die Rationalität und Moralität des Suizids*, Paderborn 2003.
Wohlfahrt, A., Art. *Prävention III. P. u. Präventiverziehung*, in: *LThK*[3], Bd. 8, Freiburg i. Br. 1999, 519 – 520.
Wolf, F. O., Art. *Kasuistik. II. Die ethische und rechtsphilosophische Problematik der K.*, in: HWP, Bd. 4, Basel 1976, 705 – 706.
Wolfschmidt, G., *Copernicus als Astronom*, in: G. Wolfschmidt (Hg.), *Nicolaus Copernicus (1473 – 1543). Revolutionär wider Willen*, Stuttgart 1994, 38 – 70.
Wolfslast, G., *Juristische Methoden der Güterabwägung*, in: H.-M. Sass/H. Viefhues (Hg.), *Güterabwägung in der Medizin. Ethische und ärztliche Probleme*, Berlin 1991, 73 – 90.
Wooster, R./Bignell, G./Lancaster, J./Swift, S./Seal, S./Mangion, J./Collins, N./Gregory, S./ Gumbs, C./Micklem, G., *Identification of the breast cancer susceptibility gene BRCA2*, in: *Nature* 378 (1995), 789 – 792.
Worden, J. W., *Beratung und Therapie in Trauerfällen. Ein Handbuch*, Bern 1987.
Yeo, M./Ford, A., *Integrity*, in: M. Yeo/A. Moorhouse (Hg.), *Nursing Ethics*, Toronto 2005, 267 – 306.
Youngner, S. J., *Medical futility*, in: *Crit Care Clin* 12 (1996), 165 – 178.
Zastrow, V./Kittlitz, A. von, *Herzschmerz*, in: *FAS* vom 18. August 2013, Nr. 33, 3.
Zeh, J., *Corpus Delicti. Ein Prozess*, Frankfurt a. M. 2009.
Zeiler, K., *Deadly Pluralism? Why Death-Concept, Death-Definition, Death-Criterion and Death-Test Pluralism Should Be Allowed, Even Though It Creates Some Problems*, in: *Bioethics* 23,8 (2009), 450 – 459.
Zieger, A., *Beziehungsmedizinisches Wissen im Umgang mit so genannten Wachkomapatienten*, in: W. Höfling (Hg.), *Das sog. Wachkoma. Rechtliche, medizinische und ethische Aspekte*, Münster 2005, 49 – 90.

Zimmermann, M./Zimmermann, R./Loewenich, V. von, *Die Behandlungspraxis bei schwerstgeschädigten Neugeborenen und Frühgeborenen an deutschen Kliniken. Konzeption, Ergebnisse und ethische Implikationen einer empirischen Untersuchung*, in: *Ethik Med* 9 (1997), 57–77.

Zimmermann-Acklin, M., *Gesundheit – Gerechtigkeit – christliche Identität. Begründung und Gestalt der gesundheitlichen Versorgung aus der Perspektive einer theologischen Ethik*, in: *JCSW* 47 (2006), 103–128.

Zimmermann-Acklin, M., *Bioethik in theologischer Perspektive. Grundlagen, Methoden und Bereiche*, Freiburg i. Ue. ^{2}2010.

Zimmermann-Acklin, M., *Deontologische und teleologische Begründungsfiguren am Beispiel von Nutzenbewertungen von Gesundheitsleistungen*, in: A. Holderegger/W. Wolbert (Hg.), *Deontologie – Teleologie. Normtheoretische Grundlagen in der Diskussion*, Freiburg i. Ue. 2012, 269–287.

Zimmermann-Acklin, M., *Grenzen setzen? Altersrationierung und Gerechtigkeit im Gesundheitswesen*, in: S. Schicktanz/M. Schweda (Hg.), *Pro-Age oder Anti-Aging? Altern im Fokus der modernen Medizin*, Frankfurt a. M. 2012, 215–230.

Zimmermann-Acklin, M., *„When not all services can be offered to all patients" – Ethische Überlegungen zur Finanzierung medizinischer Maßnahmen bei Patienten am Lebensende*, in: G. Duttge/M. Zimmermann-Acklin (Hg.), *Gerecht sorgen – Verständigungsprozesse über den Einsatz knapper Ressourcen bei Patienten am Lebensende*, Göttingen 2013, 177–200.

Znoj, H., *Komplizierte Trauer*, Göttingen 2004.

Zollitsch, R., *Pressebericht des Vorsitzenden der Deutschen Bischofskonferenz anlässlich der Pressekonferenz zum Abschluss der Frühjahrs-Vollversammlung der Deutschen Bischofskonferenz in Trier am 21. Februar 2013*, online: http://www.dbk.de/nc/presse/details/?presseid=2276 (Zugriff am 05.12.2013).

Zuck, R., *Biomedizin als Rechtsgebiet*, in: *MedR* 26 (2008), 57–61.

Zucker, F., *Syneidesis – Conscientia. Ein Versuch zur Geschichte des sittlichen Bewusstseins im griechischen und griechisch-römischen Altertum*, in: F. Zucker (Hg.), *Semantica, Rhetorica, Ethica*, Berlin 1963, 96–117.

Zweites Vatikanisches Konzil, *Pastoralkonstitution über die Kirche in der Welt von heute „Gaudium et spes"*, zit. nach K. Rahner/H. Vorgrimler, *Kleines Konzilskompendium. Sämtliche Texte des Zweiten Vatikanums*, Freiburg i. Br. ^{26}1994, 449–552.

Zwiebel, C. D., *Accommodating Religious Objections to Brain Death: Legal Considerations*, in: *J Halacha Contemporary Society* 17,1 (1989), 49–68.

Zypries, B., *Patientenwille in der Intensivmedizin. Die Sicht der Legislative*, in: R. Kuhlen/C. Putensen/M. Quintel (Hg.), *Jahrbuch Intensivmedizin 2006*, Berlin 2006, 385–395.

Namensverzeichnis

Autorenverzeichnis

Prof. Dr. Klaus Baumann
Arbeitsbereich Caritaswissenschaft und Christliche Sozialarbeit
Universität Freiburg i. Br.

Prof. Dr. Gerhild Becker
Lehrstuhl für Palliativmedizin
Universitätsklinikum Freiburg i. Br.

Dr. Katrin Bentele
Geschäftsstelle des Deutschen Ethikrates
Berlin

Prof. Dr. Dr. Klaus Bergdolt
Institut für Geschichte und Ethik der Medizin
Universität Köln

Prof. Dr. Franz-Josef Bormann
Lehrstuhl für Moraltheologie
Universität Tübingen

Prof. Dr. Alois Joh. Buch
Dozent für Moraltheologie und Christliche Sozialwissenschaften
Interdiözesanes Studienhaus St. Lambert, Lantershofen/
Ukrainische Katholische Universität, Lviv

Prof. Dr. Gunnar Duttge
Direktor der Abteilung für strafrechtliches Medizin- und Biorecht
Stellv. Direktor des Zentrums für Medizinrecht
Universität Göttingen

Prof. Dr. Ulrich Eibach
Abteilung für Systematische Theologie und Ethik
Universität Bonn
Krankenhausseelsorger i. R. am Universitätsklinikum Bonn

Prof. Dr. Stephan Ernst
Lehrstuhl für Moraltheologie
Universität Würzburg

Msgr. Prof. Dr. Dr. Peter Fonk
Lehrstuhl für Theologische Ethik
Studiengangsleiter M.A. Caritaswissenschaft und werteorientiertes Management
Universität Passau

Prof. em. Dr. Maximilian Forschner
Institut für Philosophie
Universität Erlangen-Nürnberg

Prof. Dr. Eckhard Frick S.J.
Lehrstuhl für Anthropologische Psychologie
Hochschule für Philosophie München
Lehrstuhl für Spiritual Care
Interdisziplinäres Zentrum für Palliativmedizin
Klinikum der Universität München

Prof. Dr. Constanze Giese
Fachbereich Pflege: Ethik und Anthropologie in der Pflege
Katholische Stiftungsfachhochschule München

Dr. Tobias Hack
Wissenschaftlicher Mitarbeiter am Arbeitsbereich Moraltheologie
Universität Freiburg i. Br.

Prof. em. Dr. Wilfried Härle
Lehrstuhl für Systematische Theologie/Ethik
Universität Heidelberg

Prof. Dr. Wolfram Henn
Institut für Humangenetik der Universität des Saarlandes
Universitätsklinikum Homburg/Saar

Dr. Stephan Herzberg
Dozent für Philosophie
Philosophisch-Theologische Hochschule Sankt Georgen
Frankfurt a. M.

Prof. em. Dr. Dr. h.c. mult. Otfried Höffe
Leiter der Forschungsstelle Politische Philosophie
Universität Tübingen

Prof. Dr. Wolfram Höfling
Institut für Staatsrecht
Universität Köln

Prof. Dr. Christoph Horn
Lehrstuhl für Praktische Philosophie und Philosophie der Antike
Universität Bonn

Mag. Rainer Kinast
Leiter Wertemanagement
Vinzenz Gruppe Krankenhausbeteiligungs- und Management GmbH Wien

Prof. Dr. Dr. Winfried Löffler
Institut für Christliche Philosophie
Universität Innsbruck

Prof. em. Dr. Volker von Loewenich
Ehem. Leiter der Neonatologie des Zentrums für Kinder- und Jugendmedizin der Universität Frankfurt a. M.

Prof. Dr. Giovanni Maio
Lehrstuhl für Medizinethik
Institut für Ethik und Geschichte der Medizin
Universität Freiburg i. Br.

Prof. em. Dr. Gertrud Nunner-Winkler
Ehem. Leiterin der Arbeitsgruppe ‚Moralforschung' am Max-Planck-Institut für Kognitions- und Neurowissenschaften München

Prof. Dr. Volker Penter
KPMG AG Wirtschaftsprüfungsgesellschaft
Berlin

Prof. em. Dr. Günther Pöltner
Institut für Philosophie
Universität Wien

Prof. Dr. Lic. iur. can. Matthias Pulte
Seminar für Kirchenrecht, Staatskirchenrecht und Kirchliche Rechtsgeschichte
Universität Mainz

Prof. em. Dr. Dr. Dr. h.c. Günter Rager
Ehem. Direktor des Instituts für Anatomie und spezielle Embryologie
Université de Fribourg

Prof. em. Dr. Dr. Friedo Ricken S.J.
Hochschule für Philosophie München

Prof. Dr. Stephan Rixen
Lehrstuhl für Öffentliches Recht, Sozialwirtschafts- und Gesundheitsrecht
Universität Bayreuth

Dr. Martin Runge
Chefarzt der Aerpah-Klinik
Esslingen-Kennenburg

Prof. Dr. Dr. Walter Schaupp
Lehrstuhl für Moraltheologie
Universität Graz

Prof. Dr. Herbert Schlögel O.P.
Lehrstuhl für Moraltheologie
Universität Regensburg

Elke Elisabeth Schmidt, M.A.
Wissenschaftliche Mitarbeiterin am Lehrstuhl für Praktische Philosophie
Universität Siegen

Prof. Dr. Rita Katharina Schmutzler
Direktorin des Zentrums Familiärer Brust- und Eierstockkrebs
Universitätsklinikum Köln

Prof. Dr. Dieter Schönecker
Lehrstuhl für Praktische Philosophie
Universität Siegen

Dr. Sylvia Terpe
Projektkoordinatorin im DFG-Projekt „Ausdrucksformen und Funktionsweisen des Gewissens im Alltag"
Universität Halle-Wittenberg

Prof. em. Dr. Helmut Thome
Lehrstuhl für Soziologie
Universität Halle-Wittenberg

Prof. Dr. Matthias Volkenandt
Dermatologikum Hamburg/MedKomAkademie GmbH München

PD Dr. Jürgen Wallner, MBA
Leiter Personalmanagement, Organisationsentwicklung, Ethikberatung
Krankenhaus der Barmherzigen Brüder Wien

Dr. Verena Wetzstein
Studienleiterin
Katholische Akademie Freiburg i. Br.

Dr. h.c. Erhard Weiher
Klinikpfarrer an der Universitätsmedizin Mainz

Prof. Dr. Dr. Urban Wiesing
Institut für Ethik und Geschichte der Medizin
Universität Tübingen

PD Dr. Markus Zimmermann-Acklin
Departement für Moraltheologie und Ethik
Université de Fribourg

Bei Fragen zur Produktsicherheit wenden Sie sich bitte an:
If you have any questions regarding product safety,
please contact:

Walter de Gruyter GmbH
Genthiner Straße 13
10785 Berlin
productsafety@degruyterbrill.com